PET/CT——分子影像学新技术应用

PET/CT—New Technology Application of Molecular Imaging

主　编　王荣福

编　者　(以姓氏拼音为序)

曹　卫　邸丽娟　董孟杰　樊　卫　付占立
付　政　高　硕　韩安勤　何晓坤　胡春艾
季仲友　贾少微　黎海涛　李　乾　李文武
廖栩鹤　林景辉　刘　萌　卢　霞　马　莉
潘卫民　孙晓蓉　唐光健　王荣福　王廷江
王跃涛　吴　华　吴文凯　邢力刚　杨国仁
杨荣水　于明明　张春丽　张建华　张苏蕾
张永学　赵　军　左传涛

北京大学医学出版社

PET/CT——FENZI YINGXIANGXUE XINJISHU YINGYONG

图书在版编目（CIP）数据

PET/CT——分子影像学新技术应用/王荣福主编.
—北京：北京大学医学出版社，2011.10
ISBN 978-7-5659-0199-7

Ⅰ.①P… Ⅱ.①王… Ⅲ.①计算机
X线扫描体层摄影—诊断学②影像诊断
Ⅳ.①R814.42②R445

中国版本图书馆CIP数据核字（2011）第100402号

PET/CT——分子影像学新技术应用

主　　编：王荣福
出版发行：北京大学医学出版社（电话：010-82802230）
地　　址：（100191）北京市海淀区学院路38号　北京大学医学部院内
网　　址：http://www.pumpress.com.cn
E - mail：booksale@bjmu.edu.cn
印　　刷：北京画中画印刷有限公司
经　　销：新华书店
责任编辑：曹　霞　　**责任校对**：金彤文　　**责任印制**：张京生
开　　本：889mm×1194mm　1/16　　**印张**：37.5　　**字数**：1047千字
版　　次：2011年10月第1版　2011年10月第1次印刷
书　　号：ISBN 978-7-5659-0199-7
定　　价：188.00元

本书由

北京大学医学科学出版基金

资助出版

前　　言

PET/CT 是医学纵深发展的一个新的契机，在当今热门的分子影像医学中占据重要的地位，其应用前景相当广阔。随着正电子发射计算机断层显像（PET）在肿瘤学中应用得广泛和深入，越来越需要将 PET 与 X 射线 CT 结合起来应用，这对于病灶的精确定位和定性诊断及制订肿瘤放疗计划和外科手术前定位具有非常重要的临床应用价值。

近年来，随着我国社会的老龄化趋势以及广大人民群众对健康问题的关注，使传统的医学模式趋向以保健和预防为主。从细胞分子水平上对疾病做出早期诊断，并给予个性化有效治疗已成为当前医学亟待解决的关键问题。目前具有反映组织细胞血流、代谢和分子功能影像的 PET 与反映解剖形态为主的体层摄影术（CT）技术特性合二为一的显像设备 PET/CT 是近年来迅速发展起来的最先进的医学影像技术装备。它除了具有 PET 显像相当高的灵敏度和特异性功能外，还能与 CT、MRI 等图像配准，即图像融合，使 PET 影像更加直观，解剖定位更加准确，在肿瘤早期诊断、分级分期、个性化诊疗的决策和疗效评价与预后判断等方面具有重要意义。

随着 PET/CT 问世，近年来我国已引进并运行 PET/CT 设备近 140 台。PET/CT 成像技术在我国发展迅速，其临床应用价值已得到充分肯定。然而，目前国内尚未有系统、全面地介绍 PET/CT 的专著问世。为了促使从事这一新技术的医学影像人员系统地掌握有关仪器性能、质量控制、临床应用及正电子放射性药物等各方面的知识，编写这本《PET/CT——分子影像新技术应用》的专著势在必行。

在各位编者的共同努力下，经过 2 年半的辛勤笔耕，《PET/CT——分子影像学新技术应用》终于问世了。本书共分为三篇：第一篇为 PET/CT 概论，包括总论、仪器、正电子药物、示踪动力学和定量分析、PET/CT 与分子影像学和卫生经济学等；第二篇为 PET/CT 在肿瘤、心血管疾病和神经精神疾患诊治中的临床应用；第三篇为 PET/CT 在分子影像学的应用研究。全书资料，尤其第二篇和第三篇的内容均来自北京大学第一医院核医学科 PET/CT 中心和国内各大 PET/CT 中心，同时荟萃了近年来国外大量的相关研究报道和成果。

本书特点为：第一，系统、全面介绍了 PET/CT，并重点突出其在当今热门的分子影像医学中所占据的重要地位；第二，与 2008 年本人主编的《PET/CT 肿瘤诊断学》专著相比，本书较系统、全面地拓展了 PET/CT 在心脑血管疾病中的应用和在分子影像学中的应用研究；第三，本书富有大量彩色图像；第四，编写人员均为从事一线基础研究和临床的中青年学术骨干。

由于 PET/CT 发展时间较短，还属于一种新技术，加之时间仓促和学识水平有限，编写中难免有不妥或不足之处，诚请广大读者予以批评指正。

王荣福

2011 年 7 月

目　录

第一篇　概论

第二篇　应用篇

第三篇　应用研究篇

第一篇

概　论

第 1 章

PET/CT 总论

分子影像学（molecular imaging）是放射医学、核医学、临床医学、分子生物学、化学、物理学、计算机科学等多门学科交叉、新兴发展的学科。分子影像技术可以在活体上观察生命分子过程和生物信息。将反映人体功能代谢的正电子计算机发射断层显像仪（positron emission tomography，PET）与反映人体解剖形态结构的 X 射线断层摄影术（X-computed tomography，CT）合二为一，即 PET/CT，是目前最高端的医学影像设备；它不仅可以反映病灶的功能性变化，而且可以进行精确的解剖学定位诊断。PET/CT 在神经病学、心脏病学，特别是在肿瘤学领域，得到了广泛的应用，其临床应用价值越来越受到人们的认可和重视。

第一节　概　述

人体的疾病最初是从分子水平开始的，早期生理、生化、代谢等功能发生失调，进而功能有所改变，但是在解剖形态上难以发现。分子影像学利用符合生理特征的探针技术，示踪人体的生理、病理、生化的代谢改变，在分子水平上进行生化显像（biochemical imaging）。

PET/CT 是代表分子影像学先进水平的核医学影像设备与技术，实现了 PET 与 CT 两种设备同机整合，两种图像同机融合，两种技术优势互补。PET/CT 将先进的分子显像技术与精确的解剖形态成像技术相互结合，具有更高的诊断性能和临床应用价值。

在 CT 引导下，PET/CT 对病变部位定位更加准确，还可以对异常浓聚灶进行穿刺活检或者介入治疗。如同清晰的地图一样，PET/CT 可以指导临床医师简单而精确地找到病灶，明确其功能变化；使临床医师在制订肿瘤治疗决策、指导放疗计划方面有了更可靠的客观依据，大大提高了诊断的准确性和治疗的有效性。

CT 图像不仅有地图的引导作用，而且提高了 PET 检查的效率。PET 检查图像用 CT 图像进行衰减校正，缩短了采集图像的扫描时间；三维模式的采用也进一步缩短了检查时间。由于采集时间缩短，PET 使用效率提高，使用药量减少，患者可以更好地配合检查，减少伪影，提高图像融合的对位准确性。

临床上，PET/CT 最常应用于肿瘤诊断方面，除了能提高肿瘤诊断可靠性以外，还可以提供淋巴结定位、胸腔壁情况以及转移灶定位等信息，并且对肿瘤和炎症进行辨别。此外，PET/CT 对放射治疗有很大促进作用，包括界定肿瘤范围、为治疗剂量提供图形依据、更准确地进行三维适形放射治疗和调强适形放射治疗。

PET/CT 将功能显像和形态成像完美结合，使核医学发展获得更大空间。目前，国内 PET/CT 技术发展速度很快，装机量已达 150 多台。

第二节　PET/CT 技术发展史

PET/CT 技术，包括 PET 扫描设备、回旋加速器以及显像剂，经历了近一个世纪的缓慢发展过程；在临床应用中，PET/CT 扮演越来越重要的角色。

1927 年，Dirac PAM 预言了正电子的存在。5 年后，Anderson C 观测到第一个正电子。此后不久，人们就开始不断探索正电子发射在医学影像中的应用。1932 年，Lawrence E 发明了能产生 β^+ 粒子的核素的回旋加速器。1957 年，经过不断的改进，第一台用于生产短半衰期的正电子核素的医用小型回旋加速器在伦敦 Hammersmith 医院问世。

但是，利用医用回旋加速器产生的正电子的核素进行正电子显像，却历经了半个多世纪的发展过程。正电子扫描仪的机型经历了平面扫描机、照相机和发射计算机断层显像三个阶段。

20世纪60年代后半期，华盛顿大学的Terpogossian、Phelps和加利福尼亚大学的Hoffman等设计出一种带铅准直器的探测器用以探测正电子，称为正电子平面扫描仪。1966年，Anger HO等在不使用传统准直器的情况下，用两个闪烁照相机探测正电子湮没辐射光子，从而设计出了正电子照相机的技术模型，同时也创立了符合探测方法；不久，Kuhl DE等证实用滤波反投影重建技术可产生正确的横断层图像。20世纪70年代初，Robertson JS等设计出一种环状、不连续的探测器来进行正电子断层显像，从而迈出了断层显像的第一步。

1973年，Hounsfied GN发明了X射线CT。受其启发，Phelps、Hoffman和Terpogossian放弃了原有的设计，建立了一台最早的可行断层显像的PET扫描仪原型（PETT Ⅱ）。PETT Ⅱ整合了所有现代PET扫描仪的基本原理，如合适的图像重建算法、湮没符合探测、合适的直线和成角采样、衰减校正等，但分辨率差（25mm）。后来经过多次改进设计出PETT Ⅱ1/2（主要用于动物实验）、PETT Ⅲ（用于人体显像）和PETT Ⅳ（最早的多环PET装置）。

1976年，第一台商业化PET扫描仪（ECAT）面市。20世纪80年代开始，PET生产厂家CTI和Scanditronix分别与德国西门子（Siemens）和美国通用电气（GE）公司合作，大公司的介入使PET扫描仪的发展进入了新的发展阶段。进入20世纪90年代之后，多环探测器、模块化晶体、3D结构等多种新技术及新型的晶体材料锗酸铋（$Bi_4Ge_3O_{12}$，BGO）的应用，使PET的射线探测能力和分辨率都有了明显的提高。

在扫描仪发展的同时，回旋加速器的研制和正电子显像剂的临床应用也同样取得进展。小型回旋加速器的自动控制、显像剂自动合成系统的发展，使发出正电子的核素的产生及正电子显像剂的合成更加简单、方便，机器的操作更加人性化、合理化和程序化，工作人员的辐射剂量也明显降低。

从20世纪80年代开始，多种正电子显像剂的研究逐步拓展，尤其是氟［^{18}F］标记的氟代脱氧葡萄糖（^{18}F-fluorodeoxyglucose，^{18}F-FDG）在恶性肿瘤显像、脑显像和心肌存活显像中的成功应用，使PET逐步受到临床的接受和青睐。

1997年，美国食品卫生管理局（Food and Drug Administration，FDA）批准了^{18}F-FDG的临床应用；1998年，美国健康卫生财政管理局（Health Care Financing Administration，HCFA）同意将多种^{18}F-FDG PET适应证纳入医保范围，促使其进一步应用发展。1998年，在美国匹兹堡大学医学中心安装了第一台PET/CT。

第一台PET/CT原型机是将临床上使用的CT与PET串在同一个机架上，两部分由不同工作站控制，采集和重建是分开的，CT图像为PET提供衰减校正，最后获得PET/CT的融合图像。随后，PET/CT探头和晶体又有所改变，工作站控制软件组合到一个系统内。直到目前，已经有三家公司推出了商业化PET/CT。在PET/CT部件的性能、检查床、操作系统与软件方面有不同的设计。

在国内，很多医院已经先后引进了PET/CT，装机量呈上升态势，并不断开发新技术、新药物。除了常规使用的^{18}F-FDG，运用其他示踪剂，如^{18}F或^{11}C标记的胆碱、醋酸盐等，可以提高PET/CT的诊断效能。PET/CT在使用飞行时间技术后，能减少图像噪声、增加病灶与正常组织的对比度，提高图像质量，有利于诊断；同时患者使用的药量更少，节约了成本并减少了辐射剂量，并且准确地定量肿瘤示踪剂摄取值，能很好地对肿瘤进行监测。

第三节　PET/CT主要技术条件

PET/CT综合了核物理、放射化学、医学影像学、分子生物学等技术，是功能影像和解剖影像的最佳结合，代表了核医学发展的最高水平。随着技术的不断进步，PET/CT在医学领域发挥越来越重要的作用，尤其是推动了肿瘤早期诊断领域的发展。

PET/CT是将PET和CT两个设备有机地结合起来，共同使用同一检查床、同一图像处理工作站。PET部分的结构是由探头、电子电路、数据采集、数据处理和显示五部分组成。其中，探测器是PET显像仪的核心部分，由闪烁晶体、光电倍增管、高压电源组成。PET中使用的晶体探测器能吸收γ射线，并将其能量转化为可见光或紫外光；早期都由碘化钠（NaI）晶体构成，后来逐渐被 BGO 取代。近年来，综合性能更优的硅酸镥（$Lu_2Si_2O_5$，LSO）和硅酸钆（$Ga_2Si_2O_5$, GSO）及 LYSO 等新型晶体在新一代 PET/CT 中被采用。闪烁器的性能是几个物理特性和闪烁特性的结合，它们的综合因素决定了 PET 影像系统的灵敏度和计数率的高低。理想的闪烁器要有快而强的闪烁发光率、高原子序数和高光输出量。探测器的性能直接影响着 PET 的整体性能，其使用的材料、电子线路的改进以及结构的变化都是 PET 发展的重要内容。

除了探测器，PET/CT 的发展突出表现在设备参数、衰减校正与图像融合等主要技术上。

一、设备参数

PET/CT 的参数在 PET 部分和 CT 部分各有不同。在 PET 部分中，探测晶体的尺寸和使用的材料是重要的参数。目前使用较多的有几种晶体，即 LSO（Siemens 公司）、BGO/LYSO（GE 公司）、GSO/LYSO（Philips 公司），各有优势。

CT 部分重要的参数是探测器排数和旋转速度；这对于减少图像伪影以及对位误差有重要的意义。目前 PET/CT 的排数多为 16 排，还有 64 排。越多排数扫描速度越快。PET/CT 扫描速度和时间有一个发展过程，在使用高灵敏的晶体、用 CT 进行衰减校正、3D 采集后，缩短了全身检查时间。

二、衰减校正

PET/CT 使用 CT 进行衰减校正过程中，由于呼吸的影响，CT 和 PET 存在对位误差的可能性。目前呼吸门控技术的发展使用，使 CT 与 PET 之间的误差减小。

三、图像融合

20 世纪 90 年代后期，PET 与 CT 图像的配准与融合技术成为热点。最初的尝试是采用回顾性（retrospective）融合方法，这是一种纯软件技术。在独立的 CT 机和 PET 机上分别进行扫描，将获得的影像数据通过各自的 DICOM 接口传输到计算机工作站进行图像后处理，以期获得融合图像。这种方法的缺陷在于在两次检测（PET 检查一般在 CT 检查后数天进行）当中，病人体位的一致性难以保证，从而造成人体内部器官定位配准的困难。尽管引进一些创新的配准程序和弹性 3D 模式，总体来说仍然不能获得满意的效果。如果能够将 PET 与 CT 的探测装置安装于同一机架上，只需配置一台检查床，使得两种扫描能够一次完成（顺序进行，中间没有时间间隔），病人无需重新摆位，则可基本解决上述问题，这种设想直接导致 PET/CT 组合机的诞生。

匹兹堡大学 Townsend 博士协同 CTI 公司和西门子公司，在 1999 年开发了首台 PET/CT 组合机，命名为 SMART Scanner。它的构造是以一台 Siemense Somaton AR. SP 螺旋 CT 为支架，组合一台 ECAT ART（CTI，Inc.，Knoxville）PET 的部分环晶体探头组件，后者安装在 CT 机架的背面，结构形式如图 1-3-1 所示。

图 1-3-2 所示的 PET/CT 设计示意图正是目前商品化 PET/CT 的典型构架，目前三大生产厂家提供的不同 PET/CT 系列，主要的区别是在于 PET 与 CT 部件的性能、检查床的设计、操作系统与软件方面的不同。

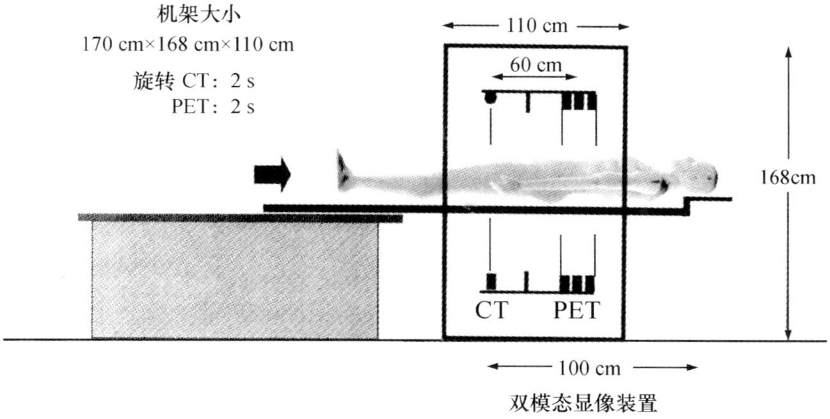

图 1-3-1　PET/CT 原型机示意图

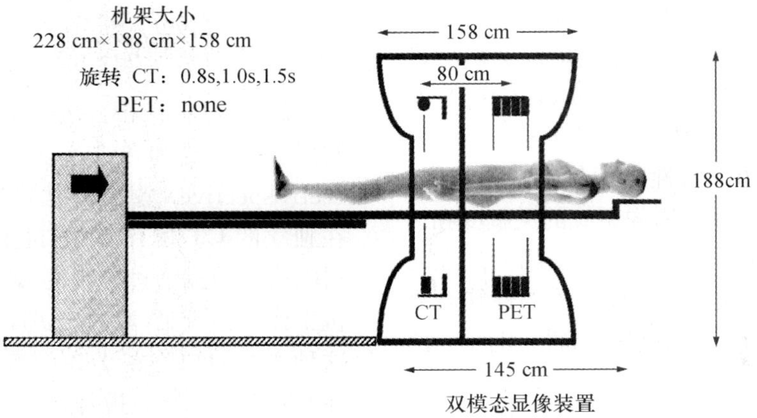

图 1-3-2　改进型 PET/CT 示意图

1. Siemens 公司 Biograph 系列和 CTI 公司的 Reveal 系列（图 1-3-3）　继 2000 年推出的 Biograph 系列后，2002 年底，西门子又推出 Biograph Sensation 16（CTI 公司对应的商品名为 Reveal ⅩⅥ）。它是将其 16 排高性能 CT 与基于 LSO 晶体的 Accel 型 PET 组合到一起。这一设计更注重提高 PET 的扫描速度，使多数病人（体重＜81.7 kg 患者）可以在 13min 内完成检查。2003 年底，西门子又推出具有更高空间分辨率的新型设备，其中的 LSO 晶体缩小到 4mm×4mm×20mm，这一技术 Siemens 公司称为 Biograph LSO HR，而 CTI 公司称为 Reveal HI-REZ。

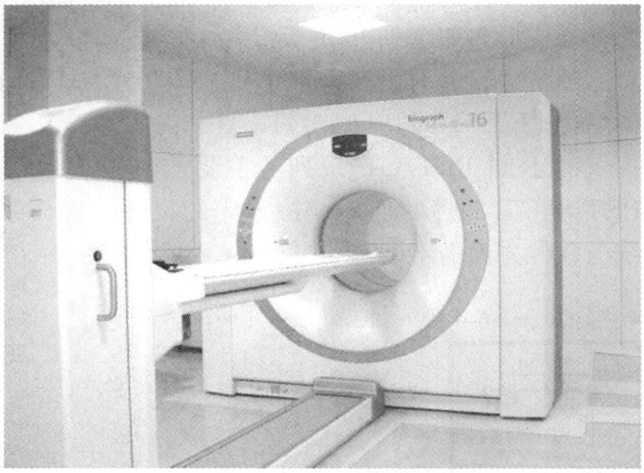

图 1-3-3　Siemens 公司的 Biograph PET/CT

2. GE 公司 Discovery LS 和 Discovery ST 系列（图 1-3-4）　GE 公司在 2000 年底最初推出 Discovery LS 系列 PET/CT 时，也是将其已有 Advance Nxi 型 PET 和 Lightspeed Plus HiLite 多排 CT 进行简单的组合，甚至可以为已安装使用的 PET 加配 CT，或者为 CT 加配 PET。其 PET 均为 BGO 晶体，带可伸缩的隔栅（故可以选择 2D 或 3D 采集模式），并可选择使用标准的 PET 衰减校正源锗［^{68}Ge］。其 CT 的孔径是 70cm，而 PET 为 59cm。较小的 PET 孔径限制了它在放疗定位方面的应用。2002 年底，GE 公司又推出其重新设计的 PET/CT 系列，取名 Discovery ST。这一系列更注重提高其 3D 采集能力。新的设计改变晶体尺寸（由 Discovery LS 的 4mm × 8mm 改为 6.2mm×6.2mm），增加晶体环数（由 18 环增加到 24 环），缩小探测器环的直径（由 92.7cm 改为 88.0cm），缩短隔栅的深度，缩小符合时间窗，并将 PET 孔径提高到 70cm。但仍选用 BGO 晶体，且保留 2D 和 3D 采集可选。其 CT 根据不同需求可以选择 2 排、4 排、8 排或 16 排。

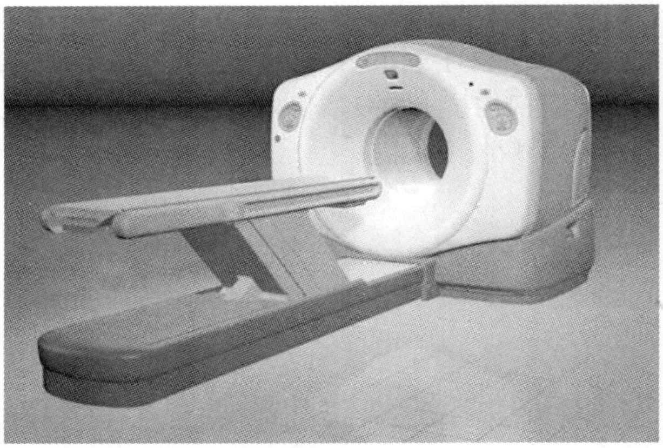

图 1-3-4　GE 公司的 Discovery LS PET/CT

3. Philips 公司 Gemini 型 PET/CT（图 1-3-5）　Philips 公司的 PET/CT 称为 Gemini，选用基于硅酸钆（$Gd_2Si_2O_5$，GSO）晶体的 Allegro 型 PET 仪，配以 MX8000D 双排 CT，CT 部分可以升级到

16排。其CT与PET是分体式的，中间有空隙，而且后面部分可以按需要移开一定的距离。这种开放式设计有效减少病人在孔道内的幽闭感，并有利于检查当中接近病人进行一些操作，如CT指导下活检等。其中CT的孔径为70cm，PET的孔径为63cm。PET没有隔栅，完全是3D采集。衰减校正既可以选择CT图像，也可以选择用铯[^{137}Cs]点源进行。PET探测部分的设计不同于一般的晶体块（block）设计，采用专有的Pixelar技术，晶体后面通过连续的光导材料与紧密排列的六边形光电倍增管相连，对于每个事件有7个光电倍增管来确定其位置和能量，从而更有效地利用了光电倍增管。此外，其图像重建采用3D重建技术，虽然需要较长的处理时间，但能更有效地利用采集信息，减少图像伪影。

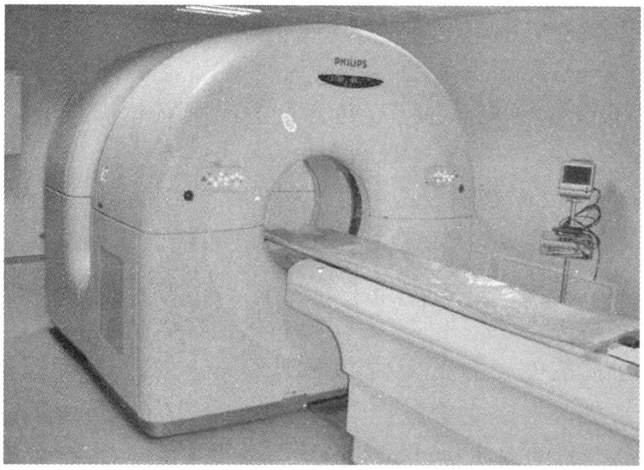

图1-3-5　Philips公司的Gemini PET/CT

PET/CT组合机的机架宽度170cm，高168cm，纵深110cm，轴向成像范围是100cm，在大多数情况下足以覆盖从下颏到大腿下段的人体部位。PET与CT分别安装于机架的相反位置，间隔60cm，确保PET探测器绝不直接暴露于X射线的流量，CT的运行对光电倍增管的增益无残余影响，以减少两种显像系统之间可能的干扰。ART扫描时的旋转速度为30r/min，正好与AR.SP的滑环转速相匹配，因而在组合方式中无需改变PET的硬件特性。这两套探测装置共用一套位置编码系统，其电力供给和数据传输通道仍然保持独立。

注入放射性药物约60min后开始显像，病人首先定位于CT视野内，进行5～10min快速螺旋扫描操作。透射数据采集完毕后，病人检查床自动移至PET多床位全身发射数据采集的起始位置，启动PET显像。每一个床位的发射扫描时间为6～10min，显像时间取决于床位的多少，总的为45～60min。整个扫描过程中只有床位的移动，病人体位始终保持一致。所有数据采集工作完成后，将CT透射数据用于PET发射数据的散射与衰减校正，最后用傅里叶重组和有序子集期望最大值法[Fourier Rebinning + OSME（Odered-Subsets Expectation Maximization），FORE]算法进行图像重建，这种算法被证明在计数率有限的情况下，相对于传统的滤波反投影法（filtered back-projection，FBP）能获得更佳的图像质量。PET/CT的同机硬件融合，配准准确度高，融合效果好，但是也存在一些问题。

四、转换技术

PET/CT结合了当代最先进的两种影像设备之所长，实现了解剖信息与功能信息的完美融合。研究表明，融合图像能显著提高定性诊断准确率。对适形放疗而言，PET/CT图像能提供更准确的肿瘤位置与尺寸信息，有助于放疗计划给出更精确的照度与剂量分布指示。

CT透射扫描为PET成像提供了直接的衰减校正数据，事实上是因为可以把70keV上的μ分布（μ-map）映射到511keV上。我们知道，CT球管产生X射线光子的典型能量为70keV，而PET发射γ光子能量值为511keV，因而用CT透射所得衰减系数用于PET衰减校正要实现μ_{70keV}到μ_{511keV}的转换。转换的方法是根据光子能量与组织的质量衰减系数（Mass Attenuation Coefficients=密度衰减系数比μ/ρ）之间的关系，求得刻度转换因子，即为两种能量状态下μ值的比例关系。

五、正电子肿瘤显像剂

肿瘤生物学信息包括乏氧代谢、蛋白质代谢、核酸代谢、受体分析、癌基因与抑癌基因表达等。使用适当的正电子肿瘤显像剂，PET/CT可以提供从宏观解剖形态水平到微观分子水平的多元化、多维信息。使用^{18}F、碳[^{11}C]、氮[^{13}N]、氧[^{15}O]等正电子核素标记人体生理物质及其代谢产物，如葡萄糖、氨基酸、脂肪酸、核酸、胆碱等，将其引入体内，通过PET/CT显像，可获得标记物在体内的分布、运转、排泄等信息以及靶器官的浓聚速率、代谢率、氧利用率、血流灌注量等数据，为疾病诊断、治疗指导等提供依据。

六、分析软件

根据采集数据，通过计算机软件分析，PET/CT能提供肿瘤的位置、体积、形态、摄取值等信息。

七、门控技术

PET/CT门控技术的使用，提高了图像的质量。针对呼吸运动周期对肺部图像的影响，利用计算机辅助，在一个呼吸周期中局限病灶，记录呼吸周期的信息，使用四登记集成算法（主要包括：①呼吸门控技术；②基于图像配准的方法；③基于图像重建和原始数据的方法；以及④基于反卷积的图像恢复方法）。在电脑上进行4D NCAT图像计算法，使用PET/CT进行胸肺图像试验，进行迭代，模拟不同大小的肿瘤。将无呼吸运动的静态肿瘤作为金标准，进行定量结果比较：肿瘤活性浓度（tumor activity concentration）、交叉相关系数（cross-correlation coefficient）、相对噪声水平（relative noise level）、计算时间（computation time）。经过校正最短扫描时间和减低图像噪声之后，病灶量化和临床分析变得更快、更准确。

针对心脏、呼吸运动的双门控技术不断被开发出来。深呼吸屏气PET/CT技术（the deep-inspiration breath-hold PET/CT，DIBH PET/CT technique）的运用，提高了诊断和量化受呼吸运动影响的病灶的准确性。DIBH技术使SUV和代谢量（metabolic volume，MV）的量化更准确。

第四节　PET/CT成像原理

PET/CT是将CT和PET两种不同成像原理的设备有机、互补地结合在一起，集高灵敏度、高特异性的先进核医学技术与高清晰度、高组织分辨率的多层螺旋CT于一身，各自发挥优点，弥补不足，从而获得一种形态图像（反映人体解剖）与功能图像（反映人体分子代谢情况）完全融合的全新影像学图像。PET/CT以计算机为基础，使图像信息数字化，应用数学算法对其实施图像信息后处理。PET从分子水平出发，把组织病理学检查延伸为组织局部生物化学的显示，确定病变的性质及恶性的程度，预测病程并直接指导治疗，这是目前CT、MRI等影像技术所不及的。但是，PET所提供的图像是人体生理代谢的图像，在临床解剖学意义上，它无法与CT、MRI等影像技术比较。

一、PET部分的显像原理

（一）数据采集探测环

由多种晶体组成的PET探测环，可分为部分环、全环、多排多环形等。Discovery LS（GE公司生产）就有12 096个单独的环形晶体，排列在18个环形位点上，每个环有672个BGO晶体，每个晶体在15.3cm的视野轴上提供35个分割区，横断面为4mm，轴向面为8mm，半径为30mm。包含有672个矩形的双向阴极光电倍增管。两个光电倍增管附属一副环状晶体（6mm×6mm），偶联到一个探测器块上，居于中心位置，横断面方向26mm，轴向51mm。在各个方向都有相同的分辨率，并且具有高速计数能力。

（二）数据获取

正电子显像剂^{18}F-FDG注射到人体后，在体内衰变过程中放出正电子β^{+}。正电子在人体组织中运行不到几毫米（1～3mm）的距离，即会与带负电荷的电子撞击而相互抵销毁灭，在此过程中质量消失，以能量的形式释放出2个方向相反（互成180°）的γ光子（511keV）。PET可同时侦测到这些成对的γ射线，并利用计算机技术重组其在组织或器官内的分布。

如果在规定的时间窗内（0～15ns），探测器测到一对互成180°±0.25°的γ光子时，系统记录为一次符合事件。探测器对湮灭光子事件的响应为线性响应（line of response，LOR）。

在数据获取中，受到符合探测、死时间、扫描方式、存储模式等因素的影响。

1. 符合探测　在规定的时间窗内一对互为180°的晶体探测到两个光子时，系统记录为一次符合事件。符合事件分三种：

（1）真符合：晶体捕获的是一对真正的湮灭光子。

（2）随机符合：记录到的两个光子在时间窗内，但不同时发生或不来自同一个位置。

（3）散射符合：γ光子因发生康普顿散射而改变运动方向，没有进入到本该探测的探测器对中，而在另一对探测器中被记录。采用新的晶体可以提高真符合，在探测环间内置环形隔离片可减少散射符合。

2. 死时间　一次符合事件的能量与空间位置信息被记录并处理所需的时间为死时间。在这期间内，探测系统不能探测新的 γ 光子计数，会丢失部分数据。采用闪烁时间更短的晶体，更快地处理电路，使用小型高效光电倍增管（photomultiplier tube，PMT），减少每一次符合事件的 PMTs 数目，都可以缩短死时间，提高探测效率。

3. 扫描方式　扫描方式有 2D 与 3D 模式。2D 采集时，探测环与环之间有铅挡块伸出，符合发生在相对的探测器空间中；其散射符合比较低，但丢失部分符合事件，灵敏度低。3D 采集时，环与环间无阻挡，灵敏度高，但散射也高。由于 3D 是无间隔的采集方式，因此其灵敏性是 2D 采集的 6 倍左右，噪声相当计数率是 4 倍。

4. 数据存储模式　在以 2D 与 3D 模式采集了位置与能量的信号后，存储到数据矩阵中，矩阵有两种模式。在 2D 模式，一个矩阵图由 336 个角度 238 个发射组成。符合结构可被采集的最大发射数为 289，支持 55cm 的视野所要求的。使用分区模式内存传输。在 3D 模式，数据被组为发射平面，因机型不同数目有所不同。

（三）数据处理

将采集到的数据进行数据处理，重建成显像剂在体内的分布图。存储的数据传输到工作站，按层保存，每层又包含了特定角度的信息，特定角度的信息是每个角度的 LOR 值的线性积分。数据存储于矩阵中，矩阵的行和列代表角度值和放射性采样。

1. 二维重建　滤波反投影重建法（filtered backproject，FBP）对角度数据进行傅里叶变换，在频域内用滤波器对重建数据进行滤波处理，最后进行反变换。

迭代算法（iterative algorithms）是对特定算法获得的目标函数进行最大或最小化处理，能综合各种信息，如噪声成分、衰减、不同探测器的成分，从而获得更精确的图像。目前使用的主要有最大似然期望最大值法（maximum likelihood expectation maximization，MLEM）、期望最大值法（ordered-subsets expectation maximization，OSEM）

2. 三维重建　三维重建数据量巨大，运算复杂，需要二维重建图像估算未采集到的部分，以及投影数据一起通过滤波反投影法进行重建。目前使用的是三维数据重组法（3D data rebinding）以及 3D-RAMIA 算法。

二、CT 部分的显像原理

使用多层螺旋 CT 进行透射扫描，球管和探测器围绕人体作 360°旋转，使用呈锥形的 X 射线束，在 z 轴方向有 8～16 排探测器，每个探测器的宽度为 0.5～1.25mm。X 射线照射后，多排探测器处于受激状态，每个探测器下面都有独立的控制系统，选择一定层厚时，在相应的受激状态下，探测器开关打开，可以进行数据的采集和传输，使每个开放的探测器采集到的信息独立地传输到计算机系统，采用异步传输方式获得最大容量的高倍数据传输，最后重建成所需的图像。

利用 CT 图像可以进行衰减校正。CT 值是像素中标准化 X 射线量与被组织衰减吸收量之间的比值，反映体内正常、异常组织的密度变化情况。利用 X 射线进行高能衰减校正，湮灭辐射光子与多能级的 X 射线光子能量有明显差异；运用比例缩放、分割计算、双值组合，将低能光子的衰减系数准确转换成高能级光子的衰减系数。但是 CT 校正中存在校正过大，或校正不足以及校正伪影等问题。

三、同机图像融合

PET/CT 常用的融合方法有插入像素式融合、独立通道融合、图层融合、边缘融合以及基于小波变换的融合。通过采集、重建与校正后，PET 与 CT 的图像对位、配准，使两者融合，PET 图像空间分辨率增高。现在有呼吸门控技术、加快扫描等，未来 PET/CT 的图像将更为精准。

四、PET/CT 显像过程

由于 CT 代替了 PET 的透射数据采集过程，时间大为缩短。标准的 PET/CT 显像过程分为七个步骤（图 1-4-1）。

在前期准备阶段，于开始检查前 45min，静脉注射 ^{18}F-FDG 300～700MBq。在确定患者的位置前，去除身上所有的金属物质，防止造成伪影。患者仰卧平躺在检查床上，保持上肢上举的姿势。

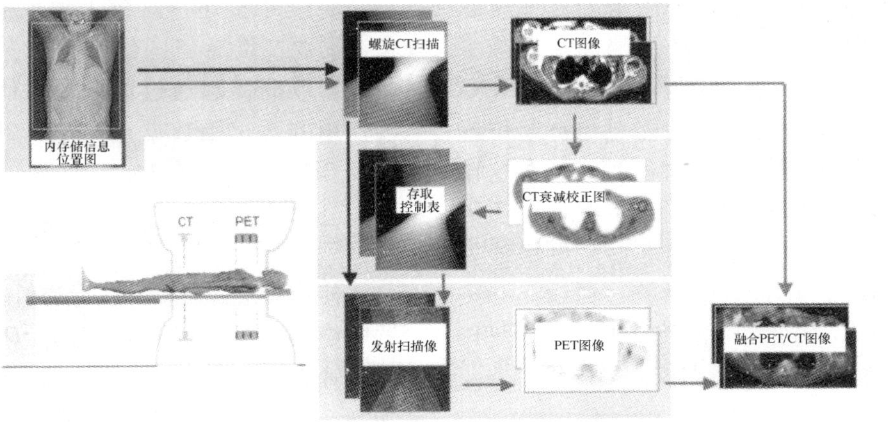

图 1-4-1　标准的^{18}F-FDG PET/CT 显像方法示意图

粗略扫描取得拓扑图，可以确保 CT 和 PET 在轴向上的匹配。在扫描的顺序上，先进行 CT 扫描，同轴显像范围界定好之后，将患者自动送入 CT 扫描视野，CT 采集完成后将患者自动送入 PET 扫描视野。发射扫描采取从腿到头的扫描方向，是为了减小 FDG 代谢后排泄到泌尿系统所造成的伪影。扫描结束后，进行数据处理与图像重建。在发射扫描期间，CT 图像重建就开始了，由 CT 透射数据计算所得的衰减校正因子也计算出来。随后，根据 PET 发射扫描数据结合衰减校正因子，PET 图像也校正重建出来。融合好的 PET/CT 图像在发射扫描刚刚完成时也完成了。在图像分析与报告时，可以根据需要取得图像，随意查阅任意的融合图像，并且进行对照，阅片医师根据这些图像进行分析，做出诊治报告。

第五节　PET/CT 结果分析

在临床实践中，根据 PET/CT 的分析结果，要在疾病治疗前，做出正确的诊断与鉴别诊断、分级与分期、疗效判断及预后评估。诊断结果的正确与否直接影响治疗决策，因此 PET/CT 分析结果的正确与否对临床工作甚为重要。目前，由于新的医学模式转变，运用循证医学的方式来综合分析检查结果已经变得非常必要。

一、图像分析

PET/CT 图像同时提供了解剖与功能两种信息。熟悉正常生理性改变，对正确分析图像结果很有帮助。

(一) ^{18}F-FDG 肿瘤显像

^{18}F-FDG 是葡萄糖的类似物，在体内的分布与代谢过程类似葡萄糖，其在人体内的分布和不同部位的葡萄糖代谢状态有关。

在脑部，^{18}F-FDG 反映了脑组织生理以及病理状态下的葡萄糖代谢情况。由于葡萄糖是脑组织能量代谢的惟一来源，因此在全身 PET/CT 图像上脑的放射性分布最为显著，特别是在横断面图像上能清晰分辨^{18}F-FDG 的分布。正常情况下，脑皮质、基底节、丘脑呈高摄取区域，白质呈低分布区。脑室、脑沟裂均呈放射性分布。结合 CT 可以观察小的病灶密度改变，做到信息互补，不漏诊。

在头颈部，^{18}F-FDG 分布比较复杂。正常情况下，口腔、舌部、鼻咽部黏膜以及喉部、颈部脊髓^{18}F-FDG 呈完整而连续的轻度摄取。软腭和咽后壁可出现较明显的生理性浓聚，但形态规整、对称。横断面上，牙槽、腮腺、腭部扁桃体、舌下腺颌下腺^{18}F-FDG 呈低中度摄取。冠状面上，腭及舌根部扁桃体呈 U 形放射性分布。矢状面上，能清楚显示整个头颈部^{18}F-FDG 分布的轮廓。甲状腺在有炎症和肿瘤的情况下有轻中度的摄取，一般情况下摄取不明显，结合 CT 的密度值也可以判断病情。

在胸部，双肺野内无明显的放射性分布，如果有阳性病灶，结合 CT 图像可以进行具体部位的定位。在纵隔区可见一定的放射性分布，可能与棕色脂肪有关，在 CT 的定位下可以做出正确判断。在胸部矢状面图上，有时可见食管呈条形影，对于食管癌手术后的患者，胸腔内可见部分胃影与腹腔相连。在冠状面上，年轻人以及部分化疗后的肿瘤患者，可见胸腺显影。在心肌，左心室摄取强，结合 CT 在横断面上，可以辨别邻近的肺组织或小淋巴结和肿瘤病变。部分患者有右心室轻度摄取，要结合病史进行判断。

在腹腔，肝的 ^{18}F-FDG 分布呈中低水平，整个肝影显现，分布均匀，可见左右叶的分界。肝显像图上有些还可见一空白区，为胆囊窝的部位。肝区 ^{18}F-FDG 消退较快，3h 后，残留的 ^{18}F-FDG 很少了。脾在生理情况下中低度摄取 ^{18}F-FDG，且放射性分布均匀；肿瘤及肝功能低下的患者，脾增大。

肾的 ^{18}F-FDG 分布比较特殊，其本身摄取的水平不高，但是 ^{18}F-FDG 经肾小球滤过不被肾小管重吸收而经尿路排泄，以致尿路的 ^{18}F-FDG 水平很高，主要集中在肾盂和集合管周围的汇集区；由于尿液的汇集呈高放射性，影响肾实质的病变判断。在矢状面上，当肾有占位病变容易辨认。在横断面上，输尿管易被误解为淋巴结，此时需要在冠状面、矢状面判断输尿管的走形进行鉴别。膀胱内由于尿液的聚集呈高放射性，影响膀胱内其他组织的显示和识别，因此检查前要排空尿液。

正常的胃壁也摄取 ^{18}F-FDG，生理性浓聚一般为均匀性浓聚（可呈胃壁均匀性浓聚，也可表现为胃腔均匀性浓聚）。但是，由于胃肠道组织富含淋巴组织，且平滑肌不断蠕动，因此摄取的变异很大，辨别很困难。在冠状面上，空腹胃呈小环状，矢状面上呈条囊状，进餐后，环状影可扩大或消失。检查前，为了更清楚显示病灶，可以让患者饮水 1 000ml，使胃壁充盈，有利于对胃壁疾病的鉴别。

肠道上生理性放射性摄取表现为形态曲折、柔顺、规整的条带状浓聚影，易于辨认，可出现单个或多个局灶性放射性中低度集聚，回盲部偶尔可见局灶性摄取，结合 CT 在横断面上可以鉴别良恶性。如果在肠道中偶然发现有局部放射性摄取，应对这一病灶做进一步的调查，而不应该当做生理性摄取忽视。因为这有可能是肠道的癌前病变如腺瘤，应该做到早期发现、尽早治疗，从而防止肿瘤的发展。

体内的淋巴组织也可摄取 ^{18}F-FDG，在冠状面上可以更清楚地看到鼻咽部、胃肠道淋巴组织显影，还可见腹股沟两侧摄取程度较低的淋巴结显影。如果仅见单侧淋巴结显示或一侧显示过多，可能有病理因素存在。脊髓摄取 ^{18}F-FDG 较低，在全身显像图上可见条带状脊髓延长到腰椎。矢状面上，颈椎前可见脊髓。在体内大血管特别是主动脉弓，偶尔可见 ^{18}F-FDG 点状摄取，可能提示动脉壁内非特异性炎症或冠状动脉粥样硬化。若升主动脉、降主动脉及腹主动脉有环形显影，可能是与血管壁内皮细胞免疫性炎症有关。皮肤及皮下组织摄取 ^{18}F-FDG 较少，可以作为图像融合的参照点。

骨骼组织本身不摄取 ^{18}F-FDG，骨及骨关节呈放射性分布空白区。而骨髓组织摄取 ^{18}F-FDG，因此脊柱及骨盆有放射性分布，特别是腰椎，胸椎骨轮廓清楚，可以对躯干进行定位。化疗后患者和幼儿，骨髓增生活跃，整个脊柱和骨盆有显著的 ^{18}F-FDG 摄取。

肌肉摄取 ^{18}F-FDG 的程度受到运动和肌紧张程度影响。静息状态下，肢体表现为不均匀的肌肉轮廓影，骨骼呈空白区，有时可见细条状血管和淋巴管摄取影，活动后可以变淡或消失。如果视觉未封闭好，眼肌会出现较高的放射性浓聚；患者在注射前后言语过多，会出现口腔部肌肉的浓聚；颈部和其他部位肌肉紧张时可出现与肌肉走向一致的浓聚影，要与淋巴结鉴别；长期负重的患者，背部肌肉出现浓聚。

对于女性的乳腺组织，放射性分布基本均匀，少量摄取 ^{18}F-FDG，乳头和乳晕部摄取稍多，但多对称；哺乳期乳腺摄取显著增强，但是其摄取程度与月经周期关系不明显。多数女性子宫及附件 ^{18}F-FDG 摄取不太明显，在月经周期放射性轻度分布。女性检查应避开月经周期。男性的睾丸可明显摄取 ^{18}F-FDG，放射性分布均匀，双侧基本对称。

（二）CT 图像分析

在 PET/CT 中，CT 提供了衰减校正方法，使 PET/CT 融合图像定位精确，并且在 CT 引导下可进行穿刺活检和介入治疗，还可避免漏检摄取呈阴性的肿瘤。

但是，在 CT 扫描过程中会产生伪影（artifact），一类与设备有关，一类与被扫描的物体有关。因此，要准确地分析伪影产生的原因，才能避免和减少伪影的出现。伪影产生的原因可能是探测器、模数转换器损坏，或电缆接口有松脱，这时产生多个环状伪影呈同心圆排列；若探测器、模数转换器或陈列处理器、传输电缆工作状态不稳时，产生条状伪影；球管不在中心位置时，使用前未校准会出现点状伪影；球管老化会有指纹状伪影；有时原因复杂时会出现混合状伪影；扫描参数不当也会有伪影；CT 也会导致 PET 图像边缘产生伪影。除了这些原因，患者体内有金属物或使用钡剂及碘油做过造影检查，均产生星芒状伪影。在骨骼较厚的部位也会产生伪影。脏器的自主运动，如心跳，呼吸胃肠蠕动都可以产生运动性伪影。

针对伪影产生的原因，在日常的工作中，应爱护设备，按照规程操作，定期检修，以减少设备原因带来的伪影。对于检查的患者应详细询问病史，了解近期做过的检查，检查前去除其身体上的金属物件。在检查过程中，层厚及被检物体周围组织是关键因素。

CT 增强和后处理技术也是 PET/CT 的优势之一，其对^{18}F-FDG PET 阴性的肿瘤诊断价值很高。CT 后处理技术如多平面重建、最大密度投影、表面遮盖显示、CT 仿真内镜等，可以对病变进行多方位显示。

利用 CT 数据进行的 PET 图像衰减校正，可能会高估 PET 放射性定量，出现校正过度或 FDG 浓聚的假阳性结果。另外，胃肠道钡餐检查后肠道内残留的钡剂也可以引起假阳性。因此，在进行 PET/CT 检查时，应询问病史，对照 CT 影像或非衰减校正的图像，避免假阳性。

（三）PET/CT 融合图像分析

PET/CT 融合图像是解剖结构与功能图像的融合，两者优势互补，取长补短，降低了假阳性、假阴性，提高了对小病变诊断的能力，使肿瘤的诊断与治疗上升到新的水平；并且检查时间大为缩短，提高了流通量与使用率。PET/CT 还可以辨别生理性摄取或是肿瘤性摄取；在一些情况下可以鉴别转移的淋巴结。

PET/CT 融合图像是应用 CT 数据作为 PET 衰减校正的。由于一些原因如呼吸、心脏搏动、胃肠蠕动，会出现两者融合欠精确，会出现局部区域校正过度和 FDG 假阳性的结果。并且，PET 采集速度较慢，CT 采集速度很快，在衰减校正时必然存在时相误差。另外，对呼吸条件的控制是获取理想配准图像的关键。呼吸门控技术的应用对提高 PET 图像中小病灶的分辨率、精确定位与图像融合精度有重要价值。

（四）PET/CT 融合图像阅读

PET/CT 显像研究进展很快，包括示踪剂的注射、动脉血采样、示踪剂代谢的血浆浓度分析，以及建立详细的药物动力学模型等研究。但是 PET/CT 融合图像阅读模式多样，需要多种知识的储备，不仅需要熟悉核医学的显像原理，如放射性示踪剂的特性、示踪剂代谢动力，还要具备放射科医师的解剖结构知识、肿瘤学相关知识、临床相关知识、电脑操作知识，这样才能对图像进行恰当、准确的诠释工作。

PET/CT 融合图像在一个工作界面上可以有多种显示模式，包括 PET 图像及 CT 图像、PET/CT 融合图像、横断面、冠状面、矢状面以及多平面重建图像，还可以显示三维图像，并且随时调节图像的层面。

PET/CT 图像的阅读分为三个部分，即 CT 图像、PET 图像、PET/CT 融合图像。应对全身旋转的投影图像，以及横断面、冠状面、矢状面以及三维的图像，逐一判读，进行病变的定位、定性。根据病灶放射性分布，PET 图像的异常分布分为放射性浓聚灶（高代谢灶，浓聚程度高于周围正常组织）和放射性缺损灶（低代谢灶，浓聚程度低于周围正常组织）；也可以用半定量指标——SUV 值测定病灶葡萄糖摄取。在定性诊断上，还要结合病灶的浓聚过程、形态、大小，比较周围组织的放射性摄取程度，并且结合临床以及其他检查结果。

二、PET/CT 肿瘤显像要掌握几个基本原则

（一）明确^{18}F-FDG PET/CT 检查的临床适用范围

^{18}F-FDG 并非在所有的肿瘤组织中都呈放射性高摄取，比如来源于肾的肿瘤，其^{18}F-FDG 摄取值不高，并且易受到周围尿液的影响，有时难以判断。而且，在肿瘤发展的不同时期，会有不同的^{18}F-FDG 放射性摄取结果。因此，PET 图像要很好地结合 CT 图像，从解剖结构上加以判断。例如，在小儿淋巴瘤患者的 PET/CT 图像中，根据 CT 部分，可能发现在腹腔中由淋巴瘤引起的肠套叠现象，这一意外发现将改变对病人的护理与治疗管理方法。

（二）根据不同的诊断目的进行^{18}F-FDG PET/CT 检查

诊断目的不同，PET/CT 肿瘤显像的价值也

不同。对于一些微小病灶，^{18}F-FDG PET/CT 显像常常由于技术的因素无法检测到。因此，应了解检查的目的，是对病灶进行良恶性的判断，还是进行分级分期以及寻找原发灶。

（三）掌握^{18}F-FDG PET/CT 检查的生理现象

由于正常组织也摄取^{18}F-FDG，应掌握其在体内的生理性分布以及变异，以便识别非恶性肿瘤的干扰因素，正确判断良恶性病灶。

（四）应用^{18}F-FDG PET/CT 进行定量或半定量的分析

CT 的定量方式是根据不同的组织密度确定 CT 值。CT 值是 X 射线穿过人体，计算出每个单位容积的 X 射线吸收系数（衰减系数，μ 值），然后将 μ 值换算成 CT 值，该物质的 μ 值与水的 μ 值之差再与水的 μ 值相比之后乘 1 000。人体的 CT 值（单位 Hounsfield unit，Hu）分为 2 000 个分度，上界为骨的 1 000Hu，下届为空气的 −1 000Hu。不同病变 CT 值不同，可用于鉴别疾病的性质。

PET 显像的定量分析，可以借助生理数学模型以及软件，将放射性浓度分布图转换为具有生物学意义的参数，如葡萄糖代谢率、氧代谢率、DNA 以及蛋白的合成速率、受体的密度和亲和力等，进一步了解组织的功能与代谢情况。目前，葡萄糖代谢率（metabolic rate of glucose，MR-Glc）的测定有直接测定的绝对定量分析法和间接测定的半定量分析法。

葡萄糖的代谢情况可以反映组织器官的功能状态，^{18}F-FDG PET/CT 显像可以测定体内葡萄糖代谢率。^{18}F-FDG 类似葡萄糖的结构，但又不参与葡萄糖在细胞内的转化过程，滞留在细胞内，当其在体内达到平衡后，通过建立的动态房室模型和可测量的参数，如速率常数、集总常数、血浆内葡萄糖变化曲线，就可以测出葡萄糖的代谢率。但是该方法复杂、多样化，需连续动脉采血。通过定量分析，可以获得组织器官基本的生理、生化参数。

在定量过程中，有很多影响因素，如仪器的分辨率、灵敏度、容积效应、数据采集过程、感兴趣区大小、衰减校正方法、动脉采血情况、（输入函数）速率常数的选择等。

葡萄糖的定量方法常分为静态和动态两种。静态法是在注射^{18}F-FDG 后 45～55min 后，进行一次 PET 显像。动态法是从注射开始起，每隔一定时间进行重复显像，得到多帧图像。两种方法都要每隔一段时间采集动脉血，以确保葡萄糖定量的准确性。根据定量软件，可以方便地进行葡萄糖代谢定量静态法的操作。在注射前采集动脉血，并测定血糖浓度，在注射^{18}F-FDG 后，每隔一定时间采集动脉血，保存到抗凝试管，离心得到血浆，测得血浆重量与放射性，所得数据输入软件程序内，可以得到葡萄糖代谢率。对存在病变的患者可运用动态定量法。定量方法还有放射自显影法、作图法、输入函数法。

绝对定量法虽准确可靠，但是要多次采集动脉血，多次采集图像，临床运用有很大的局限性。肿瘤代谢显像的半定量指标——SUV 值在临床分析和研究中得到认可并广泛使用。SUV 值是局部组织摄取示踪剂的放射性活度与全身平均注射活度比值。但是，SUV 值受到很多因素影响，如个体大小、血糖水平、注射药物后显像时间、部分容积效应以及衰减校正等，在实际运用中要谨慎，综合各种资料作出合理的判断。目前，量化了病灶糖代谢水平的 SUV 值是恶性肿瘤诊断的指标之一。其他半定量法有使用感兴趣区技术计算靶组织与非靶组织的放射性摄取比值法，但是该方法稳定性较差。

定量的方法可以提示病灶的代谢情况，不仅在肿瘤诊断中广泛使用，而且在其他疾病中，例如再生障碍性贫血，可以看到骨髓的摄取增加，量化后可以判断病变的程度，有针对地进行治疗。

今后，卫生部或各地卫生局核医学质量控制中心应制订 PET/CT 肿瘤检查数据采集协议，根据不同设备、不同采集模式，评价数据采集条件，规范不同设备之间的量化标准，提出图像质量评估标准，以便使 PET/CT 的检查结果具有可比性。

三、PET/CT 融合图像的效能

PET/CT 作为医学影像发展最高端的水平，不仅可以为临床带来诊断效能而且还具有经济效能。

在诊断效能上，PET/CT 有很独特的检出和排除疾病的能力。主要指标有灵敏度（真阳性率）、特异性（真阴性率）、准确率、阳性预测值、阴性预测值。PET 对病变组织非常灵敏，CT 可以提供具体的解剖位置信息，因此，PET/CT 不仅能检出微小病灶，而且可以提供精确的解剖定位，整合了两者的优势。有报道，根据不同的肿瘤使用不同的示踪剂，如在甲状腺髓样癌中使用^{18}F-DOPA 进行 PET/CT 检查的灵敏度是 74%，特异性是 100%，特别是降钙素在 150pg/ml 以上的病例中，其检查灵敏度达到 100%。

在经济效能上，PET/CT 节省了患者的检查时间，增加了流通量，检查信息更丰富全面，避免了一些不必要的检查。PET/CT 一起使用比单独使用，更能节省成本、节约医疗费用。未来合理有序地发展 PET/CT 中心是非常必要的。

第六节　PET/CT 临床质量控制

PET/CT 临床质量控制（clinical quality control，CQC）关系到检查结果的客观性与科学性，正确的检查结果又直接影响到临床治疗决策。影响 PET/CT 显像的因素贯穿整个检查的全过程，主要有能量底物环境、受检者准备、图像采集处理、衰减校正以及图像融合等，其中任何一个环节失误都会影响检查结果的准确性。因此，应加以高度重视，根据临床检查目的制订标准化的检查方法。

一、正电子显像剂的质量控制

正电子显像剂有其本身的特殊性，即必须在严格的时间限制内完成生产和就地就近使用，而且在生产与应用之间没有足够时间进行目前认可的所有质量控制（quality control，QC）试验，包括细菌学、内毒素检查，以及某些化学质量检查。

正电子显像剂有两个特点：其一，因所用放射性核素的半衰期短，生产工序必须规范，生产化合物时必须涉及高水平的放射性，以便最后能得到临床研究需要的有用放射量。其二，所研究的化合物极其微量，生产的绝大多数正电子显像剂不加载体，通常相当于纳摩尔量级，在测定生理机能时具有不产生药效效应的优点。因此，使用于质量控制的分析方法必须具有更低的探测下限。

对待正电子显像剂这种特殊化合物，最终产品的质量控制受到时间的限制，对质量保证来讲，过程控制成为主要因素。因此应建立单独而又严格的生产控制测量方法和程序。例如在生产过程中，采用放射性高效液相色谱（high performance liquid chromatography，HPLC）和放射性气相色谱（gas chromatography，GC）等方法，无疑可以保证产品质量。在线（online）生产控制更有效的方法是连续监测合成中放射性的变化，这有可能在很早阶段就发现生产过程中的大多数问题。生产工艺研究结束时，以及随后工艺和物料来源的任何明显变化，都应通过对几批放射性显像剂的必要质量指标进行验证，以进行全面的质量控制。

二、^{18}F-FDG 的质量控制

^{18}F-FDG 是载入美国药典的第一个 PET 放射性药物，按照美国药典（1995 年）制订的关于^{18}F-FDG 的质量要求，对^{18}F-FDG 的质量控制进行阐述，包括在放射性核纯度、化学纯度以及放射化学纯度上进行质量检测。

^{18}F-FDG 为葡萄糖的类似物，其在结构上与葡萄糖的差别是第二位碳原子上的羟基被^{18}F 取代。^{18}F-FDG 可以反映组织细胞摄取和利用葡萄糖的功能状态，组织摄取^{18}F-FDG 取决于正常及病变部位组织细胞学的特性。但是，由于人体代谢的复杂性，^{18}F-FDG 显像时会受到体内血糖水平、游离脂肪酸等能量底物环境以及体内某些激素水平的影响。因此，应根据不同的显像目的，合理控制这些影响因素，提高图像质量，实现准确的半定量分析，从而做出正确的诊断。

^{18}F-FDG 在血液与组织中的转运和葡萄糖一样，通过相同的转运载体进入细胞内。^{18}F-FDG 进入细胞后，在已糖激酶催化下转变成 6P-^{18}F-FDG；由于带有负电荷且结构的差异，不能继续沿葡萄糖途径代谢下去，也不能自由通过细胞膜，因此滞留在细胞内；这种现象在肿瘤、心肌细胞内表现尤为明显。根据以上所述原理，可以通过体外探测^{18}F 湮灭辐射所产生的 γ 光子对，获得组织的葡萄糖代谢图像。

通过计算机的处理，可以对组织的葡萄糖代谢图像进行定性和半定量分析。在组织^{18}F-FDG 达到最大摄取时，可以采集静态图像，观察^{18}F-FDG 的分布状态，分析组织葡萄糖代谢情况。在静态断层图像上，运用感兴趣区技术可以计算单位组织重量^{18}F-FDG 摄取量（MBq/g）与单位体重^{18}F-FDG 注射量（MBq/g）之比，从而得到组织^{18}F-FDG 的 SUV 值。

（一）血糖水平与肿瘤

^{18}F-FDG 应用于肿瘤的诊断治疗研究是基于肿

瘤细胞葡萄糖酵解代谢增强的原理；这可能与癌基因与抑癌基因突变，葡萄糖转运载体过度表达，以及肿瘤细胞内己糖激酶、磷酸果糖激酶与丙酮酸脱氢酶活性增强有关。底物环境影响肿瘤组织的^{18}F-FDG 摄取，也必然影响^{18}F-FDG PET/CT 图像的准确性。

在底物环境中，受检者的血糖水平是影响肿瘤组织^{18}F-FDG 摄取的最直接、最经常的因素。在糖代谢中，给予糖负荷后，血糖显著升高，血浆胰岛素水平也升高，肿瘤组织^{18}F-FDG 摄取明显下降，SUV 降低。分析原因，可能是血糖升高后，葡萄糖与^{18}F-FDG 竞争转运载体和己糖激酶，^{18}F-FDG 进入肿瘤细胞减少，并且已进入的^{18}F-FDG 的磷酸化水平也降低。另外，高胰岛素促使体内葡萄糖代谢加快，^{18}F-FDG 消除加速，肌肉组织的^{18}F-FDG 摄取增加，肿瘤组织的^{18}F-FDG 减少，导致肿瘤与肌肉的对比度降低，影响显像效果。

然而，脑部肿瘤不同于其他部位的肿瘤，有特殊的表现。在高血糖状态下，正常脑组织与肿瘤组织的^{18}F-FDG 摄取同时下降，但是前者摄取下降更加显著，反而使肿瘤与脑组织的摄取比值增高，更有利于颅内肿瘤病灶的检出。然而，由于两者摄取都下降，需要增加采集时间或增加^{18}F-FDG 注射剂量。

（二）血糖水平与心肌

^{18}F-FDG 心肌代谢显像可用于估测心肌活力。正常心肌代谢的底物来源广泛，包括葡萄糖、游离脂肪酸、乳酸、酮体；底物利用情况取决于心肌的生理状态和这些底物在血中的浓度。因此，影响心肌摄取的因素更加复杂。

心肌的代谢比较特殊。在进食后，胰岛素分泌增加，促进心肌细胞对葡萄糖的摄取，同时抑制了心肌对脂肪酸（FFA）的代谢，从而抑制脂肪的分解，葡萄糖成为心肌代谢的主要能量底物。在禁食状态下，FFA 是正常心肌的主要能量底物。但对于缺血心肌，禁食状态下，FFA 代谢抑制，葡萄糖代谢反而增强。因此，禁食状态下，^{18}F-FDG 心肌显像有利于识别缺血心肌。但是，由于正常心肌摄取率低、血浆清除慢，会使图像质量下降，影响缺血心肌的定位。

^{18}F-FDG 心肌代谢显像时，为了提高心肌细胞的摄取率，多改变心肌细胞能量底物代谢环境，主要方法有葡萄糖负荷法、正常血糖-高胰岛素钳技术，或使用烟酸衍生物类药物，可以获得较好的心肌显像效果。

（三）患者的血糖控制

在进行^{18}F-FDG PET/CT 检查前，需要详细了解患者的病情以及近期相关的检查和治疗情况，特别是对育龄期妇女，还要进一步了解其月经生理周期、怀孕以及哺乳情况，以便进行综合评估，确定检查的可行性，合理安排检查时间。

在进行 PET/CT 检查的过程中，从给药前到做检查完毕，其中任何一个环节出错都会影响到^{18}F-FDG 的摄取和分布，从而影响图像质量，进而干扰临床诊断。

（四）注意事项

1. 在给药前，根据患者信息作出预约通知单，让其有所准备。一般要求禁食 6～12h。检测其血糖水平，判断血糖水平是否符合要求。肿瘤显像一般要求血糖水平在 7.2mmol/L 以下，心肌显像要求保持在 8mmol/L 左右。如果血糖水平达不到要求的可以进行调节。糖尿病患者或葡萄糖耐受不良患者，至少在检查前 2 天检测血糖水平。检查者当天应避免剧烈运动，以减少骨骼肌过度摄取^{18}F-FDG。

2. 在注射药物时，注射剂量是根据患者的体重，计算出单位重量应注射的活度以及应注射的显像剂总量。对于儿童，按照其给药剂量计算方法进行给药。^{18}F-FDG 的放化纯度应大于 95%，标有生产日期、标定时间、体积、比活度等信息。注射前，认真记录显像剂首次测量的剂量和时间。目前，根据不同器官计算药物活性和滞留时间得出的时间活性曲线，是以体重的 S 值（S 标准差）为基础，计算出平均器官吸收剂量及全身 PET/CT 检查的有效剂量。这在今后可以用来作为受检者的参考剂量。

3. 注射显像剂后，要测量注射后的空注射器，记录测量时间和剂量。患者应保持平静，避免肢体移位、说话和吞咽等动作，以免骨骼肌摄取过多^{18}F-FDG。

三、图像数据的质量控制

PET/CT 显像的数据采集分为两个独立的系统，即 PET 部分和 CT 部分；一次检查可获得 PET 图像、CT 图像和 PET/CT 融合图像。在 PET/CT 检查前，必须常规进行 PET/CT 系统的日常质量控制；在整个系统正常的情况下，方可开展检查工作。

四、数据采集的质量控制

采集 CT 数据时，根据不同的检查目的，患者的体位不同。在全身显像时，患者平卧于检查床上，双上肢上举抱头。脑显像时，患者上肢下垂放于身体两侧；平静呼吸，避免移动。利用系统的定位激光确定扫描位置和范围。曝光条件一般为 90kV，30mAs。在定位片的基础上设置的扫描范围必须包括靶器官和医生希望了解的区域。并且确定 PET 数据采集的床位数。在设置 CT 扫描条件时，要求患者平静呼吸，以 120kV，150mAs，0.5s/r 10mm 层厚，螺距（pitch）1.05mm 的进床速度进行扫描，需要 30～40s 扫描完毕。扫描结束后系统自动切入 PET 数据采集状态。目前，随着呼吸门控技术的发展，可以消除由受检者呼吸运动引起的胸部扫描误差。

采集 PET 数据时，在规定的时间窗内，共线对置的探测器探测到一对能量相等（511keV）、方向相反的 γ 光子定位为一个符合事件。数据校正后进行处理，再现受检者体内示踪剂的分布。PET 数据采集有二维、三维模式。二维减少了散射符合，但是降低了计数率，需要增加注射剂量延长采集时间。三维数据采集方式提高了探测灵敏度，但是散射、随机符合增加，数据处理时间增加。

PET 数据采集根据不同的检查目的、患者的身体状况来安排检查时间，一般在注射显像剂后 40～60min 进行。脑显像时，在注射显像剂后 20～30min 采集，脑摄取在 30min 达到高峰。一个床位就可以包括整个脑组织，采集时间 5～20min。心肌显像时，^{18}F-FDG 的摄取与心肌耗氧量成反比，因此在注射显像剂后 2～3h 进行；每个床位采集 10～20min。肿瘤显像时，恶性肿瘤摄取高峰在注射显像剂后 1h，最好推迟到 90min 后采集，每个床位采集 1.5～3min。通常对可疑病灶进行延迟显像，一般在第一次显像后 2～3h 进行；对比前后两次的位置、形态以及 SUV 值。由于要确认患者是否有必要进行延迟显像，因此只有在图像质量达到要求时患者才能离开。

采集 PET 数据时，全身显像一般从腹股沟开始向上采集，避免膀胱内尿液的干扰，影响盆腔疾病的诊断。对于一些全身转移的肿瘤，如黑色素瘤，数据采集范围应覆盖全身，以免漏诊。

五、数据处理的质量控制

（一）CT 数据处理

CT 是利用准直后的 X 射线对人体进行投照，由于人体各部位密度不同，探测器接受到原始数据，通过数学方法给出相应的 CT 密度值，重建图像后，可以产生一幅 X 射线衰减值的二维分布图。

CT 图像重建算法主要有迭代法、反投影法和解析法。迭代重建算法运算复杂，但是精度高，有三种方法，即联立迭代重建法、代数重建法、迭代最小二乘法。反投影法是应用几何投影原理进行图像重建，重建时间长空间分辨率不高。解析法是基于傅里叶变换投影定理，简单、重建图像快、图像还原质量好，目前应用最广；主要有傅里叶变换和傅里叶反变换，前者实现的是空间-时间域的变换，后者是时间-空间域的变换，有二维傅里叶变换重建法和褶积-反投影算法。

（二）PET 数据处理

PET 数据处理过程是：探测器闪烁晶体与 γ 光子相互作用产生可见光，光电倍增管把这些带有位置信号的光信号转换成电信号。光子的能量信号与到达探头的时间输入到探头的前置放大器和符合处理器，筛选出符合事件，输出到 PET/CT 工作站。计算机重组这些信息，形成正弦投影线图，通过重建算法重建图像，形成示踪剂的体内分布图，并计算出相应定量指标。

PET 图像重建算法主要有滤波反投影法，迭代重建算法。滤波反投影法属于解析方法。迭代重建算法有 MLEM 算法、OSEM 算法、快速迭代算法以及 RAMLA 算法，其最大优点是可以根据具体显像条件，引入与空间几何有关或与测量值大小有关的约束和条件因子，提高图像重建的精确度。

在 PET 数据处理中，可以进行显像的定量分析，量化显像剂在体内的分布，这在 PET 显像中有着重要意义。因为依靠视觉确定病灶摄取阳性是存在着潜在危险因素的，视觉主观判断在术前危险分层中可以是有益的，但是按照前瞻性研究，需要评估的长远利益和术前 PET/CT 的价值，是需要量化病灶的摄取值。目前，量化方式有绝对定量和半定量，其中 SUV 值是 PET 显像常用的鉴别良恶性参考指标。SUV＝每克组织的平均放射性活度（Bq/g）/注射的放射性活度（Bq）/体重（g）。影响 SUV 的因素较多，如病灶大小、部分容积效应等。有研究显示，在原发性骨肉瘤患者接受新辅助治疗结束后，根据 SUVmax 的变化可以识别病灶病理反应和非病理性反应。

借助局部房室模型分析方法，抽取受检者血液，可以计算出一些定量指标，如葡萄糖代谢率、DNA 合成速率、氧代谢率等。但是该方法复杂，应用受到限制。有研究表明，根据 SUV 值和 PET 三维静态显像的数据，再结合其他数据，可以探讨肿瘤血管微循环和体内代谢特点的关系，计算肿瘤微循环的所有参数，了解肿瘤的代谢特点。在乳腺癌患者，SUV 值与一些组织学参数（核分级、雌激素受体状态）以及体内的胆碱水平有关系，可以预测疾病的预后情况。

六、PET/CT 图像融合

医学图像的融合是将不同的信息进行有机地整合，信息融合后整体信息大于各部分信息之和。PET/CT 图像是将反映人体组织器官形态学的 CT 图像与从分子水平反映活体组织器官代谢、功能变化的 PET 图像融合，相互补充与佐证。融合的条件必须是 PET 与 CT 的视野中心位于同一水平轴上，采集过程中患者保持同一个体位，两者具有相同的采集视野，均采用标准传输图像。工作站有不同格式图像转换功能，配备有自动识别图像坐标和图形特征的分析软件以及融合图像重建、显示和分析软件。PET/CT 图像融合为医学图像处理开拓了新的领域。

根据融合图像的显像方式，图像融合分为交互式图像融合和同一模态图像融合。交互式图像融合又分为异机图像融合与同机图像融合，后者的准确性比较高。同一模态图像融合是从不同时间序列图像中提取图像信息进行融合，可以评价治疗疗效，或是矫正患者移动等原因产生的图像偏移。

根据融合图像方法，图像融合分为数值融合法和智能融合法，前者是将不同设备的图像做空间归一化处理，后者根据融合目的任意提取图像信息进行融合。

图像融合的过程包括图像预处理、图像配准、重建融合图像以及图像显示。

图像预处理是首先对数据进行必要的标准化处理，将一幅图像的坐标点变换到另一幅图像的坐标系中，变成两幅图像坐标点变换问题。待融合图像的主要转换方法为映射变换，映射变换又分为线形变换和非线性变换。线形变换包括刚体变换、仿射变换、投影变换。非线性变换是把一条直线变换为一条曲线，多用于局部变换。

图像配准是建立待融合图像之间的映射关系，是研究图像之间的相似性。图像配准的精度将直接影响融合图像的质量。目前，图像配准方法有外部标识配准法与内部特征配准法。外部标识配准法分为侵入性和非侵入性，侵入性配准的精确性要好于非侵入性的。内部特征配准法分为解剖标识点和几何标识点，特点是从患者图像的属性中提取特征点。内部特征配准法又可分为图像分割配准、最大互信息法、非线性法和图谱法。

重建融合图像是将经过预处理和空间配准后的不同模态图像信息采用数学、几何学方法修正后，使相关点达到空间上完全对准，根据对应点在变换域上创建一种新的图像，提供包含解剖和代谢功能信息的图像。目前常用的融合技术分为像素级和特征级图像融合。随着三维重建显示技术的发展，三维图像的融合和信息表达，也将是图像融合的研究重点。

在目前的 PET/CT 图像融合中，融合图像的显示一般采用三维立体切面显示法，即在同一个窗口中显示图像的横断面，冠状面和矢状面，并且可以同时对图像的不同层面进行同步调节，还可以通过融合后容积图像来动态旋转进行观察。显示方法有叠加法、遮盖法、透视法以及映射法。

融合图像的应用十分广泛。通过多模态医学图像融合，可以提供有价值的代谢、功能信息与精确的解剖结构信息。在临床诊断和治疗、精确放疗定位和治疗计划的制订，以及手术导航、病灶空间定位、介入治疗、疗效评估及远程医疗上，PET/CT 图像融合有着广阔的应用前景。

第七节　PET/CT 辐射防护

核医学是利用放射性核素在临床诊断和治疗中发挥着独特的作用，如何在合理使用放射性核素的同时，避免放射性核素所产生射线带来的危害，是一个非常重要的问题。因此，必须进行放射性防护，对待核辐射应该谨慎，按辐射防护法规和防护措施进行操作，将可能的危害减到最小。

一、核衰变与核射线

放射性核素的原子核处于不稳定状态，总要跃迁到原子核能量较低的状态，通过核内结构或能级的调整，在跃迁过程中自发地释放出一种或一种以上的射线并转化成另一种核素，即核衰变（nuclear decay）后，才能达到稳定状态。

核衰变有六种主要衰变方式，包括 α 衰变、β^+衰变、β^-衰变、γ 衰变、电子俘获和裂变。核衰变产生的射线作用于生物体后，导致辐射生物效应。

（一）α 衰变

α 衰变是指放射性核素的原子核释放出 α 射线后变成另一个原子核。α 射线中放射的粒子是电荷数为 2 质量数为 4 的氦核［He］。α 射线具有最强的电离作用，穿透本领很小。α 衰变后，在元素周期表中子体的位置比母体左移两位，多发生于原子序数大于 82 的核素。

（二）β 衰变

β 衰变是原子核自发耗散其过剩能量使核电荷改变一个单位而质量数不改变的核衰变过程；分为三种类型，即放出一个电子的 β^- 衰变、放出一个正电子的 β^+ 衰变和俘获一个轨道电子的电子俘获（electron capture，EC）。

1. β^-衰变　β^-衰变是放射出 β^-粒子（高速电子）的衰变。一般的，中子相对丰富的放射性核素常发生 β^- 衰变。这可以看作是母核中的一个中子转变成一个质子的过程。发生 β^- 衰变后质子数增加 1，质量数不变，在元素周期表中向右移动一个位置。

2. β^+衰变　β^+衰变是放射出 β^+粒子（正电子）的衰变。一般的，中子相对缺乏的放射性核素常发生 β^+衰变。这可以看作是母核中的一个质子转变成一个中子的过程。发生 β^+ 衰变后质子数减少 1，质量数不变，在元素周期表中向左移动一个位置。

3. 轨道电子俘获　轨道电子俘获是指原子核俘获一个 K 层或 L 层电子而衰变成核电荷数减少 1、质量数不变的另一种原子核。由于 K 层最靠近核，所以 K 俘获最易发生。在 K 俘获发生时，必有外层电子去填补内层上的空位，并放射出具有子体特征的标识 X 射线，这一能量也可能传递给更外层的电子，使它成为自由电子发射出去，这个电子称作“俄歇电子”。

（三）γ 衰变

γ 衰变是指处于激发态的原子核通过放射出 γ 射线而跃迁到基态或较低能态的现象。γ 射线由光子组成，不带电荷，质量数为 0。有时处于激发态的原子核可以不辐射 γ 射线回到基态或较低能态，而是将能量直接传给一个核外电子（主要是 K 层电子），使该电子电离出去，这种现象称为内变换，所放出的电子称作内变换电子。γ 射线穿透力很强，在医学核物理技术等应用领域占有重要地位。

（四）裂变

裂变分为自发裂变和诱发裂变，前者是重原子核在没有外界作用的状况下自发地分裂成轻原子核的变化过程；后者是在外界作用下分裂成轻原子核的变化过程。裂变过程中释放出中子。

二、核射线与物质的相互作用

（一）带电粒子与物质的相互作用

放射性核素在衰变过程中放出的带电粒子（α、β）穿过机体组织时，与体内物质相互作用；其主要作用过程包括有电离和激发、散射作用、湮灭辐射以及吸收作用。

1. 电离和激发　当具有一定动能的带电粒子与原子的轨道电子发生库伦作用时，把本身的部分能量传递给轨道电子。如果轨道电子获得的动能足以克服原子核的束缚，逃出原子壳层而成为自由电子，此过程称为电离（ionization）。如果轨道电子获得的能量不足以摆脱原子核的束缚，而是从低能级跃迁到高能级，使原子处于激发态，此过程称为激发（excitation）。一般电离损失与带电粒子的电荷成正比，与带电粒子的速度成反比，与物质的电子密度成正比。

2. 散射作用　带电粒子在物质中与原子核库仑场作用，发生不损失能量只改变运动方向的弹射散射（scattering）。带电粒子受到物质原子核电场作用，运动方向和速度都发生变化，能量减低，多余的能量以 X 射线的形式辐射出来，为韧致辐射（bremsstrahlung）。

3. 湮灭辐射　湮灭辐射（annihilation radiation）是指粒子和反粒子互相湮灭所产生的辐射。β^+衰变时产生正电子具有一定动能，根据质能转换公式，产生两个光子，每个光子能量是 511keV，两个 γ 光子很快就会湮灭而自身消失。

4. 吸收作用　吸收（absorption）作用是指带电粒子通过物体时，与物质相互作用，能量不断损失，当射线能量耗尽后，带电粒子就停留在物质中，射线则不存在。一定能量的射线，穿过物质几乎完全被吸收时的物质厚度，称为射线的射程。实验证明，物质对 β 射线的吸收过程比较复杂，可近似地用指数规律表示。

（二）γ 射线与物质的相互作用

1. 光电效应　γ 射线不带电，通过物质时，与物质原子相碰撞，可能使全部能量传递给原子，入射的 γ 射线（光子）全部消失。能量在原子中分配，使结合能适当的电子获得能量克服原子核的束缚（结合能）发射出去，并使原子受到反冲，这样的作用过程称为光电效应。

2. 康普顿散射　当入射光子与原子核外电子发生非弹性碰撞，光子的部分能量转移给电子，使它反冲出来，而光子能量和运动方向都发生变化的过程，称为康普顿散射（又称非相干散射）。

3. 电子对生成　当入射光子的能量大于 1022keV 时，入射 γ 光子在库仑场作用下能量完全被吸收，电子从负能级跃迁到正能级，同时放出一对正、负电子，这就是电子对生成。

（三）中子与物质的相互作用

中子的质量与质子的质量大约相等，并且中子与 γ 射线一样也不带电。因此，中子与原子核或电子之间没有静电作用。当中子与物质相互作用时，主要是和原子核内的核力相互作用，与外壳层的电子不会发生作用。根据中子能量的高低，可以把中子分为慢中子（能量小于 5keV，其中能量为 0.025 eV 的称为热中子）、中能中子（能量范围为 5～100keV）和快中子（能量范围为 0.1～500 MeV）三种。

中子与物质的原子核相互作用过程基本上可以分为两类，即散射和吸收。散射又可以分为弹性散射和非弹性散射。慢中子与原子核作用的主要形式是吸收，中能中子和快中子与物质作用的主要形式是弹性散射，快中子是以非弹性散射为主。

三、辐射剂量学

常用辐射剂量单位包括以下所示：

（一）放射性活度

放射性活度（radioactivity），简称活度，国际单位制（SI）是“S^{-1}”，SI 单位专名是贝克勒尔（Becquerel），符号为 Bq，1Bq＝1 次衰变/秒。暂时与 SI 并用的专用单位名称是居里，符号为 Ci。$1Ci=3.7\times10^{10}Bq$ 或 $1Bq=2.703\times10^{-11}Ci$。

（二）照射量

照射量（exposure dose）$X=dQ/dm$，其中 dQ 的值是在质量为 dm 空气中，由光子释放的全部电子（负电子和正电子）在空气中完全被阻止时所产生的离子总电荷的绝对量。照射量单位是库仑・千克$^{-1}$［C/kg］。旧的专用单位名称是伦琴（Roentgen），符号为 R。照射量只对空气而言，仅适用于 X 射线或 γ 射线。

（三）吸收剂量

吸收剂量（absorbed dose）$D=d\varepsilon/dm$，其中 dε 是致电离辐射给予质量为 dm 的受照物质的平均能量。吸收剂量单位是焦耳・千克$^{-1}$［J/kg］，国际单位是戈瑞，符号 Gy。旧的单位名称是拉德，符号为 rad。1Gy＝1J/kg＝100rad，或 1rad＝10^{-2}J/kg＝10^{-2}Gy。

照射量 X 与吸收剂量 D 是两个意义完全不同的辐射量。照射量只能作为 X 射线或 γ 射线辐射场的量度，描述电离辐射在空气中的电离本领；而吸收剂量则可以用于任何类型的电离辐射，反映被照介质吸收辐射能量的程度。但是，在两个不同量之间，在一定条件下是可以相互换算。对于同种类、同能量的射线和同一种被照物质来说，吸收剂量是与照射量成正比的。由于 X 射线或 γ 射线在空气中产生一对离子的平均能量约为 32.5eV，所以 1R 的 X 射线或 γ 射线在空气中的吸收剂量约为 0.838rad；而在软组织中的吸收剂量约为 0.931rad。

（四）当量剂量

当量剂量（equivalent dose，$H_{T,R}$）是反映射线或粒子被吸收后引起的生物效应强弱的电离辐射量，在防护中应用。$H_{T,R}=\omega_R.D_{T,R}$，其中，$D_{T,R}$是器官剂量。ω_R 是辐射权重因子。相同的吸收剂量未必产生同样程度的生物效应，因为生物效应受到辐射类型、剂量与剂量率大小、照射条件、生物种类和个体生理差异等因素的影响。为了比较不同类型辐射引起的有害效应，在辐射防护中引进了一些系数，当吸收剂量乘上这些修正系数后，就可以用同一尺度来比较不同类型辐射照射所造成的生物效应的严重程度。当量剂量国际制单位是希沃特（Sv），1Sv=1J/kg。旧单位为雷姆（rem），1Sv=100rem。

（五）有效剂量

有效剂量 $E=\sum W_T \times H_T$，W_T 为人体器官或组织的组织权重因子，全身为 1，性腺 0.20，乳腺为 0.05，红骨髓及肺为 0.12。H_T 为组织所受辐射的当量剂量。剂量率的意思是剂量随时间的变化程度，可以是吸收剂量率、当量剂量率、有效剂量率。剂量除以时间就是剂量率，其单位就是剂量单位/s。

（六）集体当量剂量

集体当量剂量是评价辐射对某群体产生的危害大小的一个物理量，在评价群体所受到的辐射危害时采用。国际制单位是 men. Sv（人．希），旧单位是 men. rem（人．雷姆）。$S=\sum Hi.Ni$，Hi 为某群体中全身或任一器官受到的平均当量剂量，Ni 为该群体中受到 Hi 照射的那部分人员的数目。

四、内照射吸收剂量

对人体器官放射性药物辐射吸收剂量的估算是核医学诊断过程中危险评价的主要基础，也是放射性药物准许应用所必需的例行过程。

放射性药物通过注射、口服或吸入等方式进入全身后，各主要脏器和组织所接受的辐射吸收剂量单位是 Gy。

放射性核素进入人体对特定组织器官产生照射作用，特定的器官或组织称为靶器官。现在认为，全身脏器组织除眼晶体和性器官以外，偶尔单次接受 50mGy 以下的辐射吸收剂量，是不会引起任何即刻和迟发的损伤。

由于计算人体内器官辐射吸收剂量的公式繁杂，数据量庞大，且计算过程中容易出现随机误差，因此应用计算机对数据进行处理，不但加快了数据的处理速度，提高了计算的准确度，更可以灵活地获得目的区域内某种放射性药物的各种相关参照数据，以及各个器官的药代动力学参数等。

五、PET/CT 的辐射剂量

PET/CT 使用的放射性药物发射正电子产生湮灭辐射，生成两个能量为 511keV 的 γ 光子。由于其衰变类型和射线能量是固定的，因此影响辐射吸收剂量的主要因素是放射性药物有效半衰期、在体内分布与代谢动力学过程。

使用半衰期短的放射性核素时，辐射吸收剂量主要取决于放射性核素的物理半衰期。当使用物理半衰期较长的核素如 ^{18}F 时，有效半衰期由放射性药物的物理半衰期和生物半衰期决定；因此不仅放射性摄取高的器官辐射吸收剂量大，而且药物清除器官所受的辐射也大。

PET/CT 检查时，脑部、肾以及膀胱辐射吸收剂量高。新生儿脑部的摄取率比成年人高，而泌尿系统排泄率比成人低，大部分器官的吸收剂量比成年人高，全身有效当量剂量是成年人的 16 倍，达到 430μSv/MBq。

PET/CT 检查一次所接受的有效当量剂量与作一次 CT 平扫检查都在 2～10mSv。^{18}F-FDG 全身扫描的有效当量剂量为 10.5mSv，远低于发生非随机效应的阈值，是应急照射限值的 1/10，因此是非常安全的检查。

六、电离辐射生物学效应

电离辐射将能量传递给有机体引起的任何改变，统称为电离辐射生物学效应（ionizing radiation biological effect）。人类的放射损伤是一种严重的病理性辐射生物效应。

（一）电离辐射对生物大分子作用的基本原理

电离辐射对生物效应的发展过程有四个阶段，即物理阶段、物理化学阶段、化学阶段和生物阶段。生物分子损伤是一切辐射生物效应的物质基础。生物分子损伤与自由基生成密切相关。自由基（free radical）是指一些独立存在、带有一个或多个不成对电子的原子、分子、基团或离子，其最大特性是化学不稳定性和高反应性，寿命很短。OH（氢氧自由基）的平均寿命为 $10^{-9}\sim10^{-8}$s，生物分子自由基也多在 $10^{-6}\sim10^{-4}$s。

1. 生物分子自由基的生成有两种方法

（1）直接作用：电离辐射直接引起靶分子电离和激发而发生物理化学变化，生成生物分子自由基，如：T 为电离辐射作用的靶分子，T^+ 和 T^* 为电离产生的正离子自由基和激发形成的激发态分子。正离子自由基分解生成生物分子、中性自由基 T· 和离子；激发态分子分解成两个自由基 T· 和 H·。

（2）间接作用：电离辐射作用于生物分子的周围介质（主要是水）生成水解自由基，这些自由基再与生物分子发生物理化学变化，生成生物分子自由基，称次级自由基。

2. 生物分子损伤与修复　生物分子自由基生成后迅速起化学反应，两个自由基的不配对电子相互配对，或是不配对电子转移给另一个分子，造成分子化学键的变化，引起生物分子破坏。自由基反应能不断地生成新自由基，继续与原反应物起反应，形成连锁反应，使生物分子损伤的数量不断扩大，直到出现歧化反应（dismutation），生成两个稳定分子。

被损伤的生物分子，可以通过各种方式进行修复。在自由基反应阶段（10^{-5} s 内），若介质中存在能供氢的分子，如含巯基化合物（谷胱甘肽 G-SH 等），生物分子自由基则可被修复，称化学修复。在有 O_2 情况下，生物分子自由基被氧化成超氧自由基而难以修复，这可用以解释氧能增强辐射效应的原理。

（二）电离辐射对 DNA 的作用

DNA 是细胞增殖、遗传的物质基础，是引起细胞生化、生理改变的关键性物质。DNA 是电离辐射作用的靶分子，在细胞辐射损伤中起重要作用。

1. DNA 分子损伤

（1）碱基变化（DNA base change）：包括：①碱基环破坏；②碱基脱落丢失；③碱基替代，即嘌呤碱被另一嘌呤碱替代，或嘌呤碱被嘧啶碱替代；④形成嘧啶二聚体等。4 种碱基的辐射敏感性依次为 T>C>A>G。

（2）DNA 链断裂（DNA molecular breakage）：是辐射损伤的主要形式。磷酸二酯键断裂、脱氧核糖分子破坏、碱基破坏或脱落等都可以引起核苷酸链断裂。双链中一条链断裂称单链断裂，两条链在同一处或相邻外断裂称双链断裂（double strand breaks）。双链断裂常并发氢键断裂。双链断裂难以修复，是细胞死亡的重要原因。

（3）DNA 交联（DNA cross-linkage）：DNA 分子受损伤后，在碱基之间或碱基与蛋白质之间形成了共价键，发生 DNA-DNA 交联和 DNA-蛋白质交联。嘧啶二聚体即是一种链内交联，还可发生链间交联。图 1-7-1 是 DNA 分子各种损伤的示意图。

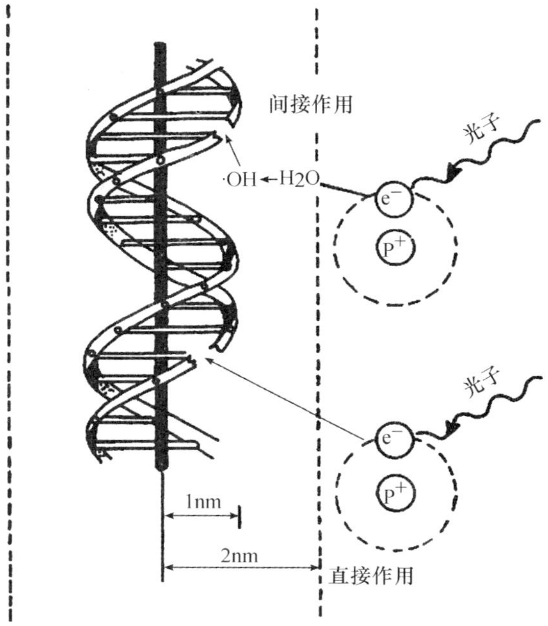

图 1-7-1　DNA 分子损伤示意图

2. DNA 合成抑制　DNA 合成抑制是一个非常敏感的辐射生物效应指标，受 0.01 Gy 照射即可观察到抑制现象。小鼠受 0.25～1.25 Gy γ 线全身照射 3h 后，^{3}H-TdR 掺入脾 DNA 的量即明显下降，下降程度与照射剂量成正比。照射后 DNA 合成抑制与以下因素有关：合成 DNA 所需的 4 种脱氧核苷酸形成障碍、酶活力受抑制、DNA 模板损伤、启动和调控 DNA 合成的复制子减少，以及能量供应障碍等。

3. DNA 分解增强　在 DNA 合成抑制的同时，DNA 分解代谢明显增强。原因可能是辐射破坏了溶酶体和细胞核的膜结构，脱氧核糖核酸酶（DNase）释放，直接与 DNA 接触，增加了 DNA 的降解。在一定剂量范围内，DNA 降解的程度决定于照射剂量。照射后，DNA 代谢产物自尿中的排出量明显增多。

（三）电离辐射对蛋白质和酶的作用

1. 分子破坏　蛋白质和酶分子在照射后可发生分子结构的破坏，包括肽键电离、肽键断裂、巯基氧化、二硫键还原、旁侧羟基被氧化等，从而导致蛋白质功能的改变。

2. 对合成的影响　辐射对蛋白质生物合成的影响比较复杂，有的被激活，有的被抑制，有的呈双相交化，即先抑制后增强。在血清蛋白方面，照射后血清白蛋白和 γ 球蛋白含量下降，而 α 和 β

球蛋白含量升高。虽然血清蛋白质成分有升有降，但蛋白质净合成是下降的。

3. 分解代谢增强　照射后蛋白质分解代谢增强是非常显著的，主要是许多蛋白质水解酶活力增加。如照射后，由于溶酶体被破坏，组织蛋白酶释放，活力明显增加，促使细胞内和细胞外蛋白质分解增强。同时，照射后机体摄取食物减少，加剧了蛋白质分解代谢，释出大量游离氨基酸。一部分生糖氨基酸通过糖异生作用转化为葡萄糖，一部分代谢为尿素或其他非蛋白氮，整个机体处于负氮平衡状态。尿中氨基酸及其代谢产物如牛磺酸、肌酸、尿素等排出量增多。

（四）电离辐射对细胞的作用

1. 细胞的辐射敏感性　机体各类细胞对辐射的敏感性不一致。Bergonie 和 Tribondeau 提出，细胞的辐射敏感性与细胞的分化程度成反比，与细胞的增殖能力成正比。Casaret 按辐射敏感性由高到低，将人类和哺乳动物细胞分为 4 类。从总体上说，不断生长、增殖、自我更新的细胞群对辐射敏感，稳定状态的分裂后细胞对辐射有高度抗力，而多能性结缔组织，包括血管内皮细胞、血窦壁细胞、成纤维细胞和各种间胚叶细胞对辐射也较敏感，

2. 细胞周期的变化　辐射可延长细胞周期，但不同阶段的辐射敏感性不同图 1-7-2。处于 M 期的细胞受照很敏感，可引起细胞即刻死亡或染色体畸变（断裂、粘连、碎片等）；或不立刻影响分裂过程，而使下一周期推迟；或在下一次分裂时子代细胞夭折。C_1 期早期细胞对辐射不敏感，后期则较为敏感，RNA、蛋白质和酶合成抑制，延

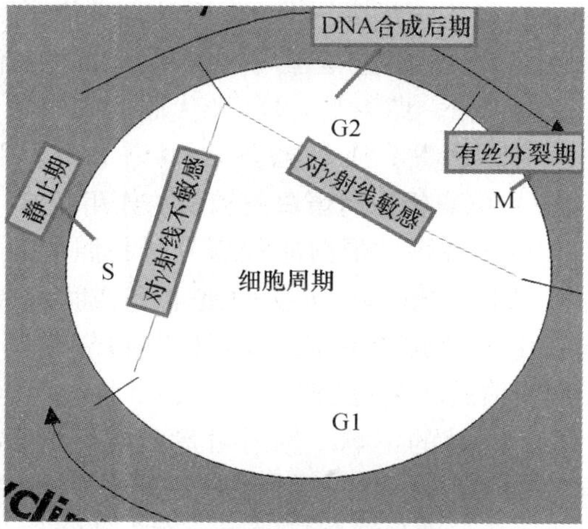

图 1-7-2　不同阶段细胞周期的辐射敏感性

迟进入 S 期。S 前期细胞亦较为敏感，直接阻止 DNA 合成，而在后期敏感性降低，因为此时已完成 DNA 合成，即使 DNA 受损亦可修复。G_2 期细胞是对辐射极敏感的阶段，分裂所需的特异蛋白质和 RNA 合成障碍，因而细胞在 G_2 期停留下来，称“G_2 阻断”（G_2 block），是照射后即刻发生细胞分裂延迟的主要原因。

3. 染色体畸变　细胞在分裂过程中染色体的数量和结构发生变化称为染色体畸变（chromosomeaberration）。畸变可以自然发生，称自发畸变（spontaneous aberration）。许多物理、化学因素和病毒感染可使畸变率增高。电离辐射是畸变的诱发因素，其原因是电离粒子穿透染色体或其附近时，使染色体分子电离发生化学变化而断裂。

（1）染色体数量的变化：照射时，染色体发生黏着，在细胞分裂时可能产生染色体不分离现象，致使两个子细胞中染色体不是平均分配，而是生成非整倍体细胞。

（2）染色体结构变化

1）染色体型畸变：当染色体在复制之前受照射（即细胞处于 G_1 期或 S 期初期受照射），染色体发生畸变之后再进行复制，称染色体型畸变。断片、着丝粒环、双着丝粒体、相互易位、倒位及缺失等畸变属于这一类。

2）染色单体型畸变：当染色体复制之后受照射（即细胞处于 S 期后期或 G_2 期受照射），在一个染色单体臂上发生断裂或裂隙，称为染色单体型畸变（chromatid aberration）。单体断片、单体互换等属这一类。

电离辐射诱发的畸变以染色体型畸变为主，尤以断片、环和双着丝粒体等畸变，在反映辐射效应程度方面更有意义。

七、细胞死亡

（一）细胞死亡类型

1. 间期死亡（interphase death）　细胞受照射后不经分裂，在几小时内就开始死亡，称间期死亡，又称即刻死亡。体内发生间期死亡的细胞分为两类：一类是不分裂或分裂能力有限的细胞，如淋巴细胞和胸腺细胞，受几百 mGy 剂量照射后即发生死亡；另一类是不分裂和可逆性分裂的细胞，如成熟神经细胞、肌细胞和肝、肾细胞等，需要几十至几百 Gy 剂量照射才发生死亡。细胞间

期死亡发生率随照射剂量增加而增加，但达到一定峰值后，再增加照射剂量，死亡率也不再增加。间期死亡的原因是核细胞的破坏，其机制主要是由于 DNA 分子损伤和核酸、蛋白质水解酶被活化，导致染色质降解，组蛋白外溢，发生细胞核固缩、裂解。照射后，细胞膜结构的破坏、细胞能量代谢障碍，也是促成间期死亡的因素。

2. 增殖死亡（reproductive death）　细胞受照射后经过 1 个或几个分裂周期以后，丧失了继续增殖的能力而死亡，称增殖死亡，也称延迟死亡。体内快速分裂的细胞，如骨髓细胞受数 Gy 剂量照射后在数小时至数天内即发生增殖死亡。分裂细胞在受到很大剂量照射后也可发生间期死亡。增殖死亡的机制主要是由于 DNA 分子损伤后，错误修复和染色体畸变等原因导致有丝分裂的障碍。

（二）剂量存活曲线

剂量存活曲线（dose survival curve）是反映照射剂量与细胞死亡率之间的关系，分析受照射细胞群体辐射效应的一种模式。在培养皿上培养有增殖能力的哺乳类细胞，观察细胞集落形成率，以每一集落代表 1 个存活细胞，其集落形成率随照射剂量增加而减少。以集落形成率代表细胞存活率与照射剂量，在半对数坐标纸上作图即构成剂量存活曲线。

八、细胞损伤的修复

（一）亚致死损伤修复

亚致死损伤是指细胞接受辐射能量后所引起的损伤不足以使细胞致死，如果损伤积累起来，就可以引起细胞死亡。但若给予足够的时间，则细胞有可能对这种损伤进行修复，称亚致死损伤修复（sublethal damage repair，SLDR）。所以，将一定剂量进行分次照射，每次照射中间给予一定间隔，细胞的死亡率比同等剂量一次照射明显减少。

（二）潜在致死损伤修复

潜在致死损伤是指照射后细胞暂未死亡，但如不进行干预，细胞将会发生死亡。假如改变受照射细胞所处状态，例如置于不利于细胞分裂的环境中，则受损伤细胞可得到修复而免于死亡，称潜在致死损伤修复（potentially lethal damage repair，PLDR）。

（三）缓慢修复

缓慢修复比潜在致死损伤时间长，例如由于毛细血管内皮细胞分裂慢，用刺激细胞增殖的方法可以观察到其对辐射的反应，即缓慢修复的过程，时间为一周。

九、辐射生物学效应分类

在实际工作中，常将机体受辐射作用时的生物效应根据照射剂量、照射方式以及效应表现进行分类表述。

（一）按照射方式分类

1. 外照射与内照射（external and internal irradiation）　辐射源由体外照射人体称外照射。γ 射线、中子、X 射线等穿透力强的射线，其外照射生物学效应强。放射性物质通过各种途径进入机体，以其辐射能产生生物学效应称内照射。内照射的作用主要发生在放射性物质通过途径和沉积部位的组织器官，但其效应可波及全身。内照射的效应以射程短、电离强的 α 射线、β 射线作用为主。

2. 局部照射和全身照射（local and total body irradiation）　当外照射的射线照射身体某一部位，引起局部细胞的反应者称局部照射。局部照射时身体各部位的辐射敏感性依次为腹部＞胸部＞头部＞四肢。当全身均匀地或非均匀地受到照射而产生全身效应时称全身照射。如照射剂量较小者为小剂量效应，如照射剂量较大者（＞1Gy）则发展为急性放射病。大面积的胸腹部局部照射也可发生全身效应，甚至导致急性放射病。根据照射剂量大小和不同敏感组织的反应程度，辐射所致全身损伤分为骨髓型（bone marrow type）、肠型（gastro- intestinal type）和脑型（central nervous system type）三种类型。

（二）按照射剂量率分类

1. 急性效应（acute radiation effect）　高剂量率照射，短时间内达到较大剂量，效应迅速表现。

2. 慢性效应（chronic radiation effect）　低剂量率长期照射，随着照射剂量增加，效应逐渐积累，经历较长时间表现出来。

（三）按效应出现时间分类

1. 早期效应（early effect）　照射后立即或数小时后出现的变化。

2. 远期效应（late effect）　亦称远后效应。照射后经历一段时间间隔（一般 6 个月以上）表现出的变化。

（四）按效应表现的个体分类

1. 躯体效应（somatic effect） 受照射个体本身所发生的各种效应。

2. 遗传效应（genetic effect） 受照射个体生殖细胞突变，而在子代表现出的效应。

（五）按效应的发生和照射剂量的关系分类

1. 确定性效应（deterministic effect） 旧称非随机性效应（nonstochastic effect），指效应的严重程度（不是发生率）与照射剂量的大小有关；效应的严重程度取决于细胞群中受损细胞的数量或百分率。此种效应存在剂量阈值，当吸收剂量大于阈值时，辐射对人体造成危害。照射后的白细胞减少、白内障、皮肤红斑脱毛等均属于确定性效应。

2. 随机性效应（stochastic effect） 指效应的发生率（不是严重程度）与照射剂量的大小有关，这种效应在个别细胞损伤（主要是突变）时即可出现。不存在剂量阈值，但效应出现的概率与剂量也有关系。遗传效应和辐射诱发癌变等属于随机性效应。

十、影响辐射生物学效应的因素

（一）辐射因素

1. 辐射类型 高线性能量转移（linear energy transfer，LET）辐射在组织内能量分布密集，生物学效应相对较强。故在一定范围内，LET 愈高，相对生物效应（relative biological effect，RBE）愈大。

2. 剂量和剂量率 照射剂量大小是决定辐射生物效应强弱的首要因素，剂量越大，效应越强。但有些生物学效应当剂量增大到一定程度后，效应不再增强。另外，在一定剂量范围内，同等剂量照射时，剂量率高者效应强。

3. 照射方式 同等剂量照射，一次照射（single dose）比分次照射（fractionated dose）效应强；同样，全身照射比局部照射效应强。

（二）机体因素

1. 种系差异 一般来说，生物进化程度愈高，辐射敏感性愈高。

2. 性别 育龄雌性个体的辐射耐受性稍大于雄性，与体内性激素含量差异有关。

3. 年龄 幼年和老年的辐射敏感性高于壮年。

4. 生理状态 机体处于过热、过冷、过劳和饥饿等状态时，对辐射的耐受性亦降低。

5. 健康状况 身体虚弱和慢性病患者，或合并外伤时，对辐射的耐受性亦降低。

（三）介质因素

细胞的培养体系中或机体体液中在照射前含有辐射防护剂（radioprotectant），如含 SH 基的化合物可减轻自由基反应、促进损伤生物分子修复，减弱生物效应；反之，如含有辐射增敏剂（radiosensitizer），如亲电子和拟氧化合物，能增强自由基化学反应、阻止损伤分子和细胞修复，提高辐射效应。目前，防护剂和增敏剂在临床放射治疗中都有应用，前者为保护正常组织，后者为提高放疗效果。

十一、放射防护的基本原则

放射性核素在为临床诊断和治疗带来巨大利益的同时，也要注意射线对人体的损伤作用，必须合理进行放射性核素的必要活动。

（一）辐射防护的主要目的

根据辐射效应的特点，辐射防护的主要目的是：①防止有害的确定性效应；②降低随机效应的发生率。

（二）遵守放射防护三原则

1. 辐射实践的正当化，即获得的净利益不能超过所付出的代价。

2. 放射防护最优化原则，即采用尽可能低的辐射水平方法来诊治。

3. 个人剂量限值，即个人受到的辐射剂量不能超过允许的最大安全限制。

十二、剂量限值

辐射防护权威部门（如国际放射防护委员会 ICRP、国家最高权力部门）对确定的实践（指与放射有关的职业活动，如核工业）及经常与持续的照射（如与源相关的公众受照）建立一个剂量水平，高于该水平的照射对个人的后果被视为不是可接受的。

实行个人剂量限值（表 1-7-1）规定，只是防护体系的一部分，其目的在于考虑了经济及社会因素之后，使剂量达到可以合理做到的尽量低的水平。所以，可把个人剂量限值视为可忍受程度的上限。

表 1-7-1　ICRP 最近建议的个人剂量限值如表

应用	剂量限值	
	职业照射人员	公众
有效剂量（全身）（$mSv \cdot a^{-1}$）	每年平均 20（在规定的 5 年内每年不大于平均 50）	1
年当量剂量（mSv）		
眼晶体	150	15
皮肤	500	50
手足	500	

十三、职业照射防护

（一）放射性污染的类型

1. 机械吸附　表面粗糙，有裂缝，微孔，机械嵌入，附着等。

2. 物理吸附　电性质，相反电荷的放射性尘埃的吸附。

3. 化学吸附　与污染表面发生化学反应，离子交换，同位素交换。

（二）去污剂种类

1. 表面活性剂　分子中含有亲水基和增水基，能降低溶液或溶剂的表面张力，如肥皂，各种合成洗涤剂。

2. 络合剂　能与金属离子形成稳定络合物，放射性促排，表面去污，如 EDTA。

3. 酸碱溶液　用来去除不明核素的表面污染。

4. 有机溶剂　煤油，汽油（不能用于皮肤）。

5. 氧化剂　$KMnO_4$，既可皮肤去污，又可消毒。

（三）内照射的防护

进入人体内的放射性核素（表 1-7-2）作为辐射源对人体产生的照射称内照射。

表 1-7-2　根据放射性核素的最大等效日操作量分为三级

工作场所级别	等效日操作量（Bq）
甲级	$>1.85\times10^{10}$
乙级	$1.85\times10^{7}\sim1.85\times10^{10}$
丙级	$3.7\times10^{4}\sim1.85\times10^{7}$

控制内照射的基本原则是防止或减少放射性物质进入体内，对于放射性核素可能进入体内的途径要予以防范，注意防护措施和安全操作。严守规章制度，严禁在放射性工作场所吸烟、饮水、进食、化妆等。

基本防护用品：工作服，帽子，靴鞋，手套，口罩，防护眼镜。

安全操作：必须在通风柜或操作箱操作。在铺有瓷砖、塑料、不锈钢、橡皮等材料的工作台面或搪瓷盘内进行；使用移液器具，严禁用嘴操作；使用适当屏蔽及远程操作器材。区分污染区与非污染区。事故后及时除污和报告。

（四）外照射的防护

体外辐射源对人体的照射称外照射。外照射的防护方法有三种，即受照射时间的控制、增大与辐射源间的距离和采用屏蔽方法。

（五）个人剂量监测及其管理

1. 外照射　个人剂量计，报警式个人剂量计。

2. 内照射　全身计数器（WBC），生物样品分析。

十四、正电子药物生产及使用中的辐射防护

随着近几年国内 PET、PET/CT 的应用越来越多，正电子药物也备受关注，特别是其生产和使用过程中的辐射问题。正电子核素发射的是高能 γ 射线（511keV），照射率常数分别是 ^{131}I 和 ^{99m}Tc的 3 倍和 9 倍。以最常用的 ^{18}F-FDG 为例，介绍其在生产和使用过程中所产生的辐射问题及相应的防护措施。

（一）生产及使用流程

1. 制备　回旋加速器离子源电离氢气产生带电粒子，在射频系统和磁场系统的作用下在 D 盒内加速，当加速至一定能量（西门子 Eclipse RD 型回旋加速器最高能量为 11MeV）时被引出，轰击靶腔内的 ^{18}O-H_2O，通过 ^{18}O（p，n）^{18}F 核反应生成 $^{18}F^-$，回旋加速器生产结束后，将 $^{18}F^-$ 经过专用的防护管道系统传输到 FGD 药物合成器内，合成器均是放置在带有铅屏蔽的合成热室中。工作人员通过控制合成热室外面的工作站，进而控制合成器，经过一系列的化学反应生成 ^{18}F-FDG，初步生成的 ^{18}F-FDG 经过纯化柱、Al 柱、C-18 柱等纯化处理后，再通过一个无菌滤膜传输到无菌收集瓶内，然后将盛有 ^{18}F-FDG 的收集瓶放进防护分装罐内备用。

2. 使用　按照 1kg 体质量 0.1～0.15mCi 的比例，在分装热室内根据检查者的体重将 ^{18}F-FDG 分装到注射器内，然后放入注射器防护套内传送到注射室，由护士为检查者注射。注射过 ^{18}F-FDG 的

检查者被安排在隔离室内休息。经过大约25min后，由医生指导检查者到检查床上进行检查。

（二）生产及使用中的防护

1. 制备过程的防护

（1）回旋加速器：回旋加速器在生产^{18}F过程中的辐射源主要有：瞬时辐射源（主要指放射性核素和伴随产生的中子、α粒子）、中子活化产物以及中子在慢化吸收过程中产生的高能γ射线和放射性废物。现在大部分回旋加速器都带有自屏蔽，在核素生产时加速器室内的辐射水平基本可以接近本底。其次，通过防护水平达标的回旋加速器室墙壁及防护门等，可以使加速器室周围的辐射降低到本底。生产核素结束2h后再进入加速器室或尽量缩短在加速器室内的逗留时间，可以减少工作人员所受辐射。对于回旋加速器运行过程中产生的少量放射性气体、气溶胶等，有文献报道，这些气态物质对人产生的辐射可忽略，而且回旋加速器大厅要求的通风系统开启后，可将这些气态物质排出，对人体影响很小。

（2）合成热室：回旋加速器产生的放射性核素^{18}F传输到合成器后，合成热室内存在大量的放射源，主要为γ射线和α粒子。放射性核素合成结束后，大部分被传出到产品收集瓶内，剩余部分会残留在反应管、纯化柱等处。设计合理的热室可以将热室外的辐射降低到本底，一般合成热室都是由60mm以上铅当量的铅砖围成，现在也有的要求达到了≥70mmPb，在合成过程中足够防护内部辐射源。经过合成结束后10个半衰期（^{18}F半衰期为109.8min）的衰变以后，即第2天再打开分装热室工作基本就没有什么辐射了。条件好的医院也可以通过机械手的使用来解决合成过程中出现的一些问题。

2. 使用过程中的防护

（1）分装防护：此过程主要为γ射线和α粒子，一般在分装热室内进行。对于传出的^{18}F-FDG要进行放射性活度、浓度（或放射性浓度）的测定来确定给药的剂量抽取。有的厂地采取人工取出收集瓶来测量全部药物的活度及质量来计算比活度的方式，但该方式所造成的辐射剂量较高。条件好的单位可以通过自动分装系统或是机械手分装减低工作人员的手部照射，如果没有条件可以通过以下方法来减少辐射：根据日常合成过程中的参数指示及经验，估测药物的比活度进行抽取；熟练掌握取药和给药技巧，以最短的时间完成放射性药物的操作；用长距离操作工具操作放射性药物；以非放射性溶液练习抽取药液等。分装好的药物由护士为检查者注射，药室和注射室如不是同一房间，可将装有抽取好的^{18}F-FDG的注射器防护套放入防护罐内运输。

（2）注射防护：^{18}F-FDG的注射应选择在防护屏下进行。正电子放射性药物的防护屏应特殊一些，防护屏的防护标准应不低于50mm铅当量。分装好的药物从地下室经专用电梯传送至注射室，操作人员使用预先建立的静脉通路，快速将药物注射完毕。这样大大缩短了操作时间，从而减少了手部受照剂量。另外拿取注射器时应尽量手持注射器远端，最好避免手部紧贴药液外壁。

（3）扫描防护：扫描过程中的防护主要是通过减少扫描床旁逗留时间，最好办法是操作应熟练，动作要迅速。

3. 内照射的防护　对内照射的防护措施是阻止或减少放射性核素进入体内，加快进入体内的放射性核素的排出。主要有以下措施：保持工作环境的良好通风；严格按规定在通风橱或手套箱内处理放射性药品；不要用手套或防护服接触口和鼻子，防止放射性物质吸入。

4. 沾污物的处置　沾污物包括使用过的注射器、止血棉签、手套等，都应当按正电子放射性废物的相关规定进行处理。

5. 受检人员及周围防护　受检者注射^{18}F-FDG后就成为了一个小的放射源，会对其本身和周围造成一定的辐射。主要防护措施有：①将所有注意事项、检查目的、方法、所需时间均在注射放射性药物前告知患者及家属，注射药物完毕后尽量减少与患者的接触，使之安静休息，保护工作人员，减少辐射。②设立患者专用的卫生间及患者通道。③防护要从根本上如放射源的控制入手，如以预约的受检人数等情况来决定生产药物的量；根据经验尽量以最低的（最恰当）剂量来达到检查效果。④注意对受检者的尿液和痰液等进行防护处理。

整个防护过程主要应遵循防护最优化原则：缩短受照时间、增大与放射源间的距离、采用良好的屏蔽物质。

在防护过程中应做到以下几方面：①工作人员技术操作熟练，动作迅速，快速完成相应工作，从而缩短受照射时间，减少外照射累积量。②工作人员应戴铅眼镜、围铅围脖、穿铅防护衣等。但也应注意该类物品的防护效果不足。手套对于防手部污染造成的照射更为重要，眼镜对于防 β 射线对视网膜的损伤更为有效。③工作人员应佩戴个人剂量仪，以准确记录个人摄入量，防止个人过度照射。对于频繁近距离接触源的工作人员应配备带有报警装置的剂量监测仪，以防对源的意外污染不知情而受到照射。还应进行环境监测，改进、总结经验等来取得更有效的防护效果。

只要在操作过程中采取有效的防护措施，优化操作流程，缩短操作时间，都可保证工作人员和患者所接受的剂量得到控制，把受照射剂量降到合理的水平。

第八节　PET/CT 临床应用

PET/CT 显像是将 PET 用示踪核素标记的化合物注入人体，利用不同组织中示踪核素浓度的差异达到显像的目的。应用生物物理学的示踪动力学模型，可以计算出人体各部位组织的局部血流量、物质转运速率、代谢速率和受体结合率等功能参数，从而在分子水平上利用 PET/CT 影像技术反映机体代谢和功能状态。PET/CT 代表着目前分子功能影像技术的最高水平，已经在肿瘤学、心血管疾病学和神经系统疾病学研究中，以及在新医药学的开发研究领域中，显示出卓越的性能。

一、PET/CT 在肿瘤方面的应用

肿瘤是威胁人类健康的主要病因之一。由于诊断过迟、治疗不彻底、肿瘤本身的抗药性以及对某些治疗的不敏感，肿瘤患者的 5 年生存率普遍较低，需要新的方法提高现有诊断治疗水平。目前，在肿瘤诊断和治疗中，PET/CT 在早期准确掌握病变特征、进行疾病分期、肿瘤治疗前后生理生化变化的评价、设计合理的治疗方案，以及监测治疗反应与观察疗效中，发挥着重要的反馈调节作用。研究表明，PET/CT 检查和肿瘤患者的总体生存率有密切的关系。

恶性肿瘤生长及增殖快，对葡萄糖、氨基酸、核酸等物质需求量明显高于正常组织或良性肿瘤，并且肿瘤代谢变化常早于解剖形态的变化，因此 PET/CT 代谢显像在肿瘤诊断中具有举足轻重的作用。PET/CT 显像是将正电子核素标记的葡萄糖、氨基酸、核苷酸、配体拮抗剂或抗体等放射性化合物注射入机体，利用恶性肿瘤某些病理生理改变特点而在病灶处明显聚集，完成对肿瘤组织的显像；然后，将 CT 图像和 PET 图像融合在一起，将病灶的解剖位置与生化代谢两种信息同时显示在同一融合图像上。

PET/CT 检查在肿瘤早期诊断中的作用有限。但是，在肿瘤分期、治疗反应评价和转移性疾病检测中起着重要的作用。另外，PET/CT 还可以鉴别病灶的良恶性、坏死组织或瘢痕组织，以及肿瘤的复发和残留，同时进行肿瘤代谢的定量分析。

目前，PET/CT 在癌症诊断治疗中发挥着重要作用。在乳腺癌、胃肠癌、头颈部癌、肺癌、黑色素瘤以及孤立性肺结节、甲状腺癌、宫颈癌等类型的肿瘤中，PET/CT 的敏感性、特异性、准确性优势已经得到认可。但是，PET/CT 对小于 5mm 的病灶检出率有限，也不适合显像分化良好的肿瘤和代谢率低的肿瘤。对于感染和炎症，PET/CT 会出现假阳性的检查结果。

（一）胸腔部肿瘤与肺癌

肺癌的发病率和死亡率在各种恶性肿瘤中占首位，PET/CT 显像的应用价值主要体现在以下几方面：

1. 鉴别肺部病灶良恶性　肺孤立性结节（solitary pulmonary nodule）是一种孤立的、球形的、小于或等于 3cm 的肺内占位性病变。肺孤立性结节中有 20%～40% 为恶性肿瘤，手术切除这部分肺癌的 5 年生存率为 50%，明显高于肺癌的总体 5 年生存率（14%）。一般根据病灶的倍增时间、钙化情况、有无脂肪及病灶的边缘等征象能较明确地进行定性与鉴别诊断，但部分结节 CT 诊断较困难，即所谓的“不确定性”（indeterminate）结节，提示存在恶性的可能，需要进一步明确诊断。^{18}F-FDG PET/CT 在肺部孤立性结节或肿块的良恶性鉴别中有重要的应用价值。

2. 确定肺门和纵隔淋巴结转移　纵隔淋巴结转移是肺癌转移最常见的地方，转移灶的数量、位置对确定是否行根治性切除手术十分重要。^{18}F-FDG PET/CT 在诊断肺门、纵隔淋巴结转移方面灵敏度、特异性高，其在诊断纵隔淋巴结转移的平均

灵敏度、特异性分别为88%、91%。PET对纵隔淋巴结转移灶检出灵敏度高于CT，主要是由于它能检出小于1.0cm以下的淋巴结转移灶，同时不受纵隔内组织的影响。肺门和纵隔淋巴结大于1.0cm者，并不一定为淋巴结转移，可能为淋巴结核、淋巴结反应性增生或结节病等。对于较大的淋巴结增大，PET显像未见FDG浓聚或仅出现轻度浓聚者，基本上可除外淋巴结转移（但肺泡癌除外）。

3. 检出全身其他部位转移灶　^{18}F-FDG PET/CT全身显像在肺癌准确分期方面具有独特的应用价值。一次全身显像即可对全身转移灶进行全面探测，可以发现"意外"转移灶。^{18}F-FDG PET/CT对肺内、胸膜、锁骨上窝淋巴结、肝、肾上腺、腹部淋巴结等转移灶的检出皆具有高于90%的灵敏度和准确性，优于其他检查手段。但在脑转移灶检出方面，PET较CT、MRI差；在骨骼转移灶检测方面，PET与SPECT全身骨显像相近，但两者之间有互补性。

4. PET/CT对肺癌疗效的评价及对残余、复发病灶的诊断　PET在评价肺癌治疗疗效方面较CT等灵敏，常能在形态发生改变前检测出病灶的代谢改变，并能及时地对治疗方案进行评价。如果患者对某种治疗方案没有疗效，可避免多余的治疗，有助于及时地调整治疗方案。

在恶性胸膜间皮瘤的治疗中，使用^{18}F-FDG PET/CT的量化指标，如最大标准摄取值（SUVmax）、平均标准摄取值（SUVavg）、代谢的肿瘤体积（metabolic tumor volume，MTV）、病灶全部糖酵解（total lesion glycolysis，TLG）等，可以反映治疗效果以及预后情况。

（二）恶性淋巴瘤

恶性淋巴瘤是淋巴结和（或）结外部位淋巴组织的免疫细胞肿瘤，来源于淋巴细胞或组织细胞的恶变，可分为霍杰金淋巴瘤（Hodgkin's disease，HD）和非霍杰金淋巴瘤（non-Hodgkin's disease，NHL）。

1. PET/CT在恶性淋巴瘤分期及恶性程度评估中的应用　PET/CT的作用在于检测全身病变的分布情况，以进行准确分期，并对病变的恶性程度进行评估。绝大多数的恶性淋巴瘤出现^{18}F-FDG高摄取，肿瘤靶/非靶比值（T/NT比值）高。恶性淋巴瘤对^{18}F-FDG摄取与细胞增殖率呈正相关，并与组织学分级相平行。PET/CT有助于对恶性淋巴瘤的恶性程度进行分级，并可用于预测预后。HD与NHL对^{18}F-FDG摄取无明显差异。

2. 在恶性淋巴瘤疗效评估中的应用　PET/CT能用于准确评价恶性淋巴瘤的疗效，其灵敏高，最早在化疗后数天内则可见到^{18}F-FDG摄取降低。经化疗后，如果病灶对^{18}F-FDG摄取明显降低或不摄取，预示反应良好或完全反应。

（三）头颈部肿瘤

在40%头颈部肿瘤的放疗中，PET/CT可以更好地勾画病灶轮廓与体积，以配合肿瘤放射性治疗。在甲状腺肿瘤的检查中，^{18}F-FDG PET/CT在不确定良恶性的甲状腺结节做细针穿刺细胞学检查前可以起到作用。

（四）神经内分泌肿瘤

在原发性胃肠神经内分泌肿瘤与转移性神经内分泌肿瘤中，运用^{68}Ga-奥曲肽（^{68}Ga-DOTA-TOC）PET/CT显像，并使用SUV值来比较^{68}Ga-奥曲肽在不同给药方式下肿瘤内的浓度，可以确定更好的用药方式，并且随时监测治疗效果，调整治疗方案。

在一些复杂的内分泌肿瘤疾病中，如卵巢肾上腺肿瘤（ovarian adrenal rest tumors，OARTs），肾上腺分泌持续的、高水平的肾上腺皮质激素，激活了卵巢组织，PET/CT检查显示在卵巢组织有放射性增强，结合生化可以明确诊断。在一些异构内分泌肿瘤中，特定的受体表达可能为阴性，但是仍然有放射性示踪剂的摄取。因此，在受体蛋白质免疫组化和PET/CT显像之间建立联系，可以确保诊断的正确性。

（五）其他肿瘤

PET/CT可用于探测结肠癌的早期复发灶、残留病灶与瘢痕组织。在乳腺癌中，PET/CT可用于早期鉴别诊断以及腋窝淋巴结转移的探测。在头颈部癌中，PET/CT可以进行治疗后肿瘤复发的鉴别；尤其是对于脑肿瘤治疗后坏死与复发的鉴别有独特作用。今后，随着技术的发展，可运用PET/CT的定量指标预测恶性肿瘤的全身转移，估计患者的整体生存率；并且运用PET/CT的数量分析，为接受放射治疗的肿瘤病人作出合理的计划，利用PET/CT三维导航系统引导手术，评价术中切除的边缘范围。

（六）其他肿瘤显像剂

^{11}C-MET可进入体内参与蛋白质的合成，由

于肿瘤细胞对氨基酸的需求是增加的，目前主要用于脑肿瘤显像。静脉注射^{11}C-MET后，脑组织能很快摄取并保持较高水平，约45min达到稳定分布，采集图像。

^{18}F-FLT是胸腺嘧啶类似物，能够和胸腺嘧啶一样进入细胞。肿瘤细胞在增殖过程中，DNA合成需要增加，^{18}F-FLT反映肿瘤的增殖状况。

^{11}C-胆碱可以反映细胞膜合成的速度与细胞增殖的快慢，主要用于脑肿瘤、肺癌。

二、PET/CT在心血管方面的应用

（一）冠心病的诊断

冠心病是动脉粥样硬化导致心肌缺血、缺氧而引起的心脏病，发病率和死亡很高。大多数冠心病患者有典型的心绞痛表现，但有部分患者无症状或症状不典型。40%～60%无症状性冠心病者由于得不到及时治疗而发展为心肌梗死或心脏猝死，及时检出这些病人并进行治疗非常重要。

PET/CT显像在诊断和评价冠心病方面具有独特的应用价值。诊断时须结合负荷显像和静息显像。冠心病心肌缺血的典型影像表现为负荷显像出现心肌节段性放射性稀疏或缺损，而静息显像正常或稀疏缺损区缩小、程度降低，即放射性填充现象。

PET心肌血流灌注显像在诊断冠心病方面具有无创性、高灵敏度和高特异性等特点，与冠脉造影比较，其灵敏度和特异性皆介于95%～98%，优于SPECT心肌灌注显像（SPECT的灵敏度、特异性分别约为90%和80%）。PET/CT能行准确地进行衰减校正，可消除由于膈肌、乳腺衰减和病变位置深所导致的心肌下后壁、间壁及部分前壁出现假阳性结果的情况，因而其特异性也明显高于SPECT。

PET/CT的另一个优点在于它能对心肌血流进行绝对定量，可用于评价心肌的血流储备；主要用于SPECT无法明确诊断者、存在禁忌证不适合行冠脉造影者、冠心病高危人群但无典型症状者。假阴性结果可出现于冠脉远端狭窄者和小动脉狭窄者；假阳性结果可出现于冠脉痉挛、血栓症、心肌桥者中。有研究显示，根据CT检测到的心外膜脂肪组织量和冠状动脉钙化情况再结合PET对缺血心肌估计，可以监测冠状动脉疾病（CAD）及其危险因素。借助PET/CT显像，可以无创性地评估心室功能、心室心肌灌注功能及解剖上三方面的信息，为心血管病的诊断治疗带来新机遇。

（二）心肌存活性的评价

心肌梗死后心肌是否存活对进一步治疗十分关键。对于缺血心肌、冬眠心肌（即慢性可逆性缺血、失功能心肌）和顿抑心肌（即急性可逆性缺血、失功能心肌），行经皮冠脉成形术（PTCA）和冠脉旁路手术再血管化治疗可消除心肌缺血，使病变心肌收缩功能恢复，减少病人不良心肌事件的发生，从而延长病人的寿命；如心肌梗死区内无存活心肌，再血管化治疗局部心肌功能也无法得以恢复，应以药物治疗为主，而避免PTCA和冠脉旁路手术等创伤性治疗。

一般需要在糖负荷状态下注射^{18}F-FDG。因为在空腹时，正常心肌细胞主要以脂肪酸作为能量来源，这时注射^{18}F-FDG，虽然存活的心肌摄取^{18}F-FDG而显影，但正常心肌不摄取或摄取^{18}F-FDG少而导致不显影或显影较差，使图像分析困难；在糖负荷状态下，血糖及血胰岛素水平增高，正常心肌摄取^{18}F-FDG，心肌轮廓清楚，图像分析较容易。

由于心肌对^{18}F-FDG的摄取有时存在较大变异，所以进行心肌存活性判断时应结合静息心肌血流灌注显像。血流显像和代谢显像相应节段皆出现放射性缺损（即血流-代谢匹配），则为无存活心肌；如血流显像正常、代谢显像出现节段性稀疏缺损，则为心肌代谢变异。^{18}F-FDG PET/CT显像在检测存活心肌方面是目前最好的显像技术，为评价心肌存活的金标准。

（三）其他心血管疾病

在急性和慢性主动脉夹层病变中，考虑主动脉壁^{18}F-FDG摄取模式和标准摄取值，以及剥离膜和管腔^{18}F-FDG的摄取活动情况，运用最大SUV值与周围平均SUV值的比率，可以把急性主动脉夹层病变从不明确的慢性病变中鉴别出来。

三、PET/CT在神经及精神疾病方面的应用

（一）脑血管疾病

脑血管疾病是各种血管源性病因引起的脑部疾病的总称，大致可分为短暂性脑缺血、脑梗死、脑出血等三大类。除少数临床表现不典型者，脑

血管疾病的诊断并不困难。CT、MRI、DSA 对脑血管疾病可以进行定性和定位诊断，确定脑损害范围。PET/CT 可行灌注显像、氧代谢显像、葡萄糖代谢显像及受体显像等来诊断和评价脑血管疾病，具有一定的独特价值。PET/CT 在诊断短暂性脑缺血发作（TIA）及评估脑梗死灶周围缺血但存活的脑组织方面有一定的优势。

（二）癫痫病灶定位

颞叶癫痫是最常见的类型。对于颞叶癫痫，^{18}F-FDG PET/CT 的检出灵敏度高，为 80%～92%，定位准确性约 90%。低代谢灶多位于颞叶前部，尤其是内侧皮质（海马-杏仁核区），而且常较病理所见的范围大。

20%～30%的癫痫病灶位于颞叶外。^{18}F-FDG PET/CT 显像对额叶致痫灶的检出灵敏度较颞叶低，约 60%。PET/CT 所见的低代谢区在 MRI 相应部位常有器质性病变存在，低代谢最明显处一般与 MRI 所示的病灶相吻合。PET/CT 所示的低代谢灶常较 MRI 所示的病灶大，发作期显像结果显示致痫灶多位于形态改变的周围，这提示形态改变周围的轻度低代谢区与癫痫发作更为密切，癫痫病灶应在低代谢区域内寻找。

（三）痴呆

痴呆是一种以慢性、获得性、进行性智能损害为特点的神经变性疾病。患者丧失智力、注意力、判断力、记忆力和语言，并常伴随人格的改变和其他一些神经特征。引起痴呆的疾病有阿尔茨海默病、脑血管梗死、皮克病、亨廷顿病、帕金森病等，其中以阿尔茨海默病和脑血管梗死性痴呆最常见。

在病理学上，大部分痴呆是神经元的丢失或神经纤维改变。^{18}F-FDG PET/CT 对痴呆的异常改变相当敏感，神经元的丢失会导致相应部分对 ^{18}F-FDG 的摄取减少或缺如，而出现放射性分布降低。^{18}F-FDG PET/CT 可用于显示痴呆病人的脑内改变及程度，有助于鉴别导致痴呆的病因。PET/CT 所见的改变比形态学改变提前约 12 个月。

1. 阿尔茨海默病　阿尔茨海默病（Alzheimer's disease，AD）早期 ^{18}F-FDG PET/CT 典型表现为顶、后颞区及扣带回代谢降低，多为双侧降低；进展期表现为顶、颞区低代谢范围增大、降低更明显，并出现额叶代谢降低；以上皮质代谢降低严重程度与认知功能损害基本成正比。AD 患者的皮层下核团、小脑、中央前回、中央后回、颞横回和距状裂等较初级神经中枢较少累及。临床或病理确诊的 AD 患者中，97%出现 ^{18}F-FDG 摄取异常。

2. 帕金森病　帕金森病（Parkinson's disease，PD）是发生于中老年的黑质纹状体通路的变性性疾病，临床特征为震颤、肌强直、运动迟缓及姿势反射障碍。约 30%病人可最终发展为痴呆。^{18}F-FDG PET/CT 显像可见大脑皮质广泛代谢降低，顶叶降低更为明显。^{18}F-Dopa 显像可明确诊断，其影像表现为基底神经节对 ^{18}F-Dopa 摄取明显降低，尤其是壳核。

3. 亨廷顿病　亨廷顿病（Huntington disease，HD）是以异常运动、痴呆和家族史为三联征的一类痴呆，症状包括运动障碍、认知障碍和精神障碍，舞蹈症常为首发的、突出的临床特点。病理特点为纹状体神经元丢失、神经胶质增生。^{18}F-FDG PET/CT 显像一般表现为尾状核头代谢降低，有时伴壳核代谢降低。病变后期可出现脑皮质代谢降低。

4. 多发性梗死性痴呆　多发性梗死性痴呆（multi-infarct dementia，MID）为血管梗死性痴呆中常见的一种，临床上常有高血压、动脉硬化、反复发作的脑血管病。^{18}F-FDG PET/CT 显像典型表现为多发性、散在性、局灶性放射性降低，既可见于皮层，也可见于皮层下或小脑，多为楔形变，与某一特定动脉分布区有关。PET/CT 所见多在 MRI 上可见相对应改变，但范围较后者大。MID 病人顶叶受累较少，有部分病人可合并有 AD。

四、PET/CT 在不明原因疾病方面的应用

PET/CT 代表了分子影像学发展的最高水平，在蛋白质功能、基因表达与基因治疗、受体显像及血流代谢显像方面应用发展非常快。PET/CT 由于其高灵敏性和高特异性，在一些没有任何症状、需要体检发现的疾病中可以做到早期发现。

有些疾病只有症状，其他相关检查无法提供疾病信息，如不明原因的发热，PET/CT 的诊断灵敏度达到 100.0%，特异性为 83.3%，阳性预测值为 83.3%，阴性预测值为 100.0%和准确性为 96.3%。PET/CT 可以在早期做到从功能方面探查可能的发病原因，这是传统的检查方法所难以

做到的。

PET/CT 全身显像常能检出临床“未怀疑到的”（unsuspected）病灶，而改变诊断和临床分期以及治疗方案。因此定期全身体检变得非常必要。

五、PET/CT 指导下进行放射治疗

随着 PET/CT 显像应用的普遍推广，其优势显而易见。广泛的可用性以及治疗系统的建立都推进了 PET/CT 在放疗中的运用，特别是在肺癌，头颈部癌和宫颈癌中。目前需要解决和克服来自技术、行政管理、经济核算、位置选用以及人事等方面的问题，这需要努力协调一致，以便为合理应用这种技术，根据循证医学原则，建立指导原则以及临床标准化方法。

六、PET/CT 在药物筛选中的应用

由于 PET/CT 显像是反映机体物质代谢、血流、功能方面的生命信息，因此在新药筛选以及如何使药物发挥最佳功能等一系列的研究中，逐渐被重视。特别是在肿瘤药物功效评价方面，PET/CT 图像信息量化后，可以提供生理、生化方面的数据信息。在化疗的肿瘤病人中，根据 PET/CT 检查结果，如是否有淋巴结转移、骨病变，以及经过持续治疗后是否表现出病灶部分缓解等情况，调整药物治疗的比例，减少副作用，提高疗效。

在麻醉药筛选、合理使用的研究中，不同麻醉药物在大脑不同区域的葡萄糖摄取值不一样，PET/CT 检查提供的 SUV 值可以得出脑部不同的摄取模式，根据脑部不同区域的摄取模式，在临床实践中合理制订麻醉药物使用规则。

（王荣福　张苏蕾）

参考文献

[1] Weber WA，Grosu AL，Czernin J. Technology insight：Advances in molecular imaging and an appraisal of PET/CT scanning. Nat Clin Pract Oncol，2008，5（3）：160-170.

[2] 王荣福主编. PET/CT 肿瘤诊断学. 北京：北京大学医学出版社，2008.

[3] 朱家瑞主编. SPECT/PET/CT 图谱. 北京：中国协和医科大学出版社，2007.

[4] Giesel FL，López-Benítez R，Schimpfky N，et al. Intraindividual comparison of selective arterial versus venous ^{68}Ga-DOTATOC PET/CT in patients with gastroenteropancreatic neuroendocrine tumors. Clin Cancer Res，2010，16（10）：2899-2905.

[5] Luster M，Karges W，Zeich K et al. Clinical value of 18-fluorine-fluorodihydroxyphenylalanine positron emission tomography/computed tomography in the follow-up of medullary thyroid carcinoma. Thyroid，2010，20（5）：527-533.

[6] Chamroonrat W，Cheng G，Servaes S，et al. Intussusception incidentally detected by FDG-PET/CT in a pediatric lymphoma patient. Ann Nucl Med，2010，24（7）：555-558.

[7] Chamroonrat W，Cheng G，Servaes S，et al. PET/CT-guided radiation therapy planning：from present to the future. Ann Nucl Med，2010，24（7）：555-587.

[8] Kim EY，Kim TS，Choi JY，et al. Multiple tracheal metastases of lung cancer：CT and integrated PET/CT findings. Clin Radiol，2010，65（6）：493-495.

[9] Giraldes MR. Evaluation of new technologies PET/CT nuclear imaging. Acta MedPort，2010，23（2）：291-310.

[10] Kumar R，Shandal V，Shamim SA，et al. Clinical applications of PET and PET/CT in pediatric malignancies. Expert Rev Anticancer Ther，2010，10（5）：755-768.

[11] Bisdas S，Seitz O，Middendorp M，et al. An exploratory pilot study into the association between microcirculatory parameters derived by MRI-based pharmacokinetic analysis and glucose utilization estimated by PET/CT imaging in head and neck cancer. Eur Radiol，2010，20（10）：2358-2366.

[12] Zheng Y，Syh J，Yao M，et al. An automatic method for PET target segmentation using a lookup table based on volume and concentration ratio. Technol Cancer Res Treat，2010，9（3）：243-252.

[13] Janik M，Hartlage G，Alexopoulos N，et al. Epicardial adipose tissue volume and coronary artery calcium to predict myocardial ischemia on positron emission tomography-computed tomography studies. J Nucl Cardiol，2010，17（5）：841-847.

[14] Reeps C，Pelisek J，Bundschuh RA，et al. Imaging of acute and chronic aortic dissection by ^{18}F-FDG PET/CT. J Nucl Med，2010，51（5）：686-691.

[15] Bertagna F，Bosio G，Caobelli F，et al. Role of ^{18}F-fluorodeoxyglucose positron emission tomography/computed tomography for therapy evaluation of patients with large-vessel vasculitis. Jpn J Radiol，

2010，28（3）：199-204.

[16] Tiosano D，Vlodavsky E，Filmar S，et al. Ovarian Adrenal Rest Tumor in a Congenital Adrenal Hyperplasia Patient with Adrenocorticotropin Hypersecretion following Adrenalectomy. Horm Res Paediatr，2010，74（3）：223-238.

[17] Cicone F，Stalder M，Geiger D，et al. Visual and quantitative approach to bone marrow foci of increased glucose uptake on PET/CT in a case of aplastic anaemia. Nuklearmedizin，2010，49（2）：10-12.

[18] Tanimoto K，Yoshikawa K，Obata T，et al. Role of glucose metabolism and cellularity for tumor malignancy evaluation using FDG-PET/CT and MRI. Nucl Med Commun，2010，31（6）：604-609.

[19] Murray I，Kalemis A，Glennon J，et al. Time-of-flight PET/CT using low-activity protocols：potential implications for cancer therapy monitoring. Eur J Nucl Med Mol Imaging，2010，37（9）：1643-53.

[20] Bouchelouche K，Turkbey B，Choyke P，et al. Imaging prostate cancer：an update on positron emission tomography and magnetic resonance imaging. Curr Urol Rep，2010，11（3）：180-190.

[21] Müssig K，Oksüz MO，Dudziak K，et al. Association of Somatostatin Receptor 2 Immunohistochemical Expression with [^{111}In] -DTPA Octreotide Scintigraphy and [^{68}Ga] -DOTATOC PET/CT in Neuroendocrine Tumors. Horm Metab Res，2010，42（8）：599-606.

[22] Aukema TS，Valdés Olmos RA，Wouters MW，et al. Utility of Preoperative ^{18}F-FDG PET/CT and Brain MRI in Melanoma Patients with Palpable Lymph Node Metastases. Ann Surg Oncol，2010，17（10）：2773-2778.

[23] Benz MR，Czernin J，Tap WD，et al. FDG-PET/CT Imaging Predicts Histopathologic Treatment Responses after Neoadjuvant Therapy in Adult Primary Bone Sarcomas. Sarcoma，2010，20（10）：143-150.

[24] Tozaki M，Hoshi K. et al. 1H MR spectroscopy of invasive ductal carcinoma：correlations with FDG PET and histologic prognostic factors. AJR Am J Roentgenol，2010，194（5）：1384-1390.

[25] Kei PL，Vikram R，Yeung HW. Incidental finding of focal FDG uptake in the bowel during PET/CT：CT features and correlation with histopathologic results. AJR Am J Roentgenol，2010，194（5）：401-406.

[26] Lee MS，Ko J，Lee AR，et al. Effects of anesthetic protocol on normal canine brain uptake of ^{18}F-FDG assessed by PET/CT. Vet Radiol Ultrasound，2010，51（2）：130-135.

[27] Fukukita H，Senda M，Terauchi T. Japanese guideline for the oncology FDG-PET/CT data acquisition protocol：synopsis of Version 1.0. Ann Nucl Med，2010，24（4）：325-333.

[28] Khamwan K，Krisanachinda A，Pasawang P. et al. The determination of patient dose from ^{18}F-FDG PET/CT examination. Radiat Prot Dosimetry，2010，141（1）：50-55.

[29] Pichler R，Dunzinger A，Wurm G. Is there a place for FET PET in the initial evaluation of brain lesions with unknown significance? Eur J Nucl Med Mol Imaging，2010，37（8）：1521-1528.

[30] Zhao K，Dong MJ，Ruan LX，et al. Value of（18）F-FDG-PET/CT in diagnosis of classic fever of unknown origin. Zhejiang Da Xue Xue Bao Yi Xue Ban，2010，39（2）：174-180.

[31] 王荣福，于明明. PET/CT在肿瘤的临床应用价值. 肿瘤学杂志，2009，15（1）：73-75.

[32] Traugott AL，Dehdashti F，Trinkaus K，et al. Exclusion of malignancy in thyroid nodules with indeterminate fine-needle aspiration cytology after negative ^{18}F-fluorodeoxyglucose positron emission tomography：interim analysis. World J Surg，2010，34（6）：1247-1253.

[33] Nishizawa M，Nakamoto Y，Suga T，et al.（11）C-Methionine PET/CT for multiple myeloma. Int J Hematol，2010，91（5）：733-734.

第 2 章

CT 结构与工作原理

第一节 CT 结构及类型

计算机体层摄影术（computed tomography，CT），简称 CT，实际上 B 型超声、核磁共振成像（nuclear magnetic resonance imaging，MRI）都是计算机体层成像的技术，只不过 CT 是首先出现的计算机体层技术，所以一般 CT 是指 X 射线 CT。

一、CT 的基本结构

CT 设备虽然复杂，但可以分为四个主要部分：测量部分，计算机，控制台与工作站以及影像显示存储部分。

测量部分主要由扫描框架与检查床组成。

扫描框架内的 X 射线球管发出的 X 射线束经过被检人体不同程度的衰减后到达框架内 X 射线球管对侧的探测器形成电信号，完成测量。

与 X 射线投照摄片相比，CT 的曝光时间长，所用 X 射线管阳极的热容量也要求相当高。现代 CT 的 X 射线球管阳极的热容量可达到 5～8 兆热单位，一次曝光时间长达 60～100s，而散热率也达到了每秒 1～3 兆。如此大容量的 X 射线球管重量相当可观，在扫描框架内以每秒 2 周以上的速度旋转，产生的重力加速度可达到 10G，是第一宇宙速度的数倍。可想而知，扫描框架要有很高的机械性能。

CT 的探测器主要有两种类型：气体探测器与固体探测器。气体探测器多为高压氙气室，受到 X 射线辐射后产生电离电压，传导到气室壁，导出，形成模拟电信号。气体探测器的优点是工作稳定，余辉短，但其最大的缺点是光电转换率低，一般不超过 50%。现代 CT 已很少采用气体探测器了。目前 CT 采用的固体探测器的主要材料为矽土陶瓷，加上不同的添加剂。其最大的优点在于光电转换率高，可达 98%～99%。同时也易于加工成很薄的形状，满足了薄层 CT 扫描的要求。目前其余辉过长的问题已经解决，采样率（sampling rate）已达到 2 500/s～4 000/s。在探测器后，是数据采集系统（digital acquisition system，DAS），可将探测器的模拟电信号转换成为数字信号。此外，扫描框架内还有高压发生器、驱动系统、冷却系统、扫描定位系统、紧急制动系统等部件。

检查床是扫描病人时承载病人的平台，床面可自距地面 50cm 高升到扫描框架孔的中心，并按扫描检查的要求运送受检患者进入或退出扫描框架孔，其运行的精确度可达 0.25mm。

CT 的计算机多采用微机，过去的小型机系统早已被淘汰。计算机的中心处理器（central processing unit，CPU）的速度可达到 2G 以上，采用并行处理方式，可同时进行控制扫描、数据采集、影像重建、影像传送以及影像的后处理。目前 CT 计算机的影像重建速度已达到每秒 12～20 帧（256 矩阵）。

CT 的控制台多采用众所熟悉的标准计算机键盘＋鼠标的分级菜单模式，加上少量的常用功能键。大量功能键、触摸屏的操作方式已渐被淘汰。随着微机技术的不断进展，CT 的操作界面也越来越友好，操作方便简单。CT 工作站的计算机性能也有很大进展，采用不同的系统（常为 Window 或 Lunix 系统），多种影像后处理的速度大大提高。现代 CT 工作站多采用预存处理模式的形式，使许多复杂的影像后处理以一键方式完成，大大减少了操作时间。如冠状动脉成像可实现一条血管一点确认的重建方式，成像时间可短至 1～2min。一些个人计算机的功能也被应用于工作站上，如 USB 接口、CD、DVD 刻录等，输出不同格式及视频影像，使影像在个人计算机上也可浏览。

CT 的影像显示多为高分辨率的无闪烁监视

器。利用内插法以 1024×1024 的分辨率显示 512×512矩阵的影像，能更好地显示影像的细节。

二、CT 的类型

CT 的类型是按其不同的扫描方式来划分的（图 2-1-1）。

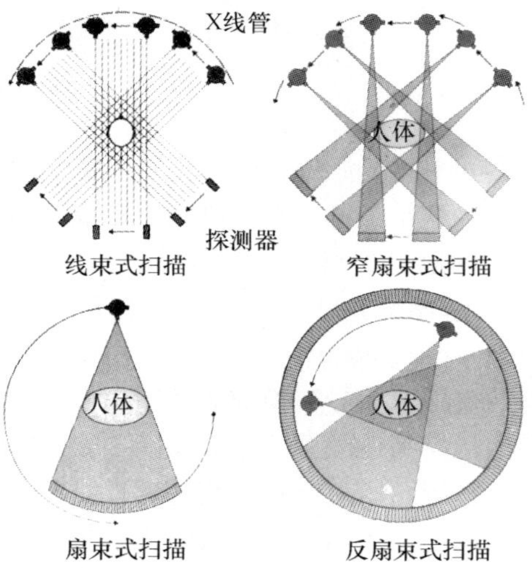

图 2-1-1　早期 CT 扫描方式

线束式扫描：早期 CT 的 X 射线束为线状，单个探测器，X 射线球管与探测器以平行移动的方式扫描检测层面后，旋转角度后进行第二次扫描。扫描时间约为 5min/层，数据采集量少，图像质量差。

窄扇束式扫描：CT 探测器增加到 5～20 个，X 射线束为窄扇形，扫描仍为平行移动＋旋转的方式，采集的数据量增加，但扫描时间缩短得并不明显。

扇束式扫描：出现于 20 世纪 80 年代初。CT 的 X 射线束可完全覆盖被检测的层面，扫描框架的运动方式为交替方向的旋转运动，没有了平行移动，扫描时间缩短到每层 1～3s。探测器增加到 700 个以上，采集数据大大增加，图像质量明显提高。现代 CT 的扫描方式均由扇束式扫描发展而来。

反扇束式扫描：几乎与扇束式扫描同时出现。探测器列阵环绕扫描框架排列为环形，仅 X 射线管作环绕运动。虽然减少了扫描框架运动时的重量，但由于探测器利用率低，数据密度相对差等缺点，反扇束式扫描已基本淘汰。

螺旋式扫描：出现于 20 世纪 80 年代末。由于利用滑环作为扫描框架内外交通的方式，摒弃了连通扫描框架内外的电缆，实现了 0 秒间隔数据采集，扫描时间大大缩短。在滑环的基础上出现的螺旋扫描与整体数据采集开创了 CT 的新时代。螺旋 CT 在数据采集时，扫描框架携 X 射线球管与探测器列阵以同一方向连续运动，同时检查床携病人向同一方向做均速直线运动，扫描获得的数据呈螺旋状，一个 360°扫描采集的数据起始与结束时采集到的数据并不在 z 轴（检查床方向）的同一位置，而是有一距离，这距离等于在 360°数据采集的时间内检查床向前运动的距离（图 2-1-2）。

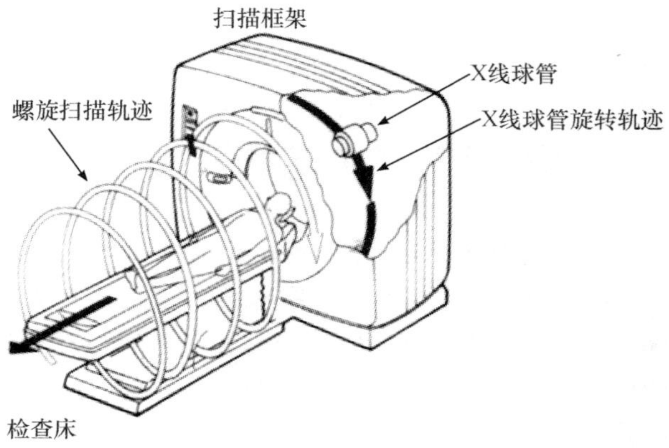

图 2-1-2　螺旋整体扫描

这种整体数据不能用于横断平面的影像重建，必须改造成为标准的平面数据。改造的方法多为内插法（图 2-1-3）。确定改造后平面（内插平面）在相邻两个采集间的位置，将相邻两个采集中相同 xy 坐标的一对数据间的差值变化近似地看作是线性的，按内插平面上相同 xy 坐标点与相应两个采集上点的相对距离推算平面点的值，形成内插值。如两个采集上前后一对相应点的值分别为：前点 100，后点 20，内插点与前点与后点的距离分别为 25％与 75％，则内插点的值应为 100－（100－20）×25％＝60。依此可推算出每一内插点的内插值，形成内插平面的数据，重建出标准的平面横断影像。显然，与常规逐层扫描相比，内插运算得出的横断影像是推算出来的，其基础是相邻两个采集内相应点值的变化是线性的这一推断，而实际上这种变化很可能是非线性的。为减少线性内插带来的误差，也出现了 180°内插与非线性内插等计算方法，使内插数据更接近于实际情况。由于内插平面可选择在 z 轴上的任何位置，在螺旋扫描的范围内可获得任一位置的横断影像，可较有效地避免部分容积效应。

多排探测器螺旋扫描（图 2-1-4）出现于 20 世纪 90 年代后期。探测器列阵 4 排到 64 排，在 z 轴方向上平行排列，总宽度为 20～40mm。每排探测

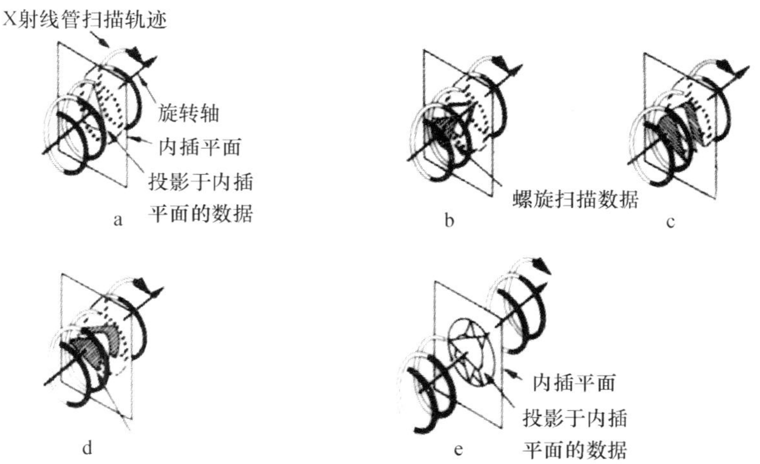

图 2-1-3 内插运算

器的宽度可相同，称对称式，也可不同，称为非对称式（图 2-1-5）。

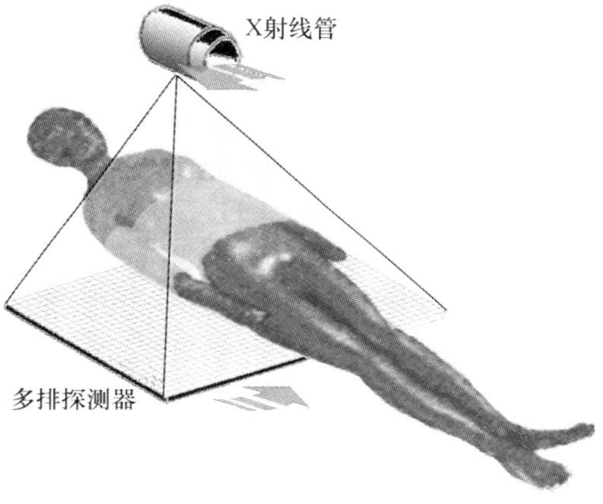

图 2-1-4 锥形束扫描

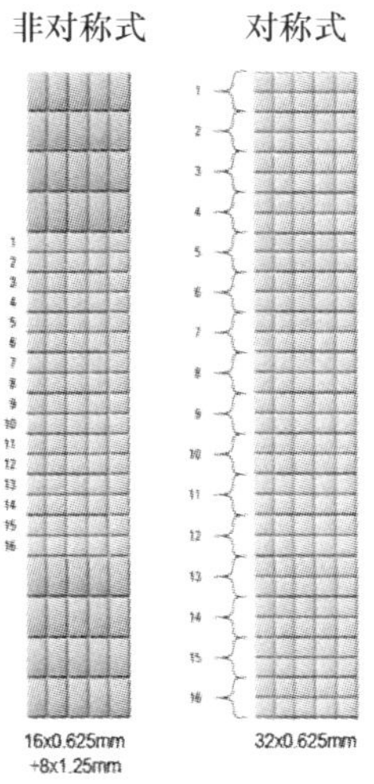

图 2-1-5 对称式与非对称式多排探测器设计

目前探测器列阵可达 64 排、128 排，甚至高达 256 排，最大覆盖宽达 40mm 或更大，最小采集层厚为 0.5mm，均为对称式设计。多排探测器 CT 的 X 射线束为锥形，故又称锥形束式扫描。由于到达位于多排探测器两外侧探测器列阵的 X 射线束要经过相邻的测量层，从而产生伪影，称之为锥形伪影，需要做校正后才能得到标准的断层影像。由于多排探测器螺旋 CT 的覆盖宽度大，扫描速度快，可在很短的时间内采集较大范围的数据，对于血管成像十分有利，特别是配合心电门控的冠状动脉成像，已成为冠状动脉粥样硬化的重要检查方法。多排探测器螺旋扫描的另外一个特点是可实现大范围薄层扫描，实现影像层厚与像素边长相等或近似，使不同方向的后处理影像 z 轴方向的空间分辨率与原始横断影像相同或近似，称之为“各向同性”，对病变的多方位观察十分有利。

第二节 CT 工作原理

CT 成像虽然远较 X 射线照相复杂，但其基本原理却与 X 射线照相相近，只不过接受 X 射线信息的感光胶片换成了探测器。CT 的基本工作原理是基于如下设想：将扫描层假设为由 n 行×n 列的小立方体构成的矩阵，这些小立方体底面积相同，高等于层厚，X 射线密度均一，称为“像体”（voxel），不同像体有着不同的 X 射线密度，从不同方向测量 X 射线通过这些像体后的衰减，即可计算出每一个像体对 X 射线的衰减，即 X 射线密度。将每一像体的 X 射线密度转换为相应灰度，并按其在矩阵中的坐标重新排列，即可得到代表测量层不同部位不同 X 射线密度的二维灰度图像。灰度图像上的每一个点相应于原扫描层上的相应像体，称为“像素”（pixel）（图 2-2-1）。

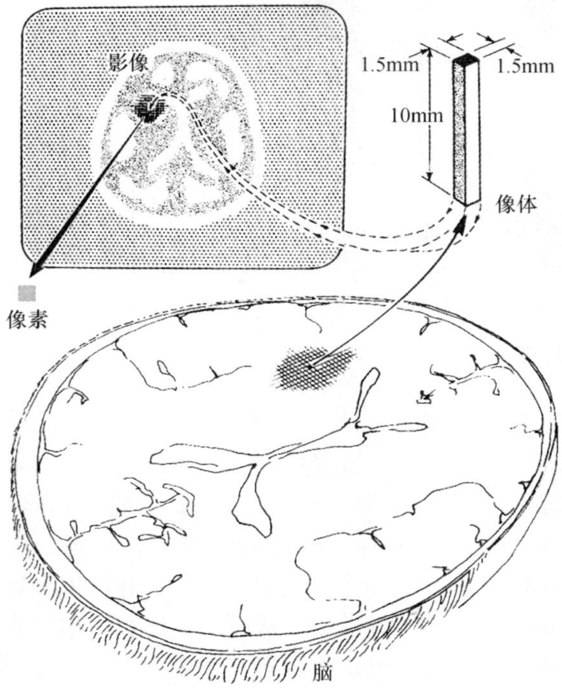

图 2-2-1　像素与像体

CT 影像上每一个像素对应相应扫描层中的一个像体，像素是二维的，但包含了三维像体内所有组成成分的信息。所以，CT 的成像可简单归结为测量、影像重建与影像显示三个步骤（图 2-2-2）。

测量：是指发自 X 射线球管的 X 射线束通过被检人体衰减后，由位于 X 射线球管对侧的探测器及数据采集系统（data acquire system，DAS）检出并测量出其衰减值的过程。探测器将检测到的 X 射线转换为电压，电压值与 X 射线强度成正比，与 X 射线在径路上的衰减程度成反比，形成模拟信号，再由 DAS 转换为相应的数字数据。这一过程称之为“模数转换”，所获得的数据称为原始数据（raw data）或扫描数据（scan data）。在一个 365°的扫描中，一个探测器要采集数千数据，探测器的数据采集频率（sampling rate，采样率）与探测器的性能有关，目前探测器的采样率为 1 700/s～4 000/s。每个探测器列阵的探测器为 600～800，所以扫描产生的原始数据的量巨大。

影像重建：是指原始数据经计算机的处理形成影像数据（image data）的过程，计算出与每一个体素 X 射线衰减值相应的像素值（CT 值，Hounsfieid Unit，HU）。计算方法包括反投影法，迭代法，解析法等，目前多数 CT 设备采用的是解析法中的滤过反投影法。在计算过程中引入校正值以抵消在反投影过程中形成的叠加值，使影像边缘清晰，称之为空间滤过。引入不同的滤过函数或“卷曲核”，可获得不同的影像效果：低通过滤过时，影像边缘较柔和，多用于胸、腹部软组织成像；高通过滤过时，影像边缘税利，常用于高对比结构，如骨，中、内耳或肺实质等检查（图 2-2-3）。

影像显示：计算出每一像素的衰减值后，还必须将其转换为灰度值后投影于监视器屏幕上才能形

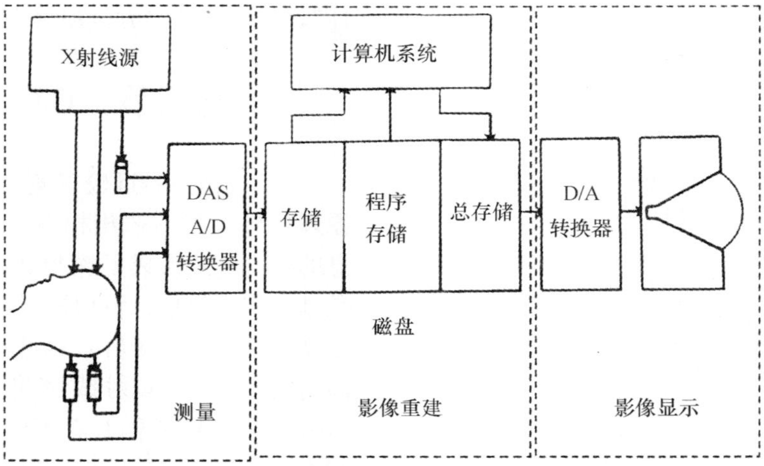

图 2-2-2　CT 的工作流程

CT 的工作流程可简单概括为测量-影像重建-影像显示三个部分

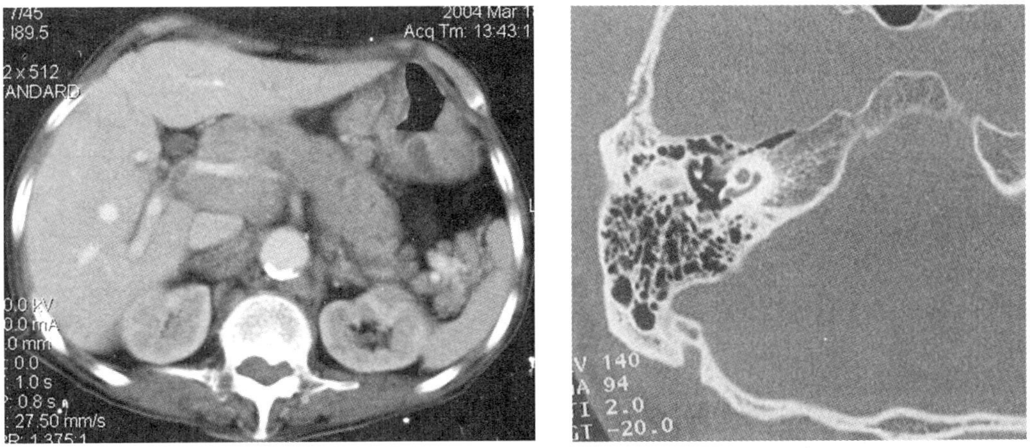

a　　　　　　　　b

图 2-2-3　不同滤过值的影像重建

a. 上腹部 CT，标准算法重建，影像柔和，结构边缘较为模糊。

b. 颞骨局部 CT，骨算法重建，骨窗显示，骨结核边缘锐利，细微结构清楚。

成可视影像。这一转换是从数字值（像素的 CT 值）转换为相应的灰度值-模拟值，因此又称为数模转换（图 2-2-2）。这一转换是可以根据诊断需要进行调控的，即窗技术。从最亮到最暗，CT 可分辨出 2 000 个灰度变化，而由于人眼对灰度变化的敏感度远远低于计算机，人眼只能分辨出 24～30 个灰度变化（灰阶）。在实际工作中，许多时候并没有必要将所有密度结构均转换为灰度显示，往往只需要显示其中的部分密度即可达到诊断目的。如观察脑时，脑各结构中最低密度的部分为脑脊液，CT 值为 0～10HU，密度最高的部分为脑灰质（不主要观察脑内钙化时），CT 值为 40HU。我们将处于 CT 值 0 到 80HU 范围内的像素按 30 灰阶转换，每一个灰阶代表 2.7HU。脑白质的 CT 值是 30HU，与灰质相差 10HU，在上述转换中，灰质与白质就会相差 3～4 个灰阶，在影像上形成较好的灰度对比。但 CT 值高于 80 的骨、硬脑膜等结构均作为全白处理，不能观察这些结构的变化。而在观察骨时，骨的最高密度部分为骨皮质，CT 值达 1 000 以上；骨髓 CT 值为 400～600HU。将处于 300～1 200HU 范围内的像素按 30 灰阶转换，每一个灰阶代表 30HU，骨髓与骨皮质间相差 15 个灰阶，影像上形成很好的对比，但相差 10HU 的脑白质与灰质的灰度处于同一灰阶内，没有灰度对比，影像不能分辨。这如同在 CT 的“密度阶”上打开一扇窗，只将窗内的密度变化转换为相应灰度，以获取诊断需要的不同组织间的灰度对比。窗的范围称为“窗宽”（window），窗的位置以窗的中心 CT 值标记，称“窗中心”（center）（图 2-2-4）。

CT 值：为了描述方便，CT 采用相对值来描述像体的 X 射线密度，单位为亨氏单位（Hounsfieid Unit，HU），俗称 CT 值。CT 值是相对于水的 X 射线密度值，即 CT 值＝［（物质的 X 射线衰减值－水的 X 射线衰减值）/水的 X 射线衰减值］×1 000。故水的 CT 值为 0，空气的 CT 值为－1 000，骨皮质的 CT 值为＋1 000（图 2-2-5）。

部分容积效应：基于 CT 像体与像素的概念，一个像体内物质的 X 射线密度是均匀的。当实际上一个像体内包含有两种以上 X 射线密度的物质时，CT 不能分辨，采集到的数据代表像体内所有物质 X 射线密度的平均值，在影像上测量到的 CT 值并不能反映该物质的真正 X 射线密度，称为部分容积效应或平均效应（图 2-2-6）。显然，部分容积效应的程度与扫描层厚是成正比的，即层厚越薄，部分容积效应就越小。

影像后处理：是指在重建，获得影像数据后，为了使影像更易于理解，按一定方案对影像数据进行重新组合，形成不同视角、不同投影关系的影像过程。由于这一过程是在影像重建后，数模转换前完成的，因此有两个特点：①后处理过程中只能丢失原始影像数据的信息而不可能增加信息，因此后处理的影像与原始横断影像相比，信息量是减少的。②后处理的影像质量与扫描层厚，或换言之，与像素的高度相关（图 2-2-7）。

目前多排探测器 CT 已可做到大范围薄层扫描，像素高与底面边长相同或相近，后处理的影像

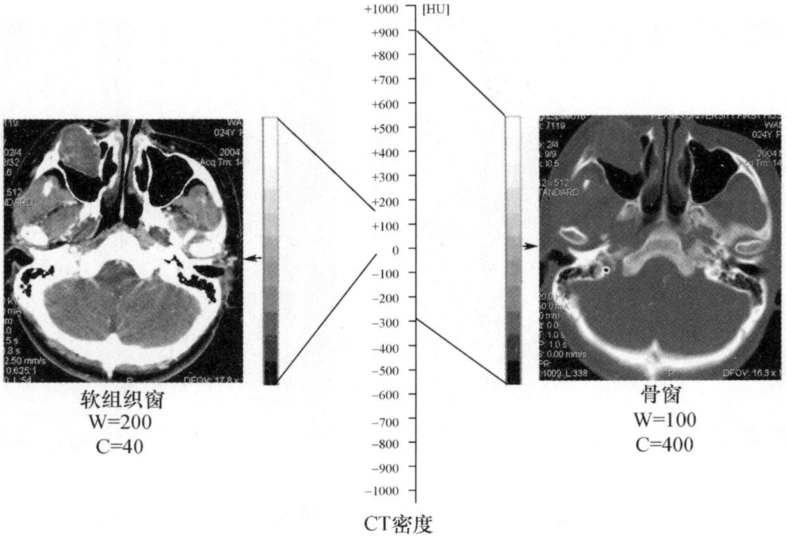

图 2-2-4　窗技术

同一横断影像软组织窗（左）显示肌肉、血管、脂肪等组织结构清楚，但骨结构不清；骨窗（右）可见骨皮质与骨髓，但软组织结构不清。中间坐标示整个 CT 值范围，不同窗为 CT 值不同区段形成的全灰阶，似在 CT 值范围上打开的窗。

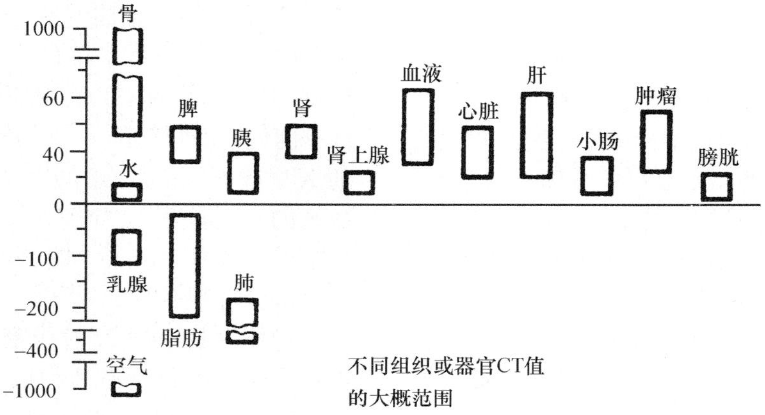

图 2-2-5　常用 CT 值范围

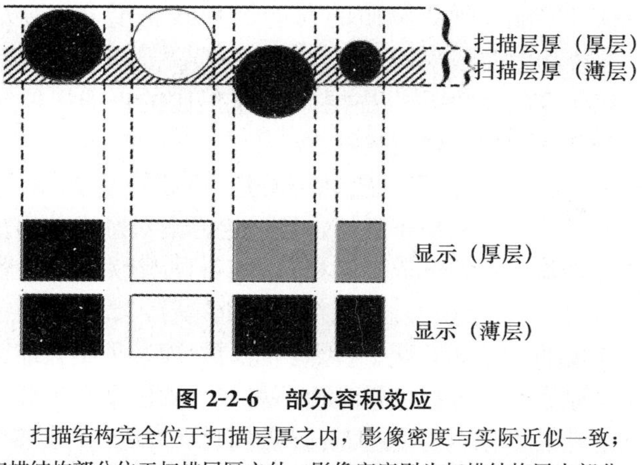

图 2-2-6　部分容积效应

扫描结构完全位于扫描层厚之内，影像密度与实际近似一致；扫描结构部分位于扫描层厚之外，影像密度则为扫描结构层内部分与非扫描结构的层内部分的平均值。薄层扫描可改善这种平均作用。

空间分辨率与原始横断影像相同或相近，称之为影像“各向同性”。影像后处理的方案五花八门，但可大致分为四种：多层面重组（multiple planes reformation，MPR），最大（最小）密度投影［maximum (minimum) intensity projection，MIP or MinIP］，表面遮蔽显示（shaded surface display，SSD），与容积再现（volume rendering，VR）。

多层面重组（MPR）　将一组横断影像数据相同二维坐标线的数据重新组合，形成的新影像（图 2-2-8）。

所取坐标不同，可获得检查对象的冠状面、矢状面或任意斜面的体层影像，也可沿在参考影像上手动选定的位置形成曲面断层影像（图2-2-9）。

目前 CT 的运算速度高，实现了利用鼠标在参考影像上拖动坐标线，实时浏览不同位置的冠状面、矢状面或任意斜面影像。

最大（最小）密度投影（MIP，MinIP）一组

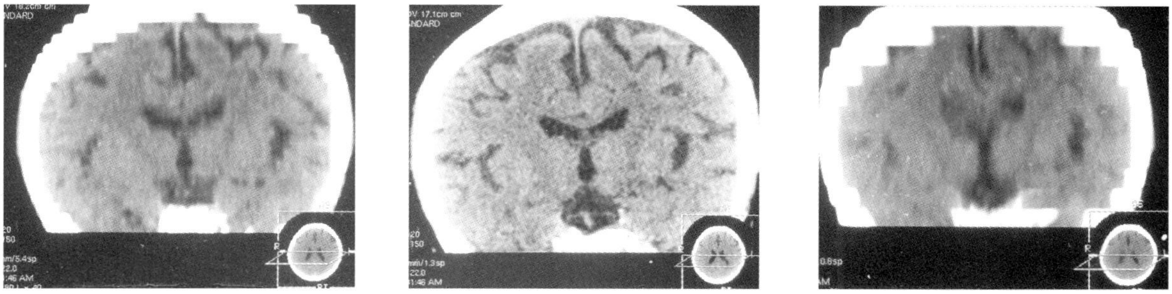

a　　　　b　　　　c

图 2-2-7　层厚与纵向分辨率

头颅平扫，侧脑室膝部水平冠状重组，左下角为参考原始断层影像。a. 层厚 10mm；b. 层厚 5mm；c. 层厚 1.3mm，可见颅骨等结构边缘光滑，层厚形成的阶梯状影像基本消失，与原始横断影像的分辨率相近，实现了各向同性。

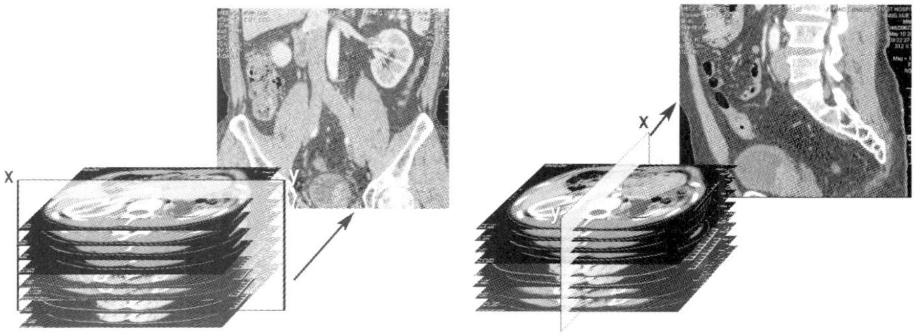

a　　　　b

图 2-2-8　MPR 原理示意图

一组横断影像数据，在一定二维坐标线（x，y）上的数据重新形成的图像。可以为冠状影像（a），矢状图像（b），也可以为任意斜面影像。

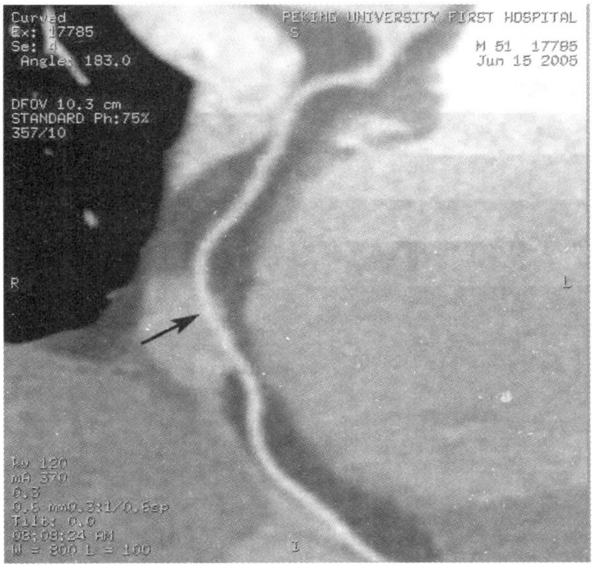

图 2-2-9　右冠状动脉曲面 MPR

沿右侧冠状动脉的曲面 MPR，显示右冠状动脉起始部到后降支血管。可见第二屈膝部近侧位于心肌内，形成“肌桥”（箭号）。

横断影像数据以相同二维矢量方向取值，仅保留矢量线上的最大值的像素数据，由这些数据形成的灰度影像是为最大密度投影（图 2-2-10）。

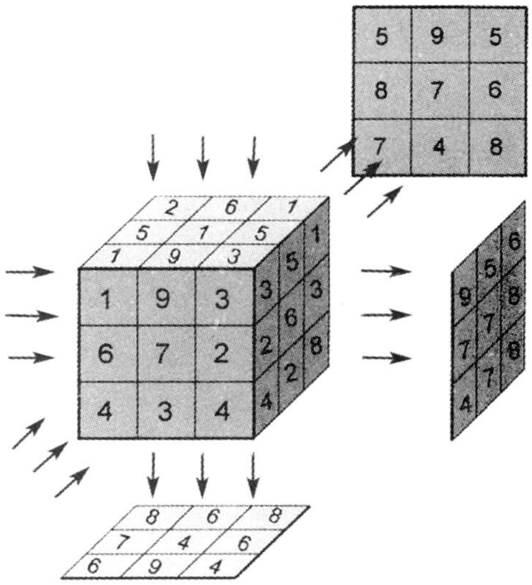

图 2-2-10　MIP 原理示意图

一组横断影像数据，在一定方向上仅取最大值像素，即可形成最大密度投影影像。

通过调节显示窗宽与窗位，可获得一些高密度结构的整体影像。MIP 常用于 CT 血管成像，CT 尿路成像等。目前 CT 的 MIP 成像程序可控制参与 MIP 成像的横断影像组垂直于取值矢量方向上的厚度，称为“厚块最大密度投影”（slab-MIP），可有效地避开同方向上骨结构的干扰（图 2-2-11）。

如果保留矢量取值线上最小值的像素数据，则形成最小密度投影，可用于支气管成像。实际应用中多采用厚块成像，以避开体外空气的干扰（图 2-2-12）。

表面遮蔽显示（SSD） 设定一个密度值（CT 值）范围为阈值范围。一组横断影像数据以相同二维矢量方向取值，仅保留第一个遇到的符合阈值范围的像素数据，按与假想光源的距离与方向设定保留像素数据的灰度，形成的影像类似在光线照射下有明暗变化的立体结构（图 2-2-13）。

SSD 常用于骨的成像（图 2-2-14）。

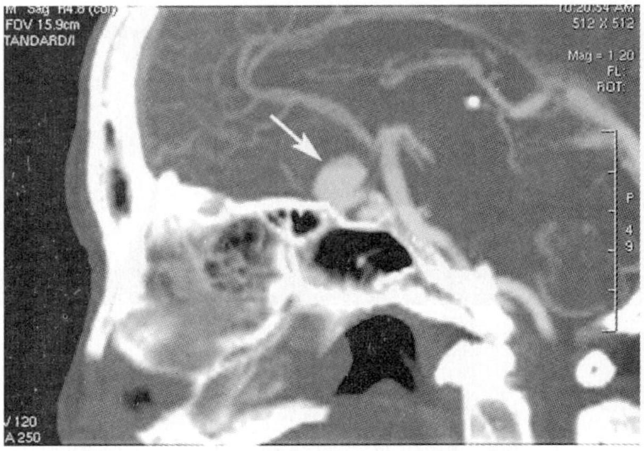

图 2-2-11　脑增强厚块 MIP

脑增强矢状厚块 MIP，与脑血管造影相似，避免其他血管的干扰。可见前交通支的动脉瘤（箭号）。

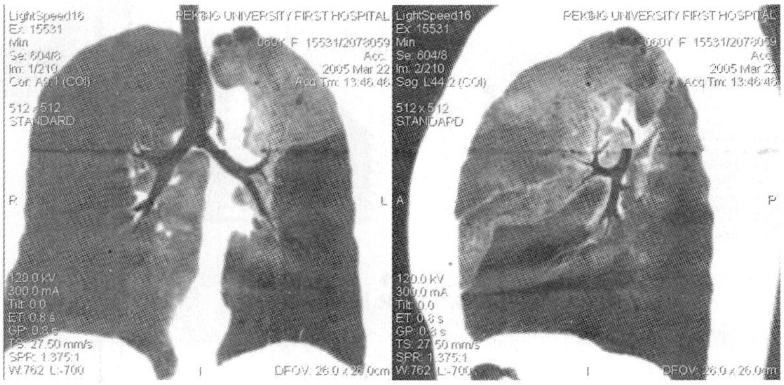

图 2-2-12　胸部厚块最小密度投影

正位（左）与左旁矢状 MinIP，清楚显示叶、段支气管。

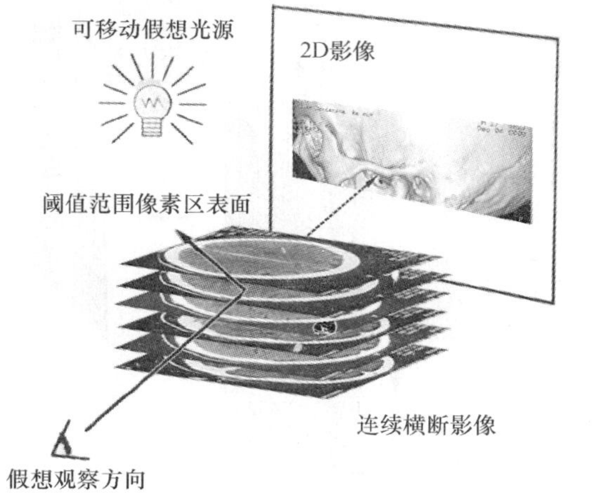

图 2-2-13　SSD 原理示意图

一组横断影像数据，确定阈值与假想光源，以一定投影方向取第一个符合阈值，如骨 CT 值的像素，以与假想光源的距离及方向赋予像素灰度值，即可形成 SSD 影像。

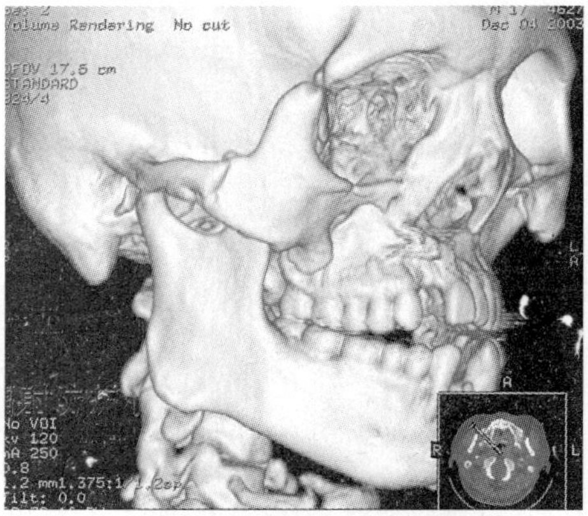

图 2-2-14　颌面部骨 SSD

颌面部外伤，SSD 显示右侧颧骨、上颌骨多发骨折。

模拟内镜的影像后处理实际上也是一种 SSD，不过将取值的矢量方向改为以某一密度结构的中轴为中心，向周围 360°取值，设定观察者位于上述中轴，将取得符合阈值范围的像素按与观察者距离决定大小形成图像。这种方法常用于气管支气管、血管、结肠等结构或器官（图 2-2-15）。

目前的设备大多可实现计算机自动追踪结构的中轴线，重组后可以电影方式播放。

容积再现（VR）是一更为复杂的影像后处理

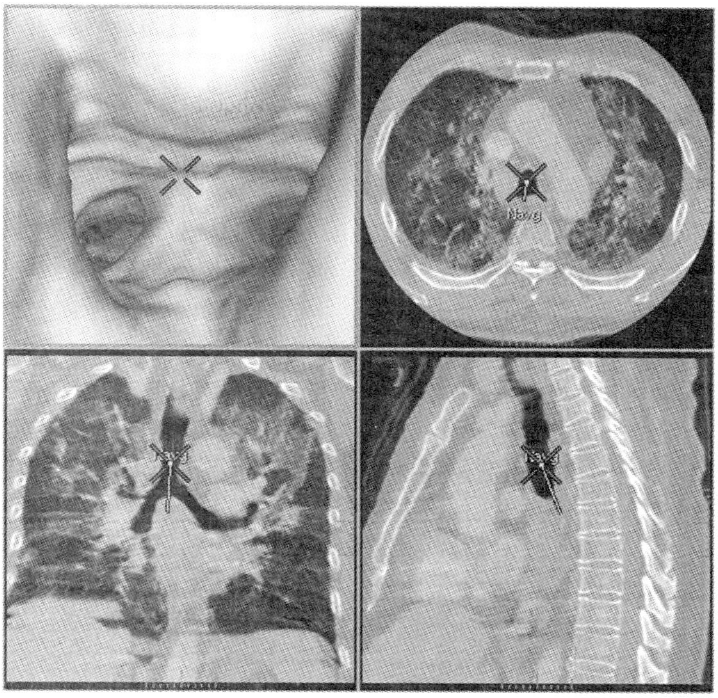

图 2-2-15　支气管模拟内镜

左上图为支气管隆突上水平的模拟内镜图像。右上、左下、右下分别为轴位、冠状位与矢状位视点位置参考图像。

技术。将一组横断影像数据进行分析，形成密度-像素频度的直方图，以不同直方图的峰值代表不同组织，计算所有像素不同组织所占的百分比，按百分比设定不同组织的灰度，显示时可设置不同伪彩与透明度。形成的影像与 SSD 相似，但为多器官或组织显像，较 SSD 丢失的信息少。结合影像的旋转与切割，可很好显示不同解剖结构或病变的空间相互关系（图 2-2-16）。

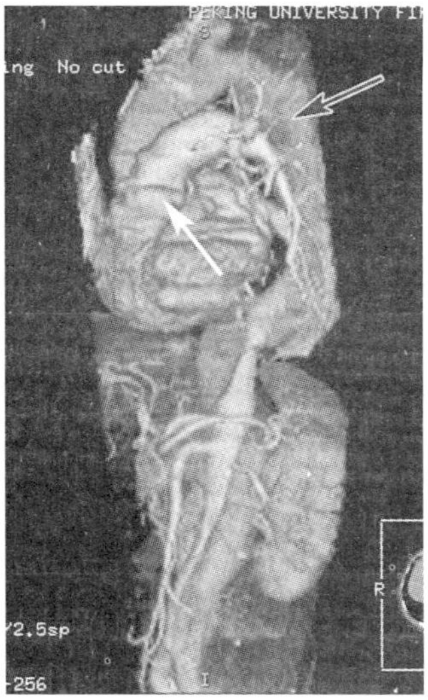

图 2-2-16　VR 图像

主动脉夹层动脉瘤。可见不同增强强度的主动脉真腔（白箭号）、假腔（空箭号）被施以不同的伪彩。

第三节　CT 主要性能参数

CT 设备复杂，性能参数很多，其主要参数如下所述。

一、扫描部分

扫描时间：指扫描框架旋转部分每旋转 360°所需时间。目前的高档 CT 设备大多可达亚秒级，扫描速度在 0.33～0.75s。

球管热容量：由于 CT 扫描时间长，多采用大热容量阳极的 X 射线球管。目前高档设备的 X 射线球管阳极热容量为 5MHU（热容量单位）到 8MHU 或更高。

球管散热率：CT 扫描时间长，产热量大，不及时散热，可影响后续扫描。目前大热容量球管采用了不同的高效散热方式，散热率已达到 1MHU/min 以上。Siemens 公司的 Straton 球管的金属管套浸在冷却油中，阳极背面直接与冷却油接触，散热率近 3MHU/min。

高压发生器功率：应大于 50kW。

扫描框架的最大倾斜角度：一般为±30°。但要注意，只有检查床位于扫描孔中心的位置时才可达到这一角度。倾角精度为 0.5°。

扫描床：无金属部分的最大移动范围应大于160cm，移动精度为0.25cm。在保证移动精度的条件下，最大载重量应为200kg。

扫描框架孔径：应不小于70cm。

探测器的采样率应大于2 000/s。

二、成像部分

重建时间：不低于2帧/秒。

影像分辨率-高密度分辨率：即空间分辨率，指密度相差100HU以上时，设备能够分辨的最小孔径或单位长度内黑白相间的线对数，应不小于15lp/cm@5%MTF。MTF为调制传递函数，用于计算线对数。需要注意的是，MTF取值越低，线对数越高。一些厂家为了显示其分辨率高，往往用MTF为0的截止频率时的高密度分辨率，这是没有实际意义的。

低密度分辨率：也称低对比分辨率，指能够分辨密度相差一定（3～5HU）两种物质构成最小圆孔的直径。由于与X射线剂量相关，此值应标明测试时的X射线剂量。设备的低密度分辨率不小于4.0mm@0.3%，27mGy，即在27mGy的条件下，两物质X射线密度相差3HU，可分辨的最小孔径为4.0mm。

影像噪声：是影像质量的重要参数。由于影像噪声与测试的X射线剂量与测试模型相关，应在参数上标明这些测试条件。设备的影像噪声不应高于0.3%@27mGy，21.6cm水模。

CT计算机的参数随计算机技术的发展在不断更新。目前CT计算机的主频大多达到3GHz，硬盘容量多在120GB以上，内存达2GB。

三、显示部分

显示矩阵：不小于1024^2。

第四节　CT质量控制

CT的质量控制，包括设备的质量控制与影像的质量控制两个方面。

一、设备的质量控制

设备安装并验收合格后，在工作中设备的一些性能会发生变化。及时发现这些变化，及时调整维护，使设备始终处于良好的性能状态，是我们获得最佳质量图像与延长设备寿命的重要方面。不同厂家对设备的维护与保养有不同的要求，如在规定的待机时间后，再次扫描前应做CT的空气校准等。在保修期间内，保养由厂家完成。由自己实施养护时，应仔细阅读与了解厂家提供的维护保养规定。大部分项目每季应施行一次。在养护检测中，发现数值偏离时，应及时调整，必要时更换相应部件。检测标准见表2-4-1。

表2-4-1　1994年国际电工学会关于CT机的检测标准

项目	允差	检测频率
噪声	±10%（或0.2HU）	每月至少一次
水的CT值	±4HU	每月至少一次
均匀度	≤2HU	每月至少一次
空间分辨率	±15%	每季至少一次
层厚2mm以上	±1.0mm	每月至少一次
2mm或以下	±50%	每月至少一次
床的移动精度	±2mm	每月至少一次
CTDI	±20%	每半年一次

二、图像的质量控制

设备性能状态良好，只是给了我们一个图像质量良好的条件。要获得高质量的影像，还需要做好扫描前病人的准备，摆好体位，制定合理的扫描计划与对比剂注射计划，选择适当的窗宽与窗位观察，以及恰当地调整监视器等。

在病人检查前要认真复习病人的病史与临床资料、以前的影像材料，以帮助我们制定最合理的扫描方案。增强检查病人当日要禁食6小时以上，但可多饮水，以保护肾脏，减轻对比剂对肾的损害。腹部检查的病人检查前应充盈胃肠道，以易于与血管及肿大淋巴结相鉴别。由于目前多排探测器增强CT多要求做血管成像的影像后处理，为避免阳性对比剂的干扰，多选用检查前饮水1 000～2 000ml充盈胃肠道，但小肠的充盈常不满意。为减缓吸收，也有用解释到6%的甘露醇溶液作为胃肠道对比剂，但严重糖尿病病人应慎用。检查前简单训练病人呼吸配合也十分重要，使病人理解扫描时屏气的目的并熟悉检查人的口令。

为病人摆体位，虽看似简单，不像X射线投照那样严格，但仍需我们认真对待，才能获得质量良好，定位准确的图像。尤其是头颅，应注意左右对称，给予一定的固定措施；意识不清的病人，婴儿或躁动的病人应采取必要的束缚，或给镇静剂，并使病人体位尽量舒适。

目前的 CT 设备大多预设了不同部位较多的扫描方案，但仍要根据不同病人的具体情况以及我国国情进行调整，包括扫描范围、X 射线剂量及数据滤过值等。值得一提的是 X 射线剂量。根据我国国人的体型，应适当降低扫描时的 X 射线剂量，但剂量过低会使影像的信噪比降低，加大剂量除会增加病人的 X 射线辐射外，也会影响 X 射线管球的寿命。一些设备采取的自动管电流的技术，选定影像的噪声指数与管电流上限后，在扫描过程中，设备可根据病人不同部位组织的厚度自动调节管电流，可降低 X 射线剂量 15％～20％。

影像重建结束后，在调阅影像时，应采用适当的窗宽与窗位才能达到既不漏诊，又能观察细节的目的。不同组织采用不同窗宽与窗位，各教科书已有详细表述，此处不再赘述。一般原则应为观察窗位与观察靶器官或组织的 CT 值相近，观察范围内不同组织间密度相差较大，窗宽应较大，否则应较窄。

第五节　CT 发展趋势

在 MRI 取得技术上的突破，应用于临床后，由于其影像良好的软组织对比与无电离辐射的优点，有论点认为 MRI 将会取代 CT 成为主要的断层影像检查方法。但在螺旋扫描成功应用于 CT 后，随着计算机技术的飞快发展，CT 的技术也取得了长足的进步。目前已达到小于 0.5 秒的扫描速度，20mm 的锥形 X 射线束的覆盖宽度，每秒 10 帧以上的影像重建速度，以及各向同性的影像空间分辨率。在软件方面，也实现了预设程序，一键式完成，操作界面更加友好，影像处理更加方便快捷。

未来 CT 在硬件方面的发展，可能包括两个方向：更宽的覆盖范围与更高的影像质量。锥形 X 射线束覆盖范围将更宽，达 40mm，甚至 80mm，实现一周扫描覆盖一个器官，以满足全器官灌注扫描的需要。也有可能实现平板探测器 CT 扫描，旋转一周采集全部所需数据。在影像的质量上，通过进一步提高探测器的效率，降低设备的噪声产生，提高影像的信噪比，并降低病人检查时接受的 X 射线剂量。由于多排螺旋扫描的速度快，检查床的运动速度可达 4～6cm/s，使病人感到不适。已有设计提出固定检查床，移动扫描框架的方案。

软件的发展，更多依赖于计算机的发展。发展方向可能包括更快、更自动化处理海量的原始影像与 CT 功能影像两个方面。未来的 CT 可能实现更薄层厚的全范围扫描，如胸、腹部全 0.5mm 层厚扫描，原始横断影像的量巨大，更好、更智能化地处理这些影像成为其应用于临床日常工作的关键。在实现了全器官覆盖扫描后，便有条件实现心脏、脑、甚至肺等器官的功能影像研究，由于 CT 的高空间分辨率，其功能影像可与 MRI 功能影像相辅相成，使影像医学为临床解决更多的问题。

（唐光健）

第 3 章

PET、PET/CT 结构与工作原理

第一节 PET、PET/CT 结构及类型

PET/CT 成像仪是为了满足临床影像诊断越来越高的需求，在 PET 和 CT 基础上发展起来的新设备。它在将 PET 和 CT 两者原有优势充分发挥、将两者原先不足之处得以克服的同时，又开发出更多提高临床诊断质量的新功能。由于这些全新的特点，在 PET/CT 诞生短短的几年中，它就在肿瘤、冠心病和神经精神系统疾病的临床诊断、治疗方案的制订、疗效观察等方面具有了重要临床作用，并成为研究分子影像的重要工具。至 2010 年底，我国已经有 130 台 PET/CT 完成安装并投入临床使用，这些设备正在各自岗位上发挥不可替代的作用。由于需求不同，PET/CT 被分为临床应用型和动物基础实验型（微型 PET/CT，Micro-PET/CT）两种。人体临床应用型 PET/CT 和 MicroPET/CT 无论在结构上还是在整体设计上都有本质区别。本节将分别对他们的结构、功能等方面进行讨论。

一、临床应用型 PET/CT 的结构

核医学影像是以放射性核素（药物）在体内的分布作为成像依据，反映人体代谢、组织功能和结构形态。不同的放射性核素标记药物针对不同疾病、不同组织器官和不同病变，具有很强的特异性。因此核医学影像对人体疾病的发生和组织功能的改变起到早期诊断的作用。核医学影像是通过探测放射性核素衰变时的射线进行成像。由于放射性药物在体内的放射性分布与机体的功能和代谢相关，故核医学影像表现了很强的功能和代谢特征。

但是，放射性核素的衰变是随机的，它的发生存在统计涨落。这一特点决定了核医学影像的空间分辨率远不如 CT 和 MR。随着计算机和网络技术的发展，人们采用图像融合技术把核医学影像与 CT 或 MR 影像对位叠加，取得相互弥补的效果。这种非实时融合技术有其灵活和硬件成本较低的特点，但在临床应用中发现非常不方便，融合的精度也受到采集条件和配准算法等多方面影响。随着 PET 在临床诊断中的应用增多，它在肿瘤早期诊断、药物治疗效果监测和放射治疗方案制订等方面得到临床医生的一致认可。人们发现 PET 对功能检测的灵敏和特异等优点与其影像解剖特征的模糊极不相称，如果借助 CT、MR 高分辨解剖影像对其功能影像进行定位，并克服以前异机融合的种种缺点，必将增加 PET 的应用范围，从而萌生了同机融合的设计理念。

早期简易 PET/CT 只是把 PET 和 CT 排列在一起，使病人在尽量不改变体位的情况下完成 PET 和 CT 扫描，提高了配准精度，缩短了融合时间。此时 CT 仅仅起对病变定位和采用 CT 的 X 射线对 PET 图像进行透射衰减校正的作用。随着 PET/CT 的不断改进和完善，其中 CT 的功能和作用已起了质的变化。现在临床应用型 PET/CT 已成为把 PET 和 CT 各自原有的优势有机结合起来的全新系统（图 3-1-1 为 GE，Philips，Siemens 三家公司的 PET/CT 产品）。

（一）PET/CT 的整体结构

PET/CT 是把 CT 与 PET 排列在同一扫描轴上，两种扫描共用一张扫描床，并可以一次完成。系统中 CT 和 PET 使用同一采集工作站和同一图像处理工作站。对 PET/CT 有如下几点基本要求：

1. 采用同一机架、检查床和图像处理工作站，以保证同机图像融合的实现（图 3-1-2）。

2. 用 X 射线进行 PET 图像衰减校正后，PET/CT 临床检查时间和传统 PET 相比能够节省一半以上。这主要得益于采用 X 射线进行衰减校正的技术，它远比透射源衰减校正技术的精度高、

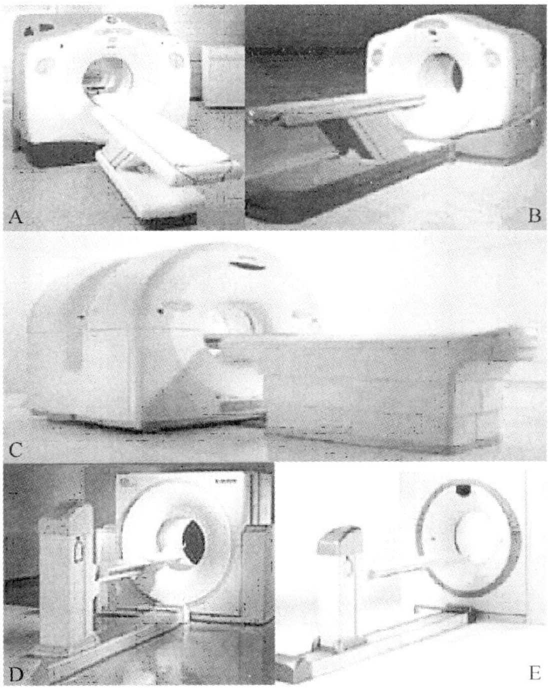

图 3-1-1　GE，Philips，Siemens 三家公司

PET/CT 产品：A 和 B 为　GE　Discovery LS 和 ST；C 为 Philips Gemini；D 和 E 为 Siemens Biograph 和 Sensation 16

速度快。

3. 由于 PET/CT 采用同一机架、检查床的整体结构，保证了同机图像融合的精度和速度，为了用功能代谢图像和 CT 解剖结构图像相融合的结果确定放射治疗靶区，还必须保证 PET 和 CT 有足够大的探测环直径，以便稳妥置放放射治疗模拟定位体架。

4. 虽然使用同一机架、检查床和统一图像采集及处理工作站，但 PET/CT 的整体结构设计保证了其中 PET 和 CT 仍能保持各自独立的功能。

5. PET/CT 探头的轴向长度在不影响性能的前提下，总是尽可能设计得短一些，确保被检者不会因为通过过长的探头通道产生压抑感，同时方便一些必要的扫描辅助操作。为此，有的 PET/CT 设计成把 PET 和 CT 探头分开一定距离，以减少被检者在探头封闭环内持续的时间。

（二）PET/CT 系统中的 PET 结构

在 PET/CT 中选用性能最高的 PET 构成系统。PET 大框架结构分为：探头、电子电路、数据采集、数据处理和显示记录等五大部分（图 3-1-3）。

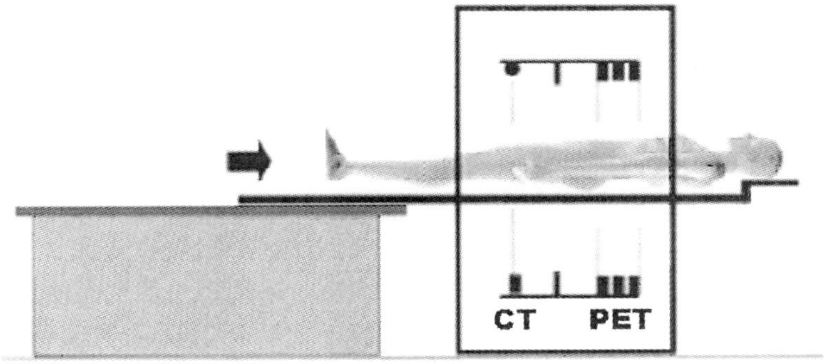

图 3-1-2　PET/CT 的整体结构

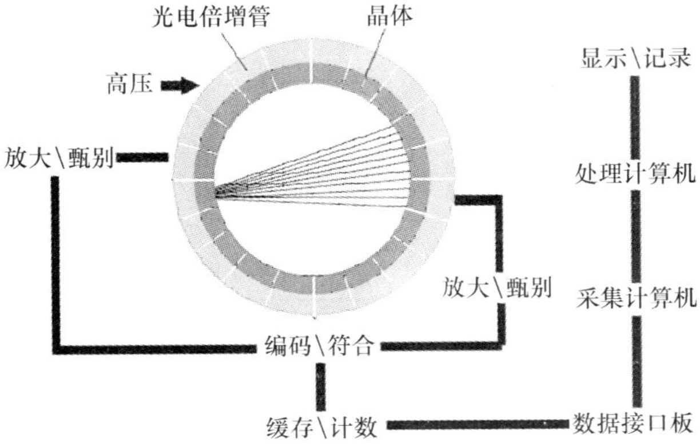

图 3-1-3　PET 结构示意图

1. 探测器　探测器是 PET 显像仪的核心部分，它由闪烁晶体、光电倍增管和高压电源组成。探测器的性能优劣直接影响 PET 的整体性能好坏，因此探测器的结构、材料，以及电子学线路的研究和改进是 PET 设计的重要内容。许多探测器紧密排列在探测器环周上，组成探测器环（图 3-1-4）。PET 的探头是由若干探测器环排列组成，探测器环的多少决定了 PET 轴向视野的大小和断层面的多少。PET 的轴向视野是指在与探测器环平面垂直的 PET 长轴范围内可探测真符合事件的最大长度。因此探测器环越多的探头，轴向视野越大，一次扫描可获得的断层面也越多。

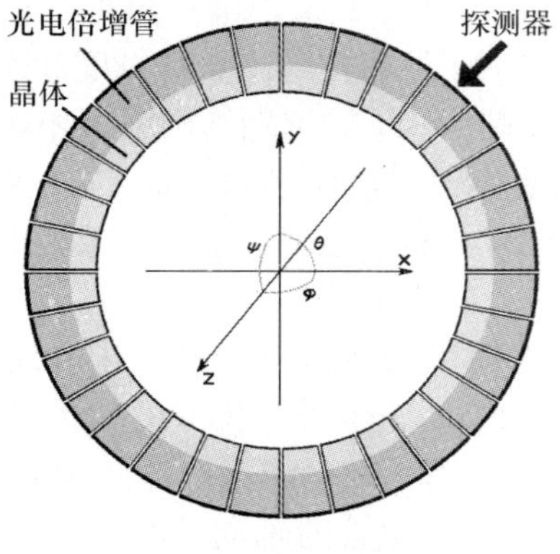

图 3-1-4 探测器和探测器环示意图

X-Y 平面为 PET 的横断面，与探测环平面平行。
z 轴是 PET 的长轴，与探测环平面垂直。

闪烁晶体和光电倍增管是探测器的核心部件，它们排列的方式决定了探测器的结构。探测器的质量决定 PET 的性能优劣，为此探测器必须满足以下几点要求：

（1）探测器必须有高探测效率：符合计数时一对探测器的总探测效率是单边探测效率的平方。若一个探测器的探测效率为 0.6，则符合探测效率仅为 0.36。因此它比普通核素显像对探测器探测效率的要求更高。

（2）尽可能缩短探测器的符合分辨时间：PET 影像的质量会因为噪声计数的增加而变坏。若把非真符合计数都归于噪声计数的话，随机符合就是噪声源之一。随机噪声计数与符合分辨时间成正比，它们有以下关系：

$$Nr = 2tR_1R_2$$

其中 Nr 为随机符合计数；R_1 和 R_2 分别为单探测器的计数率；t 为符合分辨时间。由此可见，符合分辨时间越短，随机符合计数就越少。这就有利于减少噪声，提高图像信噪比，从而提高图像质量，并提高图像定量分析精度。

（3）探测器应有高空间分辨率：探测器空间分辨率主要取决晶体材料及尺寸大小、光电倍增管的多少。晶体尺寸越小、光电倍增管数越多，探测器的空间分辨率越高。但是符合探测的物理特性决定了它的空间分辨率存在极限。正电子湮灭作用产生的 γ 光子对实际并非保持 180°发射，它们之间存在 0.5°左右的随机偏差。发射偏差角的存在决定了 PET 空间分辨率的极限。对于 70cm 孔径的 PET 探头，其空间分辨率的极限值约为 3mm。空间分辨率接近极限值时，如果继续减小晶体尺寸，或增加光电倍增管数目，将对改善空间分辨率的影响甚微，反而带来探测器灵敏度下降和成本增高。因此在确定晶体尺寸大小和光电倍增管数目时，总是根据系统的整体设计要求权衡利弊。

（4）探测器应有高可靠性和稳定性：探测器的可靠性和稳定性好坏是评定 PET 系统性能的基本依据，其重要性在所有性能指标之上。光电倍增管的性能会直接影响探测器的可靠性和稳定性，此外闪烁晶体的质量也是关键。早期 PET 探测器选用 NaI（Tl）晶体较多，它的能量分辨率较高，价格便宜。随后的研究发现，BGO 晶体密度大，探测效率高、稳定性好，逐渐得到广泛使用。近几年 LSO、GSO 等新的晶体材料获得广泛研究，由于它们的某些物理参数优于 BGO 晶体而被采用。近来由于采用大块切割晶体和整体探测计算定位等新技术，NaI（Tl）晶体又得以使用。表3-1-1是几种闪烁晶体物理性能的比较。

表 3-1-1 PET 常用的闪烁晶体物理特性比较

性能指标	NaI（Tl）	CeF1	BaF2	BGO	CsI（Tl）	LSO	YAP	GSO
物理密度（g/cm^3）	3.67	6.16	4.89	7.13	4.51	7.35	5.55	6.71
辐射长度（cm）	2.59	1.70	2.10	1.12	1.86	0.88	2.70	
线衰减系数（1/cm）	0.34	0.64	0.47	0.92	0.60	0.87		0.62
发射波长（nm）	410	310	220	480	580	420	380	430
衰减常数（ns）	230	2	1	300	1 000	40	30	60
光子产额（%）	100	3	4	15	45	70	40	41
折射指数	1.85	1.62	1.49	2.15	1.80	1.82	1.90	1.85

2. PET 的结构组态　PET 的结构变化经历了几十年的探索与改进，探头从单环到多环、探测环从六边形到圆形，每一种结构的改进都是为了满足不同要求，提高各项性能指标（如空间分辨率、灵敏度等）。发展到今天，用于临床的 PET 多采用多晶体组合结构。这种结构的优点是，可以用较少的

探测器得到较多的环数、较大的轴向视野和较高的空间分辨率。也就是说，以较低的制造成本获得更好的系统性能。常用的结构组合多为 4×64 组合，即四个光电倍增管与一个大晶体块组合。这个大晶体块以一定深度的窄缝进行 8×8 矩阵切割，切割后的 64 块小晶体便于对闪烁事件精确定位（图 3-1-5）。多晶体结构 PET 的定位原理类似 γ 相机，通过计算 γ 光子入射晶体后产生的光分布来确定闪烁事件的位置。晶体切割得越小，定位计算越精确。但是切割过小会影响探测灵敏度，必须两者综合考虑。

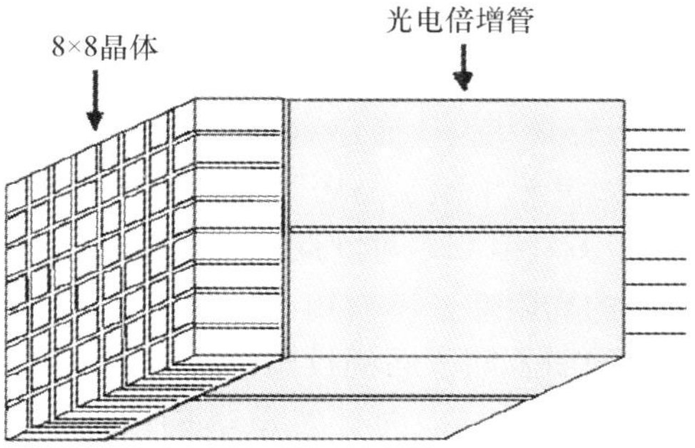

图 3-1-5　探测器的光电倍增管和晶体 4×64 结构组合

3. PET 的响应线　获得符合数据的一对探测器之间的连线称投影线，或称响应线（line of response，LOR）。从响应线可以获得已探测的射线位置信息，根据响应线的信息进行一系列的重组和重建计算，获得 PET 的三维影像。PET 的结构组态确定了 PET 响应线的组合方式。这些连线是按照探测器和探头结构进行组合排列的，它的组合示意如图 3-1-6。

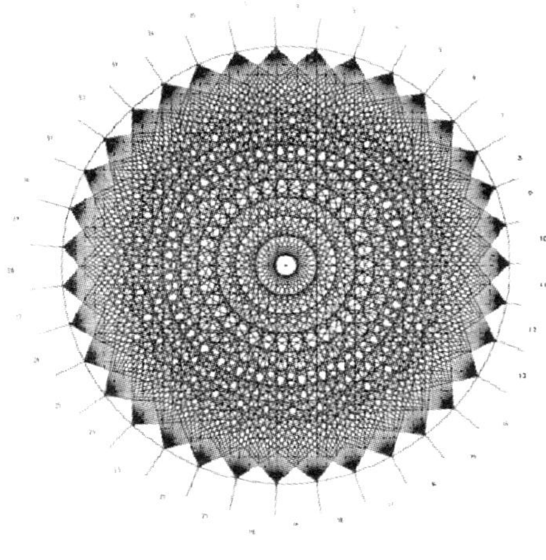

图 3-1-6　PET 响应线排列方式

图 3-1-6 只显示了响应线的平面组合，PET 响应线的实际排列比图示要复杂得多，它是三维的立体组合。为了把响应线的信息投影到确定的层面，图像重建时要对三维立体组合的响应线进行必要的重组，重组的方式和精度会影响 PET 成像的质量。

4. PET 的 2D 采集和 3D 采集　用块状晶体结构的 PET 可以有两种采集模式，2D 模式和 3D 模式。2D 采集时探头环与环之间放置了隔离片（septa），这些隔片是由铅或钨等重金属屏蔽材料制成，防止错环符合事件发生。但是为了保证 2D 采集必要的灵敏度，隔片并不阻止相邻环之间的符合发生，这些符合事件被相加和重组后，成为采集数据的一部分。3D 采集模式取消了环间隔片，系统会记录探测器之间任何组合的符合事件。

3D 采集与 2D 采集都采用数据重组技术对响应线进行必要的重组，但 3D 采集的数据计算量比 2D 采集时大得多。探头环数越多，3D 采集的计算量越大。3D 采集的明显优点是大大提高了探测灵敏度，但在提高灵敏度的同时却引进了大量散射计数和随机计数，必须进行数据处理量相当大的校正，以减轻图像在视野边缘产生的畸变，提高定量分析精度。

由于去除了环间隔片，3D 采集时会获得大量非同环符合计数，使真符合探测灵敏度比 2D 采集增加很多。3D 采集灵敏度在轴向视野内沿轴线方向变化，在轴向视野边缘因参与符合的探测器数量和 2D 采集时相近，两者灵敏度接近相同。在轴向视野中心，参与 3D 采集的探测器数量比 2D 采集时要多若干倍（取决于探测器环的多少和取样重组的模式），此位置的 3D 采集灵敏度最高。对 3D 采集的轴向灵敏度变化也须通过校正来消除。

除了真符合探测灵敏度在 3D 采集时得到提高外，散射符合的灵敏度也大大增高。这是因为去除隔片后 3D 采集的探测立体角增大，增加了大角度散射事件光子参与符合探测的机会（图 3-1-7）。

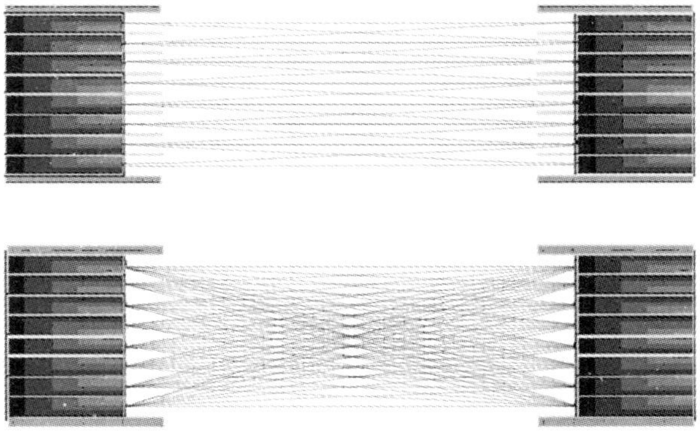

图 3-1-7　符合线在 2D 和 3D 采集时的变化

探头环间隔片撤除后，轴向视野角明显增大，使随机符合探测灵敏度增高，并随着示踪剂活性度的增大而迅速增高。这些非真符合计数使符合图像的成像质量变坏，并直接影响 PET 的定量计算。在 3D 模式下进行有效的散射和随机符合校正，以及提高 3D 模式下定量计算精度的研究是目前热门课题。3D 采集是 PET 采集方式的发展方向，随着计算机软硬件技术的迅速发展，3D 采集技术必将获得进一步优化。

5. PET 显像仪的电子学系统　PET 的电子学系统包括，信号放大器、采样保持、模数转换、能量甄别、时间甄别、地址识别、符合逻辑和计数缓存等电子学线路。它们主要功能是把光电倍增管输出的微弱电信号（脉冲）进行必要的放大后，准确识别每对互成符合响应线的探测器的符合地址，并把采集到的信号转换成数字化信息，送往计算机进行一系列数据处理。对电子学线路的要求是，符合时间宽度尽可能小，以利抑制散射和随机噪声；线路响应速度尽可能快，从而减小通道的饱和率和系统的死时间，以利于提高系统的分辨率和计数率。

6. PET 的数据采集和处理装置　它们由两台 PC 机（或工作站）组成，其中一台为前端机，或称采集计算机；另一台为数字图像处理计算机。前端机主要用作采样参数设置、采样控制、采样过程的实时监测、采样数据预处理和采样数据传送。在 PET/CT 中采集软件还包括了对 CT 扫描的设置和扫描过程的控制。数字图像处理计算机主要完成对前端计算机传送的数据的接收和存储、数字图像的处理和计算、PET 和 CT 断层图像的重建和融合，并将各种处理结果输出到显示和打印设备。数字采集和处理装置拥有一套完整的软件，它包括校正软件、采集软件、图像处理软件、图像融合软件、临床应用软件和显示、输出软件。校正软件可以在系统进行图像采集时完成必要的校正计算和处理，使系统达到最佳状态。采集软件提供（CT 和 PET）各种扫描方式和采样方式的设置，根据设置的参数对系统进行有效有序的控制，直到全部采集过程完成。图像处理软件用来完成图像重建、PET 和 CT 图像的融合、数字图像的定量或半定量计算、图像平滑和滤波、感兴趣区（region of interest，ROI）的选取、数字图像和曲线的各种运算等操作。临床应用软件根据不同靶器官的临床动力学模型对图像进行处理，计算出临床需要的定量或半定量诊断指标。这些应用软件还可以根据需要设置图像、曲线分析结果的显示界面，选择不同显示形式，并进行输出记录。

7. PET 的显示和记录装置及其他部件　显示和记录装置是 PET 和 CT 共用的，它们与其他医学影像设备的显示记录装置一样，有图像采集显示和图像处理显示，有硬盘、磁光盘、光盘、磁带、多帧相机和打印记录等设备。系统的其他部件包括机架和检查床。机架安装探头和探头电源。检查床则安置病人，并可调节病人与探头的相对位置和完成 PET 多体位扫描采集。

（三）PET/CT 系统中的 CT 结构

计算机断层扫描（computed tomography，CT）是 20 世纪工程学与医学最完美结合产物。众所周知，1972 年 CT 问世彻底改变了常规 X 射线摄影应用的局限性，其使用影像数学重建技术，并利用人体剖面不同方向的投影信号，采用数学、物理的理论和实践，逆向计算出剖面内部的密度分布，从而获得人体单一层面的密度影像，大大提高了软组织的分辨率，开辟了放射影像诊断的先河。

CT 设备虽然复杂，但其主要基本结构由 X 射线发生器、球管单元、X 射线准直系统、探测器系统、计算机系统、机械运动控制和驱动系统、工作站及影像显示存储部件等组成。具体详见第二章。

二、MicroPET/CT 的基本结构

MicroPET 是专门用于小动物成像的正电子发射计算机断层仪（micro positron emission computer tomography，MicroPET），它与微型 CT 组合成微型功能分子影像系统（micro transmission emission computer tomography，MicroPET/CT），目前主要用于小鼠、兔、狗以及猴等动物显像。MicroPET/CT 与用于人体成像的 PET/CT 设备比较，在结构设计上有较明显区别，因此单列一段进行专门介绍。

（一）MicroPET/CT 原理

MicroPET/CT 是在 PET 以及 X 射线 CT 成像的基础原理上，将人体发生的生理、病理、分子生化过程、遗传学和微生物学过程在活体小动物上进行模型化研究。这种动物模拟实验是任何疾病病理过程、新药试验、疾病生理过程的临床前期研究所必不可少的。在不具备活体实验的情况下，往往以处死动物摘取新鲜组织处理后获得实验数据。这

种生物数据是在损坏动物体的情况下取得的，与活体动物数据存在一定的差异，这种实验方法已经无法满足现代医学研究的需求。MicroPET/CT 能够在分子水平上观察疾病的病理生理过程和活体组织信息，MicroCT 能够获得活体动物解剖结构的信息，如果将 MicroPET 和 MicroCT 两者有机结合在一起，就能够同时获得研究对象特定病理生理过程的功能、代谢和解剖位置图像。MicroPET 和 MicroPET/CT 的应用使现代医学基础研究获得质的飞跃，并成为现代医学分子影像研究的一项重要分支。

由于小动物体积小、组织对比度低，以及脏器间距离紧凑等解剖结构上的特点，因此要求反映解剖结构的 CT 设备必须具备极高的分辨率（一般 22lP/cm，220micron；1% contrast/10 cGy/ 5mm），特别是轴向分辨率。小鼠腹部的直径一般为 1cm 左右，而临床 PET/CT 中的 CT 最小设置视野也在 25cm 左右，所以无法将临床 PET 或 PET/CT 直接用于小动物的研究。

从表 3-1-2 数据来说明临床 PET 和 PET/CT 与动物 mPET 和 mPET/CT，在系统构成（机架、图像处理工作站等）和设备性能（分辨率、灵敏度等）都有较大的区别。

表 3-1-2　MicroPET、MicroPET/CT 和临床 PET 部分性能参数的区别

	小动物 MicroPET 和 MicroPET/CT	临床 PET 和 PET/CT
分辨率（mm）	1.0～3.0	4.0～7.0
灵敏度	900cps/μCi/cc	800～1 200kcps/μCi/cc
轴向视野（cm）	8.0	16.0～18.0
机架直径（cm）	13.0～26.0	82.0～93.0
图像处理工作站	要求低	要求高（特别是 PET/CT）

动物实验需要 MicroPET 和 MicroPET/CT 具有高分辨率和高系统灵敏度，并具有适合研究对象的探测视野。理想的 MicroPET 和 MicroPET/CT 设计方案需要将探测器机架直径、探测器大小（包括晶体厚度）、探测器（晶体）种类、图像采集和图像处理等部分结合在一起综合考虑，以满足精细动物实验对 MicroPET 和 MicroPET/CT 系统的超高整体性能的要求。

图 3-1-8 显示 PET 机架直径对设备系统灵敏度的影响，可以看出机架直径和系统灵敏度成明显的正相关性。探测器机架直径越大，系统的灵敏度越高。相比之下，机架直径超过 5cm 时，灵敏度会随孔径增大发生明显的变化。但是随着机架直径的增加，会使空间分辨率下降，同时伴随着设备成本的增加。除了机架直径外，晶体厚度、探测器结构等诸多方面都会影响设备的系统灵敏度。

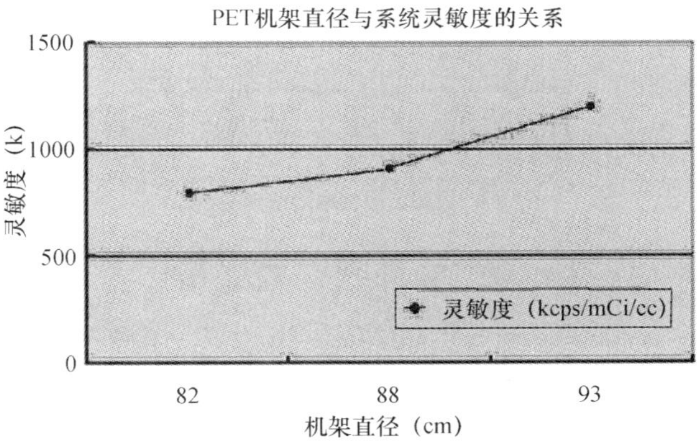

图 3-1-8　PET 机架直径与系统灵敏度的关系

表 3-1-3 显示晶体大小和系统分辨率的关系，晶体越小系统的分辨率越高。但是在机架直径不变的情况下，晶体越小（数目越多）系统灵敏度会随之降低。晶体越厚，系统灵敏度会增高，但是散射计数率会明显增大。在设计整体系统时，设计者都会特别注意平衡晶体大小和厚度之间的关系。

表 3-1-3　晶体大小和系统分辨率、灵敏度的关系

晶体尺寸（长×宽×厚）	分辨率（mm）	灵敏度相对值（1.5mm×1.5mm×10mm 晶体为 100%）
1.5mm×1.5mm×10mm	1.60	100%
2.0mm×2.0mm×20mm	1.85	160%
4.0mm×4.0mm×10mm	4～5	120%
4.0mm×4.0mm×20mm	4～5	180%

在 MicroPET 和 MicroPET/CT 中，为了提高系统的分辨率，在晶体和光电倍增管之间加了光导纤维，并且是一块晶体对应一根光导纤维。用光导纤维将晶体发射的荧光收集传递到位置灵敏光电倍增管阵列中。图 3-1-9 显示 MicroPET 和 MicroPET/CT 所使用的光导纤维和位置灵敏光电倍增

管阵列。在 MicroPET 和 MicroPET/CT 中，光导纤维和晶体阵列是一一对应的，以提高系统的空间分辨率。

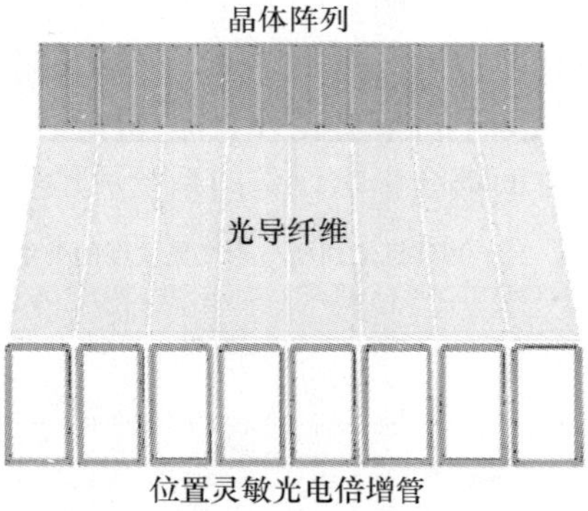

图 3-1-9　MicroPET 和 MicroPET/CT 的探测器阵列

从 MicroPET 和 MicroPET/CT 探测器结构看，它和临床 PET 有明显的区别。MicroPET 和 MicroPET/CT 系统设计时首先考虑的是系统分辨率，这是由小动物解剖结构的特点所决定的。为了最大程度提高系统的空间分辨率，MicroPET 和 MicroPET/CT 探测器孔径都设计得很小，这种情况下不再提供 2D 采集模式的栅隔，仅采用 3D 采集模式。在探测器孔径较小的情况下，MicroPET 和 MicroPET/CT 通常选用物理密度较高的 LSO 晶体，它的好处是可以采用较小晶体厚度达到同样阻断光子的性能指标。和临床 PET/CT 最大的区别是动物 MicroPET/CT 系统中的 CT 是采用容积 CT（而不是多层螺旋 CT），容积 CT 在动态研究和对心脏功能研究中有其独特的作用。容积 CT 和多排螺旋 CT 相比扫描范围大、图像分辨率高，特别是图像分辨率达到了真正的各向同性（表 3-1-4）。由于扫描覆盖范围大、层间分辨率非常高，所以容积 CT 能够快速完成脏器动态断层，以达到对脏器血流和功能研究的目的。

表 3-1-4　多排螺旋 CT 和容积 CT 性能比较表

	多排螺旋 CT	容积 CT
横断分辨率	15LP/cm	25LP/cm
轴向分辨率	5LP/cm	25LP/cm
扫描范围	20mm	40mm
层数/圈	16	400
LCD	0.1%	1%

表 3-1-5 列出 MicroPET、MicroPET/CT 与临床 PET、PET/CT 之间的主要区别。临床 PET/CT 或 PET 一般配置一张扫描床，但是 MicroPET 和 MicroPET/CT 随着研究对象不同，需要配备不同的扫描床，例如小鼠和小兔须配备不同的检查床。

表 3-1-5　MicroPET/CT 和临床 PET/CT 之间的区别

	小动物 MicroPET 和 MicroPET/CT	临床 PET 和 PET/CT
PET	• 仅仅采用 3D 采集 • 晶体和光纤一一对应 • 机架直径 13～26cm • 系统分辨率 1～3mm	• 可以具有 2D/3D 采集 • 晶体模块和 4 个 PMT 连接 • 机架直径＞82cm • 系统分辨率 4～7mm
CT	容积 CT	多排螺旋 CT

综上所述，MicroPET、MicroPET/CT 和临床 PET、PET/CT 因为用途不同，致使它们从外形、结构组态、性能参数到设计思想都有明显的区别。了解这些区别对正确选择和正确使用 MicroPET 和 MicroPET/CT 具有重要的意义。

（二）MicroPET 和 MicroPET/CT 在科研中应用

虽然全球已有近几百台 MicroPET 投入使用，但目前提供 MicroPET 和 MicroPET/CT 产品的生产厂商为数不多。表 3-1-6 是 Concorde 和 Suinsa 两家公司的 MicroPET 和 MicroPET/CT 部分产品指标。

表 3-1-6　部分商品 MicroPET 和 MicroPET/CT 技术指标

	Concorde		Suinsa	
	Gen-Ⅰ	Gen-Ⅱ	SrT	DrT
轴向有效视野	18	25	23	46
灵敏度（绝对）	2.25%	3.5%	2.2%	4.2%
分辨率	1.8mm	1.5mm	1.6mm	1.6mm
孔经	120mm	120mm	118mm	118mm

由于正电子放射性核素标记基因和单克隆抗体技术的不断改进，MicroPET 和 MicroPET/CT 将会对基因疾病以及一些病毒引起的疾病研究起到加速的作用。在可预见的将来，我国医学和药学工作者在 MicroPET 和 MicroPET/CT 应用领域必将向国际前沿靠拢，将其用于肿瘤、心脏、神经系统等疾病的临床和基础研究，并用它对新发生疾病的病理、生理研究和新药的研发作出贡献。

第二节　PET、PET/CT 工作原理

一、PET/CT 工作原理

PET/CT 是把 CT 与 PET 排列在同一扫描轴

上，两者扫描时共用一张扫描床，两种扫描可以一次完成。之所以组成这样结构，主要目的是进行 PET 和 CT 影像的同机融合，并利用 CT 高精度和高速度成像对 PET 影像作衰减校正。由于 PET/CT 的 PET 和 CT 扫描是在同一扫描轴上同时完成，因此两种模式融合时几乎没有位置配准的问题。但是 PET 和 CT 的成像矩阵、断层厚度和层间距是不相同的，因此图像融合时必须经过矩阵和层位配准。为了用 CT 影像对 PET 进行衰减校正，每次 CT 扫描后要根据所得 CT 值数据保存校正图谱，该图谱是根据 CT 值大小分组归类，这种方式可以使 PET 的衰减校正既能有足够快的运算速度，又能有足够高的校正精度。由于 CT 成像速度比放射性核素穿透源的成像速度快得多，使得 PET/CT 完成一次病例扫描比传统 PET 快得多。成像精度高和采集速度快是 PET/CT 的重要特点。

除此之外，PET 和 CT 都能各自独立工作，下面分别介绍它们的工作原理。

二、PET 的工作原理

（一）符合探测原理

正电子符合探测技术能在符合电路的时间分辨范围内，检测同时发生的放射性事件。利用符合探测技术可以进行正电子放射性核素示踪成像。当标记了能发射正电子的放射性核素的示踪剂注入受检者体内时，放射性核素随示踪剂浓聚于受检靶器官并发射正电子。正电子在很短的射程内就会与体内物质发生湮灭作用，产生一对运动方向互成 180°的 511 keV γ 光子对。这些光子对被 PET 探测环上互成 180°的探测器对采集，采集到的信息以列表方式（list mode）储存。储存的信息经过符合处理，获得正电子发射点的位置和时间。以这些位置和时间信息为依据，可重建三维的正电子符合图像。使用符合探测技术，可以起到电子准直作用，在大大减少随机符合事件和本底的同时，提高了探测灵敏度。

正电子放射性核素通常为富质子的核素，它们衰变时会发射正电子。原子核中的质子释放正电子和中微子并衰变为中子：

$$P \rightarrow n + \beta^{+} + \nu$$

其中 P 为质子，n 为中子，β^{+} 为正电子，ν 为中微子。

正电子的质量与电子相等，电量与电子的电量相同，只是符号相反。通常正电子（β^{+}）衰变都发生于人工放射性核素。表 3-2-1 中列出几种常用的发射正电子放射性核素的物理特性。

表 3-2-1　常用发射正电子的放射性核素的物理特性

放射性核素	半衰期（min）	最大正电子能量（MeV）	最大射程（mm）	平均射程（mm）
^{11}C	20.3	0.96	5.0	0.28
^{13}N	10.0	1.19	5.4	0.60
^{15}O	2.0	1.70	8.2	1.10
^{18}F	109.8	0.64	2.4	0.22
^{68}Ga	67.8	1.89	9.1	1.35
^{82}Rb	1.3	3.35	15.6	2.60

注射入人体的正电子示踪剂发射的正电子穿过人体组织时，在很短的距离内与电子发生湮灭作用产生互成 180o 的 γ 光子对（图 3-2-1）。

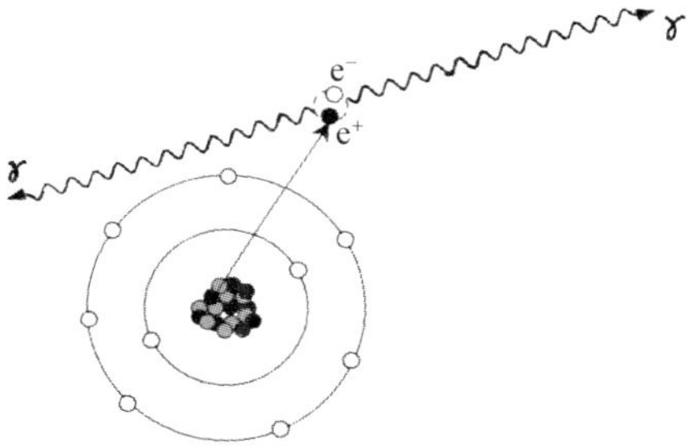

图 3-2-1　正电子湮灭作用和 511 keVγ 光子对生成

（二）符合电子准直

正电子湮灭作用产生的湮灭 γ 光子对同时击中对称位置上的两个探测器，单侧探测器接收到 γ 光子后分别产生一个定时脉冲，定时脉冲输入符合线路进行符合甄别，挑选真符合事件。符合线路设置了一个时间常数很小的时间窗（通常≤15ns），同时落入时间窗的定时脉冲被认为是同一个正电子湮灭事件中产生的 γ 光子对，从而被符合电路记录。由于设置了时间窗，因而排除了很多随机光子的进入。湮灭 γ 光子对只有同时在探测器对的视野立体角内才能被探测。2D 采集时栅隔会遮挡部分与探测器 z 轴成较大夹角的湮灭光子，这样虽然降低了采集灵敏度，但能排除绝大部分散射符合计数。3D 采集时没有栅隔限制，因此采集灵敏度得以提高，此时通过对采集立体角的设置，减少部分散射符合计数。这种利用湮灭辐射的特点和两个相对探测器输出脉冲的符合来确定闪烁事件位置的方法称电子准直（图 3-2-2）。

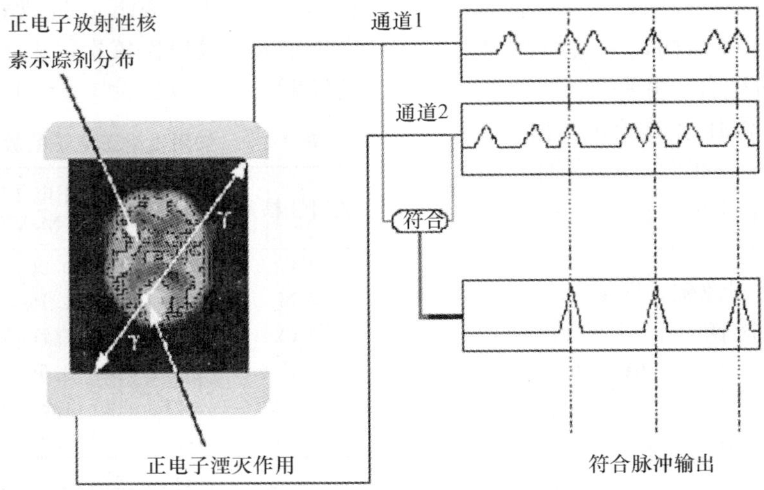

图 3-2-2　符合探测中的电子准直

电子准直是正电子符合成像的一大特点，它省去了沉重的铅制准直器，改进了点响应函数的灵敏度和均匀性，不再因准直器的使用而损失很大部分探测效率，避免了准直器造成的对分辨率和均匀性不利的影响。它利用了一部分被准直器挡住的γ光子，极大地提高了探测灵敏度。就2D采集模式而言，正电子符合采集的灵敏度比SPECT高10倍以上；使用铅准直器的SPECT系统分辨率为10～16mm，而电子准直的PET系统分辨率为4～7mm。

（三）正电子探测的极限制约

正电子穿过人体组织时主要是通过与电子产生的库仑作用损耗其动能。由于正电子的静止质量与电子相同，每次库仑作用后正电子都可能产生一个较大的方向变化，因此会在人体组织内沿着曲折的路径消耗动能。在此过程中正电子获得热能，并与电子发生湮灭作用而产生两个运动方向相反的γ光子。湮灭作用过程中粒子动量的变化会导致511keV光子在探测野中产生约4‰弧度的不确定性偏离。在正电子符合探测时PET探测环半径为30～40cm，此时偏离导致的位置不确定性为2～3mm。这一微小偏差，以及正电子发射位置与湮灭辐射的发生点之间存在的微小间距（使用^{18}F时此距离为0.5～1mm），使正电子符合的分辨率有一极限值制约。由于正电子符合成像的物理极限，小动物PET的最佳分辨约为1mm，对大视野（field of view，FOV）PET而言，最高分辨率为3～4mm。

（四）随机符合和散射符合

符合线路从理想状况考虑，是180°相对的探测器同时探测一个闪烁事件。但实际情况是，两个探测器分别采集到正电子产生的γ光子对后，它们的输出信号触发符合线路总有一定时间差异，这时间差异称为符合线路的分辨时间。由于符合线路存在分辨时间，在分辨时间内进入两个探测器、发生在不同位置的正电子湮灭事件的γ光子也会被当成符合事件记录下来。这种不是由同一湮灭作用产生的符合称为随机符合。γ光子在飞行过程中还会产生康普顿散射，γ光子与吸收物质的一个电子作用，改变了电子动能的同时还会使γ光子改变飞行方向，这样就有可能与其他飞行的γ光子同时被两个探测器作为一个湮灭事件产生的γ光子对采集，并作为符合计数记录。这种符合称为散射符合（图3-2-3）。

随机符合和散射符合计数都和噪声一样，会降低图像分辨率和对比度，影响图像质量。符合计数率随放射性剂量增加，当剂量增加到一定程度时，随机符合计数率以平方级数增加（图3-2-4）。因此PET扫描不能以一味增加示踪剂活性度的方式来提高图像质量。活度增高到一定程度时，图像质量反而严重下降。

三、CT的工作原理

CT成像虽然远较X射线成像复杂，但其基本原理却与X射线照相相近，只不过接受X射线信息的感光胶片换成了探测器。诊断能量的X射线投射到物体上会产生光电效应和康普顿散射，其结

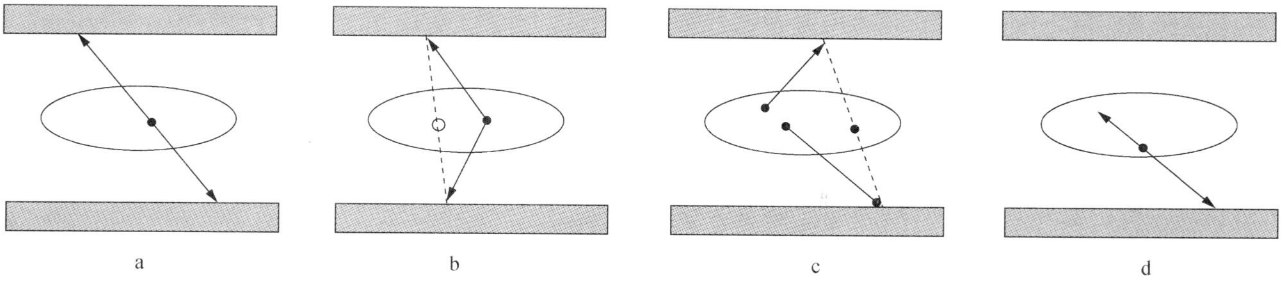

图 3-2-3　发生随机、散射和真符合示意

a. 真符合；b. 散射符合；c. 随机符合；d. 组织衰减

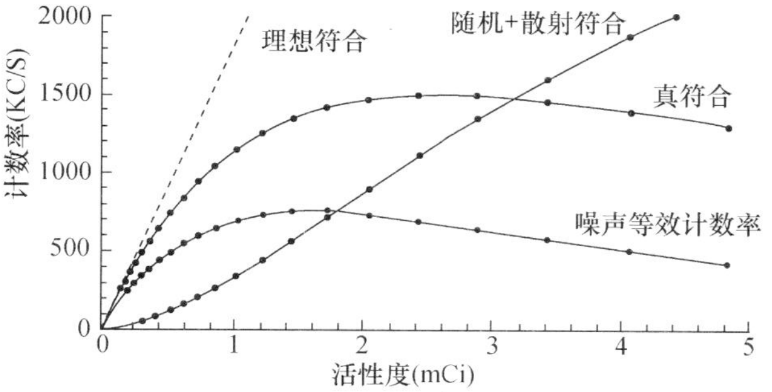

图 3-2-4　散射、随机和真符合计数随放射性活度变化的关系

果造成穿透射线的能量衰减，其衰减系数除与物质本身的性质有关外，还与 X 射线的能量相关。所获得影像为解剖结构成像，图像清晰。近年来对比造影剂增强和动态 CT 功能成像等均有长足发展，可显示血流动力学、分子微观运动和生化代谢变化。同时多层 CT 技术的迅速发展，从 1998 年的 4 层 CT 发展到 2010 年的 256 层。为了满足和适应临床需求，各大厂商仍然在不断增加探测器覆盖面积；扫描速度亦在不断提高，从旋转一圈速度为 0.8s 提高到目前最快的 0.33s；CT 的处理能力的提高大大拓展其临床应用的前景。

具体 CT 工作原理详见第二章的内容。

第三节　PET、PET/CT 主要性能参数

PET/CT 的性能指标分为 PET 和 CT 性能两部分，本节也分两部分进行叙述。

一、PET 的主要性能参数

PET 显像仪有许多评价其性能的参数指标，这些指标绝大多数是描述探测器的性能。在这些指标中比较重要的有 6 项，它们是能量分辨率、空间分辨、时间分辨、噪声等效计数率、灵敏度和最大计数率。

（一）能量分辨率

任何核医学成像设备探测器的能量分辨率（energy resolution）都是一项非常重要的指标，它的好坏直接影响探测器的其他性能。它的物理定义是探测器对射线能量甄别的能力，用某一射线的能量分布曲线的半高宽（full width at half maximum，FWHM）与该曲线峰位的百分比来表示。

$$E_{Res}=(E_{FWHM}/E_{P})\times 100\%$$

其中：E_{Res} 为能量分辨率；E_{FWHM} 为能量分布半高宽；E_P 为能量分布峰位值。

能量分辨率的好坏会影响空间分辨、噪声等效计数率等指标，会降低对散射符合甄别的能力，从而会影响图像质量。

（二）空间分辨

空间分辨（spatial resolution）是临床最关心的指标之一，因为分辨率的好坏直接关系设备对病变检出的能力。空间分辨的物理定义是探测器在 x、y、z 三个方向能分辨最小物体的能力。它是以点源图像在 x、y、z 三个方向的空间分布函数曲线的 FWHM 来表示，单位是 mm。在 x-y 平面（横断面）上，视野中心的空间分辨最好，靠近边缘则逐渐变坏。这是因为光子到达边缘位置时，其中一个光子飞行距离增加，另一个减少，这样的不对称性会造成空间分辨能力降低。受正电子最大飞行距离的限制（数毫米）和光子对存在反向飞行的偏差角，PET 空间分辨存在 2mm 左右的物理极限。达到物理极限前，探测器的空间分辨率取决于晶体尺寸、晶体把 511 keV 光子转化为荧光的转换效率、探测器的结构组态和光电倍增管与晶体的偶合质量。

（三）时间分辨

PET 的时间分辨（time resolution）好坏取决于探测器对 γ 光子对的响应时间的长短，通常这一时间响应是按高斯分布的，时间响应曲线的半高宽（FWHM）就是时间分辨，单位是纳秒（ns）。它的物理意义是：正电子探测器可计数的两对 γ 光子之间最短时间间隔。PET 根据时间分辨来设定符合窗，符合窗过宽会使系统的随机计数增加；符合窗过窄会使真符合计数漏记。一般符合窗选取为 2 倍时间响应曲线的 FWHM。

（四）噪声等效计数率

PET 的符合计数中总是包含真符合计数、散射计数和随机计数，如果把除了真符合计数之外的计数都归为噪声，就可以把噪声等效计数率（noise equivalent count rate，NECR）作为衡量信噪比的标准。它的物理定义是：对于各次符合采集数据，与无散射和随机符合具有相同信噪比时的真符合计数率。也就是说，NECR 值越高，采集到的数据信噪比越高，图像的对比度越好，符合成像质量就越高。测量表明 NECR 随辐射强度的增强而趋于饱和。辐射强度由小到大逐渐增加，开始时真符合计数率的增加高于散射和随机计数率。由于随机计数率的增加是与总计数率的平方成正比，因此随着辐射强度的进一步增加，散射和随机计数率的增加会高于真符合计数率的增加。此时采集数据的信噪比下降，图像质量变坏（图 3-2-4）。因此符合采集与 SPECT 采集不同，并非所用放射性活度越高越好，只有在获得最高 NECR 时的活度才是最佳活度。

（五）系统灵敏度

系统灵敏度（system sensitivity）是衡量探测器在相同条件下获得的计数多少的能力。它的物理定义是：单位时间内、单位辐射剂量条件下获得的符合计数。灵敏度高的 PET 探测器获得一帧相同质量的图像所需的时间较短或所需的示踪剂活性度较小。系统灵敏度对 PET 来说是一个非常重要的性能指标。因为 PET 无法像 SPECT 成像那样，通过增加示踪剂放射性活度的办法弥补系统灵敏度的不足，因此一台系统灵敏度较差的 PET 不仅存在采集时间延长或示踪剂活性度增加的问题，它将直接影响该系统的成像质量。

（六）最大计数率

最大计数率（maximum count rate）物理意义是探测器在单位时间能计量的最大计数值。探测器计量的计数率是随辐射剂量的增加而增大的，由于死时间的影响，到达较高的计数率时，探测器的时间响应限制了计数率的增加，这时就出现漏记现象。随着漏记现象的增加，计数率达到饱和。系统达到饱和后，即使辐射强度继续增加，此时计数率不再增加反而下降。

PET 的性能指标可以根据严格的规定、使用标准的模型进行测试，通过测试可以确切了解设备性能，以及该设备是否处于最佳性能状态，这就是通常所说的设备的质量控制。

二、CT 的主要性能参数

CT 的性能指标非常多，有些指标如机架的孔径、可倾斜角度和可扫描长度可以直观判别，但也有如球管的阳极热容量等看不到，甚至很难测量的指标隐含在核心内部等。主要性能指标包括几何结构指标，如机架、检查床；X 射线指标，如发生器和球管；探测器指标，如探测器单元数量、类型、探测效率、响应速度、余辉、输出信号强度、各探测器单元的均匀性等；图像重建指标和后处理功能等。具体详见第二章第三节。

第四节　PET、PET/CT 质量控制

目前关于 PET/CT 的质量控制的文献不少，但是至今尚未出版一套公认权威的 PET/CT 质量控制标准。有兴趣和有需要的读者可以参考相关文献进行测试和研究。本节按照公认的 PET 和 CT 质量控制标准分别进行介绍。

一、PET 的质量控制

核医学成像设备的性能好坏直接关系到核医学影像诊断的质量，因此核医学成像设备的质量控制一贯备受重视。到底什么是质量控制？它对核医学成像设备而言包含哪些内容？实际上质量控制是质量保证的一部分，它不只对核医学设备很重要，它的重要性涵盖了各行各业的各项工作，只不过在各行业中有各自质量控制的内容。国际标准化组织（ISO）对质量保证的定义是：确信计划和系统行为满足产品或服务提出的质量要求。对核医学来说它体现在临床、药物、设备和防护等诸多方面。1982 年世界卫生组织（WHO）对核医学的质量保

证规定了三方面内容：改进诊断信息的质量、使用最小放射性核素活度取得预期诊断信息和有效地使用可利用的资源。这三方面内容引申到核医学影像设备，它的内容可理解为：仪器的正确使用、设备的质量控制和设备的性能维护。作为质量保证内容的一部分，质量控制的定义是：通过监控、评价和维护，把全部可定义、可测试和可控制的特性都保持在最佳水平（WHO，1982）。核医学影像学的学科交叉性和边缘性，以及放射性核素射线的随机性，使核医学设备，特别是核医学影像设备的质量控制，成为核医学影像学的一个重要的和必不可少的组成部分。PET 的质量控制分为两部分：系统性能的校正和系统参数的测试。

（一）系统性能的校正

PET 必须通过各种校正，达到提高影像质量和消除图像的伪影的目的。同时，为了提供靶器官摄取示踪剂绝对量的功能，在定量计算之前须严格完成必要的数据校正。这些校正包括探头归一化、衰减校正、散射校正、随机符合校正和死时间校正。

1. 探头归一化　探头归一化也称为探测器灵敏度校正。对 PET 数据进行图像重建时，遵循的基本假设是符合投影线灵敏度一致。但因为探测器参数的差异，探测器的实际灵敏度并不一致。符合投影线与探测器表面夹角不同，也会造成灵敏度的差异。这说明探测器的灵敏度与探头几何尺寸、几何形状有关。对这些造成探测灵敏度差异的因素进行校正的过程称为探测器归一化。对每一条符合投影线来说，都应有一个归一化因子。获得全部投影线归一化因子的方法，是对一个符合源进行长时间采集，每条存在的投影线的计数值的倒数与归一化因子成正比。该方法采集时间过长，实际应用受很大限制。更主要的是这种方法把真符合灵敏度和散射符合灵敏度使用相同的归一处理，实际上这两种符合存在不同的校正因子。校正因子随时间的变化会有改变，这样就必须定期进行近 10 个小时的校正采集。如果把校正因子分解成两种影响因素的乘积：探测器效率和几何影响因素的乘积。前者会随时间的变化而变化，但它的变化只受探测器的影响，而探测器与投影线相比数量少得多，校正测量和计算工作量也小得多。后者在几何条件和探头结构确定的情况下，不再随时间改变，经过一次校正采集和计算后就可确定。这种校正模式无论对 2D 或 3D 采集都很有效。目前 3D 校正仍在不断研究改进之中。

2. 放射性核素衰变校正　用于正电子采集的放射性核素都是短半衰期药物。随着采集的进行，注入体内的放射性核素会自然衰变。为了使采集开始和结束所得数据不受衰变影响，必须进行衰变校正。这项校正只要根据衰变公式计算就可以了，衰变校正系数为：

$$I = \exp\ (t \times Ln2/T_{1/2})$$

其中：t 为采集开始后的某一时刻；$T_{1/2}$ 为所用放射性核素的半衰期。

3. 组织衰减校正　γ 光子经过人体组织时会被人体组织吸收，这种吸收称为射线的组织衰减。组织衰减的存在会使采集到的图像失真，为了防止图像的畸变和伪影的发生，需要对衰减进行校正。最简单的衰减校正是假设人体组织密度是均匀的，校正只要通过公式：$I_0/I = \exp\ (\mu, x)$ 计算（其中：I_0 为衰减前的放射性活度；I 为衰减后的放射性活度；μ 为组织衰减系数；x 为射线衰减的距离）。但是人体各组织的密度存在较大的差异，以上校正方法与实际情况有很大差距。为了更准确地对衰减进行校正，采用人体组织密度图谱对射线的衰减作精确校正。这种衰减校正方法可以用 PET/CT 的 X 射线作为穿透源，也可以用放射性核素作为穿透源。由于 X 射线穿透力强，成像精确，而且 PET/CT 本身就具有 CT 成像的优势，因此现在大多数 PET/CT 都采用 X 射线作为衰减校正的穿透源。少部分 PET/CT 依然配备放射性核素穿透源。为了用 CT 影像对 PET 进行衰减校正，每次 CT 扫描后要根据所得 CT 值数据计算生成投影线的衰减校正因子集合，校正因子集合根据 CT 值大小分组归类为高密度（骨骼等）、中密度（软组织等）和低密度（肺组织和空腔等）组合，这种数据组合可以使 PET 的衰减校正既能有足够快的运算速度，又能有足够高的校正精度。而放射性核素穿透源有柱状穿透源环或旋转的棒状穿透源等多种样式，用配备的穿透源照射视野内的被测对象，获得各方向的穿透投影线数据，并计算出视野内各位置的组织衰变系数。这两种穿透源各有其优缺点，环状穿透源采集效率较高、节省时间，但是它不能使用高活性度源，因此统计特性较差；棒形穿透源因为必须经过旋转才能完成采集，因此采集时间较长，但是它随机符合和散射符合均较小，并且可以用高活性度源进行穿透采集，既弥补了时间长的缺点又获得较好的统计特性，目前使用棒形穿透源较为普遍。只要穿透源的活性度足够大，穿透采集的时间可适当缩短。散射带来的采集误差，用“穿透源窗”技术使其减至最小。“穿透源窗”确认经过穿透源的符合投影线才有效，这就有效地抑制了大量非真符合事件。对3D模式，这种方法不是很有效。接近穿透源的探测器，因死时间带来大量计数丢失。加上散射符合大量发生，都影响衰减系数测量的准确性。PET/CT采用X射线扫描进行穿透采集，可以提高3D模式下衰减校正的准确性。

4. 随机符合校正　两个不相关的光子在符合时间内被检测，称为随机符合。PET定量分析时必须把这部分非真符合计数去除。一种去除的方法是，从每条符合投影线的数据中计算出随机符合计数，并把它减去。每条投影线的随机符合率为：

$$R=2tR_1R_2$$

其中：t为符合分辨时间；R_1和R_2分别为投影线所对应探测器的单个计数率。

由于式中t是已知的，R_1和R_2是可测量的，因此随机符合率可以计算获得。单探测器计数率通常都比符合计数率高很多，所以这种方法测得的随机符合率，统计误差较小。

另一种更常用的方法是延迟窗测量法。这种方法的原理很简单，因为真符合事件只在时间窗内完成，而随机符合则随机分布在任何时间段上。只要把单探测器的符合时间延长至符合时间窗之外，在延迟窗内获得的符合计数可认为是随机符合计数。延迟窗与符合时间窗的死时间特性相同，避免了死时间不同带来的测量误差。但是延迟窗内符合计数率较低，存在一定统计误差。

5. 散射校正　2D模式下因为存在环间隔片，屏蔽了绝大部分散射线，此时散射符合率可忽略不计。但3D模式下不存在环间隔片，散射符合灵敏度增高，散射符合计数率变得非常大，必须进行散射校正。

对闪烁探测器而言，γ光子的探测是通过高能光子在闪烁体中能量转换产生可见光实现的。射入闪烁体中的γ光子，通过光电吸收和康普顿散射两种主要方式完成能量转换，产生能量电子。能量电子在闪烁体内行进过程中交出自身能量，对周围电子激发。这些处于激发态的电子回到稳定基态时，释放能量产生可见光。光电吸收和康普顿散射产生不同能量分布的光电子。光电吸收时γ光子的能量完全交给电子，因此光电子能量集中在较高、较窄的能谱段上，呈现一个狭窄的能峰。康普顿散射产生的光电子能量，随散射角的变化而在较低能谱段上形成分布。根据这一原理，只要探测器有很好的能量分辨率，就有可能采用双能窗或多能窗的方式，把散射符合于真符合区分开，除去大部分散射符合计数。双能窗校正法分别设置主能窗和康普顿能窗。这种方法简单实用，但无法区分康普顿符合与真符合交叉部分。采用多能窗校正法，可以获得不同能谱段多点康普顿符合和真符合计数率值。通过拟合可以很好区分两种符合计数的分布函数，从而有效地进行对散射符合的校正。还有其他一些有效的散射校正方法，如蒙特卡罗（monte carlo）校正法、卷积相消校正法、模型计算校正法等。

6. 死时间校正　系统死时间造成了符合计数的丢失，这种丢失随计数率的增高变得非常严重。这些计数的损失显然影响了定量分析的准确性，必须对采集数据进行死时间校正。有效的方法之一是，把不同计数率条件下的死时间计数损失进行模型化测试。通过反复试验测算，获得校正模型的参数。死时间校正不止弥补了死时间造成的计数损失，还能有效地减少因高计数率脉冲堆积带来的定位误差，特别是3D模式下的定位误差。

（二）系统参数测试

1. 质量控制测试模型　PET的质量控制测试需要依靠测试模型和测试源。按照PET性能测试NEMA标准的规定，测试模型为纯聚甲基丙烯酸甲酯（polymethyl methacrylate，PMMA）构成的正圆柱体，外部直径为203mm，壁厚3mm，圆柱长度采用190mm。两端盖板用PMMA材料，可注入溶液和放置内插件。测试模型柱体插件为三个正圆柱体模型，一个为直径50mm的实心体，由比重在2.13～2.19之间的材料（polytrafluoroethylene）组成，另外两个为外部直径50mm的可灌注的空心体，壁厚3mm，它们的长度与圆柱体相同。在测试模型内，这三个直径50mm的插件放置在一起，它们位于距测试模型中心轴60mm的半径处，相互间隔120°，并与测试模型中心轴平行（图3-4-1）。

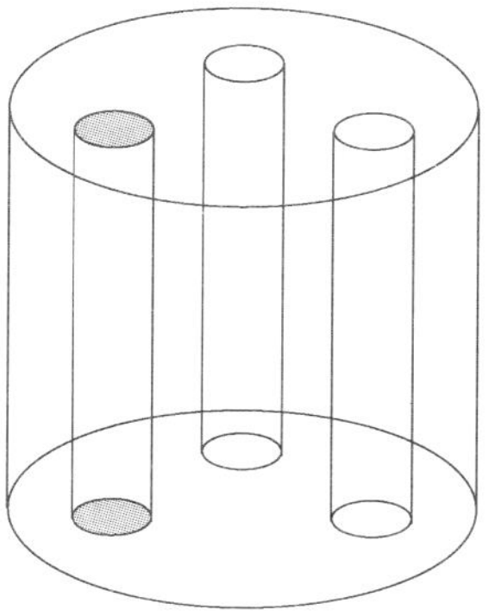

图 3-4-1　PET 质控测试模型

灌注型测试源有点源和线源两种，点源的内径和高度应小于 2mm；线源的内径不大于 1mm，长度为 250mm。当用比活度为 185MBq/ml（5mCi/ml）放射源灌注时，点源的活度约为 925kBq（25μCi），线源的活度约为 37MBq（1mCi）。

2. 定义

（1）x、y、z 坐标的规定：与探测器断层旋转平面平行，并过旋转中心的水平线定为 x 轴；与探测器断层旋转平面平行，并过旋转中心的垂线定为 y 轴；与探测器断层旋转平面垂直的中心轴定为 z 轴。

（2）探测器的 FOV 和有效视野：探测器可对闪烁事件进行计数的区域称为探测器的视野。由 FOV 的矩形四边的 95%构成的探测器区域称为有效视野（uniform field of view，UFOV）。

（3）轴向视野（AFOV）：PET 探头与断层床保持相对静止时，平行 z 轴方向可对闪烁事件进行计数的最大长度，称之轴向视野（axial field of view，AFOV），通常与探测环的厚度相等。

（4）测试的放射源和测试参数：除非特殊需要，所有测试放射源均用 ^{18}F。设备的参数设置（能量窗、符合时间窗、重建滤波函数、像素大小、切面厚度等）应始终保持一致。

3. 空间分辨率　空间分辨率（spatial resolution）是表示 PET 分辨两个经过正电子符合采集和图像重建的空气中 ^{18}F 点源的能力。重建时的滤波函数规定使用 Ramp 滤波函数。除非系统只能进行一种采集方式，否则应分别测量 2D 和 3D 采集的空间分辨率。

（1）测试内容：该测试项目是通过测定一个放射源重建图像的点扩展函数（point spread function，PSF）的 FWHM，来确定设备各方向的空间分辨率。通过横断面（垂直于探头轴的断面）可以测量 x 和 y 方向的空间分辨率，在横断切面的径向和切向（即通常说的 x 和 y 方向）进行测试。探头 FOV 和图像矩阵尺寸决定了像素尺寸，为了精确地测试扩展函数的宽度，它的 FWHM 应该至少跨越 10 个像素。在两个轴向位置测试 PET 的轴向空间分辨率，一个位置是点源置于轴向中心，二是轴向偏离中心 1/4 轴向视野处。对于 3D 成像系统，横断和轴向体积元尺寸应接近 1/10 的 FWHM 的期望值，并作为空间分辨率测试的一个条件。

（2）测试方法：测试点源使用的放射性核素为 ^{18}F，核素的活性度控制在所产生的死时间丢失率或随机符合率均不超过总事件率的 5%。用于测试空间分辨率的点源悬在空气中（减少散射），全部测试点源分别置于 6 个位置，对轴向位置而言有轴向中心和距中心 1/4 轴向视野处两个位置；在横断平面内有 $x=0$、$y=1$cm（0，1），$x=0$、$y=10$cm（0，10），$x=10$、$y=0$cm（10，0）（图 3-4-2）。每个位置得到两个 FWHM，分别为径向和切向。对上述所有源和位置进行采集，每个响应函数至少采集 500k 计数。

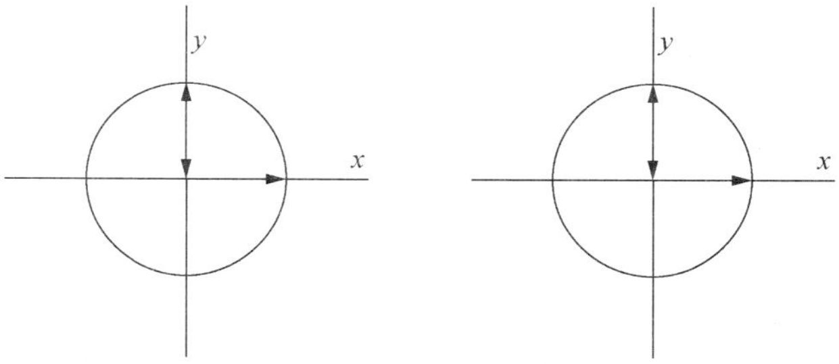

图 3-4-2　点源在测试分辨率时放置的位置

（3）结果分析：数据进行除了衰减校正外所有能实现的校正。断层重建采用 RAMP 滤波函数。在横断图像上，通过计数分布的峰值位置在两个正交方向作剖面图，得到两个一维的响应函数曲线。分别在两个方向的线源响应函数曲线上计算横断空间分辨率（FWHM）。在最靠近点源的冠状切面上，通过计数分布的峰值位置沿轴向作剖面图，得到一个一维的轴向响应函数曲线。在这响应函数曲线上计算轴向空间分辨率（FWHM），其结果用距离（mm）表示，距离可由像素尺寸乘以像素数目得到。还需计算各位置点源的等效宽度 EW（图 3-4-3）。

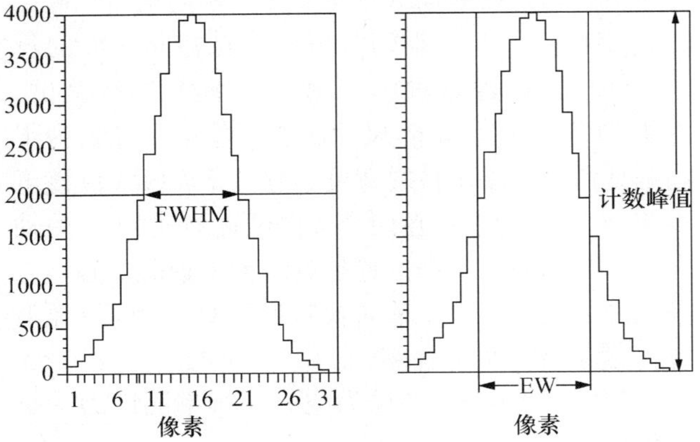

图 3-4-3 计算 FWHM 和 EW 时的线性插值等效宽度

按下式计算：

$$EW=\frac{\sum_{i} C(i)\times PW}{C_m}$$

此处 C(i) 为点源剖面曲线峰值两侧，高度为 1/20 峰值范围内个像素点的计数值；C_m 为剖面曲线的峰值计数；PW 为像素绝对大小。

各项 FWHM 测试值按表 3-4-1 公式求平均，PET 空间分辨率以各项测试值的均值形式表示。

表 3-4-1 PET 空间分辨率报告值的计算公式

报告内容		公　式
径向 1cm		
横断面	在 *z* 轴两个位置取 *x* 和 *y* 向的平均	RES = ($RESx_{x=0,y=1,z=center}$ + $RESy_{x=0,y=1,z=center}$ + $RESx_{x=0,y=1,z=1/4FOV}$ + $RESy_{x=0,y=1,z=1/4FOV}$) /4
轴向	*z* 轴两个位置 *z* 向分辨率	RES= ($RESz_{x=0,\ y=1,z=center}$ +$RESz_{x=0,y=1,z=1/4FOV}$) /2
径向 10cm		
横断面径向	在 *z* 轴两个位置的不同径向点的平均	RES = ($RESx_{x=10,y=0,z=center}$ + $RESy_{x=0,y=10,z=center}$ + $RESx_{x=10,y=0,\ z=1/4FOV}$ + $RESy_{x=0,y=10,z=1/4FOV}$) /4
横断面切向	在 *z* 轴两个位置的不同径向点的平均	RES= ($RESy_{x=10,y=0,z=center}$ + $RESx_{x=0,y=10,z=center}$ + $RESy_{x=10,y=0,z=1/4FOV}$ + $RESx_{x=0,y=10,z=1/4FOV}$) /4
轴向	在 *z* 轴两个位置的不同径向点的平均	RES= ($RESz_{x=10,y=0,z=center}$ + $RESz_{x=0,y=10,z=center}$ + $RESz_{x=10,y=0,z=1/4FOV}$ + $RESz_{x=0,y=10,z=1/4FOV}$) /4

4. 散射分数，计数丢失，随机计数测试　正电子湮灭发射的 γ 射线与周围物质相互作用时会产生散射线，散射导致错误的符合事件定位。散射符合会使采集的信噪比下降，使图像质量变坏。不同 PET 在设计和结构配置等方面各有特点，它们对散射符合有不同的敏感度。而计数丢失（count losses）和随机符合率则表示 PET 采集高放射性活度的能力和采集符合计数的精度及良好的重复性。

（1）测试内容：由于散射符合会随辐射剂量的增加而增多，因此用设备对于散射符合的相对系统灵敏度来表示，它就是散射分数（scatter fraction，SF）。如果系统有 2D 和 3D 采集方式，应该分别进行随机计数测试（randoms measurement）。此外，还需测量系统受死时间影响的大小和对不同水平的放射源活性进行采集时随机符合发生的多少。

（2）测试方法：测试通过单线源成像进行，线源放置在直径为 203mm，高度为 700mm 左右（以能包容线源长度为准）的实心有机玻璃圆柱体模型内（为了携带方便，圆柱体可分成若干段，段与段之间应可紧密衔接），圆柱体模型在距中心 45mm、平行于长轴处开有可放进外径为 4.8mm（内径为 3.2mm）、长度为 800mm 线源的柱形孔。假设无散射的事件落在线源正弦图图像中心的 40mm 宽度内（选择这一宽度的理由是在这个确切的区域宽度内散射值是相对不敏感的，以及线源图像中很少有非散射事件会落入距中心 ±20mm 以外）（图 3-4-4）。

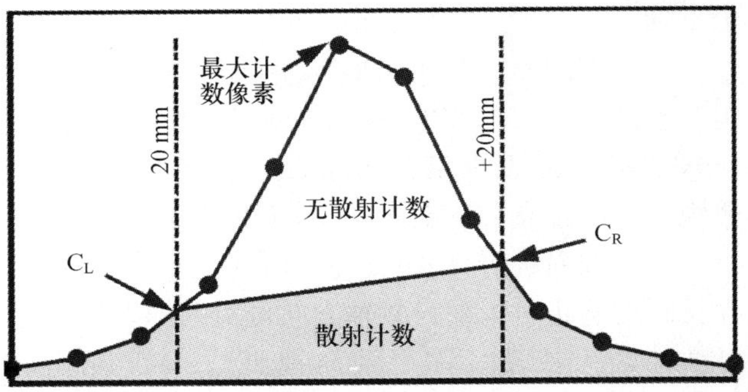

图 3-4-4 线源散射模型正弦图计数投影示意

从线源散射模型正弦图的投影曲线和以曲线峰值为中心的 40mm 宽带的两交点的连线，用以估计散射符合在该宽带内的计数，该线段下的区域加上宽带两侧曲线下的分布等于散射符合和随机符合的估计计数。

测试使用的放射性核素是 ^{18}F，核素的活度选取应足够大，确保其产生死时间丢失率能达到 50%，并能达到真计数率和噪声等效计数率峰值。初始活性度必须仔细测量，记录测量的准确时间，根据线源的体积算出线源的初始浓度。在模型内插入线源插件，线源平行于柱体模型的轴线。模型置于探头的轴向中心，使线源 *z* 轴平行，旋转模型使线源最接近放置模型的床面。反复对模型采集，两次采集间隔不要大于 1/2 半衰期时间，每次采集的时间总长不要超过 1/4 半衰期时间，直到放射源衰变到计数丢失小于 1%总计数，同时随机符合小于 1%真符合计数。不做散射，随机，死时间和衰减校正。

（3）结果分析

1）散射分数：当最后采集时要求计数率丢失和随机符合率均小于 1%真符合计数率，因此可以用来确定散射分数 SF。若最后一次采集是第 J_f 次采集，假设采集的散射符合和随机符合计数为 $C_{r+s,Jf}$，则此时随机符合计数可忽略。设 $C_{TOT,Jf}$ 为最后一次采集的总计数，此时同样可忽略随机符合计数，则此时计数只包括真符合和散射符合计数（参照图 3-4-4）。按下面公式计算散射分数 SF：

$$SF=\frac{C_{r+s,Jf}}{C_{TOT,Jf}}$$

若重建后有多个断层面，对全部断层面的 SF 求均值。

2）各次采集总计数率：为了描记对应不同剂量条件下采集计数率的变化，要测算各次采集的总计数率。对第 i 层面，设第 J 次采集的总计数率为：

$R_{TOT,ij}$，总采集时间为 $T_{acq,j}$，总采集计数为 $C_{TOT,ij}$，则：

$$R_{TOT,ij}=\frac{C_{TOT,ij}}{T_{acq,J}}$$

若重建后有多个断层面，对全部断层面的 $R_{TOT,ij}$ 求和。

3）真符合计数率：真符合计数率越大，有用信息量就越大。设第 i 断层面第 j 次采集的真符合计数率为 $R_{t,ij}$，则：

$$R_{t,ij}=\frac{(C_{TOT,ij}-C_{r+s,ij})}{T_{acq,J}}$$

若重建后有多个断层面，对全部断层面的 $R_{t,J}$ 求和。

4）随机符合计数率：设第 i 断层面的第 j 次采集的随机符合计数率为 $R_{r,ij}$，则：

$$R_{r,ij}=R_{TOT,ij}-\left[\frac{R_{t,ij}}{1-SFi}\right]$$

若重建后有多个断层面，选用各断层面的 SFi 进行计算，对全部断层面的 $R_{r,ij}$ 求和。

5）散射符合计数率：设第 i 断层面的第 J 次采集的散射符合计数率为 $R_{s,ij}$，则：

$$R_{s,ij}=\left[\frac{SFi}{1-SFi}\right]R_{t,ij}$$

若重建后有多个断层面，选用各断层面的 SFi 进行计算，对全部断层面的 $R_{s,ij}$ 求和。

6）噪声等效计数率：设第 i 断层面的第 J 次采集的噪声等效计数率为：

$R_{NEC,ij}$，则：

$$R_{NEC,ij}=\frac{R_{t,ij}^2}{R_{TOT,ij}}$$

这个计算公式只适用于未经直接将随机符合计数减除的系统，若测试的系统已经将随机符合计数先行减去，可以采用以下公式计算：

$$R_{NEC,ij}=\frac{R_{t,ij}^2}{R_{TOT,ij}+R_{r,ij}}$$

若重建后有多个断层面，对全部断层面的 $R_{NEC,ij}$ 求和。

通过计算可以对以下五个参数作出对应放射性浓度的相关曲线，它们是：系统真符合计数率 $R_{t,J}$，系统随机符合计数率 $R_{r,J}$，系统散射计数率 $R_{s,J}$，系统等噪声计数率 $R_{NEC,J}$，系统总符合计数率 $R_{TOT,J}$。从上述曲线还可以获得以下参数：真符合计数率峰值 $R_{t,peak}$，等噪声计数率峰值 $R_{NEC,peak}$，达到真符合计数率峰值时的放射性浓度 $a_{t,peak}$，以及达到等噪声计数率峰值时的放射性浓度 $a_{NEC,peak}$。把总符合计数率-放射性浓度曲线在低放射性浓度的线性部分作线性外推，可画出线性的理想响应线。将理想直线与实测曲线比较，可以获得 50%死时间计数丢失所对应的放射性浓度 $a_{50\%dead}$。

5. 灵敏度　PET 的灵敏度（sensitivity）是一项非常重要的性能指标，它是表示设备使用的放射源活性度所产生的计数率丢失处在可以忽略的水平时，设备对符合事件的探测率。2001 版美国电气制造者协会（national electronical manufacturers association，NEAM）标准与 1994 版 NEMA 标准对灵敏度测试的修改较大，它们在模型、测试方法和单位等方面都不相同。由于两种版本所得的测试结果无法互换，所以在本节中把两个版本的测试方法都列出，读者可根据自己的条件选择，有条件的话当然首选新版本的方法。

（1）2001 版 NEMA 标准的灵敏度测试

1）测试内容：正电子符合探测的灵敏度是以每 MBq 每秒计数（或每微居里每秒计数）表示。正电子发生湮灭作用并产生 γ 光子对，必须在其周围存在足够量的作用物质。这些作用物质的存在必然会造成对射线的衰减，衰减的存在就会带来灵敏度测量误差。为了排除测试源周围物质对射线衰减的影响，2001 版 NEMA 标准采用已知吸收系数的物质包围一均匀测试源的方法，以便对测得的灵敏度进行衰减补偿。

2）测试方法：测试源为^{18}F，以已知活度的均匀^{18}F 溶液灌入塑料线源管内。测试源活性度应以产生的死时间计数丢失和随机符合计数均可忽略不计为限。测试源的活性度必须用经过校正的活度计准确测量，记录测试时间 T_{cal}，以备进行衰变校正用。线源顺次套 5 层已知厚度的铝管，分别进行采集（图 3-4-5）。线源长度为 700mm。测试源置于断层旋转中心与旋转轴重合，采集总计数大于 500k。认真记录采集开始时间和采集所用的总时间。要求线源的支持部件均在探头有效视野之外。若系统可进行 2D 和 3D 采集，此项测试应分别对这两种采集进行。

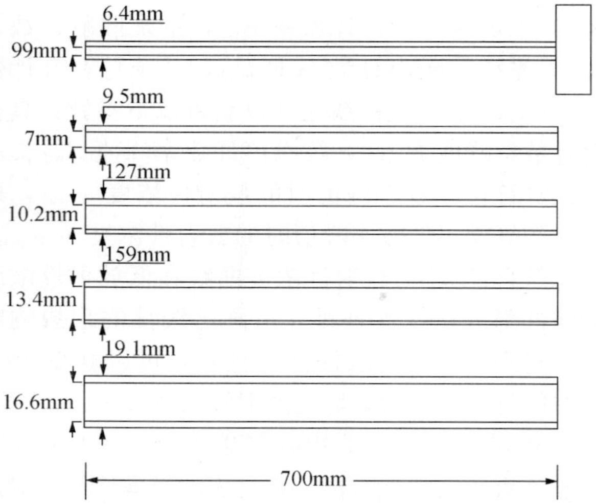

图 3-4-5　灵敏度测试的线源铝套管示意

3）结果分析：设线源套上第 J 个铝管进行第 J 次采集，则：

$$R_{CORR,J} = R_J \times 2^{(T_J - T_{cal})/T_{1/2}}$$

公式中 R_J 为第 J 次测试的计数率，T_J 为第 J 次测试中间时刻，T_{cal} 为测试线源活度的时刻，$R_{CORR,J}$ 为进行^{18}F 衰变校正后的第 J 次测试计数率。

把 5 次测试的校正结果用下式进行拟合，可获得去除线源外物质衰减的计数率 $R_{CORR,0}$：

$$R_{CORR,J} = R_{CORR,0} \times \exp(-\mu_{Al} \cdot 2 \cdot X_J)$$

式中 $R_{CORR,0}$ 和 μ_{Al} 为未知参数，X_J 为第 J 次测试时铝套管累计厚度，通过拟合可求得 $R_{CORR,0}$。

系统灵敏度 S_{TOT} 可由下式算出：

$$S_{TOT} = \frac{R_{CORR,0}}{A_{cal}}$$

式中 A_{cal} 为活度计测得的线源活度。

对采集数据按 1cm 厚度重建线源横断面。求出各横断面的灵敏度，以轴向距离为 x 轴，以灵敏度为 y 轴，作轴向灵敏度剖面曲线。轴向灵敏度剖面曲线将显示符合探测灵敏度沿探头长轴的变化，这种变化在 3D 采集中更为明显。

（2）1994 版 NEMA 标准的灵敏度测试：

1）测试内容：灵敏度是测试系统在探头中心位置，对已知放射性浓度的柱体模型采集的真符合计数率大小。测试需作散射分数校正。此项测试依赖活度计的测量精度，测试前应确认活度计已经过精度校正。

2）测试方法：用直径为 203mm，高为 190mm 的正圆柱模型，灌满蒸馏水后注入经过活度计准确测量的^{18}F，记录测量的准确时间。使用^{18}F 的活度量控制在发生的死时间丢失率或随机符合率均低于总计数率的 2%，此时两者均可忽略不计。仔细将模型内放射性核素混匀，并将气泡驱除。把模型置于探测器旋转轴和横断面中心位置，采集总计数大于 3M。

3）结果分析：测试数据收集为正弦图，不进行衰减和散射校正，不作图像重建。对模型的放射性活度进行衰变校正，确定数据采集时间段内的平均活度 $\bar{A}$。用采集起始时间 T_0 的起始活度 A_0、核素半衰期 $T_{1/2}$ 和采集时长 T，按下式计算一次采集期间的平均活度：

$$\bar{A} = (A_0/\ln 2)(T_{1/2}/T)[1 - \exp(-T/T_{1/2})\ln 2]$$

A_0 需由注入模型的准确活性度、注入前测量时间至采集开始时间之间的时间间隔，进行衰减校正获得。在每一切面 120mm 半径内，通过对正弦图内所有像素值求和，得到切面的总计数 C_i。用下式得到无散射事件的切面灵敏度 S_i：

$$S_i = (C_i/T)[(1-SF_i)/\bar{A}]$$

轴向 FOV 内断层所有切面的 S_i 之总和为总体系统灵敏度 S。灵敏度的单位是：cps/Bq/ml 或按习惯采用 kcps/μCi/ml。

6. 均匀性　在 2001 版 NEMA 标准中删去了均匀性（uniformity）测试项目，把均匀性对系统的影响归到影像质量测试部分。主要是因为影响断层均匀性的因素除了探测器的均匀性响应外，还有其他一些影响因素，致使测试准确性和重复性不够理想。但是就 HPET 而言，大部分设备没有死时间校正，也就谈不上计数率丢失校正精度。其他几项精度测试对 HPET 来说测试也较复杂，本节未把它们列入，有兴趣的读者可参阅 2001 版 NEMA 标准。下面把 1994 版 NEMA 标准中有关均匀性测试的内容列出，供参考。

系统均匀性是描述在 FOV 内，测量不依赖于位置的能力。PET 视野 FOV 内，对均匀分布核素的均匀性响应偏差形成伪影，它限制定量分析放射性物质分布的能力。这些偏差的测试指出非均匀性的程度，测试值越小表示均匀性较好。

（1）测试内容：该项测试内容是对均匀柱体模型源成像后，在一定的成像平面和体积中探测到的像素测量计数的平均偏差，以及最大偏差。

（2）测试方法：均匀性响应的测试采用一个内装有均匀分布核素、伸延在断层轴向视野和限定直径的正圆柱模型。放射性核素使用 ^{18}F，核素活度大小以采集开始时产生的死时间丢失率或随机符合率不超过总计数率的 20%。在模型内注满水，加入经测定活度的放射性核素，排出空气，尽量摇匀。模型长轴平行断层旋转轴放置，模型长轴尽量与旋转中心轴重合。采集参数的设定应保证总计数大于 60M。

（3）结果分析：测试分析前必须进行衰减校正。两种衰减校正方法可以采用：一种是通过一个或多个外部源的穿透测量模型的衰减系数，进行穿透衰减校正；另一种通过圆柱体数学描述，由已知介质衰减率导出衰减校正的估计，完成平均值衰减校正。计算的平均值衰减校正法不受外部非均匀性的影响，因此在本项测试中选用此方法以获得更高的固有均匀性测试精度。图像重建采用 RAMP 滤波函数，并使用设备提供的全部校正手段。

在模型切面图像中心做直径 175mm 的圆，圆内用正交直线划分为边长大约 10mm 的方形区域，区域互不覆盖。在每个方形区域中，边长小于或等于 10mm，区域内的像素数目应为整数。仅测试完整的方形区域，忽略围绕边缘的不完整方形区域。

对每个断层切面，通过 10mm 见方感兴趣区可以计算切面均匀性。

切面内均匀性计算：

最大和最小百分比非均匀性 NU：

$$+100[\text{Max}(C_k)-\text{Ave}(C_k)/\text{Ave}(C_k)]\%$$
$$-100[\text{Ave}(C_k)-\text{Min}(C_k)/\text{Ave}(C_k)]\%$$

对于方形区域 k：

$\text{Max}(C_k)$ = 最大计数，$\text{Ave}(C_k)$ = 平均计数，$\text{Min}(C_k)$ = 最小计数。

在切面上计算标准偏差 SD 和变异系数 CV：

$$SD_i=\{1/(k-1)\Sigma[C_k-\text{Ave}(C_k)]^2\}^{1/2}$$
$$CV=[100SD/\text{Ave}(C_k)]\%$$

此处 k 是切面中方形区域的排序号。

如果有可能，可以计算体积均匀性和系统均匀性。但是这些参数的测试和计算依赖于设备提供的质控软件，读者可根据具体条件进行测试。

二、CT 的质量控制

目前，CT 扫描已经成为常规临床检查方法。CT 检查诊断得准确率与优质的 CT 影像所显示和提供的病灶信息由密切关系，因此，CT 的质量控制就显得十分重要。

CT 的质量控制包括设备的质量控制与影像的质量控制两个方面。①CT 机性能的掌握和稳定性质控检测，如每周进行 CT 值和 CT 值均匀性校正、每月检测噪声、季度监测空间分辨率和密度分辨率、每月检测床移动精度；②扫描技术参数的选择，如扫描层厚、总辐射能量、X 射线能量对噪声的影响、窗口技术的选择、照相机曝光参数及胶片与显影药的良好匹配和暗室工作管理等。具体详见第二章第四节。

第五节　PET、PET/CT 发展趋势

现今 PET/CT 设备的进展不断地改变着 PET/

CT的临床应用，这样的进展将随着高速电子元器件、日益提高的计算机运算能力、更新更好的闪烁晶体和全新的系统设计而持续下去。

一、PET探测器的进展

影响PET和PET/CT性能的最关键的部件是探测器。PET探测器的结构变化经历了几十年的探索与改进，从单环到多环、从六边形到圆形，每一种结构的改进都是为了满足不同要求，提高各项性能指标（如：空间分辨率、灵敏度等）。发展到今天，用于临床的PET多采用多晶体组合结构。这种结构的优点是，可以用较少的探测器得到较多的环数、较大的轴向视野和较高的空间分辨率。

除了环结构改进和多元化外，对理想新晶体的探索和开发一直是PET研究的热门课题。早期PET探测器选用NaI（Tl）晶体较多，它的能量分辨率较高，价格便宜。随后的研究发现，BGO晶体密度大，探测效率高、稳定性好，逐渐得到广泛使用。近几年LSO、GSO和LYSO等新的晶体材料获得广泛研究，由于它们的某些物理参数优于BGO晶体而被采用，现在已进入商品化应用。近来由于采用大块切割晶体和整体探测计算定位等新技术，NaI（Tl）晶体又得以使用。医学物理学家孜孜不倦地寻找着能显著提高PET性能的晶体，可是至今尚未获得一种十全十美的晶体材料，例如：氟化钡（BaF_2）晶体的衰减常数极小(0.8ns)，但是它的发光波长却在紫外光段(200nm)；氟化铯（CsF）晶体的衰减常数也较理想（4ns)，但是它的发光强度偏弱。其他类似情况还很多，不同的晶体有各自不同的优点和缺点。为此物理学家研制了复合晶体，使单种晶体的各自优点在复合后都能较好地发挥，取得理想的效果。如：LSO和NaI（Tl）复合后用于511keV正电子符合成像和140keV单光子发射成像；LSO和YSO复合后用于正电子成像。由于复合晶体的成本较高，目前尚在试验应用阶段，尚未商品化。

现阶段物理学家开发很多新型探测器，由于PET存在空间分辨率物理极限的问题，因此现行探测器的研究都在致力于如何提高系统探测灵敏度。半导体碲化锌镉（CZT）探测器就是十分有前途的一种。半导体探测器显著提高系统能量分辨率（一般6%左右)，具有光电倍增管探测器无可比拟的高灵敏度，并且保持了高分辨率。它在同样放射性强度的情况下，可获得比一般探测器高数倍的计数率，因此保证了采集图像的质量。尽管半导体探测器的稳定性和价格等问题使它还未能取代现役的传统探测器，但它的出现实实在在地打破了晶体、光电倍增管探测器的垄断。现在处于研究阶段的新型探测器还有：时间投射电离室（time projection chamber，TPC）和液体氙（liquid xenon，LXe）探测器。它们具有很高的空间分辨率和时间分辨率，并且发光效率比NaI（Tl）晶体高一倍。这类探测器全新的定位模式做到了保持高分辨率的同时仍然具有很高的灵敏度。随着众多科学家不懈的努力，有望在不久的将来高性能的正电子探测器很快能投入临床使用。

二、CT的发展趋势

在MRI取得技术上的突破，应用于临床后，由于其影像良好的软组织对比与无电离辐射的优点，有论点认为MRI将会取代CT成为主要的断层影像检查方法。但在螺旋扫描成功应用于CT后，随着计算机技术的飞快发展，CT的技术也取得了长足的进步。目前已达到小于0.5s或更小0.33s的扫描速度，20mm的锥形X射线束的覆盖宽度，每秒10帧以上的影像重建速度，以及各向同性的影像空间分辨率。在软件方面，也实现了预设程序，一键式完成，操作界面更加友好，影像处理更加方便快捷。

未来CT在硬件方面的发展，可能包括两个方向：更宽的覆盖范围与更高的影像质量。锥形X射线束覆盖范围将更宽，达40mm，甚至80mm，实现一周扫描覆盖一个器官，以满足全器官灌注扫描的需要。也有可能实现平板探测器CT扫描，旋转一周采集全部所需数据。在影像的质量上，通过进一步提高探测器的效率，降低设备的噪声产生，提高影像的信噪比，并降低病人检查时接受的X射线剂量。由于多排螺旋扫描的速度快，检查床的运动速度可达（4～6)cm/s，使病人感到不适。已有设计提出固定检查床，移动扫描框架的方案。

软件的发展，更多依赖于计算机的发展。发展方向可能包括更快、更自动化处理海量的原始影像与CT功能影像两个方面。未来的CT可能实现更薄层厚的全范围扫描，如胸、腹部全0.5mm层厚扫描，原始横断影像的量巨大，更好，更智能化地处理这些影像成为其应用于临床日常工作的关键。在实现了全器官覆盖扫描后，便有条件实现心脏，脑、甚至肺等器官的功能影像研究，由于 CT 的高空间分辨率，其功能影像可与 MRI 功能影像相辅相成，使影像医学为临床解决更多的问题。

三、图像重建

PET 图像重建方法分为通过三维脏器组织投影间接确定放射性核素分布的间接图像重建方法和直接确定放射性核素分布位置的飞行时间（time of flight，TOF）图像重建方法两种。前者又分成滤波反投影和代数图像重建方法，目前使用的均为代数图像重建方法（迭代法）。

1. 间接图像重建　间接图像重建方法的基础是脏器或组织的投影。通过脏器或组织结构的投影进行反投影就能够重建原始脏器或组织结构的图像。但是由于反投影技术中存在星状伪影，所以在反投影技术中加入滤波技术，即滤波反投影技术。滤波反投影技术具有重建速度快、重建图像质量基本能够被临床接受。滤波反投影技术适用于以高信噪比信息为基础的图像重建，但是该方法固有的不足是存在星状伪影。目前常规的 SPECT 图像基本采用的是滤波反投影技术。但是对于 PET 图像，一般更多采用迭代图像重建法。迭代图像重建法与滤波反投影法相比，前者消除了星状伪影、提高了图像信噪比，为此迭代图像重建方法成为计数率较低的 PET 及符合线路图像重建的基本方法。迭代图像重建还可以用于低能、高能衰减校正，以消除因组织衰减造成的伪影，提高图像质量。

2. 飞行时间图像重建　飞行时间图像重建方法和间接图像重建方法相比，它能够直接确定放射性核素（示踪剂）在脏器、组织中的分布，所以明显提高采集灵敏度和图像分辨率。PET 的 TOF 技术和 MR 血管成像系统中的 TOF 技术有着根本的不同。在 MR 血管成像系统中的 TOF 技术并不存在符合窗的问题，但是对于以 TOF 技术为基础的 PET 系统，必须在一定的符合时间窗内确定放射性核素分布的位置和强度。而传统的 PET 仅仅是在符合时间窗内确定真符合是否发生以便获得脏器或组织结构的投影，所以 TOF－PET 和传统 PET 也具有本质的区别。由于 TOF 方法是在符合时间窗内直接确定湮灭符合发生的位置，所以 TOF 方法要求特殊的符合探测系统。因为 TOF 符合探测系统的时间分辨率直接影响系统重建图像的分辨率，所以这种重建技术需要全新的软硬件支持。要使 PET 达到通常临床扫描的分辨水平，其时间分辨必须缩短到 100ps 以内。非常遗憾的是虽然目前的 PET 技术已经在时间分辨上有了明显的改进，但是现阶段临床使用的 PET 系统仍只是 PET 技术发展的一个阶段，即使由晶体和二极管结合的实验型探测器构成的 PET，最小的时间分辨只能接近 500ps。有理由相信 TOF 图像重建方法是 PET 图像重建技术的发展方向，从根本上提高 PET 系统的分辨率和灵敏度，获取高质量 PET 图像。近年来飞利浦公司生产带有 TOF 技术的 PET/CT 已在全球运行，我国已安装并运行 2 台。

四、配备容积 CT 的 PET/CT

PET/CT 配置的 CT 是从定位 CT 开始，因为它是为符合线路 SPECT 配置的所以开始时称为复合型 SPECT（hybrid SPECT，hSPECT）。定位 CT 的成像质量一般，扫描速度也很慢，整体性能根本无法和诊断型 CT 相比。但是它是第一台与正电子符合影像设备结合，从而完成正电子影像与 CT 同机融合的设备。尽管定位 CT 的分辨率远不如人意，但它比核医学影像还是强很多，通过融合影像给临床诊断带来很大帮助。这一实验性的开创坚定了医学物理学家的信心，开始了真正诊断型 CT 用于 PET/CT 的研发工作。从 2000 年开始，2 排螺旋 CT 用于 PET/CT，从此揭开了核医学分子影像的新序幕。PET/CT 得到临床医生的认可，加快了它更新的步伐。不但 PET 的性能不断提高，CT 的配置也日新月异。从 2 排螺旋 CT 到 4 排、8 排、16 排和 64 排，配置在 PET/CT 上的 CT 性能越来越高。高配置带来了更高的融合精度、衰减校正精度和更短的扫描时间。时间分辨率的提高保证了心血管影像和各种高精度动态影像工作的开展。现在有厂商研制了容积 CT 在 PET/CT 上的应用，这无疑把 PET/CT 的性能又大大提高了一步。正如在 MicroPET/CT 章节中介绍的，容积 CT 和多排螺旋 CT 相比扫描范围大、图像分辨率高，特别是图像分辨率达到了真正的各向等同性（表 3-1-4），因此它能够快速完成脏器动态断层，对心脏功能研究有其不可替代的作用。它的快速扫描和真正 3D 容积采集，进一步缩短了 PET/CT 成像时间；同时因为衰减校正精度的提高，使整体成像精度获得进一步提高。容积型 PET/CT 在美国、欧洲和我国已正式用于临床。

（吴文凯）

参考文献

[1] 唐孝威. 脑功能显像. 合肥：中国科学技术大学出版社，1999.

[2] 田嘉禾. 正电子发射体层显像（PET）图谱. 北京：中国协和医科大学出版社，2002.

[3] Brooks RA, Sank VJ, Friauf WS, et al. Design considerations for positron emission tomography. IEEE Trans Biomed Eng, 1981, 28 (2): 158-177.

[4] Valk PE, Bailey DL, Townsend DW, et al. Positron emission tomography: basic science and clinical practice. 1st ed. New York: Springer Verlag Inc, 2003.

[5] Budinger TF, Derenzo SE, Huesman RH. Instrumentation for positron emission tomography. Ann Neurol, 1984, 15 (Suppl): 35-43.

[6] Fahey FH. Positron emission tomography instrumentation. Radiol Clin North Am, 2001, 39: 919-929.

[7] Jones T. Positron emission tomography. Clin Phys Physiol Meas. , 1990, 11 (Suppl): 27-36.

[8] Zaidi H. Comparative evaluation of photon cross section libraries for materials of interest in PET Monte Carlo simulations. IEEE Trans Nucl Sci, 2000, 47: 2722-2735.

[9] Ott RJ, Bateman JE, Batty V, et al. 3D positron emission tomography: preliminary results. Br J Radiol, 1986, 59: 419-22.

[10] Colsher JG. Fully three-dimensional positron emission tomography. Phys Med Biol, 1980, 25: 103-115.

[11] 郁伟中. 正电子物理及其应用. 北京：科学出版社，2003.

[12] Campagnolo RE. Physical characteristics of a system of positron emission tomography using the time of flight technic. Ann Radiol, 1984, 27: 717-719.

[13] Links JM, Wagner HN Jr. Specification of performance of positron emission tomography scanners. J Nucl Med, 1982, 23 : 82.

[14] WHO. Quality assurance in nuclear medicine. Geneva: World Health Organization, 1982.

[15] Busemann Sokole E. Quality assurance in nuclear medicine imaging hardware and software aspects. Amsterdam: University of Amsterdam, 1992.

[16] Herscovitch P, Gado M, Mintun MA, et al. The necessity for correcting for cerebral atrophy in global positron emission tomography measurements. Monogr Neural Sci, 1984, 11: 93-97.

[17] Laymon CM, Turkington TG. Calculation of attenuation factors from combined singles and coincidence emission projections. IEEE Trans Med Imaging, 1999, 18: 1194-1200.

[18] Grootoonk S, Spinks TJ, Sashin D, et al. Correction for scatter in 3D brain PET using a dual energy window method. Phys Med Biol, 1996, 41: 2757-2774.

[19] Endo M, Iinuma TA. Software correction of scatter coincidence in positron CT. Eur J Nucl Med, 1984, 9: 391-396.

[20] Yamamoto S, Amano M, Miura S, et al. Deadtime correction method using random coincidence for PET. J Nucl Med, 1986, 27: 1925-1928.

[21] Performance measurements of positron emission tomographs. NEMA Standards Publication No. NU 2-1994. Washington, DC: Electrical Manufacturers Association, 1994.

[22] Performance measurements of positron emission tomographs. NEMA Standards Publication No. NU 2-2001. Washington, DC: Electrical Manufacturers Association, 2001.

[23] C. L. Melcher, J. S. Schweitzer. Cerium-doped lutetium orthosilicate: a fast, efficient new scintillator. IEEE Trans Nucl Sci, 1992, 39: 502-505.

[24] T. Nagayoshi1, T. Tanimori1, H. Kubo1, et al. Development of gamma-ray imaging detector based on Micro-TPC. KEK Proceedings, 2001, 22: 100-107.

[25] R. Orito, H. Kubo, K. Miuchi, et al. A novel design of the MeV gamma-ray imaging detector with Micro-TPC. Proceedings of the Ninth EGS4 Users' Meeting in Japan, 2001, 22: 217-220.

[26] T. Dokea, T. Haruyamab, T. Ishidac, et al. Development of a liquid xenon scintillation detector for a new experiment to search for μ-eγ decays. Nuclear instruments and methods in physics research A, 2003, 505: 199-202.

[27] H. Zaidi, A. Herrmann Scheurer, C. Morel, et al. An object-oriented Monte Carlo simulator for 3D cylindrical positron tomographs. Computer methods and programs in biomedicine, 1999, 58: 133-145.

[28] Taiga Yamaya, et al. High-Resolution Image Reconstruction Method For Time-Of-Flight Positron Emission Tomography. Phys Med Biol, 2000, 45: 3125-3134.

[29] 田捷，包尚联，周明全. 医学影像处理与分析. 北京：电子工业出版社，2003.

第 4 章

正电子放射性药物

正电子放射性药物（positron radiopharmaceutical）是指含有正电子放射性核素的放射性药物（radiopharmaceutical）。医用正电子放射性核素包括回旋加速器（cyclotron）生产的放射性核素（radionuclide）（如：碳［^{11}C］、氮［^{13}N］、氧［^{15}O］、氟［^{18}F］等）和发生器（generator）获得的放射性核素（如：铷［^{82}Rb］、镓［^{68}Ga］、铜［^{62}Cu］等）。与单光子显像所用的放射性核素（如：锝［^{99m}Tc］、铟［^{111}In］等）相比较，加速器生产的正电子放射性核素具有以下特点：①^{11}C、^{13}N、^{15}O为组成生命的最基本元素的放射性核素，^{18}F引入化合物（氟取代羟基或氢原子）后基本不改变化合物的生物学性能，用这些核素标记化合物，基本不会改变标记底物的生物学性质。因此，正电子显像不仅应用于疾病诊断，而且在人体生化、生理和病理研究中也具有重要作用；②半衰期短，患者所受的辐射剂量小，使用安全；可使用较高的放射性活度，提高影像质量和测量结果的准确性；可在较短时间内重复给药，以研究不同生理、病理状态下示踪剂的分布；放射性污物处理简单。但是，半衰期短也存在不足之处，如正电子放射性核素^{11}C、^{13}N、^{15}O只能在生产现场就地使用；要求正电子放射性药物快速的标记与分离技术，实现自动化生产。

目前，许多回旋加速器生产的正电子放射性药物都有了自动化合成模块，通过自动化合成模块，可以得到供临床应用的正电子放射性药物。

第一节　医用回旋加速器结构及工作原理

1929 年 Lawrence 提出回旋加速器的理论，并于 1930 年建成了世界上第一台回旋加速器（图 4-1-1）。其基本原理是：由离子源产生的质子、氘离子或负离子，在磁场作用下，在称为 Dee 的金属半圆形电极盒（简称 D 型盒，通常为两个或四个）中沿近似于螺旋的轨道运动（图 4-1-2），在高频振荡的交变电场的作用下离子被加速而获得很高动能，被加速后的具有高动能的正离子或负离子剥去电子后形成的正离子轰击靶材料，发生核反应，生成所需的正电子核素。

回旋加速器有两种主要类型：加速正离子的回旋加速器与加速负离子的回旋加速器。加速负离子的回旋加速器具有束流提取系统结构简单、可同时轰击多个靶，同时生产多种放射性核素等优点。因此，目前医用回旋加速器主要为加速负离子的回旋加速器（如 CTI、GE 公司配备的加速器）。本节主要介绍加速负离子的回旋加速器。

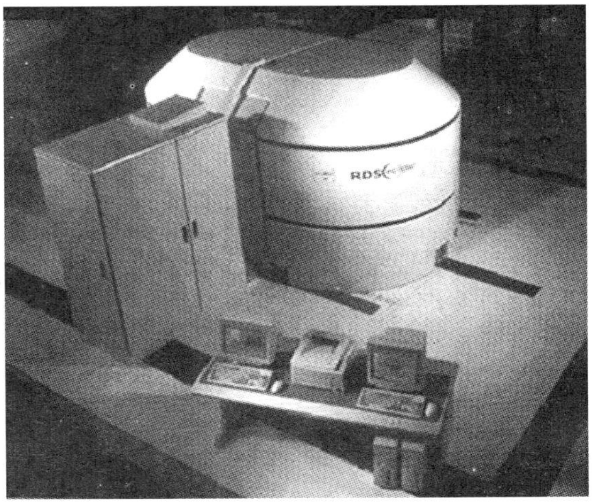

图 4-1-1　RDS Eclipse 回旋加速器

回旋加速器主要由四大部分组成（图 4-1-3）：离子源、磁场系统、射频系统和束流提取系统。此外，还包括诊断系统、真空系统、冷却系统等辅助部分和靶系统、传输系统等。

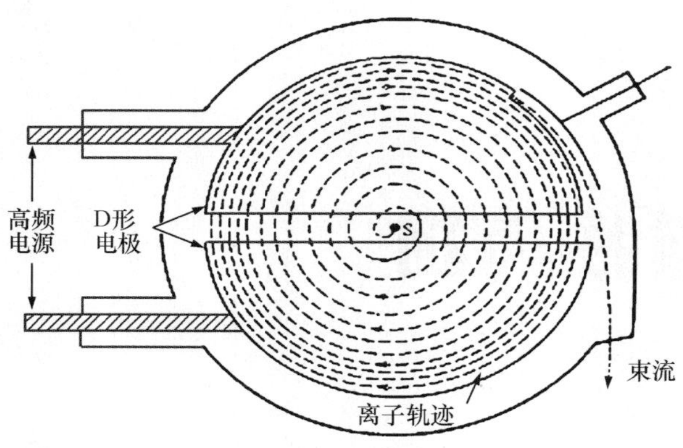

图 4-1-2　回旋加速器的工作原理

S 为离子源

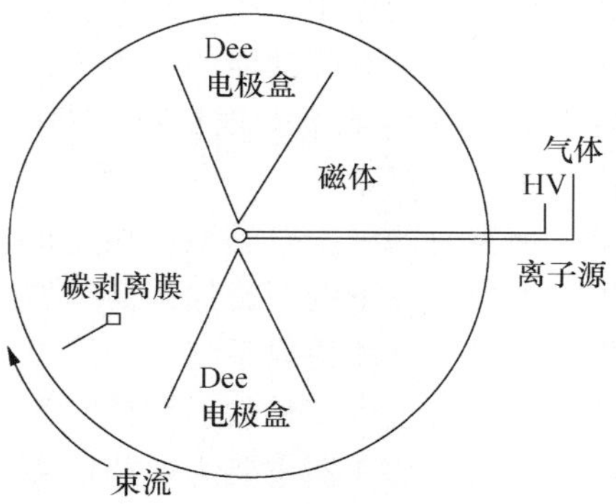

图 4-1-3　回旋加速器的主要组成部分

一、离子源

位于加速器的中心部位，用于产生待加速的离子。氢气或氘气流进入配备有两个高压钽阴极的离子室，经钽电极高压电弧放电而使气体电离，形成由正离子、负离子和未电离的中性原子组成的等离子体，负离子射频系统在静电力作用下进入 D 型盒。对于加速双粒子束流的回旋加速器，配备有两个离子源，一个产生 H^-，另一个产生 D^-。

对离子源的基本要求是：①有足够大的粒子束流；②粒子束的发散度小，亮度高；③粒子束的能量分散小；④电离效率高，即产生的有效离子含量高。

离子源气体的质量是影响电离效率、粒子束的发散度和离子源阴极使用寿命的重要因素。为此，要求气体的纯度大于 99.995%，并确保气体输送管道与空气隔绝。在每次泄真空操作或更换离子源气体后，必须先用 10.0ml/min 的离子源气流冲排 20min，然后用常规生产的气体流量冲排 30min，使粒子加速室和气体管道内无空气残留。

二、磁场系统

位于 Dee 电极盒的上下方，提供被加速的粒子做圆周运动所需的磁场强度。现代医用回旋加速器的磁场结构设计是根据粒子动力学和 Thomas LH 的轴向聚焦理论，采用与传统回旋加速器的平面磁极不同的扇形磁极，其形成的深谷磁场代替了传统的匀强磁场。磁场由两个励磁线圈用空心的方形铜管绕制，用环氧树脂在真空下浇注而成，用去离子水冷却。磁场电流通过控制系统预先设置，并自动调整以校正在运行过程中发生的慢漂移。

磁场系统在回旋加速器中是比较稳定的系统。要求每天在启动前检查线圈和磁场电源系统有无冷却水外漏，每周检查磁场电流的漂移情况，即分别在工作电流的 10%、50%和 100%的条件下，观察电压和电流的变化。要求在最大电流时运行 30min 和 8h，其电压漂移值分别应为±3ppm 和±5ppm。

三、射频系统

射频系统高频变换两个 Dee 电极盒的极性，产生回旋加速器的高频振荡加速高电压，使被加速的粒子获得动能。在 Dee 电极盒内，粒子在磁场的作用下作圆周飞行，当粒子飞行半圈到达 Dee 盒间隙（Gap）时，在射频系统的作用下，Dee 电极盒的极性改变，粒子在静电力作用下经间隙进入另一个 Dee 盒，同时粒子被加速，每越过一个 Dee 盒间隙，粒子能量就有所增大。由于速度增大，受到磁场的洛仑兹力就增加，其轨道半径增大。粒子靠近 Dee 盒边缘时，轨道半径达到最大并具有最大的能量，此时粒子被束流提取装置提取。

如果离子的质量为 m，所带电荷为 q，以速度 v 在 Dee 盒内在场强为 B 的磁场中做圆周运动，那么，洛仑兹力（qvB）与离子的离心力（mv^2/r，r 为离子圆周运动轨道半径）相等：

$$qvB=mv^2/r$$

若离子的圆周运动速度以角速度 ω 表示（ω=v/r），上式可表示为：

$$\omega=qB/m$$

这就是回旋加速器的基本共振方程。从上述方程可以导出，离子获得的最大能量：

$$E=1/2 \cdot mv^2=(Bqr)^2/2m$$

达到此能量所需的频率：

$$f=\omega/2\pi=Bq/2\pi m$$

射频系统的另一个作用是从离子源中通过静电引力作用拉出离子。

射频系统是回旋加速器中关键而复杂的系统，不同类型的回旋加速器对该系统有关参数的设置和要求不同，但对该系统的维护保养基本相同。维护中应检查 Dee 盒的厚度、调谐电容板的位置和驱动马达的功能，生产中应注意观察其正向和反向功率的变化，当其变化太大时，则加在 Dee 电极上的电压不稳而发生漂移，离子的加速轨道分散，共振加速时捕获的离子束减少，表现为准直器电流过高，靶电流下降而达不到设定值，此时应调整管路放大器和驱动功率放大系统间的输入和输出以达到匹配。

四、束流提取系统

束流提取系统最主要的部分是碳剥离膜（carbon foil)，其作用是剥去被加速的负离子的两个电子使之转变为阳离子，继而轰击靶核得到正电子核素。由引出束流的位置决定碳剥离膜的位置，通过调整碳剥离膜的位置可控制引出的束流进入任意的同位素生产靶。单束流提取引出一束离子流进入一个靶窗口，双束流提取是在前面位置放置一个碳剥离膜拦截部分束流，在后面位置放置另一个碳剥离膜，同时引出两束离子流分别进入两个靶窗口。因此，双束流提取模式能够同时生产两种不同的正电子核素或在两个相同的靶上加倍生产同种正电子核素。

五、诊断系统、真空系统、冷却系统

诊断系统用于监测回旋加速器中不同位置的束流以及分配在靶系统的束流。该系统主要包括触发式嵌入探针、上下成对的准直器和束流分析器。准直器用于使束流集中和刮掉束流的散射脱尾。一般要求加在准直器上的电流小于靶电流的 20%，如果高于 20%，应小心调整磁场电流或碳剥离膜的位置。

真空系统的作用是建立离子加速所需的真空度，以降低束流的损失，并对高电压的射频场提供绝缘。当结束回旋加速器或真空系统的维修保养工作后，应尽快关闭真空箱。为了能够快速地进行真空抽吸，应注意：①缩短真空箱的操作时间；②尽可能使用干燥空气或氮气代替周围的空气对真空箱进行泄气；③在每次真空箱泄气后，对加速器进行一次短时间的试运行，因为有时恢复真空后，在加速器中束流的丢失可能较高。

冷却系统包括水冷却系统和氦冷却系统。水冷却系统主要用于从不同的系统中将热量带出，带出的热量在二级水冷却系统中进行热交换，并将热量传送到初级冷却系统。进入热交换器的水温不能高于 15℃。二级水冷却系统要求水温相对恒定，电导率＜5μS，回旋加速器轰击生产时，其输出端的温度不能超过 20℃。He 冷却系统主要用于在轰击期间对靶室和靶窗的 Havar 箔膜和钛箔膜之间进行冷却。

六、靶系统和传输系统

靶系统是完成特定核反应而产生正电子核素的装置，传输系统包括靶前装载和靶后将正电子核素从靶内传送到化学合成装置的管道及初级处理系统。

根据靶物质是气体还是液体，将靶分为气体靶和液体靶。液体靶又根据靶内压力的高低分为高压操作靶（简称高压靶）和低压操作靶（简称低压靶）。靶系统的日常维护主要是进行充靶、传输测试，以检查充靶和传输的时间长短、压力变化、传输体积的损耗量等，充靶后的压力变化应在设定值的 2%～5%。靶物质传输到热元件的时间不能过长，应控制在 30～50s，靶物质的传输体积损失应低于 10%（通常为 5%～10%）。应注意以下几方面：①氦冷却循环中不能含空气，若含部分空气，则有可能生成放射性臭氧，损害 O-环和隔膜。②充填靶物质前，对气体靶，应预先用靶气体充排一次，水靶应预先用高纯度的 $^{16}O\text{-}H_2O$ 冲洗。③轰击过程中应随时监测靶电流和准直器电流，为了提高轰击效率，靶电流最好控制在总提取电流的 80%～90%，而准直器电流应低于总提取电流的 20%。④应随时监测轰击过程中靶压力的变化，靶压力升高不能超过 20%。⑤每次生产完成后，对液体靶应进行干燥，以免残留的放射性液体损伤靶室。⑥清洁靶室时，不要接触靶室内壁的表面和其他部件的封闭表面。

传输系统的维护包括用于液体靶靶前装载的加液泵准确性校验、传输管道的清洗等。

表 4-1-1 给出了目前常用的商品化的回旋加速器的重要参数。

表 4-1-1 常用的商品化的回旋加速器的特性

公司	加速器名称	粒子与能量	最大束流	双束流	靶数	自屏蔽
CTI	RDS111	11MeV（H^-）	50μA	是	8	有
IBA	Cyclotron10/5	10MeV（H^-）、5MeV（d^-）	60μA	是	8	无
	Cyclotron18/9	18MeV（H^-）、9MeV（d^-）	80μA			
GE	PET Trace	16.5MeV（H^-）、8.4MeV（d^-）	75μA	可选	3～6	有
EBCO	TR19	13～19MeV（H^-）、9MeV（d^-）	>150μA	是	2～8	可选
JSW	BC2010N	20MeV（H^-）、10MeV（d^-）	70μA	是		无
NKK-Oxford	NKK-Oxford	12MeV（H^-）	50～100μA	否		无
Japan Steel Woks Ltd	Baby Cyclotron	12MeV（p） 6MeV（d）	60μA	否	6	
Scanditronix	MC17F	17.2MeV（p）、8.6MeV（d^+）、16.5MeV（He^{2+}）	65μA	否	1	
	MC32	16～32MeV（H^-） 8～16MeV（d^-）、16～32MeV（He^{2+}）	120μA 80μA	是		无

第二节　正电子放射性核素的生产

一、核反应

入射粒子与靶核相互作用产生新的原子核的变化过程称为核反应。描述核反应的经典模型是1936年Bohr提出的复合核模型，这个模型认为：核反应过程可分为两个互相独立的阶段，第一阶段是入射粒子被靶核吸收形成激发态的复合核，第二阶段是复合核分解为不同的核反应产物。

核反应可表示为：A＋a→B＋b

简写为：A（a，b）B

A为靶核，a为入射粒子，B为生成核，b为出射粒子。

（一）核反应的能量

核反应中吸收或放出的能量称为反应能（Q），它等于反应前后体系的动能之差。Q>0的反应称为放能反应；Q<0的反应称为吸能反应。要使核反应发生，入射粒子必须有足够的能量以克服入射粒子与靶核之间的库仑位垒和吸能反应的反应能，能够引起核反应的入射粒子所必需的最低能量称为该反应的阈能。阈能随靶核的质子数增加而增加，对于质子数小的靶核，用低能加速器即可实现核反应。

（二）核反应截面

核反应截面（σ）是反映某一核反应发生概率大小的物理量。它由复合核形成的概率和复合核分解为特定产物的概率两者决定。定义为一个入射粒子打在单位面积内只有一个靶核的靶体上发生某一核反应的概率，即：

$$\sigma=\frac{\text{单位时间发生的核反应数}}{\text{单位时间内的入射粒子数}\times\text{单位面积内的靶核数}}$$

从上式可以看出，反应截面具有面积的量纲。从几何意义上讲，反应截面相当于在单位面积内只有一个靶核的靶体上，存在着一个有效面积σ，入射粒子只要与它相碰，就会发生核反应。

（三）激发函数

反应截面与入射粒子能量之间的关系称为激发函数。

（四）核反应产额

入射粒子在靶核上引起的核反应数与入射粒子数之比，称为核反应产额。它与反应截面和靶核原子数成正比。

二、^{18}F的生产

^{18}F的半衰期为109.6min，β^+粒子的能量为635keV。

生产^{18}F最常用的路线是^{18}O（p，n）^{18}F。靶为富氧水$H_2^{18}O$，靶体由钛、钛与不锈钢的合金或银制备，靶窗用铝或钛膜制备。所用质子能量为17→11MeV，束流10～20μA，产额为296～2590MBq/(μA·h)，轰击时间一般在60～80min。靶的结构见图4-2-1。为提高反应截面和有效散热，靶中$H_2^{18}O$应尽量少。为了防止在照射过程中水的沸腾，可在靶中充入氦、氮等惰性气体增大压力，或关闭阀门使靶中压力自行增大。在照射中应随时监测靶压力的变化，使靶压力在所控制的范围内。前面靶窗用氦冷却，靶后面用水冷却。

上述核反应得到的是不加载体的具有亲核性质的$^{18}F^-$。可直接将轰击后的含$^{18}F^-$的富氧水溶液用于合成，但需考虑丢失$H_2^{18}O$的价格损失。另一种方法是通过离子交换树脂（如 AG1X8）进行分离，这种方法可回收价格昂贵的$H_2^{18}O$。当$^{18}F^-$用于亲核取代反应时，需去除水，可将$^{18}F^-$溶解于含正离子，如K^+、Cs^+、Rb^+、Bu_4N^+或K^+-Kryptofix™的溶液中，再加入碱，如 KOH、K_2CO_3、Rb_2CO_3、Et_4NOH、Bu_4NOH或K_2CO_3-Kryptofix™形成盐，蒸馏、干燥去除水。

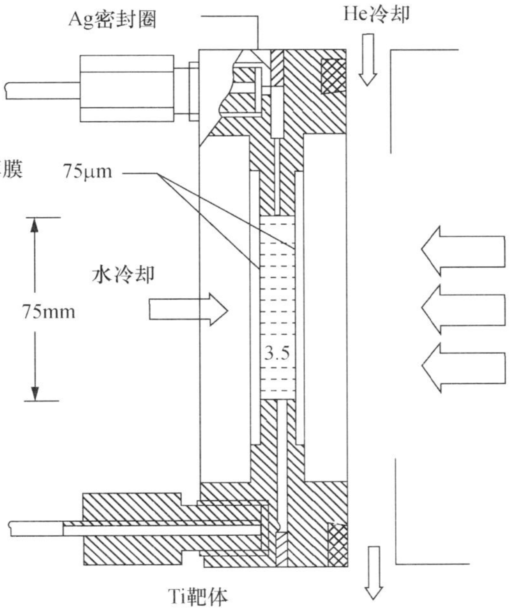

图 4-2-1　^{18}O（p，n）^{18}F 反应生产^{18}F的靶结构图

生产^{18}F的另一常用的路线是^{20}Ne（d，α）^{18}F。靶为加入少量氟气（0.1%～0.2%，其作用是减少^{18}F在金属靶壁上的吸附）的高纯度（纯度＞99.998%）的氖，靶体由镍、镍合金或铝制备，靶窗用铝或 Havar™膜制备。所用氘的能量为 14→9MeV，束流 10～40μA，产额为 333～555MBq/μAh，轰击时间一般在 1～2h，获得的$^{18}F_2$的比活度为 2.96～370MBq/μmol。此反应得到的是有载体的具有亲电性质的$^{18}F_2$，这种在氖气中的$^{18}F_2$可以直接用于合成。

三、^{11}C的生产

^{11}C的半衰期为 20.4min，β^+粒子的能量为 960keV。

生产^{11}C的最常用的路线是^{14}N（p，α）^{11}C。靶为含有微量氧气的高纯度的氮气（如 Nitrogen N60，纯度为 99.9999%；“white spot” nitrogen，纯度为 99%），靶体由铝或铝合金制备，靶窗用钛或不锈钢膜制备。^{14}N（p，α）^{11}C反应同时有^{14}N（p，pn）^{13}N反应相竞争，根据二者的激发函数，所用质子的能量为 13→3MeV 时，^{13}N杂质含量很少。束流通常为 45μA，轰击时间 0.7h，可获得＞74GBq、比活度约为 1.11GBq/μmol 的^{11}C。得到的^{11}C的化学形态是$^{11}CO_2$，它可以直接用于化学合成，也可通过液氮冷凝收集，或者通过分子筛吸附收集，以制备^{11}C的标记试剂。如果用含 5%的氢气的高纯度的氮气作靶，可得到$^{11}CH_4$。

四、^{13}N的生产

^{13}N的半衰期为 10.0min，β^+粒子的能量为 1.19MeV。

生产^{13}N的最常用的路线是^{16}O（p，α）^{13}N。靶为高纯度的水（纯度为 99.99%），靶体由镍或钛制备，靶窗用钛膜制备。所用质子的能量为 17→7MeV。束流通常为 30μA，用 17MeV 的质子轰击 10min，可获得约 20.35GBq 的^{13}N。得到的^{13}N的化学形态是$^{13}NO_3^-$和$^{13}NO_2^-$，可通过还原转化为$^{13}NH_3$。

此外，^{13}C（p，n）^{13}N和^{12}C（d，n）^{13}N也是生产^{13}N的常用的路线。

五、^{15}O的生产

^{15}O的半衰期为 2.05min，β^+粒子的能量为 1.72MeV。

生产^{15}O的最常用的路线是^{14}N（d，n）^{15}O。靶为高纯度的氮气，靶体由铝合金制备，靶窗用钛膜制备。此反应同时有^{14}N（d，t）^{13}N和^{14}N（d，αn）^{11}C反应相竞争，根据三者的激发函数，所用氘的能量为 10→8MeV 时，^{13}N和^{11}C杂质含量很少。束流通常为 20～50μA，产额为 185～296MBq/μA min。^{15}N（p，n）^{15}O反应和^{16}O（p，pn）^{15}O反应也是生产^{15}O的常用的路线。

^{15}O常用的化学形态有$^{15}O_2$、$C^{15}O_2$、$C^{15}O$与$H_2^{15}O$。$^{15}O^2$用含 0.2%～0.5%的氧气的氮气靶生产；$H_2^{15}O$可用含 5%的氢气的氮气靶生产，或用水作靶通过^{16}O（p，pn）^{15}O反应生产，也可用$^{15}O_2$

在钯催化下与 H_2 反应制备；$C^{15}O^2$ 用含 2%～2.5%的二氧化碳的氮气作靶，产生的 $^{15}O_2$ 与热的活性碳反应制备；$C^{15}O$ 可用 $^{15}O_2$ 经过 1 000℃的干燥的活性碳柱制备。

六、发生器获得的正电子核素

（一）^{82}Rb

^{82}Rb 的半衰期为 75s，β^+ 粒子的能量为 3.35MeV。

^{82}Rb 是第一个获 FDA 批准的正电子放射性药物。它通过锶［^{82}Sr］-^{82}Rb 发生器获得。^{82}Sr（$T_{1/2}$ 为 25d）可通过高能加速器用高能质子引发钼裂变，经提取得到或通过 ^{85}Rb（p，4n）^{82}Rb 反应得到。纯化的 ^{82}Sr 吸附于二氧化锡柱上，用生理盐水洗脱。^{82}Sr-^{82}Rb 发生器的有效期一般为 3～4 个月，可通过更换柱芯更新。由于 ^{82}Rb 的半衰期很短（75s），^{82}Sr-^{82}Rb 发生器一般置于 PET 机旁，自动淋洗、自动注射。

（二）^{68}Ga

^{68}Ga 的半衰期为 68.3min，β^+ 粒子的能量为 1.90MeV。

^{68}Ga 通过锗［^{68}Ge］-^{68}Ga 发生器获得。^{68}Ge（$T_{1/2}$ 为 271d）可通过高能加速器用高能质子引发铷裂变，经提取得到。^{68}Ge-^{68}Ga 发生器有几种不同的吸附材料和淋洗液，最早用三氧化二铝作吸附材料，淋洗液为 EDTA，得到 ^{68}Ga-EDTA 溶液。该方法的不足在于 ^{68}Ga-EDTA 不易对其他化合物进行标记。1984 年，Mcelvany KD 等用二氧化锡柱作吸附材料，用 1mol/L 的 HCl 洗脱，得到 $^{68}Ga^{3+}$ 溶液，此洗脱液可方便地进行 ^{68}Ga 标记。

（三）^{62}Cu

铜［^{62}Cu］的半衰期为 9.7min，β^+ 粒子的能量为 2.93 MeV。

^{62}Cu 通过锌［^{62}Zn］-^{62}Cu 发生器获得。^{62}Zn（$T_{1/2}$ 为 9.2h）在加速器中通过 ^{63}Cu（p，2n）^{62}Zn 反应得到。^{62}Zn-^{62}Cu 发生器的吸附材料为 Dowex1-X10，淋洗液为含 100mg/ml NaCl 和 1μg/ml $CuCl_2$ 的 0.1mol/L HCl 溶液。近年来，将 ^{62}Zn-^{62}Cu 发生器自动化，吸附材料改为 AG1X8，淋洗液为含 1.8mol/L NaCl 的 0.2mol/L HCl 溶液，能在 40s 内自动完成淋洗。

第三节　正电子放射性药物的标记

正电子放射性核素的短半衰期是正电子放射性药物标记面临的一个很大的挑战，由于 ^{13}N 和 ^{15}O 的半衰期非常短，因此，目前应用 ^{13}N 和 ^{15}O 标记的药物较少，而且主要是从加速器直接得到的或通过简单的反应制备的化合物，如 $^{13}NH_3$、$^{15}O_2$、$C^{15}O_2$、$C^{15}O$、$H_2^{15}O$、$Bu^{15}OH$ 等。^{68}Ga 和 ^{62}Cu 通过与配体螯合标记。本节主要介绍 ^{18}F 和 ^{11}C 的标记。

一、^{18}F 的标记

^{18}F 的标记可分为亲核取代反应和亲电氟化反应两种途径。

（一）亲核取代反应

亲核取代反应用 $^{18}F^-$ 作为氟化试剂，在无水、非氢键的溶剂中进行。$^{18}F^-$ 通常制备成季铵盐（如四甲基铵盐、四乙基铵盐、四丁基铵盐）的形式或被捕获在一种特制的聚苯乙烯阴离子交换树脂［季-4-(N，N-二烃基氨基）-吡啶鎓树脂］或氨基聚醚穴状配体 Kryptofix2，2，2 上。

亲核取代反应所选用的溶剂有二甲基甲酰胺、四氢呋喃、二甲基亚砜、丙酮、二氯甲烷、氯仿、1，4-二氧六环、乙腈等。其中，乙腈是最常用的溶剂，它有以下优点：①乙腈与水形成低沸点的共沸物，可在较低的温度下有效地干燥对热不稳定的氟化物；②反应速度快，产率高；③因其沸点低，反应结束后乙腈容易被蒸除。

亲核氟代反应可分为以下三类方法。

1. $^{18}F^-$ 取代芳环上的硝基或季胺基　这是最常用的在芳环上标记 ^{18}F 的方法。芳环上含吸电子取代基，如硝基、腈基、醛基，则可活化反应。常用的季胺基有：$(CH_3)_3N^+I^-$、$(CH_3)_3N^+Tf^-$（Tf 为三氟甲基磺酸）等。例如，去氯-2-［^{18}F］-地棘蛙素的标记。

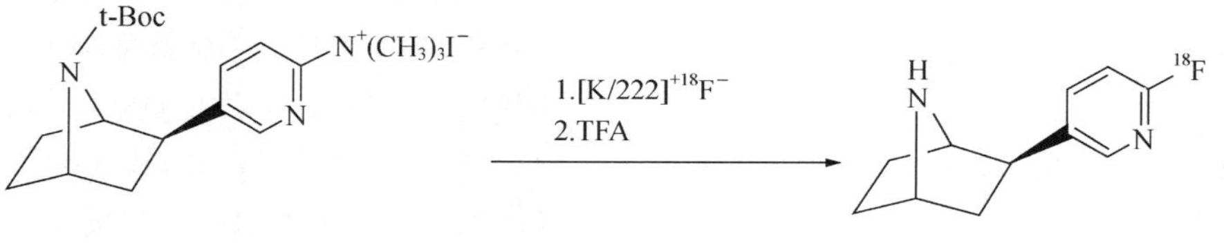

2. 在 N、O、S 上的间接氟代反应　先用 ^{18}F 标记一个含 N、O、S 的二取代烷烃，然后与药物分子反应，或者先用一个含 N、O、S 的二取代烷烃与药物分子反应，然后进行 ^{18}F 标记：

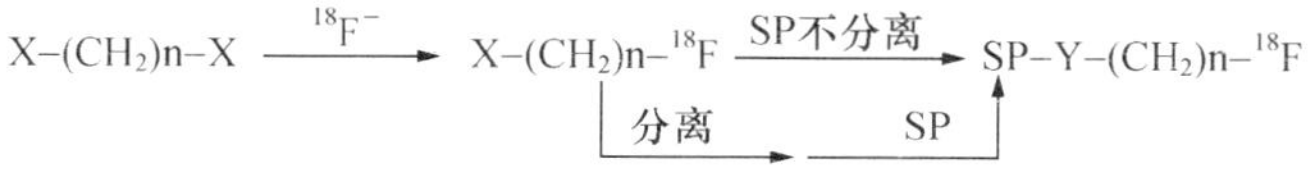

或

$$SP \xrightarrow{X-(CH_2)n-X} SP-Y-(CH_2)n-X \xrightarrow{^{18}F^-} SP-Y-(CH_2)n-^{18}F$$

SP 为待标记化合物，X＝-I、-Br、MeSO-、TsO-、F_3CCOO-；Y＝N、O、S。

标记率与二取代烷烃碳链的长度和取代基种类有关。当 n＝1，2，3 时，n 越大标记率越高；当 n＝1 时，标记率 MeSO->TsO->-Br；当 n＝2，3 时，标记率 TsO->MeSO->-Br。

例如，5-HT_1 受体配体 McN5652 的 ^{18}F 标记：

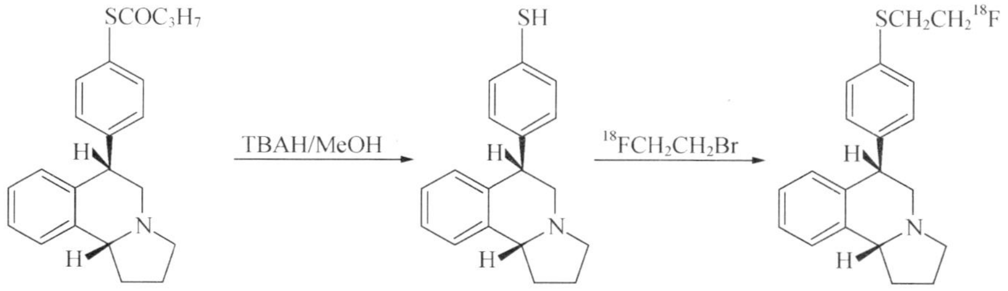

3. 通过活泼的标记前体进行氟化　首先在待标记化合物中引入含卤素、磺酸酯基或重氮盐等的活泼基团，用 ^{18}F 取代活泼基团进行标记。例如，通过 Balz-Schiemann 反应进行标记：

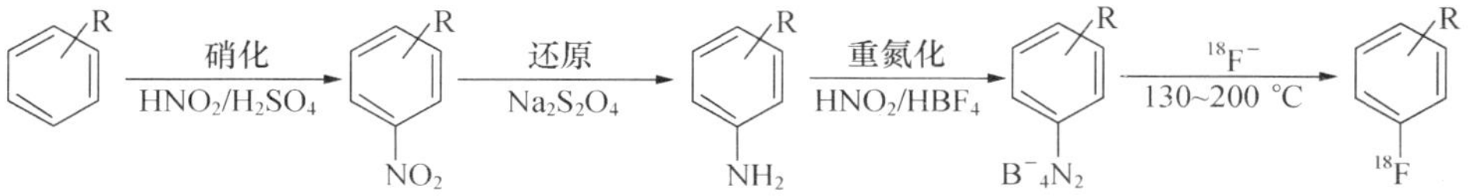

（二）亲电氟化反应

用于亲电氟化反应的亲电试剂有：$^{18}F_2$、[^{18}F]-乙酰次氟化物、^{18}F-CF_3OF、^{18}F-ClO_3F、^{18}F-XeF_2 等。在亲电氟化反应中，^{18}F 通过亲电加成机制标记到含双键或三键的化合物上，或通过亲电取代机制标记到富电子的芳环上。与亲核取代反应相反，芳环上含斥电子取代基，如羟基、烷基、胺基，则可活化反应。

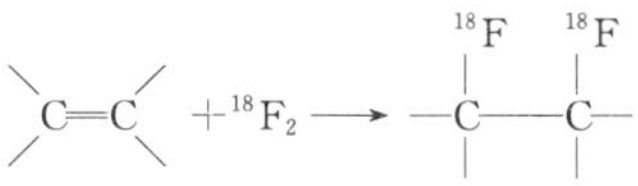

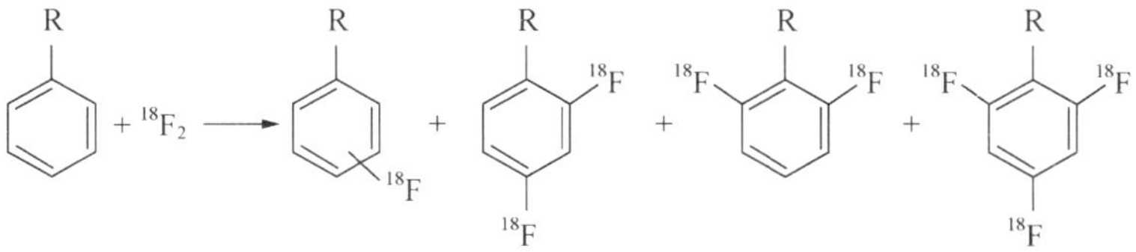

亲电氟化反应由于使用含载体的气体氟作为氟化试剂，因此，存在反应难以控制且大多数反应标记率低等缺点，尤其芳环上的反应选择性差，产生异构体。与亲电氟化反应相比，亲核氟化反应可避免用气体氟作为氟化试剂，而用不加载体的 $^{18}F^-$ 作为氟化试剂，标记更为简单、标记率也较高（理论上可达 100%），是更常用的 ^{18}F 标记方法。

二、^{11}C 的标记

如前所述，从加速器得到的 ^{11}C 有 $^{11}CO_2$ 和 $^{11}CH_4$ 两种化学形态，通常需先转化成合适的小分子的标记前体，再与相应的前体化合物反应得到 ^{11}C 的标记化合物。

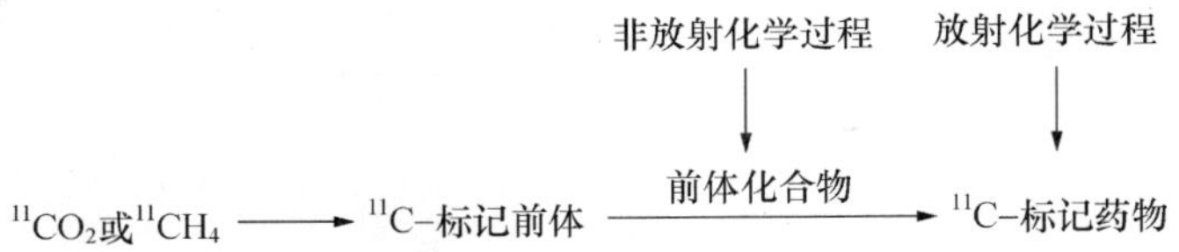

(一) ^{11}C—标记前体

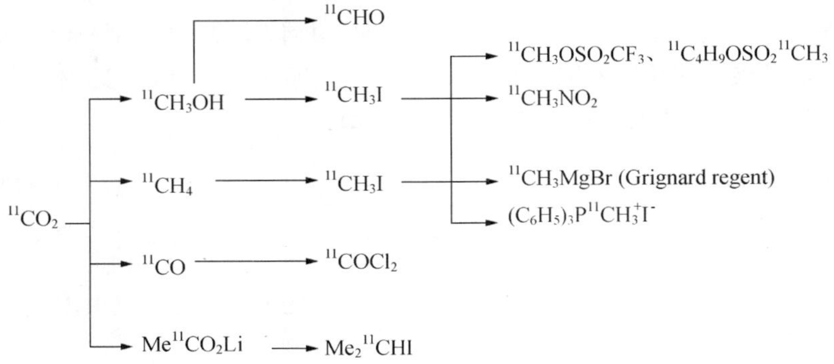

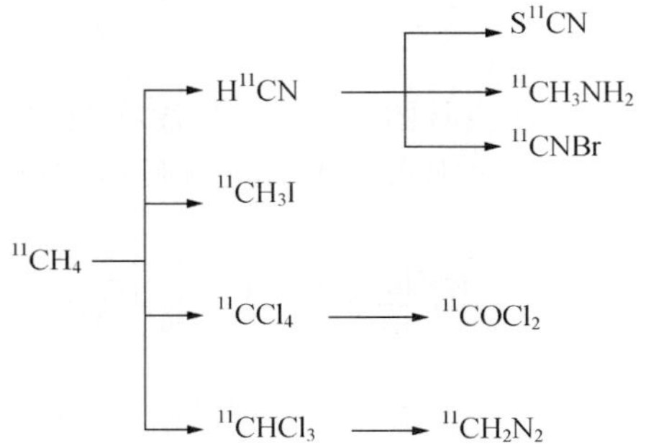

其中，最重要的标记前体是 $^{11}CH_3I$，它主要用于在有机分子的 N、O、S 等位置上进行烷基化反应。将 $^{11}CO_2$ 经 $LiAlH_4$ 还原，并用 HI 进行碘化反应可得到 $^{11}CH_3I$：

$$^{11}CO_2 \xrightarrow{LiAlH_4} {}^{11}CH_3OH \xrightarrow{HI} {}^{11}CH_3I$$

该方法效率高，但由于在还原步骤中需引入载体而难免导致比活度降低。最近，研究出一种基于甲烷循环碘化的新合成方法：

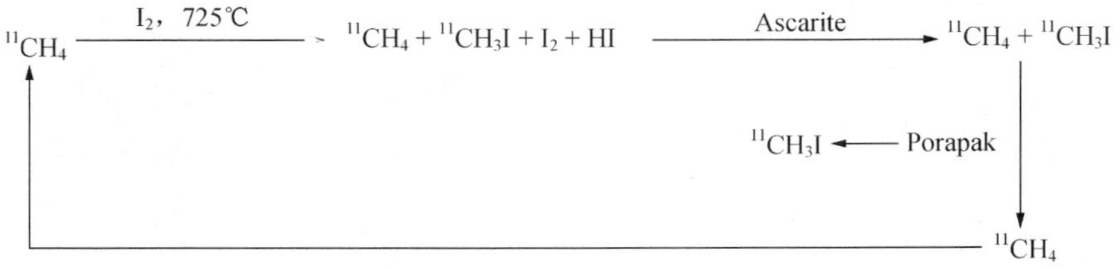

该方法可获得较高比活度的 $^{11}CH_3I$，且易于实现常规操作。

$^{11}CH_3OSO_2CF_3$ 和 $^{11}C_4H_9OSO_2^{11}CH_3$ 是近期开发的更活泼的 ^{11}C-甲基化试剂，它们可由 $^{11}CH_3I$ 经“在线”反应转化而来：含 $^{11}CH_3I$ 的气体通过热氧化铝柱与吸附在柱上的 $AgOSO_2CF_3$ 和 $^{11}C_4H_9OSO_2Ag$ 迅速反应，可得到高产率的 $^{11}CH_3OSO_2CF_3$ 和 $^{11}C_4H_9OSO_2^{11}CH_3$。

(二) ^{11}C 的标记方法

^{11}C-标记前体与待标记的前体化合物经简单步骤的放射化学合成得到^{11}C-标记药物。有时，前体化合物的活性中心需用保护基团进行保护，反应完成后需快速脱掉保护基团。当需得到手性标记产物时，合成反应通常较复杂，可通过不对称合成或用高效液相色谱仪（high performance liquid chromatography，HPLC）分离光学异构体实现。因为环境中存在二氧化碳和其他碳的化合物，因此，如何排除稳定碳的掺入，提高标记产物的比活度是^{11}C 标记中一个值得注意的问题。

不同官能团的^{11}C 标记方法列入表 4-3-1。

表 4-3-1　不同官能团的^{11}C 标记方法

化合物类型	局部结构	标记前体
胺类	$>N^{11}CH_3$	$^{11}CH_3I$、$H^{11}CHO$、$^{11}CO_2$、$^{11}CH_3OSO_2CF_3$
	$>N^{11}CH_2R$	$R^{11}CH_2I$、$H^{11}CN$
	$>N^{11}CH_2Ar$	$Ar^{11}CH_2I$
	$>N^{11}CH(Me)_2$	$Me_2^{11}CO$、$Me_2^{11}CHI$
醚类	$—O^{11}CH_3$ $—O^{11}CH_2R$	$^{11}CH_3I$、$^{11}CH_2N_2$、$^{11}CH_3OH$、$^{11}CH_3OSO_2CF_3$ $R^{11}CH_2I$
硫醚类	$—S^{11}CH_3$	$^{11}CH_3I$、$^{11}CH_3OSO_2CF_3$
羧酸类	$R^{11}COOH$、$—C(NH_2)(^{11}COOH)$	$^{11}CO_2$、$H^{11}CN$
酰胺类	$—^{11}C(=O)—N<$	$R^{11}COCl$、^{11}CO
	$—C(=O)—N(^{11}CH_3)—$	$^{11}CH_3I$
腈类	$R^{11}CN$	$H^{11}CN$
酯类	$RCOO^{11}CH_3$	$^{11}CH_3I$
异氰酸酯类	$RN^{11}CO$	$^{11}COCl_2$
脲类	$>N—^{11}C(=O)—N<$	$^{11}COCl_2$

第四节　正电子放射性药物的全自动合成器

正电子放射性核素^{18}F、^{11}C、^{13}N、^{15}O 由于半衰期短，需要快速标记；而且，无法对药物完成全面的质量控制后再进行临床应用，因此对正电子放射性药物的合成过程及设备就提出了更高的要求。自动合成是保证制备过程快捷方便、重复性与可靠性好、合成效率稳定的重要手段，同时，正电子放射性药物的自动合成也是减少工作人员所受的辐射剂量的重要途径。因此，^{18}F、^{11}C、^{13}N、^{15}O 标记的正电子放射性药物只有通过全自动化合成才真正具有临床价值。正电子放射性药物的自动合成系统包括遥控合成系统（remotely controlled synthesis system）、程序逻辑控制（programmable logic control，PLC）的合成系统、机器人（robot system）和计算机控制的全自动合成器（automatic synthesizer）。目前，全自动合成器广泛应用于临床正电子放射性药物的制备。

1. 全自动合成器的原理与构成　全自动合成器的原理是基于实验室单元操作的模块设计概念，将一个多步的化学合成过程分解为单元操作（unit operation）（如加入试剂、去除溶剂、溶剂萃取、固相提取、层析、除菌等），设定参数（试剂、温度、反馈参数、体积、浓度等）后通过计算机程序化控制和负反馈调节控制各单元操作过程。在全自动合成器中，加入试剂、移液、溶剂混合等操作通过真空或加压装置自动完成，每一操作的开始由“on/off”指令控制由电子开关支配的阀门确定；各步化学反应的结束及加热、冷却等过程由计算机程序控制，并以监测器测定的温度、蒸汽压力、液面高度、放射性等作为反馈信号通过负反馈调节对单元操作实时控制。全自动化合成器中可装配专用的制备 HPLC 对标记产物进行纯化，通过 HPLC 和紫外检测器（UV）系统进行纯度检测，最后，经无菌过滤器除菌得到可供临床应用的产品。

全自动合成器由加样瓶、反应瓶、阀、加热器、真空泵、监测器（包括温度监测器、压力监测器、液面高度监测器、放射性监测器等）、温度控制器、流量控制器、纯化装置（如制备用 HPLC）、纯度检测系统（如 HPLC、UV）及无菌过滤器等部件组成。可分为三大部分：

（1）控制系统：控制系统主要由控制单元（control unit）和计算机组成。控制单元用于控制正电子放射性药物的合成流程，保存于应用程序中的预定义参数，控制合成模块中的处理组件。药物合成需要的 Time List 和 Method List 都存储在计算机系统，通过接口和控制单元通信。

（2）合成系统：合成系统是药物合成最终的执行系统。由试剂瓶、反应瓶、管路传输系统、真空系统、γ 探头组成。

（3）质控系统：包括 HPLC 和 UV。对产品进行纯化与纯度检测。

全自动合成系统还可进行自动清洗和干燥。系统便于维护与短时间内可重复使用对于全自动合成系统是非常重要的。

在目前商品化的供临床应用的全自动合成器中，每个合成过程都根据 GMP 条例进行记录。所使用的原料的相关数据如批号，可以输入控制系统；重要的时间依赖性的信号，如来自温度、压力及放射活性监测器的信号、合成器中放射性物质的转运及反应过程，均被记录并保存。许多全自动合成器还可对一些数据以图形化形式实时显示。这样，合成过程资料将保存在计算机中并可打印在产物报告中。

全自动合成器有专用化学合成系统和多功能化学合成系统两种。专用化学合成系统仅能用于一种特定的正电子放射性药物的合成；多功能化学合成系统可用于合成多种合成路线相近的正电子放射性药物。

2. 全自动合成器举例　TRACER lab FXc 合成 ^{11}C-MET（蛋氨酸）。

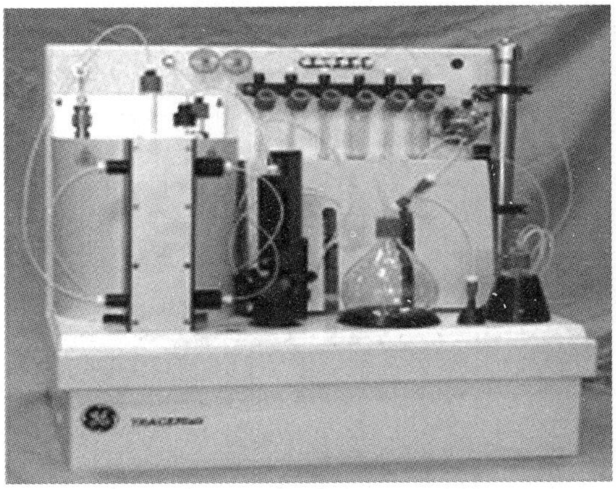

图 4-4-1　TRACER lab FXc 全自动化学合成器

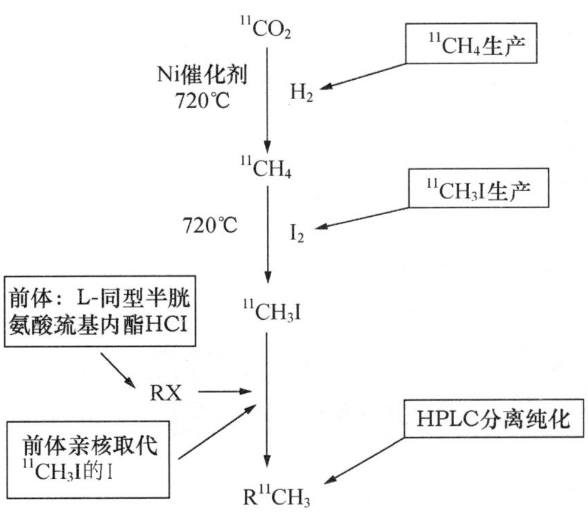

图 4-4-2　TRACER lab FXc 化学合成过程示意图

^{11}C-MET 通过以下化学反应合成：

$$^{11}CO_2 \xrightarrow[2)\ I_2]{1)\ H_2/Ni} {}^{11}CH_3I \xrightarrow{\text{L-同型半胱氨酸巯基内酯·HCl}} {}^{11}CH_3\text{-}S\text{-}(^{11}CH_3)_2\text{-}CH(NH_2)\text{-}COOH$$

TRACE lab FXc（图 4-4-1）合成 ^{11}C-MET 的过程（图 4-4-2）可分解为以下六步单元操作：①从加速器释放并捕获 $^{11}CO_2$；②$^{11}CO_2$ 与 H_2 反应生成中间产物$^{11}CH_4$；③$^{11}CH_4$ 与 I_2 反应转化为中间产物$^{11}CH_3I$；④$^{11}CH_3I$ 与前体反应生成^{11}C-MET；⑤HPLC分离纯化；⑥无菌过滤后得到可供临床应用的产品。

合成步骤为：

（1）从加速器释放并捕获$^{11}CO_2$。

（2）将$^{11}CO_2$ 传输进入反应器与氢气混合，在 Ni 催化剂的作用下，于 400℃ 高温反应，生成 $^{11}CH_4$。

（3）$^{11}CH_4$ 与升华的碘在 720℃ 高温下反应生成碘甲烷（$^{11}CH_3I$）。

（3）$^{11}CH_3I$ 在氦气流（20ml/min）的作用下进入反应池（－20℃收集于 0.2ml 丙酮中）。

（4）$^{11}CH_3I$ 与反应池的 L-同型半胱氨酸巯基内酯·HCl（2mg L-同型半胱氨酸巯基内酯·HCl 溶于 0.3ml 的 0.3M NaOH 溶液）混合，混合液 70℃反应 5min。然后冷却至室温。

（5）加入 0.6ml 20mmol NaH_2PO_4/5%EtOH，混合。

（6）混合物进入 HPLC 进行分离纯化，C18 柱，淋洗液为 0.6ml 20mmol NaH_2PO_4/5%EtOH，λ＝224nm，流速 5ml/min。收集放射性峰组分（保留时间约为 3.5min）。然后经 0.2mm 的无菌滤膜过滤，得到产物^{11}C-MET。

TRACE lab FXc 化学合成器的内部结构图（图 4-4-3）。TRACE lab FXc 化学合成器合成^{11}C-MET 的操作界面（图 4-4-4）。整个合成过程少于 30min，合成过程可自动完成，一般不需人工干预。

3. 全自动合成器的使用　由于全自动合成器中化学合成是全自动进行的，操作者所要作的主要是合成前的准备。

（1）合成器的清洗和干燥。可通过全自动合成器的清洗程序完成。

（2）打开真空泵、压缩空气和惰性气体开关，检查压力是否在规定范围内。

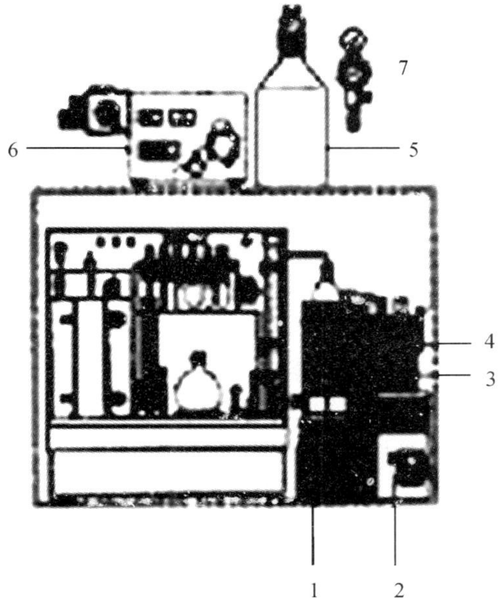

图 4-4-3　TRACE lab FXc 化学合成器的内部结构图

1. 真空泵　2. UV 检测器　3. Dewar 长颈瓶
4. 冷却用不锈钢真空瓶　5. 洗脱瓶
6. HPLC　7. 气体供应

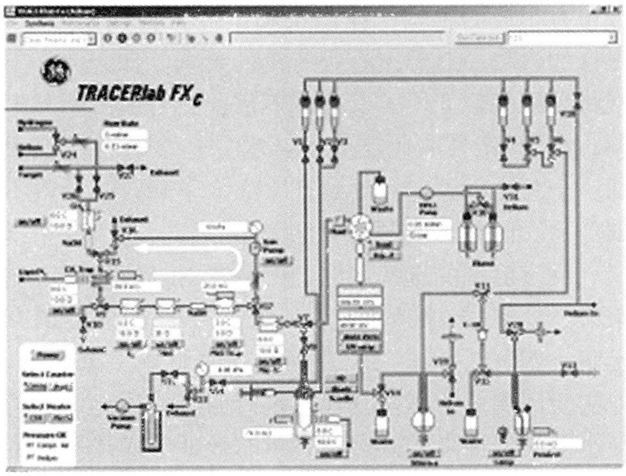

图 4-4-4　TRACE lab FXc 化学合成器合成 ^{11}C-MET 的操作界面

（3）配制试剂、加入试剂瓶。为了保证试剂质量，许多试剂需合成前新鲜配制。

（4）连接管路，安装分离柱、无菌过滤器、接收瓶等。

合成过程中实时观察合成过程，必要时可以干预合成过程。合成完成后，必须按照正电子放射性药物的相关规定进行质量检验。

4. 全自动合成器合成正电子放射性药物的主要影响因素

（1）机械和物理相关的因素：机械和物理相关的因素主要影响设备的工作状态和动作的准确性。主要有温度、真空度、压力和机械动作等。温度是反应的关键条件，必须严格控制；真空度由真空泵和液氮冷阱提供，是气体和液体传送的关键因素，也是许多反应的重要反应条件。压力对液体传送和冷却的效率都会有影响，应调节到指定的范围内；传递压力的气体（通常为氦气和氮气）的纯度尤其是含水量将直接影响合成效率。机械动作主要是内部阀门的切换，该因素一般比较稳定，不会对药物合成产生很大的影响。机械和物理相关的问题一般可以明确检测并快速解决。

（2）试剂：试剂的质量（纯度）是影响放射性药物质量的关键因素。应选用能够保证质量的原材料并对合成所用的原材料进行详细记录，以保证最终放射性药物的质量。建议选择专业化学试剂或药品公司生产的试剂，如德国 ABX 公司生产的配套药盒是经过严格的药品生产质量管理规范（good radiopharmacy practice，GRP）生产的，可以很好地保证试剂的质量。试剂的运输和保存对药物的合成也有很大的影响，在运送和试剂（特别是前体）保存的过程中对温度有很苛刻的要求，如果储存不当将导致试剂变质。有些试剂需要在合成前新鲜配制。在^{18}F 亲核取代反应中，水分是影响合成效率的一个关键因素，可导致产率大大下降，甚至得不到产物。因此，前题要确保无水分。

反应溶剂的选择与溶剂的质量对合成效率影响很大。如在^{18}F 亲核取代反应中，可选用的溶剂有乙腈、四氢呋喃、二甲亚砜、二氯甲烷、氯仿等。但实验证明，乙腈比其他溶剂有明显的优点：乙腈与水形成低沸点的共沸物，可有效地干燥热不稳定的氟化物，并能有效地蒸出乙腈分子；共沸后能彻底地去除水分子；反应速度快，产率高；在回流状态下底物不分解。溶剂的质量明显影响合成效率，在^{18}F 亲核取代反应中，溶剂必须保证无水，否则合成可能失败。

（3）操作相关的因素：药物合成需要有相关专业背景并有丰富工作经验的人员担任，必须严格遵循标准化操作规范（standard operation procedure，SOP），符合 GMP 和 cGMP 操作流程。

1）原料添加的时序：例如用 TRACElab FX-FDG 合成^{18}F-FDG，可于合成前日清洁程序完成后加入 K_2CO_3、NaOH、注射用水和 10%NaCl，当日合成前加入 Kry 2.2.2。三氟甘露糖于－20℃±5℃保存，使用前应先取出置于冷藏层放置 20～30min。自配原料应当天新鲜配制。

2）合成起始时间控制：回旋加速器生产的核素通过氦气加压传送至化学合成器，需要一定的时间，此等待时间根据场地而定，可事先用水进行试验，得到其准确的传送时间，随着合成次数的增加该时间将稍延长。合成时必须等待加速器传送完放射性核素再开始合成，否则将影响产率，并导致管路的放射性残留。

（4）反应环境条件：室内温度直接影响压缩空气温度，压缩空气温度对合成中的升温过程影响较小，但对降温过程影响较大。温度过高将导致压缩空气降温效果差，降温时间延长，影响产率。应控制在 20～24℃，湿度控制在较低的水平有利于管路保持干燥，一般在 30%～50%为宜。

第五节　正电子放射性药物的质量保证与质量控制

放射性药物的质量管理包括质量保证（quality assurance，QA）和质量控制（quality control，QC）两部分。质量保证是指为达到质量要求而采取的一系列标准化措施，放射性药物的生产必须遵循 GMP、放射性药品生产和管理规范（good radiopharmacy practice，GRP）和相关规程。质量控制指对各个重要环节和最终制品的一些重要的质量指标进行经常的或定期的检测，以检查各个环节和最终制品的质量是否达到要求。

对于正电子放射性药物，由于半衰期很短，不可能完成全面质量控制后再应用于临床，因此，工作人员的素质、原材料的质量、生产过程中的质量保证和质量控制就显得非常重要。首先，工作人员的素质是保证放射性药物质量的关键因素，放射性药物的生产与质量控制需要由受过高等教育和专业培训的、在放射性药物方面有实践经验的放射性药物化学工作者承担；要建立“总体规程文件”和“每批规程”，“总体规程文件”应包括以下内容：①药物以及所有成分的定性与定量的质量指标；

②制备方法；③起始原料的质控；④最终产品的质控；⑤稳定性试验。“总体规程文件”还必须包括SOP，在SOP中详细规定有包括准备、生产、配方、分析、储存的所有操作步骤和文件，文件中包括“每批规程”，即每次生产的记录，包括对上述每一步骤的核对，“每批规程”是质量保证的一个关键性的环节。生产过程中的质量控制可通过将HPLC或气相色谱仪（gas chromatography，GC）整合到生产线中实现，一个有效的方法是对合成的每一步骤的放射性活度进行连续监控，可早期发现生产中的问题。

原材料的质量控制是GMP的一部分，其对于正电子放射性药物的质量管理尤其重要。原材料包括药物生产中的所使用的每一试剂及容器等。原材料的质量控制包括原材料的批号、说明书、质量指标、分析方法等。对于药典收载的原材料，需列出详细的参考标准；对于未被药典收载的原材料，要有包括原材料名称、鉴定方法、纯度实验方法、稳定性（储存期限）及理化性质等的手册。

产品的质量控制主要包括对放射性药物的物理性质检测、化学性质检测和生物学性质检测三个方面。对于正电子放射性药物，由于半衰期很短，使用前不需要完成全面的质量控制，有些质控项目是定期进行的。

一、物理性质检测

物理性质检测包括性状（澄明度、颜色、颗粒度）、放射性核纯度、放射性活度及比活度检定等。澄明度及颜色通过肉眼观察；放射性活度可通过活度计测定；比活度指单位质量的放射性药物的活度，比活度分为三级：①无载体的，指不含放射性核素的稳定同位素标记的药物；②不加载体的，指在放射性核素和放射性药物生产中没有加入稳定同位素，但在生产过程中稳定同位素有可能无法避免地掺入放射性药物中，如^{11}C标记化合物，空气中或容器中的稳定碳有可能掺入放射性药物中；③加载体的，在放射性核素和放射性药物生产中加入了稳定同位素。放射性核纯度指特定放射性核素的放射性活度占总放射性活度的百分数，采用能谱法（用能谱仪测定）和半衰期法测定。正电子核素的γ能谱上表现出511keV的光子峰和1022keV的总峰，可与发射γ射线的核素相鉴别；不同的正电子核素需通过测定半衰期鉴别。

二、化学性质检测

化学性质检测包括pH值、化学纯度及放射化学纯度检定等。

1. pH值　采用pH试纸或酸度计检测。

2. 化学纯度　化学纯度（chemical purity）指以某一形式存在的物质的质量占该样品总质量的百分数。化学杂质可引起不良反应，还可产生不希望的药理和毒性效应。因此，要求放射性药物有高的化学纯度。化学纯度可采用色谱法（如HPLC、GC）测定。

3. 放射化学纯度（radiochemical purity，RCP或Rp）　放射化学纯度（radiochemical purity，RCP或Rp）是指以特定化学形态存在的放射性活度占总放射性活度的百分比。由于PET常用于定量测定，因此放射化学纯度对于正电子放射性药物非常重要。放射化学纯度测定方法有HPLC、GC、纸色谱法（paper chromatography，PC）和薄层色谱法（thin layer chromatography，TLC）。由于HPLC是集高速度、高分辨率和高灵敏度于一体的技术，而且便于自动化，可整合到生产线中，因此，是正电子放射性药物质控的最常用的方法。下面主要介绍HPLC法、PC法与TLC法。

PC和TLC是以色谱纸或色谱用硅胶、聚丙烯酰胺等材料均匀涂布于薄片（大多数为塑料片）或薄板（大多数为玻璃板）为支持体（固定相），以适当的展开剂（即层析所用的溶剂）展开，将不同组分分离后测定放射性分布的方法。HPLC是以色谱柱为固定相，以适当的流动相进行洗脱。其原理是由于样品中的各组分在固定相和流动相间分配系数不同，从而在固定相中移动的速率不同，称为差速移行。因此，各组分在固定相中的位置不同或被洗脱出来的时间不同，达到分离的目的。柱色谱的分离效率随流动相流速的增大而增高，HPLC采用高压技术，增大流速，从而大大提高了分离效率。

PC和TLC中用Rf（比移值），即某组分在色谱纸上的位置来区分各组分：

Rf＝溶质移动的距离/溶剂移动的距离
＝原点至样品中某组分的距离/原点至溶剂前沿的距离

HPLC中用保留时间，即从开始洗脱至某一组分被洗脱出来的时间来区分各组分。

三、生物学检测

生物学检测主要包括无菌、无热原、毒性检定和生物分布试验，由于生物学检测需要的时间较长，因此，不需每次生产均进行生物学检测，仅在开始生产时和定期进行检测。

1. 无菌　放射性药物的灭菌方法有高压灭菌法和微孔滤膜过滤法，正电子放射性药物采用0.22μm的微孔滤膜过滤法除菌。无菌检验包括需氧菌、厌氧菌和霉菌检验，按《中华人民共和国药典》规定，采用细菌培养法检验。

2. 无热原　热原主要是细菌内毒素（多糖类物质）或微生物代谢产生的蛋白，可引起体温升高、寒战甚至休克。热原一般采用干热250℃ 0.5h或180℃ 2h去除。为保证放射性药物中不含热原，一般采用防止制备过程中沾污热原的措施。热原用家兔法和鲎试验法检验，详见《中华人民共和国药典》。

3. 毒性检定　放射性药物由于化学量极少，且一般是一次性用药，化学毒性通常是很小的，所以通常先按《中华人民共和国药典》规定的方法进行异常毒性试验，不合格时再进行常规的急慢性毒性检定。放射性药物存在由射线引起的辐射安全性问题，用医用内照射剂量（medical internal radiation dose，MIRD）评价。MIRD可通过动物试验估算，也可经特别批准后，在人体直接计算。

4. 生物分布　用以评价放射性药物的有效性。一般选用小鼠或大鼠进行，注入放射性药物一定时间后，处死并解剖动物，测定体内放射性药物分布，计算摄取百分率（ID%或ID%/g），即全脏器或每克组织摄取的放射性占注入该动物的总放射性的百分比；靶本比（T/NT），即每克靶组织的放射性与每克非靶组织本底放射性的比值。

第六节　临床应用的正电子放射性药物

目前，常用的正电子放射性药物有^{18}F-FDG、^{18}F-氟化钠（^{18}F-NaF）、6-^{18}F-氟-L-多巴（6-^{18}F-FDOPA）、^{11}C-乙酸盐（^{11}C-acetate，^{11}C-AC）和^{13}N-氨（$^{13}NH_3$）、^{15}O-氧气（$^{15}O_2$）、^{15}O-水（$H_2^{15}O$）、^{15}O-一氧化碳（$C^{15}O$）、^{15}O-丁醇（^{15}O-BuOH）和^{82}Rb-氯化铷（^{82}RbCl）。

一、^{18}F-FDG

^{18}F-FDG是应用最广泛的葡萄糖代谢显像剂。FDG是葡萄糖的类似物，在血液及组织中转运过程与葡萄糖相同，依靠细胞膜上的GLUT-1～GLUT-5转运蛋白摄取，进入细胞后，在己糖激酶催化下生成6-磷酸-2-^{18}F-FDG，它的结构与6-磷酸葡萄糖有差异，因此不能继续向下代谢，即不能进入三羧酸循环转变为CO_2与H_2O以及无氧氧化变成乳酸。同时由于6-磷酸-2-^{18}F-FDG带负电荷，不能自由通过细胞膜，因此滞留在细胞内。^{18}F-FDG可反映组织的葡萄糖代谢情况。临床主要应用于脑部疾病（如癫痫灶的定位、痴呆和帕金森病的诊断和疗效观察等）、心脏疾病（如冠心病的诊断、存活心肌的判断等）以及肿瘤（如良恶性诊断、分期、疗效评价、诊断复发）等方面。

^{18}F-FDG最常用的合成路线是用1，3，4，6-四-O-乙酰基-2-三氟甲基磺酰-β-D-吡喃甘露糖（简称三氟甘露糖）为起始原料通过亲核取代反应合成。加速器生产的F^-经管道传输到合成装置中，经阴离子捕获柱捕获，同时将^{18}O-H_2O分离出来，用碳酸钾溶液将F^-从捕获柱上淋洗下来，与相转移催化剂（常用的是Kryptofix 2.2.2，即K222）混合以增强F^-的亲核活性，通过与乙腈共沸的方法除去体系中的水后，在乙腈中与三氟甘露糖发生亲核取代反应，反应在87℃左右进行，反应完成后，通过极性柱［常用的有Silica（Waters)］或非极性柱去除未反应的F^-和有毒的K222，纯化的四乙酰基-2-氟-葡萄糖经酸性或碱性水解脱去乙酰保护基得到^{18}F-FDG，水解时间视温度而定，酸性水解一般在100～135℃下水解5～15min，能保证98%以上的半成品水解；碱性水解在常温下1min就可以完成，合成路线如下：

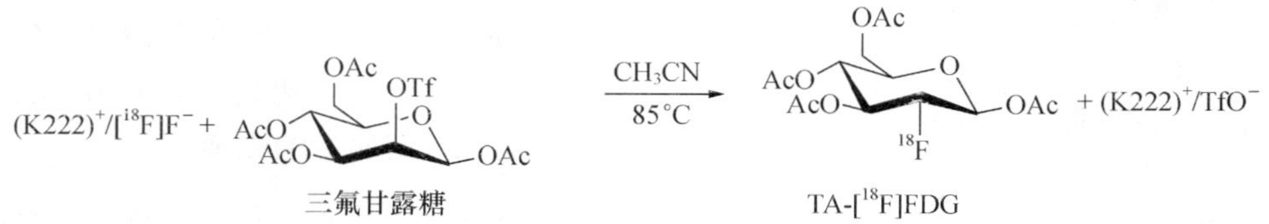

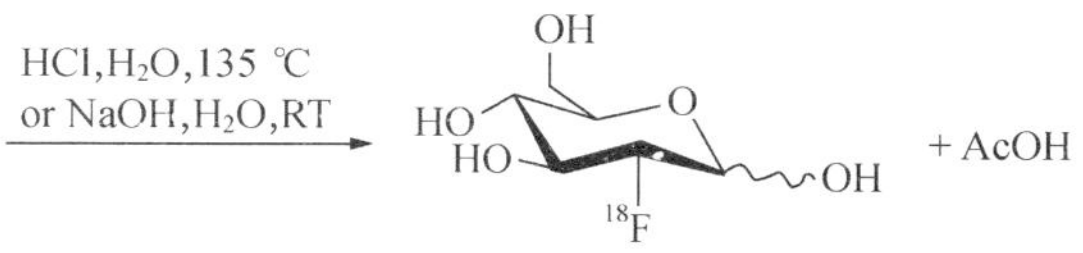

[18F]FDG

水解得到的^{18}F-FDG 需经离子保留树脂转化成中性溶液，再经 Alumina N 柱除去少量未水解的半成品，C-18 柱除去少量的 F^-，最后经 0.22μm 的微孔膜无菌过滤得到可供注射的^{18}F-FDG。合成效率在 47%～76%。

目前，^{18}F-FDG 通过自动化化学合成模块(chemistry process control unit，CPCU)、采用软件控制自动合成，操作时根据提示对 CPCU 进行初始化、系统设置，计算机屏实时显示合成情况。常用的有 GE、IBA 和 CTI 公司的^{18}F-FDG 模块。下面以 CTI 公司的 CPCU 模块为例介绍双管法^{18}F-FDG 模块。

双管法 CPCU 上有 6 个加液瓶，两个反应管(图 4-6-1)。1 号瓶：1ml 乙腈溶解的 10mg K222 和 3mg 的碳酸钾；2 号瓶：2ml 无水乙腈；3 号瓶：1ml 无水乙腈溶解的 15mg 三氟甘露糖；4 号瓶：8ml 乙醚；5 号瓶：2ml 1mol/L HCl；6 号瓶：10ml 水。

CPCU 的系统设置约需 15min，它将检查油浴的左右传动、油浴温度、反应管的上下移动等情况。准备好后只需双击 Target 的图标，CPCU 开始运行。打开气阀将 1 号瓶内液体压出流经 QMA，$^{18}F^-$ 淋洗下来加到第一反应管，在 115℃共沸除水。依次加入 2 号瓶溶液，共沸除水；加入 3 号瓶溶液，在 87℃下反应 5min；分两步加入 4 号瓶溶液，将放射性溶液从第一反应管转移到第二反应管，同时用 Silica 柱去除 K222 和未反应的$^{18}F^-$，蒸发掉第二管内的乙醚，加入 5 号瓶溶液，115℃水解 15min。将^{18}F-FDG 从第二反应管传到收集瓶，用 6 号瓶的水冲洗，得到^{18}F-FDG。整个自动化合成过程需 55min。双管法合成效率为 55%。CTI 单管法合成效率能达到 70%，后者与前者的区别在于将两个反应管简化成一个，从而减少了转移过程中的损失。

CPCU 的日常维护：每次合成后需对反应管和传输管道清洗，更换溶液瓶。定时测定油浴温度、传输气体流速，更换密封 O 圈。

^{18}F-FDG 的质量控制：

(1) 性状：无色澄明、无菌、无热原的等渗溶液。

(2) pH：4.5～8.5。

(3) 比活度：不小于 37×10^3 MBq/mol。

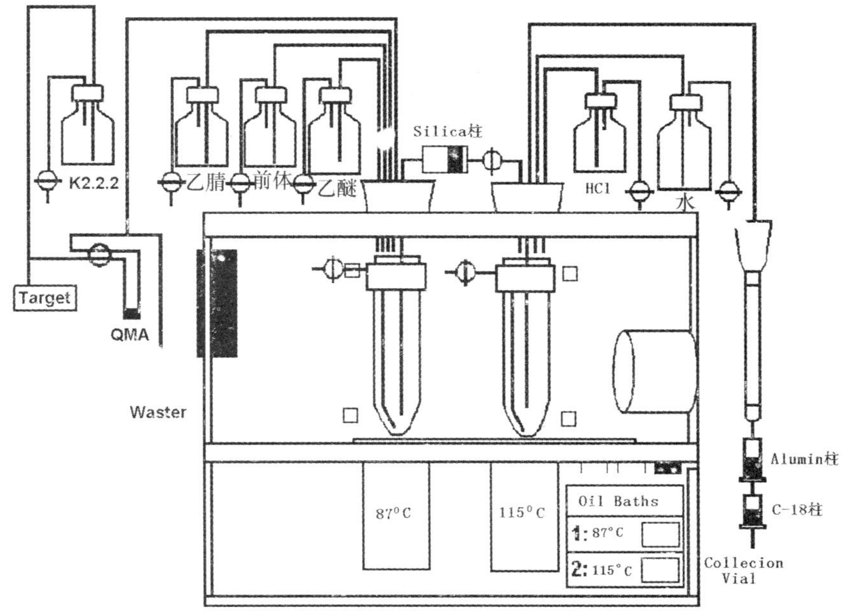

图 4-6-1　双管法^{18}F-FDG 合成示意图

（4）放射性核纯度：γ 能谱除 0.511MeV 和 1.022MeV 外无其他能峰出现，为与其他正电子核素区别，需进行半衰期测定。可能的放射性杂质是^{13}N，它由^{18}O-H_2O 中的^{16}O 杂质经过^{16}O（p，α）^{13}N 生成。

（5）化学纯度：主要的化学杂质是乙腈和 Kryptofix2.2.2，两者都是毒性很大的物质。乙腈可用气相色谱法测定；Kryptofix2.2.2 常用 TLC 法测定，支持体为硅胶，展开剂为甲醇：氨（9：1），Kryptofix2.2.2 的含量不能高于 0.22mg/ml。

（6）放射化学纯度：放射化学杂质主要有：未反应的$^{18}F^-$、未水解或未水解完全的中间产品和^{18}F 代脱氧甘露糖，以$^{18}F^-$ 为主。常用的测定放射化学纯度的方法是 HPLC 法和 TLC 法，HPLC 法采用乙腈作流动相，碳水化合物分离柱分析，用示差检测器检测糖浓度。TLC 法采用硅胶作支持体，展开剂为 95%的乙腈。Rf 值：$^{18}F^-$ 为 0，^{18}F-FDG 为 0.45，中间体为 0.7。

二、^{18}F-NaF

^{18}F-NaF 为骨显像剂。其骨摄取机制是$^{18}F^-$ 与骨骼的羟基磷灰石晶体中的羟基发生交换反应，生成氟代磷灰石，从而化学吸附于骨骼中。$^{18}F^-$ 在骨骼中的摄取率反映了成骨活性与骨血流量，在更新快的骨骼组织中具有高的摄取与浓聚，因此，$^{18}F^-$ 临床应用于骨肿瘤与骨转移灶的诊断以及骨外伤、骨代谢性疾病、骨关节疾病等的诊断。

^{18}F-NaF 的制备方法是将从加速器得到的$^{18}F^-$ 吸附于碳酸盐形式的阴离子交换树脂 AG1-X9 上，用 0.02M 的碳酸钾溶液将$^{18}F^-$ 洗脱下来，将$^{18}F^-$ 洗脱液加入 0.9% NaCl 溶液中并经 0.22μm 的微孔膜无菌过滤，即得到可供临床应用的^{18}F-NaF 溶液。

^{18}F-NaF 注射液的质量控制：

（1）性状：无色澄明、无菌、无热原的等渗溶液。

（2）pH：4.5～8.0。

（3）比活度：不加载体的情况下，比活度可达 37×27 000MBq/μmol。

（4）放射性核纯度：γ 能谱除 0.511MeV 和 1.022MeV 外无其他能峰出现，为与其他正电子核素区别，需进行半衰期测定。可能的放射性杂质是^{13}N，它由^{18}O-H_2O 中的^{16}O 杂质经过^{16}O（p，α）^{13}N 生成。

（5）化学纯度：^{18}F-NaF 的制备中一般不会引入显著水平的化学杂质，少量的阳离子杂质在制备过程中经过阴离子交换树脂去除，产品中仅含少量的阴离子杂质，一般不影响使用。

（6）放射化学纯度：可能的放射化学杂质主要有$^{18}F^-$ 形成的复合物和$^{18}F^-$ 与杂质的反应产物。常用测定放射化学纯度的方法是离子色谱法（IC），采用 2mM Na_2CO_3/1mM $NaHCO_3$ 溶液作流动相，Dionex 阴离子柱（250mm×4mm）分析。流速 1.2ml/min，$^{18}F^-$ 的保留时间约为 3.5min。

三、6-^{18}F-FDOPA

6-^{18}F-FDOPA 是 L-多巴（L-DOPA）的类似物，其与 L-DOPA 的差别是 L-DOPA 儿茶酚基团的 6 位氢原子被氟原子取代。与多巴在体内经芳基氨基酸酶催化脱羧生成多巴胺相似，6-^{18}F-FDOPA 脱羧生成 6-^{18}F-氟-多巴胺。因此，6-^{18}F-FDOPA 可反映体内多巴胺的合成。多巴胺是一内源性神经递质，通过多巴胺受体调节运动功能、神经活动、激素分泌等生理过程，体内多巴胺浓度的变化与帕金森病、遗传性舞蹈病等疾病有关，因此，6-^{18}F-FDOPA 临床应用于帕金森病、遗传性舞蹈病等神经运动疾病的诊断以及突触前多巴胺能系统的功能评价。

6-^{18}F-FDOPA 常用的合成方法包括亲电合成和亲核合成两种。亲电合成是用核反应^{20}Ne（d，α）^{18}F 得到的$^{18}F_2$ 进行标记，早期使用含汞的标记前体，^{18}F 取代含汞基团得到，该方法产率高，但汞的毒性大。目前，应用较广泛的亲电合成法是用含锡烷基团的标记前体——4，5-二-[（1，1-二甲基乙氧基-羰基）羟基]-N-甲酰-2-三甲基锡基-L-苯丙氨酸乙酯与$^{18}F_2$ 在氟代三氯甲烷中发生氟化脱锡烷基反应，在溴化氢中水解脱去保护基得到产物，反应液用氨水中和，加入磷酸缓冲液将 pH 值调节至生理范围内。用 HPLC 纯化标记产物，以磷酸盐缓冲液（加入 2%的乙醇）作为流动相洗脱。合成路线如下。

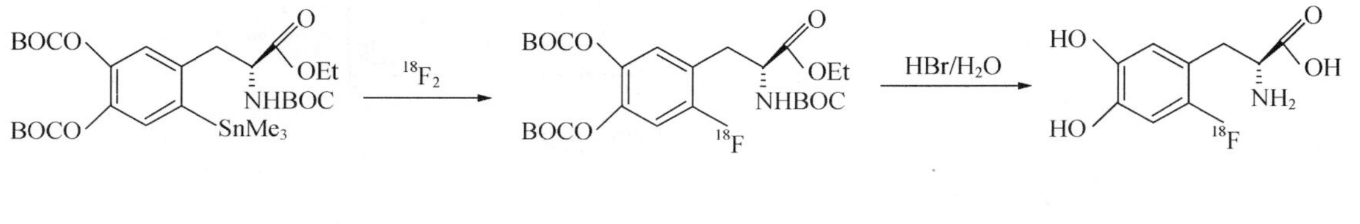

该方法的放射化学产率为 20%～30%，合成时间 40～50min。其优点是合成步骤少，合成时间短，不需要进行手性分离。缺点是产品是有载体的。

6-^{18}F-FDOPA 的亲电合成自动合成模块见图 4-6-2。

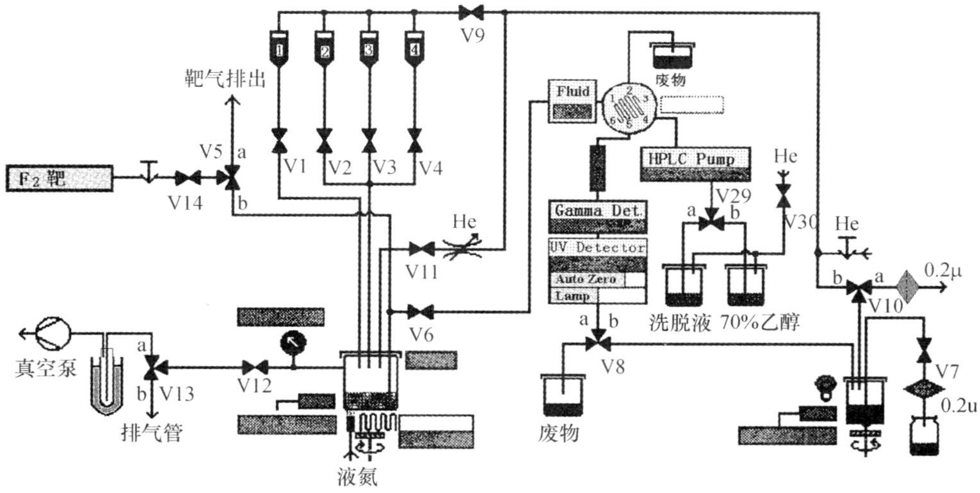

图 4-6-2　6-^{18}F-FDOPA 的亲电合成自动合成模块

合成模块为一密闭系统，合成反应在－20℃的反应室内进行，产物及挥发性放射性物质用液氮冷凝器收集。放射性废气分开收集并压缩后进行衰变。合成完毕后，启动自动清洁程序，将反应瓶进行高压灭菌。

亲核合成是用通过核反应^{18}O（p，n）^{18}F 得到的^{18}F^{-}取代标记前体中的－NMe_3SO_3CF 基团，再经脱保护基等步骤得到。合成路线如下：

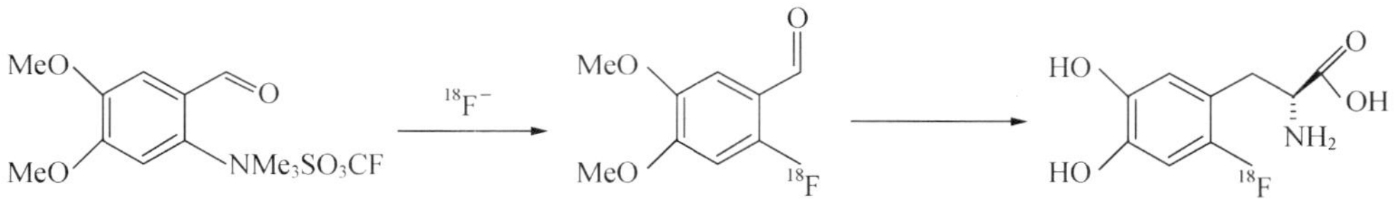

该方法可获得无载体的标记产品，但其缺点是合成时间长，合成难度较大。

6-^{18}F-FDOPA 注射液的质量控制：

（1）性状：无色澄明、无菌、无热原的等渗溶液。

（2）标记产物的 pH 值为 4.0～5.0，使用前用缓冲液调至 6.0～8.0。

（3）比活度：不低于 3.7GBq/mmol。

（4）放射性核纯度：通过^{20}Ne（d，α）^{18}F 反应得到的^{18}F 核纯度高，可不考虑放射性核纯度。通过^{18}O（p，n）^{18}F 反应得到的^{18}F，可能的放射性杂质是^{13}N，其核纯度可采用半衰期法测定。

（5）化学纯度：合成方法不同，化学杂质不同。最主要的化学杂质是 L-多巴和 L-羟基多巴，其中 L-羟基多巴会转化成有毒的 L-6-羟基多巴胺，L-6-羟基多巴的含量不能超过 50μg。其次，D-多巴也是可能的化学杂质。采用亲电反应制备的 6-^{18}F-FDOPA中，锡的含量需要检测，不能超过药典规定的重金属离子含量的标准。6-^{18}F-FDOPA 化学量可用配备有质量检测器（吸收波长为 220nm 或 280nm）或电化学检测器的 HPLC 测定。

（6）放射化学纯度：放射化学纯度要求大于 95%。合成方法不同，放射化学杂质不同。主要的放射化学杂质是^{18}F-D-FDOPA、未反应的^{18}F 和脱保护基过程中部分水解的产物。放射化学纯度通常用配备有放射性检测器和 UV（紫外可见光）检测器（吸收波长为 280nm）的 HPLC 测定，流动相为 1M KH_2PO_4，采用 Nucleosil 柱，^{18}F-FDOPA 的保留时间约为 8min。光学异构体纯度可用配备手性配体交换柱的 HPLC 测定。

四、^{11}C-乙酸钠

^{11}C-乙酸钠为心肌氧化代谢显像剂。^{11}C-乙酸钠注入体内被心肌吸收后，在乙酰辅酶 A 合成酶的

作用下转化为乙酰辅酶 A，进入三羧酸循环，经代谢生成^{11}C-CO_2 而从心肌细胞中清除。由于三羧酸循环与氧化磷酸化密切相关，因此，^{11}C-乙酸钠的代谢率可作为心肌氧化代谢的指标。^{11}C-乙酸钠临床上主要应用于评价各种心脏疾病患者如冠心病、心肌病、瓣膜心脏病等的心肌组织活性和心脏代谢储备功能，以研究疾病进程、决定治疗方案及评价疗效。

^{11}C-乙酸钠通过加速器生产的^{11}C-二氧化碳与格氏试剂甲基溴化镁进行羧基化反应制备。^{11}C-二氧化碳采用^{14}N（p，α）^{11}C 反应制备，靶材料是含1%氧气的氮气，在靶内生产的^{11}C-二氧化碳用冷肼捕获，这不但可将靶体积缩小，而且可除去少量氮氧化合物。经氩气载带、五氧化二磷干燥后，进入甲基溴化镁的乙醚溶液中，在与格氏试剂反应并水解后，通过氧化银柱和阳离子交换树脂去除溴离子和镁离子，经氢氧化钠中和，无菌过滤后，得到可供注射用的^{11}C-乙酸钠。合成路线为：

$$CH_3MgBr + {}^{11}CO_2 \longrightarrow CH_3^{11}CO_2MgBr \longrightarrow CH_3^{11}COONa$$

合成时间约 20min，放射化学产率为 60%～65%。

合成模块见图 4-6-3。

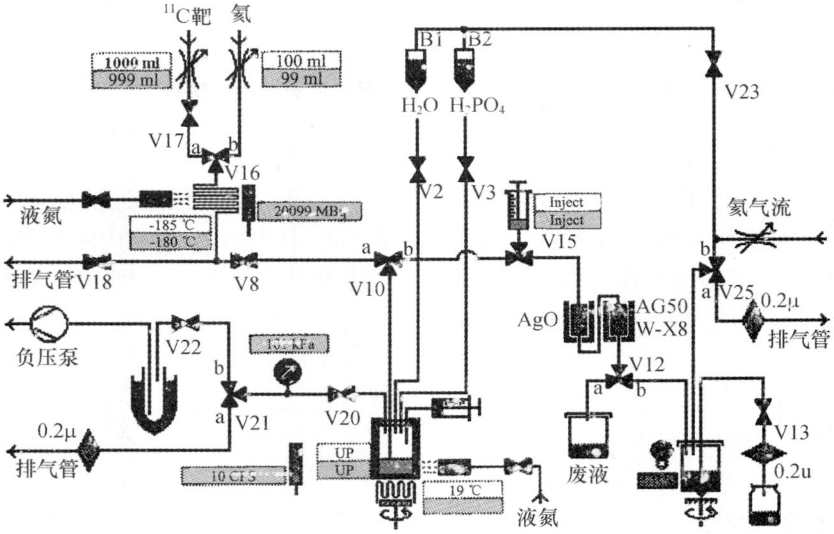

图 4-6-3　^{11}C-乙酸钠的自动合成模块

合成模块是一个密闭的系统。在靶室产生的^{11}C-二氧化碳被收集在－180℃的温控冷却收集器中，用装有液氮的冷却收集器收集产物，放射性废气则被分开收集压缩至衰变装置中。

^{11}C-乙酸钠注射液的质量控制：

（1）性状：无色澄明、无菌、无热原的等渗溶液。

（2）pH：5.0～7.5。

（3）比活度：大于 3.7GBq/μmol。

（4）放射性核纯度：由于采用捕获方式生产^{11}C-乙酸钠，加之有合成后的分离，可以将绝大多数放射性核素杂质去除，故可不考虑放射性核纯度。

（5）化学纯度：^{11}C-乙酸钠中的化学杂质来源于格氏试剂，且以有机杂质为主。采用溶剂蒸发法和控制反应体系中格氏试剂用量（小于 0.1mmol）控制化学杂质，无需进一步纯化。

（6）放射化学纯度：放射化学纯度要求大于95%。主要的放射化学杂质是未水解的中间产物——放射性的碳酸盐杂质，以及^{11}C 标记的丙酮和丁醇等。可以通过通入空气的方法去除^{11}C 标记的丙酮和丁醇等挥发性的有机杂质。放射化学纯度通常用 TLC 或配备有 UV 检测器（吸收波长为 229nm）的 HPLC 测定，流动相为 0.001mol/L 的硫酸溶液，采用 Aminex ion exclusion HPX-87H 柱（300×7.8 BioRad），流速为 0.6ml/min。^{11}C-乙酸钠的保留时间约为 15.5min，^{11}C-碳酸盐为 18.2min，^{11}C-丙酮为 21.4min，^{11}C-正丁醇为

22.6min。TLC 方法：展开剂为甲醇，产品的Rf=0.8，^{11}C-碳酸盐 Rf=0。

五、$^{13}NH_3$

$^{13}NH_3$ 注入体内后，通过简单扩散机制穿过细胞膜，进入细胞后，转变成带电荷的离子，然后经谷氨酸- 谷氨酰胺反应进行代谢。$^{13}NH_3$ 进入细胞的量与血流量正相关，因此，$^{13}NH_3$ 在临床上用于测定心肌血流、局部脑血流和肝血流等。

常用的生产$^{13}NH_3$ 的方法有两种：一是戴氏合金还原法，将从加速器获得的含^{13}N 的化合物溶液加到戴氏合金的氢氧化钠溶液中还原，用氦气流将$^{13}NH_3$ 载带到生理盐水溶液中，该方法被 GE 公司用于加速器药物生产。二是在靶中直接生产$^{13}NH_3$，靶水中加入 5mmol/L 的乙醇（或乙酸），以消除辐照过程中产生的自由基，产物通过阳离子交换柱，将$^{13}NH_3$ 吸附进行分离纯化。该方法用于 Siemens 公司的$^{13}NH_3$ 靶。

在靶中直接生产$^{13}NH_3$ 的自动合成模块见图 4-6-4。

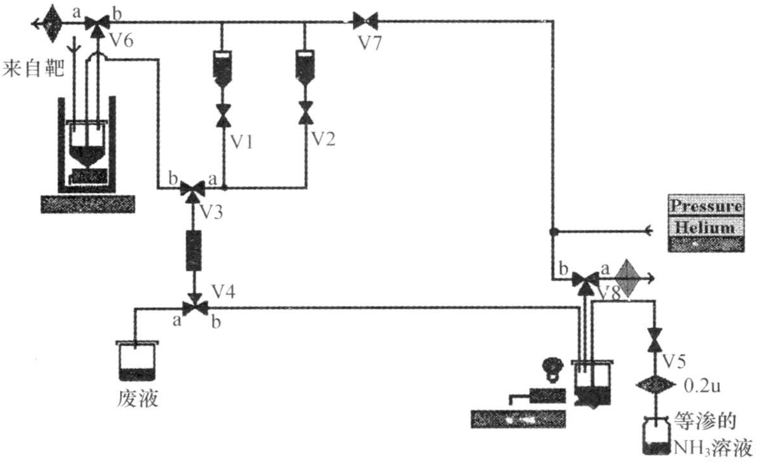

图 4-6-4　$^{13}NH_3$ 的自动合成模块

在靶室内产生的$^{13}NH_3$ 被运送到合成单元，自动化过程即开始。产物被吸附在阳离子交换柱上，经清洗后，系统自动将产物洗脱下来。在合成过程中，通过两个装在系统内部的放射性探测器记录下相关数据，自动计算放化产率。放射性废气分开收集并压缩至衰变装置。

$^{13}NH_3$ 注射液的质量控制：

(1) 性状：无色澄明、无菌、无热原的等渗溶液。

(2) pH：4.5～7.5。

(3) 比活度：无特殊要求。

(4) 放射性核纯度：通过^{16}O（p，α）^{13}N 生产^{13}N 时，由于水靶中存在少量的^{18}O，发生^{18}O（p，n）^{18}F 反应生成^{18}F，因此，^{18}F 是主要的放射性杂质。其含量与生产的参数有关，溶液中的^{18}F 离子可在收集瓶前加一 Plus QMA（Waters）除去。另外，通过^{16}O（p，n）^{15}O 生成的^{15}O 也是可能的放射性核素杂质。放射性核纯度可用测定半衰期的方法鉴定。

(5) 化学纯度：由于制备方法不同，产品中化学杂质也不同。戴氏合金还原法需测定还原剂所含的金属离子的含量，如：铝等，要求铝离子浓度小于 10μg/ml。化学纯度可用配置阳离子交换柱的 HPLC 分析。

(6) 放射化学纯度：放射化学纯度要求大于 95%。主要的放射化学杂质是^{13}N-硝基化合物。放射化学纯度通常用 TLC 或 HPLC 测定，HPLC 采用 C-18 分离柱，流动相为 10mmol/l 的正辛基磺酸钠（pH 7.0）/乙腈（2∶1 v/v），$^{13}NH_3$ 的保留时间为 3.5min。TLC 方法：展开剂为水/丙酮/丙酸（4∶6∶2 v/v），加入 NaCl 至饱和，^{18}F 的Rf=0，$^{13}NH_3$ Rf=0.6，^{13}N-硝基化合物 Rf=0.9。

六、^{15}O-H_2O

^{15}O-H_2O 是接近理想的 PET 血流示踪剂，能自由地扩散通过细胞膜，且代谢上惰性。它被组织的摄取和保留基本上与代谢变化无关，而线性地与血流变化成正比。因此，^{15}O-H_2O 在临床上应用于研究组织内的血流，主要是脑、心脏和肿瘤等的血

流和肺血管外水量。

由于^{15}O的半衰期很短，必须满足合成时间短、在线注射等要求。$^{15}O-H_2O$最常用的制备方法是在钯催化下与氢反应，常用0.2%～4.0%范围的载体氧气加到靶气体中，在线生产$^{15}O-H_2O$。一般采用商用$^{15}O-H_2O$模块（图4-6-5）。

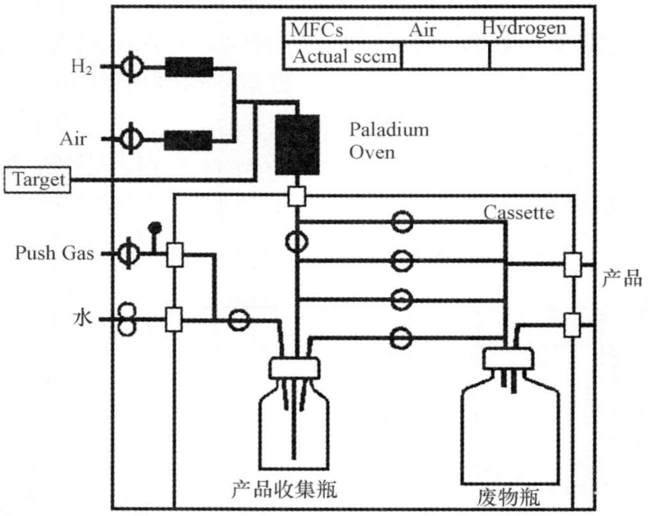

图4-6-5　$^{15}O-H_2O$的自动合成模块

上图是CTI公司的$^{15}O-H_2O$模块。有一个催化反应炉，两个收集瓶，第一个是产品收集瓶，第二个是废物瓶。首先是模块初始化，打开氢气和空气阀门，检查各气阀压力，将钯炉内温度设置于400℃。当设置完成时，$^{15}O-H_2O$模块开始非放射性合成，用氢与空气合成普通水，进入废物瓶。一旦加速器完成生产，$^{15}O_2$进入模块与空气相混合后与氢反应生成$^{15}O-H_2O$，然后由生理盐水将之送到模块外的产品瓶中。

$^{15}O-H_2O$模块日常维护：更换收集瓶和生理盐水，检查气阀压力。

$^{15}O-H_2O$注射液的质量控制：

（1）性状：无色澄明、无菌、无热原的等渗溶液。

（2）pH值：pH值在7.0左右。

（3）比活度：无特殊要求。

（4）放射性核纯度：通过^{15}N（p，n）^{15}O核反应生产^{15}O时，由于靶材料中存在少量的^{14}N和^{16}O杂质，可发生^{14}N（p，α）^{11}C核反应和^{16}O（p，α）^{13}N核反应，因此，^{11}C和^{13}N是主要的放射性杂质。它们的半衰期相对较长，也不便于分离。降低杂质的方法是采用高纯度的靶材料。放射性核纯度采用能谱法和半衰期法测定。

（5）化学纯度：最常见的化学杂质是氨，是由氮气与氢气在钯催化下或标记产品辐射分解作用下反应生成。可采用分光光度法测定氨含量。

（6）放射化学纯度：采用气相色谱法检测。

七、$^{82}RbCl$

$^{82}Rb^+$是K^+的类似物，其离子半径大于K^+，生物学性质与K^+相近。可通过心肌细胞膜上的Na^+-K^+ ATP酶泵主动转运进入心肌细胞。$^{82}Rb^+$在心肌中的分布与心肌血流量正相关，因此可反映心肌局部血流灌注情况。$^{82}RbCl$在临床上应用于心肌灌注显像。

$^{82}RbCl$通过^{82}Sr-^{82}Rb发生器获得。^{82}Sr的半衰期为25d，^{82}Rb的半衰期为75s，^{82}Sr-^{82}Rb发生器每经12.5min可重复淋洗，其有效期一般为3～4个月。洗脱液中的主要杂质是^{82}Sr和^{85}Sr，^{82}Sr含量不能超过0.02kBq/MBq^{82}Rb，^{85}Sr含量不能超过0.2kBq/MBq^{82}Rb。发生器每天的首次洗脱液用于^{82}Sr和^{85}Sr分析，洗脱液放置使^{82}Rb衰变，测定锶的总放射性，根据厂家提供的^{82}Sr和^{85}Sr的比例计算^{82}Sr和^{85}Sr的放射性。

第七节　正电子放射性药物研究进展

尽管目前比较成熟的应用于临床的正电子放射性药物仅十余种，但近年来，正电子放射性药物的研究进展迅速。尤其是^{18}F和^{11}C标记的放射性药物，目前已报道了上百种^{18}F和^{11}C的标记化合物。对正电子放射性药物的研究包括新型的、性能更为优良的血流、代谢、乏氧及功能显像剂的研制与性能研究，但更多的研究集中在对特异性靶向药物的研究，包括受体与递质显像剂、基因显像剂等分子显像剂的研究。

一、受体与递质显像剂

（一）神经受体与递质显像剂

神经递质的前体进入神经元，转化成生物活性形式贮存于神经元的囊泡中。当信号经过突触间隙时，神经递质被释放出来，与神经元的突触后受体结合。受体结合引发离子转运等一系列事件发生，使信号传递到下一个神经元。释放入突触中的神经递质分子被酶降解或再吸收进入神经元突触前的囊泡里贮存起来（图 4-7-1）。神经传导系统的显像剂包括针对上述每个过程的显像剂，如反映神经递质合成的显像剂、囊泡转运体显像剂、突触后受体显像剂和酶降解显像剂等。

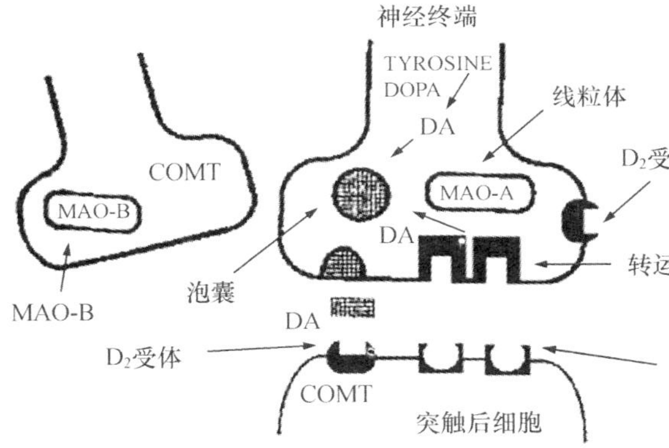

图 4-7-1　多巴胺突触示意图

神经传导系统包括多巴胺系统、胆碱能系统、5-羟色胺系统、苯二氮䓬系统和阿片系统等，各系统具有不同的生理功能。其中，研究最广泛的是多巴胺系统的显像剂。

1. 多巴胺系统的显像剂　多巴胺系统在运动、认知和动机调控中起着关键性的作用，多巴胺递质与受体显像有助于运动失调性疾病，包括帕金森病、亨廷顿病、Tourette 综合征和张力障碍等疾病的早期诊断和疗效评价，还可用于垂体腺瘤的病理类型的鉴别和可卡因成瘾研究。

（1）多巴胺合成的显像剂：β-^{11}C-L-DOPA、6-^{18}F-L-FDOPA 及其代谢物 3-O-甲基-6-^{18}F-FDOPA（简称 3OMFD）已应用于多巴胺合成的显像，反映大脑多巴胺合成能力。6-^{18}F-L-FDOPA 的性质与 L-DOPA 基本相同，但其摄取率和儿茶酚-O-甲基转移酶（catechol O-methyltransferase，COMT）的代谢速率高于 L-DOPA。上述显像剂可被单胺氧化酶（monoamine oxidase，MAO）、COMT 和芳香族左旋氨基酸脱羧酶（aromatic L-amino acid decarboxylase，AADC）代谢，但由于同时被外周 AADC 代谢，从而降低了靶本比，应用外周 AADC 抑制剂可增加外周 COMT 代谢物的形成，难以降低本底。改善显像剂的定量性能和减少代谢物是研发新型多巴胺合成的显像剂的方向，已研制出^{18}F-氟-m-酪氨酸和^{18}F-氟-β-亚甲基-m-酪氨酸，它们可被 AADC 代谢，但不被 COMT 代谢，对猴的研究表明其具有低的外周代谢。

（2）多巴胺转运体的显像剂：多巴胺转运体（dopamine transporter，DAT）位于突触前末端，可作为多巴胺神经元的标识物。它含有可卡因类配体的靶向结合位点，因此，可以通过放射性核素标记的可卡因及其类似物进行 DAT 显像。显像剂有：^{11}C-可卡因、^{11}C-诺米芬辛、^{18}F-GBR13119、^{18}F-GBR12909、^{11}C-2β-甲酯基-3β-(4′-碘苯基）去甲基托烷（^{11}C-β-CIT 或 RTI-55）、^{11}C-WIN35428（或^{11}C-CFT）、^{11}C-哌醋甲酯和^{11}C-d-苏哌醋甲酯等。

最早的 DAT 显像剂是^{11}C-诺米芬辛，其峰时为 20min，适合于定量分析，缺点是其对去甲肾上腺素转运体的结合力高于对 DAT 的结合力。^{11}C-可卡因较^{11}C-诺米芬辛对 DAT 的选择性高，其缺点是靶本比低和动力学过程太快（在纹状体的半衰期约 20min），影响图像质量。^{11}C-哌醋甲酯和^{11}C-d-苏哌醋甲酯的代谢比^{11}C-可卡因慢，适合于动力学定量分析，由于 L 型的哌醋甲酯非特异结合高，因此，D 型的^{11}C-d-苏哌醋甲酯的靶本比高于外消旋体^{11}C-哌醋甲酯，这两种显像剂的优点是其药理学研究比较成熟，可通过非标记的哌醋甲酯估测非特异结合。^{11}C-β-CIT 和^{11}C-WIN35428 对 DAT 具有很高的亲和力（分别是可卡因的 100 倍与 10 倍），峰时很长（两者分别为＞1 200min 和＞120min），过高的亲和力使其对结合位点浓度的轻微变化不敏感，并且，其结合量易受血流灌注量的影响，过长的峰时使其在显像时不能达到吸收高峰，但在 DAT 密度很低的情况下，适合于用高亲和力的^{11}C-β-CIT和^{11}C-WIN35428 进行显像。

除 DAT 外，其他囊泡单胺转运体也可作为靶向结合部位进行 PET 显像，^{11}C-丁苯那嗪是一种单胺转运体显像剂，其优点是与单胺转运体的结合基本不受药物治疗作用的影响，缺点是对不同的单胺转运体无特异性。

（3）多巴胺受体显像剂：多巴胺受体存在于突触前和突触后，突触前的受体调控多巴胺的合成和释放，突触后的受体在细胞间的信息传递中发挥作用。多巴胺受体有五种亚型（D_1～D_5），其中 D_1 和 D_5 刺激腺嘌呤环化酶，而 D_2、D_3、D_4 抑制腺嘌呤环化酶。D_1 和 D_2 两种亚型在大脑中浓度最高，分布最广，其在纹状体中浓度最高；D_3、D_4、D_5 受体浓度很低。目前已研制出 D_1 和 D_2 受体的 PET 显像剂，并用于临床；D_3 受体的 PET 显像剂（^{18}F-7-OH-AFPAT,）还处于实验室研究阶段；目前尚未研制出 D_4、D_5 受体的 PET 显像剂。

目前研制的 D_2 受体配体大多数为多巴胺受体拮抗剂，主要有：^{11}C-雷氯比利（^{11}C-raclopride）和^{11}C 或^{18}F 标记的甲基螺环哌啶酮（^{11}C-N-methyl-spiperone，NMS）。^{11}C-raclopride 具有中度的亲和力（Kd 为 1 000～2 000pM），对受体选择性强，但仍可与 D_3 受体结合，其结合量显著低于 D_2 受体。^{11}C-NMS 对 D_2 受体的亲和力（Kd 为 50～300pM）高于^{11}C-raclopride，但同时可与 $5HT_2$ 受体和 D_4 受体结合，其与 D_4 受体结合量显著低于 D_2 受体，与 $5HT_2$ 受体结合的配体则很快解离。上述显像剂仅适合于显示纹状体中的 D_2 受体，当需显示纹状体外的浓度较低的 D_2 受体时，应用更高亲和力的配体。目前，已研制出对 D_2 受体具有高亲和力的显像剂^{11}C-FLB457（Kd 为 20pM）、^{18}F-fallypride 和^{18}F-(N-甲基）苯哌利多，其中，^{11}C-FLB457 已用于丘脑、黑质、小丘和颞叶皮质的 D_2 受体显像研究。2000 年，Hwang 等研制出 D_2 受体激动剂（—）-N-^{11}C-丙基-去甲阿扑吗啡，在灵长类动物中纹状体与小脑的浓度比达 2.8。

D_1 受体显像剂包括放射性核素标记的 D_1 受体拮抗剂：^{11}C-SCH23390、^{11}C-SCH39166、^{11}C-NNC687、NNC756、NNC112 和 D_1 受体激动剂：^{11}C-SKF75670、^{11}C-SKF82957。目前所用的 D_1 受体拮抗剂的一个问题是多数配体对 $5HT_2$ 受体也具有一定的亲和力。应用最广泛的 D_1 受体显像剂是^{11}C-SCH23390，^{11}C-NNC112 具有较高的皮质与小脑浓度比，可用于纹状体外的 D_1 受体显像。

（4）多巴胺代谢显像剂：目前多巴胺代谢显像剂主要是放射性核素标记的 MAO 的抑制剂。MAO 有 MAO A 和 MAO B 两种亚型，两者在人脑中的比例是 1∶4，多巴胺对两种亚型具有相同的亲和力。MAO 的 PET 显像剂包括：^{11}C 标记的二甲胺；放射性核素标记的 MAO 自杀灭活剂（与 MAO 不可逆地共价结合而使 MAO 灭活）—^{11}C-L-丙炔苯丙胺、^{11}C-L-丙炔苯丙胺-D_2（^{11}C-L-丙炔苯丙胺的氘取代的类似物）和^{11}C-氯吉兰；放射性核素标记的 MAO A 的选择性的可逆抑制剂——^{11}C-骆驼蓬碱、^{11}C-甲基骆驼蓬碱、^{11}C-$MD_2$30254 和^{11}C-blefoxatone。^{11}C-L-丙炔苯丙胺与^{11}C-L-丙炔苯丙胺-D_2 可抑制两种亚型的 MAO，而^{11}C 标记的二甲胺只抑制 MAOB。MAO 显像可用于测定治疗药物 L-丙炔苯丙胺对 MAO 的抑制作用时间和停药后 MAO 的恢复时间。放射性核素标记的 COMT 抑制剂的研究尚未成功，曾研制出^{18}F-3，4-二羟基-5-硝基-2′-氟二苯酮（^{18}F-Ro41-0960），但对狒狒的研究结果显示脑摄取很低，其原因是血浆蛋白结合率很高（大于 99%）。

2. 5-羟色胺系统的显像剂 5-羟色胺（5-HT）由背部缝核细胞分泌。许多神经精神疾病，如焦虑、抑郁、睡眠障碍等与大脑 5-羟色胺系统异常有关，5-羟色胺系统显像有助于对上述疾病的机制研究、诊断与药物疗效评价。5-HT 受体有 7 类（$5\text{-}HT_{1\sim7}$）14 种亚型，目前 PET 显像剂主要是针对 $5\text{-}HT_{2A}$、$5\text{-}HT_{1A}$ 受体和 5-HT 转运体的显像剂。

$5\text{-}HT_{2A}$受体的显像剂主要有：^{11}C 和^{18}F 标记的 N-甲基螺哌隆、^{18}F-阿坦色林、^{18}F-司托哌隆和^{11}C-MDL-100907。N-甲基螺哌隆结合于额叶皮质的 $5\text{-}HT_{2A}$受体，但同时可结合于纹状体的多巴胺 D_2 受体。^{18}F-阿坦色林、^{18}F-司托哌隆和^{11}C-MDL-100907 的选择性较 N-甲基螺哌隆高，但存在可生成亲脂性代谢产物或与其他神经递质结合、非特异结合较高、动力过程太慢等缺点。目前尚无理想的 $5\text{-}HT_{2A}$受体的显像剂。

$5\text{-}HT_{1A}$受体位于缝核细胞体上，调节 5-HT 释放，突触前和突触后均存在 $5\text{-}HT_{1A}$受体，其在新皮质区突触后密度较高。$5\text{-}HT_{1A}$受体在精神分裂症病人中密度增加，是抗焦虑和抗抑郁药物的作用靶点。对 $5\text{-}HT_{1A}$受体的 PET 显像剂的研究比较成功。其显像剂有：^{11}C-WAY-100635、^{11}C-CPC-222、^{11}C-NAD-299 和^{18}F-4-(2′-甲氧基苯基）-1-[2′-

N-(2″-吡啶基)-p-^{18}F-氟苯甲酰氨基]乙基-哌嗪(p-^{18}F-MPPF)等。

5-HT 转运体显像剂是与 5-HT 转运体特异结合的放射性核素标记化合物，可用于评价选择性的 5-HT 再吸收抑制剂类抗抑郁药物对 5-羟色胺能神经的毒性。这些显像剂包括：(＋)—^{11}C-MCN-5652、^{11}C-N，N-二甲基-2-(2-氨基-4-氰基苯基硫代苄胺)(^{11}C-DSAB)、^{11}C-西酞普兰、N-^{11}C-甲基帕罗西汀和^{11}C-氟西汀。(＋)-^{11}C-MCN-5652、^{11}C-西酞普兰、N-^{11}C-甲基帕罗西汀和^{11}C-氟西汀存在一定的非特异结合，靶本比较低。^{11}C-DSAB 经初步临床研究显示其性能优良。

3. 阿片系统的显像剂　阿片受体介导内源性与外源性阿片的生理效应，包括呼吸抑制、镇痛和镇静作用。阿片受体有 μ、δ、κ 三种亚型。PET 显像剂有：^{11}C-卡芬太尼、^{11}C-特培洛菲(DPN)、^{11}C-丁丙诺啡、^{18}F-cyclofoxy、^{11}C-GR89696 和^{11}C-naltrindol 等。^{11}C-卡芬太尼是 μ 受体的激动剂，浓聚于富含阿片受体的基底神经节、海马等部位。^{11}C-DPN 和^{11}C-丁丙诺啡无亚型选择性，^{11}C-DPN 是阿片受体的激动剂，而^{11}C-丁丙诺啡既可作为激动剂，又可作为拮抗剂。^{11}C-DPN 在小脑中的清除较^{11}C-丁丙诺啡快，其 PET 影像质量优于^{11}C-丁丙诺啡，但^{11}C-丁丙诺啡毒性小，且丁丙诺啡是临床应用的镇痛药物，因此，可能更容易应用于临床。^{18}F-cyclofoxy 是阿片受体拮抗剂，结合于 μ 受体和 κ 受体；^{11}C-GR89696 结合于 κ 受体，是一种高亲和力、高选择性的显像剂；^{11}C-naltrindol 则是 δ 受体显像剂。

4. 苯二氮䓬系统的显像剂　苯二氮䓬受体分为中枢型和外周型两种。中枢型苯二氮䓬受体是 γ-氨基丁酸 A($GABA_A$)的一个亚单位，其密度的变化与焦虑、失眠、癫痫及舞蹈病等有关，可用于癫痫病灶及遗传性舞蹈病的诊断。外周型苯二氮䓬受体与 GABA 无关，分布于肾、肝、肺、肥大细胞、巨噬细胞以及中枢神经的非神经元，如神经胶质细胞、室管膜细胞中。

中枢型苯二氮䓬受体的 PET 显像剂有^{11}C-地西泮、^{11}C-氟西泮、^{11}C-舒立克隆、^{11}C-氟硝基西泮、^{11}C-氟马西尼(^{11}C-Ro-15-1788)和^{11}C-IMZ(iomazenil)等。这些显像剂均为苯二氮䓬受体的拮抗剂，其药物动力学性质优良，可用于定量分析。^{11}C-Ro-15-1788 已被应用于癫痫研究，研究结果显示，癫痫灶中^{11}C-Ro-15-1788 与苯二氮䓬受体的结合量显著降低。目前研制的外周型苯二氮䓬受体显像剂有异喹啉类^{11}C-PK-11195 和^{11}C-Ro-5-4864。在对脑瘤的研究中发现，^{11}C-Ro-5-4864 在肿瘤中的摄取率低于正常脑组织，而^{11}C-PK-11195 在胶质瘤中具有高摄取，靶本比较高。

5. 胆碱能系统的显像剂　胆碱能系统包括两大类——毒蕈碱胆碱能受体(mAChRs)和烟碱乙酰胆碱能受体(nAChRs)。胆碱能系统在大脑的认知和记忆功能中具有重要作用。阿尔茨海默病与胆碱能系统缺陷有关。内源性神经递质——乙酰胆碱(ACh)的合成由胆碱乙酰转移酶(ChAT)介导，由乙酰胆碱酯酶(AChE)灭活。胆碱能受体、ChAT 和 AChE 均可作为放射性药物的靶点。

(1) 碱胆碱能受体显像剂：mAChRs 在药理学上分为四个亚型(M_1 至 M_4)，而在基因学上分为五个亚型(m1 至 m5)。由于 M_2 亚型与阿尔茨海默病相关，因此 PET 显像剂主要是针对 M_2 亚型的。这些显像剂包括：^{11}C-东莨菪碱、^{11}C-莨菪烷基苯偶酰盐、^{11}C-N-甲基-4-哌啶基-苯偶酰盐、^{11}C-N-甲基-3-哌啶基-苯偶酰盐、^{11}C-苯扎托品甲磺酸(Cogentin)、^{11}C-苯扎托品、^{11}C-右苄替米特和^{18}F-3-[3-(3-^{18}F-氟丙基)硫代-1，2，5-噻二嗪基-4]-1，2，5，6-四氢-1-甲基-吡啶(^{18}F-FP-TZTP)等。毒蕈碱胆碱能受体显像剂目前存在的问题是亚型选择性低，从定量分析考虑，其结合太快而解离太慢，导致难以消除血流效应的影响。

(2) 胆碱酯酶的显像剂：乙酰胆碱酯酶水解 ACh 而使其灭活，其在 ACh 的调控中起着关键性的作用。乙酰胆碱酯酶抑制剂是治疗阿尔茨海默病的药物，AChE 显像与定量分析为阿尔茨海默病的病理研究、药物研究与疗效评价提供了重要手段。

AChE 的显像剂包括放射性核素标记的 AChE 的抑制剂——^{11}C-毒扁豆碱(^{11}C-PHY)和 AChE 的底物——[N-^{11}C-甲基]-4-哌啶基乙酸盐(^{11}C-AMP)和[N-^{11}C-甲基]-4-哌啶基丙酸盐(^{11}C-PMP)。这些显像剂可用于测定 AChE 的结合位点数和 AChE 的活性。^{11}C-PHY 与 AChE 共价结合，其在结合部位的滞留率反映了 AChE 的活性。^{11}C-AMP 和^{11}C-PMP 被 AChE 水解形成放射性核素标记的水溶性产物，这些产物不能从大脑中扩散出去而滞留于水解部位，其滞留量与 AChE 的活性和脑血流相关。^{11}C-PMP 的水解速度比^{11}C-AMP 慢，更有利于定量分析。

(3) 烟碱乙酰胆碱受体显像剂：烟碱乙酰胆碱受体是兴奋性配体介导的门控阳离子通道，分布于中枢神经和外周神经系统，是烟碱和许多神经变性疾病治疗药物、疼痛治疗药物的靶点，介导烟碱在运动、警觉、情绪、神经内分泌方面的生理效应。nAChRs由α和β两个亚单位构成，大脑中含量最丰富的是$\alpha_4\beta_2$亚型。

nAChRs显像剂分三大类：烟碱及其衍生物、地棘蛙素的衍生物及3-吡啶基乙醚的衍生物。烟碱及其衍生物包括：^{11}C-烟碱、^{11}C-甲基-2（3-吡啶基）氮杂环丁烷（^{11}C-MPA）和^{11}C-ABT-418。^{11}C-烟碱已用于人体研究，但其非特异结合高，显像性能差。^{11}C-MPA和^{11}C-ABT-418与^{11}C-烟碱性能相近，仅^{11}C-MPA的特异结合率略高于^{11}C-烟碱和^{11}C-ABT-418。地棘蛙素的衍生物主要有^{18}F-去氯氟代地棘蛙素（^{18}F-NFEP），^{18}F-NFEP对nAChRs具有很高的特异性，已成功地应用于对nAChRs的实验研究，但由于其毒性高，限制了其在人体中的应用。3-吡啶基乙醚的衍生物包括2-^{18}F-氟-A-85380和6-^{18}F-氟-A-85380。这两种显像剂是nAChRs的激动剂，对$\alpha_4\beta_2$亚型具有较高的选择性，且毒性低，是有发展前景的PET nAChRs显像剂。

（二）心肌受体与递质显像剂

心脏受交感神经和副交感神经支配，交感神经和副交感神经具有相反的、互补的作用。心脏神经系统在心血管功能，包括舒张、收缩、信号传导功能等的调节中起着重要的作用，许多心脏疾病，如心力衰竭、心肌梗死、猝死等都与心脏神经系统功能缺陷有关。交感神经的内源性递质是去甲肾上腺素（NE），副交感神经的内源性递质是乙酰胆碱。

1. 交感神经系统的显像剂　交感神经系统的显像剂包括：突触前膜和突触间隙的显像剂与突触后膜受体显像剂。

突触前膜和突触间隙的显像剂主要为放射性核素标记的儿茶酚胺——^{18}F-FDOPA、(－)-6-^{18}F-氟去甲肾上腺素[(－)-6-^{18}F-FNE]、^{11}C-肾上腺素（^{11}C-EPI）及儿茶酚胺类似物——^{11}C-羟基麻黄碱（^{11}C-HED）、^{11}C-苯福林（^{11}C-PHEN）、^{18}F-氟-阿拉明（^{18}F-FMR）、^{18}F或^{76}Br标记的胍乙啶类似物包括^{18}F-氟苄胍（^{18}F-PFBG）、4-^{18}F-氟-3-碘苄胍（^{18}F-FIBG）和m-^{76}Br-溴苄胍（^{76}Br-MBBG）。其中，^{18}F-FDOPA、^{11}C-EPI和^{11}C-HED应用较为广泛。多巴胺是合成去甲肾上腺素的前体，它可进入贮存泡囊，并在β-羟基酶的作用下转化为去甲肾上腺素。因此，^{18}F-FDOPA可反映去甲肾上腺素的合成。^{11}C-HED是假神经递质，其在神经元中的摄取、贮存和释放机制与去甲肾上腺素相近，但不被MAO和COMA所破坏，可用于评价突触前去甲肾上腺素的重吸收和贮存情况。缺点是动力学过程较为复杂，难以用于定量分析，一般仅用于半定量分析。^{18}F或^{76}Br标记的胍乙啶类似物的缺点是非特异摄取较高。

交感神经突触后膜受体包括心脏肾上腺素能α受体和β受体。研究应用较多的是β-肾上腺素能受体和毒蕈碱胆碱能受体显像剂。β-肾上腺素能受体分为β_1和β_2两种亚型，两者在心肌细胞内质膜中的比例是80∶20，在疾病状态两者的比例有所改变。β-肾上腺素能受体显像剂主要有：^{11}C-CGP-12177、^{11}C-卡拉洛尔和^{18}F-氟卡拉洛尔。这些显像剂均为β-肾上腺素能受体的拮抗剂，可用于显示β-肾上腺素能受体的表达和密度，通过建立适当的动力学模型，可获得β-肾上腺素能受体的浓度、B_{max}等参数。但这三种显像剂对β_1和β_2两种亚型均无选择性，研制具有亚型特异性的显像剂仍是有待解决的问题。^{11}C-GB67是α-肾上腺素能受体显像剂。

2. 副交感神经系统的显像剂和胆碱能受体

副交感神经系统显像面临着很多困难。首先，心脏中乙酰胆碱能神经元密度较低，其分布限制在几个分散的部位（如房室结），受PET分辨率的限制，很难得到清晰的图像；其次，由于心脏中的乙酰胆碱受体和乙酰胆碱转运体对其底物具有高度特异性，因此，其PET显像剂的设计非常困难；再者，乙酰胆碱及其类似物体内稳定性差，可被血液或组织中的胆碱酯酶迅速水解。Parson等证实含乙酰胆碱的泡囊膜上存在乙酰胆碱转运体的结合部位，称之为vesamicol受体，它可作为乙酰胆碱能神经元的标识蛋白。据此设计出^{18}F标记的vesamicol的类似物——^{18}F-FEOBV作为乙酰胆碱能神经元的显像剂，但对大鼠的研究结果显示：心肌特异性摄取率低，这与心脏中乙酰胆碱能神经元密度低相符合，其非特异结合高，靶本比低，从而限制了其在心肌神经系统PET显像中的应用。

毒蕈碱胆碱能受体显像剂主要有^{11}C-甲基-二苯乙醇酸奎宁环酯（^{11}C-MQNB），它是蕈毒碱胆碱能受体的高特异性的亲水性的拮抗剂。

（三）肿瘤受体显像剂

许多恶性肿瘤有高密度的某种受体表达，肿瘤受体显像可用于相关肿瘤的诊断、疗效评价与预后。

1. 生长激素释放抑制素（somatostatin，SMS）受体显像　SMS 受体共分 5 型，SSTR1～SSTR5。SMS 受体显像剂可应用于具有内分泌性质的肿瘤显像，如神经内分泌肿瘤、小细胞肺癌、部分乳腺癌、前列腺癌、恶性淋巴瘤等。目前研制的显像剂大多为单光子显像剂，在正电子放射性药物中，对^{18}F 标记的 SMS 类似物——2-^{18}F-氟丙酰基-（D）-苯丙氨酰-奥曲肽进行了实验研究，表明其有可能应用于 SMS 的 PET 定量显像。

2. 类固醇受体显像

（1）雌激素与孕激素受体显像：^{18}F-氟-17β-雌二醇（^{18}F-FES）雌激素受体显像可用于乳腺癌诊断、预测乳腺癌（特别是转移癌）的激素治疗效果、监测激素治疗响应；并可对雌激素受体水平进行定量分析。^{18}F-氟-乙基-去甲孕酮（^{18}F-FENP）对孕激素受体具有高亲和力，但存在一定的非特异结合，其代谢和清除特性亦不适于人体显像。目前尚无理想的孕激素受体显像的正电子放射性药物。

（2）雄激素受体显像：^{18}F 标记的 16β-氟-马勃诺龙、16α-氟-马勃诺龙、16β-氟-7α-甲基-19-去甲睾酮、16α-氟-7α-甲基-19-去甲睾酮、20-氟-马勃诺龙、17β-氟-雄烷-3-酮、3，3-二氟-雄烷-17β-醇和^{11}C-17α-甲基睾酮等，可用于前列腺癌诊断、预测激素治疗效果、监测激素治疗响应。近年来，又研制出两种高亲和力的雄激素受体显像剂——^{18}F-11β-氟-5α-双氢睾酮（^{18}F-DHT）和^{18}F-11β-氟-19-去甲-5α-双氢睾酮，其体外结合性能与体内分布性能良好。

3. 其他　结肠癌、肺癌、脑瘤、乳腺癌、肾癌和黑色素瘤有高密度的 σ 受体表达，σ 受体显像可用于上述肿瘤的诊断与疗效评价。^{18}F-α-（4-氟苯基）-4-（5-氟-2-嘧啶基）-1-哌嗪基-丁醇和^{18}F-1-（3-氟丙基）-4-（4-氰基苯氧基甲基）哌啶是两种性能良好的 σ 受体正电子显像剂，后者是 σ_1 受体的选择性配体。^{18}F 标记的 α-黑色细胞兴奋激素（^{18}F-α-MSH）已应用于对黑色素瘤的研究。交感神经系统显像剂^{11}C-HED 可应用于嗜铬细胞瘤和神经母细胞瘤显像。

二、基因显像的放射性药物

（一）基因诱导受体显像

用基因工程人工诱导而产生新的细胞膜受体后进行受体显像。如 D_{54} MG 人胶质瘤细胞经重组腺病毒载体感染可诱导表达人癌胚抗原，可被放射性核素标记的抗癌胚抗原抗体识别；胃泌素释放素受体的 DNA 与腺病毒载体结合，形成重组腺病毒载体后感染癌细胞，可用放射性标记的 mIP-蜗皮素识别。

（二）反义显像

设计与目标 DNA 或 mRNA 的一段单链互补配对的反义寡核苷酸（antisense oligonucleotides，ASONs），用放射性核素标记 ASONs，注入体内后与目标 DNA 或 mRNA 进行核酸杂交，通过 PET 显示目标 DNA 或 mRNA 的位置和密度，称为反义显像。由于许多肿瘤具有特异的 DNA 或 mRNA，因此，反义显像有可能应用于肿瘤的早期诊断。

反义显像的放射性药物设计与制备需考虑以下基本问题：

1. ASONs 的长度　通过数学推测，ASONs 在 11～15 个碱基的长度为宜。

2. 比活度　正常 mRNA 的浓度通常在 1～1 000pmol/L 的范围，在疾病状态下可升高 100～1 000 倍。1pmol/L 的 mRNA 所需放射性核素标记的 ASONs 的比活度应达（3.7×10^4～3.7×10^5）MBq/μmol。

3. ASONs 的体内稳定性　核苷酸可被水解酶降解，内切酶攻击核苷酸链的内部，外切酶从 3′或 5′端降解核苷酸链。ASONs 中的磷酸二酯键易被核酸酶降解。为提高 ASONs 的体内稳定性，需对 ASONs 进行化学修饰。常用的化学修饰方法有：硫代化修饰——用硫原子取代磷酸二酯键中未结合的氧原子，提高对核酸酶的抗性；混合骨架修饰——在寡核苷酸的不同部位包含不同的修饰，混合骨架寡核苷酸（morpholino antisense olgodexy-nucleotide，MBO）通常由天然 DNA、含硫代磷酸酯的 DNA，2′-O-甲基 RNA 和 2′-O-烯丙基 RNA 中的两种或两种以上组合而成；肽核酸（peptide nucleic acids，PNA）修饰——用 N-（2-氨基乙基）甘氨酸骨架代替 ASONs 的整个糖-磷酸骨架；吗啉结构修饰——吗啉结构替代 ASONs 的戊糖骨架。

4. ASONs的特异性与清除速率　这是设计ASONs时需考虑的一个关键性问题。

(三) 基因表达显像

基因表达显像（gene expression imaging）既可对内源性的基因显像，又可对外源性的转入组织细胞的基因（转基因）显像。内源性的基因表达显像可用于测定生长、衰老、环境刺激时的基因表达的变化，以及从正常状态到疾病状态基因表型的变化与治疗响应；转基因表达显像可用于监测转入细胞的基因表达，从而研究基因表达的调控以及基因治疗情况。由于内源性的基因表达显像直接针对正常基因表型的细胞功能和疾病初期基因表达的变化，因而研究更为广泛。

1. 内源性的基因表达显像　内源性的基因表达显像可在DNA转录为mRNA和mRNA翻译成蛋白质两个水平上进行显像，但更多的研究集中在转录水平上的显像。可通过放射性核素标记的ASONs对mRNA进行显像。对mRNA翻译成的蛋白质进行显像的优点是具有放大作用，因为靶蛋白浓度高于mRNA的浓度。若蛋白产物是受体，则用放射性核素标记的配体进行显像；若蛋白产物是酶，则用放射性核素标记的底物或抑制剂进行显像。

2. 转基因表达显像　转基因表达显像常用于基因治疗中转入的治疗基因的监测。采用报告基因（report gene，RG）显像技术进行转基因表达显像。其原理是：RG与待转入的目标基因连接一共同的启动子，如巨细胞病毒启动子，同时转入细胞中，当启动子启动目标基因转录时，也同时启动RG转录成mRNA，而后，mRNA翻译成蛋白质，通过对此蛋白质显像显示目标基因的表达（图4-7-2）。

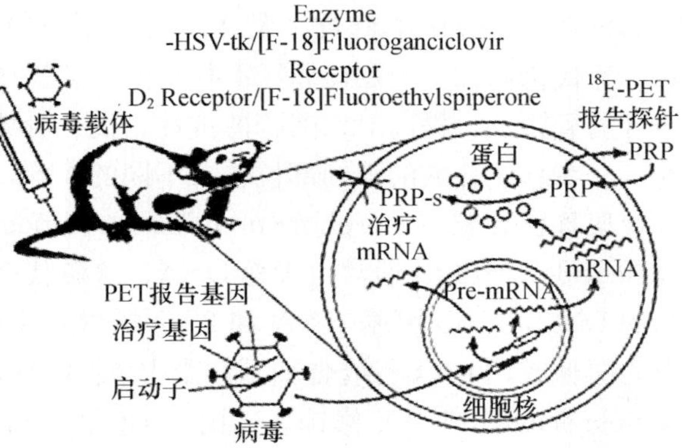

图 4-7-2　转基因表达显像原理图

目前主要有以下标志基因-标志基质体系：

(1) HSV-1-tk-FGCV体系：用Ⅰ型单纯疱疹病毒胸苷激酶基因（HSV-1-tk）作为报告基因，基因表达产物是Ⅰ型单纯疱疹病毒胸苷激酶，^{18}F标记的阿昔洛韦衍生物^{18}F-FHBG｛^{18}F-9-[4-氟-3-(羟基甲基)]丁基鸟嘌呤｝、9-[(3-^{18}F-氟-1-羟基-2-丙氧基)甲基]鸟嘌呤（^{18}F-FHPG）、氟更昔洛韦（^{18}F-FGCV）、氟阿昔洛韦（^{18}F-FACV）、^{18}F-喷昔洛韦（^{18}F-FPCV），以及^{11}C或^{124}I标记的尿嘧啶核苷衍生物5-碘-2′-氟-2′-脱氧-1-β-D-阿糖呋喃碘尿嘧啶（^{124}I-FIAU）、^{11}C或^{124}I-阿糖呋喃尿嘧啶可作为酶的底物被代谢后滞留于细胞中，从而对目标基因显像。

(2) 胞嘧啶脱氨酶基因-胞嘧啶体系：用胞嘧啶脱氨酶基因作为报告基因，基因表达产物是胞嘧啶脱氨酶，^{18}F-5-FU可作为酶的底物进行显像。

(3) D_2-FESP体系：用多巴胺D_2受体基因作为报告基因，基因表达产物是多巴胺D_2受体，用^{18}F标记的D_2受体拮抗剂^{18}F-氟乙基螺环哌啶酮（^{18}F-FESP）进行显像。

三、代谢显像剂

代谢显像剂包括糖代谢显像剂、氨基酸代谢显像剂、脂肪酸代谢显像剂、核酸代谢显像剂等。糖代谢显像剂^{18}F-FDG上节已介绍，本节主要介绍脂肪酸代谢显像剂、氨基酸代谢显像剂和核酸代谢显像剂。

(一) 脂肪酸代谢显像剂

脂肪酸氧化是正常心肌组织的主要能量来源之一，直链脂肪酸和支链脂肪酸在心肌内的代谢途径不同，直链脂肪酸在线粒体中发生β氧化，氧化产物迅速排出细胞，支链脂肪酸则转变为甘油储存在细胞内。目前用于脂肪酸显像的直链脂肪酸主要有^{11}C-乙酸，在体内参与三羧酸循环，与辅酶A结合参与氧化过程，用于测定心肌耗氧量。^{11}C-棕榈酸（^{11}C-PA）最接近体内天然代谢底物脂肪酸的化学结构，被认为是脂肪酸代谢的标准品。近年来报道，^{11}C-辛酸盐、^{11}C-C12C3和^{18}F-氟代-6-硫代十七烷酸（^{18}F-FTHA）是较有前景的脂肪酸代谢显像剂。

(二) 氨基酸代谢显像剂

合成蛋白质是氨基酸被生物利用的主要途径，而体内蛋白质合成的异常与各种生理、生化反应异常（如肿瘤、神经病、精神病等）有关，氨基酸代谢显像可用于评估与大脑发育、修复、学习和记忆、神经变性疾病、肿瘤以及治疗响应相关的蛋白质合成速率变化，有助于相关疾病的诊断与治疗。已用于人体 PET 显像的氨基酸代谢显像剂有：^{11}C 标记的 L-甲基蛋氨酸（^{11}C-MET，包括^{11}C 标记在甲基上的^{11}C-S-甲基-L-蛋氨酸和^{11}C 标记在羧基上的 1-^{11}C-L-甲基蛋氨酸）、L-亮氨酸、L-酪氨酸（^{11}C-TYR）、L-苯丙氨酸、L-蛋氨酸、氨基异丙氨酸；^{18}F 标记的 L-酪氨酸、L-苯丙氨酸、1-氨基-3 氟-环丁基-1-羧酸以及^{13}N-谷氨酸等。^{11}C-MET 是临床上应用最广泛的氨基酸代谢显像剂。但^{11}C-S-甲基-L-蛋氨酸除参与蛋白质的合成外还发生^{11}C-甲基的转移、5-腺苷蛋氨酸的生成等其他代谢过程，不能够被用来精确地描述蛋白质的合成速率。而^{11}C 标记在羧基上 L-蛋氨酸、L-酪氨酸、L-亮氨酸等由于代谢产物二氧化碳能很快被排出体外，其代谢产物对观察蛋白质合成影响较少，可用于测定蛋白质合成速率。由于蛋白质的合成需要较长时间，因此，半衰期较长的^{18}F 标记的氨基酸更有利于反映蛋白质的合成，L-2-^{18}F-氟酪氨酸和^{18}F-L-苯丙氨酸可参与蛋白质的合成而不发生明显的代谢，其 PET 显像可反映蛋白质的合成，但在脑瘤显像中，肿瘤中摄取主要反映氨基酸的转运速率而不是蛋白质的合成速率，因此，其主要用于脑瘤的检出而不是对其恶性程度的评价。O-2-^{18}F-氟乙基-L-酪氨酸（^{18}F-FET）、L-3-^{8}F-氟-α-甲基酪氨酸（^{18}F-FMT）和 1-氨基-3-^{8}F-氟环丁基-1-羧酸（^{18}F-FACBC）应用于脑瘤显像时具有高的靶本比。

（三）磷脂代谢显像剂

反映细胞磷脂代谢的显像剂主要是正电子放射性核素标记的胆碱类似物，它可用于恶性肿瘤显像。胆碱是构成磷脂酰胆碱的成分之一，而磷脂酰胆碱是细胞膜的重要组成成分。恶性肿瘤表现为细胞膜成分的高代谢，因此表现为摄取胆碱增加。同时，胆碱本身也参与调节细胞的增殖与分化。

磷脂代谢显像剂主要有：^{11}C-胆碱、^{18}F-氟胆碱（^{18}F-FCH）、^{18}F-氟乙基胆碱（^{18}F-FEC）、^{18}F-氟丙基胆碱（^{18}F-FPC）等。^{11}C-胆碱是早期研究的磷脂代谢显像剂，其血液清除快，可在短时间内得到清晰的肿瘤影像；它主要经肝胆系统排泄，几乎不经泌尿系排泄，因此，是较好的泌尿系肿瘤的 PET 显像剂。^{18}F 的核性质优于^{11}C，因此，用^{18}F 标记胆碱成为一新的研究课题。^{18}F-FEC 和^{18}F-FPC 磷酸化速率较低，而^{18}F-FCH 的磷酸化速率与^{11}C-胆碱相近，具有与^{11}C-胆碱相似的体内特性，其标准摄取值也与^{11}C-胆碱相近，是一种性能优良的磷脂代谢显像剂。

（四）核酸代谢显像剂

核酸代谢显像用于反映核酸合成的速率，显像剂有：^{18}F-氟尿苷、^{11}C-胸苷（^{11}C-TdR）、^{11}C 与^{18}F 标记的 2′-氟-5-^{11}C-甲基-1-^{11}C-甲基-1-β-D-阿糖呋喃尿嘧啶（FMAU）和 3′-脱氧-3′-^{18}F-氟胸苷（^{18}F-FLT）。^{18}F-氟尿苷是早期应用的核酸代谢显像剂，它可被增殖细胞摄取，但它既可掺入 DNA 中，又可掺入 RNA 中。^{11}C-胸苷用于测定核酸合成速率的一个主要的问题是^{11}C-胸苷的代谢，^{11}C 标记于甲基时的主要放射性代谢产物是^{11}C 标记的胸腺嘧啶、二氢胸腺嘧啶、β-脲基异丁酸和 β-氨基异丁酸；^{11}C 标记于环上 C_2 位置时的主要放射性代谢产物是^{11}C 标记的 CO_2。^{18}F-FMAU 也可被代谢为放射性的代谢产物。理想的显像剂应与胸苷具有相近的细胞转运、被胸苷激酶的磷酸化和掺入 DNA 的过程，且不被代谢为放射性的代谢产物。^{11}C-FMAU 具有较为理想的性质，可通过较简单的动力学模型估算细胞增殖速率。^{18}F-FLT 也是一种性质较为理想的核酸代谢显像剂，但肝摄取很高，从而限制了其在肝脏肿瘤中的应用。

四、乏氧显像剂

组织乏氧状态是介于组织缺氧和氧利用正常的一种状态。乏氧显像剂（hypoxia imaging tracer）能选择性地滞留在乏氧组织或细胞中，直接提供组织存活但有功能障碍的信息，可用于心脑血管疾病诊断，也可通过显示肿瘤组织的乏氧状态而用于肿瘤诊断、预测疗效和评价预后。

乏氧显像剂主要有：①硝基咪唑类：^{18}F-氟米索硝唑（^{18}F-FMISO）、^{18}F-FETA（^{18}F-fluoroetanidazole）、^{18}F-FETNIM、^{18}F-FAZA、^{18}F-FRP-170、^{18}F-FDG-2-Nlm、^{18}F-FPN、^{18}F-FON、^{18}F-4-BrFPN 和^{18}F-EF 系列（主要包括^{18}F-EF1、^{18}F-EF3 和^{18}F-EF5）。^{18}F-FMISO 是临床应用最早的^{18}F 标记的乏氧组织显像剂，目前已实现了自动化合成。其在乏氧组织中的浓聚量反比于组织的氧合度，缺点是体内代谢太快，存在神经毒性和软组织吸收，且在肿瘤中浓聚较慢；^{18}F-FETA 在乏氧组织中的结合与滞

留性质与^{18}F-FMISO相似，但其代谢较^{18}F-FMISO慢，更适用于乏氧显像；^{18}F-FETNIM、^{18}FAZA肿瘤与血液和肌肉的比值高于^{18}F-FMISO；^{18}F-FRP-170具有较低的亲脂性，可浓聚于存活但缺血的细胞层，适用于缺血但存活的心肌的定量估测或急性心肌损害的准确诊断；^{18}FDG-2-Nlm亲脂性低，药代动力学性质优于^{18}F-FMISO，在分子中引入脱氧葡萄糖有利于细胞的摄取；^{18}F-FPN、^{18}F-FON和^{18}F-4-BrFPN是亲脂性的化合物，可通过血脑屏障用于脑显像；在^{18}F-EF系列中，与^{18}F-FMISO比较，^{18}F-EF3和^{18}F-EF5与乏氧细胞的结合更具有特异性，其摄取不取决于还原酶的水平，而是取决于氧水平，而且，它们的毒性更小，其中，E^{18}F5已进入临床研究。②非硝基咪唑类：^{62}Cu和^{64}Cu标记的BTS（bisthosemicarbazone）衍生物-ATSM可选择性地进入肿瘤乏氧区，对肿瘤进行乏氧显像。

综上所述，正电子放射性药物是当前放射性药物的一个研究热点，其主要研究方向是：①高选择性的靶向放射性药物的研制；②适用于PET定量分析的正电子放射性药物的研制；③快速高效的放射化学合成方法；④除^{18}F、^{11}C、^{13}N、^{15}O等常用的正电子放射性核素外，其他性质优良的正电子放射性核素的制备与应用；⑤从基础研究进入临床应用。正电子放射性药物是一个有着广阔前景、有待于进一步开发的领域，需要药学工作者与医学工作者共同努力，使正电子放射性药物在生化、生理、病理、药学研究与疾病诊治中发挥更大的作用。

（张春丽）

参考文献

[1] 王明芳. PET显像剂生产与制备系统的维护. 中国青年核医学论坛，2001，1（2）：78-81.

[2] Stöcklin G，Pike VW. Radiopharmaceuticals for Positron Emission Tomography. Netherlands：Kluwer Academic Publishers，1993.

[3] Richard LW. Principles and Practice of Positron Emission Tomography. USA：Lippincott Williams & Wilkins，A Wolters Kluwer Company，2002.

[4] Sandler MP，Coleman RE，Patton JA，et al. Diagnostic Nuclear Medicine. Fourth edition. USA：Lippincott Williams & Wilkins，A Wolters Kluwer Company，2003.

[5] 田嘉禾. 正电子发射体层显像（PET）图谱. 北京：中国协和医科大学出版社、科文（香港）出版有限公司，2002.

[6] 王荣福. 核医学. 第二版. 北京：北京大学医学出版社，2009.

[7] 王荣福，林景辉. 核医学. 北京：北京大学医学出版社，2004.

[8] 王荣福. 核医学神经受体显像. 国外医学放射医学核医学分册，1998，22：52-55.

[9] 王荣福. 中枢神经递质和受体显像的研究现状. 同位素，2000，13（4）：227-234.

[10] 王荣福. 多巴胺能神经递质及受体显像的临床研究和应用进展. 国外医学放射医学核医学分册，2000，24（2）：59-61.

[11] 王荣福. 放射性正电子药物在肿瘤中的应用研究. 实用肿瘤杂志，2006，21（1）：92-94.

[12] 张春丽，王荣福. 肿瘤受体显像. 国外医学放射医学核医学分册，2000，24（3）：124-127.

[13] Tewson TJ，Krohn KA. PET radiopharmaceuticals：state of the art and future prospects. Seminars in Nuclear Medicine，1998，28（3）：221-234.

[14] Helps ME. PET：The merging of biology and imaging into molecular imaging. J Nucl Med，2000，41（4）：661-681.

[15] 张春丽，杨铭，王荣福. RGD肽与整合素$\alpha_v\beta_3$受体结合的构效关系及放射性标记配体的设计. 肿瘤学杂志，2009，15（1）：76-81.

[16] Wang RF. Progress in imaging agents of cell apoptosis. Anti-Cancer Agents in Medical Chemistry，2009，9（9）：996-1002.

[17] 王荣福. 肿瘤分子功能显像诊断与靶向治疗. 肿瘤学杂志，2010，16（6）：421-422.

[18] 王荣福. 肿瘤正电子药物的现状和展望. 核化学与放射化学，2006，28（2）：65-71.

[19] 王荣福，邵武国. 肿瘤PET药物研究应用进展. 中国肿瘤. 2007，16（3）：155-158.

[20] 王荣福，沈晶，张春丽. 反义显像的应用研究及进展. 北京医学，2006，28（9）：555-559.

第 5 章

PET 示踪动力学

采用合适的影像重建和各种物理校正技术，PET 可以获得示踪剂在体内分布的影像，用来回答临床诊治和基础医学科学研究问题。由于 PET 显像可以得到示踪剂在局部的准确活度，因此应用恰当的示踪动力学模型，可以获得各种反映局部组织或器官功能的生物学参数，如葡萄糖代谢率、氧代谢率、血流量、受体的密度与亲和力等，使进一步深入、细致的研究人体正常及病变组织的功能与代谢成为可能。

第一节　示踪动力学概述

当示踪剂被引入体内后，其在特定时间、特定组织内的活度或浓度取决于以下两个因素：①局部组织的生理特征，如血流、代谢、受体密度和亲和力等；②局部组织的输入函数，如动脉血或血浆中示踪剂浓度随时间的变化情况，其决定能够到达靶组织的示踪剂活度。示踪动力学模型（tracer kinetic model）是对组织内示踪剂浓度变化与上述各种影响因素之间关系的定量数学描述，其目的是通过数学运算获得反映局部组织或器官生物学特征的动力学参数。

PET 显像最常用的示踪动力学模型为房室模型（compartmental model），它将生物系统看成是由有限的房室（或称区、库）组成的，房室间的示踪剂交换取决于一系列动力学参数。每一个房室可以是一个明确的物理区域（如血液与脑组织），也可以是相同物理区域内示踪剂存在的不同化学形式（如 FDG 与 FDG-6-P）或药理学状态（游离与结合）；单一房室内的示踪剂被认为是充分混匀的，不存在浓度梯度，因而其浓度均一。描述相邻房室间的示踪剂转运速率的动力学参数称为速率常数（min^{-1}），其大小取决于局部组织的生物学特征（如血流、代谢、受体密度与亲和力等）。根据物质守恒定律，模型中各房室内的示踪剂总量或浓度可由一系列一次微分方程来表述。

选择和建立合适的房室模型一般要经过以下几个步骤：①明确所要研究和测量的生物学过程或特征，并选择合适的示踪剂。②建立可行的物理模型：即根据要研究的生物学过程或特征以及所使用的示踪剂特性，将局部组织划分成不同的房室。由于 PET 显像的时间和空间分辨率有限，而显像过程又不能无限延长，因此应尽可能合并不必要的房室，从而减少所要求解的模型参数，平衡模型准确性与可行性之间的矛盾。③建立相应的数学模型：即建立示踪剂在房室内总量或浓度变化的函数表达式。④估测动力学参数：即通过线性或非线性曲线拟合的方法，获得相应的模型参数。这些模型参数单独或经合并后代表着一定的生物学意义。⑤模型有效性的验证：利用动物或人体试验，一方面验证模型预测与 PET 实测的组织示踪剂浓度或活度之间的一致性，另一方面验证所使用的曲线拟合方法是否可以获得准确模型参数；前者取决于房室的划分以及各种假设是否合理，后者决定于所选取拟合方法是否恰当。此外还应对模型的敏感性进行分析，即通过使用模拟数据观察各种统计学噪声和模型假设对所估测模型参数的影响。

第二节　葡萄糖代谢定量及半定量分析

葡萄糖是人体重要的能源底物，组织、器官的葡萄糖代谢情况在很大程度上反映了其功能状态。^{18}F-氟代脱氧葡萄糖（^{18}F-FDG）为葡萄糖的类似物，其与葡萄糖的差别仅在 2 位的羟基被 ^{18}F 取代，静脉注入体内的 ^{18}F-FDG 能像葡萄糖一样自由通过毛细血管壁进入组织间液，经葡萄糖转运蛋白（Glut）进入到细胞内，然后在己糖激酶（在肝为葡萄糖激酶）的作用下转化为6-磷酸FDG（FDG-6-P），由于结构上的差异，FDG-6-P不能像葡萄糖一样继续进一步代谢，同时由于FDG-6-P带负电荷不能自由通过细胞膜，以及脑、心肌、肿瘤等细胞中缺乏葡萄糖-6-磷酸酶，FDG-6-P脱磷酸变成FDG的速率极低，因此引入体内的FDG最终以FDG-6-P的形式滞留在上述细胞内（图5-2-1）。在FDG上述的转运代谢过程中，已糖激酶是惟一的限速步骤，因此，FDG是定量研究葡萄糖代谢较为理想的显像剂。

^{18}F-FDG PET定量分析可分为直接测定组织葡萄糖代谢率（metabolic rate of glucose，MRGlc）的绝对定量分析法和各种间接反映组织MRGlc的半定量分析法。

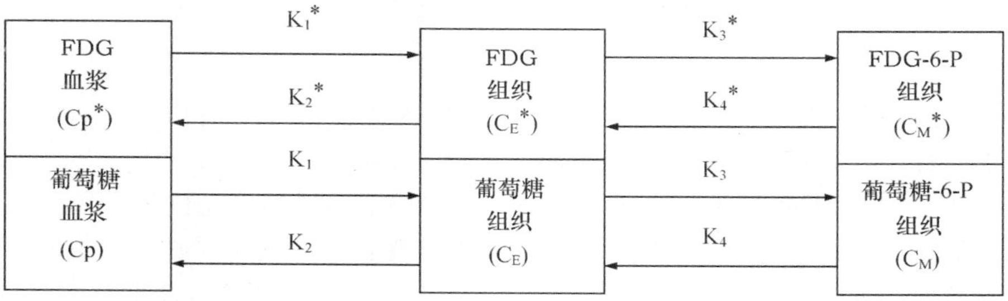

图5-2-1　FDG代谢的三室模型

K_1^*，K_2^*：分别为FDG在血浆与组织间的正向和逆向转运速率常数

K_3^*，K_4^*：分别为FDG在细胞内磷酸化和FDG-6-P去磷酸化速率常数

K_1, K_2，K_3，K_4：分别为葡萄糖的上述各项参数

一、代谢的定量分析

（一）葡萄糖代谢率测定

以生理数学模型为基础的组织MRGlc测定主要有以下三种方法。

1. 动力学法　动力学法（kinetic method）是根据FDG代谢的三室模型（图5-2-1），FDG在房室间的转运可由以下微分方程来描述：

$$dC_E^*/dt=K_1^*C_p^*(t)-(K_2^*+K_3^*)C_E^*(t)+K_4^*C_M^*(t) \qquad (5\text{-}2\text{-}1)$$

$$dC_M^*/dt=K_3^*C_E^*(t)-K_4^*C_M^*(t) \qquad (5\text{-}2\text{-}2)$$

式中，C_E^*：组织中未磷酸化FDG浓度；C_M^*：组织中已磷酸化FDG浓度；C_P^*：动脉血浆中FDG浓度。

若以动脉血浆中FDG浓度（C_P^*）随时间（t）的变化函数$C_P^*(t)$作为输入函数（input function），则根据上述线性微分方程，$C_E^*(t)$和$C_M^*(t)$可由下式表示：

$$C_E^*(t)=\frac{K_1^*}{\alpha_2-\alpha_1}[(K_4^*-\alpha_1)e^{-\alpha_1 t}-(K_4^*-\alpha_2)e^{-\alpha_2 t}]\otimes C_P^*(t) \qquad (5\text{-}2\text{-}3)$$

$$C_M^*(t)=\frac{K_1^*K_3^*}{\alpha_2-\alpha_1}[e^{-\alpha_1 t}-e^{-\alpha_2 t}]\otimes C_P^*(t) \qquad (5\text{-}2\text{-}4)$$

式中⊗表示卷积计算，α_2，α_1可由下述公式计算：

$$\alpha_1=\{K_2^*+K_3^*+K_4^*-[(K_2^*+K_3^*+K_4^*)^2-4K_2^*K_4^*]^{1/2}\}/2 \qquad (5\text{-}2\text{-}5)$$

$$\alpha_2=\{K_2^*+K_3^*+K_4^*+[(K_2^*+K_3^*+K_4^*)^2-4K_2^*K_4^*]^{1/2}\}/2 \qquad (5\text{-}2\text{-}6)$$

若忽略组织中血池内FDG活度的影响，或当$C_E^*(t)$与$C_M^*(t)$均已经过组织血池内FDG活度影响的校正，则组织FDG总活度（C_i^*）可由下式表示：

$$C_i^*(t)=C_E^*(t)+C_M^*(t) \qquad (5\text{-}2\text{-}7)$$

将（5-2-3）式与（5-2-4）式代入（5-2-7）式，则：

$$C_i^*(t)=\frac{K_1^*}{\alpha_2-\alpha_1}[(K_3^*+K_4^*-\alpha_1)e^{-\alpha_1 t}+(\alpha_2-K_3^*-K_4^*)e^{-\alpha_2 t}]\otimes C_P^*(t) \qquad (5\text{-}2\text{-}8)$$

利用PET动态采集的序列影像，经感兴趣区（region of interest，ROI）技术可获得局部组织中FDG变化的数据$C_i^*(t)$；利用多点采集动脉血，经离心后可获得血浆中FDG变化的数据$C_P^*(t)$；将获得的组织及血浆FDG的动态数据代入（5-2-8）式，经非线性最小二乘法（non-linear least square method，NLLS）或广义线性最小二乘法（general linear least square method，GLLS）可直接拟合出各项速率常数。

当体内葡萄糖代谢处于稳态（steady state）时，假定没有糖原的合成与分解，由于已糖激酶是葡萄糖酵解的唯一限速步骤，那么葡萄糖的磷酸化速率就等于葡萄糖代谢率，因此，将拟合出的速率常数代入（5-2-9）式，即可计算组织的 MRGlc。

$$MRGlc=\frac{C_P}{LC}\cdot\frac{K_1^* K_3^*}{K_2^*+K_3^*} \quad (5\text{-}2\text{-}9)$$

式中，C_P：血浆葡萄糖浓度（mg/dl 或 μmol/dl）；LC：集总常数（lumped constant，LC），用以校正 FDG 与葡萄糖在转运和磷酸化方面的差异，计算公式如下：

$$LC=\frac{\lambda V_m^* K_m}{\phi V_m K_m^*} \quad (5\text{-}2\text{-}10)$$

λ：FDG 与葡萄糖稳态分布容积的比值，可由下式求得：

$$\lambda=\left[\frac{K_1^*}{K_2^*+K_3^*}\right]\Big/\left[\frac{K_1}{K_2+K_3}\right] \quad (5\text{-}2\text{-}11)$$

V_m^*，V_m：分别为 FDG 与葡萄糖磷酸化的最大速率；K_m^*，K_m：分别为 FDG 与葡萄糖磷酸化的米氏常数（Michaelis-Menton constant）；ϕ：为磷酸化葡萄糖被进一步向下代谢的分数，在系统为稳态时，其值为 1。

动态显像法直接测定个体的各项速率常数，不需预先测定人群中的各项模型参数，因此受个体差异及病理状态的影响小，适用范围广；但在 FDG 注射后的早期，由于需要快速动态采集影像数据，故要求 PET 具有较高的时间分辨率，此外，由于每个受试者均需动态影像采集，因此操作复杂、耗时。

2. 放射自显影法　1977 年 Sokoloff 在三室三参数模型（忽略 K_4^*）的基础上利用^{14}C-脱氧葡萄糖（^{14}C-DG）放射自显影法（autoradiographic method）测定了大鼠的脑 MRGlc；1979 年 Reivich 等利用该模型及类似的方法进行了 FDG PET 人脑 MRGlc 测定；Phelps 和 Huang 在 Sokoloff 三室模型的基础上考虑到去磷酸化（K_4^*）的影响，对该模型进行了修正，应用三室四参数模型进行脑 MRGlc 测定。

由于 FDG 在脑、心肌、肿瘤内的磷酸化速率很高，而其 FDG-6-P 的去磷酸化速率很低，故组织内游离 FDG 浓度（C_E^*）下降迅速，在 FDG 静脉注射后 40～50min 上述组织内的放射性活度即主要为 FDG-6-P，则单一时间点的“晚期”影像即可近似的反映组织的 MRGlc。因此，采用个体单一时间点“晚期”静态影像中组织的 C_i^*（T）与实测个体动脉血浆输入函数 C_p^*（t）对利用人群中测定的 FDG 速率常数（K_1^*～K_4^*）计算出的人群 MRGlc 进行标定，即可获得个体的 MRGlc。放射自显影法认为，最好的标定因子为个体与人群 C_M^*（T）的比值，故：

$$MRGlc=\frac{C_P}{LC}\cdot\frac{K_1^* K_3^*}{K_2^*+K_3^*}\cdot\frac{C_i^*(T)-C_E^*(T)}{C_M^*(T)} \quad (5\text{-}2\text{-}12)$$

式中：K_1^*～K_4^* 为人群中测定的 FDG 速率常数；C_i^*（T）为 T 时组织中的 FDG 与 FDG-6-P 的总浓度，可在 PET 影像上利用 ROI 技术求得；C_E^*（T）、C_M^*（T）分别为 T 时组织中未磷酸化 FDG 和已磷酸化 FDG（FDG-6-P）的浓度，可由（5-2-3）式与（5-2-4）式利用人群 FDG 速率常数求得。将（5-2-3）式、（5-2-4）式代入（5-2-12）式，则：

$$MRGlc=\frac{C_P\left\{C_i^*(T)-\frac{K_1^*}{\alpha_2-\alpha_1}\left[(K_4^*-\alpha_1)e^{-\alpha_1 t}-(K_4^*-\alpha_2)e^{-\alpha_2 t}\right]\otimes C_P^*(t)\right\}}{LC\left(\frac{K_2^*+K_3^*}{\alpha_2-\alpha_1}\right)\left(e^{-\alpha_1 t}-e^{-\alpha_2 t}\right)\otimes C_P^*(t)} \quad (5\text{-}2\text{-}13)$$

如果忽略组织中的去磷酸化作用（$K_4^*=0$），则（5-2-13）式可简化为：

$$MRGlc=\frac{C_P\left[C_i^*(T)-K_1^* e^{-(K_2^*+K_3^*)T}\int_0^T C_P^*(t)e^{(K_2^*+K_3^*)t}dt\right]}{LC\left[\int_0^T C_P^*(t)\,dt-e^{-(K_2^*+K_3^*)T}\int_0^T C_P^*(t)\,e^{(K_2^*+K_3^*)t}dt\right]} \quad (5\text{-}2\text{-}14)$$

利用预先人群中测定的各项模型参数，放射自显影法测定 MRGlc 只需一次静态显像和多时间点动脉采血（测定输入函数）即可完成，因此方法相对简便。但该方法需要预先测定人群中 FDG 的各项模型参数，目前只建立了较为公认的正常脑及心肌的模型参数，而其他组织或器官，如肿瘤、肝脏、肌肉等的模型参数尚无公认参考值，此外，尽管放射自显影法测定 MRGlc 的准确性对模型参数的变化不甚敏感，但在病理状态下（MRGlc 过高或过低）也会影响 MRGlc 测量的准确性。

3. 绘图法　绘图法（graphic method）因首先由 Patlak 等提出，故又称 Patlak 作图法。该方法不考虑具体的房室数量，而只将系统分为两大部分：一部分为可逆性（reversible）房室，示踪剂在不同可逆性房室间可自由出入；另一部分为不可逆性（irreversible）房室，示踪剂可自由进入该房室，但在试验期间示踪剂不能自由离开该房室，而滞留在其中（图 5-2-2）。FDG 在脑、肿瘤、心肌等缺乏葡萄糖 6 磷酸酶活性的组织细胞内的代谢基本符合上述条件，因此，可用 Patlak 作图法直接求解 FDG 进入上述组织（不可逆性房室）的净流入速率常数（K_i），此即 FDG 的磷酸化速率。

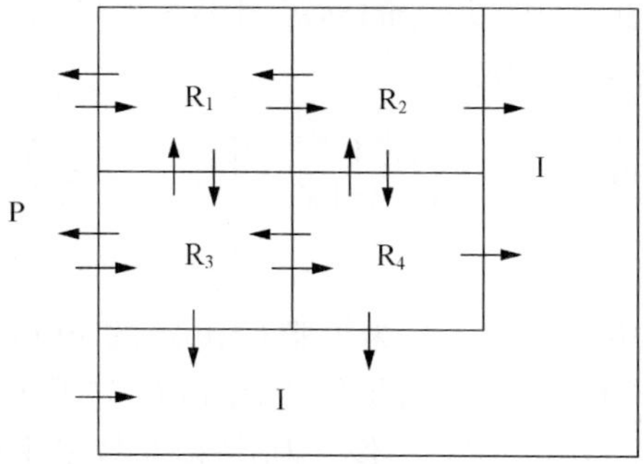

图 5-2-2　Patlak 模型示意图

P：血浆；R_1，R_2，R_3，R_4：可逆性房室；I：不可逆性房室

根据 Patlak 模型，不同时间不可逆性房室内 FDG 与 FDG-6-P 的总浓度满足以下方程：

$$C_i^*(t) = K_i\int_0^t C_P^*(t)dt + (V_0 + V_p)C_P^*(t) \tag{5-2-15}$$

式中，$C_i^*(t)$：局部组织中的 FDG 与 FDG-6-P 的总浓度随时间（t）的变化，可在 PET 动态系列影像上利用 ROI 技术求得；K_i：FDG 净流入速率；$C_P^*(t)$：动脉血浆中 FDG 浓度随时间（t）的变化，即输入函数，可通过间断多点采集动脉血经离心后测得；V_0：FDG 的初始分布容积；V_p：ROI 内的血浆容积。

当 FDG 在可逆房室间分布达到平衡时（$t=t^*$），将 $C_i^*(t)/C_P^*(t)$ 相对于 $\int_0^t C_P^*(t)dt/C_P^*(t)$ 进行作图可得到一条直线，该直线的斜率即 K_i（图 5-2-3）。将 K_i 代入（5-2-16）式即可求解局部组织的 MRGlc。

$$MRGlc=\frac{C_P}{LC}\cdot K_i \tag{5-2-16}$$

在 Patlak 作图时，若所得曲线中缺乏直线部分，表明 FDG 并不是单向性（unidirectional）进入局部组织，因此不能用 Patlak 作图法求解 K_i 和计算 MRGlc。Patlak 作图法测量 K_i 计算速度快，可对图像进行逐体素（voxel）的分析而生成 K_i 或 MRGlc 参数影像。但该方法要求 FDG 单向进入局部组织，而忽略组织内 FDG-6-P 的去磷酸化影响，因此只适用于脑、肿瘤、心肌等缺乏葡萄糖 6 磷酸酶活性组织的 MRGlc 测定；此外，Patlak 作图法

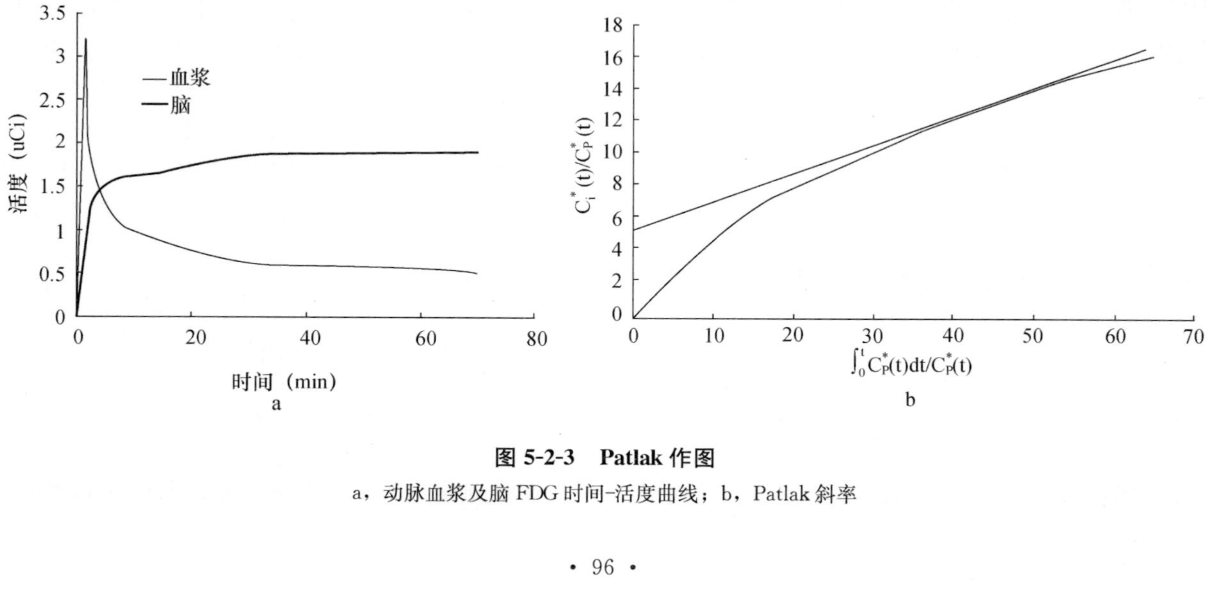

图 5-2-3　Patlak 作图

a，动脉血浆及脑 FDG 时间-活度曲线；b，Patlak 斜率

要求示踪剂在可逆房室的分布达到平衡状态，而这又与忽略 K_4^* 相矛盾，因为 FDG 注射后时间越长可逆房室的 FDG 分布越平衡，而这时系统内 FDG-6-P 聚集越多，FDG-6-P 的去磷酸化（K_4^*）就越不可忽视，因此，即使是在测定上述缺乏葡萄糖 6 磷酸酶活性组织的 MRGlc 时也会有小的误差。研究表明在 FDG 注射后 20～60min 的时间内，脑组织的 FDG 代谢比较符合 Patlak 作图法的适用条件。

（二）输入函数的测定方法

动脉血浆中 FDG 放射性浓度随时间的变化曲线（time-activity curve，TAC）称为输入函数，它是各种 FDG 定量分析方法中所必需测定的一个参数。经典的方法需动脉穿刺和插管，于 FDG 注射后的前 2min 采血 4～8 个点，随时间延长采血间隔可相应延长，直至显像结束，一般在 FDG 注射后 2h 内采血 30 个点左右，然后假定相邻两个时间点间的浓度变化为直线，对 TAC 进行数值积分，但该方法易受血样中个别“疵点”及缺失样本（漏采）的影响。若采用双指数、三指数、四指数或 γ 函数对实测各点进行函数拟合后进行分析积分则可弥补上述不足。由于该方法的创伤性和繁琐性，给临床的具体操作带来很多不便，为此人们对其进行了以下一些改进。

1. 静脉采血代替动脉采血　经典的动脉采血需动脉穿刺和动脉插管，对受试者有一定的创伤性。Phelps 等研究表明，将前臂加热至 44°C（使微循环的动静脉短路开放）得到的动脉化静脉血与动脉血中的葡萄糖浓度分别为 87.0±4.1（mg/100ml）和 86.7±5.2（mg/100ml），二者非常接近；用动脉化静脉血与动脉血中 FDG 浓度求得的输入函数积分之比 $\left[\int_0^T C_p^*(t)_V d(t) \Big/ \int_0^T C_p^*(t)_A d(t)\right]$ 在 5min、10min、30min、60min、90min 和 180min 分别为 0.98±0.01、0.99±0.02、0.99±0.03、1.00±0.02、1.01±0.02 和 1.02±0.03，比值十分接近于 1。因此，可用采集动脉化静脉血的方法来代替动脉采血测定血浆葡萄糖浓度和计算输入函数，以减少因采血造成的损伤。

2. 减少采血次数　随着多年来在 FDG 定量研究中积累的对动脉血浆 FDG 变化规律的认识，许多作者提出了各种简易而实用的解决方法。Kato 等的大鼠研究表明，忽略输入函数中 FDG 的高峰区（FDG 注射后 2min 内），最终给脑 MRGlc 的计算造成的影响很小（－1.8%～－2.3%，平均－2.1%）；将采血次数减少到 7 次（2.5min，5min，7.5min，10min，25min，35min，45min），然后用双指数函数对上述各点进行拟合作为输入函数，计算所得 MRGlc 与经典法比较差异均＜3%。因此作者认为，减少采血次数并采用适当函数拟合来计算输入函数是可行的。

在假定输入函数曲线形态相同的情况下，Takikawa 等将 10 例正常人的动脉血浆 FDG 浓度曲线经注射活度和体重标准化后加以平均，得到 FDG 人群动脉血曲线，然后用个体 10min 和 45min 两点的动脉血或动脉化静脉血实测值对人群曲线进行标定，所得估计曲线与实测曲线除在曲线的高峰区及“膝”部（FDG 注射后 3～10min）差异较大外，其余各点均拟合很好，在 0～45min 的时间内估计曲线的曲线下面积（AUC），即 $\int_0^{45} C_p^*(t)d(t)$，与实测值相差很小（0.3%±1.7%，最大差值＜4%）。因此作者认为，利用人群动脉血曲线可将采血次数减少至两点来计算输入函数。

Philips 等在分析了 61 例正常志愿者的 119 条动脉血 FDG 曲线后认为，FDG 注射 20min 后各点都能用以下函数很好拟合。

$$C_p^*(t) = b_1 t e^{(-a_1 t)} + b_2 e^{(-a_2 t)} \quad (5\text{-}2\text{-}17)$$

进一步分析 a_1 与 a_2，b_1 与 b_2 发现它们之间存在很好的直线相关性，因此函数（5-2-17）可改写为：

$$C_p^*(t) = b\left[mte^{(-nat)} + e^{(-at)}\right] \quad (5\text{-}2\text{-}18)$$

式中 $m=0.0072\text{min}^{-1}$，$n = 0.4$

以函数（5-2-18）对 20min 后各点进行拟合，所得 119 条分析曲线上各点的值与其对应各点的实测值非常近似（平均差值 0.027%±2.2%，最大差值＜10%）。用函数（5-2-18）拟合的曲线作为输入函计算的 C_E^*，C_M^* 与经典法也非常近似（C_E^*：平均差值 0.9%±1.6%，C_M^*：平均差值 0.33%±3.6%）。将采血点减少到 30～90min 内均匀分布的 6 个点，经函数（5-2-18）初步拟合后去掉两个偏差较大的点再重新拟合，以所得曲线作为输入函数计算出的 C_E^*，C_M^* 与经典法比较有高度相关性（C_E^*：r＝0.9802，C_M^*：r＝0.9270）。然而若将函数（5-2-18）中的两个自变量减少到一个，即将指数 a 由所有曲线的平均 a 值取代，则分析曲线上的值与实测值差值的标准差将超过 9%，因此作者认为应用上述6点采血法并以函数（5-2-18）进行拟合来计算输入函数的方法优于Takikawa等的两点采血法。

Bonson等应用FDG注射后40～110min内的4～6个动脉血样，经分析积分计算的输入函数与经典法（30个动脉血样）数值积分获得的输入函数的相关系数>95%，而差异<10%，因此该方法在减少动脉采血次数的同时，也不失准确性。

单保慈通过数学变换对Patlak作图法的计算公式进行了修改，将Patlak作图法中对输入函数的积分分解为两部分，其中第一部分是造成需要多次抽血的主要原因，但该部分的误差对MRGlc的影响较小（第一部分误差为20%时的MRGlc误差仅为7%），因此可用人群动脉血曲线计算输入函数的第一个积分，作为需要多次抽血计算第一个积分的近似值，第二个积分仍采用实际抽血的数据计算，这样只需几次抽血即可完成MRGlc的计算。该方法将采血次数减少到4次，计算得到的MRGlc与经典法比较误差均小于10%（0.97%～9.4%）。

3. 非采血法　Tsuchida等对Takikawa提出的输入函数计算方法作了进一步延伸，认为可以用个体FDG的净注入量（net injected dose，nID）和体重（body weight，BW）代替动脉血样对人群标准输入函数（standardized input function，SIF）进行标定，从而获得个体输入函数Cp(t)：

$$Cp(t) = \frac{nID}{BW} \cdot SIF(t) \qquad (5\text{-}2\text{-}19)$$

用该方法获得的体重校正SIF（SIF_{BW}）与经典法比较，在FDG注射后的前5min变异系数（CV）超过40%，在5～60min的CV为14.4%～18.6%，但AUC的估计误差仅有3.7%±2.9%；利用SIF_{BW}计算出的MRGlc（放射自显影法）估计误差在灰质为3.9%±3.3%，白质为4.7%±3.4%。

Shiozaki等在研究了来自3个中心的101例PET FDG受检者后，又对Tsuchida提出的方法作了进一步修正，认为利用个体的nID和估计分布容积（estimated distribution volume，EDV）对SIF进行校正来获取个体输入函数的方法更为科学和准确：

$$Cp(t) = \frac{nID}{EDV} \cdot SIF(t) \qquad (5\text{-}2\text{-}20)$$

其中，EDV（ml）$= 39.0 \times H^{0.80}$（cm）$\times W^{0.35}$（kg），（H：为身高；W：为体重）。

用该方法计算出的AUC与经典法比较，估计误差为7.2%±5.7%，所得MRGlc的估计误差灰质为8.9%±7.3%，白质为10.6%±9.0%；而对同一组资料应用BW对SIF校正（公式5-2-19），则计算出的AUC估计误差为12.1%±9.2%，MRGlc的估计误差灰质为13.8%±10.1%，白质为16.2%±12.4%，均明显高于EDV校正的SIF。

随着PET轴向视野的扩大和分辨率的提高，利用PET视野内的心脏或大血管影像，如心室、心房、主动脉等，和ROI技术，经动态采集可以生成血液内FDG的TAC，在经过适当的校正，如衰变校正、衰减校正、死时间校正、血浆容积校正、溢出（spillover）校正、部分容积（partial volume effect，PVE）校正等，即可获得影像来源的输入函数（image-derived input function，IDIF）。将ROI置于左室或左房生成的TAC，在心肌显影明显时会受到心肌放射性的影响（溢出效应），使TAC的尾部高估血FDG浓度，而显著影响MRGlc计算的准确性，因此应对TAC进行溢出校正；将ROI置于主动脉（升主动脉、主动脉弓或降主动脉），可明显减少或消除心肌放射性的溢出效应，使TAC与血FDG浓度保持较好的一致性，但由于上述结构较小，在PET分辨率低时应进行PVE校正。Van der Weerdt等将ROI分别置于左房、左室、升主动脉、降主动脉获得各自的IDIF（未进行溢出和部分容积校正），在比较由此IDIF计算出的MRGlc时发现，利用来自升主动脉、降主动脉的IDIF计算出的MRGlc与经典法测得的MRGlc比值接近于1，二者分别为0.97±0.07和1.00±0.11；而利用来自左房、左室的IDIF计算出的MRGlc明显低于经典法，二者上述比值分别为0.81±0.06和0.79±0.08，因此作者推荐使用降主动脉ROI来获得IDIF。

二、葡萄糖代谢的半定量分析

（一）葡萄糖部分摄取率（FURGlc）

1984年Camici等首先使用FDG分数摄取率（fractional uptake rate，FUR）来描述心肌FDG摄取情况，1994年Ishizu等将其用于研究脑FDG的摄取情况。

$$FUR = \frac{C_i(T)}{\int_0^T C_p^*(t)d(t)} \qquad (5\text{-}2\text{-}21)$$

$C_i(T)$：显像时（T）靶组织中 FDG 与 FDG-6-P 总的放射性浓度。

$\int_0^T C_p^*(t)d(t)$：FDG 注射后（0）至显像时（T）动脉血浆 FDG 浓度随时间的积分。

FUR 反映了 FDG 注射后 T 时间内靶组织的 FDG 摄取量占该时间内动脉血浆中提供的可利用 FDG 的多少，因此不受 FDG 注射活度、显像时间及个体“大小”（分布容积）的影响。

Thie 等进一步从理论上证明 FUR 十分接近于 Patlak 斜率，即 FDG 净流入速率（K_i）。因此，Ishizu 认为进一步引入集总常数（LC）和血浆葡萄糖浓度（C_p），FUR 可以转变为更具生理意义的参数——葡萄糖分数摄取率（fractional uptake rate of glucose，FURGlc）。

$$FURGlc = \frac{C_p}{LC} \times FUR(\mu mol/100g/min) \qquad (5\text{-}2\text{-}22)$$

虽然 FURGlc 并不直接代表 MRGlc，但当 LC 为已知或认为 LC 不变时，FURGlc 可以消除血糖对 FUR 的影响，从而使 FURGlc 成为反映 MRGlc 的可靠指标。FURGlc 虽然稳定可靠，但仍需间断多次采血，难以满足临床简易、方便的需要。

（二）FDG 的标准化摄取值

由于 FDG 为葡萄糖的类似物，因此直接测定组织 FDG 的摄取量即可间接反映其 MRGlc，但局部组织摄取 FDG 的绝对量不仅取决于其 MRGlc，还受引入体内 FDG 的活度以及个体“大小”的影响，因此采用后二者对组织 FDG 的绝对摄取量进行标准化，即可得到 FDG 的标准化摄取值（standardized uptake value，SUV）。

$$SUV_{TBW} = \frac{\text{每克组织的平均放射性活度}(Bq/g)}{\text{注射的放射性活度}(Bq)/\text{体重}(g)} \qquad (5\text{-}2\text{-}23)$$

公式（5-2-23）中的体重（total body weight，TBW）因子用以标准化分布容积对组织 FDG 摄取的影响，为区别于其他的标准化方法，用体重进行标准化的 SUV 以 SUV_{TBW} 表示。

由于 SUV 计算方法简便，无需多次动脉采血，且许多 PET 厂商已有相应软件提供，因此，用组织 SUV 来描述其葡萄糖代谢情况得以广泛应用。目前 SUV 被广泛用于非神经系统肿瘤的定量分析，作为肿瘤良、恶性鉴别以及疗效评价的重要指标，研究表明肿瘤 SUV 与其 MRGlc 间存在良好的相关性，但 SUV 指标的稳定性容易受到以下众多因素的影响，应用时应予以充分考虑：

1. 个体“大小”　用体重对分布容积的影响进行标准化有其内在的缺陷，这主要是由于 FDG 在人体组织内的分配系数不同，其中在脂肪组织中的分配系数较低，而肥胖患者体内脂肪组织所占比例增加，因此肥胖患者的 SUV_{TBW} 将偏高。Zasdny 等研究表明体重为 107kg 患者与体重 45kg 患者的肝、血 SUV_{TBW} 比较，前者为后者的近 2 倍，SUV_{TBW} 的体重依赖性也为许多其他作者的研究证实。SUV_{TBW} 的这种变化将不利于治疗前后体重变化较大患者两次显像结果的比较以及 SUV_{TBW} 诊断标准的确立。

Zasdny 等首先使用瘦体重（lean body mass，LBM）代替公式（5-2-23）中的体重因子进行分布容积的标准化。

$$SUV_{LBM} = \frac{\text{每克组织的平均放射性活度}(Bq/g)}{\text{注射的放射性活度}(Bq)/LBM(g)} \qquad (5\text{-}2\text{-}24)$$

LBM（kg）（男）＝48.0＋1.06［身高（cm）－152］；LBM（kg）（女）＝45.5＋0.91［身高（cm）－152］

研究表明 SUV_{LBM} 的体重依赖性较 SUV_{TBW} 降低，但仍未能完全消除体重依赖，同时，由于计算 LBM 时引入身高因素而使 SUV_{LBM} 的身高依赖性增加。

由于人体的许多指标，如：代谢、心、肾功能等都与体表面积（body surface area，BSA）相关，Kim 等首先使用 BSA 对组织的 FDG 摄取进行标准化。

$$SUV_{BSA} = \frac{\text{每克组织的平均放射性活度}(Bq/g)}{\text{注射的放射性活度}(Bq)/\text{体表面积}(m^2)} \qquad (5\text{-}2\text{-}25)$$

$$BSA(m^2) = \text{体重}(kg)^{0.425} \times \text{身高}(cm)^{0.725} \times 0.007\,184$$

与 SUV_{TBW} 相比，SUV_{BSA} 的体重依赖性明显降

低，回归直线斜率幅度下降，不同个体间正常组织SUV_{BSA}变异缩小，肿瘤SUV_{BSA}与其MRGLc有较好的相关性，但SUV_{BSA}仍未完全消除个体“大小”的依赖性。

Zanzi等用体重指数（body mass index，BMI）对组织FDG的摄取进行标准化，也未能达到完全消除个体“大小”影响的目的。

$$SUV_{BMI}=\frac{每克组织的平均放射性活度(Bq/g)}{注射的放射性活度(Bq)/BMI} \tag{5-2-26}$$

BMI＝体重（kg）/身高$(m)^2$

2. 血糖浓度　血糖是影响体内FDG分布及其摄取的另一重要因素，血糖升高使肿瘤、脑组织FDG摄取下降，从而使不同方法计算出的上述组织的SUV均减少。血糖因素的这种作用是通过以下两条途径来实现的：①肿瘤、脑为非胰岛素敏感组织，血糖升高引起的胰岛素分泌增加不能使之对葡萄糖及FDG摄取增多，相反，随着血糖的升高，体内葡萄糖将与FDG竞争进入该类组织细胞的Glut及己糖激酶，从而使FDG进入上述组织细胞减少。②血糖升高后的胰岛素分泌增加使心肌、骨骼肌、脂肪等胰岛素等敏感组织FDG摄取增加，血循环中FDG清除加快，使一定时间内血中可供肿瘤及脑组织摄取的FDG减少，从而也造成上述组织FDG摄取减少。有作者将肿瘤SUV乘以显像时的血糖浓度来对SUV进行血糖校正，虽可消除禁食与糖负荷两组自身对照病人间肿瘤SUV的差异，但经血糖校正后的肿瘤SUV与MRGLc的变化不相平行，因此，该方法的价值有待进一步证实，但也有研究显示经血糖校正后的肿瘤SUV与其MRGLc的相关性有所提高。

3. FDG注射后至开始显像的时间　正常脑组织于FDG注射后40min左右即开始达摄取高峰，并于以后一段较长的时间内保持不变，因此，在FDG注射40min以后的一段时间内（1小时左右）显像对脑组织SUV影响不大，而肿瘤组织FDG摄取达到高峰的时间可能各不相同，有研究发现某些肿瘤于FDG注射后90min仍未达到摄取高峰，因此，FDG注射后开始显像的时间不同也可能会影响肿瘤的SUV。

4. FDG在血循环中的清除速率　FDG从血循环中的清除速率直接影响某些组织，特别是肿瘤的SUV。FDG自循环中的清除速率受体内FDG的分布容积、血糖及胰岛素水平的影响，并可能是这些因素影响肿瘤SUV的最终途径或重要环节。Hunter等的资料显示，经这一因素校正（SUV_{TBW}除以动脉血FDG的TAC下面积）后的肿瘤SUV与其MRGLc的相关性显著提高，但由于该方法需要多点动脉采血而不能常规应用于临床。

（三）比值法

利用ROI技术计算靶（target，T）组织与非靶（non-target，NT）组织的放射性分布比值（T/NT）是核医学常采用的半定量分析方法。比值法通过采用自身正常组织FDG的摄取量对靶组织的FDG摄取进行标准化，可在一定程度上反映靶组织的葡萄糖代谢情况，但非靶组织选取部位不同，可使T/NT的差异较大，因而影响其稳定性，此外，T/NT也受血糖、显像时间等因素的影响。

综上所述，利用FDG PET显像进行葡萄糖代谢定量分析，直接测定组织MRGlc的绝对定量分析法较为准确，但需要测定动脉血浆中FDG浓度作为输入函数，虽有多种简化采血方法可供选择，绝对定量分析法的常规临床应用仍有一定困难；其他各种间接反映组织MRGlc的半定量分析法虽较简便，但影响因素较多，实际应用中应认真考虑。

第三节　受体显像的定量分析

PET显像为受体的体内研究提供了强有力的工具，受体显像不仅是要提供配体在局部特异性聚集的证据，更重要的是要获取某些与受体相关的特征性参数，如局部受体的数量和亲和力。由于PET获得的受体影像中既包含有受体与配体特异性结合的信息，又包含有局部非特异性结合配体、游离配体以及血池内残留配体及其代谢产物的信息，而且上述信息在影像中的组成随时间而发生变化，因此所获得的受体影像受到血浆配体清除速率、局部血流量、毛细血管通透性以及显像时间等因素的影响。基于上述原因，在受体影像分析时不应局限于传统的单一时间点ROI与参考区（R_{REF}）比值的测定，而应采用更为精确的方法来消除影像中那些非受体自身因素的影响，获取真正反映受体自身特征的参数。

由于体外竞争性受体饱和分析所需使用的配体浓度很高，在进行体内研究时可能产生严重的毒副作用，因此该方法多不适用于体内受体分析。经过几十年的研究与探索，目前已逐渐形成了一整套以放射性核素标记的配体为示踪剂，以 PET 显像为探测手段，以模型为基础的体内受体定量分析方法。

一、受体与配体的体内结合

受体与配体的体内结合与体外一样具有可饱和性、特异性和竞争性抑制，二者的结合与解离可用米-曼方程（Michealis-Menten equation）来描述：

$$\frac{dB}{dt}=k_{on}C(B_{max}-B)-k_{off}B \quad (5\text{-}3\text{-}1)$$

式中，B：配体-受体复合物；k_{on}：配体与受体的结合速率常数；k_{off}：配体-受体复合物的解离速率常数；C：配体浓度；B_{max}：总受体密（浓）度。

当受体与配体的结合与解离达到平衡（dB/dt=0）后，B 将保持稳定，（5-3-1）式可改写为：

$$B=\frac{B_{max}C}{K_D+C} \quad (5\text{-}3\text{-}2)$$

式中，K_D：平衡解离常数（$K_D=k_{off}/k_{on}$）。

当受体显像所使用的示踪剂比活度很高时，实际引入体内的示踪剂克分子数极微，体内受体与配体结合在示踪剂量下完成，则 C 远远小于 K_D，故（5-3-2）式可改写为：

$$B/C=B_{max}/K_D=B_{max}K_A=BP \quad (5\text{-}3\text{-}3)$$

式中 K_A：亲和常数（$K_A=1/K_D$）；BP：结合能力（binding potential）。

当使用低比活度示踪剂进行受体显像时，（5-3-2）式中的 C 便不可忽略，这时 B 与 C 之间呈双曲线关系，需应用非线性拟合来估测 B_{max} 和 K_D，故通常将（5-3-2）式进行直线化变换以方便计算，即 Scatchard 作图（Scatchard plot）：

$$B=-K_D(B/C)+B_{max} \quad (5\text{-}3\text{-}4)$$

则该直线的斜率为 $-K_D$，在纵坐标轴上的截距为 B_{max}。

Scatchard 作图的另一种形式为：

$$\frac{C}{B}=\frac{C}{B_{max}}+\frac{K_D}{B_{max}} \quad (5\text{-}3\text{-}5)$$

则该直线的斜率为 $1/B_{max}$，在横坐标轴上的截距为 $-K_D$。

二、体内受体定量分析的模型

根据示踪剂在体内存在的空间和状态不同一般可分为四个房室（图 5-3-1）：血浆室（C_1）、游离组织室（C_2）、非特异结合组织室（C_2'）和特异结合室（C_3）。一般认为各房室内部示踪剂分布均匀，房室间的示踪剂交换符合一级动力学模式，其交换速率可由 K_1 到 K_6 六个速率常数来描述。

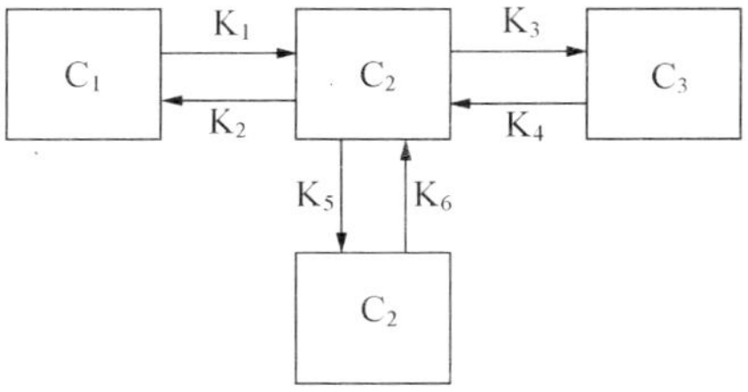

图 5-3-1　模型 Ⅰ

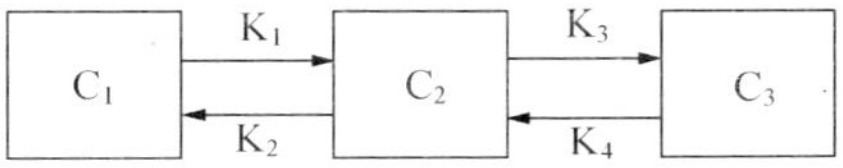

图 5-3-2　模型 Ⅱ

特别是 C_2' 与 C_3 之间很难从时间和空间上相鉴别，因此体内受体分析更常采用三室模型（图 5-3-2），即假定示踪剂在 C_2' 与 C_2 间的交换速率极快（K_5、K_6 远远大于其他四个速率常数）且迅速达到平衡的情况下，可将二者合并为一个房室（C_2），该房室内示踪剂的非特异性结合与解离在即刻完成并于瞬间达到平衡，故游离与非特异性结合示踪剂的比值保持稳定，即游离示踪剂在 C_2 中所占比例（f_2）保持恒定。同样的假设也可用于血浆室（C_1），则游离示踪剂在 C_1 中所占比例（f_1）保持恒定。由于只有游离示踪剂方可透过毛细血管和与受体结合，模型Ⅱ中 K_2 和 K_3 的意义与模型Ⅰ有所不同，模型Ⅱ中 K_2、K_3 分别相当于模型Ⅰ中的 f_2K_2 和 f_2K_3。

三、受体显像定量分析方法

体内受体定量分析的核心思想是要采用不同的手段或方法来消除 PET 影像中由于非受体自身因素所造成的个体差异，从而获得真正反映受体特征的相关参数。目前，以 PET 显像为手段的体内受体定量分析方法可大致分为三类：动力学法、绘图法和平衡法，以下将分别加以介绍。

（一）动力学法

动力学法（kinetic method）是通过估测示踪剂在血浆、组织、受体间的转运速率常数（图5-3-2）而从中获得有关受体的定量参数。根据具体的实施方法不同又可分为直接法（explicit method）和间接法（implicit method）。

1. 直接法　该方法首先利用PET获取ROI内放射性配体与受体相互作用的特征性动态变化，再应用另外的方法直接测定该部位与示踪剂转运相关的其他生物学特征（如局部血流量、血容量），并结合动脉血浆内示踪剂浓度的动态变化来估测示踪剂在各房室间的转运速率常数。

直接法通常将 C_1 看作毛细血管室，而将其与动脉血浆室（C_a）分开，这样示踪剂的跨毛细血管转运速率取决于膜透性系数（P）与其表面积（S）的乘积（PS），而血流速度（F）则决定着从 C_a 到 C_1 的转运速率，因此，模型Ⅱ中各房室间的示踪剂转运可由以下微分方程来描述：

$$\frac{dC_1}{dt}=\frac{F}{V_{d1}}(C_a-C_1)+\frac{PS}{V_{d1}}(f_2C_2-f_1C_1) \tag{5-3-6}$$

$$\frac{dC_2}{dt}=\frac{PS}{V_{d2}}(f_1C_1-f_2C_2)+k_{off}C_3-k_{on}f_2C_2(B_{max}-C_3) \tag{5-3-7}$$

$$\frac{dC_3}{dt}=k_{on}f_2C_2(B_{max}-C_3)-k_{off}C_3 \tag{5-3-8}$$

式中，F：血流速率；V_{d1}，V_{d2}：分别为 C_1 与 C_2 的物理分布容积；f_1，f_2：分别为 C_1 与 C_2 内游离示踪剂所占的比例；PS：膜透性系数与其表面积的乘积。

当所使用的示踪剂比活度很高，显像在示踪剂量下完成时，与示踪剂结合的受体数量 C_3 相对于 B_{max} 可以忽略，则 $B_{max}-C_3$ 近似于 B_{max}，（5-3-7）式与（5-3-8）式可简化为：

$$\frac{dC_2}{dt}=\frac{PS}{V_{d2}}(C_a-C_1)+k_{off}C_3-k_{on}B_{max}f_2C_2 \tag{5-3-9}$$

$$\frac{dC_3}{dt}=k_{on}B_{max}f_2C_2-k_{off}C_3 \tag{5-3-10}$$

影像中ROI内示踪剂浓度（C_T）为其容积（V_{dROI}）内三个房室的平均示踪剂浓度：

$$C_T=\frac{[C_1V_{d1}+V_{d2}(C_2+C_3)]}{V_{dROI}} \tag{5-3-11}$$

在（5-3-6）～（5-3-10）式中共有九个参数：V_{d1}，V_{d2}，f_1，f_2，F，PS，k_{on}，k_{off} 和 B_{max}。由于 k_{on} 与 B_{max} 无法分开估测，故将合并为一个参数，则还有八个参数，其中4个参数可由其他方法测定或为已知值：

F：局部血流量，可由PET $^{15}O\text{-}H_2O$ 测得。

V_{d1}：局部血容量，可由PET $^{15}O\text{-}CO$ 测得。

V_{d2}：组织的物理分布容积，相当于局部组织内的水容积，如脑为0.79ml / ml脑组织。

f_1：血浆游离示踪剂所占比例，可取动脉血浆经微孔滤膜超速离心测得。

在上述方程中同时估测余下的4个参数（f_2，PS，$k_{on}B_{max}$，k_{off}）将很困难，因此可将这4个参数的估测分为两步：

①首先在无特异性受体结合位点的参考区（R_{REF}）估测PS和 f_2。在 R_{REF} 内 k_{on}、k_{off}、B_{max} 均等于零，因此可简化为两室模型，房室间的示踪剂交换可由以下微分方程表示：

$$\frac{dC_1}{dt}=\frac{F}{V_{d1}}(C_a-C_1)+\frac{PS}{V_{d1}}(f_2C_2-f_1C_1) \tag{5-3-12}$$

$$\frac{dC_2}{dt}=\frac{PS}{V_{d2}}(f_1C_1-f_2C_2) \tag{5-3-13}$$

②假定ROI与 R_{REF} 内的 f_2 相同，将由（5-3-12）式与（5-3-13）式估测的 f_2 代入（5-3-6）～（5-3-10）式中估测其余3个参数（PS，$k_{on}B_{max}$，k_{off}）。当应用高比活度示踪剂进行显像时，由于（5-3-6）式、（5-3-9）式和（5-3-10）式均为线性微分方程，故可通过分析积分来估测模型参数，结果以BP（$BP=k_{on}B_{max}/k_{off}=B_{max}/k_D$）表述；当应用低比活度示踪剂进行显像时，由于 C_3 不可忽略，（5-3-7）式与（5-3-8）式不再是线性，此时需应用数值积分来估测模型参数，结果以 B_{max}，k_D 表示。数值积分的计算复杂，运算速度明显慢于分析积分。

应用直接法动力学分析估测模型参数，需要单独测定局部血流量和血容量，方法复杂，受检者所受辐射剂量大，同时将测定局部血流量和血容量的误差引入实验，在新的系统内该误差可能被放大。

2. 间接法　由于 ROI 内的放射性活度变化可以看作是由组织脉冲反应函数（impulse response function）与某个输入函数（input function）相互作用的结果，而模型的构成及其内部的各项速率常数决定着组织脉冲反应函数的表现形式，因此，利用反卷积（deconvolution）技术去除 ROI 内的由于输入函数带来的影响，便可得到组织脉冲反应函数，进而来估测模型内的各项速率常数，用以计算受体的相关参数。间接法动力学分析又可根据所使用的输入函数不同而分为两类：使用动脉血浆作为输入函数的方法称为经典法（classical method）；使用 R_{REF} 作为输入函数的方法称为参考区法（reference region method）。

（1）经典法：经典法将动脉血浆和毛细血管合并为一个房室，其内示踪剂浓度为 Ca，示踪剂的跨膜运动由依赖于局部血流量（F）和毛细血管通透能力（PS）的 k_1、k_2 两个参数来表示，则模型Ⅱ中 ROI 内的示踪剂转运可由以下微分方程来描述：

$$\frac{dC_2}{dt} = k_1C_a(t) - (k_2 + k_3)C_2(t) + k_4C_3(t) \qquad (5\text{-}3\text{-}14)$$

$$\frac{dC_3}{dt} = k_3C_2(t) - k_4C_3(t) \qquad (5\text{-}3\text{-}15)$$

$$[C_2(0)=C_3(0)=0]$$

由于 R_{REF} 内无特异性受体结合位点，故系统变为两室，则：

$$\frac{dC_2}{dt} = k'_1C_a(t) - k'_2C_2(t) \qquad (5\text{-}3\text{-}16)$$

$$[C_2(0) = 0]$$

若实验期间局部血流（F）保持稳定，则 k_1、k_2 保持恒定；若实验在示踪剂量下完成，B 远远小于 B_{max}，$B_{max}-B \approx B_{max}$，则由（5-3-1）式可知 k_3 保持稳定，这时（5-3-14）式～（5-3-16）式均变成了具有恒定系数的线性微分方程；若假定 $C_2(t)$、$C_3(t)$ 的数据已经进行了血池放射性影响的校正，则系统 $C_T(t) = C_2(t) + C_3(t)$ 就变成了一个完全意义上的简明脉冲反应函数，因此，由（5-3-14）与（5-3-15）式构成的三室系统可由以下方程表示：

$$C_T(t) = \sum_{i=1}^{2} Aie^{-\alpha it} \otimes C_a(t) \qquad (5\text{-}3\text{-}17)$$

式中：

$$\alpha_1 = \frac{(k_2+k_3+k_4) - \sqrt{(k_2+k_3+k_4)^2 - 4k_2k_4}}{2}$$

$$\alpha_2 = \frac{(k_2+k_3+k_4) + \sqrt{(k_2+k_3+k_4)^2 - 4k_2k_4}}{2}$$

$$A_1 = \frac{k_1(k_3+k_4-\alpha_1)}{(\alpha_2-\alpha_1)};$$

$$A_2 = \frac{k_1(\alpha_2-k_3-k_4)}{(\alpha_2-\alpha_1)}$$

由（5-3-16）式构成的两室系统可由下式来表示：

$$C_T(t) = k'_1e^{-k2't} \otimes C_a(t) \qquad (5\text{-}3\text{-}18)$$

当系统达到平衡时，各房室间的示踪剂净交换为零，血浆室（C_1）和组织室（C_2）的游离示踪剂浓度相等：

$$f_1C_a = f_2C_2 \qquad (5\text{-}3\text{-}19)$$

由于系统达到平衡时 dC_2/dt、dC_3/dt 均为零，根据（5-3-14）与（5-3-15）式，则：

$$k_1/k_2 = C_2/C_a \qquad (5\text{-}3\text{-}20)$$

$$k_3/k_4 = C_3/C_2 \qquad (5\text{-}3\text{-}21)$$

在系统平衡时，房室内示踪剂浓度与血浆游离示踪剂浓度的比值称为该房室的平衡分布容积（equilibrium distribution volume，V），故：

$$V_2 = C_2/f_1C_a \qquad (5\text{-}3\text{-}22)$$

$$V_3 = C_3/f_1C_a \qquad (5\text{-}3\text{-}23)$$

由（5-3-19）和（5-3-22）式可知：

$$V_2 = 1/f_2 \qquad (5\text{-}3\text{-}24)$$

将（5-3-20）式代入（5-3-22）式，可以得到：

$$V_2 = k_1/f_1k_2 \qquad (5\text{-}3\text{-}25)$$

将（5-3-20）与（5-3-21）式代入（5-3-23）式可以得到：

$$V_3 = k_1k_3/f_1k_2k_4 \qquad (5\text{-}3\text{-}26)$$

将（5-3-25）与（5-3-26）式相加可以得到：

$$V_T = V_2 + V_3 = k_1(1 + k_3/k_4)/f_1k_2 \quad (5\text{-}3\text{-}27)$$

将（5-3-14）～（5-3-16）式中的速率常数 k_1、k_2、k_3、k_4 用具有生理学意义的参数来表示，则：

$$k_1 = F(1 - e^{-PS/F}) \quad (5\text{-}3\text{-}28)$$

$$k_2 = k_1/f_1V_2 = f_2k_1/f_1 \quad (5\text{-}3\text{-}29)$$

$$k_3 = k_{on}B_{max}/V_2 = f_2k_{on}B_{max} \quad (5\text{-}3\text{-}30)$$

$$k_4 = k_{off} \quad (5\text{-}3\text{-}31)$$

将（5-3-29）式～（5-3-31）式代入（5-3-26）式，可见：

$$V_3 = k_{on}B_{max}/k_{off} = B_{max}/k_D = BP \quad (5\text{-}3\text{-}32)$$

当测定动脉血浆原型示踪剂浓度或 f_1 有困难时，V_3 可由系统平衡时的以下两种比值来替代：

①$V_3' = C_3/C_a = f_1BP = k_1k_3/k_2k_3$，可以看出 V_3' 易受 f_1 个体差异的影响，但当 f_1 个体差异小于其体外测量的误差时，V_3' 可能更为可靠；

②$V_3'' = C_3/C_2 = f_2BP = k_3/k_4$，可以看出 V_3'' 不再受 f_1 个体差异的影响，但受 f_2 个体差异的影响。若假定 ROI 与 R_{REF} 内的 V_2 相同（即 f_2 相同），则 $V_3'' = V_3/V_2 = V_T/V_2 - 1 = V_T(ROI)\ /V_T(R_{REF}) - 1$，这时 V_3'' 相当于经过 $V_T(R_{REF})$ 标准化（normalized）的 BP。

在当前的文献中，许多作者常使用 BP 来表示 V_3'' 而非 B_{max}/K_D。平衡分布容积与受体参数及不同研究方法结果表达之间的关系见表 5-3-1。

表 5-3-1　平衡分布容积与受体参数及不同研究方法结果表达之间的关系

平衡分布容积	受体参数	动力学法	绘图法	平衡法
V_3	B_{max}/k_D (BP)	$k_1k_3/f_1k_2k_4$	$f_1(V_T - V_{REF})$	C_3/f_1C_1
V_3'	f_1B_{max}/k_D (f_1BP)	k_1k_3/k_2k_4	$V_T - V_{REF}$	C_3/C_1
V_3''	f_2B_{max}/k_D (f_2BP)	k_3/k_4	$(V_T/V_{REF}) - 1$	C_3/C_2

虽然根据（5-3-17）式，利用最小残差平方和的方法可分别拟合出 k_1、k_2、k_3、k_4，但就其标准误来看，它们并非是可被高度识别的，因此，利用以上数据根据（5-3-25）式与（5-3-26）式直接计算（直接法）得到的 V_2、V_3 往往不具有生理学意义，但根据（5-3-17）式与（5-3-18）式估测出的 V_T（ROI）和 $V_T(R_{REF})$ 却均可被高度识别（动力学法是估测 V_T 最为准确而无偏差的方法），由于参考区内 k_3、$k_4=0$，故 $V_T(R_{REF}) = V_2 = k_1/f_1k_2$，若假定 ROI 与 R_{REF} 内的 V_2 相同，则可利用以下两种方法来准确估测 V_3：

①间接法（indirect method）：$V_3 = V_T(ROI) - V_T(R_{REF})$。

②限制法（constrained method）：在利用（5-3-17）式估测 ROI 内的 k_1、k_2、k_3、k_4 时，使用 R_{REF} 内的 k_1/k_2 比值来限制 k_1、k_2 的自由度，这样不仅可以准确计算出 V_3，还可以得到据有生理学意义的 k_3 和 k_4。

由于经典法使用动脉血浆作为输入函数，所以需要多次有创性动脉取血而不适合临床应用，此外，该方法还要准确测定示踪剂在动脉血浆中的原型示踪剂浓度以及 f_1，故在使用半衰期极短（如 ^{11}C）而在血浆中又代谢迅速的示踪剂时，上述测定将非常困难，使经典法的应用受到一定限制，应用参考区模型可在一定程度上弥补上述不足。

（2）参考区法：对于某些示踪剂，参考区法为估测 V_3'' 提供一个实用而精巧的方法，但由于 V_3'' 忽略了组织非特异性结合（f_2）个体差异对 BP 的影响，也使该方法应用受到一定限制。参考区法又可根据不同的假定和计算方法分为全参考区组织模型（full reference tissue model，FRTM）和简化参考区组织模型（simplified reference tissue model，SRTM）。

①全参考区组织模型（FRTM）法：该方法假定组织不同区域内 V_2（即 k_1/k_2）相同，ROI 与 R_{REF} 内的 k_1 比值用 R_1 表示，根据（5-3-18）式可获得一个由参考区示踪剂浓度（C_{REF}）、k_1' 和 k_2' 构成的 C_a 代数表达式，然后将其代入（5-3-17）式替代 C_a，即可得到 C_T（ROI）的以下表达式：

$$C_T(t) = R_1C_{REF} + [B_1\exp(-\alpha_1 t) + B_2\exp(-\alpha_2 t)] \otimes C_{REF}(t) \quad (5\text{-}3\text{-}33)$$

式中 α_1、α_2 同（5-3-17）式，B_1、B_2 分别为：

$$B_1 = \left(\frac{k_3 + k_4 - \alpha_1}{\alpha_2 - \alpha_1}\right)\left(\frac{k_2}{R_1} - \alpha_1\right);$$

$$B_2 = \left(\frac{\alpha_2 - k_3 - k_4}{\alpha_2 - \alpha_1}\right)\left(\frac{k_2}{R_1} - \alpha_2\right)$$

由（5-3-33）式可以看出，FRTM 法的数学表达式等同于经典法中的限制法参数求解。由于 FRTM 法在实际应用过程中存在迭代收敛困难和所估测参数标准误较大等问题，为此提出了简化参考区组织模型。

②简化参考区组织模型法：简化参考区组织模型（SRTM）在 FRTM 法的基础上，进一步假定当 ROI 内示踪剂与受体的特异性结合速率足够快时，则 C_T（ROI）可由两室模型来准确拟合：

$$\frac{dC_T}{dt} = k_1 C_a(t) - k_{2a} C_T(t) \quad (5\text{-}3\text{-}34)$$

式中，$k_{2a} = k_2/(1+k_3/k_4)$。

利用与 FRTM 法相同的方法替代 C_a，同时将 k_{2a} 替换为原来的模型参数，可得到 C_T(ROI）的以下表达式：

$$C_T(t) = R_1 C_{REF}(t) + k_2\left(1 - \frac{R_1}{1+k_3/k_4}\right) \times C_{REF}(t) \otimes \exp\left(\frac{-k_2}{1+k_3/k_4}\right) \quad (5\text{-}3\text{-}35)$$

根据（5-3-35）式可分别拟合出 R_1，k_2，k_3/k_4。

由于 SRTM 法的应用前提是 ROI 内特异性结合的速率要足够快，该方法对某些不满足上述条件的示踪剂可能会产生偏差，因此，在使用新的示踪剂前一定要论证和测试该模型的有效性。

（二）绘图法

Logan 等首先使用绘图法（graphical method）求解可逆性示踪剂模型，故又称 Logan 作图（Logan plot），其原理与求解不可逆性示踪剂模型的 Patlak 作图（Patlak plot）相似。该方法又可根据所使用的输入函数是动脉血浆还是参考区分为经典法和参考区法。

1. 经典法　该方法不考虑具体的房室构成，将变量进行以下形式转换后，主变量和从变量之间便存在一种渐近的直线关系，并很快达到直线化（图 5-3-3）：

$$\frac{\int_0^t C_T(t)dt}{C_T(t)} = a\frac{\int_0^t C_a(t)dt}{C_T(t)} + b \quad (5\text{-}3\text{-}36)$$

若（5-3-36）式中的 $C_T(t)$ 已经过血池影响校正，则在上述方程直线化后的斜率 a 即为 V_T。

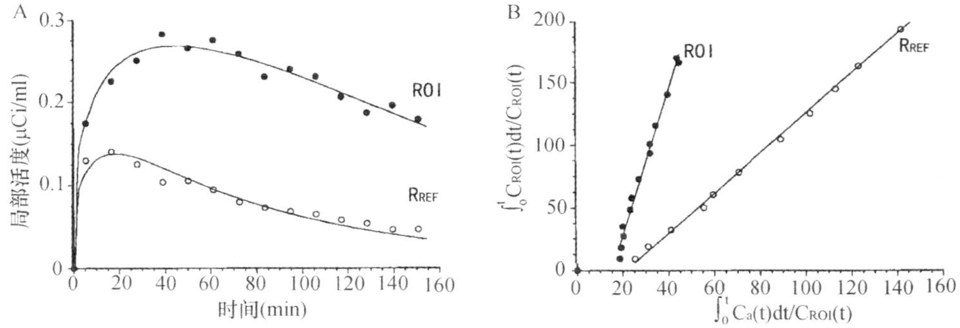

图 5-3-3　绘图法

A. ROI 与 R_{REF} 内时间-活度曲线；B. 直线作图

根据（5-3-36）式可分别获得 ROI 的 V_T 和 R_{REF} 的 $V_T(V_{REF})$，若假定 ROI 与 R_{REF} 的 V_2 相同，则可根据附表分别计算出 V_3、V_3'、V_3''。

由于（5-3-36）式迅速达到直线化，根据其直线化后的任意一点即可确定斜率（V_T），计算只需一步完成，因此，利用该方法对图像进行逐体素分析可获得 V_T 的参数影像。

2. 参考区法　如果忽略 R_{REF} 内血池放射性计数的影响，则根据（5-3-36）式在 R_{REF} 有如下关系：

$$\frac{\int_0^t C_{REF}(t)d(t)}{C_{REF}(t)} = V_{REF}\frac{\int_0^t C_a(t)d(t)}{C_{REF}(t)} - \frac{1}{k_2'} \quad (5\text{-}3\text{-}37)$$

根据（5-3-37）式，动脉血浆的积分可由下式表示：

$$\int_0^t C_a(t)d(t) = \frac{1}{V_{REF}}\left[\int_0^t C_{REF}(t)d(t) + \frac{C_{REF}(t)}{k_2'}\right] \quad (5\text{-}3\text{-}38)$$

将（5-3-38）式代入（5-3-36）式可得到下式：

$$\frac{\int_0^t C_T(t)d(t)}{C_T(t)} = DVR\frac{\int_0^t C_{REF}(t)d(t)}{C_T(t)} + DVR\frac{C_{REF}(t)}{C_T(t)k'_2} + c \quad (5\text{-}3\text{-}39)$$

由于（5-3-39）式中 $DVR_* C_{REF}$（t）/C_T（t）很快接近于常数，于是可将其改写为：

$$\frac{\int_0^t C_T(t)d(t)}{C_T(t)} = DVR\frac{\int_0^t C_{REF}(t)d(t)}{C_T(t)} + d \quad (5\text{-}3\text{-}40)$$

式（5-3-39）与（5-3-40）中，DVR 表示分布容积比值（distribution volume ratio），$DVR = V_T/V_{REF}$，c、d 为截距。式（5-3-39）达到直线化后，若假定 ROI 与 R_{RE} 的 V_2 相同，则 $V''_3 = DVR - 1$。

（三）平衡法

在上述的几种受体体内定量分析方法中，有关受体信息多是利用平衡状态下系统参数与受体参数之间的关系推导出来的，但系统参数的获取并不是在平衡状态下完成的，相反，而正是利用示踪剂在各房室间的不断变化来估测系统的各项参数。平衡法（equilibrium method）则是当示踪剂在各房室间的分布达到平衡后进行显像来估测受体相关参数，根据具体的研究方法不同又可分为高峰平衡法、不稳定平衡法和维持平衡法。

1. 高峰平衡法　高峰平衡（peak equilibrium method）是指一次性弹丸式注射示踪剂后，当 ROI 内示踪剂净流入由增加刚刚转为减少的瞬间，此时 $dC_3/d(t)=0$，$V''_3 = C_3/C_2$。利用单位容积 ROI 和 R_{REF} 的时间—活度曲线（TAC）相减生成差值曲线，该差值曲线经指数函数平滑后便可获得其峰时和峰值，将该曲线的峰值除以此时 C_{REF}，即可得到 V''_3（图 5-3-4）。

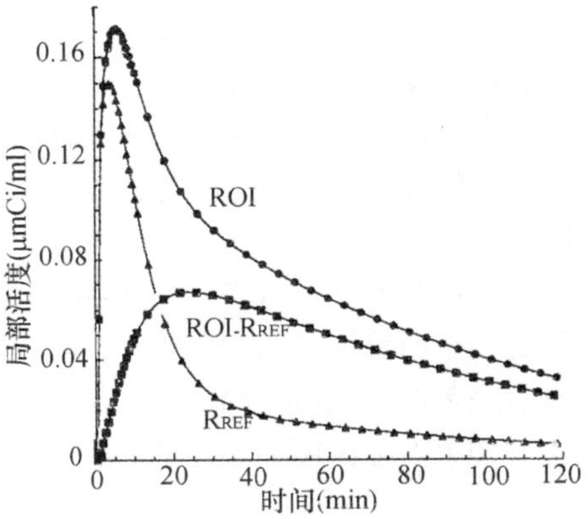

图 5-3-4　高峰平衡法

由于 PET 的时间分辨率有限，要准确获得高峰平衡的时间较困难，此外，高峰平衡时的 C_2 与 C_{REF} 可能并不完全相等，上述因素均影响准确获取 V''_3 而限制了该方法的应用。

2. 不稳定平衡法　不稳定平衡（transient equilibrium method），又称准平衡（quasi-equilibrium）、假平衡（pseudo-equilibrium）或长期平衡（secular equilibrium）。当一次性弹丸式注射示踪剂后的一定时间，ROI 和 R_{REF} 内的示踪剂以相同的速率清除而下降，二者的比率保持稳定，此时称为不稳定平衡。若假定组织内的非特异性结合率为零（$f_2=1$）或为一已知的固定值，通过使用不同比活度的示踪剂，根据（5-3-3）或（5-3-4）式进行 Scatchard 作图，可分别获得受体的 B_{max} 和 K_D。

不稳定平衡时 C_T 与 C_{REF} 的比值也可提供反映受体信息的参数，其相当于 V''_3，这时类似于经验性的比值分析方法，但在最初使用时应进行动态采集，以明确不稳定平衡发生的时间和验证该方法的有效性。

不稳定平衡法适合于对受体亲和力较低或物理半衰期较长的示踪剂，以便在显像时既能达到上述平衡又能获得足够的放射性计数。

3. 维持平衡法　维持平衡法（sustained equilibrium method）是通过静脉持续输入示踪剂来保持其在血浆内的浓度稳定，进而使示踪剂与受体的结合和离解达到真正意义上平衡。为使系统尽快达到平衡，可先行弹丸式注射而后再持续静脉输入。

维持平衡法使受体体内定量分析大大简化，结果也更加准确可靠。系统达到维持平衡时，由于动脉、静脉以及组织内游离示踪剂浓度均相等，只需静脉采血即可获得动脉血浆及组织内游离示踪剂浓度，根据附表可分别计算出 V_3、V'_3、V''_3。

虽然维持平衡法所获取的受体参数准确可靠，但在实际应用中由于所需示踪剂的量较大，因此合成困难，此外，应用时受试者所受的辐射剂量、示踪剂的药理作用以及代谢产物在体内堆积对实验结果的影响等也均需充分考虑。

四、受体显像定量分析中的技术问题

（一）示踪剂体内代谢的校正

示踪剂的体内代谢使受体的定量分析进一步复

杂化，甚至无法进行。若示踪剂的代谢只发生在所研究组织以外，并且其放射性代谢产物也仅限于血管内而不进入所要研究的组织，这时经过代谢校正仍可进行定量分析。

1. 直接测定法　即应用高效液相色谱（HPLC）直接测定动脉血浆中原形化合物（parent compound）所占比例。由于该比值随时间而变化，且个体差异较大，因此很难用一固定函数来准确拟合，故应进行多时间点测定以校正动脉血浆输入函数，代谢越快的示踪剂所需测定的时间点也应越多。直接测定法较为复杂、繁琐，特别是对那些半衰期极短而中又代谢较快的示踪剂，该方法的应用将更加困难。

2. 参考区校正法　若血浆内没有放射性代谢产物的蓄积，系统在达到不稳定平衡后，R_{REF}的平衡分布容积（V_{REF}）应保持稳定，此时 $C_{REF}(t)/C_a(t)$ 与 $\int_0^t C_a(t)dt/C_a(t)$ 作图应为一水平直线；若血浆内有放射性代谢产物蓄积时，则在系统达到不稳定平衡后，V_{REF}将随时间而下降，$C_{REF}(t)/C_a(t)$ 与 $\int_0^t C_a(t)dt/C_a(t)$ 作图呈一条斜率为负值的直线，这时可用数学的方法，反推使 V_{REF} 保持稳定时动脉血浆内的示踪剂浓度，该浓度即为原形化合物浓度（图 5-3-5）。Wong 等用该方法预测的动脉血浆中原形示踪剂浓度与 HPLC 的测定结果非常接近。

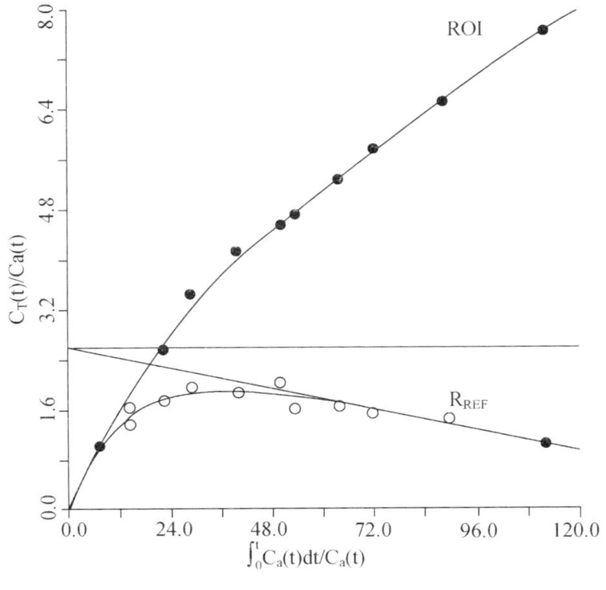

图 5-3-5　参考区校正法计算血浆内原形示踪剂浓度

（二）对来自血池内放射性的校正

受体显像时，ROI 内的放射性计数中总有一部分来自组织血管内的血液（又称血池），血池放射性在早期影像中所占比例较大，随着血浆中示踪剂的清除，该部分放射性所占比例逐渐减少，但对血浆清除缓慢的示踪剂，此部分放射性对晚期影像的贡献也不容忽视，因此，在定量分析时应对血池放射性的影响进行考虑或校正。

血池放射性计数对各帧图像中 ROI 内放射性浓度的贡献［$C_B(t)$］可由下式来近似计算：

$$C_B(t) = \frac{f_v}{t_2 - t_1}\int_{t_1}^{t_2} C_b(t)dt \qquad (5\text{-}3\text{-}41)$$

式中，f_v：为 ROI 内的血容积比；t_1、t_2：分别为每帧图像开始和结束的时间；C_b：为全血放射性浓度。

若 f_v 可由其他方法测得或为一已知的固定值，即可计算出每帧图像中 ROI 内的 $C_B(t)$，将 ROI 内的放射性浓度［$C_T(t)$］减去其相应的 $C_B(t)$，即可获得到血池校正后的 $C_T(t)$，此时 $C_T(t)$ 相当于 $C_2(t)+C_3(t)$；若 f_v 未知，可将 $C_B(t)$ 作为参数直接代入（5-3-42）式进行拟合，以完成血池放射性影响校正。

$$C_T(t) = C_B(t) + (1 - f_v)[C_2(t) + C_3(t)] \qquad (5\text{-}3\text{-}42)$$

（三）组织内不可置换配体浓度的估测

模型Ⅱ中的组织室（C_2）由游离和非特异性结合示踪剂（标记配体）组成，由于其在受体分析时不被过量非标记配体所饱和与置换，故又称不可置换配体。确定组织内不可置换配体浓度是体内受体定量分析的一个关键步骤，目前多选用 R_{REF} 来估测 C_2，如多巴胺 D_2 受体和吗啡受体显像时多选择小脑作为 R_{REF}，然后假定组织不同区域的 V_2 或 f_2 相同而将其用于 ROI 的分析。

R_{REF}的应用使受体的定量分析在很大程度上得以简化，但在某些情况下 R_{REF} 的应用也会受到一定限制，如 BZ 受体显像时，理论可以选择缺乏 BZ 受体的脑白质区域作为 R_{REF}，但由于受 PET 空间分辨率的影响，事实上很难保证该区域不受来自灰质区放射性的影响；或当所研究的受体在显像视野内没有理想的 R_{REF}，这时可用以下方法来估测组织内不可置换配体浓度：

1. 常规显像后，采用类似受体体外分析的方法，给予大剂量非标记配体，使 ROI 内的特异性结合位点饱和，再按常规显像的条件进行第二次显像检查，估测 ROI 内的不可置换配体浓度。由于该方法需要两次检查，存在图像匹配困难、受试者所受辐射剂量大等缺点，此外将大剂量配体引入体内可能会引起机体的不良反应。

2. 在常规显像结束时，立即给予大剂量非标记配体，饱和 ROI 内的特异性结合位点后估测其不可置换配体浓度。该方法只需要一次检查，但由于常规显像结束时组织内的放射性计数已经很低，在给予大剂量非标记配后还需一定时间使其与受体作用，以置换 ROI 内的特异性结合示踪剂，故再次显像时所获信息的统计学误差较大，此外，该方法也存大剂量配体不良反应的问题。

3. 在系统达到平衡时，假定 ROI 内的 f_2 为一已知的固定值，此时可通过动脉血浆中示踪剂浓度来估测 ROI 内的不可置换配体浓度，但该方法需要准确测定动脉血浆内原形示踪剂浓度，并明显受到 f_2 个体差异的影响。

综上所述，受体的体内定量分析尚无一种“最好”的方法能适用于所有的显像，目前许多研究方法均还有一定的技术难度而不适合临床常规应用，但以模型为基础的受体定量分析对验证经验性比值法（ROI/R_{REF}）的有效性仍然是非常必要的。

第四节　心肌血流量测定

无创性测定局部心肌血流量（regional myocardial blood flow，RMBF）一直是临床心脏学所追求的目标之一。它不仅有利于监测心脏的病理生理过程，而且 RMBF 系列测定还可以更加客观地评价那些旨在改善心肌缺血的内、外科干预措施的有效性。

利用放射性微球和动脉参考血样技术测定 RMBF 一直被认为是 RMBF 测定的“金标准”，但该技术要求将放射性微球经左心房或左心室注射，并在体外测定局部心肌的放射性分布，因此该方法只能用于动物试验，作为验证各种无创性 RMBF 测定方法有效性的参考标准。该方法的原理为：经左心房或左心室注射的放射性微球，会在左心室内混合均匀，然后经冠状动脉血流进入到心肌，并全部“嵌顿”在心肌的毛细血管内，因此，局部心肌内的放射性微球数量与其血流量呈正比。通过测定局部心肌和动脉血样内的放射性，利用式（5-4-1）即可计算 RMBF［ml/（min・100g)］。

$$\mathrm{RMBF} = \frac{F_a \cdot C_m}{C_b} \times 100 \qquad (5\text{-}4\text{-}1)$$

式中，F_a 为动脉血样采集的速率（ml/min)；C_b 为动脉血样内的总放射性计数（counts/min)；C_m 为局部心肌内的放射性浓度［counts/(min・g)］。

采用合适的显像剂和数学模型，PET 为无创性测定 RMBF 提供了有利手段，因此有着广阔的临床应用前景。

一、显像剂

常用于 RMBF 测定的正电子显像剂主要有 $^{15}O\text{-}H_2O$ 和 ^{13}N-氨，二者均是由加速器生产。

（一）$^{15}O\text{-}H_2O$

半衰期 123s。静脉注射后通过被动扩散进入心肌组织和细胞，在体内不被代谢和滞留；由于毛细血管对其有足够大的通透性，因此其首次通过摄取分数（first-pass extraction fraction，E）接近于 1，且不受心肌血流量变化的影响，故心肌对 $^{15}O\text{-}H_2O$ 的净摄取与心肌血流量呈正比；此外，$^{15}O\text{-}H_2O$ 半衰期短，可以在较短时间内进行重复检查。上述特点使 $^{15}O\text{-}H_2O$ 接近于理想的血流显像剂，因此，被最早并且最广泛地用于 PET RMBF 测定。但由于 $^{15}O\text{-}H_2O$ 的高度弥散性，其在心肌内滞留时间很短，使心肌与血池的放射性比值较低，故还需进行 ^{15}O-CO 血池显像后减影才能获得心肌灌注影像，这不仅使 RMBF 的测定复杂，也会将 ^{15}O-CO 显像时的统计误差带入 RMBF 测定结果；此外，若受检者在两种检查时发生了体位移动，因此而造成的误差则会严重影响 RMBF 测定结果的准确性。

（二）^{13}N-氨

半衰期 9.96min。静脉注射后通过被动扩散进入心肌组织和细胞，在相关酶的作用下，进入心肌细胞的 ^{13}N-氨通过与谷氨酸和 α-酮戊二酸反应生成 ^{13}N-谷氨酰胺和 ^{13}N-谷氨酸，从而滞留在心肌细胞内。由于 ^{13}N-氨在血液内清除快，而在心肌内滞留时间长，因此可以获得高质量的心肌影像。但 ^{13}N-氨在心肌的摄取与心肌的血流量并不呈线性关系，表现为 E 随心肌血流量的增加而减少，从而影响心肌对 ^{13}N-氨的净摄取与心肌血流量间的相关性，使在高血流量时测定的 RMBF 偏低；此外，^{13}N-氨在体内的代谢产物（^{13}N-谷氨酰胺和^{13}N-尿素）会很快出现在血液内，干扰动脉血^{13}N-氨放射性活度的测定，故在应用^{13}N-氨测定 RMBF 时，应对上述二者进行相应的校正或控制。

二、$^{15}O\text{-}H_2O$ PET RMBF 测定

$^{15}O\text{-}H_2O$ 在心肌内的过程可由下述两室（或称单组织室）模型来描述（图 5-4-1）。

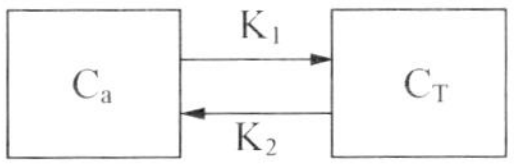

图 5-4-1　$^{15}O\text{-}H_2O$ 的两室模型

C_a 和 C_T 分别代表动脉血室和组织室；k_1 和 k_2 分别代表 $^{15}O\text{-}H_2O$ 由动脉血进入组织和由组织返回血液的速率常数。

根据图 5-4-1，组织室（C_T）内$^{15}O\text{-}H_2O$ 的放射性浓度可由下述线性一次微分方程来描述：

$$dC_T(t)/dt = k_1 C_a(t) - k_2 C_T(t) \quad (5\text{-}4\text{-}2)$$

式（5-4-2）中，C_a 和 C_T 分别为动脉血室（C_a）和组织室（C_T）内$^{15}O\text{-}H_2O$ 放射性浓度。

若以 $C_a(t)$ 作为输入函数，求解上述线性微分方程，则：

$$C_T(t) = k_1 C_a(t) \otimes e^{-k_2 t} \quad (5\text{-}4\text{-}3)$$

式（5-4-3）中，⊗表示卷积计算；k_1 表示 $^{15}O\text{-}H_2O$ 由动脉血输送并进入到组织室的速率，可由下式表示：

$$k_1 = f(1 - e^{-PS/f}) \quad (5\text{-}4\text{-}4)$$

式（5-4-4）中，f 为血流量，与 k_1 的单位相同［ml 血液/（min・ml）组织］；PS 为毛细血管透性系数（P）与其表面积（S）的乘积，单位为 ml 血液/(min・ml 组织)。$(1-e^{-PS/f})$ 又被称为首次通过摄取分数（E），表示动脉内示踪剂在单次经过毛细血管时透过毛细血管壁进入到组织内的分数。由于心肌毛细血管对$^{15}O\text{-}H_2O$ 的 PS 远远大于 f，故 E=1，根据式（5-4-4），则：

$$k_1 = fE = f \quad (5\text{-}4\text{-}5)$$

当系统达到平衡状态［$dC_T(t)/dt=0$］时，根据（5-4-2）式，则 $k_1/k_2 = C_T(t)/C_a(t)$，此时 $C_T(t)/C_a(t)$ 即为$^{15}O\text{-}H_2O$ 的平衡分布容积（equilibrium volume of distribution，V），又称为组织/血液的平衡分配系数（equilibrium partition coefficient，P），所不同的只是前者的单位为 ml 血液/ml 组织，而后者的单位是 ml 血液/g 组织，故：

$$k_2 = k_1/V \quad (5\text{-}4\text{-}6)$$

将式（5-4-5）代入式（5-4-6），则：

$$k_2 = f/V \quad (5\text{-}4\text{-}7)$$

将式（5-4-5）与式（5-4-7）代入式（5-4-3），则：

$$C_T(t) = fC_a(t) \otimes e^{-(f/V)t} \quad (5\text{-}4\text{-}8)$$

式（5-4-8）中，$C_T(t)$ 可由 PET 利用 ROI 技术获得；$C_a(t)$ 可经外周动脉多时间点采血，或于 PET 快速动态采集时通过左心室腔内设置 ROI 生成时间一活度曲线（TAC），得到。由于$^{15}O\text{-}H_2O$ 可以透过生物膜而自由的分布于任何含水的介质，因此 V 或 P 实为组织与血液的含水量比值。一般认为心肌的 P 为 0.91～0.96ml 血液/g 组织。

根据式（5-4-8）求解 f 通常有以下两种方法：放射自显影法（autoradiography method）和动力学法（dynamic method）。

（一）放射自显影法

静脉注射$^{15}O\text{-}H_2O$ 后即刻开始采集 40～120s，获得一帧图像，根据（5-4-8）式则：

$$\int_0^T C_T(t)dt = f\int_0^T C_a(t) \otimes e^{-(f/V)t}dt \quad (5\text{-}4\text{-}9)$$

由于在$^{15}O\text{-}H_2O$ 影像上很难准确判断心肌边界，从而使心肌 ROI 勾画困难，故通常在$^{15}O\text{-}H_2O$ 显像前或后，使受试者体位保持不变，进行一次$^{15}O\text{-}CO$ 显像。在进行$^{15}O\text{-}CO$ 显像时，吸入的$^{15}O\text{-}CO$ 迅速与红细胞内的血红蛋白牢固结合，并很快随红细胞在体内分布达到平衡，故$^{15}O\text{-}CO$ 影像反映的是心肌内和左心室内的血池影像。根据（5-4-10）式，从$^{15}O\text{-}H_2O$ 影像中减去$^{15}O\text{-}CO$ 影像，则获得$^{15}O\text{-}H_2O$ 的心肌灌注影像。

$$^{15}O\text{-}H_2O_{MYO} = {}^{15}O\text{-}H_2O_{IMAG} - \frac{[^{15}O\text{-}H_2O]_{LVBLD}}{[^{15}O\text{-}CO]_{LVBLD}}\ {}^{15}O\text{-}CO_{IMAG} \quad (5\text{-}4\text{-}10)$$

式（5-4-10）中，$^{15}O\text{-}H_2O_{MYO}$、$^{15}O\text{-}H_2O_{IMAG}$和$[^{15}O\text{-}H_2O]_{LVBLD}$分别代表心肌$^{15}O\text{-}H_2O$灌注影像、$^{15}O\text{-}H_2O$影像和左心室腔内血液的$^{15}O\text{-}H_2O$活度，$^{15}O\text{-}CO_{IMAG}$、$[^{15}O\text{-}CO]_{LVBLD}$分别代表$^{15}O\text{-}CO$影像和左心室腔内血液的$^{15}O\text{-}CO$活度。

减影可以在图像重建后完成，也可利用（5-4-10）式的关系，从$^{15}O\text{-}H_2O$影像的原始数据中直接减去$^{15}O\text{-}CO$影像的原始数据，然后再重建出心肌$^{15}O\text{-}H_2O$灌注影像。减影不仅可获得清晰的心肌影像，便于ROI的准确勾画，而且由（5-4-10）式可知，通过减影技术还消除了心肌内的血容积（myocardial blood volume，MBV）以及心血池内放射性对心肌的溢出（spillover，SP）影响。

式（5-4-9）中，假定V为一已知的固定值，将测量得到的C_T（T）、$C_a(t)$代入（5-4-9）式，即可计算出f。

（二）动力学法

静脉注射$^{15}O\text{-}H_2O$后，即刻开始动态采集，一般要在2～5min的时间内采集12～38帧图像。由于PET所测量的心肌内放射性不是即时数据，而是在一定时间内的积分，故此时（5-4-8）式可改写为：

$$\int_{ti}ti+1C_T(t)dt = f\int_{ti}ti+1C_a(t)\otimes e^{-(f/V)t}dt \quad (5\text{-}4\text{-}11)$$

式（5-4-11）中，t_i为第i帧图像开始采集的时间，t_{i+1}为第i帧图像终止采集的时间，i=1，2，3……

该方法也需要利用$^{15}O\text{-}CO$显像对$^{15}O\text{-}H_2O$影像进行减影，以便准确勾画心肌ROI，并实现对MBV和SP的校正。

根据（5-4-11）式，经非线性拟合，可分别得到f、V。若将V看作已知的固定值，还可将影响f测定的部分容积效应（PVE）作为变量直接引入（5-4-11）式进行拟合，从而消除其影响。PVE是指当PET所测量的组织结构大小低于空间分辨率半高宽（FWHM）的2倍时，其组织的活度回收率将小于100%。由于左室壁心肌的厚度多在0.8～1.2cm，加之心肌的运动（非门控采集时），故心肌的活度回收率通常只有70%左右。为此引入了组织分数（tissue fraction，α）的概念，α（g/mL）表示在单位ROI容积内的心肌质量。将α作为变量引入（5-4-11）式，则：

$$\int_{ti}ti+1C_T(t)dt = \alpha f\int_{ti}ti+1C_a(t)\otimes e^{-(f/V)t}dt \quad (5\text{-}4\text{-}12)$$

根据（5-4-12）式拟合出的f不受PVE的影响，并且也不再受ROI勾画大小的影响。因此动力学法测定RMBF时，通过引入参数α实现了PVE校正，从而使测定的f更准确；但动力学法要求快速动态采集，一方面要求PET有较高的时间分辨率，另一方面由于每帧图像的采集时间很短，图像的信/噪比较低，在进行参数拟合时又将影响所测f的准确性和可识别程度。

三、^{13}N-氨 PET RMBF测定

利用^{13}N-氨进行RMBF测定具体可有以下三种方法：房室模型法（compartment modeling method）、绘图法（graphic method）和首次通过摄取法（first pass extraction method）。

（一）房室模型法

^{13}N-氨在心肌内摄取和滞留可由下述三室（或称两组织室）模型来描述（图5-4-2）。

根据图5-4-2，C_E室和C_M室内放射性浓度随时间的变化函数可由下述微分方程来描述：

$$dC_E(t)/dt = k_1C_a(t) - k_2C_E(t) - k_3C_E(t) \quad (5\text{-}4\text{-}13)$$

$$dC_M(t)/dt = k_3C_E(t) \quad (5\text{-}4\text{-}14)$$

式（5-4-13）与（5-4-14）中，C_a、C_E、C_M分别为C_a，C_E，C_M室中的放射性浓度。

若以$C_a(t)$作为输入函数，根据上述线性微分方程，则$C_E(t)$和$C_M(t)$可由下式表示：

$$C_E(t)=k_1e^{-(k_2+k_3)t}\otimes C_a(t) \quad (5\text{-}4\text{-}15)$$

$$C_M(t)=\frac{k_1k_3}{k_2+k_3}[1-e^{-(k_2+k_3)t}]\otimes C_a(t) \quad (5\text{-}4\text{-}16)$$

根据（5-4-15）和（5-4-16）式，则心肌组织内的^{13}N浓度随时间的变化函数$C_T(t)$可由下式表示：

$$C_T(t)=C_E(t)+C_M(t)=\{k_1e^{-(k_2+k_3)t}+\frac{k_1k_3}{k_2+k_3}[1-e^{-(k_2+k_3)t}]\}\otimes C_a(t) \quad (5\text{-}4\text{-}17)$$

k_1表示^{13}N-氨由血流输送到心肌组织并经首次

通过进入到自由弥散室的速率［ml 血液/(min・ml) 组织］，可由下式表示：

$$k_1 = Ef = (1 - e^{-PS/f})f \qquad (5\text{-}4\text{-}18)$$

研究表明，心肌毛细血管对^{13}N-氨的 PS 为 1.08+0.0234f. 因此可以看出，血流（f）的变化对 E 的影响很小，即使心肌血流量升高至 6ml 血液/(min・g 心肌)，E 仍然大于 90%，故根据（5-4-18）式，$k_1 \approx f$。

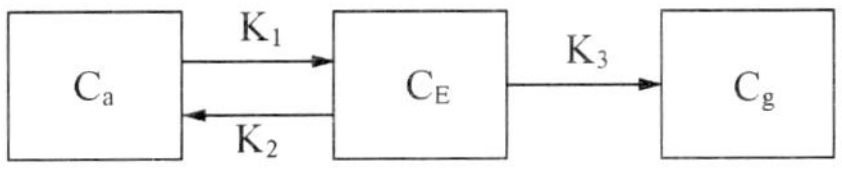

图 5-4-2　^{13}N-氨心肌三室模型

C_a，C_E，C_g 分别代表动脉血室、^{13}N-氨自由弥散室、^{13}N-代谢结合室；k_1，k_2，k_3 分别为^{13}N-氨在各房室间的转运速率常数。

根据上述房室数学模型，利用 PET 动态采集到的心肌 ROI 内的系列数据 $C_i(t)$，以及输入函数 $C_a(t)$，即可求解 k_1（即 f）。在具体的实施过程中又可根据不同的假定，有以下三种方法：

1. 两参数模型（two-parameter model）　由 PVE 造成的 PET 对心肌 ROI 内放射性浓度［$C_i(t)$］的低估，可通过恢复系数（recovery coefficient，RC）来进行校正（RC 可由其他方法测得）。由于 PET 所测得的 $C_i(t)$ 中，还有一部分是来自心血池内放射性的 SP，故：

$$C_i(t)/RC = C_T(t) + SPF \cdot AB(t) \qquad (5\text{-}4\text{-}19)$$

式（5-4-19）中，$C_i(t)$ 为 PET 测定的心肌放射性浓度；$C_T(t)$ 为模型预测的心肌放射性浓度（5-4-17）式；SPF 为溢出分数（spillover fraction）；AB(t) 为心血池内^{13}N 的放射性浓度，可通过动脉采血或在左心室设置 ROI 测得。

假定 $k_1 = f$，则 $k_2 = f/V$，V 为^{13}N-氨在自由弥散室的平衡分布容积，在心肌为 0.8mL/g。根据^{13}N-氨三室模型（图 5-4-2）预测的首次通过摄取分数（E_m）为：

$$E_m = \frac{k_3}{k_3 + f} \qquad (5\text{-}4\text{-}20)$$

而动物试验测定的首次通过摄取分数（E_d）与 f 的关系为：

$$E_d = 1 - 0.607\ e^{(-1.25/f)} \qquad (5\text{-}4\text{-}21)$$

假定 $E_m = E_d$，则：

$$k_3 = f[1.65e^{(1.25/f)} - 1] \qquad (5\text{-}4\text{-}22)$$

经过上述假定和限定，则（5-4-19）式中，只有 f 和 SPF 两个未知参数需要经过非线性拟合求解，故称两参数模型。

两参数模型所需拟合求解的参数少，只需要拟合 PET 动态采集两分钟的数据即可，而此时血中^{13}N-氨的代谢产物很少，即使不对输入函数进行代谢校正，所测得的 RMBF 仍很准确；此外，由该方法所测得的 RMBF 变异度（variance）小，可识别程度高。尽管目前尚无人体测定的 E_d 值，但人体的对照研究表明，该方法所测定的 RMBF 与^{15}O-H_2O的测定结果有着很好的一致性。

2. 改良两参数模型（modified two-parameter model）　该方法的各种假定与两参数模型基本相同，只是在对由于仪器分辨失真（resolution distortion）所造成的 PVE 和 SP 进行校正时，使用了 ROI 的几何模型，引入了全血容积（total blood volume，TBV）参数。ROI 的几何模型认为，受仪器分辨率的影响，所勾画的心肌 ROI 容积实际是由以下三部分构成：心肌组织、MBV 和心血池内的血液，后二者对 ROI 内的放射性浓度的贡献决定于其在 ROI 内所占的容积比—TBV，故：

$$C_i(t) = (1 - TBV)C_T(t) + TBV \cdot AB(t) \qquad (5\text{-}4\text{-}23)$$

改良两参数模型需要经过拟合计算的参数仍然只有两个（TBV 和 f）。该方法通过引入参数 TBV，同时完成了对 PVE 和 SP 校正，而不需再进行 RC 测定［(5-4-19) 式］；只要心外膜勾画准确，心内膜勾画的误差对 RMBF 的计算几乎无影响，从而减少了 ROI 设置对 RMBF 测定结果的影响。

3. 四参数模型（four-parameter model）　该方法仍然利用（5-4-23）式来完成对 PVE 和 SP 进行校正，由（5-4-23）式经非线性最小方差法同时拟合出 $k_1 \sim k_3$和 TBV 4 个参数。

四参数模型不需对模型参数作任何假定，而直接从非线性拟合中计算出来，从而减少了因各种假定带来的偏差。由于要同时拟合出 4 个参数，通常需要延长 PET 采集时间至 10min，以便获得更多的动态数据，而随着时间的延长，动脉血中^{13}N-氨的代谢产物（^{13}N-谷氨酰胺和^{13}N-尿素）会迅速增加，因此必须对此进行校正。

（二）绘图法

由于^{13}N-氨在心肌内的摄取为单向性，因此心肌内^{13}N放射性浓度的变化可由下述Patalak方程来描述：

$$\frac{C_i(t)/RC}{C_a(t)} = K\frac{\int_0^t C_a(t)dt}{C_a(t)} + \frac{f^2V}{(f+k_3)^2} + SPF\frac{AB(t)}{C_a(t)} \quad (5\text{-}4\text{-}24)$$

经绘图后得到的曲线的直线部分的斜率，即k：

$$k = f\frac{k_3}{k_3+f} \quad (5\text{-}4\text{-}25)$$

根据（5-4-20）和（5-4-21）式，假定$E_m = E_d$，则：

$$k = f[1-0.607e^{(-1.25/f)}] \quad (5\text{-}4\text{-}26)$$

当RC为0.75时，式（5-4-24）截距的理论推算值应在0.57～0.79。研究表明，在根据（5-4-24）式拟合计算k值时，把截距限定在0.57～0.79，将使测定的f更加稳定和准确；而且还发现利用70～120s采集的数据拟合得到的f与房室模型法的测定结果最一致。

绘图法测定RMBF时只需进行线性回归计算，相对于房室模型法的非线性回归，计算方法大大简化，因此可以对图像进行逐像素的分析计算，获得RMBF的参数影像。

（三）首次通过摄取法

首次通过摄取法仍然假定^{13}N-氨在心肌内的摄取为单向性，则：

$$fE = \frac{C_i(T)/RC}{\int_0^T C_a(t)dt} \quad (5\text{-}4\text{-}27)$$

假定$E = E_d$，则可根据（5-4-21）式计算f。为减少^{13}N-氨在血中代谢产物的影响，应使用^{13}N-氨注射后2min内的数据完成上述计算。

该方法只需采集一帧静态图像和测定输入函数$C_a(t)$即可完成RMBF的计算，方法简便。但由于^{13}N-氨在心肌的首次通过摄取率（E）与RMBF呈负相关，RMBF在高血流量变化时所造成的$C_i(T)$变化较小，故该方法在RMBF增高时所测定的统计误差较大。

四、RMBF测定中的技术问题

利用PET^{15}O-H_2O或^{13}N-氨以及上述方法，从理论上即可进行RMBF测定，但要准确测定RMBF尚需考虑以下技术细节。

（一）输入函数校正

输入函数［$C_a(t)$］可经多时间点动脉采血，或利用PET动态采集技术通过设置在心腔内的ROI获得。

1. 延迟与发散校正　心肌的血液供应来自于开口在主动脉根部的冠状动脉，而经外周动脉多时间点采血生成的TAC，与主动脉内真实的TAC相比较存在着延迟（delay）和发散（dispersion），在心排出量一定时，前者主要取决于采血动脉与主动脉的距离，而后者主要取决于采血动脉管径与主动脉管径的差异。为保证由外周动脉取血生成的TAC与主动脉TAC一致，就需要对延迟和发散进行校正。其中一种方法就是利用由心室腔ROI内生成的TAC对二者进行校正：以心室腔TAC的起始部为基准，将外周动脉取血生成的TAC整体向前平移，完成延迟校正；利用单指数函数对外周血TAC进行反卷积计算，使其与心室腔TAC匹配，完成发散校正。

2. SP校正　在进行^{13}N-氨RMBF测定时，左心室腔内ROI生成的TAC，早期（50s内）与动脉采血测得的TAC有着很好的一致性；随着心肌放射性的摄取增加以及血液内放射性的迅速下降，由心肌SP到血池ROI内的放射性所占比例逐渐增加，会使动态采集获得的TAC的尾部高估动脉血^{13}N浓度。因此在使用由左心室腔ROI生成的TAC作为输入函数时，需进行SP校正。

3. 代谢产物校正　^{13}N-氨静脉注射后被体内多个器官所代谢，其代谢产物（主要为^{13}N-谷氨酰胺和^{13}N-尿素）会迅速出现在血液内。Rosenspire等的人体研究表明，注射后2min血液中的^{13}N放射性只有不足5%为代谢产物，但至注射后5min时，代谢产物的放射性则占到了40%。另一项人体研究还发现，静息状态下血中^{13}N-氨的代谢产物于注射后1min和2min分别占1.1%和9.5%，而在腺苷负荷状态下，则代谢产物分别占到了2.1%

和 21.8%。因此可由看出，为减少血中[13]N-氨代谢产物对 RMBF 测定结果的影响，应尽可能使用 2min 以内的动脉血数据，否则就必须进行代谢产物校正。代谢产物校正可以应用放射化学的方法直接测定血中原型示踪剂或代谢产物所占比例，然后对血液放射性进行准确校正；也可根据文献的人体研究结果，利用[13]N-氨静脉注射后各时相代谢产物所占比例的均值，对血液放射性进行粗略的校正。

（二）PVE 校正

PVE 是由于仪器分辨率较低造成的。一方面当心肌放射性高于血池时，它造成心肌的活度回收率小于 100%，而低估心肌活度；另一方面，当血池放射性高于心肌时，血池内放射性会 SP 到心肌，造成高估心肌放射性活度，故 PVE 校正实际上应包括以上两方面的校正。根据不同情况，对二者的校正可以分开进行，也可同时进行。如在应用[15]O-H_2O 测定 RMBF 时，首先通过[15]O-CO 减影法消除后者的影响，然后引入模型参数 α（组织分数）来消除前者的影响。在应用[13]N-氨两参数模型进行 RMBF 测定时，首先应用 RC（恢复系数）对 PVE 造成的低估心肌活性进行校正，然后再通过引入参数 SPF 对 SP 进行校正；RC 可以根据心肌的实测厚度和仪器分辨率进行估算，SPF 则直接代入（5-4-19）式中进行拟合。而在应用[13]N-氨改良两参数模型和四参数模型测定 RMBF 时，则通过引入参数 TBV 同时完成了对二者的校正。

（三）MBV 校正

心肌内的血液所占的容积，即 MBV。MBV 内放射性对 RMBF 的测定结果影响不大，但对此进行适当校正后，RMBF 的测定结果会更令人信服。很多情况下，在进行 PVE 校正时，也同时进行了 MBV 校正。如，[15]O-H_2O RMBF 测定时，在通过[15]O-CO 减影法去除 SP 时，同时也消除了 MBV 的影响；而在应用[13]N-氨改良两参数模型和四参数模型] 测定 RMBF 时，引入的参数 TBV 就涵盖了 MBV 因素，从而也同时完成了 MBV 的因素。

第五节　局部脑氧代谢率测定

PET 局部脑氧代谢率［regional cerebral metabolic rate of oxygen，$rCMRO_2$，单位 mlO_2/(min · 100g 脑组织)］测定为研究生理和病理状态下脑组织氧代谢的改变提供了有力工具，特别是在脑血管病时，进行 $rCMRO_2$ 与局部脑血流量［regional cerebral blood flow，rCBF，单位 ml 血液/(min · 100g 脑组织)］和局部脑血容量（regional cerebral blood volume，rCBV，单位 ml 血液/100g 脑组织）的联合测定，对于研究急性脑梗死的发展过程、中风危险的预测以及各种内、外科治疗效果的判定均有着重要意义。

根据 $rCMRO_2$ 的定义，$rCMRO_2$ 可由下式来计算：

$$rCMRO_2 = CaO_2 \times rCBF \times E_O \quad (5\text{-}5\text{-}1)$$

式（5-5-1）中，E_O 为局部氧摄取分数（regional oxygen extraction fraction，rOEF），CaO_2 为动脉血氧含量。rCBF、rOEF 可分别用[15]O-H_2O 和[15]O_2 PET 测得；CaO_2 可根据下式计算：

$$CaO_2 = 1.39 \times Hb \times SaO_2 \quad (5\text{-}5\text{-}2)$$

式（5-5-2）中，1.39 为血红蛋白的最大携氧能力（mlO_2/g），Hb 为血红蛋白含量（g/ml 血液），SaO_2 为动脉血氧饱和度。Hb 和 SaO_2 可通过动脉取血进行测定。

在 $rCMRO_2$ 测定时，无论是在方法学上还是在临床分析时，多需同时测定 rCBF 和 rCBV，故后二者的测定方法在此一并介绍。由（5-5-1）式可知，rOEF 测定是 $rCMRO_2$ 测定的关键，并且在很多情况下 rOEF 可作为一个反映脑组织氧摄取情况的指标单独应用，故 rOEF 的测定将是本文介绍的重点。

一、rCBF 测定

根据 Fick 理论，[15]O-H_2O 引入体内后，其在脑组织内的浓度变化可由下式来描述：

$$dC_t(t)/dt = fC_a(t) - fC_v(t) \quad (5\text{-}5\text{-}3)$$

式（5-5-3）中，C_t 为脑组织内[15]O-H_2O 的放射性浓度［counts/(s · g)］，f 为脑组织血流量［ml 血液/(min · g)］，C_a 和 C_v 分别为脑组织输入动脉和引流静脉内[15]O-H_2O 的放射性浓度［counts/(s · ml)］。

局部 C_v 的测定很困难，但由于[15]O-H_2O 可以自由通过血脑屏障，故可将 C_v 替换为下式：

$$C_v = C_t/P \quad (5\text{-}5\text{-}4)$$

式（5-5-4）中，P 为$^{15}O\text{-}H_2O$ 的脑组织/血液平衡分配系数，由于$^{15}O\text{-}H_2O$ 可以自由通过任何生物膜，故 P 实为脑组织与血液含水量的比值。人脑的平均 P 值约为 0.90ml/g。

将（5-5-4）式代入（5-5-3）式，则得到：

$$dC_t(t)/dt = f[C_a(t) - C_t(t)/P] \quad (5\text{-}5\text{-}5)$$

求解上述一次线性微分方程，则得到：

$$C_t(t) = fC_a(t) \otimes e^{-(f/P)t} \quad (5\text{-}5\text{-}6)$$

利用（5-5-5）或（5-5-6）式计算 f，根据所应用的具体方法不同可分为平衡法（equilibrium method）、放射自显影法（autoradiography method）和动力学法（dynamic method）。

（一）平衡法

让受试者持续、稳定吸入示踪剂量的$^{15}O\text{-}CO_2$，$^{15}O\text{-}CO_2$ 在肺内经碳酸酐酶的作用下生成$^{15}O\text{-}H_2O$。大约 10min 后，血液与周围组织中的$^{15}O\text{-}H_2O$ 分布达到平衡，血及脑组织中$^{15}O\text{-}H_2O$ 的放射性浓度保持稳定，此时由动脉血输入到局部脑组织的$^{15}O\text{-}H_2O$ 就等于由物理衰变和静脉带走的$^{15}O\text{-}H_2O$ 之和，故根据（5-5-5）式：

$$dC_t(t)/dt = f[C_a(t) - C_t(t)/P] - \lambda C_t(t) = 0 \quad (5\text{-}5\text{-}7)$$

式（5-5-7）中，λ 为^{15}O 的衰变常数（0.34/min），$\lambda C_t(t)$ 即为由于物理衰变而减少的放射性活度。根据（5-5-7）式求解 f，则：

$$f = \frac{\lambda}{C_a/C_t - 1/P} \quad (5\text{-}5\text{-}8)$$

式（5-5-8）中，λ 为已知常数，P 可使用人脑平均值，C_a 可由动脉取血测得，C_t 可由 PET 显像测得，故根据（5-5-8）式可求得 f，f×100 即为 rCBF。

（二）放射自显影法

“弹丸”式静脉注射$^{15}O\text{-}H_2O$，或吸入一口$^{15}O\text{-}CO_2$ 后屏气 10～15s，自示踪剂到达脑后采集 1min，获得一帧静态图像，则根据（5-5-6）式：

$$\int_0^T C_t(t)dt = f\int_0^T C_a(t) \otimes e^{-(f/P)t}dt \quad (5\text{-}5\text{-}9)$$

式（5-5-9）中，$\int_0^T C_t(t)dt$ 可由 PET 显像经 ROI 技术测得，C_a 可由动脉取血测得，P 可使用人脑平均值，故根据（5-5-9）式可求解 f，进而获得 rCBF。

（三）动力学法

“弹丸”式注射$^{15}O\text{-}H_2O$，或吸入一口$^{15}O\text{-}CO_2$ 后屏气 10～15s，自示踪剂到达脑后开始动态采集 10min。通常于开始后的前 1～1.5min，每 6～7s 采集一帧，然后每分钟采集一帧至显像结束，共采集约 20 帧。根据（5-5-6）式，则：

$$\int_{t_i}^{t_{i+1}} C_T(t)\ dt = f\int_{t_i}^{t_{i+1}} C_a(t)\ \otimes e^{-(f/p)t}dt \quad (5\text{-}5\text{-}10)$$

式（5-5-10）中，t_i 为第 i 帧图像开始采集的时间，t_{i+1}为第 i 帧图像终止采集的时间，i=1，2，3……

根据（5-5-10）式，经非线性拟合可分别获得 f 和 P。

二、rCBV 测定

测定 rCBV 最常用的显像剂为$^{15}O\text{-}CO$，吸入的$^{15}O\text{-}CO$ 迅速与红细胞内的血红蛋白牢固结合，并很快随红细胞在体内分布达到平衡。rCBV 测定可用采用$^{15}O\text{-}CO$ 一次吸入（single-bolus inhalation），也可采用持续吸入（continuous inhalation）。

一次吸入法通常于吸入$^{15}O\text{-}CO$ 后屏气 10～15s，平衡 2min 后，采集 5min 获得一帧静态图像，然后根据下式计算 rCBV：

$$rCBV = \frac{\int_{t_1}^{t_2} C_t(t)dt}{R\int_{t_1}^{t_2} C_a(t)dt} \times 100 \quad (5\text{-}5\text{-}11)$$

式（5-5-11）中，$\int_{t_1}^{t_2} C_t(t)$ 为 PET 在 t_1～t_2 时间内采集到的每克脑组织计数，可从 PET 影像上利用 ROI 技术获得；$\int_{t_1}^{t_2} C_a(t)$ 是对显像期间（t_1～t_2）动脉血 TAC 的积分；R 为脑组织微循环与外周大血管内红细胞压积的比值，用以校正脑组织内微血管与外周大血管内红细胞含量的差别，R 的平均值为 0.85。

持续吸入法是让受试者持续、稳定吸入示踪剂量的$^{15}O\text{-}CO$，当体内$^{15}O\text{-}CO$ 的吸入量与物理衰变量之间达到平衡时，血液中$^{15}O\text{-}CO$ 浓度将保持稳定，此时静态采集获得一帧图像。根据测定的血液^{15}O-CO 浓度（C_a），可由下式计算 rCBV：

$$rCBV = \frac{\int_{t_1}^{t_2} C_t(t)dt/(t_2 - t_1)}{RC_a} \times 100 \tag{5-5-12}$$

PET 测定的人脑 rCBV，灰质为 4～6ml/100g，白质为 2～3ml/100g。在缺血性脑血管病时，rCBF 的降低会导致局部反应性脑血管扩张，使 rCBV 增高，红细胞在局部脑组织的平均通过时间（rCBF/rCBV）也会相应延长。rCBV 的测定还广泛用于各种脑 PET 定量研究中脑组织内血池放射性的校正。

三、rOEF 测定

血循环中的分子氧主要与红细胞中的血红蛋白结合，相对于血红蛋白结合氧，溶解在血浆中的氧分子极少，而可忽略。血液中的分子氧在流经局部脑组织时，只有部分被脑组织所摄取，该摄取比值即为该区域脑组织的 rOEF。进入到脑组织内的氧分子，不能被储存，而是参与氧化代谢，迅速生成水。rOEF 测定所使用的示踪剂为^{15}O-O_2，其测定方法可分为平衡法、放射自显影法和动力学法。

（一）平衡法

该方法需要分别进行平衡法^{15}O-H_2O 和^{15}O-O_2 序列显像计算 rOEF。平衡法^{15}O-H_2O 显像一方面参与 rOEF 测定，另一方面用于测定 rCBF。将测定的 rOEF 和 rCBF 代入（5-5-1）式，即可获得 $rCMRO_2$。

在平衡法^{15}O-H_2O 显像时，根据（5-5-7）式，假定 P 为 1，则平衡时的局部脑组织^{15}O-H_2O 浓度（B_w）为：

$$B_W = \frac{fA_W}{f + \lambda} \tag{5-5-13}$$

式（5-5-13）中，A_w 为动脉血的^{15}O-H_2O 浓度；f 为每克脑组织的血流量；λ 为^{15}O-H_2O 的物理衰变常数。

在持续吸入^{15}O-O_2 的状态下，当体内放射性分布达到平衡时，脑组织内^{15}O 的放射性主要来源于以下三种成分：①由动脉血摄入脑组织内的^{15}O-O_2 代谢产生的^{15}O-H_2O；②经脑血流进入到脑组织内的再循环（recirculating）^{15}O-H_2O（由^{15}O-O_2 在体内代谢产生）；③脑血池内的^{15}O 放射性。此时动脉血中^{15}O 的浓度（A_O）为^{15}O-O_2（与血红蛋白结合）浓度（A_{O_2}）与^{15}O-H_2O 浓度（A_{WO}）之和，故：

$$A_O = A_{O_2} + A_{WO} \tag{5-5-14}$$

在^{15}O-O_2 显像时，若忽略脑血池内的^{15}O 放射性影响，则平衡时脑组织内^{15}O 的放射性浓度（B_O）为：

$$B_O = \frac{A_{O_2} E_O f}{f + \lambda} + \frac{A_{WO} f}{f + \lambda} \tag{5-5-15}$$

式（5-5-15）中，E_O 为 rOEF，f 为局部脑血流量，λ 为^{15}O 衰变常数。

将（5-5-15）式除以（5-5-13）式，并根据（5-5-14）式中三者之间的关系，可得到下式：

$$E_O = \frac{(B_O/B_W)/(A_W/A_{WO}) - 1}{A_O/A_{WO} - 1} \tag{5-5-16}$$

由于血液中存在与血红蛋白结合的^{15}O-O_2，使 A_{WO} 的测定较困难，但无论是在^{15}O-H_2O 还是^{15}O-O_2 显像时，动脉血中的水含量与血浆中水含量的比例都保持不变，故 A_{WO} 可由下式表示：

$$A_{WO} = \frac{A_W}{P_W} \times P_O \tag{5-5-17}$$

式（5-5-17）中，P_W，P_O 分别为^{15}O-H_2O 和^{15}O-O_2 显像时动脉血浆中的^{15}O-H_2O 浓度。

将（5-5-17）式代入（5-5-16）式，可得到：

$$E_O = \frac{(B_O/B_W)(A_W/P_O) - A_W/P_W}{A_O/P_O - A_W/P_W} \tag{5-5-18}$$

式（5-5-18）中，B_O，B_W 可分别由 PET ^{15}O-H_2O 和^{15}O-O_2 显像获得；P_O 可经分离动脉血浆测得；A_W，P_W 可分别由动脉血和动脉血浆测得，也可利用实测的血细胞压积（packed cell volume，PCV）和文献报道的红细胞/血浆含水量比值（0.755），根据下式直接计算二者比值：

$$A_W/P_W = 1 - 0.245PCV \tag{5-5-19}$$

将根据（5-5-8）和（5-5-18）式得到的 f 和 E_O 分别代入（5-5-1）式，则可获得 $rCMRO_2$。利用该方法测定的正常人脑颞叶灰质和白质的 rOEF 分别为 0.49±0.05 和 0.48±0.09，rCMRO$_2$ 分别为（5.88±0.57）mlO$_2$/(min·100ml）和（1.81±0.22)mlO$_2$/(min·100ml)。

当 rOEF 和/或 rCBF 降低时，脑组织中来自血池内的^{15}O 活度所占比例增加，而上述方法由于忽略了血池内^{15}O 的影响，从而造成高估 rOEF，因此要准确测定 rOEF 就需要对血池内的^{15}O 影响进行校正。

在进行了 PET rCBV 测定后，可用下式对所测 E_O 进行 rCBV 校正：

$$E'_O = \frac{E_O - X}{1 - X} \quad (5\text{-}5\text{-}20)$$

式（5-5-20）中，E'_O为经过 rCBV 校正后的 rOEF，X 为：

$$X = \frac{f + \lambda}{100 \times f/rCBV + \lambda} \quad (5\text{-}5\text{-}21)$$

若 rCBV 测定时采用持续吸入^{15}O-CO 的方法，则可将动脉血^{15}O-CO 浓度（A_b）直接代入（5-5-18）式进行校正：

$$E'_O = \frac{\frac{k}{m-1}A_O - \frac{l}{m-1}A_W - n \cdot A_b}{A_W - n \cdot A_b} \quad (5\text{-}5\text{-}22)$$

式（5-5-22）中，k、l、m、n 分别为 A_W/P_O、A_W/P_W、A_O/P_O、A_W/A_b。由（5-5-22）式可以清晰地看出，[$l/(m-l) \cdot A_w$] 用以校正再循环^{15}O-H$_2$O 对 rOEF 测定的影响，（$n \cdot A_b$）用来校正 rCBV 中放射性的影响。

（二）放射自显影法

平衡法 rOEF 测定要求复杂的放射性气体稳定输送系统，由于完成检查的时间相对较长，在检查过程中要使脑的各项生理指标保持稳定比较困难。放射自显影法只需吸入一口^{15}O-O$_2$，进行 40s 的图像采集，同时结合 rCBF 和 rCBV 测定结果，即可进行 rOEF 测定，上述三项检查可在 30min 内完成。

一次性吸入^{15}O-O$_2$ 后，^{15}O（包括^{15}O-O$_2$ 和^{15}O-H$_2$O）在脑组织及微循环内的变化过程可由下述两室模型来描述（图 5-5-1），第一室（C_1）为^{15}O-O$_2$ 室，第二室（C_2）为^{15}O-H$_2$O 室。模型中各种符号所代表的意义及单位见表 5-5-1。

动脉血内^{15}O-O$_2$ 在流经脑组织微循环时，只

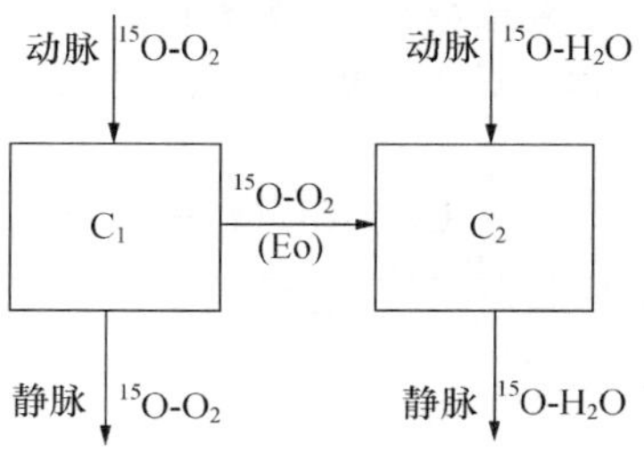

图 5-5-1 ^{15}O-O$_2$ 的两室模型

有部分被脑组织摄取，未被摄取的^{15}O-O$_2$ 经静脉流出脑微循环；摄入脑组织内的^{15}O-O$_2$ 被迅速代谢为^{15}O-H$_2$O，此外动脉血中由^{15}O-O$_2$ 代谢产生的^{15}O-H$_2$O（再循环^{15}O-H$_2$O）也随脑血流进入到脑组织，二者均经静脉被清除。

表 5-5-1 放射自显影法 rOEF 测定中的模型变量

符号	意义	单位
V_i	房室或子房室的容积	ml
Q_i	房室或子房室内的放射性活度	Bq
C_i	房室或子房室内的放射性浓度	Bq/ml
C_a^w	动脉血中^{15}O-H$_2$O 的放射性浓度	Bq/ml
C_a^o	动脉血中^{15}O-O$_2$ 的放射性浓度	Bq/ml
P	单位重量脑组织水的脑/血平衡分配系数	ml/100g
R	微循环与大血管内红细胞压积的比值	无
F	脑血流量	ml/s
PET_{calc}	模型预测的组织 PET 活度	Bq
PET_{obs}	单位重量脑组织的实测 PET 活度	Bq/100g
rCBF	局部脑血流量	ml/(min·100g)
rCBV	局部脑血容量	ml/100g
E_O	局部氧摄取率	无

假定在一室中^{15}O 的物理分布容积由毛细血管前（precapillary）动脉、毛细血管（capillary）和毛细血管后（postcapillary）静脉三部分组成，毛细血管前动脉内的^{15}O-O$_2$ 浓度与动脉血相同，^{15}O-O$_2$ 摄取只发生在毛细血管，则：

$$C_{pre}(t) = C_a^o(t) \quad (5\text{-}5\text{-}23)$$

$$C_{post}(t) = C_a^o(t)(1 - E_O) \quad (5\text{-}5\text{-}24)$$

$$C_{cap}(t) = C_a^o(t)(1 - 1/2E_O) \quad (5\text{-}5\text{-}25)$$

由于 $V_1 = V_{pre} + V_{cap} + V_{post}$，故一室中^{15}O-O$_2$

的放射性活度变化可由下式描述：

$$Q_1 = C_1(t) \cdot V_1 = C_a^o(t)[V_1 - E_O(V_{post} + 1/2V_{cap})] \quad (5\text{-}5\text{-}26)$$

根据上述模型，二室内$^{15}O\text{-}H_2O$ 的放射性活度变化可由下式描述：

$$Q_2 = C_2(t) \cdot V_2 = FC_a^w(t) \otimes e^{-kt} + FE_O C_a^o(t) \otimes e^{-kt} \quad (5\text{-}5\text{-}27)$$

式（5-5-27）中，⊗表示卷积计算；k=rCBF/P。由上述分析可知，脑组织内^{15}O 的活度可表示为：

$$\begin{aligned} Q_T &= Q_1 + Q_2 \\ &= C_a^o(t)[V_1 - E_O(V_{post} + 1/2V_{cap})] + \\ &\quad FC_a^w(t) \otimes e^{-kt} + FE_O C_a^o(t) \otimes e^{-kt} \end{aligned} \quad (5\text{-}5\text{-}28)$$

由于 PET 不能获得脑组织内^{15}O 的即时活度，而是采集一段时间内的累计放射性活度，故根据上述两室模型预测的 PET 活度可由下式描述：

$$PET_{calc} = \int_{t_1}^{t_2} Q_T(t)dt = [V_1 - E_O(V_{post} + 1/2V_{cap})]\int_{t_1}^{t_2} C_a^o(t)dt + F\int_{t_1}^{t_2} C_a^w(t) \otimes e^{-kt}dt + FE_O\int_{t_1}^{t_2} C_a^o(t) \otimes e^{-kt}dt \quad (5\text{-}5\text{-}29)$$

由于试验的最终目的是要利用（5-5-29）式中的关系，根据 PET 测量的^{15}O 活度、rCBF、rCBV 以及动脉血中$^{15}O\text{-}O_2$ 和$^{15}O\text{-}H_2O$ 时间一活度曲线（TAC）来计算 E_O，故对（5-5-29）式进行重排和替换后得到：

$$E_O = \frac{PET_{obs} - rCBF\int_{t_1}^{t_2} C_a^w(t) \otimes e^{-kt}dt - rCBV\int_{t_1}^{t_2} C_a^o(t)dt}{rCBF\int_{t_1}^{t_2} C_a^o(t) \otimes e^{-kt}dt - (V_{post} + 1/2V_{cap})\int_{t_1}^{t_2} C_a^o(t)dt} \quad (5\text{-}5\text{-}30)$$

式（5-5-30）中，V_{post} 和 V_{cap} 目前尚无法直接测定，但根据文献二者在 rCBV 中所占比例分别为 0.83 和 0.01。动脉血中的$^{15}O\text{-}O_2$ 主要与红细胞内的血红蛋白结合，而在微循环中存在一定程度的红细胞稀释现象，故需引入 R 来对此进行校正，但由于 rCBV 测定中也对此进行了校正［参见（5-5-11）和（5-5-12）式］，因此 R 的具体数值并不影响 E_O 的测定结果。故 E_O 可最终由下式计算：

$$E_O = \frac{PET_{obs} - rCBF\int_{t_1}^{t_2} C_a^w(t) \otimes e^{-kt}dt - RrCBV\int_{t_1}^{t_2} C_a^o(t)dt}{rCBF\int_{t_1}^{t_2} C_a^o(t) \otimes e^{-kt}dt - RrCBV0.835\int_{t_1}^{t_2} C_a^o(t)dt} \quad (5\text{-}5\text{-}31)$$

式（5-5-31）中，C_a^w 和 C_a^o 测定需首先测定动脉全血^{15}O 放射性浓度，然后分离动脉血浆并测定其放射性浓度；将测定的动脉血浆$^{15}O\text{-}H_2O$ 浓度乘以人平均全血/血浆含水量比值（0.8/0.92），即可获得 C_a^w；将动脉全血^{15}O 浓度减去 C_a^w，即可得到 C_a^o。式中 rCBF 和 rCBV 可分别用 PET$^{15}O\text{-}H_2O$ 和^{15}O-CO 进行测定。

（三）动力学法

平衡法和放射自显影法 rOEF 测定均需要进行$^{15}O\text{-}O_2$、$^{15}O\text{-}H_2O$ 和^{15}O-CO 三次显像，通常完成 rOEF 和 $rCMRO_2$ 测定需要 30～60min，由于检查时间长，检查过程中由于受检者体位移动或生理状态改变给 rOEF 和 $rCMRO_2$ 测定造成误差的几率增大。

采用放射自显影法 rOEF 测定中的两室模型，在一次性吸入$^{15}O\text{-}O_2$ 后，利用 PET 快速动态采集，通常于 3min 内采集 30 帧图像。将 PET 获得的组织 TAC 与经动脉血测定的$^{15}O\text{-}O_2$ 和$^{15}O\text{-}H_2O$ TAC 代入（5-5-31）式，经非线性回归拟合，理论上可分别获得 E_O、rCBF 和 rCBV，从而使 rOEF 测定简化，检查时间缩短。但实际研究发现，该方法只能得到准确的 $rCMRO_2$，而得到的单独 E_O、rCBF 和 rCBV 结果不可靠；研究还发现利用动态采集的前 60s 数据测定的 $rCMRO_2$ 与放射自显影法测定结果最为一致。

（付占立）

参考文献

［1］ 付占立，王荣福．FDG PET 显像的定量及半定量分析．中华核医学杂志，2004，24（5）：313-317．

［2］ Phelps ME，Hung SC，Hoffman EJ，et al．Tomographic measurement of local cerebral glucose metabolic rate in humans with (F-18) 2-fluoro-2-deoxy-D-glucose: Validation of method. Ann Neurol, 1979, 6: 371-388.

[3] Sokoloff L, Reivich M, Kennedy C. et al. The [^{14}C] deoxyglucose method for the measurement of local cerebral glucose utilization: theory, procedure, and normal values in the the conscious and anesthetized albino rat. J Neuro-chem, 1977, 28: 897-916.

[4] Reivich M, Kuhl D, Wolf A, et al. The (^{18}F) fluorodeoxyglucose method for the measurement of local cerebral glucose utilization in man. Circ Res, 1979, 44: 127-137.

[5] Huang SC, Phelps ME, Hoffman EJ, et al. Noninvasive determination of local cerebral metabolic rate of glucose in man. Am J Physiol, 1980, 238: 69-82.

[6] Patlak CS, Blasberg RG, Fenstermacher JD. Graphical evaluation of blood-to-brain transfer constants from multiple-time uptake data. J Cereb Blood Flow Metabol, 1981, 3: 1-7.

[7] Kato A, Menon D, Diksic M, et al. Influence of the input function on the calculation of the local cerebral metabolic rate for glucose in the deoxyglucose method. J Cere Blood Flow Metab, 1984, 4: 41-46.

[8] Takikawa S, Dhawan V, Spetsieris P, et al. Noninvasive quantitative fluorodeoxyglucose PET studies with an estimated input function derived from a population-based arterial blood curve. Radiology, 1993, 188: 131-136.

[9] Philips R, Chen C, Wong D, et al. An improved method to calculate cerebral metabolic rates of glucose using PET. J Nucl Med, 1995, 36: 1168-1179.

[10] Bonson KR, GrantSJ, Links JM, et al. Validation of an analytic method of calculating cerebral glucose metabolism using PET. J Nucl Med, 2000, 41: 658-660.

[11] 单保慈. PET/FDG 实验局部组织葡萄糖代谢率定量计算中减少抽血次数的尝试. //全国高能正电子成像研讨会论文摘要汇编, 2000, 45-46.

[12] Tsuchida T, Sadato N, Yonekura Y, et al. Noninvasive measurement of cerebral metabolic rate of glucose using standardized input function. J Nucl Med, 1999, 40: 1441-1445.

[13] Shiozaki T, Sadato N, Senda M, et al. Noninvasive estimation of FDG input function for quantification of cerebral metabolic rate of glucose: optimization and multicenter evaluation. J Nucl Med, 2000, 41: 1612-1618.

[14] Hoekstra CJ, Hoekstra OS, Lammertsma AA, et al. On the use of image-derived input functions in oncological fluorine-18 fluorodeoxyglucose positron emission tomography studies. Eur J Nucl Med, 1999, 26: 1489-1492.

[15] Keiding S, Munk OL, Schiøtt KM, et al. Dynamic 2- [^{18}F] fluoro -2-deoxy-D -glucose positron emission tomography of liver tumours without blood sampling. Eur J Nucl Med, 2000, 27: 407-412.

[16] van der Weerdt AP, Klein LJ, Boellaard R, et al. Image-derived input functions for determination of MRGlu in cardiac ^{18}F-FDG PET scans. J Nucl Med, 2001, 42: 1622-1629.

[17] Camici P, Araujo L, Spinks T, et al. Increased uptake of ^{18}F-fluorodeoxyglucose in postischemic myocardium of patients with exercise-induced angina. Circulation, 1986, 74: 81-88.

[18] Ishizu K, Nishizawa S, Yonekura Y, et al. Effects of hyperglycemia on FDG uptake in human brain and glioma. J Nucl Med, 1994, 35: 1104-1115.

[19] Thie J. Clarification of a fractional uptake concept. J Nucl Med, 1995, 36: 711-712.

[20] Ishizu K. Clarification of a fractional uptake concept. J Nucl Med, 1995, 36: 711-712.

[21] Brock CS, Young H, O'Reilly S M, et al Early evaluation of tumour metabolic response using [^{18}F] fluorodeoxyglucose and positron emission tomography: a pilot study following the phase II chemotherapy schedule for temozolomide in recurrent high-grade gliomas. Br J Cancer, 2000, 82: 608-615.

[22] Hunter GJ, Hamberg LM, Apert NM, et al. The FDG uptake ratio corrected for radioactivity (cDUR) is a more robust index of glucose metabolic rate. J Nucl Med, 1994, 35: 8.

[23] Keyes J. SUV: standard uptake value or silly useless value. J Nucl Med, 1995, 36: 1836-1839.

[24] Zasadny KR, Wahl RL. Standardized uptake values of normal tissue at PET with 2-[Fluorine-18] -fluoro-2-deoxy-D-glucose: variations with body weight and method for correction. Radiology, 1993, 189: 847-850.

[25] Kim CK, Gupta NC. Dependency of standardized uptake values of FDG on body "size": body surface area correction versus lean body mass correction. J Nucl Med, 1995, 36: 201.

[26] Kim CK, Gupta NC. Chandramouli B, et al. Standardized uptake values of FDG: body surface area correction is preferable to body weight correction. J Nucl

Med, 1994, 35: 164-167.

[27] Zanzi I, Babchyck B, Robeson W, et al. Standardized uptake values (SUV) of normal tissues measured using FDG-PET and its relationship to lean body mass. J Nucl Med, 1994, 35: 185.

[28] Kim CK, Gupta NC. Dependency of standardized uptake values of fluorine-18 fluorodeoxyglucose on body size: comparison of body surface area correction and lean body mass correction. Nucl Med Commun, 1996, 17: 890-894.

[29] Langen KJ, Braun U, Rota Kops E, et al. The influence of plasma glucose levels on fluorine-18-fluorodeoxyglucose uptake in bronchial carcinomas. J Nucl Med, 1993, 34: 355-359.

[30] Lindholm P. Minn H, Leskinen-Kallio S. et al. Influence of the blood glucose concentration on FDG uptake in cancer-a PET study. J Nucl Med, 1993, 34: 1-6.

[31] 付占立，林景辉，王荣福，等. 血糖浓度对荷瘤小鼠^{18}F-FDG体内分布的影响. 同位素，2003，16：88-91.

[32] 付占立，王荣福. 能量底物环境对^{18}F-FDG显像的影响. 国外医学·放射医学核医学分册，2000，24：55-58.

[33] Eary JF, Mankoff DA, Conrad EU, et al. Relationship of tumor glucose metabolic rate and tumor differential uptake ration in sarcoma using FDG. J Nucl Med, 1996, 37: 140.

[34] Fischman AJ, Alpert NM. FDG-PET in oncology: there's more to it than looking at pictures. J Nucl Med, 1993, 34: 6-11.

[35] Gjedde A, Wong DF. Modeling neuroreceptor binding of radioligands in vivo. // Frost JJ, Wagner HN Jr, eds. Quantitative imaging neuroreceptors, neurotransmitters, and enzymes. New York: Raven press, 1990, 51-79.

[36] 付占立，王荣福. 受体显像的定量分析. 同位素，2004，17 (2)：108-116.

[37] 王荣福. 脑受体显像及其应用. // 丁虹，贾少微，主编. 神经核医学进展. 第一版. 吉林：吉林科技出版社，1999：137-155.

[38] 付占立，王荣福. 心脏神经显像. 中华核医学杂志，2005，25 (5)：314-317.

[39] Carson RE. The development and application of mathematical models in nuclear medicine. J Nucl Med, 1991, 32: 2206-2208.

[40] Slifstein M, Laruelle M. Models and methods for derivation of in vivo neuroreceptor parameters with PET and SPECT reversible radiotracer. Nucl Med Biol, 2001, 28: 595-608.

[41] Mintun MA, Raichle ME, Kilbourn MR, et al. A quantitative model for the in vivo assessment of drug binding sites with positron emission tomography. Ann Neurol, 1984, 15: 217-227.

[42] Perlmutter JS, Larson KB, Rachle ME, et al. Strategies for in vivo measurement of receptor binding using positron emission tomography. J Cereb Blood Flow Metab, 1986, 6: 154-169.

[43] Frost JJ, Douglass H, Mayberg HS, et al. Muticompartmental analysis of [^{11}C] -carfentanil binding to opiate receptors in humans measured by positron emission tomography. J Cereb Blood Flow Metab, 1989, 9: 398-409.

[44] Logan J, Fowler JS, Wolf AP, Shiue CY. Kinetic modeling of receptor-ligand binding applied to positron emission tomographic studies with neuroleptic tracers. J Neurochem, 1987, 48: 73-83.

[45] Laruelle, Dyck CV, Abi-Dargham A, et al. Compartmental modeling of iodine-123-iodobenzofuran binding to dopamine D_2 receptors in healthy subjects. J Nucl Med, 1994, 35: 743-754.

[46] Abi-Dargham A, Martinez D, Mawlawi O, et al. Measurement of striatal and extrastriatal dopamine D_1 receptor binding potential with [^{11}C] NNC 112 in humans: validation and reproducibility. J Cereb Blood Flow Metab, 2000, 20: 225-243.

[47] Lammertsma AA, Bench CJ, Hume SP, et al. Comparison of method for analysis of clinical [^{11}C] raclopride studies. J Cereb Blood Flow Metab, 1996, 16: 42-52.

[48] Lammertsma AA, Hume SP. Simplifid reference tissue model for PET receptor studies. Neuroimage, 1996, 4: 153-158.

[49] Logan J, Fowler JS, Volkow ND, et al. Graphical analysis of reversible radioligang binding from time-activity measurements applied to [N-^{11}C-methyl]-(−)-cocaine PET studies in human subjects. J Cereb Blood Flow Metab, 1990, 10: 740-747.

[50] Logan J, Fowler JS, Volkow ND, et al. Distribution volume ratios without blood sampling from graphical analysis of PET data. J Cereb Blood Flow Metab, 1996, 16: 834-840.

[51] Ito H, Hietala J, Blomqvist G, et al. Comparision of the transient equilibrum and continuous infusion method for quantitative PET analysis of [^{11}C] raclopride binding. J Cereb Blood Flow Metab, 1998, 18: 941-950.

[52] Farde L, Hall H, Ehrin E, et al. Quantitative analysis of D_2 dopamine receptor binding in the living human brain by PET. Science, 1986, 231: 258-261.

[53] Pappata S, Samson Y, Chavoix C, et al. Regional specific binding of [^{11}C] RO 15 1788 to central type benzodiazepine receptors in human brain: quantitative evaluation by PET. J Cereb Blood Flow Metab, 1988, 8: 304-313.

[54] Iyo M, Itoh T, Yamasiki T, et al. Quantitative in vivo analysis of benzodiazepine binding sites in the human brain using positron emission tomography. Neuropharmacology, 1991, 30: 207-215.

[55] Farde L, Eriksson L, Blomquist G, et al. Kinetic analysis of central [^{11}C] raclopride binding to D_2 dopamine receptors studied by PET—A comparison to the equilibrium analysis. J Cereb Blood Flow Metab, 1989, 9: 696-708.

[56] Carson RE, Channing MA, Blasberg RG, et al. Comparison of bolus and infusion methods for receptor quantitation: application to [^{18}F] cyclofoxy and positron emission tomography. J Cereb Blood Flow Metab, 1993, 13: 24-42.

[57] Abi-Dargham A, Laruelle M, Siebyl J, et al. SPECT measurement of benzodiazepine receptors in human brain with [^{123}I] iomazenil: kinetic and equilibrium paradigms. J Nucl Med, 1994, 35: 228-238.

[58] Patlak C, Blasberg RG, Fenstermacher JD. Graphical evaluation of blood-to-brain transfer constants from multiple-time uptake data. J Cereb Blood Flow Metab, 1983, 3: 1-7.

[59] Wong DF, Gjedde A, Wagner HN Jr. Quantification of neuroreceptors in the living human brain. Ⅰ. Irreversible binding of ligand. J Cereb Blood Flow Metab, 1986, 6: 137-146.

[60] Shinotoh H, Yamasaki T, Inoue O. et al. Visualization of specific binding sites of benzodiazepine in human brain. J Nucl Med, 1986, 27: 1593-1599.

[61] Ciliax BJ, Penney JB, Young AB. In vivo ^{3}H flunitrazepam binding: imaging of receptor regulation. J Pharmacol Exp Ther, 1986, 238: 749-757.

[62] Bergmann SR, Fox KAA, Rand AL, et al. Quantification of regional myocardial blood flow in vivo with $H_2^{15}O$. Circulation, 1984, 70 (4): 724-723.

[63] Iida H, Kanno I, Takahashi A, et al. Measurement of absolute myocardial blood flow with $H_2^{15}O$ and dynamic positron-emission tomography: strategy for quantification in relation to the partial-volume effect. Circulation, 1988, 78 (1): 104-115.

[64] Schelbert HR, Phelps ME, Huang SC, et al. N-13 ammonia as an indicator of myocardial blood flow. Circulation, 1981, 63 (6): 1259-1272.

[65] Krivokapich J, Smith GT, Huang SC, et al. ^{13}N ammonia myocardial imaging at rest and with exercise in normal volunteers: quantification of absolute myocardial perfusion with dynamic position emission tomography. Circulation, 1988, 80 (5): 1328-1337.

[66] Kuhle W, Porenta G, Buxton D, et al. Quantification of regional myocardial blood flow using ^{13}N-ammonia and reoriented dynamic positron emission tomographic imaging. Circulation, 1992, 86 (3): 1004-1017.

[67] Nitzsche EU, Choi Y, Czernin J, et al. Noninvasive quantification of myocardial blood flow in humans: a direct comparison of [^{13}N] ammonia and the [^{15}O] water techniques. Circulation, 1996, 93 (11): 2000-2006.

[68] Hutchins GD, Caraher JM, Huang SC, et al. A region of interest strategy for minimizing resolution distortions in quantitative myocardial PET studies. J Nucl Med, 1992, 33 (6): 1243-1250.

[69] Hutchins GD, Schwaiger M, Rosenspire KC, et al. Noninvasive quantification of regional blood flow in the human heart using N-13 ammonia and dynamic positron emission tomographic imaging. J Am Coll Cardiol, 1990, 15 (5): 1032-1042.

[70] Muzik O, Beanlands RSB, Hutchins GD, et al. Validation of nitrogen-13-ammonia tracer kinetic model for quantification of myocardial blood flow using PET. J Nucl Med, 1993, 34 (1): 83-91.

[71] Choi Y, Huang SC, Hawkins RA, et al. A simplified method for quantification of myocardial blood flow using nitrogen-13-ammonia and dynamic PET. J Nucl Med, 1993, 34 (3): 488-497.

[72] Bellina CR, Parodi O, Camici P, et al. Simultaneous in vitro and vivo validation of nitrogen-13-ammonia for the assessment of regional myocardial blood flow. J Nucl Med, 1990, 31 (8): 1335-1343.

[73] Rosenspire KC, Schwaiger M, Mangner TJ, et al. Metabolic fate of N-13 ammonia in human blood: Implication for quantification of myocardial blood flow by PET. J Nucl Med, 1988, 29 (5): 783-784.

[74] Müller P, Czernin J, Choi Y, et al. Effect of exercise supplementation during adenosin infusion on hyperemic blood flow and flow reserve? Am Heart J, 1994, 128 (1): 52-60.

[75] Choi Y, Huang SC, Hawkins RA, et al. Quantification of myocardial blood flow using ^{13}N- ammonia and

PET: Comparison of tracer models. J Nucl Med, 1999, 40 (6): 1045-1055.

[76] Yamauchi H, Fukuyama H, Nagahama Y, et al. Significance of increased oxygen extraction fraction in five-year prognosis of major cerebral arterial occlusive disease. J Nucl Med, 1999, 40 (12): 1992-1998.

[77] Derdeyn CP, Videen TO, Yundt KD, et al. Variability of cerebral blood volume and oxygen extraction: stages of cerebral haemodynamic impairment revisited. Brain, 2002, 125 (3): 595-607.

[78] Kuroda S, Shiga T, Ishikawa T, et al. Reduced blood flow and preserved vasoreactivity characterize oxygen hypometabolism due to incomplete infarction in occlusive carotid artery diseases. J Nucl Med, 2004, 45 (6): 943-949.

[79] Herscovitch P, Markham J, Raichle ME. Brain blood flow measured with intravenous $H_2^{15}O$. Ⅰ. Theory and error analysis. J Nucl Med, 1983, 24 (9): 782-789.

[80] Kanno I, Iida H, Miura S, et al. A system for cerebral blood flow measurement using an $H_2^{15}O$ autoradiographic method and positron emission tomography. J Cereb Blood Flow Metab, 1987, 7 (2): 143-153.

[81] Huang SC, Carson RE, Hoffman EJ, et al. Quantitative measurement of local cerebral blood flow in humans by positron computed tomography and ^{5}O-water. J Cereb Blood Flow Metab, 1983, 3 (2): 141-153.

[82] Mintun MA, Raichle ME, Martin WRW, et al. Brain oxygen utilization measured with O-15 radiotracers and positron emission tomography. J Nucl Med, 1984, 25 (2): 171-187.

[83] Frackowiak RSK, Lenzi G-L, Jones T, et al. Quantitive measurement of regional cerebral blood flow and oxygen metabolism in man using ^{15}O and positron emission tomography: Theory, procedure, and normal values. J Comput Assist Tomogr, 1980, 4 (6): 727-736.

[84] Lammertsma AA, Jones T. Correction for the presence of intravascular oxygen-15 in the steady-state technique for measuring regional oxygen extraction ratio in the brain: Description of the method. J Cereb Blood Flow Metab, 1983, 3 (4): 416-424.

[85] Hattori N, Bergsneider M, Wu H-M, et al. Accuracy of a method using short inhalation of ^{15}O-O_2 for measuring cerebral oxygen extraction fraction with PET in healthy humans. J Nucl Med, 2004, 45 (5): 765-770.

[86] Meyer E, Tyler L, Thompson CJ, et al. Estimation of cerebral oxygen utilization rate by single-bolus $^{15}O_2$ inhalation and dynamic positron emission tomography. J Cereb Blood Flow Metab, 1987, 7 (4): 403-414.

第 6 章

PET、PET/CT 与分子影像学

第一节　分子影像学定义、内容与关键问题

一、分子影像的定义

分子影像（molecular imaging）是随着医学影像技术的发展，并融入现代分子生物学和生物化学的先进成果而形成的新的研究领域，也是当今医学影像学发展与研究的目标，分子影像的形成使得人类逐步认识到分子机制才是疾病发病的基础这一新的概念。近年来，在一些发达国家已经相继建立了分子影像的专门研究机构。关于分子影像学的确切定义目前有多种表述，但是普遍认为，分子影像是从分子水平和细胞水平对人体和其他生物系统的生物过程和特征进行显示（可视化）和测量的影像。也就是说，无论采用何种显像技术，以及显像的目标是细胞表面受体、转运载体、细胞内的酶还是信使 RNA 等，也不论研究的对象是人体、动物还是活体细胞，只要是对发生在分子和细胞水平的生物过程改变进行显像和量化的技术都可称为分子影像。分子影像学是应用现代显像技术，在生理状态下显示正常及病变组织与细胞生理、生化变化信息的科学，因此也称为“生化影像”。分子影像的本质是建立在功能影像基础之上的显像技术，其任务是用于疾病相关分子改变的诊断、药物开发和治疗监测等，分子影像学也被称为是一种能监测到疾病发生的分子学途径的学科。分子影像学包括的内容十分广泛，涉及的学科较多，分子影像学的形成，使得医学影像中相对独立的不同专业实现了融合与互补，朝着相同的目标共同发展。

为什么要发展分子影像？在疾病的形成过程中，病变细胞基因的异常表达、受体密度的变化以及代谢活性的异常，都是细胞某种生化改变的过程，由生化的改变导致功能改变，继而产生解剖学结构与形态的改变，并出现临床症状和体征，从而形成所谓的“疾病”。因此，分子水平的变化是疾病发生的最早期信息，甚至在发病前数年即已发生了变化。随着分子生物学和医学影像技术的研究进展，可以预料，影像医学的发展将从解剖学或病理学的影像时代，逐步走向“分子影像”阶段，分子影像的发展必将彻底改变疾病的治疗方案和预后。

二、分子影像学的主要内容

分子影像学所研究的内容非常广泛，而且正在不断发展和逐步完善。从影像信息获得的形式或模式上，其内容可分为核医学分子影像、磁共振分子影像、光学分子影像和超声分子影像几类（图 6-1-1）；按照研究的目的和获取信息的性质不同也可将分子影像大致分为受体显像、代谢显像、反义显像、报告基因显像、放射免疫显像、乏氧显像以及细胞凋亡显像等类型。这些内容也包括应用磁共振、超声显像和荧光显像等分子影像。但是，在所有的分子影像技术中，核医学分子影像是目前最为成熟的技术，很多方法已经广泛的应用于临床。不仅如此，由这些显像技术的进一步发展和深入而衍生出来的新的靶向治疗药物和治疗方法的形成，将使以诊断为主的分子影像学有可能逐步发展成为诊断与治疗并重的新的领域。尤其是受体介导的核素治疗、基因介导的核素治疗、抗体介导的核素治疗以及超声微泡载带药物治疗等，在不久的将来会得到迅速发展，成为分子靶向治疗的重要方面。

（一）核医学分子影像

核医学分子显像的方法较多，许多分子显像剂在临床上已应用多年，成为当前某些疾病诊断的重要方法。因此，核医学分子显像是目前最为成熟的分子影像技术。其中代谢显像、受体显像、多肽药物显像、单抗放射免疫显像等已经成功地用于临床

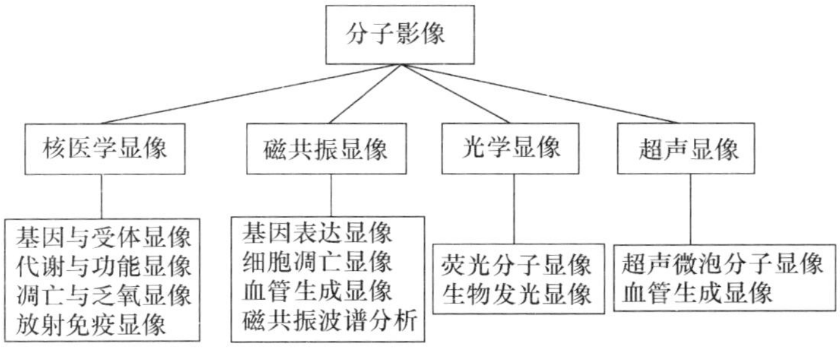

图 6-1-1　主要的分子影像技术

诊断目的，而处于临床前期研究阶段的核医学分子影像还有反义与报告基因显像、细胞凋亡显像等。

1. 代谢显像　代谢显像（metabolism imaging）是核医学显像的一项重要内容，也是目前最成熟的分子影像技术，尤其是应用^{18}氟-脱氧葡萄糖（^{18}F-FDG）进行的葡萄糖代谢显像已广泛应用于临床。^{18}F-FDG 代谢显像在临床上的主要用途，一是肿瘤的早期诊断与分期、转移与复发监测、疗效评价等；二是神经、精神疾病以及脑功能的研究，代谢显像能准确了解正常情况下和疾病状态的神经细胞的活动及代谢变化，并可用于研究不同的生理条件刺激下或思维活动状态大脑皮质的代谢情况，是大脑行为与思维研究的重要方法；三是研究心肌细胞的活性，可以区别心肌的病变是坏死，还是可逆性缺血（如冬眠心肌），为冠心病患者血运重建治疗提供重要的依据，被认为是判断心肌细胞活性的“金标准”。除了目前最常用的葡萄糖代谢显像外，还可进行蛋白质、脂肪酸、氨基酸及氧的代谢显像。

2. 受体显像　受体是指细胞膜或细胞内的一些能与生物活性物质（例如药物、神经递质、激素和抗体等）相互作用的生物大分子。而受体显像（receptor imaging）是利用放射性核素标记的某些配体（ligand）能与靶组织中某些高亲和力的受体产生特异性结合，通过显像仪器显示其功能与分布的技术。由于体内受体的含量极少，例如脑内的受体含量仅占全脑的百万分之一，因此目前应用其他的显像技术无法显示出来。而核医学受体显像为在生理情况下，研究人体受体的分布（定位）、数量（密度）和功能（亲和力）提供了惟一的、无创伤性手段。特别是神经受体显像已经成为某些神经精神疾病（如帕金森病，Parkinson disease，PD）诊断和研究的重要手段。

受体显像的发展也促进了受体介导的放射配体治疗的研究。配体与相应的膜受体结合，除了能传递细胞信息、引起细胞发生生理、生化改变等生物效应外，还可通过内在化（internalization）过程与受体一起不断地进入细胞内。进入细胞质的配体和受体可在溶酶体酶的作用下被降解，而受体也可再循环返回至胞膜，成为影响和调节细胞膜受体浓度的重要环节。某些配体与受体之间的结合还可诱导细胞凋亡，若用合适的放射性核素标记能抵抗生物降解的特异性配体，则放射性配体通过与受体结合而聚集在细胞质内，利用其放射性核素衰变时发射的射线，可有效地杀伤细胞，达到治疗肿瘤疾病的目的。

近年来，应用多肽类放射性药物进行受体显像也是分子核医学研究的重要课题。在生物进化过程中，氨基酸始终起着枢纽作用，它是包括分子信息、信息转导以及识别/转化单元等在内的一个巨大阵列的结构单元。小至一个氨基酸，大至一个多肽、蛋白质分子，在生物学信息网络中都起着重要的作用。各种配体都有相应的受体，在与受体结合后，通过信号转导系统与某些细胞的生化过程或生理过程相联系，配体与受体的相互作用则是一种重要的分子识别系统。肽类放射性药物的优点是：分子量小、在血中清除快、穿透能力强、与受体的亲和力较高，容易得到较清晰的显像；此外，肽比较容易合成（小的可用肽合成仪，大的可用基因重组技术），用于显像只需取大分子肽与结合有关的部分肽段，并可根据标记的需要将其与受体结合无关的羧基端延长，为放射标记提供方便，在核医学显像与治疗中有重要的发展前景，有可能成为 21 世纪放射性药物发展的支柱。

3. 反义显像　应用放射性核素标记人工合成的反义寡核苷酸，引入体内后，通过体内核酸分子杂交而与相应的靶基因结合，应用显像仪器便可观察其与病变组织中过度表达的目标 DNA 或 RNA

发生特异性结合过程，显示特异性癌基因过度表达的癌组织，定位和定量特异的靶基因，从而达到在基因水平早期、定性诊断疾病的目的。这种以显示癌基因为基础的反义显像（antisense imaging），使肿瘤等疾病的显像诊断进入了基因水平，成为核医学显像中具有发展前景的技术之一，也有可能成为未来“分子影像学”的重要组成部分；而另一方面，利用聚集于靶基因局部的放射性核素发射的射线，破坏相应的致病基因，引起DNA链的断裂和损伤，以达到基因放射治疗目的。自从DNA的研究开始至今，分子生物学已经有了巨大的发展。近年的研究已基本阐明，哪些分子进行哪些反应，人类基因组计划已描绘出人类基因的初步草图，以提供人类基因学中90%的碱基配对序列。然而，人类仅拥有这份所有的碱基配对序列还远远不够，还需要知道这些基因到底控制了哪些蛋白质的合成？这些蛋白质又具备了哪些功能？基因的突变或缺失将会导致什么疾病？通过由基因（或部分基因）的改变研究其机体所产生的生化反应或表现型基因，追踪表现型与基因间的关联，用于疾病的分子诊断和生物治疗计划的制订与监测。在这些研究领域中，分子核医学与分子影像将会发挥越来越重要的作用。

4. 报告基因显像　基因重组技术的发展将可以产生治疗疾病机制的特殊蛋白质制造基因连接在病毒的DNA上，利用携带治疗基因的病毒“感染”病人，从而将治疗基因带到病人细胞的染色体DNA上，并转录到mRNA，进而制造此特殊蛋白质用以治疗疾病。在基因治疗过程中，如何在活体无创性地监测携带治疗基因的病毒是否成功感染到病人的靶器官或靶组织？是否会成功转录到mRNA上？靶组织内转基因表达是否可以产生足够的治疗效应？基因表达的持续多长时间？这些都对基因治疗非常重要。核素报告基因显像（reportor gene imaging）有机会解决上述基因治疗中所面临的问题。人们可以在重组治疗基因的病毒DNA上同时插入一段报告基因（reportor gene），治疗基因与报告基因共表达，这样只要能在病人体内探测到报告基因的出现，就能推论治疗基因的成功植入与表达。目前常用的病毒载体为单纯疱疹病毒，以胸腺激酶（HSV-TK）作为标志基因。利用该机制也可用于干细胞移植的监测，只要给移植的干细胞转染一段报告基因，即可通过注射核素标记的探针之后与报告基因结合，应用核医学显像仪器监测移植细胞的存活情况。

5. 放射免疫显像　放射免疫显像（radioimmunometric imaging，RII）与放射免疫治疗（radioimmunometric therapy，RIT）研究已经有多年的历史，但是目前仅有少数方法应用于临床诊断和治疗。将放射性核素标记某些特定的单克隆抗体和抗体片段分子，注入体内后能够特异地与相应的靶抗原结合使其显影。但近些年的临床实践表明，该法还有许多技术难题尚未解决从而影响其进一步的发展，如产生人抗鼠反应（human anti-mouse action，HAMA）、分子量大血液清除慢、肿瘤与非肿瘤（T/NT）比值低、穿透能力差、靶组织分布不均匀等缺点。

6. 凋亡显像　过去对细胞凋亡的监测主要是通过流式细胞仪在体外进行，而通过仪器对活体组织的凋亡细胞进行显像则是近年发展起来的新技术。凋亡显像（apoptosis imaging）对于某些疾病治疗药物的设计与研究、治疗效果的监测是非常有用的。细胞膜上磷脂酰丝氨酸（phosphatidylserine）的异常表达是用于凋亡监测目的的靶物质，而35kD的生理蛋白——磷脂蛋白（Annexin V，又称膜联蛋白）对细胞膜上的磷脂酰丝氨酸微分子具有很高的亲和力。在具有完整细胞膜的正常细胞，注入体内的^{99m}Tc-Annexin V不能进入细胞膜与磷脂酰丝氨酸结合，因此不能显影。而当细胞发生凋亡时，细胞膜受到破坏，^{99m}Tc-Annexin V则通过与暴露于细胞膜外的磷脂酰丝氨酸结合而显影。Annexin V可以通过螯合剂联肼尼克酰胺（hydrazinonicatinamide，HYNIC）和N2S2与^{99m}Tc直接耦合到巯基基团上进行放射性标记。在体外实验中，^{99m}Tc-Annexin V可与凋亡的细胞结合，实验动物显像也可显示其凋亡过程。目前，凋亡显像主要用于肿瘤治疗效果监测、心脏移植排异反应监测、急性心肌梗死与心肌炎的评价等。

7. 乏氧显像　组织乏氧是临床上多种疾病的一个共同病理改变，乏氧显像（hypoxia imaging）对于疾病的诊断及指导治疗均有重要意义。乏氧显像剂可分为硝基咪唑类和非硝基咪唑类的乏氧组织显像剂两类。目前比较常用的乏氧显像剂主要有单光子显像剂^{99m}Tc-HL91（^{99m}Tc-4,9-二氮-2,3,10,10-四甲基十二烷-2,11-二酮肟）和正电子显像剂^{18}F-MISO（^{18}F-fluoromisonidazole，^{18}F-氟咪索硝唑）。这两种显像剂都能选择性浓聚于肿瘤的乏氧组织或细胞中，通过核医学显像探测肿瘤组织的乏氧，能直接提供肿瘤组织乏氧及其乏氧程度和分布的证据，用于恶性肿瘤的早期诊断，动态监测肿瘤组织乏氧状态，为临床诊断和治疗决策提供重要信息。乏氧显像还能直接在组织坏死前发现处于缺血、缺氧高危状态的病变组织，为临床诊断提供有用的信息。

8. 核素示踪肿瘤血管生成显像　肿瘤血管生成研究，为肿瘤早期发现及治疗带来了新的曙光。早在 1946 年，Conan 和 Sheldon 在小鼠皮下移植的肿瘤周围即观察到一种明显的局部充血显像。在 20 世纪 50 年代中期，病理学家注意到肿瘤优先生长在血管周围，人们发现距离血管 0.2mm 之外的肿瘤细胞不再生长，而更远处的肿瘤则会死亡。肿瘤血管新生是肿瘤维持生长不可缺少的必要条件，通过新生的血管提供肿瘤生长所需要的氧气和营养物质，排泄代谢废物。因此，肿瘤新生血管生成在肿瘤的生长、侵袭及演进过程中起着关键性的作用。肿瘤血管显像是 21 世纪肿瘤研究的热点，血管内皮生长因子（endothelial growth factor，VEGF）及血管内皮生长因子受体（endothelial growth factor receptor，VEGFR）酪氨酸激酶信号通路，整合素 $\alpha_v\beta_3$ 及基质金属蛋白酶（mamx metallopmteinase，MMP）等小分子多肽在调节肿瘤新生血管形成中发挥重要作用。分子核医学能够利用放射性核素示踪技术从分子水平上认识恶性肿瘤生物学行为特点，阐明其血流、代谢、受体密度与功能的变化、基因的异常表达、生化代谢变化与细胞信息传导等肿瘤特异性信息，为恶性肿瘤的早期诊断、有效治疗与基础研究提供分子水平上的相关信息。这已经成为当今世界医学领域研究的前沿与热点课题，是现代分子医学的重要组成部分。北京大学第一医院王荣福教授率领的研究团队成员于明明等在前列腺模型鼠中用碘［^{131}I］标记多肽（Arg-Arg-Leu，RRL）进行肿瘤新生血管显像，发现在注射显像剂 24h 后，裸鼠肿瘤及膀胱放射性聚集明显，而其余器官无放射性聚集。^{131}I-RRL 对前列腺模型鼠具有良好的示踪效果；同时卢霞等进行了核素示踪肿瘤新生血管靶向定位机制研究，结果发现新型肿瘤血管示踪剂 RRL 可以靶向结合于肿瘤血管内皮细胞上的 VEGFR-2 受体，示踪不同类型和不同侵袭力恶性肿瘤组织的新生血管，为恶性肿瘤的诊断、治疗及预后评估提供了有用信息。

（二）CT 与分子影像

CT 显像本身是一种典型的解剖形态学影像，对疾病的分子过程进行显像有一定局限性，但 CT 具有较高的解剖分辨率，这是核医学的分子影像技术所不及的。将高分辨率的 CT 与具有分子影像特征的功能影像相结合，则能够实现优势互补，如目前广泛应用的 SPECT/CT 和 PET/CT 就是不同影像技术实现完美结合的例子。其中 PET/CT 是集 CT 与 PET 于一体的多功能显像仪器，目前新型的 PET/CT 已配备了 4～64 排螺旋 CT。应用 PET 研究体内代谢过程已经得到公认，也是目前最成熟的分子影像技术。但是单纯的 PET 影像是一种功能影像，其图像解剖分辨率较低，不能清晰地显示代谢异常的病灶所处的精确解剖部位，而 CT 则正好相反，虽然有很高的解剖分辨率，但是却不能很好反映细胞或组织的功能。因此，将两种仪器结合起来，可相互弥补各自的不足，最大限度地发挥各自的长处。利用 CT 反映脏器或组织的解剖形态变化，而 PET 则观察其相应部位的代谢、功能或血流变化，应用计算机软件将两种不同类型的图像融合起来进行观察，从而实现了同机图像融合（image fusion）。当前这一技术也用于小动物 PET/CT 及其图像融合研究中。

（三）光学分子显像

光学分子显像（optical molecular imaging）分为荧光（fluorescence）显像和生物发光（bioluminescence）显像两种，是分子影像学取得的另一项进展。其中生物发光是用荧光素酶（luciferase）基因标记细胞或脱氧核糖核酸（deoxyribonucleic acid，DNA），然后引入荧光素作为报告探针用光学检测仪器进行显像。而荧光显像技术则采用荧光报告基团进行标记，通过激发后应用荧光显微镜观察细胞或直接对浅表器官或小动物进行显像，常用的有绿色荧光蛋白（green fluorescent protein，GFP）、红色荧光蛋白等。红光的穿透性在体内比蓝绿光的穿透性要好，近红外荧光为观测生理指标的最佳选择。荧光显像具有费用低廉和操作简单等优点。通常生物发光显像较荧光显像的灵敏度高，作为体内报告源，生物发光的优点是不需要激发光的激发，它是以酶和底物的特异作用而发光，且便于定量分析，更适合于整体小动物的分子显像研究，荧光显像更适合于活体细胞的分子显像。

两种显像具有较高的灵敏度，其共同缺点是探测深度较差，尤其是荧光显像。光学显像的穿透深度只有几个厘米，用它来进行全身显像检查受到限制，但光学显像技术与内镜技术结合将会发挥重要作用。将光学显像探测器置于内镜的一端送入人体，将光学显像剂放到所要观察的部位，如空腔器官或血管内，即可以进行体内的光学显像检查。

光学显像在生命科学领域的应用非常广泛，可以观测到疾病或癌症的发展进程以及药物治疗的反应，研究病毒、构建转基因动物模型、小分子干扰核糖核酸（small interfering ribonucleic acid，siRNA）、干细胞示踪与监测、基因治疗的监测、细胞凋亡以及蛋白质相互作用等。

（四）磁共振分子影像

MRI 分子影像研究也是具有应用前景的技术，利用 MRI 的高分辨率、无限的穿透深度和极佳的软组织对比度优势，加上具有分子水平的新型造影剂，有可能获得某些病变组织精细的解剖结构与生化变化信息，尤其是应用功能 MRI（functional magnetic resonance imaging，fMRI）研究脑功能取得了重要成果。具有发展前景的技术主要包括 MR 灌注显像、扩散加权以及扩散张量显像、波谱分析及显像、血氧水平依赖显像等，但是磁共振分子影像的发展关键是分子造影剂的研究。

1. MRI 分子造影剂的发展　许多使用相对简单的聚分子制备 MRI 造影剂具有简便且用途广泛的特点，与 CT 显像的碘造影剂浓度相比，其钆离子的使用浓度大约低 100 倍。将造影剂与单克隆抗体或抗生物素蛋白（avidin）连接可作为特异性肿瘤造影剂，还能用作钆中子俘获治疗或与放射免疫治疗联合的治疗药物。此外，基于磁性弛豫的氧化铁纳米颗粒作为标记物进行 MR 显像，能够检测到生物样品中的病毒颗粒、酶活性以及 DNA 和 mRNA 序列。

2. 微型磁共振分子显像　Moats 等人应用 11.7T 微型磁共振（Micro-MRI）进行裸鼠脑肿瘤模型的研究，微型磁共振允许对比剂定量分析肿瘤的大小和生长情况，以评价抗血管源性肽（anti-angiogenic peptide）治疗的变化。空间和时间控制的基因转染的表达是有效实施基因治疗的先决条件之一，Guilhon 等人应用热敏促进剂（promoter）的方法在全身临床型 MRI 系统的引导下实施了定点预置时间-温度轨迹的实时反馈控制的聚焦超声（MRI-FUS）技术，并在鼠抑制肿瘤模型上实施了控制基因表达的可行性研究，经过稳定性修饰的 C6 神经胶质瘤细胞系被运送到融合的、受人热休克蛋白 70（HSP70）促进剂控制的胸腺嘧啶核苷激酶（thymidine kinase，TK）和绿色荧光蛋白（green fluorescent protein，GFP）基因编码。体外研究表明，在细胞核内蛋白产物的不同条件和部位，热休克都诱导出很强的 TK-GFP 基因表达。初步结果显示，在加热 40℃以上的区域有很强的局部诱导，而且在加热周期末的温度图与提高 TK-GFP 表达之间有很好的一致性。

3. 磁共振分子显像与肿瘤研究　在治疗效果的评价上，传统依赖于治疗前后的解剖学影像进行比较。治疗成功是通过解剖影像上估计的肿瘤大小的改变来反映，因此具有很大的局限性，有时肿瘤大小的变化并不能准确评价治疗反应。而分子影像发展，为特异性地反映治疗后细胞的生物学变化提供了基础，实现肿瘤治疗反应的早期评估。扩散 MRI 是根据水分子活性测量肿瘤的反应，水的移动性反映细胞水平的组织结构变化，具有较好的应用前景。

癌基因治疗是一个活跃的研究领域，它依赖于治疗转基因进入肿瘤细胞的转运与其后的表达，治疗反应以及部位、数量和转基因在体内的持续时间之间相关性的无创性的评估；这关系到癌基因治疗方案的制订，推动基因转染方案的优化与剂量的标准化。MRI 可进行基因表达显像，其标记基因可以是转铁蛋白受体，也可以是一个报告系统，如利用酪氨酸酶催化黑色素瘤的合成，从而导致 T_1 加权图像上出现高信号强度。Rehemtulla 等人介绍了一种含有治疗转基因的酵母胞核嘧啶脱氨酶（yeast cytosine deaminase，yCD）和光学报告基因（luciferase）的腺病毒载菌体，并向同位 9L 神经胶质瘤肿瘤内注入载菌体，随后进行解剖学和扩散加权 MR 显像，以分别定量评估肿瘤治疗效果和细胞杀伤空间差异。MRI 除了能够提供高分辨的解剖图像外，而且也能获得转基因动物的功能影像。美国 Massachusetts 总医院分子影像中心 Bogdanov 等人发明了一种新颖的顺磁性寡聚底物（oligomerization of paramagnetic substrates）MR 信号放大（MRmp）技术进行靶分子的 MR 成像，主要用途包括过氧化物酶微量分子显像、酶联免疫吸附分析法配体模型探测，这种酶敏探针的发展有望应用于包括体内特异分子靶在内的许多领域。MRmp 技术的特别优点之一是相同的顺磁性底物对于确定各种附着于不同抗体上的酶分子靶或其他亲靶分子都具有潜在的用途。动态对比增强磁共振显像（dynamic contrast-enhanced magnetic resonance imaging，DCE-MRI）也用于血管形成的评价，根据造影剂蓄积和洗脱情况评价组织血管系统情况。因此，血管形成（angiogenesis）特异对比造影剂的研究是在分子水平评价体内血管形成的基本条件。

4. 磁共振细胞凋亡显像　应用 MRI 技术探测细胞凋亡是近年新的发现。Schellenberger 等应用金属造影剂标记的 Annexin-V 微粒子（Annexin V-CLIO）进行 MRI 凋亡显像，其机制与核素标记 Annexin V 凋亡显像相似。体外实验证明，应用 Annexin V-CLIO 磁共振显像，即使在很低的磁性底物的情况下也能够辨别出细胞悬液中的凋亡细胞。Annexin V 与 CLIO 的结合为磁共振显像探针检测凋亡提供一种新的策略。

（五）超声分子影像

超声显像有别于其他分子影像方法的主要特点是：①能进行实时显像；②与 MRI 和核医学显像比较相对短而有效的显像程序；③对病人无创伤；④费用低；⑤应用广泛。超声显像具有许多其他影像不能获得的潜在优点。在分子影像方面的主要研究范围包括血管形成、血栓探测、有破溃危险的动脉粥样硬化斑块确定以及炎症标志的探测与定量。

1. 微泡超声显像剂的应用　微泡最初是作为血池造影剂而发展起来的，充满气体的微泡对比剂其大小与红细胞相同。为了使其在循环中较长时间存留，气泡与表面活性物质、蛋白质、聚合体或某些其他物质装入胶囊内。可以在生产微泡时在胶囊内不充填气体，而是充满其他物质如药物，用于靶向药物载体治疗目的。应用微泡技术以增强气穴效应，能被超声波分解的物质涂覆于泡沫上进入体内后黏附于血凝块表面实施超声治疗，用于治疗与血栓有关的疾病，包括心肌梗死、脑卒中、深静脉栓塞以及肾透析后的血栓症患者，这种方法也可对肿瘤进行增强气穴损伤的治疗。超声与微粒子技术结合应用可将治疗药物释放到肿瘤组织中达到治疗肿瘤的目的，因此，超声治疗技术的发展焦点是通过微粒子和超声技术释放药物达到抗血管源性治疗。应用微泡对比增强超声运载或释放基因治疗药物是超声实施基因治疗的主要途径，其中一种策略是在感兴趣的表面实施微泡爆破，使得治疗基因（或药物）释放进入微循环。在 MRI 的指导下，应用聚焦超声产生治疗性的高热，利用温度控制基因表达、局部药物释放、药物运载增强、消融和其他治疗。Moonen 等人在 MRI 引导下，对改良的神经胶质瘤肿瘤细胞系应用聚焦超声（focused ultrasound，FUS）实施了无创性的温度敏感的基因促进剂（promoter）局部控制治疗。

2. 肿瘤血管形成显像　超声探测肿瘤相关血管形成已有报道，美国弗吉利亚大学的 Ellegala 等报道了应用微泡靶向对比增强超声（contrast-enhanced ultrasonography，CEU）显像在恶性神经胶质瘤鼠模型的新生血管内皮显示有完整的表达，无创伤性地早期发现肿瘤的新生血管形成，为肿瘤血管提供有用的诊断信息。使用对比超声灌注显像发现，灌注或血容量反映的血管形成的数量与靶向微泡产生的信号量之间有非常好的相关性，且能在很小的肿瘤边界外围正常组织探测到新生血管的形成，提供肿瘤营养血管的特征。Forsberg 等在人黑色素瘤动物模型应用血管形成分子标志物测定了肿瘤新生血管的对比增强超声情况，发现对比增强超声测定的肿瘤新生血管与免疫组化获得的环加氧酶（cyclooxygenase-2，COX-2）的表达是一致的，并可能在血流增加之前即可探测到血管源的反应和内生或治疗性血管形成。

3. 易破溃斑块探测　超声在心血管内科另外一潜在用途是确定易破溃的（vulnerable）动脉粥样硬化病灶斑块。易破溃斑块常常伴随有炎症和炎症标志物（proinflammatory markers）浓聚增加，而通过对比增强超声显像能够对其进行诊断。靶向微泡超声造影还能探测左心房血栓脱落导致的血栓、栓塞以及心房纤颤。

4. 肠道炎性疾病　对比增强超声已用于评价几种炎症疾病，包括肠道炎症的诊断与监测。其方法是应用对活性白细胞或细胞黏附分子如 P-selectin，VCAM，或 ICAM 具有靶向作用的微泡进行超声显像。对比增强超声显像能够在症状出现之前早期发现炎症复发病灶以及进行肠道炎性疾病治疗效果的随访观察。

从上述资料可以看出，无论是磁共振分子显像还是超声分子显像，目前都还处于实验研究阶段，要真正应用于临床可能还需花几年的时间。相对而言，核医学分子影像要成熟得多，部分方法已经成熟，而且其内容也更加丰富，可以反映不同分子的变化过程。

分子影像学的发展以及不同影像技术之间的相互融合，对影像医学的医师及其培养也提出了新的要求，放射学医师需要花更多的时间学习和掌握分子生物学，掌握分子影像学的基本知识，对分子医学及相关的生物化学、生理学、药理学知识有较深刻的认识；而核医学医师需要更多地学习解剖学知识。在分子影像方面，尽管核医学影像已经走在前列，但要走向成熟并广泛的应用于临床还有很大距离。但是可以预料，分子影像将是21世纪医学影像技术发展的方向，医学影像技术也将从目前以解剖学影像诊断为主的阶段逐步迈向以分子水平的功能影像诊断为主的阶段。在分子影像发展过程中，不同影像技术之间不是竞争关系，而是相互补充、相互融合和取长补短的关系，无论分子影像如何发展，常规的解剖学影像仍然是影像医学的基础，是"分子影像"的眼睛，其主要角色将转移到病灶的定位诊断方面。

三、分子影像学的关键问题

建立无创性的分子影像技术需要具备三个基本的要素：首先必须选择合适的结合靶点；二是设计与该靶点能特异性结合、高亲和力的标记分子探针或配体，且具备足够的放大信号便于实现高灵敏的探测；三是需要灵敏度高、分辨率好的显像仪器。细胞内常见的靶点包括DNA、mRNA序列、受体蛋白质、抗原、酶等，而相应的分子探针有反义寡核苷酸、受体配体、抗体、多肽、代谢底物等。通常大多数标记探针（特别是核医学使用的探针）能够自由穿过细胞膜定位于细胞内或参与细胞代谢，使整个细胞被标记而显影。

尽管分子核医学的某些技术已经应用于临床，但就整个分子核医学领域来讲仍处在发展时期，分子核医学中许多技术（如基因显像等）的成熟与发展还有赖于相关学科的进步和支持，同时也包括自身方法的逐步完善，其中分子生物学技术的发展、放射性药物的研制和放射性核素标记技术的改进以及核医学探测仪器分辨率的改善是分子核医学发展与成熟的关键。

目前分子影像技术发展的关键问题同样也与以下三个方面有关：

1. 特异性的分子靶点　尽管目前研究的分子靶点比较多，但是迄今为止，还没有发现一种分子靶点是绝对特异的，即使是某些致癌基因也可存在于正常组织，只是其在肿瘤组织的分布与正常组织的量不同而已。其他的靶点如受体、抗原等或多或少都存在类似的问题。因此，发现新的靶点或采取某些措施克服这一不足将是分子影像研究的长期任务。

2. 特异的分子探针　无论是核医学分子显像，还是磁共振、超声、光学分子显像，分子探针的设计与制备都是当前分子影像研究的焦点，因为分子靶点是生物体所固有的特性，难以人为干预和改变，而针对某一靶点而设计的分子探针则是可以根据需要改变的。不同显像模式其分子探针的要求也不同，但是无论哪种显像模式的分子探针，其共同要求都必须具备靶与非靶比值高、血液清除快、能迅速地进入细胞与靶分子结合、探针与靶点的亲和力好、不干扰机体的生理功能、无毒性、探针在病变组织停留足够的时间、探针的制备及来源简便等特点。在核医学分子显像中，还涉及核素标记探针的制备，合适的射线能量、半衰期也是分子影像探针发展的关键因素。

在核医学分子显像中，放射性核素标记探针的制备是重要环节，其药物的化学、物理学和生物学性能是决定核医学分子影像成败的关键因素。被标记物质多为小分子物质，如配体、寡核苷酸、代谢底物、单抗片段以及多肽类物质等，应用常规的标记技术常难以达到理想标记的目的，需要对标记物进行适当的化学修饰和使用适当的螯合剂。

3. 足够灵敏的探测仪器　近年来，分子影像仪器的发展非常迅速，无论是SPECT、PET/CT，还是MR、CT和超声显像仪器都有了长足的发展，不同影像设备的整合，不同显像模式的互补，不同影像的融合，这些工作其目的都是为了克服不同影像的不足。当前不同影像仪器的敏感性和空间分辨率都有了不同程度的改善，可以说已经快到了仪器的极限，但是常规解剖形态影像的相对低灵敏度以及功能代谢影像的相对低分辨率将会长期存在，甚至是分子影像不可逾越的障碍，这也将是制约分子影像发展的关键因素之一。

核医学的影像是一种功能影像，不可能达到如解剖学影像一样高的分辨率，因为核医学影像需要相应的分子探针，而相关的靶组织和器官对分子探针的摄取受其组织细胞本身的功能或活性的影响。PET 的应用使核医学影像的分辨率已经有了显著提高，常规临床 PET 的空间分辨率可达 4～5mm，小动物 PET 的分辨率可达 1mm，而与 MRI 和 CT 相比仍有较大差距。随着 PET/CT 的应用，这一缺点已经显得并不重要，因为 CT 解剖定位的应用能够足以弥补 PET 的不足。

在上述三个方面中，除了影像学科本身的技术发展以外，大多还依赖相关领域学科的发展，例如特异的分子靶点的筛选就有赖于分子生物学和生物医学工程的发展；而分子探针的设计及制备还需要化学及生物医学工程的支持。没有分子生物学技术的支持就不可能有分子核医学的形成；同样，没有分子生物学技术的进步，分子影像就不可能走向成熟。

第二节　分子核医学与分子影像学

尽管目前常用的分子影像学技术主要包括核医学显像、MR 显像、MR 波谱显像（magnetic resonance spectroscopy，MRS）及光学显像等多种方法，而且这些影像技术均有各自的利弊。但是目前仍然是核医学分子显像技术最为成熟，也只有核医学显像技术已经广泛应用于临床诊断和指导治疗。

为什么核医学分子影像能够成为当今分子影像的优势技术？其主要原因在于核医学技术本身的特点，因为核医学示踪技术本身就是建立在分子识别基础之上的，包括配体与受体的结合、反义寡核苷酸与某些癌基因的结合、抗原与抗体的结合以及酶与底物的结合，都离不开分子识别的理论基础，因此在此基础上建立起来的显像技术也是分子水平的影像，能够真实地反映细胞内的生物学信息。

分子核医学所研究的内容非常广泛，而且正在不断发展和逐步走向成熟。分子核医学也包括分子水平的核素靶向治疗和体外放射分析或实验技术，分子水平的核素靶向治疗主要有抗体介导放射免疫治疗、受体介导核素治疗、基因介导核素治疗等；分子核医学的实验技术还包括受体放射分析技术、磷屏显像技术等。按照目前分子影像学的定义，这些技术可能不一定都属于分子影像的范畴，或者只是作为核医学分子影像学的基础，但都是分子核医学技术的内容，因此分子核医学技术不一定都是分子影像学技术。

核医学分子显像是当今分子影像的主要内容，研究较多且具有应用前景的技术主要有放射性核素受体显像、代谢显像、标记反义探针基因显像、报告基因显像、单抗片段放射免疫显像、肽类放射性药物显像、乏氧显像以及细胞凋亡显像等（图 6-2-1）。不仅如此，由这些显像技术的进一步发展和深入也衍生出来一些新的靶向治疗药物和治疗方法的形成，将使以诊断为主的分子影像逐步发展成为诊断与治疗并重的新的领域，尤其是受体介导的核素治疗、基因介导的核素治疗以及抗体介导的核素治疗等，在不久的将来会得到迅速发展。

在目前的分子影像学技术中，尤以 PET 的分子显像研究最具活力，而 MR 显像及 MR 波谱显像、光学显像以及红外线光学显像是具有发展前景的技术。

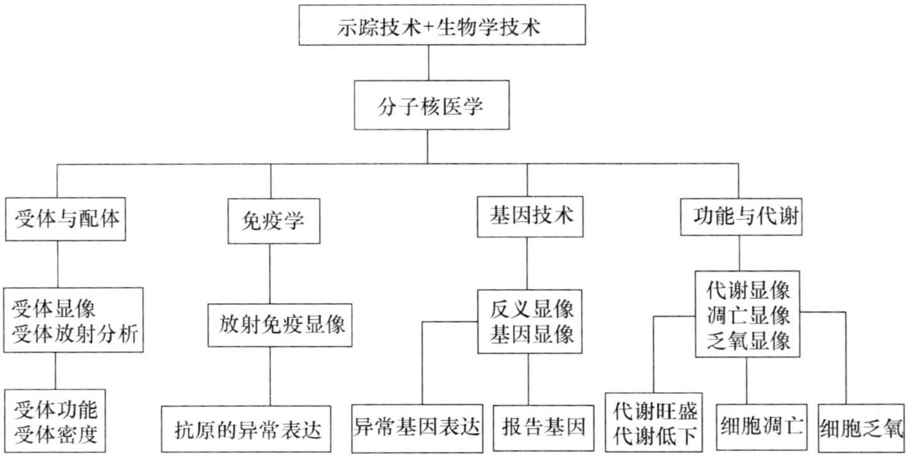

图 6-2-1　分子核医学的主要内容

第三节　PET/CT在分子影像学作用

PET/CT由于具有同时可以显示脏器或组织的解剖形态和功能代谢的特点，因此在分子影像领域具有重要作用，预期在今后的10～20年内都会成为分子影像的主流设备。尽管目前正处于研制阶段的PET/MR可能在将来的分子影像中也占有一席之地，在某些方面可能会具有一定的优势，但是从目前的发展趋势和前景来看，无论从技术的复杂程度、推广应用的可行性，还是临床的适用性、经济性来讲，PET/MR都难以取代现在的PET/CT。

在目前的分子影像技术中，核医学是发展前景最好、应用最广泛的技术，其代表设备就是PET/CT和SPECT。其中SPECT在分子影像中虽然也有一定作用，具有检查费用较低的优势，但是由于其存在某些固有不足，特别是仪器分辨率低、缺乏比较理想的单光子放射性分子探针（即显像剂）等，而难以成为分子影像的主流技术。而PET/CT的发展则克服了SPECT的某些不足，成为当今分子影像的主要仪器，尤其是在发达国家，PET/CT已经成为某些疾病诊断和疗效评估的首选，仅美国就拥有近2 000台。而发展中的中国市场，PET/CT的增长也十分迅速，几年内就发展到百余台，每年以15～20台的速度迅速增长，而且大多都是高端的PET/CT，这也说明了PET/CT在分子影像中的地位和作用。

不同分子影像特点的比较见图6-3-1：

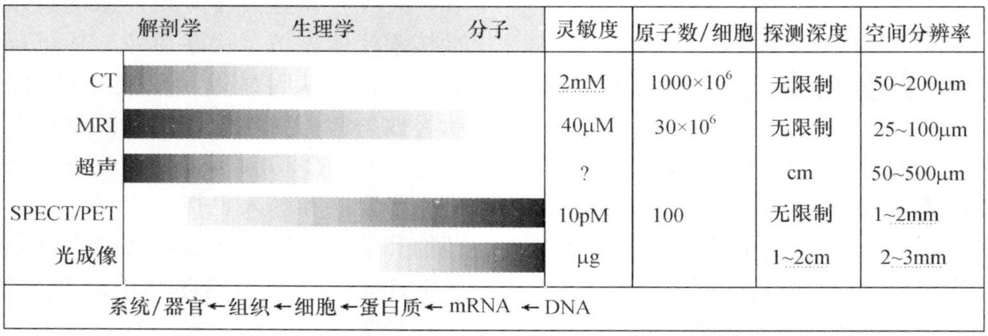

图6-3-1　不同分子影像特征的比较

在分子影像显像技术方面，目前发展较快的方法主要有核素显像（SPECT、PET）、磁共振显像（MRI）和光学显像。其中MRI的优势是空间分辨率高，可以提供良好的组织解剖学信息，通过磁共振波谱分析还可进行组织器官功能、细胞代谢分析，但是MRI的灵敏度较低，MR的分子探针设计繁琐而复杂。核素显像具有较高的灵敏度，通过探测放射性核素标记分子探针进行显像，灵敏度高，具有较好的靶/非靶比值，不受组织深度限制，具有良好的发展前景，其缺点是空间分辨率较差。然而近年发展起来的同机图像融合技术（如PET/CT融合技术）大大改善了空间分辨率，克服了其不足。光学显像也具有较高的灵敏度，是应用荧光或生物发光进行显像，荧光显像（FI）信号强，可直接发出明亮的信号，但是本底较高；生物发光显像（BLI）信号弱，但是本底较低，通常需要利用底物（如荧光素）进行信号探测。光学显像的优点是价格低廉，适合进行不同模式的分子显像，其缺点是穿透力较低，目前主要是用于细胞、小动物模型或表浅组织探索。

目前PET/CT在分子影像领域的主要优势有以下几个方面：

1. 肿瘤分子影像诊断与研究　当前PET/CT在临床上85%以上的用途是肿瘤领域，主要用于肿瘤的早期诊断、分期、治疗决策的制订和监测治疗的疗效与复发等，几乎涉及肿瘤从临床诊断到治疗的各个方面。尽管PET/CT在诊断恶性肿瘤的敏感性和特异性方面与临床期望的目标还存在一定的差距，但是仍然是目前其他诊断技术无法取代的。随着对PET/CT临床用途认识的不断改变，PET/CT在恶性肿瘤的分期、疗效与复发监测方面的价值已经大大超过了对肿瘤诊断的应用。恶性肿瘤又是当今严重危害人类健康的主要杀手，PET/CT的应用对肿瘤学的发展起到了极大的推动作用。目前面临的主要问题是显像剂还比较单一，特异性不够高，难以克服常规^{18}F-FDG显像的某些不足，此外价格昂贵也是限制发展和普及应用的重要因素，但是随着该项技术的逐步普及、新的分子探针的研制、应用成本的不断降低以及部分检查纳入医疗保险的报销范畴，PET/CT 分子影像在肿瘤领域将会得到更加广泛的应用，具有较好的发展前景。

2. 脑分子影像诊断 PET/CT 在神经系统疾病中的应用主要包括神经精神疾病的早期诊断，尤其是应用常规的 ^{18}F-FDG PET/CT 显像对癫痫进行定位诊断，为手术治疗提供重要信息，也可用于早老性痴呆的诊断及神经胶质瘤的分级等；应用 ^{18}F-多巴、^{11}C-雷氯必利（^{11}C-raclopride）、^{11}C-甲基-n-2β-甲基酯-3β（4-F-苯基）托烷（^{11}C-β-CFT）等多巴胺受体或多巴胺转运蛋白（DAT）显像剂，可以反映体内局部多巴胺浓度变化和多巴胺合成，用于帕金森病的早期诊断和鉴别诊断，也是监测疗效、判断预后和发病机制的研究的重要手段，在国外已广泛用于临床。近年来，β-淀粉样蛋白斑块显像已进入临床实验阶段，比较成熟的 PET 显像剂为 ^{11}C-PIB。β-淀粉样蛋白（β-amyloid，Aβ）是阿尔茨海默病（AD）的特征性生化指标之一，Aβ 蛋白 PET 显像将有助于 AD 诊断和疗效监测。PET/CT 也用于脑功能的研究，探讨人类大脑的奥秘，进行人体思维与行为活动的研究等。

3. 心肌活性的判断 随着冠脉再通手术在心肌缺血治疗中的应用迅速发展，对于心肌细胞活性的判断也显得尤为迫切。而迄今为止，^{18}F-FDG PET/CT 是判断心肌梗死部位心肌是否存活的最可靠方法。梗死区心肌是否存活直接关系到能否接受冠状动脉搭桥术（CABG）和冠状动脉腔内成形术（PTCA），并估测手术预后。如果心肌梗死部位有存活心肌，将是 CABG 或 PTCA 的适应证，手术可获得成功。

第四节 分子影像的应用前景

随着生命科学的发展，人类已经逐步认识到，一种疾病的发生首先是产生基因的缺失与突变、受体密度与功能的改变，进一步导致脏器和组织的代谢与功能改变、形态与结构改变，临床上表现疾病症状。因此，基于基因和受体等分子水平的变化才是疾病发生的早期征象。如何在疾病的早期对疾病发生的基因或受体等分子信息进行显示，是医学界面临的难题，而分子影像的发展有可能使得对疾病的诊断由传统的解剖形态学阶段，向前推进到功能、代谢，甚至是受体和基因的分子水平阶段。因此，分子影像的发展不仅改善着疾病的诊断水平，同时也将改变疾病的治疗决策。

目前，分子影像已经引起国内外医学界的广泛关注，国外许多大学和研究机构都建立了分子影像研究中心，投入了大量的经费进行分子影像的基础或临床前研究。近年来，我国在分子影像的基础和应用领域的研究也投入大量的人力和资金，已经得到包括国家“973 计划”、“863 计划”以及国家自然科学基金重点项目的优先支持，这些都将极大地促进我国分子影像技术的迅速发展和成熟。

分子影像学的发展完全有可能在疾病表现出临床症状或发生解剖结构改变之前检测出在体内的初发状态，即在体内直接观察到疾病起因、发生、发展的一系列病理生理变化和特征，发现其细胞水平的结构异常，从而实现在疾病的发生、形成阶段进行有效的干预，逆转、阻止或延缓疾病的发生。

分子影像学的发展也将推进其他相关科学的进步，尤其是基于报告基因显像的分子影像技术的发展将推动某些生物靶向治疗技术的进步，如基因治疗、细胞移植治疗等。小动物 PET/CT 的应用，为人类新药的设计与活体动物的示踪研究提供了简便有效的平台，能够通过该仪器直接获得药代动力学、药效学和毒理学的相关数据，评估药物在体内的药理性质和其疗效，从而提高了药物研发的效率和缩短新药研发周期，也将显著地减少新药研究的成本，成为分子影像研究应用的另一亮点。

分子影像发展的另一方向是多种模式分子显像技术的建立。多种模式的分子影像技术是将不同的图像获取技术与表达生物学信息的分子影像进行有机整合的一种新的显像模式。它将原来只能从体外或体内获得的单一模式的生物过程信息，发展成为无创性的获得活体组织器官不同生物学信息的影像，并在显示结构和功能的基础上，直接或间接地通过显示细胞和分子特殊变化（如基因表达）来揭示疾病发生、发展的过程和机制，为疾病的早期发现、预警和疗效评估开创了新的纪元。

因此，多种模式的分子影像也是一种新的显像策略，目前应用最多的多模式显像是 PET 或 SPECT 与 CT 显像融合形成的 PET/CT 或 SPECT/CT 显像。这种融合主要还是功能或分子影像与结构影像融合的多模式显像，发展之中的还有 PET 与 MRI 两种显像模式的融合，红外线摄影与MRI图像融合等。这种多模式影像的目的主要是基于改善影像的质量，克服核医学影像解剖分辨率不足和CT、MR对提供功能信息的灵敏度低而设计的图像融合技术。然而，真正的多模式分子影像应该是同时能够反映两种或两种以上分子信息的分子影像。多模式分子影像不仅是不同显像技术的融合，也是不同学科和基础医学与临床医学的有机结合。目前研究较多的技术主要有以下几种类型：①荧光显像与生物发光显像结合，应用于细胞荧光分子显像和小动物分子的显像，研究细胞和整体小动物的基因等生物信息表达。②光学显像与核素显像结合建立的多模式分子影像，通过多功能分子探针及报告基因显像监测移植干细胞在体外和活体内的存活、定位与分化等。③光学显像与MR结合建立的报告基因显像等。在报告基因-探针（reporter gene-probe）系统中，应用报告基因的产物通常是酶、受体或转运蛋白，通过报告探针对基因表达产物进行特异性的捕获而显像，从而根据探针所在部位及数量的多少间接得知报告基因（或治疗基因或内源基因）的表达信息。

在报告基因-报告探针系统的分子探针制备方面，核素显像和光学显像应用较为成熟和广泛。用于核素显像的最常用报告基因-探针系统包括：①以单纯疱疹病毒胸腺嘧啶核苷激酶基因（HSV1-tk）或其突变基因作为报告基因，以碘、氟等同位素标记的嘌呤、嘧啶核苷类似物如^{18}F-FHBG、^{131}I-FIAU等作为标记探针；②以跨膜受体基因作为报告基因，以同类配体作为探针，常用的有生长抑素受体报告系统；③以Na/I symporter（NIS）转运蛋白为报告基因，以^{131}I或^{99m}Tc-高锝酸盐为探针。在这些探针系统中以HSV1-tk系统研究最为成熟。光学显像主要采用生物发光和荧光两种技术，生物发光是用荧光素酶（firefly luciferase，Fluc）作为报告基因标记细胞或DNA，而荧光技术则采用荧光报告基团，如绿色荧光蛋白（GFP）进行标记，是目前细胞和小动物分子显像的最常用方法。

可以预料，分子影像的发展不仅会改变传统的临床诊断手段和治疗决策，也必将改变人类对疾病的认识水平。在分子影像的发展过程中，PET/CT将发挥重要的作用，成为分子影像的主要技术，推动医学的发展。

（张永学）

参考文献

[1] David Mankoff. A definition of molecular imaging. The Journal of Nuclear Medicine，2007，48（6）：18-21.

[2] Kobayashi H. Molecular imaging：current status and future prospects in USA. Nippon Rinsho，2007，65（2）：204-210.

[3] 王荣福. 分子核医学应用进展. 中国临床影像杂志，2008，19（8）：585-590.

[4] 闫平，王荣福，张春丽，等. ^{131}I标记抗人肿瘤分泌IgG轻链单克隆抗体荷瘤裸鼠体内分布与显像初步研究. 肿瘤学杂志，2010，16（6）：442-445.

[5] Belhocine T，Steinmetz N，Hustinx R. et al. Increased uptake of the apoptosis-imaging agent（99m）Tc recombinant human Annexin V in human tumors after one course of chemotherapy as a predictor of tumor response and patient prognosis. Clin Cancer Res，2002，8（9）：2766-2774.

[6] 王荣福. 细胞凋亡的分子功能显像. 中华核医学杂志，2006，26（3）：135-136.

[7] 王荣福，刘萌，张春丽，等. 荷瘤小鼠单次化疗后活体探测肿瘤细胞凋亡的实验研究. 中华医学杂志，2005，85（44）：3155-3157.

[8] 兰晓莉，张永学，安锐，等. ^{99m}Tc-HYNIC-Annexin V的制备及其在健康小鼠体内的分布. 中华核医学杂志，2005，25（6）：344-346.

[9] 曹卫，张永学. ^{99m}Tc-HL91与^{99m}Tc-MIBI显像在实体肿瘤和炎症模型中的对比研究. 中华核医学杂志，2001，21（2）：103-105.

[10] 陈刚，王荣福. 核医学肿瘤乏氧显像的进展. 北京大学学报（医学版），2006，38（3）：335-337.

[11] 陈刚，王荣福，张春丽，等. ^{99m}Tc-HL91乏氧显像在非小细胞肺癌放疗中的初步临床应用研究. 中国医学影像技术杂志，2007，23（8）：1233-1236.

[12] 赵铭，张永学，张承刚，等. ^{99m}Tc-HL91乏氧显像评价小鼠移植瘤放疗疗效. 中华核医学杂志，2007，27（2）：82-85.

[13] 卢霞，王荣福. 肿瘤新生血管显像剂RRL在体内靶向示踪机制研究. 肿瘤学杂志，2010，16（6）：449-452.

[14] Yu MM，Wang RF，Yan P，et al. Design，synthesis and iodination of Arg-Arg-Leu peptides for potential imaging agent of human prostate carcinoma. J Label Compd. Radiopharm，2008，51（10）：374-378.

[15] Comsa DC，Farrell TJ，Patterson MS. Quantitative fluorescence imaging of point-like sources in small animals. Phys Med Biol，2008，53（20）：5797-5814.

[16] Moats RA，Velan-Mullan S，Jacobs R. Micro-MRI at

11.7 T of a murine brain tumor model using delayed contrast enhancement. Mol Imaging，2003，2（3）：150-158.

[17] Guilhon E，Quesson B，Moraud-Gaudry F et al. Image-guided control of transgene expression based on local hyperthermia. Mol Imaging，2003，2（1）：11-7.

[18] Rehemtulla A，Hall DE，Stegman LD，et al. Molecular imaging of gene expression and efficacy following adenoviral-mediated brain tumor gene therapy. Mol Imaging，2002，1（1）：43-55.

[19] 王荣福，刘萌，张春丽，闫平，郭凤琴，于明明. ^{99m}Tc-hTERT mRNA 反义分子探针荷 MCF-7 乳腺癌裸鼠显像. 中华核医学杂志，2009，29（5）：316-319.

[20] Meng Liu，Rong Fu Wang，Chun Li Zhang，et al. Noninvasive Imaging of Human Telomerase Reverse Transcriptase（hTERT）Messenger RNA with ^{99m}Tc-Radiolabeled Antisense Probes in Malignant Tumors. J Nucl Med，2007，48（12）：2028-2036.

[21] Lei Kang，Rong-fu Wang，Ping Yan，et al. Noninvasive Visualization of RNA Delivery with ^{99m}Tc-radiolabeled Small Interference RNA in Tumor Xenografts. J Nucl Med，2010，51（6）：978-986.

[22] Bogdanov A Jr，Matuszewski L，Bremer C，et al. Oligomerization of paramagnetic substrates result in signal amplification and can be used for MR imaging of molecular targets. Mol Imaging，2002，1（1）：16-23.

[23] Costouros NG，Lorang D，Zhang Y，et al. Microarray gene expression analysis of murine tumor heterogeneity defined by dynamic contrast-enhanced MRI. Mol Imaging，2002，1（3）：301-308.

[24] Schellenberger EA，Bogdanov A Jr，Hogemann D，et al. Annexin V-CLIO：a nanoparticle for detecting apoptosis by MRI. Mol Imaging，2002，1（2）：102-107.

[25] Unger EC，Porter T，Culp W. Therapeutic applications of lipid-coated microbubbles. Adv Drug Deliv Rev，2004，56（9）：1291-1314.

[26] Unger EC，Hersh E，Vannan M，Prog Cardiovasc Dis. Local drug and gene delivery through microbubbles，2000，44（1）：45-54.

[27] Moonen CT，Quesson B，Salomir R，et al. Thermal therapies in interventional MR imaging. Neuroimaging Clin N Am，2001，11（4）：737-747.

[28] Ellegala DB，Leong-Poi H，Carpenter JE，et al. Imaging tumor angiogenesis with contrast ultrasound and microbubbles targeted to alpha（v）beta3. Circulation，2003，108（3）：336-341.

[29] Forsberg F，Dicker AP，Thakur ML，et al. Comparing contrast-enhanced ultrasound to immunohistochemical markers of angiogenesis in a human melanoma xenograft model：preliminary results. Ultrasound Med Biol，2002，28（4）：445-451.

[30] 张春丽，杨铭，王荣福. RGD 肽与整合素 $\alpha_v\beta_3$ 受体结合的构效关系及放射性标记配体的设计. 肿瘤学杂志，2009，15（1）：76-81.

[31] 于明明，王荣福. 靶向肿瘤血管多肽显像的研究进展. 中国医学影像技术杂志，2008，24（7）：1125-1129.

[32] 张丽，张春丽，王荣福. RGD 肽类肿瘤靶向受体显像的研究现状及前景. 中国医学影像技术杂志，2010，26（6）：1176-1178.

[33] 王荣福. 肿瘤分子功能显像诊断与靶向治疗. 肿瘤学杂志，2010，16（6）：421-422.

[34] 张丽，张春丽，王荣福. 放射性核素标记多肽在肿瘤应用研究现状与进展. 肿瘤学杂志，2010，16（6）：423-426.

[35] Ntziachristos V，Bremer C，Weissleder R. Fluorescence imaging with near-infrared light：new technological advances that enable in vivo molecular imaging. Eur Radiol，2003，13：195-208.

[36] Kelly K，Alencar H，Funovics M，et al. Detection of invasive colon cancer using a novel，targeted，library-derived fluorescent peptide. Cancer Res，2004，64：6247-6251.

[37] Massoudl TF，Gambhir SS. Integrating noninvasive molecular imaging into molecular medicine：an evolving paradigm. TRENDS in Molecular Medicine，2007，13（5）：183-191.

[38] Margolis DJ，Hoffman JM，Herfkens RJ，et al. Molecular imaging techniques in body imaging. Radiology，2007，245：333-356.

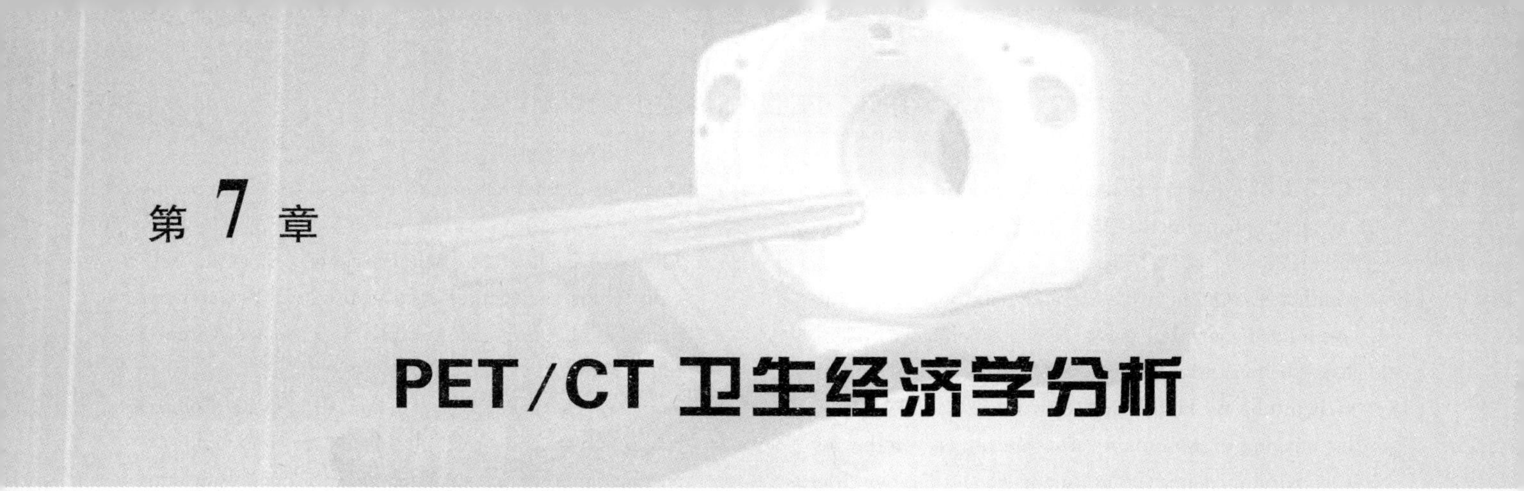

第 7 章

PET/CT 卫生经济学分析

PET/CT 将 PET 与 CT 整合为一体化，是功能显像和解剖显像的有机结合。为了获取经济效益，PET/CT 必须在不增加治疗费用的同时具有精确的诊断性，并对患者的治疗方案作出有效的指导。PET/CT 与单纯 PET 相比缩短了图像采集时间，从而使病人的要求得到更大程度的满足，同时也增加了病人的舒适程度，减少了由于采集过程中病人活动导致的出错概率。PET/CT 在临床上主要应用于肿瘤学、心脏病学及神经精神病学等领域，在上述领域中其诊断精确性优势是其他显像方法不可比拟的。尤其在指导肿瘤治疗方面，PET/CT 可以通过改善患者的治疗决策而具有重要的卫生经济学价值。

第一节　PET/CT 诊断特点

新技术的引进，如正电子发射计算机断层显像（positron emission computed tomography，PET）与 X 射线计算机体层摄影（X-computed tomography，X-CT）二者合二为一，即 PET/CT，必须被证明针对特定的临床适应证具有经济效益。为了获取经济效益，PET/CT 必须比其他现存的方法具有更高的诊断精确性，其发现结果必须能够改善患者的治疗方案，所获得的好处必须大于 PET/CT 检查的花费。一种价格不菲的新显像技术如果不能通过改善患者的治疗方案而节省费用的话是不可能被接受的。

核素显像在神经病学、心脏病学及临床肿瘤等领域应用广泛，获得了临床的认可，并取得了令人瞩目的成就。近年来，PET/CT 在临床中的应用逐渐增加，PET/CT 可以同时获得病变部位的功能代谢和解剖形态信息，可以快速准确地对病变进行诊断、分期，在整个过程中不需要移动患者。借助计算机和软件技术，PET 影像和 CT 影像重建后只需很短的时间就可以完成图像融合。

Townsend 和 Cherry 在 2001 年成功实现了 CT 与 PET 两种显像方法的结合。PET/CT 在临床上主要应用于肿瘤学、心脏病学及神经精神医学等领域。目前 PET/CT 对以下肿瘤有较高的诊断价值：淋巴瘤、头颈部肿瘤、结肠直肠癌、肺癌、黑色素瘤、乳腺癌等。PET/CT 可以更好地对以上肿瘤进行解剖定位、分期，其准确率可以比 PET 提高 20%，大大改变了肿瘤病人的疾病诊断程序；在心脏病学领域，PET/CT 最有潜力的临床应用主要是，应用 PET/CT 提供的结构细节和分子信息可以提高冠状动脉粥样硬化性心脏病（coronary atherosclerotic heart disease，CAD）的早期诊断、预后判断及对药物疗效的评价；在神经学和精神病学领域中，应用 PET/CT 诊断的疾病主要包括癫痫、脑血管疾病、退行性痴呆、外伤、帕金森病及其他帕金森综合征等。

一、PET/CT 缩短了图像采集时间

PET/CT 与单纯 PET 相比缩短了图像采集时间。通过应用 CT 数据对 PET 图像进行衰减校正，PET/CT 的图像采集时间比单独 PET 采集时间要短得多，应用分割技术时也是如此。因此，检查时间大大缩短了，在很多病例中其检查时间降到了原来的 50%。采集时间的缩短使患者的要求得到更大程度的满足，同时也增加了患者的舒适程度，减少了由于采集过程中患者活动造成的出错机会。而且图像采集时间的缩短可以每天扫描更多的患者，大大增加了患者检查的流通量，提高了正电子药物的使用效率，如氟［^{18}F］标记的氟代脱氧葡萄糖（^{18}F-FDG）的半衰期仅为 110min，药物的成本直接影响 PET/CT 的卫生经济价值。

二、PET/CT 提高了诊断精确性

PET/CT 在临床上可用于肿瘤学、心脏病学

及神经精神病学等领域。

随着肿瘤发病率的增加（大部分是由于人口老龄化的结果和诊断手段的提高），PET/CT 会得到越来越广泛的应用。目前 PET/CT 对以下肿瘤有较高的诊断率：头颈部肿瘤、肺癌、结肠直肠癌、淋巴瘤、妇科肿瘤等。PET/CT 可以更好地对病变进行解剖定位、分期。有研究表明，PET/CT 和 PET 在评价高浓聚病变的解剖定位上，PET/CT 也有明显的优势，可以比 PET 提高 20%。PET/CT 可以很容易区分组织的结构，比如与肿瘤相邻的淋巴结和软组织等，这些组织的 CT 值与肿瘤很相近，单独 CT 图像不易区分，而 PET/CT 可以通过整合 CT 提供的解剖数据做到这一点。此外，PET/CT 很容易发现肿瘤是否有远处转移，如果有远处转移会直接影响对患者的治疗决策。PET/CT 显像能够检测出正常大小的淋巴结是否有肿瘤的转移，还能够对某个解剖发现进行定位和功能代谢方面的特征进行描述。总之，^{18}F-FDG PET/CT 显像已经大大改变了肿瘤患者的疾病诊断程序，这是现代医学影像技术新的里程碑。

在心脏病学领域，PET/CT 对某些疾病的诊断治疗有很大优势，比如：避免了侵入性操作，具有良好的空间分辨率以及评估药物与生理现象的相关性。目前，PET/CT 最有潜力的临床应用主要是对 CAD 的诊断、预后判断及对药物疗效的评价，如对缺血性心脏病病人心肌存活范围进行评估，对某些血流和代谢不匹配的区域进行心室功能的评估，以及评价血管造影发现的冠状动脉狭窄的病理生理学意义等。PET/CT 融合了心肌灌注信息和冠脉的解剖形态信息，从而提高了对 CAD 的诊断、预后判断，并且避免了诊断性心脏导管插入，从而大大减少临床上部分或相当部分患者不必要的有创性检查、无效性血管重建术和术后并发症等，从中也大大减少不必要的医疗开支和医疗风险。因此，PET/CT 在心血管疾病领域应用具有重要的卫生经济学意义。

第二节　PET/CT 诊断应用

一、肿瘤

有研究已证实了 PET/CT 可以显著提高手术患者选择的精确性，减少了因不必要的手术造成的花费。另外，选择合适的患者进行手术还可以提高术后生存率。PET/CT 显像是一种结构和代谢显像方法的结合，两者的融合提高了病变分期、复发病变探测的准确性，并在 10%～20%的病例中改善了病人的治疗策略。在肿瘤中越来越广泛的应用推动了它的发展。PET/CT 因为对^{18}F-FDG 阳性病灶有解剖描述，故也可以指导组织穿刺活检。PET/CT 可以通过改善肿瘤患者的治疗策略而节省不必要的花费，比如对已有远处广泛转移的患者不再进行手术，更重要的是通过改善治疗策略避免了患者病情的延误，使患者得到最佳的、最合理的个性化治疗，从而延长了患者的生存时间。

PET/CT 在对肿瘤的探测、定位及肿瘤特征描述方面提高了医生的诊断信心，减少了不确定性。随着肿瘤发病率的增加（大部分是由于社会人口老龄化和诊断手段的提高），PET/CT 得到越来越广泛的应用。目前 PET/CT 对以下肿瘤有较高的诊断率：头颈部肿瘤、肺癌、结肠直肠癌、淋巴瘤、妇科肿瘤等。PET/CT、PET 及 CT 对上述肿瘤诊断准确率比较见表 7-2-1。

表 7-2-1　三种显像方法对恶性肿瘤诊断准确度比较（%）

检查方法	原发肿瘤				
	头颈部肿瘤	肺癌分期	结肠直肠癌分期	淋巴瘤分期	复发卵巢癌
PET/ CT	96%	88%	89%	93%	94%
单独 PET	90%	40%	78%	86%	79%
单独 CT	——	58%	——	78%	38%～88%

注："——"表示资料缺省

（一）头颈部肿瘤

在一个有 68 位患者的研究中，单独用 PET 显像共发现 71 个恶性病灶，45 个良性病灶和 39 个不确定良恶性的病灶，但应用 PET/CT 进行检查不明确的病灶下降了 53%，准确率由 90%提高到了 96%，PET 显像漏诊了 6 个已确诊为恶性的病灶，而 PET/CT 仅漏诊 1 例。

（二）肺癌

通过 CT、PET 和 PET/CT 对 49 个非小细胞肺癌病例进行检查，其中有 40 个被手术证实。通过检查，PET/CT 对多位患者提供了进一步的数据：在 9 位患者中对转移淋巴结做出了精确的定位；3 位患者中检查出胸壁侵犯；3 位患者有纵隔侵犯；2 位患者有远处转移。CT、PET 和 PET/CT 对肺癌分期的准确率分别为 58%、40% 及

88%，PET/CT 还能有效地对肿瘤、肺不张、炎症等进行鉴别诊断。PET/CT 也可以用来进行放疗计划的制订，应用 PET/CT 可以准确地判断肿瘤的体积，提高放疗效果。

（三）消化系统恶性肿瘤

在对 45 位结肠癌患者进行的回顾性研究中，比较了应用 PET/CT 和单独应用 PET 的优劣。研究发现，应用了 PET/CT 后，不明确的病灶数减少了 50%，对病灶精确定位提高 25%，总的分期的准确率从 78%提高到 89%。相对较小的病灶及摄取^{18}F-FDG 比较低的病灶通过 PET/CT 的 CT 部分提供解剖信息可获得准确的诊断。另外，PET/CT 可以使读片者更容易区分一些生理变异和真正的病变。

早期对复发性胃肠道恶性肿瘤的发现可以提高生存率。CT、MRI 检查盆腔部位的复发性肿瘤存在一定的局限性，这绝大部分是因为在手术及放疗后生成了纤维组织。单独的 PET 比 CT 有明显的优势，CT 的灵敏度为 65%，而 PET 可达到 95%。尽管 PET 有非常高的灵敏度，但由于不是所有应用的正电子药物都具有特异性，而可能出现假阳性，特异性仅为 76%。其中主要原因之一是缺乏足够的解剖信息。因此，单独应用 PET 对指导活检及治疗是不充分的，PET/CT 可以提高检测肿瘤复发的灵敏度和特异性。

Burger 等研究了 65 位确定或怀疑复发结肠直肠癌的患者，应用 PET/CT 对复发肿瘤诊断的灵敏度和特异性分别为 96%和 97%。应用 PET 灵敏度和特异性分别为 77%和 89%。同样的，PET/CT 对转移肿瘤的探测灵敏度和特异性分别为 95%和 98%，单独应用 PET 分别为 66%和 79%。总的来说，PET/CT 融合图像技术在肿瘤患者是一种比较完美的显像方法，因为它不仅能对病灶进行定位和定性诊断，而且可以对其进行治疗指导、疗效观察和预后判断。

早期发现胃肠道恶性肿瘤的肝转移瘤可以提供一个化疗和再切除的机会，这样可以延长生存期。有研究表明，^{18}F-FDG PET 在探测肝脏肿瘤转移方面比超声、CT 和 MRI 有更高的灵敏度。关于比较 PET/CT 与 PET、CT、MRI 方面的大规模研究还没有，但因为单独 PET 比 CT 等有更高的准确性。毫无疑问，CT 和 PET 的融合图像会有更高的准确性。在对癌胚抗原（carcino-embryonic antigen，CEA）升高但 CT 未发现肝脏转移灶的病人中，PET/CT 的检查应用具有重要的临床价值，可以指导手术切除及穿刺活检。

应用薄层 CT 的虚拟结肠镜检查术对高结肠癌风险的病人是一种新方法。通过将虚拟结肠镜技术与 PET/CT 结合将会增加检测的特异性，会特异地辨别高代谢的息肉，这种息肉有高度恶性化的风险。

^{18}F-FDG PET 在区分胰腺良恶性病变上是非常有价值的。PET/CT 显像比单独 PET 显像更有优势，可以分辨 PET 显示模棱两可的病变。PET/CT 能够影响对病人的治疗方案，因为它能够指导对胰腺肿瘤中代谢最高的部位进行活检。胰腺癌每年在欧美国家导致大约 40 000 人的死亡。尽管手术是治疗唯一的选择，许多病人在术后 6～12 个月胰腺癌复发，悲观的预后与肿瘤本身的生物学特性以及不能及时发现转移有关。精确的分期，特别是探测有无远处转移，在决定是否进行手术时非常重要。在用 PET/CT 以外的方法检测没有远处转移的胰腺癌患者，经剖腹术或腹腔镜检查仍发现约 30%的患者发生肿瘤转移。

用 PET/CT 检查可以对用 PET 或 CT 检查可能漏掉的病灶提供进一步的信息。PET/CT 的这些优点已经在结肠直肠癌、肺癌的诊断中被证实，PET/CT 可以比单独的 PET 或 CT 进行更精确的分期。

（四）淋巴瘤

在对 27 位患有淋巴瘤患者的研究中，评价了 PET、CT 及 PET/CT 的分期准确率。研究发现，CT 的准确率是 78%，PET 为 86%，PET/CT 为 93%。对于分析淋巴结是否受累，CT 的准确率是 61%，PET 的准确率是 78%，PET/CT 的准确率是 96%。可见 PET/CT 在评价淋巴瘤方面比 PET 或 CT 具有更大优势。对需要穿刺活检的患者，PET/CT 在定位方面具有重要的应用价值。

PET/CT 对恶性程度较低的淋巴瘤发生恶变的诊断十分重要。肿瘤标准化摄取值（SUV）在恶性程度较低的肿瘤中通常是中低水平的。在对肿瘤随访过程中，如^{18}F-FDG 的摄取率突然增高说明肿瘤转变成恶性的程度较高。明确诊断通常需要组织穿刺活检，用 CT 引导进行定位往往不够准确，通常导致范围过大。由于病变部位有时发生恶变只是肿瘤的一部分，因而 PET/CT 为恶变区域提供了精确的定位。

FDG 可以被正常的颈部及锁骨上区域的褐色脂肪组织摄取。事实上这种现象是通过 PET/CT 显像首次发现的。当^{18}F-FDG 在褐色脂肪组织和淋巴瘤中同时存在时，PET/CT 融合显像对头颈部淋巴瘤的诊断十分有必要。

（五）妇科肿瘤

PET/CT 显像在卵巢癌和输卵管癌的诊断上具有很大优势，CT 通常很难探测到病变处，但其^{18}F-FDG 的摄取是增高的。PET/CT 融合显像在肿瘤的定位、指导进一步治疗方面是必要的。有研究表明，在诊断复发卵巢癌方面，CT 的准确性很不稳定，为 38%～88%，这是因为 CT 对较小的复发病灶灵敏度太低；PET 准确率为 79%，PET/CT 的准确率达到 94%。

PET/CT 在乳腺癌及腋窝淋巴结转移诊断方面也具有明显的优势，对乳腺癌诊断的准确率为 93.3%，灵敏度、特异性分别为 90.9%，100%。对腋窝淋巴结转移诊断的准确率为 86.7%，灵敏度、特异性分别为 80.0%，90.0%。

（六）其他肿瘤

PET/CT 提高了^{18}F-FDG PET 在探测骨转移瘤，以及区分是骨病变还是相邻软组织病变方面的准确性，尤其是后者；这在评价恶性肿瘤分期中是非常有用的，可以影响对病人的治疗方案。例如，如果肺癌和恶性淋巴瘤出现骨内转移说明肿瘤为 M_1 或 IV 期，提示预后差。在 CT 正常或接近正常的疾病中，PET/CT 融合图像可以进行明确的诊断，并指导进一步的 MRI 或组织穿刺活检。恶性黑素瘤有转移到一些少见部位的倾向，包括胃肠道、心肌等，但其肿瘤/本底摄取率比值高，故用 PET/CT 可以容易地对病变进行定位和定性诊断。

在肿瘤诊治中，PET/CT 可以更好地对病变进行解剖定位、分期。对于 PET 显像来说，对示踪剂摄取部位进行精确定位是非常困难的，即使在做 PET 显像之前做过 CT 检查，CT 结果也不足以对 PET 图像进行解释。而 PET/CT 的出现就解决了上述问题，其精确的融合解剖和功能图像，更好地解释了 PET 图像。研究表明，在评价高浓聚病变的解剖定位上，PET/CT 具有明显的优势，可比 PET 提高 20%。这提供了应用 PET/CT 扫描的一个特异性指征，即可应用于那些解剖信息为阴性但临床上高度怀疑恶性肿瘤的患者。到目前为止，PET 显像在肿瘤方面的作用主要是评价淋巴结（N）和远处转移（M），而不是评价肿瘤的扩散及它与周围组织的关系（T）。PET/CT 可以很容易区分组织的结构，比如与肿瘤相邻的淋巴结和软组织等，这些组织的 CT 值与肿瘤很相近，单独 CT 图像不易区分，而 PET/CT 可以通过整合 CT 提供的解剖数据做到这一点。此外，PET/CT 很容易发现肿瘤是否有远处转移，如果有远处转移会改变对患者的分期，当然可直接影响对患者的治疗决策。PET/CT 显像还能够检测出正常大小的淋巴结是否有肿瘤的转移，并对某个解剖发现进行定位和功能代谢描述，即同时描述某个病变的功能、结构。总之，^{18}F-FDG PET 显像已经大大改变了肿瘤患者的疾病诊断程序，而 PET/CT 的出现是现代医学影像技术新的里程碑；它能检测出小的病灶、提供病变的特性及精确定位等信息。

二、心脏病学及神经病学领域中的应用

在心脏病学领域，PET/CT 对某些疾病的诊断治疗有很大优势，比如：避免了侵入性操作，良好的空间分辨率以及评估药物与生理现象的相关性（通过建立生理数学模型、血浆时间- 放射性活度曲线及心室功能分析）。

目前，PET/CT 最有潜力的临床应用主要是对 CAD 的诊断、预后判断及对药物疗效的评价，如对缺血性心脏病病人心肌存活范围进行评估以及对某些血流和代谢不匹配的区域进行心室功能的评估、评价血管造影发现的冠状动脉狭窄的病理生理学意义等。

随着人们对 CAD 病理生理了解的深入，诊断 CAD 金标准的确定变得越来越困难。之前，当出现 50%～75%冠状动脉的狭窄就被认为是阻塞性 CAD，然而越来越多的证据表明尽管表现症状可能与狭窄程度有关，但是不能仅凭血管造影来预测病人的预后。有研究表明，大量患有急性心肌梗死的病人冠状动脉狭窄不足 50%，因此，通过狭窄的程度判断急性缺血症状的应用受到了限制。有数据表明 CAD 患者的预后与负荷情况下心肌灌注异常的范围和严重程度有关。在负荷情况下，心肌灌注显像正常表明患有心血管并发症的概率非常低。因此对 CAD 患者的治疗方案是以疾病的功能特征为依据的，PET/CT 融合了心肌灌注信息和冠脉的解剖形态信息，从而提高了对 CAD 的诊断、预后判断以及避免了诊断性心脏导管插入，从而大大

减少临床上部分或相当部分病人不必要的有创性检查、无效性血管重建术和术后并发症等，从中也大大减少不必要的医疗开支和医疗风险。因此，PET/CT在心血管疾病领域应用具有重要的卫生经济学意义。

临床试验的结果表明，大约有50%以上左室功能受损的病人患有CAD。对CAD患者和原发心肌疾病的患者治疗策略是不同的。PET/CT可以准确地区别这两类患者，还可以依靠左室心肌的代谢评价左室功能缺失的范围。血流和代谢的不匹配有非常高的预后价值。有研究表明有残留活力的无功能心肌在血管再通后梗死的风险较低。患有严重的左室功能不良的病人应用PET/CT可以避免不必要的侵入性操作，PET/CT不仅可以提供CT血管造影的数据而且可以通过左室射血分数评价局部功能。因此通过PET/CT这种简便的、非侵入性的显像方法能够探测左室功能不良的范围和严重程度、心肌细胞组织活力的范围及CAD的范围。近年来应用报告基因显像的研究表明了PET/CT的示踪技术可以评价基因治疗的局部效果。

在神经学和精神病学领域中，应用PET/CT诊断的疾病主要有癫痫、神经受体和神经递质的显像、脑血管疾病、退行性痴呆、外伤、帕金森病及其他帕金森综合征等。如CT和MRI对癫痫灶的探测能力有限，^{18}F-FDG PET/CT显像能在发作期显示癫痫灶的血流灌注和葡萄糖代谢增高，呈局部放射性摄取增高，而发作期间期血流和代谢均呈放射性摄取减低区。PET/CT探测功能性癫痫灶具有较高的灵敏度，并能进行准确定位，有利于外科手术或伽玛刀治疗。

第三节　PET/CT卫生经济学分析

一、PET/CT对治疗策略的影响及经济效益

在肿瘤诊断及治疗方案制订方面，PET/CT比单独的CT和/或PET更有优越性。一项研究对204名患者的PET/CT和PET显像进行了对比分析，共发现了586处可疑病灶，PET/CT对其中99名患者（49%）的178处可疑病灶（30%）提供了更有价值的信息，并对这些可疑病灶进行了定性分析，而回顾性CT和PET单独显像仅对8%的患者有所帮助。

在放疗患者中，PET/CT可以通过进一步确定大体肿瘤体积（gross tumor volume，GTV）来调整患者的总放疗投给照射剂量，从而优化治疗策略。Mah等学者在近期工作中发现，PET/CT对确定GTV有很大帮助。不同专家对同一个病人GTV的估算各不相同，使用PET/CT可以减少专家之间的分歧。如PET/CT在肺癌放疗中GTV大小的确定已引起了广泛关注，对肺癌GTV更精确的描述可以减少放疗对正常肺组织及心脏的照射。Chapman等学者认为PET/CT可以在不漏掉肿瘤的基础上减少照射域，强烈支持了PET/CT在肺癌放疗计划制订中成为标准的新观点。有研究表明，应用PET/CT后，17%的头颈和肺部肿瘤，33%的盆腔肿瘤GTV增加了25%甚至更多，而33%的头颈部肿瘤、67%的肺癌及19%的盆腔肿瘤GTV减少了25%甚至更多。由于GTV的改变，56%的患者总放疗剂量得到了调整。

在肿瘤放射治疗方面，关于何时进行放疗不仅要考虑其解剖结构，而且还要考虑其分子/功能基础，由于PET/CT能同时提供这两方面的信息，因此它的应用可以改善放疗效果。此外，有CT提供解剖信息的帮助，对PET图像的解释比以前更加准确和迅速，从而大大缩短了发报告的时间，这对及时制订相应的治疗策略也是非常有利的。

对于PET/CT的经济效益，几位学者在可疑胰腺癌患者中也进行了分析评价。Heinrich等学者做过一项研究，在此研究中共有59位胰腺癌患者，平均年龄61岁。PET/CT检查发现其中5位患者有远处转移，2位患者并发直肠癌。Heinrich在自己所在医院作过调查，每例胰腺癌切除术平均花费37 700美元，术后每天需要1 200美元，PET/CT的花费为1925美元（^{18}F-FDG需要425美元，PET/CT扫描需要1 500美元）。用PET/CT对59个可疑胰腺癌患者进行检查，发现5位患者因有远处转移而免于手术，共省下了188 500美元的手术费。59位患者的PET/CT费用为125 588美元（包括组织活检的费用），因此，应用PET/CT共省下62 912美元。PET/CT检查改变了对这些患者的治疗方案，节省了不必要的花费。更重要的是，通过改善治疗方案，使患者得到最佳的个性化治疗，大大提高了生存率。

PET/CT在诊断肿瘤方面已经被证明是一种

非常有用的临床方法，在国外大多数保险机构愿意负担检查费用。PET/CT 最初只能应用于少数肿瘤，但现在却成为一种标准的显像方法，不仅可以用来检测肿瘤，还可进行肿瘤的分期及监测治疗反应等[48]。PET/CT 在 10%～20%的病例中改善了病人的治疗策略，使肿瘤患者得到最佳的治疗方案，不仅提高了患者的生存期，同时也不同程度上节省了不必要的花费，这充分体现了 PET/CT 的卫生经济学价值。由于^{18}F-FDG 并非特异性肿瘤显像剂，在诊断某些恶性病变如泌尿生殖道的恶性肿瘤等存在不足或缺陷；因此，有学者试图用碳［^{11}C］标记乙酸盐［^{11}C-acetate］改善或提高泌尿生殖道的恶性肿瘤的检出阳性率。相信随着各种新的正电子药物的研发，有望进一步提高 PET/CT 的临床应用价值。

二、PET/CT 在国内外应用现状

被美国《时代周报》评为最富有创意和商业化三大发明之一——PET 越来越受到人们的重视和认可。随着 PET 在肿瘤学应用的广泛和深入，越来越需要将反映功能代谢的 PET 与反映形态解剖的 X 射线、CT 结合起来，这对于病灶的精确定位和定性诊断，及制订肿瘤放疗计划和外科手术前定位具有非常重要的临床应用价值。

近 1～2 年来，PET/CT 新的显像设备问世，它不完全等于 PET 加 CT 的功能，而是发挥更多的功能作用：不仅可进行衰减校正，提高图像质量；还可将 PET 影像叠加在 CT 图像上，使 PET 影像更加直观，解剖定位更加准确；另外可直接进行生物靶区适形精确放疗计划。PET/CT 大大拓宽了原有单纯 PET 的功能作用，这就是为什么“1+1=3”的道理所在。

自 2000 年底，PET/CT 正式商品化以来，发展非常迅速，在短短几年时间，已经历数代的产品更新。从 1998 年美国开始将 PET 检查逐项列入医疗保险以来，至 2003 年 10 月，包括肺癌等八种肿瘤、冠心病（心肌灌注和代谢显像）以及难治性癫痫等疾病均已纳入报销范围，这大大促进 PET 技术走向临床，同时也刺激 PET/CT 技术的迅速发展。目前，日本所购买的显像设备大多是 PET/CT，在 2006 年底至少已拥有 150 台，PET/CT 在日本广泛应用于肿瘤的诊断及放疗计划制订。

我国第一台 PET/CT 设备引进于 2002 年 5 月，在陕西省长安医院投入使用。到目前为止，我国已经在临床运行的 PET/CT 已达 140 台，医用回旋加速器近 75 台。国内每例患者收费平均在 9 000 元左右。有研究表明，大多数 PET/CT 中心每例成本均高于收费标准，检查收入占总成本比例的 30%～70%。其原因除了我国经济尚不发达，PET/CT 扫描仪与医用回旋加速器的配备不合理也是关键因素。因此在同一城市，甚至距离较远的周边几个城市的 PET/CT 可共用 1 台医用回旋加速器。这种情况在国外是很普遍的。虽然 PET/CT 的数量很多，但真正同时拥有 PET/CT 和医用回旋加速器的中心并不很多。如果扣除医用回旋加速器成本后，PET/CT 检查的成本可以降低 30%～40%。

国内外卫生经济学研究结果表明：如果全面对 PET、PET/CT 检查的费用和效益进行分析，PET、PET/CT 检查可以明显的节约医疗费用。在美国和西欧，医疗保险机构已批准 PET/CT 检查纳入医疗保险范畴。我国目前仅 3 个省（或地区）PET/CT 检查包括^{18}F-FDG 药物进入医疗保险，3 个省（或地区）仅^{18}F-FDG 药物进入医疗保险，也就是说目前我国大多数 PET/CT 检查未进入医疗保险。因此，PET/CT 的推广，有待于加强全国多中心临床试验和大宗病例的分析总结，并对 PET/CT 在肿瘤、心血管和神经精神疾病等临床应用的成本效益分析研究进行了综合分析总结，提出在我国进行 PET/CT 成本效益分析的必要性，为我们客观理解 PET/CT 的价值及未来进入医保提供了重要的理论依据。

PET/CT 的应用大大促进了我国核医学学科的发展，并提高其学术地位，无疑也推动了我国临床医学和医疗事业的不断发展。

（王荣福　于明明）

参考文献

［1］王荣福. 核医学. 第 2 版. 北京：北京大学医学出版社，2009.

［2］王荣福. 符合线路探测正电子成像与临床. 北京：北京大学医学出版社，2004.

［3］Townsend DW，Cherry SR. Combining anatomy and function：the path to true image fusion. Eur Radiol，2001，11：1968-1974.

［4］Schwaiger M，Ziegler S，Nekolla SG. PET/CT：challenge for nuclear cardiology. J Nucl Med, 46 (10): 1664-1678.

[5] Messa C, Bettinardi V, Picchio M, et al. PET/CT in diagnostic oncology. Q J Nucl Med Mol Imaging, 2004, 48 (2): 66-75.

[6] Xu EZ, Mullani NA, Gould LK, et al. A segmented attenuation correction for PET. J Nucl Med, 1991, 32: 161-165.

[7] Czernin J, Schelbert H. PET/CT imaging: facts, opinions, hopes and questions. J Nucl Med, 2004, 45: S1-3.

[8] Von Schulthess GK. Cost considerations regarding an integrated CT/PET system. Eur Radiol, 2000, 10 Suppl 3: S377-380.

[9] Costa DC. Applications of PET-CT in clinical practice: present and future. Radiation Physics and Chemistry, 2007, 76 (2): 357-359.

[10] Hany TF, Steinert HC, Goerres GW, et al. PET diagnostic accuracy; improvement with in-line PET-CT system: initial results. Radiology, 2002, 225 (2): 575-581.

[11] Picchio M, Landoni C, Messa C, et al. CT/PET in patients with increasing tumor markers. Radiology, 2002, 225: 659.

[12] Schoder H, Yeung HW, Larson SM. Utility of PET/CT in patients with abdominal and pelvic malignancies. Radiology, 2002, 225 (suppl P): 659.

[13] Heinrich S, Goerres GW. , Schäfer M, et al. Positron emission tomography/computed tomography influences on the management of resectable pancreatic cancer and its cost-effectiveness. Ann Surg, 2005, 242 (2): 235-243.

[14] Schoder H, Larson SM, Yeung HW. PET/CT in oncology: integration into clinical management of lymphoma, melanoma, and gastrointestinal malignancies. J Nucl Med, 2004, 45 (Suppl): 72-81.

[15] Schoder H, Yeung HW, Gonen M, et al. Head and neck cancer: clinical usefulness and accuracy of PET/CT image fusion. Radiology, 2004, 231: 65-72.

[16] Lardinois D, Weder W, Hany TF, et al. Staging of non-small-cell lung cancer with integrated positron-emission tomography and computed tomography. N Engl J Med, 2003, 348: 2500-2507.

[17] Mac Manus MP, Wong K, Hicks RJ, et al. Early mortality after radical radiotherapy for non-small-cell lung cancer: comparison of PET-staged and conventionally staged cohorts treated at a large tertiary referral center. Int J Radiat Oncol Biol Phys, 2002, 52: 351-361.

[18] Cohade C, Osman M, Leal J, et al. Direct comparison of ^{18}F-FDG PET and PET/CT in patients with colorectal carcinoma. J Nucl Med, 2003, 44: 1797-1803.

[19] Schiepers CF, Penninckx F, De Vadder N, et al. Contribution of PET in the diagnosis of recurrent colorectal cancer: comparison with conventional imaging. Eur J Surg Oncol, 1995, 21: 517-522.

[20] Huebner RH, Park KC, Shepherd JE, et al. A meta-analysis of the literature for whole-body FDG PET detection of recurrent colorectal cancer. J Nucl Med, 2000, 41: 1177-1189.

[21] Francis DL, Visvikis D, Bomanji JB, et al. The impact of FDG PET/CT in colorectal cancer: an outcome study [abstract]. J Nucl Med, 2003, 44: 26P.

[22] Burger I, Goerres GW, von Schulthess GK, et al. PET/CT: Diagnostic improvement in recurrent colorectal carcinoma compared to PET alone. Radiology, 2002, 225 (suppl P): 242.

[23] Kinkel K, Lu Y, Both M, et al. Detection of hepatic metastases from cancers of the gastrointestinal tract by using noninvasive imaging methods (US, CT, MR imaging, PET): a meta-analysis. Radiology, 2002, 224: 748-756.

[24] Pineau BC, Paskett ED, Chen GJ, et al. Virtual colonoscopy using oral contrast compared with colonoscopy for the detection of patients with colorectal polyps. Gastroenterology, 2003, 125: 304-310.

[25] Delbeke D. Oncological applications of FDG PET imaging. J Nucl Med, 1999, 40: 1706-1715.

[26] Tann MA, Fletcher JW, McHenry L, et al. FDG PET/CT in the evaluation of cystic pancreatic tumors: comparison with endoscopic ultrasound fine needle aspiration [abstract]. J Nucl Med, 2003, 44: 24.

[27] Li D, Xie K, Wolff R, et al. Pancreatic cancer. Lancet, 2004, 363: 1049-1057.

[28] John T, Greig J, Carter D, et al. Carcinoma of the pancreatic head and periampullary region. Ann Surg, 1995, 221: 156-164.

[29] Conlon K, Dougherty E, Klimstra D, et al. The value of minimal access surgery in the staging of patients with potentially resectable peripancreatic malignancy. Ann Surg, 1996, 223 : 134-140.

[30] Fernandez-del Castillo C, Rattner D, Warshaw A. Further experience with laparoscopy and peritoneal cytology in the staging of pancreatic cancer. Br J Surg, 1995, 82: 1127-1129.

[31] 王荣福. PET/CT 在胰腺癌临床应用中的进展. 世界

华人消化杂志，2007，15（4）：1830-1834.
[32] Selzner M, Hany TF, Wildbrett P, et al. Does the novel PET/CT imaging modality impact on the treatment of patients with metastatic colorectal cancer to the liver? Ann Surg, 2004, 240: 1027-1034.
[33] Freudenberg LS, Antoch G, Shutt P, et al. FDG-PET/CT in restaging of patients with lymphoma. Eur J Nucl Med Mol Imaging, 2004, 31: 325-329.
[34] Rodriguez M, Rehn S, Ahlstrom H, et al. Predicting malignancy grade with PET in non-Hodgkin's lymphoma. J Nucl Med, 1995, 36: 1790-1796.
[35] Cohade C, Osman M, Pannu HK, et al. Uptake in supraclavicular area fat ("USA-fat"): description on ^{18}F-FDG PET/CT. J Nucl Med, 2003, 44: 170-176.
[36] Schöder H, Erdi YE, Larson SM, et al. PET/CT: a new imaging technology in nuclear medicine. Eur J Nucl Med Mol Imaging, 2003, 30: 1419-1437.
[37] Sandro Sironi, Cristina Messa, Ferruccio Fazio. Role of Integrated 18-F FDG PET/CT in Recurrent Ovarian Cancer. Current Medical Imaging Reviews, 2005, 1: 1-4.
[38] Wang Y, Yu J, Liu J, et al. PET-CT in the diagnosis of both primary breast cancer and axillary lymph node metastasis: initial experience. International Journal of Radiation Oncology, Biology Physics, 2003, 57 (Suppl): 362-363.
[39] Schoder H, Larson SM, Yeung HW. PET/CT in oncology: integration into clinical management of lymphoma, melanoma, and gastrointestinal malignancies. J Nucl Med, 2004, 45 (Suppl): 72-81.
[40] Picchio M, Landoni C, Messa C, et al. CT/PET in patients with increasing tumor markers. Radiology, 2002, 225: 659.
[41] Bar-Shalom R, Yefremov N, Guralnik L, et al. Clinical performance of PET/CT in evaluation of cancer: additional value for diagnostic imaging and patient management. J Nucl Med, 2003, 44: 1200-1209.
[42] Wahl RL. Why nearly all PET of abdominal and pelvic cancers will be performed as PET/CT. J Nucl Med, 2004, 45: 82-95.
[43] Mah K, Caldwell CB, Ung YC, et al. The impact of (18) FDG-PET on target and critical organs in CT-based treatment planning of patients with poorly defined non-small-cell lung carcinoma: a prospective study. Int J Radiat Oncol Biol Phys, 2002, 52 (2): 339-350.
[44] Caldwell CB, Mah K, Ung YC, et al. Observer variation in contouring gross tumor volume in patients with poorly defined non-small-cell lung tumors on CT: the impact of ^{18}FDG-hybrid PET fusion. Int J Radiat Oncol Biol Phys, 2001, 51 (4): 923-931.
[45] Giraud P, Elles S, Helfre S, et al. Conformal radiotherapy for lung cancer: different delineation of the gross tumor volume (GTV) by radiologists and radiation oncologists. Radiother Oncol, 2002, 62 (1): 27-36.
[46] Chapman JD, Bradley JD, Eary JF, et al. Molecular (functional) imaging for radiotherapy applications: an RTOG symposium. Int J Radiat Oncol Biol Phys, 2003, 55 (2): 294-301.
[47] Ciernik IF, Dizendorf E, Baumert BG, et al. Radiation treatment planning with an integrated positron emission and computer tomography (PET/CT): a feasibility study. Int J Radiat Oncol Biol Phys, 2003, 57: 853-863.
[48] Francis IR, Brown RK, Avram AM. The clinical role of CT/PET in oncology: an update. Cancer Imaging, 2005, 5 (Spec No A): S68-S75.
[49] Tsukamoto E, Ochi S. PET/CT today: System and its impact on cancer diagnosis. Ann Nucl Med, 2006, 20: 255-267.
[50] 孙强，葛人炜，孟庆跃，等. PET/CT 运行成本及效率研究. 中国卫生经济，2005，24：37-41.
[51] 张琪，孟庆跃. PET-CT 对肿瘤定性分期诊断的卫生经济学评价. 中国卫生经济，2008，27：68-71.
[52] 王荣福. PET/CT 分子影像学新技术应用. 北京医学，2008，30（10）：613-615.

第二篇

应用篇

第 8 章

PET/CT 在肿瘤应用中的概述

第一节　迎接融合影像时代的到来

一、PET 分子影像的特点和推广应用的难点

1895 年，Roentgen 发现 X 射线，开辟了无创透视体内正常和病理大体解剖的途径。20 世纪是各种医学影像技术竞相出现和不断完善的时代；每种显像技术由于成像原理不同，各具特点，从不同角度和深度显示了病变的表现和本质，在诊治和研究疾病中，起着越来越重要和不可或缺的作用；但它们也各有应用的限度和不足。因此长期以来，医生和研究人员只能依靠多重影像方法获取各方面的信息，进行综合利用来认识和诊治疾病。

医学影像种类繁多，可归为两大类，一类是解剖学影像（anatomic imaging）又常称为形态学影像，主要提供人体正常和疾病的解剖和病理形态学信息，如经典的 X 射线摄影、CT、MRI 和超声检查；另一类是功能性影像（functional imaging），主要提供与功能有关的生理信息和分子信息，包括放射性核素显像和近年出现的功能性 MRI、功能性 CT 和超声检查。

解剖学影像开始和成熟得最早，同时由于它所展示的体内影像直接与大体解剖学和大体病理学的形态学知识一一对应，一目了然，极易被广大医生和受检者接受，很快在诊断疾病方面大放光彩，被普遍应用。相形之下，作为功能性影像的放射性核素影像则存在不少困难。放射性核素显像（radionuclide imaging）是放射性示踪原理与放射性探测成像技术结合而成的一种医学影像，开始于 1951 年 Cassen 等用闪烁扫描机显示甲状腺内放射性碘原子的分布。经历了 50 余年的发展和完善，根据所应用显像剂中放射性核素的核衰变方式的不同，分成了单光子核素断层显像（SPECT）和正电子核素断层显像（PET）两大类；两者所提供的都是正常和疾病器官的生理信息和（或）细胞内的分子信息，故又称生理影像（physiologic imaging）或分子影像（molecular imaging）。其中 PET 由于正电子显像剂的分子示踪性能更佳，种类又多，公认为是目前最成熟的分子影像。但它存在着以下困难，较难被广大医生和受检者接受，长期以来的应用程度远不及形态学影像。

1. 目前 PET 影像最常应用的分子示踪剂（以下简称显像剂）是 ^{18}F-FDG，根据其在体内某处聚集的多少，即其影像的浓淡，来显示该处分子的数量、密度和包括转运、合成、代谢等生物活性（biological activity）；但此影像的浓淡本身却无特异性。随着具有示踪原理和分子医学知识的日益普及和深入，这种对分子影像认识和理解上的障碍已在逐渐减少，能看懂的人也随之增加。但不能不说分子影像的这一固有不足仍是经常影响它被人们广为接受的基本障碍。

2. 由于分子示踪剂的专一性很高，它不可能像形态学显像一样将体内主要器官同时显示，使得分子影像上常常只见分子示踪剂聚集的浓影。而因缺乏解剖学影像参照而难以将其定位，加上对其内涵的不理解，更使之难以一目了然，因此长期以来这种核医学影像（nuclear imaging）常被戏称为不清楚的影像（unclear imaging）。

3. 现用 PET 显像仪的空间分辨率多为 5mm 左右，难以发现很小的病变。现已有新的仪器，其空间分辨率达 2～3mm，无疑将大大提升 PET 的诊断效能。

4. 放射性核素显像需要将带有放射性的显像剂引入体内，长时间以来被人们误解为一种可怕的危害。由于多年来短半衰期核素（正电子核素皆属此）的应用和显像仪器及显像方式的不断改进，显著地降低了受检者的辐射剂量，并且这种剂量已能够被精确计算，故这种误解已在逐渐化解，但仍需对社会和受检者加强解释，以消除不必要的顾虑。

5. 放射性显像剂是分子显像必不可少的条件，其制备和使用在材料、技术、防护和经费上都有很高的要求，使得实施复杂并检查用费很高，使其普及很难。好在近年来这种影像的特殊重要性已逐渐显示，不少国家已将PET显像的许多适应证纳入了医疗保险的范围，大大促进了它的应用，使很多病人受惠。

多年来许多学者都在研究克服上述困难的有效方法，并已取得不少成绩，其中以分子影像定位难题的突破性进展的影响最为显著。

二、PET/CT的优势和潜力

近年来PET/CT应用经验表明，PET/CT不仅解决了PET影像的可读性难题，使之迅速被推广接受，并且由于PET和CT的取长补短和优势互补（dominance complementation），使一体机对疾病诊断和分期的正确性、确定度和可信度都明显优于单独PET和单独CT平扫。

需要指出的是，表8-1-1中所总结的优势多是基于采用低剂量CT扫描（low dose CT）所得的结果。采用低剂量CT扫描的原因是，最初将PET与CT组合在一起主要是为了利用CT解决PET影像的定位和衰减校正，低剂量CT扫描已可满足要求，同时使受检者由于CT扫描而增加的辐射剂量较少。但低剂量CT扫描所得CT图像的质量低于放射科常规使用的全剂量CT扫描（full dose CT），影响其发挥诊断性作用。德国Essen大学医院放射科的Antoch教授多年主持该院的PET/CT工作，曾不断提出，只有将各种诊断性CT（diagnostic CT）与PET优势互补，才能发挥PET/CT的全部潜力，以进一步提高对疾病诊断和研究的正确性和深度；同时为改变目前分别利用几种影像设备进行疾病诊断和研究的模式，逐渐实行用多设备影像系统进行一步到位的及时正确诊断疾病创造条件。

表8-1-1 PET/CT中PET和CT的优势互补

PET	CT	互补价值
分子信息	解剖结构信息	定位精确的分子影像
灵敏度高，特异性强	可读性好，精确定位，分辨率好	诊断可靠性增加/全面
异常	异常	病变诊断可靠性增加
正常	正常	异常可能性很小
异常	CT未见异常（病变与周围）	识别生理性摄取
	正常组织未见异常密度改变	发现早期恶性病变
正常	异常	避免^{18}F-FDG摄取对阴性肿瘤的漏检
		CT发现良性病变

第二节 “1＋1＞2”的效果

PET/CT一次扫描同时获得CT的解剖信息和PET的代谢信息，将PET与CT的优势完美结合在一起，对肿瘤的诊断可达到“1＋1＞2”的效果。临床实践证明，PET/CT与同机的单独PET或单独CT比较，在肿瘤的诊断与临床分期方面，具有显著优势。当然同机CT大多用低剂量平扫CT，其提供的诊断信息有限，故以上结果并不能完全代表增强CT的结果。目前，PET/CT中已在逐步强调诊断CT的价值。诊断性CT可在PET/CT显像中完成或常规PET/CT结束后再进行多期增强CT检查，以提高诊断的准确率。

众所周知，CT和PET都是公认的诊断肿瘤的有效方法，但都存在着特异性还不够理想等不足。如果同机获得的两种影像都具有同一种疾病的典型特征，两者将起到相互印证的作用，无疑可以进一步提高诊断的准确性和可靠性。CT可以显示结节或肿块的位置、大小、形态、边缘、瘤周表现、内部结构特点及密度变化。要熟悉和掌握恶性肿瘤的典型CT和PET表现：如周围型肺癌典型CT征象为球形肿块，不规则分叶、短细毛刺和偏心厚壁空洞、胸膜凹陷征、空泡征或支气管充气征，肿块内钙化少见。结核球则边缘清楚，无毛刺，偶有分叶，肿块内可有环状或斑片状钙化，病灶周围常有卫星灶。中央型肺癌的支气管壁增厚和支气管腔狭窄，肺门肿块，常伴有阻塞性肺炎和肺不张。PET显示肿块^{18}F-FDG高摄取，双时相显像的延迟相病变 SUV 升高，病灶的形态和位置无变化，同时可了解除肿块高摄取外，是否存在淋巴结和远处器官代谢异常增高的转移灶，后者对病灶的定性诊断和分期都具有重要意义。

当 PET/CT 检查、^{18}F-FDG PET 和 CT 平扫均正常，恶性肿瘤的可能性很小。但结合临床综合考虑（包括临床症状、体征及其他检查结果），仍存疑点时，也需进一步检查。这是因为，PET/CT 中的 CT 为低剂量平扫，诊断信息有限，常不能明确诊断一些肿瘤，如肝细胞肝癌、肾透明细胞癌；一些肿瘤^{18}F-FDG 摄取可呈假阴性，如印戒细胞癌与黏液腺癌，后者因黏液成分多细胞成分少，而使^{18}F-FDG 显像假阴性率较高；前列腺癌的成骨性骨转移灶^{18}F-FDG 假阴性率也较高；小病灶受 PET 空间分辨率的限制，同时 CT 图像上密度差异较小时（如胃癌腹腔及盆腔的种植转移灶），PET/CT 常为假阴性。肿瘤的发生和发展是一个动态过程，如从肝硬化到肝癌的演变，常经历由肝硬化再生结节→低度异型增生结节→高度异型增生结节→包含肝癌中心的异型增生结节→肝癌的逐步演变过程，因此，当 PET/CT 检查结果阴性，如与临床资料不一致，应合理选择诊断性 CT、MRI 以及新型 PET 显像剂等进一步检查，以免造成漏诊。

第三节　现存问题和进展

一、两者显像的固有限度依然存在

尽管两者强强联合，优势互补，但因两种显像技术的固有限度依然存在，从理论上讲仍不可能达到诊断的完全正确。近年来 PET/CT 应用的结果表明，总的诊断准确性比单独 PET 提高 10 个百分点左右，达 90%以上，并增加了可信度，但也还存在着一定的假阳性和假阴性。从实际看也需要不断积累应用经验，才能充分发挥两者固有的各种优点并实现优势互补。

二、两者影像并非严格同步采集

CT 和 PET 检查在时间上并非完全同步，有一定的间隔，呼吸运动、消化道和泌尿道的生理运动以及体位轻微运动都可造成两种影像有一些差异，从而导致两种图像对位误差，将降低 PET 图像衰减校正和 PET 阳性病变解剖定位的准确性，严重时可影响诊断。

在 PET/CT 显像的 CT 扫描过程中多主张自由呼吸，这样可以减少正弦图 μ 图误差，但同时也降低了近前胸壁解剖信息的质量和图像融合的精度。呼吸门控技术的应用在一定程度上解决了这一问题，将提高小病灶的检出率，对放射治疗计划提供精确定位也具有重要价值。

三、重视诊断性 CT 的价值

在通常情况下，PET/CT 中的同机 CT 主要是用来对 PET 图像进行衰减校正和定位，不能代替诊断 CT。这是因为：①同机 CT 采用的是低剂量 X 线；②CT 扫描时未屏气，而是采取平静呼吸，双下肺底有一定的伪影；③一般只作平扫，而不是增强扫描。当平扫 CT 未见典型病变征象而仍有疑问，或怀疑肝细胞肝癌、肾透明细胞癌而^{18}F-FDG 摄取阴性等情况时，建议进行多期 CT 增强扫描等诊断性 CT（diagnostic CT）检查。

四、关于 PET/CT 检查辐射剂量问题

用于 PET/CT 透射扫描的 CT 管电流一般选择 80～140mA，称为低剂量 CT，与^{68}Ge 透射扫描（小于 3mSv）相比，PET/CT 中低剂量 CT 的辐射剂量明显增加，但低于诊断性 CT 的剂量。随着螺旋 CT 采集速度的加快以及相应低剂量扫描软件的应用，PET/CT 检查所接受的辐射剂量将进一步减少。

五、图像融合技术的含义与范畴的拓展

随着图像融合技术的进展，其含义与范畴已有拓展。除 PET/CT 外，目前已有 SPECT/CT 产品和 PET/MRI 原样机；并超出了单纯的解剖与功能的融合，已有 PET 与生物电图像融合和诸如 PET 心肌细胞血流灌注-代谢-凋亡等多功能图像融合。

六、人才培训

PET/CT 的迅速发展，大家都认识到人才培训（包括医师、技师、物理师）的重要性。美国对于 PET/CT 诊断医生的要求是，没有接受过 PET 培训及实践的放射科诊断医师必须接受 PET 方面的培训及实习，同样核医学医生也必须接受 CT 方面的培训及实践；对基础理论课程时数及实践病例

数也有一定要求。

（王荣福）

参考文献

[1] Weber WA, Grosu AL, Czernin J. Technology insight: Advances in molecular imaging and an appraisal of PET/CT scanning. Nat Clin Pract Oncol, 2008, 5 (3): 160-170.

[2] 王荣福. PET/CT 新技术应用. CT 理论与应用研究, 2009, 18 (4): 9-14.

[3] Antoch G, Frendenberg LS, Beyer T, et al. To enhance or not to enhance? ^{18}F-FDG and CT contrast agents in dual-modality ^{18}F-FDG PET/CT. J Nucl Med, 2004, 45: 56-65.

[4] Kuehl H, Antoch G. How much CT do we need for PET/CT? A radiologist's perspective. Nuclear medicine, 2005, 44 (suppl 1): 24-31.

[5] 赵军. PET/CT: 当前研究应用新进展. 国外医学: 放射医学核医学分册, 2003, 27: 193-197.

[6] 李立伟. PET/CT 技术与综合影像诊断. 中华核医学杂志, 2003, 23: 371-373.

[7] Blodgeet TM, Meltzer CC, Townsend DW. PET/CT: from and function. Radiology, 2007, 242: 360-385.

[8] 王荣福, 于明明. PET/CT 在肿瘤的临床应用价值. 肿瘤学杂志, 2009, 15 (1): 73-75.

[9] Nehameh S A, Erdi Y E, Ling C C, et al. Effect of respiratory gating on reducing lung motion artifacts in PET imaging of lung cancer. Med Phys, 2002, 30: 366-371.

[10] Delbeke D, Coleman R E, Guiberteau M J, et al. Procedure guideline for tumor imaging with ^{18}F-FDG PET/CT 1. 0. J Nucl Med, 2006, 47: 885-895.

[11] 王荣福. PET/CT 肿瘤诊断学. 北京: 北京大学医学出版社, 2008.

[12] Costa DC. Applications of PET-CT in clinical practice: Present and future [J]. Radiation Physics and Chemistry, 2007, 76 (2): 357-359.

第 9 章

PET/CT 在肿瘤中的应用

第一节　头颈部肿瘤

一、颅脑肿瘤

（一）概述

1. 分类与分级　根据 1999 年 WHO 的神经系统肿瘤分类方法，神经系统肿瘤分七类：①神经上皮肿瘤；②周围神经肿瘤（包括脑神经和脊神经的肿瘤）；③脑膜肿瘤；④淋巴瘤和造血组织肿瘤；⑤胚生殖细胞肿瘤；⑥鞍区肿瘤；⑦转移性肿瘤。其中：神经上皮肿瘤发病率占首位，脑膜瘤居第 2 位，以下依次是垂体腺瘤、神经鞘瘤和神经纤维瘤、先天性肿瘤（其中一部分被 WHO 分类列入生殖细胞瘤类肿瘤）、转移性肿瘤和局部肿瘤向颅内的蔓延及血管性肿瘤。在神经上皮性肿瘤类中，星形细胞瘤（不包括胶质母细胞瘤）最多，其次是胶质母胞瘤。

根据神经肿瘤 WHO 1993 年分级方法为：Ⅰ级属良性，即仅用手术切除就能治愈者，病理上表现为瘤细胞密度中等，瘤细胞的同形性结构较多（与起源组织的成熟形态相似）。Ⅱ级表现为细胞异形性，呈浸润性生长，核分裂不甚活跃，但可复发，分化良好的星形细胞瘤、少突神经胶质瘤和室管膜瘤均属此级。Ⅲ级表现为瘤细胞的同形结构较少，有一定程度的多形性，核分裂象易见或有不典型核分裂象，有时出现瘤细胞坏死，毛细血管增生，内皮细胞肿胀并增生。Ⅳ级表现为细胞多形性，细胞密度厚薄不一，坏死易见，坏死边缘的瘤细胞呈假栅栏状排列，易见核分裂和病理性核分裂象。值得一提的是，巨细胞和异形细胞的出现并不是高度恶性级别神经肿瘤所特有的病变。通过化疗和放疗干扰细胞分裂的机制亦可致巨细胞和异形细胞出现。

2000 年神经系统肿瘤分类在分级方面仍按 1993 年颁布的Ⅰ～Ⅳ级标准对大部分脑肿瘤界定恶性度，并按国际疾病分类中肿瘤部分编号的方法（ICD code/0～3），对脑肿瘤进行分级，即在编号后缀以肿瘤的良、恶性级别。“/0”代表良性病变，“/1”代表低度恶性或交界性病变，“/2”代表原位肿瘤，“/3”代表恶性肿瘤。由于脑肿瘤的特殊性，即无法界定原位肿瘤，故 2000 年分类中没有“/2”。

2. 临床症状　脑肿瘤临床症状主要表现为两方面：一是占位效应所致的颅内高压症状，二是肿瘤部位侵犯脑组织产生的癫痫、偏瘫、步态不稳和共济失调、复视、视力减退、偏身感觉障碍及精神症状等。

3. PET/CT 显像原理　脑组织常规代谢能源是葡萄糖，所以 FDG 显像会导致脑组织本底高，脑肿瘤组织则表现为程度不同的 FDG 高代谢，有时两者难以分辨，需引起注意。脑组织不直接代谢脂肪酸、氨基酸，但可以利用酮体产生能量，因此，脂酸或氨基酸显像时脑组织本底低，与高代谢的肿瘤组织易于区分。

4. 诊断　脑肿瘤的诊断除了考虑患者年龄、肿瘤发病率、临床症状、病灶的影像特征和组织代谢特点外，肿瘤所处的位置对诊断具有重要价值。颅内肿瘤的类型与其发病部位有一定关系，确定肿瘤的部位对正确诊断十分重要。肿瘤定位包括判断肿瘤位于脑内或脑外、幕上或幕下、脑室内或脑室外等。肿瘤位于脑实质内者称为脑内病变；反之称为脑外病变。神经上皮来源肿瘤位于脑内，其中脑室管膜瘤最多见于脑室系统，脑膜瘤于颅内脑外，淋巴瘤、转移瘤多位于脑内等。下面就神经系统的几种常见肿瘤作一简要介绍。

（二）神经上皮来源肿瘤

1. 概述　神经上皮来源的颅内肿瘤包括星形

细胞瘤、少突神经胶质细胞瘤、髓母细胞瘤、胶质母细胞瘤、室管膜细胞瘤。分化好的星形细胞瘤多位于大脑半球白质，少数可位于灰质并向白质或脑膜浸润。肿瘤没有包膜，有时沿白质纤维或胼胝体纤维向邻近脑叶或对侧半球发展。肿瘤的神经胶质纤维多，肿瘤色灰白与正常白质相似。分化不良者呈弥漫浸润生长，形态不规整，与脑实质分界不清。临床上常表现为局灶性或全身癫痫发作，后期可出现神经功能障碍和颅内高压。

少突神经胶质细胞瘤（oligodendroglioma）好发于30～50岁，发生于丘脑者多为小儿，症状轻，病程长，以幕上、额叶多见，多见于大脑周边，为颅内最易发生钙化的脑肿瘤之一。临床症状与肿瘤部位有关，可出现癫痫、偏瘫、偏身感觉障碍、颅内高压及精神症状等。

室管膜瘤（ependymoma）源于室管膜或室管膜残余，主要发生于脑室内，以第四脑室常见，可经脑脊液种植转移；也可发生于脑实质（首先起自脑白质），幕上室外者以小儿最常见，常有大囊变及钙化。室管膜瘤生长缓慢，分化程度不一。临床症状表现为头痛、恶心、呕吐、共济失调、眼球震颤，癫痫与颅内高压常见。

髓母细胞瘤（medulloblastoma）发病多在20岁以内，小儿多见，起自第四脑室顶部原始外胚层细胞，常自小脑蚓部和第四脑室顶部侵入第四脑室，恶性程度高，可经脑脊液种植转移。成人者多见于小脑半球，常见症状为头痛、呕吐、步态不稳和共济失调、复视及视力减退。

胶质母细胞瘤又称多形胶质母细胞瘤，为高度恶性肿瘤，生长快，病程短。多发生于幕上皮质下，以中老年多见，男多于女。胶质母细胞瘤呈浸润性生长，可侵犯多个脑叶或深部结构，可沿胼胝体向对侧额叶侵犯。

2. PET/CT影像学特征

（1）形态学表现：星形细胞瘤一般发生于白质，以脑组织大片受累多见，病变广泛而不规则，边界多不清晰，肿瘤常伴坏死，周围脑组织有大量血管源性水肿，但肿瘤大小与水肿没有必然关系。瘤内出血时常伴有钙化。Ⅰ级胶质瘤少有强化；Ⅱ、Ⅲ、Ⅳ级以上者，增强呈不规则环状或花环状强化，可见瘤结节。

幕上Ⅰ、Ⅱ级胶质瘤大多数表现为脑内均匀的低密度病灶，类似水肿，CT值约18～24Hu；少数为混杂密度病灶。幕上Ⅲ、Ⅳ级：平扫时密度不均匀，以低密度或等密度为主的混杂密度最多。高密度者多为瘤内出血，亦可有钙化，低密度者多为坏死或囊变。

少突神经胶质细胞瘤呈现稍低密度、等密度或稍高密度结节，约70%灶内见大而不规则钙化，可呈局限性点片状、弯曲条索状、不规则团块状、皮层脑回状，多呈类圆形，界限不清。少数可有囊变或出血，水肿及占位均较轻，强化较均匀、不明显。

脑室管膜瘤室内生长者呈等或略高密度，分叶状，常见钙化及囊变，较大时引起梗阻性脑积水，增强后实体部分均匀强化。脑室外生长者表现与年龄相关，多位于颞顶枕交界区及额叶，常伴较大囊变及钙化，瘤周水肿轻。

髓母细胞瘤呈等或略高密度。胶质母细胞瘤呈浸润性生长，可侵犯多个脑叶或深部结构，可沿胼胝体向对侧额叶侵犯。由于瘤旁水肿较重，颅内高压症状明显。

（2）功能代谢表现：低度恶性原发脑瘤的FDG显像，一般表现为低代谢，即^{18}F-FDG摄取低于正常脑组织。对于高度恶性原发脑瘤，FDG的摄取量取决于病变部位坏死组织的量和肿瘤的增殖状况。^{18}F-FDG显像主要用于神经胶质细胞瘤的分级，胶质细胞瘤恶性度与其^{18}F-FDG代谢成正相关关系。Ⅰ～Ⅱ级星形细胞瘤局部葡萄糖代谢率（rCMRGlc）为（3.8±1.8）mg/(100g·min)，Ⅲ级或间变型星形细胞瘤为（5.4±2.7）mg/(100g·min)，Ⅳ级或胶质母细胞瘤为（7.3±3.6）mg/(100g·min)。另外，肿瘤的葡萄糖代谢率同患者预后有关，^{18}F-FDG还可对肿瘤治疗后的改变作出评价，术后或放疗后、化疗后均可作出响应，若治疗后摄取与治疗前相比无变化或增高，说明还存在活跃的肿瘤细胞；若摄取降低或无摄取，说明治疗有效或肿瘤病灶发生坏死（彩图9-1-1，彩图9-1-2）。

^{11}C-MET的摄取与存活的肿瘤细胞数目有关，在慢性炎症或放射性损伤的病变中无明显摄取，并且MET在正常脑组织的摄取较低，故在肿瘤的检测、边缘的描绘及鉴别良、恶性病变方面较FDG更敏感。肿瘤周围肉芽组织、肿瘤内被激活的巨噬细胞及坏死肿瘤组织周围的细胞不摄取或低摄取^{11}C-MET。有对比研究表明，^{11}C-MET对星形胶质细胞瘤的检出和定性较好，但对肿瘤的病理分级欠满意，无法区分Ⅲ级及Ⅳ级胶质瘤；研究还表明对

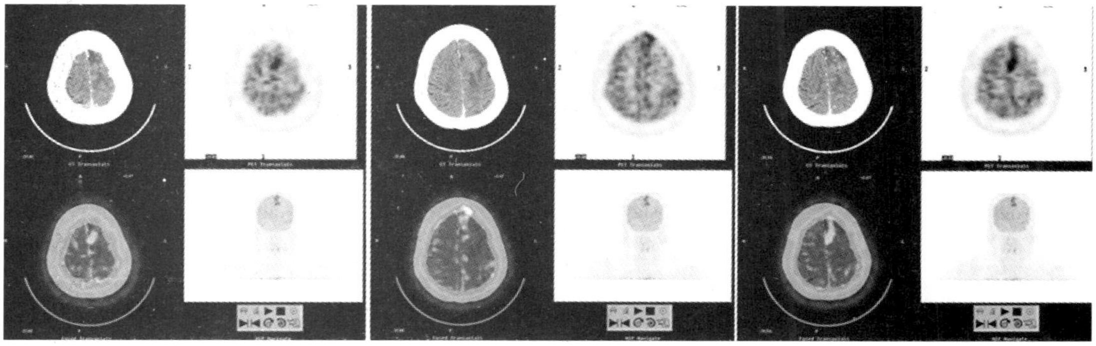

彩图 9-1-1　星形细胞瘤

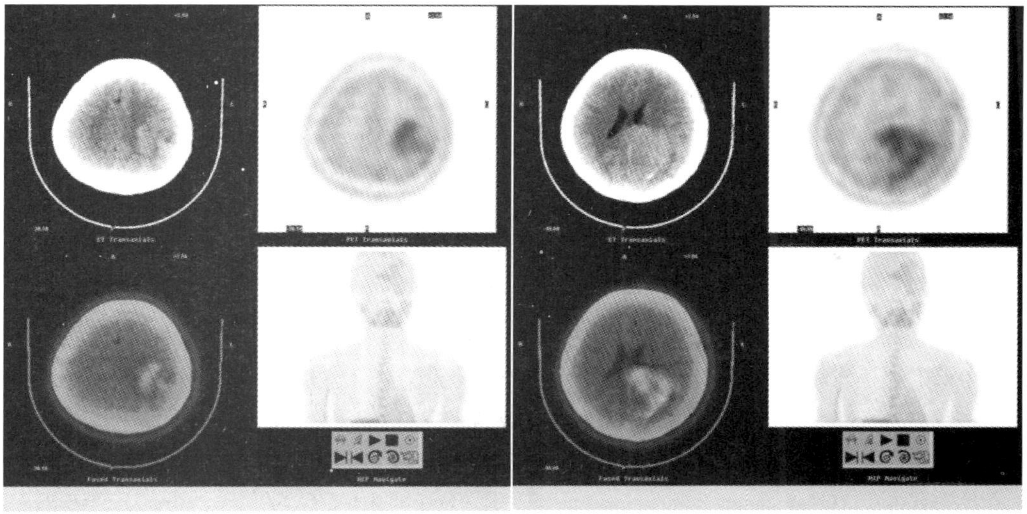

彩图 9-1-2　胶母细胞瘤

FDG 不摄取的肿瘤可对 MET 摄取；对位于皮质的肿瘤边缘的显示优于 FDG。

另外，MET 的摄取与脑肿瘤增殖的标记物 Ki-67 表达、增殖细胞核抗原表达及微血管密度相关，故 MET 可作为肿瘤细胞增殖能力的标志。[11] C-MET 的不足之处是 MET 存在着非蛋白质代谢过程，无法计算蛋白合成。另有学者认为，MET 显像与瘤组织恶性度的相关性差，不能提供肿瘤生物学特征，包括预后方面的信息。

（3）鉴别诊断

1）脑膜瘤：不典型者可表现为密度不均匀，并有明显灶周水肿，特别是血管母细胞型和间变性脑膜瘤。主要区别病灶是否位于脑内。

2）单发转移瘤：典型者表现为小病灶大水肿，鉴别多依靠病史，观察分析增强扫描图像有助于鉴别诊断。

3）脑梗死：一般发生在脑血管分布区，强化明显，病灶变化有规律。

4）脑脓肿：壁均匀、无壁结节，或多脓腔者易于鉴别，一般有前驱症状及相关病史。

5）血管畸形：常有钙化，无灶周水肿及占位效应，可伴脑萎缩。

（4）临床应用价值：根据 PET/CT 的形态表现和代谢特点，结合病史与体征，一般可以诊断脑瘤。病灶多呈低密度或等密度，不同类型神经上皮肿瘤原发部位可不同，白质内病灶多见于星形细胞瘤，脑室病灶以脑室管瘤多见，也可见于髓母细胞瘤，分级愈高，瘤周水肿愈明显；钙化灶多见于少突神经胶质细胞瘤。病灶 FDG 高代谢多见，部分病灶 FDG 代谢较高，但可能比周围脑组织略低；MET、CHO 代谢高，高于周围正常脑组织，相对容易分辨。

神经上皮来源肿瘤的 PET/CT 扫描主要是用肿瘤放疗靶区的确定、肿瘤的分级和疗效的评价等。PET 对放疗后评价表现为，病灶对 ^{18}F-FDG 摄取减低是放疗有效的早期响应，无变化或相对高的摄取均为治疗无效。在指导放疗计划上主要作用在于确定肿瘤代谢、明确侵袭范围、准确描绘肿瘤边界等。

（三）脑膜瘤

1. 概述　脑膜瘤（meningioma）发生率占颅内肿瘤第二位，约 17%，主要见于成年人，绝大多数为良性，发展慢，初期症状不明显。来自颅内脑外的蛛网膜粒帽细胞，与硬脑膜相连，由脑膜动脉和脑内动脉供血，血运丰富，囊变、出血少见。可发生于颅内任何部位，好发于脑凸面的脑膜，分布于大脑凸面、矢状窦旁、大脑镰旁、嗅沟、鞍结节、蝶骨嵴、颅中凹、桥小脑角、斜坡、横窦、侧脑室内等。除恶变外，一般不浸润至脑实质内，极少数可恶变成脑膜肉瘤。组织学分合体型、过渡型、成纤维细胞型、血管母细胞型和恶性型。临床症状以局部压迫症状及颅内压增高症状为主。

2. PET/CT 影像学特征

（1）形态学表现：脑膜瘤位于颅内脑外，大脑凸面、半球内圆形或类圆形、边界清楚的实质性肿物，以宽基底靠近颅骨或硬脑膜，平扫大多为均匀的略高密度或等密度病灶，极少为低密度，但可有囊变。肿瘤附着的颅骨可有增生或破坏性改变。增强多见明显强化。15%～20%病例中可见钙化、脑膜尾征（广基底与硬膜相连）。钙化者因程度不同而呈斑点状、砂砾状或结节状。

（2）功能代谢表现：在脑膜瘤，MET 呈高摄取且分布均匀，与周围正常脑组织区别明显（但在急性病变或急性缺血性脑卒中的再灌注时可有 MET 摄取增加）。PET 可用于脑膜瘤的分级、肿瘤特征和复发的检测，但应用并不普遍。诊断脑膜瘤复发方面，FDG 可能较难提供除 CT 或 MRI 影像之外更有意义的信息。MET 被肿瘤组织摄取，显示出比灰质更高的放射性浓聚灶，但并未发现比 FDG 有更多的优势（彩图 9-1-3）。

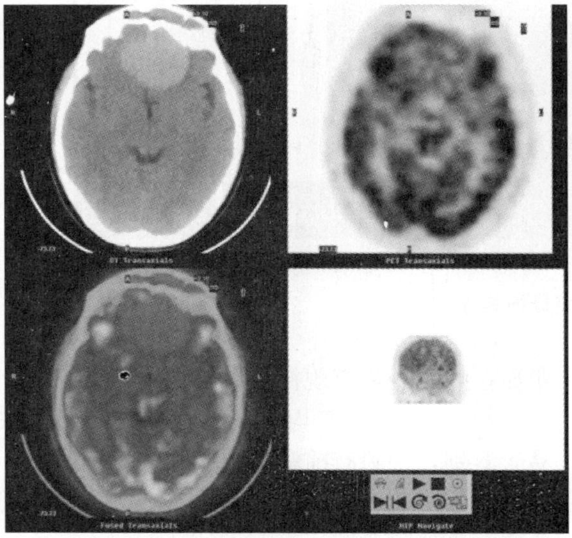
a

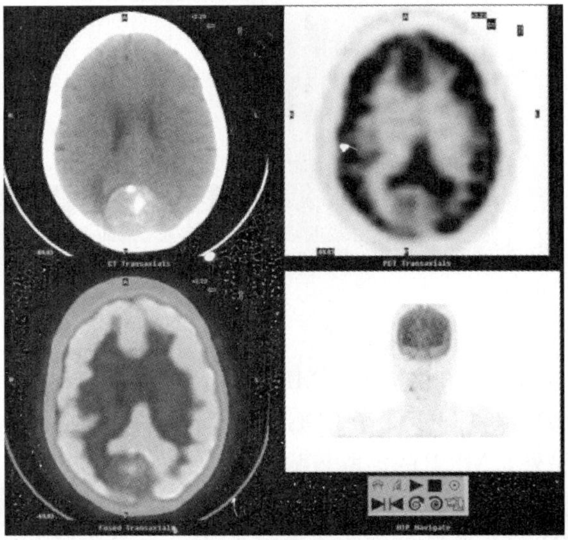
b

彩图 9-1-3　脑膜瘤

（3）鉴别诊断：视部位而定，需要与转移瘤、恶性淋巴瘤及垂体瘤鉴别。少数不典型者表现为密度不均，可有瘤周水肿，需与胶质瘤鉴别。

（4）临床应用价值：PET/CT 在脑膜瘤诊断和治疗上的效价比并不高，不是首选方法。指导放疗计划上主要是明确肿瘤侵袭范围、准确描绘肿瘤边界等。

（四）脑原发淋巴瘤

1. 概述　脑原发淋巴瘤（lymphoma）是一种独立类型的淋巴瘤，不同于身体其他部位的淋巴瘤。20%～40%为脑内多发病变，多邻近中线、基底节和脑室附近。原发性脑内淋巴瘤中，约 98%是 B 细胞淋巴瘤，继发性淋巴瘤主要发生于 8%～22%的非霍奇金淋巴瘤（NHL）患者。症状有头痛、癫痫、知觉丧失，甚至偏瘫。脑原发淋巴瘤对化疗敏感。

2. PET/CT 影像学特征

（1）形态学表现：病灶平扫为等或高密度，增强见病灶呈现高度均匀强化。病灶周围常伴有水肿，病灶可浸润生长，累及白质及灰质。

（2）功能代谢表现：原发性淋巴瘤的病灶表现

为^{18}F-FDG 高代谢，一般 SUV 值在 5～10 以上。单纯根据^{18}F-FDG 显像无法区别淋巴瘤和多形性胶质母细胞瘤等恶性肿瘤。^{18}F-FDG 显像的主要作用在于鉴别脑内淋巴瘤和其他非新生物性改变，特别是 AIDS 病人常见的脑弓形虫病。其鉴别点在于：原发性淋巴瘤的^{18}F-FDG 摄取高，有占位表现（压迫周围的脑组织），而弓形虫病没有^{18}F-FDG 的摄取，或仅有不明显的边缘摄取（彩图 9-1-4）。

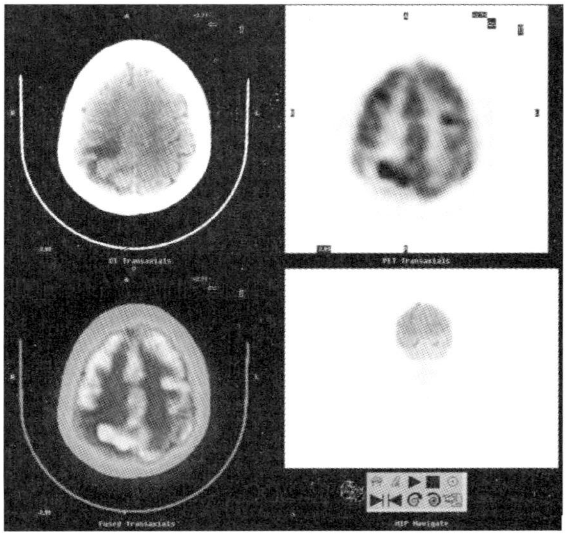
a

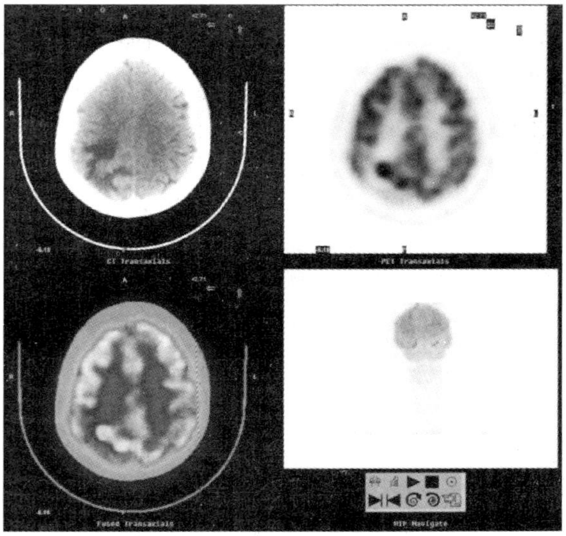
b

彩图 9-1-4 脑淋巴瘤

患者左眼视物模糊 1 年，头晕 10 天；病理示中枢 NHL（DBCL）

（3）临床应用价值：根据 PET/CT 的形态表现和代谢特点，结合病史与体征，诊断脑组织恶性病变相对较容易，但确诊淋巴瘤有一定难度。病灶分布特点是在脑中线附近可见等密度或稍高密度病灶，可伴有瘤周水肿，病灶 FDG 高代谢多见，特别是 DLBCL；MET、CHO 代谢高。

目前临床上 PET/CT 主要是用于肿瘤的临床分期、放疗靶区的确定、疗效的评价等。PET 对治疗后评价表现为，病灶对^{18}F-FDG 摄取减低是治疗有效的早期响应，无变化或相对高的摄取均为治疗无效。

（五）脑转移瘤

1. 概述 脑转移瘤（metastatic tumor of brain）占颅内肿瘤的 3.19%～12.92%，原发灶多为肺癌、乳癌、胃癌、结肠癌、肾癌、甲状腺癌等。10%～15%查不到原发灶。转移部位以幕上多见，占 58%，幕下占 20%。其中 70%～80%为多发，多位于皮髓质交界处。转移途径以血行转移多见，主要经动脉系统转移，少数经淋巴管或椎静脉系统转移，也可经脑脊液转移或直接浸润。

临床症状表现为：头痛、恶心、共济失调、视神经盘水肿等；颅内高压，精神障碍，癫痫发作，局限性神经缺失征。

2. PET/CT 影像学特征

（1）形态学表现：孤立的类圆形或不规则形团块，多数为等密度或略低密度，位于皮质下区，周围白质有广泛水肿，多呈指状；转移灶可被强化，病变小时强化均匀，较大病变则其中央多有坏死、液化而不被强化，故常呈不规则环形高密度灶。原发为肺癌者呈环形强化，乳腺癌者为结节状强化，肾上腺癌者为实性病灶中间有小坏死灶，绒毛膜癌者脑出血多见。可出现癌性脑膜炎，CT 平扫仅见脑池、脑沟增宽，也可有脑室增大，增强见脑膜或室管膜强化。

（2）功能代谢表现：转移瘤 FDG 代谢变化类型较多，根据肿瘤细胞的增殖状态，病灶 FDG 代谢可以比正常脑组织高、相近或较低（彩图9-1-5）。

（3）临床应用价值：根据 PET/CT 的形态表现和代谢特点，结合病史与体征，诊断脑转移瘤相对较容易。病灶分布特点是多发、幕上多见，病灶大小不等，常伴有瘤周水肿，病灶代谢变化较多，FDG 高代谢多见，部分病灶 FDG 代谢较高，但可能比周围脑组织略低；MET、CHO 代谢高，高于周围正常脑组织，相对容易分辨。

目前临床上用 PET/CT 扫描主要是用于寻找

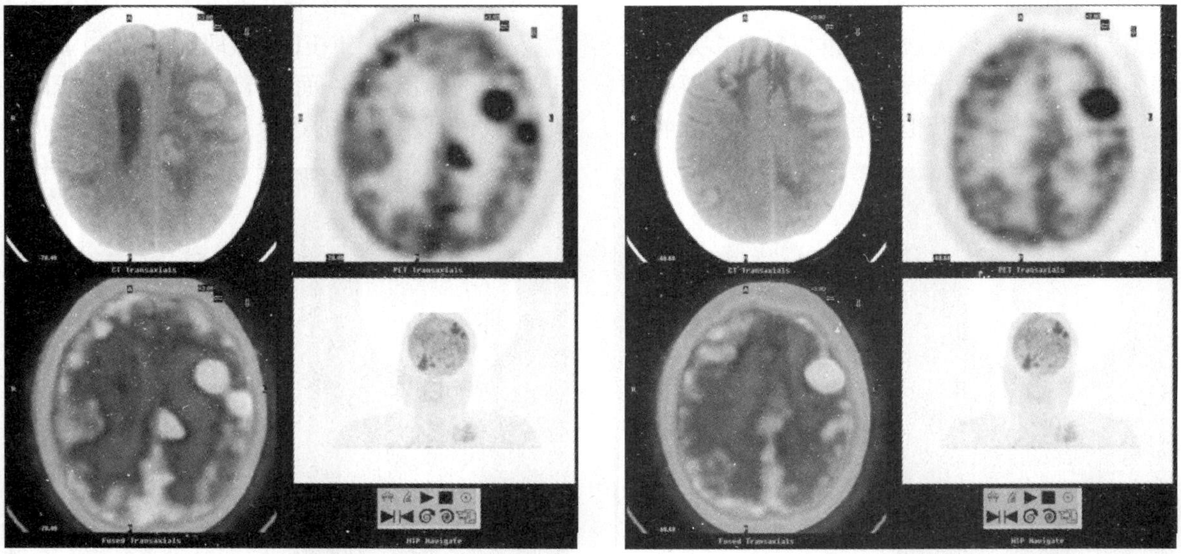

a　　　　　　　　b

彩图 9-1-5　脑内转移瘤（右下肺癌术后脑转移灶，左额叶和顶叶）

原发灶、指导肿瘤的临床分期、肿瘤放疗时治疗靶区的确定、疗效的评价等。PET 对放疗后评价表现为，病灶对^{18}F-FDG 摄取减低是放疗有效的早期响应，无变化或相对高的摄取均为治疗无效。在指导放疗计划上主要作用在于确定肿瘤代谢、明确侵袭范围、准确描绘肿瘤边界等。

二、鼻咽癌

（一）概述

鼻咽（nasopharynx）位于颅底和软腭之间，连接鼻腔和口咽。鼻咽腔近似一个不规则的立方体，其上下径和左右径各 3～4cm，前后径 2～3cm，可分为前、顶后、底壁以及左右对称的两个侧壁。鼻咽癌（nasopharyngeal carcinoma，NPC）是指来源于鼻咽被覆上皮的恶性肿瘤，又称“广东癌”（Canton tumor）。据不完全统计，全球约 80%的鼻咽癌发生在中国华南地区。男性多于女性，好发于 40～60 岁之间。流行病学调查显示：鼻咽癌的病因可能与 EB 病毒感染、环境、饮食和遗传等因素有关。

1. 病理分类　NPC 按病理组织细胞学特点分鳞状细胞癌、腺癌、泡状核细胞癌和未分化癌四个基本类型。根据病理组织分型特点分为高、低及未分化三大类。

2. 浸润与转移　鼻咽癌细胞 95%以上分化不良，呈浸润性生长，可直接向周围邻近组织和器官浸润、扩展。向上可直接破坏颅底骨质，也可经破裂孔、卵圆孔、棘孔、颈内动脉管或蝶窦和后组筛窦等自然孔道或裂隙侵入颅内、累及脑神经；向前侵犯鼻腔、上颌窦、前组筛窦，再侵入眼眶内，也可通过颅内、眶上裂或翼管、翼腭窝侵入眼眶内；肿瘤向外侧可浸润咽旁间隙、颞下窝和咀嚼肌等；向后浸润颈椎前软组织、颈椎；向下累及口咽甚至喉咽。NPC 易发生淋巴结转移，先至咽后淋巴结，后至颈上深淋巴结。NPC 血行转移常见，依次是骨、肺、肝转移。

3. 临床症状　常见临床症状包括：涕血、鼻塞、耳鸣与听力减退、头痛、脑神经损害、颈部淋巴结肿大及远处转移等症状。好发部位在鼻咽腔侧壁（尤其咽隐窝）和顶后壁。鼻咽癌的基本治疗方式是放射治疗。对于中晚期的鼻咽癌除放疗外，还需化疗及靶向药物治疗；对于超过限制剂量的病灶或复发灶，还需手术治疗。

（二）PET/CT 影像学特征

对鼻咽部的鳞癌、腺癌和淋巴瘤而言，FDG 均是最佳的显像剂，无论是鼻咽病灶、转移淋巴结还是远处脏器的转移灶，其病灶的 FDG 代谢均明显增强。一般来讲，病灶摄取放射性愈高，癌细胞的代谢和增殖能力愈强，恶性程度愈高。

1. 早期表现　鼻咽腔不对称，一侧咽隐窝变平、隆起或咽后壁局限性软组织增厚，呈 FDG 高代谢。早期即可有淋巴结转移，可单侧或双侧，转移淋巴结表现为 FDG 高代谢、高增殖，不论淋巴结是否增大。咽后淋巴结是其第一站，常见咽后和颈Ⅱ～Ⅴ区淋巴结转移等，增强扫描转移淋巴结强化不明显。

2. 进展期表现　鼻咽腔内软组织肿块，FDG代谢明显增强，增强扫描见轻度强化。肿块突入鼻咽腔可使鼻咽腔呈不对称性狭窄或闭塞，咽隐窝消失。病灶可沿组织间隙向周围侵犯，造成咽周软组织及间隙的改变，如向前可突入鼻后孔，侵犯翼腭窝、颞下窝及眼眶；向上可侵及海绵窦、颞叶、桥小脑角等部位，冠状面增强扫描显示较好，增强后颅内病灶明显强化，FDG呈高代谢；破坏颅底，导致颅底骨性孔、道扩大或破坏，好发于卵圆孔、破裂孔、颈动脉管、蝶骨大翼等处，向后发展可破坏颈动脉孔，向顶部发展可破坏斜坡、蝶骨等；向外侵犯翼突和咽部肌肉；向下可侵犯口咽（彩图9-1-6）。

除鼻咽癌病灶外，鼻咽的炎症也可见局部组织FDG代谢增高，但其特点不同，如放射性呈对称性分布，不形成灶性高代谢灶。放疗后引起的慢性炎症反应或局部纤维化一般无明显代谢增强。

除FDG外，其他用于鼻咽癌的显像剂包括：①FLT：直接反映鼻咽癌细胞增殖情况，不仅可用于鼻咽癌的诊断，还有助于鼻咽炎症的鉴别，同时可指导鼻咽癌的化疗和放疗靶区的勾画。②FMISO：肿瘤细胞乏氧是影响放疗和化疗的一个重要负面因素，FMISO在低氧水平下能还原而与大分子共价结合，滞留在低氧但仍有代谢活性的细胞内。据文献报道，在分次放疗期间用FMISO评价氧化状态是有价值的。

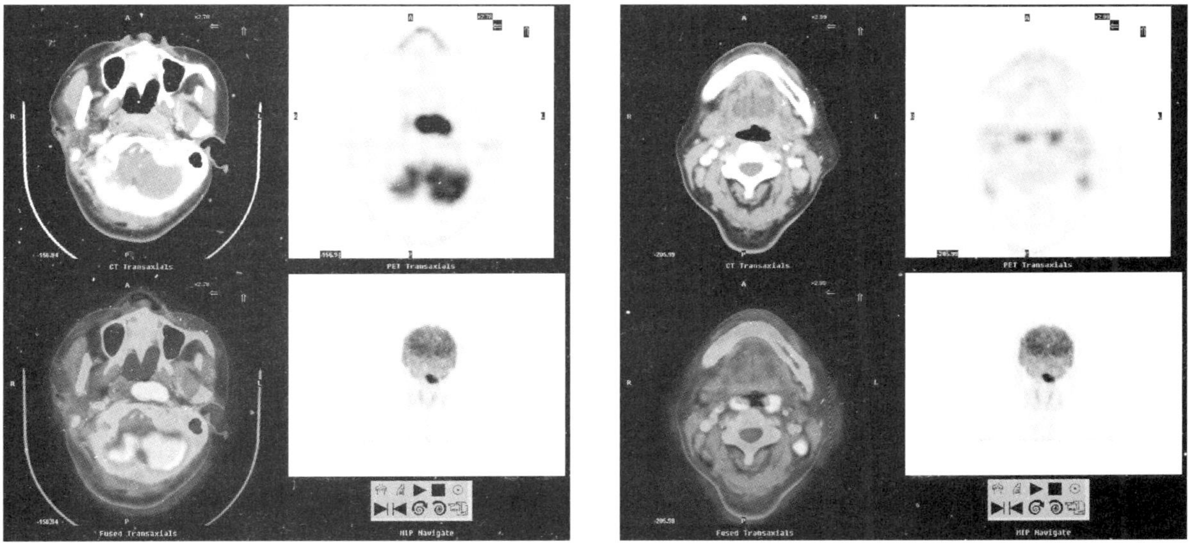

a　　b

彩图 9-1-6　鼻咽癌，女，49岁。鼻咽病灶代谢活跃，符合鼻咽癌；左侧咽后及双颈淋巴结转移瘤代谢较活跃。增强见病灶强化。鼻咽顶壁、顶后壁及左侧壁黏膜增厚，放射性异常浓聚，SUV最高约26.4，增强见轻度强化。左侧咽隐窝消失，右侧咽隐窝未见明显异常。左侧咽旁间隙变窄。左侧咽后淋巴结放射性浓聚，SUV约4.7，大小约1.1cm×1.3cm，CT值约46Hu，增强见轻度强化。颅底骨质未见破坏。双侧海绵窦放射性分布未见异常。双上颈数个淋巴结放射性浓聚，SUV最高约5.4，最大约1.4cm×1.6cm，CT值约45Hu，增强见轻度强化。

（三）临床应用价值

鼻咽癌的^{18}F-FDG PET/CT诊断主要是基于结构与代谢两方面的信息。主要表现为鼻咽黏膜不对称性增厚或软组织肿块高FDG代谢，或伴有周围组织结构的侵犯；转移的咽后淋巴结和颈部Ⅰ～Ⅵ淋巴结呈FDG高代谢。鼻咽癌的肺、骨骼、肝等远处转移灶表现为高FDG代谢灶。

无论CT或MRI均可显示鼻咽局部区域内肿瘤大小、形态，但难以显示肿块内癌细胞分布和增殖状态，对可能出现的全身其他远处部位转移和癌细胞的分布显示存在较大困难。FDG PET/CT能够在解剖结构基础上，从葡萄糖代谢方面显示鼻咽癌细胞病理生物学特点，为其诊断和指导治疗提供客观信息。

全身^{18}F-FDG PET/CT扫描不仅可以显示鼻咽原发病灶的增殖代谢情况，同时对鼻咽癌的转移淋巴结和全身其他脏器的转移灶都可以进行客观评价。^{18}F-FDG PET/CT检查除应用于鼻咽癌的临床分期，对鼻咽癌的放疗靶区勾画有重要的指导作用外，还有助于确定肿瘤的生物靶区，提高放疗的精确度，从而提高疗效和减少正常组织的放射性损伤。

三、甲状腺肿瘤

（一）概述

甲状腺由左右侧叶和峡部构成，呈“H”型。约半数可见锥体叶，多起于峡部。侧叶位于气管的两侧，其上极多在环状软骨上方，下达第5～6气管软骨环之间，峡部位于第3～4气管软骨环的前面。甲状腺侧叶的背面有甲状旁腺，内侧与喉、气管、咽、食管相邻。

在头颈部肿瘤中，甲状腺癌发病率仅次于鼻咽癌、喉癌，居第三位。女性多于男性，男女之比为1∶(2～4)，发病年龄从20岁以后明显上升，30～34岁达高峰，54岁以后明显下降。

1. 病理类型　甲状腺癌常见的病理类型包括乳头状癌、滤泡性癌、髓样癌和未分化癌，所占比例分别为60%～80%、10%～27.8%、10%和8%。乳头状和滤泡状癌统称分化型甲状腺癌，分化程度较高，病情缓慢，预后较好；未分化癌恶性度高，易发生血行转移，预后较差。甲状腺癌出现甲状腺内、外扩散，侵犯甲状腺周围组织，向内、后侵犯气管、食管、喉返神经和甲状软骨等。远处转移，以肺转移最多，其次为骨转移。淋巴结转移以气管旁和颈深中下组常见，还可以转移至锁骨上和纵隔淋巴结。

2. 临床症状　甲状腺癌的常见临床症状表现为无痛性肿块，个别患者出现声嘶或呼吸困难，颈部淋巴结无痛性肿大等。分化型甲状腺癌可见甲状腺球蛋白水平明显升高。髓样癌细胞起源于甲状腺滤泡旁细胞，分泌大量降钙素、前列腺素、5-羟色胺及肠血管活性肽等，产生类癌综合征。

3. 诊断与治疗　甲状腺癌诊断：甲状腺肿块质硬、表面粗糙不平，或有肿块颈部固定，或伴有声嘶症状及颈部淋巴结肿大者，应怀疑甲状腺癌，确诊须进行病理组织学检查。影像学诊断对提高甲状腺癌TNM分期的准确性有较大帮助。此外，患者甲状腺球蛋白（TG）水平大于1 000ng/ml，对分化型甲状腺癌的诊断有一定价值。虽然TG特异性不高，但TG对分化型甲状腺癌的疗效评价和随访有较大意义；血清降钙素（CT）升高对于髓样癌的诊断具有特异性和较高灵敏度。

手术切除是甲状腺癌的重要治疗手段。核素碘-131内照射治疗、内分泌治疗和放疗对于分化型甲状腺癌来说具有重要价值。化疗可作为未分化型甲状腺癌辅助治疗。

（二）PET/CT影像学特征

甲状腺癌的PET/CT表现包含甲状腺癌的形态学和功能代谢两方面的内容。

甲状腺癌的形态学表现为：形态不规则、边界不清的低密度肿块影，中心可伴有坏死，瘤体内及周围可见钙化灶，增强见不均匀强化；转移淋巴结形态、结构失常，多由蚕豆形变为圆形或椭圆形，呈环形强化。肺内转移灶多呈小结节样散在分布于肺野。

甲状腺癌细胞的FDG代谢基本表现为高代谢。以未分化癌和髓样癌细胞的FDG代谢最活跃；乳头状癌和滤泡状癌代谢活跃程度常略低于甲状腺未分化癌和髓样细胞癌。颈部转移淋巴结表现为FDG高代谢。对于肺转移结节，大者可表现为FDG高代谢，小结节由于癌细胞数少，可能表现FDG低代谢。甲状腺癌常发生骨转移，病灶具有形态学改变，如骨破坏和骨密度增加，同时癌细胞表现为FDG高代谢（图9-1-7）。

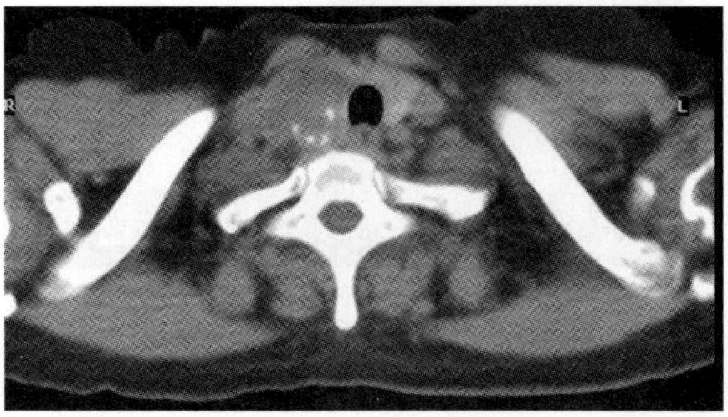

图9-1-7　甲状腺癌

（三）其他PET/CT表现

甲状腺癌作为一种内分泌肿瘤，与其他实体瘤不同，还可表现出不同程度的功能代谢特征，并对临床诊治产生显著的影响。选用不同的正电子显像药物，同样可以进行PET/CT显像，以反映其细胞表面不同的靶点分布和独特的功能代谢特征，直接指导肿瘤的靶向内放疗。

分化型甲状腺癌细胞表面分布有碘的转运体蛋白（sodium/iodide symporter，NIS），NIS表达水平明显降低，未分化型甲状腺癌细胞NIS几乎不表达。如用碘-124作为显像剂，用PET/CT扫描可显示分化型甲状腺癌组织细胞表面 NIS 的分布。

（四）鉴别诊断

除甲状腺癌细胞 FDG 高代谢外，甲状腺瘤细胞 FDG 代谢程度也可增高，程度类似或略低于分化型甲状腺癌。结节性甲状腺炎、淋巴结炎和甲亢都可表现为 FDG 不同程度的高代谢，与甲状腺癌相比，在代谢程度和形态结构上有所不同。

甲状腺癌在超声声像图上表现为：边界不清，内部回声不均匀，多数呈实质性低弱回声，后方回声减弱，瘤体内常见钙化强回声。在 CT 图像上显示形态不规则，边界不清楚的不均匀、低密度影，其内可有散在钙化及更低密度坏死区，病变周围组织分界不清。在 MRI 的 T_1WI 图像上呈境界不规则的低、中等信号，T_2WI 图像上腺癌和腺瘤均呈高信号。

1. 甲状腺腺瘤　边界清，形态比较规则，甲状腺瘤细胞 FDG 代谢可有不同程度的增高，类似或略低于分化型甲状腺癌。腺瘤的声像图一般显示圆形或椭圆形；实性者，内部回声高于正常甲状腺，呈均匀性强回声光团；囊腺瘤则呈不均匀回声或无回声。CT 图像示腺瘤为圆形或类圆形的低密度影。MRI 的 T_1WI 图像显示腺瘤呈境界清楚的结节，滤泡型腺瘤内容物多为高信号。腺癌呈境界不规则的低、中等信号；T_2WI 图像上腺瘤均呈高信号。

2. 甲状腺囊肿　甲状腺囊肿边界清，FDG 代谢缺损。其形态学在高频超声成像上可以显示甲状腺内部结构，鉴别囊性或实性。用多普勒超声可以显示甲状腺及其病变血流信号。CT 示均质囊性低密度影，增强扫描甲状腺囊肿无强化。

3. 桥本甲状腺炎　桥本甲状腺炎常伴有纤维增生性或胶质增殖结节及甲状腺增殖结节等，血流较丰富，结节呈低密度，增强无强化。FDG 代谢可增高，也可降低，主要取决于病变的变化阶段。如纤维增生时，FDG PET/CT 显示代谢活跃。

（五）临床应用价值

甲状腺位置表浅，结合临床症状和体征，甲状腺癌原发灶的诊断相对容易。

与 B 超、CT 和 MRI 相比，PET/CT 检查除了同样能显示甲状腺癌病灶形态特征外，还可显示甲状腺癌组织细胞代谢、细胞表面特异性受体和转运体表达与分布等病理分子生物学特点，指导术前甲状腺癌的临床分期，帮助治疗方案的制订和疗效评价以及转移或复发的判断等。

目前，使用 ^{131}I 或 ^{123}I 的 SPECT 扫描仍然是分化型甲状腺癌术后残留、复发和转移诊断的主要功能代谢显像方法。虽然 ^{18}F-FDG　PET/CT 检查也能够对分化型甲状腺癌术后残留、复发和转移进行诊断，但 CT、MRI、B 超声与 SPECT 是当前的首选方法。

约 20%分化型甲状腺癌患者出现术后复发或颈部转移。但由于病灶组织细胞表面 NIS 分布不稳定，肿瘤体积小，超过 SPECT 分辨极限，约有 1/3 或 1/2 的患者行 SPECT 扫描难以发现病灶。通常建议进行颈部 B 超成像及超声引导的活组织检查。如果因甲状腺球蛋白（thyroid globulin，TG）水平升高而怀疑癌细胞复发或转移，则应进行 ^{18}F-FDG PET/CT 检查。由于 TG 在排除甲状腺癌存在方面的阴性预测值约为 90%，因此一些研究者认为 TG 处于基线水平或促甲状腺激素（thyroid stimulating hormone，TSH）刺激下 TG 不超过 2ng/ml 的患者，在进行全身碘扫描后，不需要进行进一步扫描。

对于甲状腺切除后，放射性碘扫描阴性且血清 TG 超过 2ng/ml 的患者，^{18}F-FDG PET/CT 可以在颈部淋巴结发现 CT 或 MRI 图像中不明显的转移病灶。因此，使用 ^{18}F-FDG 扫描的甲状腺成像多限于甲状腺切除手术后的患者。

对于甲状腺癌伴远处转移患者，^{18}F-FDG 代谢结合 NIS 的分布状况，可以反映患者的预后。如残留或复发灶的 FDG 代谢活跃，则该甲状腺癌患者预后较差。^{131}I 治疗后病情缓解或稳定的甲状腺癌患者的 ^{18}F-FDG 代谢活跃程度通常比病情难以控制的甲状腺癌患者的降低。因此，^{18}F-FDG 代谢活跃，表示肿瘤细胞去分化程度高，恶性度更高，病人的预后较差。

（樊　卫）

参考文献

[1] 王荣福主编. 符合线路探测正电子成像与临床. 北京：北京大学医学出版社，2004.

[2] 王荣福主编. PET/CT 肿瘤诊断学. 北京：北京大学医学出版社，2008.

[3] 王全师，吴湖炳，王明芳，等. ^{11}C-蛋氨酸 PET/CT 显像在脑胶质瘤中的初步应用. 中华核医学杂志，2005，25（5）：286-287.

[4] 张佳胤，李彪. 正电子药物在肿瘤诊断中的发展. 国际放射医学核医学杂志，2006，30（1）：30-35.

[5] 蔡莉，李彦生. 氟代脱氧葡萄糖与氨基酸 PET 在脑肿瘤中的对比研究. 国外医学放射医学核医学分册，2005，29（1）：10-14.

[6] 张锦明，田嘉禾. ^{11}C 标记的放射性药物在 PET/CT 肿瘤诊断上的应用. 国外医学放射医学核医学分册，2005，29（5）：232-237.

[7] Ceyssens S，Van Laere K，de Groot T，et al. ^{11}C methionine PET，histopathology，and survival in primary brain tumors and recurrence. AJNR Am J Neuroradiol，2006，27（7）：1432-1437.

[8] Kwon JW，Kim IO，Cheon JE，et al. Paediatric brainstem gliomas：MRI，FDG-PET and histological grading correlation. Pediatr Radiol，2006，36（9）：959-964.

[9] Zhang XS，Liang CH，Chen WA，et al. PET imaging of cerebral astrocytoma with ^{13}N-ammonia. J Neurooncol，2006，78（2）：145-151.

[10] Liu RS，Chang，CP Chu LS，et al. PET imaging of brain astrocytoma with ^{11}C-acetate. Eur J Nucl Med Mol Imaging，2006，33（4）：420-427.

[11] Andreas H. Jacobs，Anne Thomas，Lutz W. Kracht，et al. ^{18}F-fluoro-L-thymidine and ^{11}C-methylmethionine as markers of increased transport and proliferation in brain tumors. J Nucl Med，2005，46（12）：1948-1958.

[12] Chen W，Cloughesy T，Kamdar N，et al. Imaging Proliferation in Brain Tumors with ^{18}F-FLT PET：Comparison with ^{18}F-FDG. J Nucl Med，2005，46（6）：945-952.

[13] Chen W，Silverman DHS，Delaloye S，et al. ^{18}F-FDOPA PET imaging of brain tumors：comparison study with ^{18}F-FDG PET and evaluation of diagnostic accuracy. J Nucl Med，2006，47（6）：904-911.

[14] Torii K，Tsuyuguchi N，Kawabe J，et al. Correlation of amino-acid uptake using methionine PET and histological classifications in various gliomas. Ann Nucl Med，2005，19（8）：677-683.

[15] Gabriele Pöpperl，Friedrich W. Kreth，Jochen Herms，et al. Analysis of ^{18}F-FDG PET for grading of recurrent gliomas：is evaluation of uptake kinetics superior to standard methods? J Nucl Med，2006，47（3）：393-403.

[16] Wang SX，Boethius J，Ericson K. FDG-PET on irradiated brain tumor：ten years' summary. Acta Radiol，2006，47（1）：85-90.

[17] 白人驹主编. 医学影像诊断学. 第 2 版. 北京：北京人民卫生出版社，2005.

第二节 肺部肿瘤

原发性支气管肺癌（primary bronchogenic cancer），简称肺癌（lung cancer），是起源于气管-支气管黏膜或腺体的恶性肿瘤。肺癌预后差，死亡率与发病率相近，近年来发病率有逐渐增高趋势。国内外大量临床研究应用报道，PET/CT 影像技术在肺癌诊断与鉴别诊断中具有重要临床价值，可为临床提供更可靠的定性定位诊断信息。

一、引言

（一）病因

肺癌的病因较复杂，其发生与多种因素有关：

1. 吸烟　经研究，75%～90%的肺癌与吸烟有关，尤其是通常吸用的卷烟是肺癌发生的重要危险因素。吸烟发生肺癌的危险度符合剂量反应特性，与吸烟开始的年龄、持续时间、每日吸烟量和吸入深度等呈正相关。

2. 空气污染　主要原因是与工业和交通发达地区中的石油、煤和内燃机等燃烧后及沥青公路上的尘埃产生的含苯并芘等致癌物质污染大气有关。调查表明，工业城市中肺癌的发病率与空气中苯并芘的浓度成正相关。

3. 职业因素　有多种物质（因子）与肺癌有关，包括砷、砷的复合物、石棉、氡、铬化物、煤焦油、含有石棉纤维的滑石、镍和镍的复合物等，其中以氡和石棉为首，氡与卷烟有协同致癌作用。

4. 饮食　一些研究表明，较少食用含 β 胡萝卜素的蔬菜和水果，肺癌发生的危险性升高。血清中 β 胡萝卜素水平低的人，肺癌发生的危险性也高。

5. 遗传因素　肺癌的许多特征提示可能与家族相关。如 Rb 基因与 *p*53 基因遗传突变可能发生肺癌。

6. 基因改变　研究资料提示肺癌的发生与细胞遗传物质的改变有关，包括显性癌基因的激活和抑癌基因或隐性基因的失活。

7. 其他　某些肺部慢性疾病与肺癌的发病有关。如肺结核、矽肺等可与肺癌并存。这些病例肿瘤发病率高于正常人。此外，肺、支气管慢性炎症以及肺纤维瘢痕病变，在愈合过程中可能引起鳞状上皮化生或增生，在此基础上，部分病例可发展成为癌肿。

（二）病理

1. 大体分型　肺癌的大体类型（即肉眼形态）

根据肿瘤发生的部位，经典地分为中央型、周围型和弥漫型，以前两者多见，弥漫型少见。尚有罕见的胸膜型、瘢痕癌和胶样癌。

2. 组织学分类　根据 1999 年世界卫生组织 WHO 关于肺癌的分类，分为鳞状上皮细胞癌、腺癌、细支气管肺泡癌、小细胞癌、大细胞癌、腺鳞癌、肺癌伴肉瘤样变或肉瘤成分、类癌、涎腺型癌等组织学类型。

肺癌的不同组织类型在临床表现、治疗手段的选择及预后上均不相同，组织分类与临床密切结合，具有较好的应用价值。另一方面，也反映了肺癌的组织学分型上表现出来的不同程度的异质性。

根据肺癌的生物学特性和治疗方法的不同，临床肿瘤学家把肺癌分为两类：①小细胞肺癌（small cell lung cancer，SCLC）；小细胞肺癌占所有肺癌的 20%～25%，其特点是恶性程度高，容易转移，以化疗为主的综合治疗。②非小细胞肺癌（non small cell lung cancer，NSCLC）；除了小细胞以外的所有类型的肺癌，占所有肺癌的 75%～80%，此类肺癌多采用手术治疗为主的综合治疗。

（三）临床表现

1. 一般症状　约 10%的肺癌患者无症状，而由胸片或痰细胞学筛查检出。肺癌的症状包括肺癌本身引起的局部症状，如咯血、刺激性咳嗽和胸痛，间断性出现痰中带有少量血丝。

2. 扩展症状　胸膜转移产生大量的胸腔积液，引起憋气、呼吸困难和胸痛；肋骨转移引起胸部疼痛；引起上腔静脉阻塞综合征时出现气短、头颈部水肿和颈静脉怒张；喉返神经受侵引起声音嘶哑；心包转移引起心悸、胸闷；肿大淋巴结压迫食管引起吞咽困难；肺上沟瘤侵犯臂丛神经出现肩背部和上肢疼痛及运动障碍；迷走神经受侵时出现同侧软腭瘫痪、咽喉感觉丧失，呼吸及吞咽困难；交感神经受侵可使汗腺分泌减少或无分泌；颈上交感神经受侵后可产生 Horner 综合征（Horner's syndrome）；脑转移引起头痛、恶心、呕吐及相应的定位体征；以及非特异性全身性症状如疲乏、体重下降等。胸外表现即伴瘤综合征可表现在神经、肌肉、皮肤、骨骼、内分泌或代谢、血液、心血管、肾等方面的异常。

3. 扩散和转移　肺癌的生长速度以及扩散和转移情况，决定于癌细胞的组织学类型和分化程度以及病人的免疫功能状态。肺癌通过淋巴管和血管发生远外转移，以及局部直接蔓延扩散和气道播散，可先于、后于或与肺癌同时发现。胸外转移部位常见于骨、脑、肾上腺和肝。此外，肺癌转移偶尔可见于其他多个部位，有些部位极为罕见，包括皮肤、软组织、肠、甲状腺、卵巢、前列腺等。

（四）TNM 临床分期

目前国际上通用的肺癌临床分期体系是 TNM 分期，其中 T（primary tumor）表示原发的肿瘤，其后数字的增加表示肿瘤的大小、局部受累的范围和程度；N（regional lymph nodes）表示局部淋巴结，包括胸内、斜角肌和锁骨上淋巴结，其后数字的增加表示受累的水平；M（distant metastasis）表示有无远处转移。

1. 肺癌国际 TNM 临床分期系统中 TNM 的定义

（1）T（原发肿瘤）

T_X：原发肿瘤不确定，或在痰液或支气管灌洗液中发现恶性细胞，但影像学或支气管镜检查未发现肿瘤。

T_0：未发现肿瘤证据。

T_{is}：原位癌。

T_1：肿瘤最大直径≤3cm，周围为肺或脏层胸膜，纤支镜检查病变未累及叶支气管。

T_2：肿瘤的大小或范围具有以下任何一特点：①肿瘤最大直径＞3cm；②位于主支气管以内，距离隆突至少 2cm；③侵及脏层胸膜；④有肺不张或阻塞性肺炎，其范围扩展到肺门区域但未超过全肺。

T_3：不论肿瘤大小，直接侵犯以下任何部位：如胸壁（包括肺上沟癌）、横膈、纵隔胸膜、心包壁，而不侵犯心脏、大血管、气管、食管和椎体。或肿瘤在主支气管内，距隆突＜2cm，但未侵及隆突者。有肺不张或累及全肺的阻塞性肺炎。

T_4：不论肿瘤大小，侵犯以下任何部位：包括纵隔、心脏、大血管、气管、食管、椎体、隆突和恶性胸腔或心包积液，或有与原发灶同叶的单个或多个卫星灶。

注：①任何大小的表浅肿瘤局限于支气管壁者，即使累及主支气管仍属 T_1。

②大多数肺癌的胸腔积液是由肿瘤引起，但如果多次细胞学检查为阴性结果，既非血性又非渗出液，仍按原发肿瘤界定其期别。

（2）N（区域性淋巴结）

N_x：区域淋巴结无法评价。

N_0：无区域淋巴结转移。

N_1：转移到同侧支气管旁或（和）同侧肺门，

以及播散到肺内结节。

N_2：转移到同侧纵隔淋巴结和（或）隆突下淋巴结。

N_3：转移到对侧纵隔淋巴结，对侧肺门淋巴结、对侧或同侧的前斜角肌或锁骨上淋巴结。

（3）M（远处转移）

Mx：远处转移无法评价确定。

M_0：无远处转移。

M_1：有远处转移，包括同侧或对侧非原发肿瘤所在叶出现的转移性结节。

2. TNM与临床分期的关系　为了识别具有相似预后和治疗的患者，将有相同预后的不同T、N、M组合起来可分成一系列的病期，共分四个期（表9-2-1）。

表9-2-1　肺癌国际TNM分期

分期	T（原发瘤）	N（淋巴结）	M（远处转移）
隐性癌	T_X	N_0	M_0
0期	T_{is}	N_0	M_0
ⅠA期	T_1	N_0	M_0
ⅠB期	T_2	N_0	M_0
ⅡA期	T_1	N_1	M_0
ⅡB期	T_2	N_1	M_0
	T_3	N_0	M_0
ⅢA期	T_1	N_2	M_0
	T_2	N_2	M_0
	T_3	N_1，N_2	M_0
ⅢB期	T_4	任何N	M_0
	任何T	N_3	M_0
Ⅳ期	任何T	任何N	M_1

临床通常意义上的早期肺癌是指Ⅰ期和部分Ⅱ期肺癌（即ⅠA期：$T_1N_0M_0$；ⅠB期：$T_2N_0M_0$和ⅡA期：$T_1N_1M_0$，ⅡB期：$T_2N_1M_0$）。ⅡB期中的$T_3N_0M_0$不包括在早期肺癌的范畴内。

（五）小细胞肺癌的国际分期

目前，对于TNM分期是否适用于SCLC，在国际肺癌界仍存在争议。原因在于，TNM分期往往需要正确的淋巴结切除检查，但是SCLC极少考虑外科治疗。其次，SCLC一般在就诊时有80%发生了转移，甚至患者表现为小的原发肿瘤而无淋巴结转移迹象时，即有远处转移。因此，目前大多数胸科肿瘤学家采用简单的二期分期法，即Veterans Administration Lung cancer Study Group于1973年制订的分期，简称VA分期。

1. 局限期（limited disease，LD）　肿瘤局限于半胸内及其引流的区域淋巴结，包括双侧的肺门淋巴结、双侧的纵隔淋巴结和双侧的锁骨上淋巴结。同侧的恶性胸膜腔积液，上腔静脉阻塞和左喉返神经受累，也列为局限期。

2. 广泛期（extensive disease，ED）　肿瘤已超出胸腔的范围，包括对侧胸腔受累和远处转移。心包受累也属于广泛期。

（六）肺癌分期中区域淋巴结的分类

区域淋巴结的分类与国际肺癌分期系统一致，见图9-2-1和表9-2-2。由Mountain和Dresler提出的淋巴结图解提供了一个融合通常使用的大多数淋巴结图解特征的简单分类系统——这一图解由Naruke根据数据提出，并由北美肺癌研究小组根据美国胸科协会的建议而推荐使用。这一图解也为国际抗癌联盟（Union Internationale Control Cancer，UICC）和美国癌症协会（American Joint Committee on Cancer，AJCC）采纳并推荐。

表9-2-2　淋巴结图解的定义

淋巴结的站：解剖标志
N_2 淋巴结——N_2 所有淋巴结位于纵隔胸膜包围的范围内
1. 最高纵隔淋巴结：淋巴结位于头臂静脉（左无名静脉）上边缘水平线以上，上行向左，其中线穿过气管前面。
2. 气管旁淋巴结群：淋巴结位于主动脉弓上边缘切线的水平线以上的区域，并低于1区淋巴结的下界。
3. 血管前和气管后淋巴结：气管前和后淋巴结分别定为3A和3P。中线上的淋巴结被认为是同侧。
4. 气管旁淋巴结下群：右边的气管旁淋巴结群位于气管中线右边，在主动脉弓上边缘切线的水平线和从叶支气管上边界延伸穿过右主支气管的水平线之间，并在纵隔胸膜包围之内；左边的气管旁下淋巴结位于气管中线的左边，在主动脉弓上边缘切线的水平线和从左叶支气管上边界水平延伸穿过左主支气管之间，中间靠动脉韧带，并在纵隔胸膜包围内。研究者们希望为研究目的将气管旁下淋巴结分为4s（上）和4i（下）两个亚型。4s淋巴结位于延伸穿过气管水平线和奇静脉头侧边缘切线形成的夹角区域内。4i淋巴结在4s下界和4区下界之间，如上述描述。
5. 主动脉下（A-P Window）淋巴结：主动脉下淋巴结外侧为动脉韧带或主动脉、左肺动脉，近侧为左肺动脉第一属支，并位于纵隔胸膜包围内。

续表

淋巴结的站：解剖标志
6. 主动脉旁淋巴结（升主动脉或横膈）：淋巴结前侧和外侧为升主动脉和主动脉弓或无名动脉，下方为经主动脉弓上边缘的切线。
7. 隆突下淋巴结：淋巴结尾侧为气管隆突，但与叶支气管以下或肺内动脉无关系。
8. 食管旁淋巴结（隆突下）：淋巴结邻近气管壁，并在中线左侧或右侧，不包括隆突下淋巴结。
9. 肺韧带淋巴结：淋巴结位于肺韧带内，包括位于后壁和低于下肺静脉部位的淋巴结。
N_1淋巴结——所有 N_1 淋巴结远侧为纵隔反折处，并在脏胸膜内。
10. 肺门淋巴结：近端为叶支气管淋巴结，远侧为纵隔胸膜反折处，淋巴结邻近右侧中间支气管。X 线胸片中肺门阴影可能由肺门和肺内淋巴结共同所致。
11. 叶支气管间淋巴结：位于叶支气管之间。
12. 叶支气管淋巴结：邻近远端叶支气管。
13. 段支气管淋巴结：淋巴结与段支气管相邻。
14. 亚段支气管淋巴结：淋巴结转绕段以下支气管。

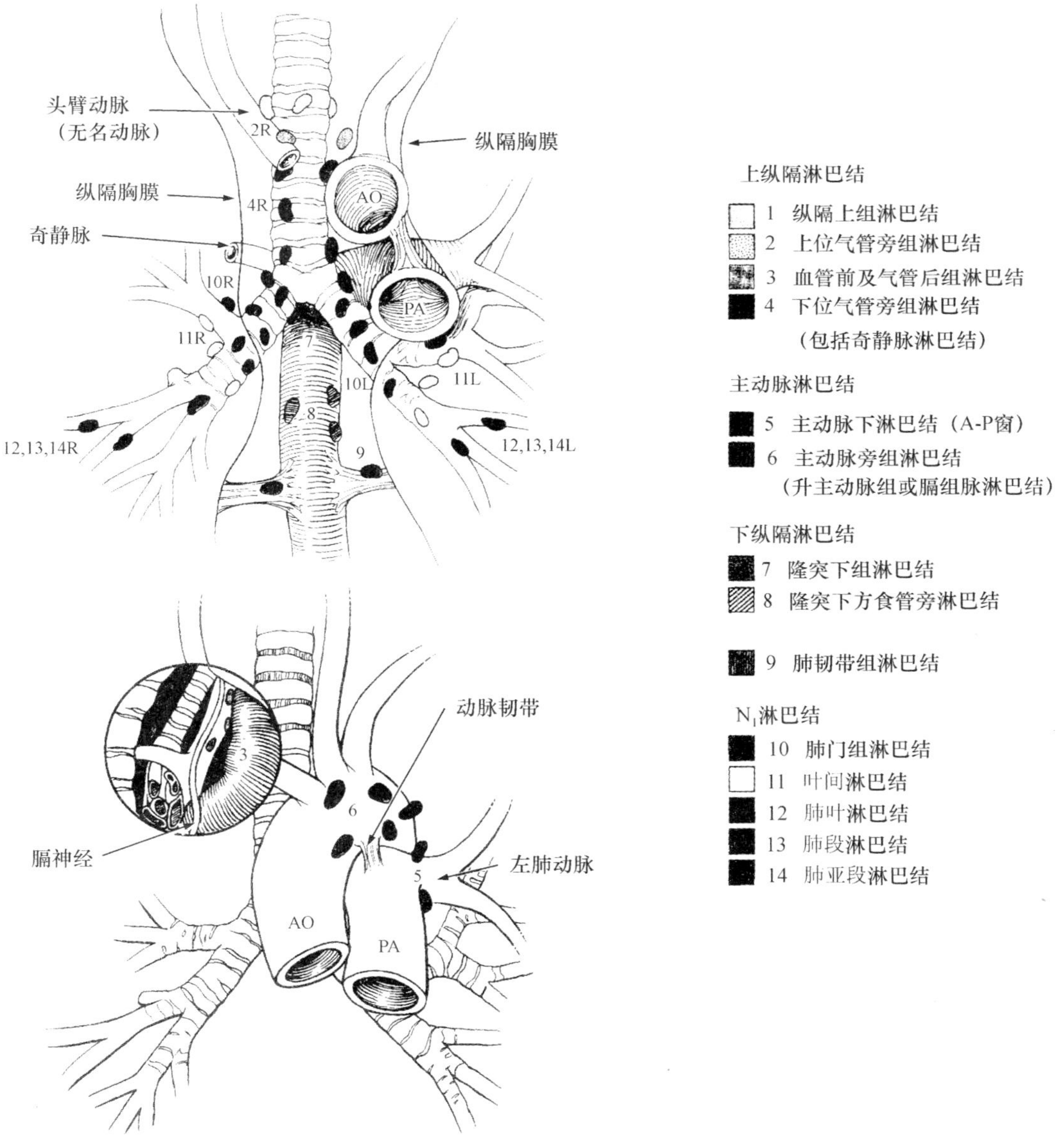

图 9-2-1　UICC 和 AJCC 肺癌分期中区域淋巴结的站

二、简要流行病学

肺癌是男性最常见的恶性肿瘤，在世界范围内其发病率为37.5/10万；当今女性肺癌的发病率上升，达10.8/10万。在我国，北京、上海、天津等大城市，肺癌已跃居为恶性肿瘤死因的第一位。中国的肺癌发病率及患病绝对人数均占全世界的第1位。近20年来肺癌在我国城乡已成为上升幅度最大的肿瘤，调整死亡率从20世纪70年代的7.17/10万，上升为20世纪90年代的15.19/10万，上升了111.85%。在农村，尽管肺癌在全部恶性肿瘤中的位次未变，仍为第4位，但其上升幅度高于城市。男女性别比例为2∶1。近年来，由于女性吸烟者的不断增加，女性肺癌患者的比例相应上升。年龄特异性发病率呈指数性增长，直到平台出现，男性在80岁，女性在70岁以后才下降。50岁以下被诊断出来的肺癌仅有5%～10%。年轻成人的肺癌流行病学研究强调了腺癌占优势和阳性家族史的重要性。

三、肺癌PET/CT的应用

（一）肺癌PET/CT显像技术

1. ^{18}F-FDG PET/CT早期显像　患者检查前需禁食4～6h，禁饮含糖饮料，糖尿病患者可继续服降糖药，显像前2h患者口服1.5%～2.0%低浓度含碘水溶液800ml，扫描前10min再口服1.5%～2.0%低浓度含碘水溶液200ml。在平静状态下经三通管于患者外周静脉注射^{18}F-FDG 296～560MBq（0.12mCi～0.15mCi/kg），患者在暗室静卧50～60min，排尿后进行胸部或全身PET/CT显像。PET/CT（以GE Discovery LS为例）显像包括CT透射扫描和PET发射扫描，CT透射扫描电压为120kV，电流80～200mA，螺距为0.75，每环旋转时间0.8s；PET发射扫描3～5min/床位，图像重建采用有序子集最大期望值迭代法（OSEM），具体技术参数因机器不同而变化。全身扫描范围为大腿上段至颅顶，胸部为胸锁关节至上腹部。PET和CT采集的图像传送到Xeleris工作站进行图像融合、图像分析；放射性浓聚灶感兴趣区（ROI）由计算机计算标准摄取值（SUV）、L/B比值计算以此作为半定量诊断分析参考。

2. ^{18}F-FDG PET/CT延迟显像　注射^{18}F-FDG显像剂约2～4h后，对放射性浓聚灶进行局部PET/CT延迟显像，显像参数和图像融合及判断与早期显像一致。可计算滞留指数＝（延迟显像ROI的最大SUV－早期显像ROI的最大SUV）÷早期显像ROI的最大SUV×100%。以此作为半定量诊断分析参考。

3. 高分辨率CT扫描（high resolution CT，HRCT）　^{18}F-FDG PET/CT显像后，对难判断肺部病灶（＜3cm）进行感兴趣区单一MSCT薄层（1.5mm或2.0mm）扫描和利用高-空间-频率（骨）算法重建图像的技术方法，并采用MPR或3D等多种后处理技术的应用。高分辨率扫描的主要作用在于优化地显示肺内细微结构（肺小叶气道、血管及小叶间隔、肺间隔、肺间质及毫米级的肺内小结节内部结构等）。

4. CT增强扫描及CT动态增强扫描　是在^{18}F-FDG PET/CT显像后，为诊断作佐证或了解胸部大血管的解剖和确定血管是否受侵而进行的检查。增强扫描是从外周静脉注入含碘对比剂后再作一程胸部连续扫描的方法，通常分为二期扫描：血管浸润期（或称动静脉期）及实质浸润期（或称平衡期）。前者一般在注射1min内扫描，后者在注射后2～5min内扫描。动态增强扫描是指以高速率（2～4ml/s）注射含碘对比剂（约100ml）后，在30～50s内注完。在注射开始后30s起，每隔30s～1min，在病灶同一层面连续扫描，连续扫描达注射对比剂后7min。增强的目的是明确病灶的性质（血管性或非血管性）、病灶灌注的动态CT值的变化、观察病灶的涉及范围，以及胸部大血管的解剖。

（二）肺癌PET/CT检查适应证

1. 肺癌的诊断与鉴别诊断。
2. 肺癌治疗前的分期与治疗后的再分期。
3. 指导肺癌治疗方案的制订与修改以及肺癌放疗生物靶区的勾画。
4. 评价肺癌的疗效和预后、监测肺癌术后残余与复发。
5. 远处转移灶及肺癌原发灶的寻找。
6. 穿刺活检定位。

（三）肺癌PET/CT影像学表现

1. 中央型肺癌

（1）PET表现：中央型肺癌早期^{18}F-FDG PET显像表现为段以上气管支气管腔内结节状放射性异常浓聚灶（彩图9-2-2）。中晚期表现为肺门肿块状放射性异常浓聚灶，放射性异常浓聚病灶边界清楚，可呈分叶状。并阻塞性肺不张实变肺代谢不增高（彩图 9-2-3），阻塞性肺炎代谢呈片状增高（彩图 9-2-4）。肿瘤液化坏死可呈放射性缺损（彩图 9-2-5）。早期显像，病灶 SUV＞2.5。延迟显像，感兴趣区病灶滞留指数达 20%～30%以上多见。

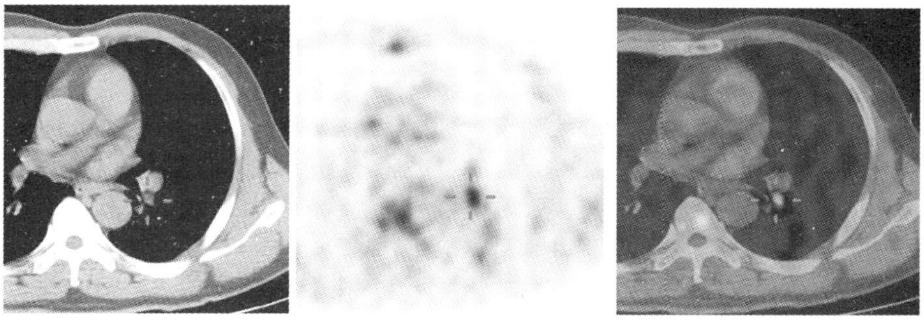

彩图 9-2-2 男性，50 岁，18F-FDG PET/CT 示左肺下叶背段支气管口结节状放射性异常浓聚，SUV 4.8。纤维支气管镜活检病理示左肺下叶背段开口处 SCLC

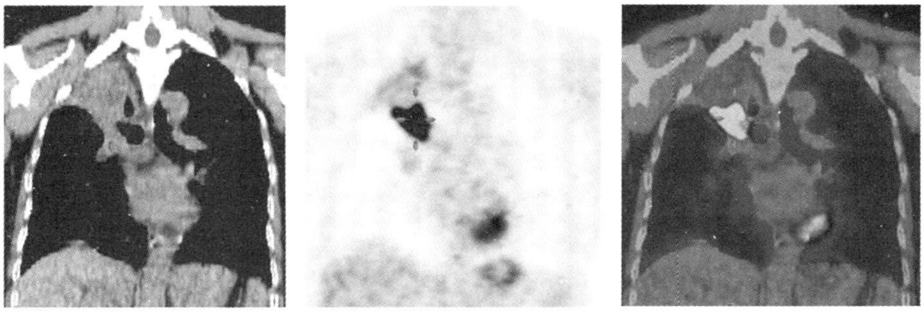

彩图 9-2-3 男性，65 岁，18F-FDG PET 示右肺上叶肺门处肿块分叶状放射性异常浓聚，SUV 18.3；CT 示右肺上叶实变不张影，右肺上叶支气管阻塞。术后病理：右肺上叶鳞癌

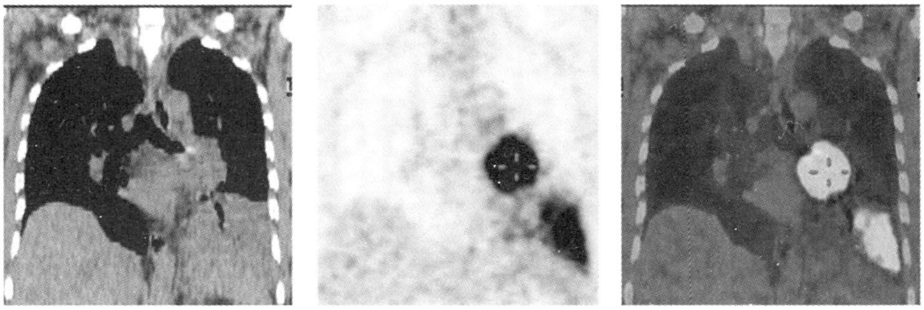

彩图 9-2-4 男性，56 岁，18F-FDG PET 示左肺门肿块状放射性异常浓聚影，SUV 13.2，左肺下叶片状不均匀代谢增高，SUV 4.6；CT 示左肺门软组织肿块影，左下叶支气管阻断，伴左肺下叶不张、阻塞性炎症。病理示左肺下叶腺癌

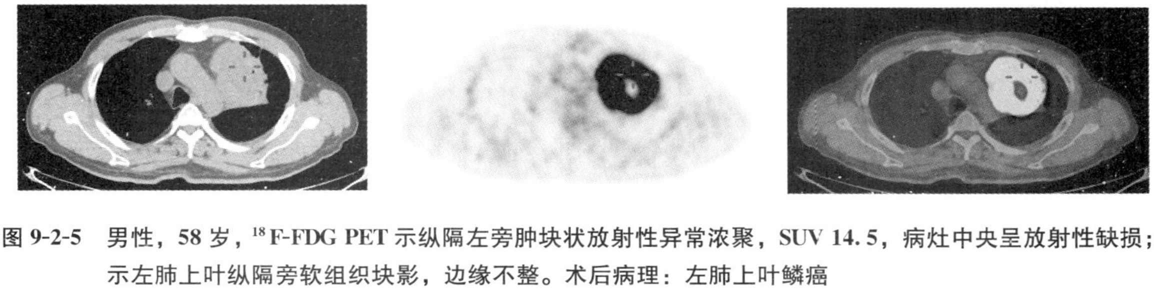

彩图 9-2-5 男性，58 岁，18F-FDG PET 示纵隔左旁肿块状放射性异常浓聚，SUV 14.5，病灶中央呈放射性缺损；CT 示左肺上叶纵隔旁软组织块影，边缘不整。术后病理：左肺上叶鳞癌

（2）CT 表现：早期中央型肺癌在薄层或HRCT扫描可发现肺叶支气管内的结节，肺叶及肺段支气管管壁增厚、管腔狭窄或阻塞。肺内有支气管阻塞性改变，可发生肺不张、肺炎及支气管扩张，其程度较轻。也可见肺气肿征象。

中、晚期中央型肺癌直接征象是肺门肿块和支气管狭窄、梗阻、管壁增厚及支气管管腔内结节。位于肺叶支气管周围的肺门肿块一般为管壁型肿块。位于肺段支气管周围的肺门肿块多为管外型肿块，沿肺段支气管长轴生长。肺门肿块边缘较为光滑清楚，可有浅分叶。其密度均匀，也有的肿块内有钙化，多为肺癌发生之前肺门淋巴结原有的钙化。支气管狭窄范围较局限，管腔不规则。支气管梗阻常合并管腔狭窄，或突然截断。支气管壁在狭窄、梗阻部位有不规则增厚。支气管内软组织结节常合并管壁增厚。

中央型肺癌的间接征象是支气管继发的阻塞性改变。阻塞性肺炎表现为小叶、小叶融合、肺段或肺叶实变影像。与一般肺炎不同的是肺门区密度增高，或有肿块。阻塞性肺不张的肺体积减小，密度增高。有的可见肺门部有肿块影突出肺不张的外缘。增强扫描可见肺不张内的肿块轮廓，其密度较肺不张增强的密度低。增强扫描还能显示肺不张内的“黏液支气管征”，即肺不张内有条状或结节状低密度影，为支气管内潴留有黏液因不增强而呈低密度，而周围不张的肺组织增强较明显。阻塞性肺气肿表现为肺叶范围的密度减低区，此征象常不易发现。阻塞性支气管扩张为柱状或带状高密度影，从肺门向肺野方向分布。阻塞性支气管扩张常合并炎症，或轻度肺不张。薄层 CT 或 HRCT 扫描显示支气管的异常表现更为清楚。螺旋 CT 多平面重建（MPR）及三维（3D）立体重建图像可更好显示支气管肿瘤的部位、范围、程度、病变向管外生长的形态及支气管狭窄的情况。

2. 周围型肺癌

（1）PET 表现：周围型肺癌^{18}F-FDG PET 显像呈结节状或团块状放射性异常高代谢或低代谢浓聚，少数不代谢。结节或肿块可呈圆形或类圆形，边缘清楚、边缘可呈分叶（彩图 9-2-6）。少数较大的恶性肿瘤，中心可有坏死液化形成，呈中央放射性缺损，壁常较厚且浓聚程度高呈环状浓聚（彩图 9-2-7）。早期显像，大多数病例病灶 SUV＞2.5、或＜2.5，延迟显像，感兴趣区病灶 SUV 增高，通常滞留指数大于 20%～30%。病灶直径＜7mm，大多不表现为放射性异常浓聚。

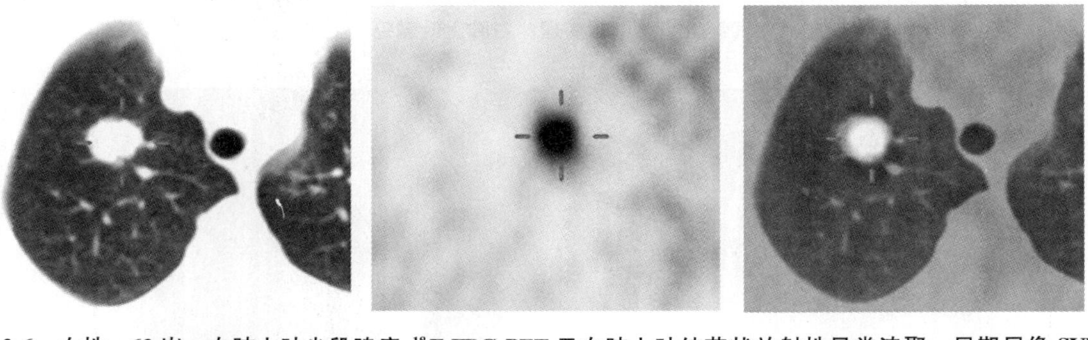

彩图 9-2-6　女性，62 岁，右肺上叶尖段腺癌。^{18}F-FDG PET 示右肺上叶结节状放射性异常浓聚，早期显像 SUV 3.4，延迟显像 SUV 3.5；CT 示结节状软组织密度影，伴浅分叶征和小毛刺征

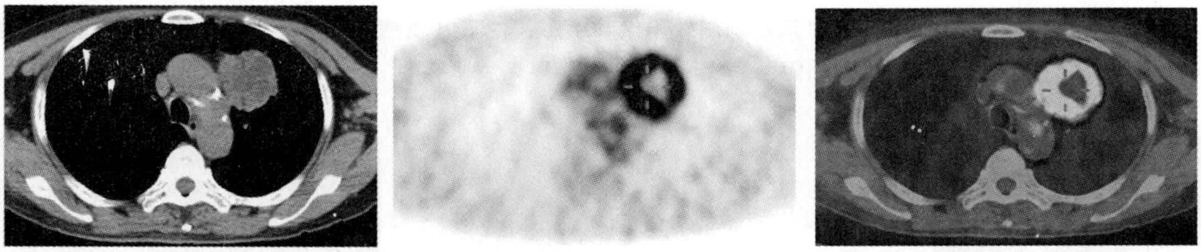

彩图 9-2-7　男性，65 岁，左肺上叶前段鳞癌。^{18}F-FDG PET 示左肺上叶前段肿块状放射性异常浓聚，SUV 6.8，中央呈放射性缺损；CT 示软组织肿块中间低密度影，肿块浅分叶征

（2）CT 表现：早期周围型肺癌：①肿瘤的密度：肺癌的空泡征是指结节内的小的透光区，约2mm。含气支气管像或细支气管像是结节内的纤细的条状含气影像。这两种征象多见于细支气管肺泡癌和腺癌。直径 2cm 左右的肺癌很少有钙化，若有钙化则多呈斑点状，位于病灶中心或偏心性，这种肺癌一般认为是在肉芽肿基础上发生的瘢痕癌。②肿瘤的边缘：肺癌边缘毛糙为常见征象：表现为病变边缘有毛刺征（彩图 9-2-8），分叶征较多见。③肿瘤的周围征象：胸膜凹陷征是肿瘤与胸膜之间的线形或三角形影，以腺癌和细支气管肺泡癌多见。有的肿瘤的周围血管向肿瘤集中，在肿瘤处中断或贯穿肿瘤，称“血管纠集征”。④肿瘤倍增时间：是指肿瘤体积增长一倍的时间。周围型肺癌的倍增时间一般为 3～6 个月，少数病例可较短或较长时间。⑤肺癌的增强特征：增强扫描用于早期周围型肺癌的鉴别诊断。肺癌增强后的 CT 值比平扫增加 20～80Hu 以上，最大达 100Hu 以上，但一般不小于 20Hu。在 CT 强化的形态上，肺癌多表现为完全强化。在动态 CT 增强扫描检查中，肺癌的时间-密度曲线呈慢升慢降的形态，4～5min 达峰值。MSCT 的多平面重建便于膈上、纵隔旁及肺尖部肿瘤的定位。螺旋 CT 的三维立体成像可显示胸膜凹陷征、分叶征及肿瘤与周围结构的立体关系，如与血管及支气管、胸膜的关系。

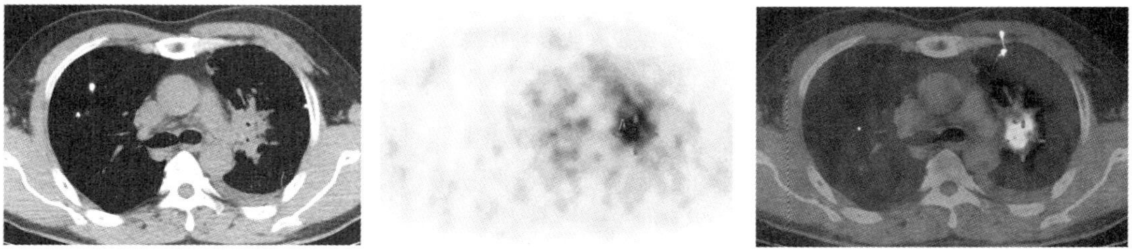

彩图 9-2-8　男性，59 岁，^{18}F-FDG PET 示左上肺门结节状放射性异常浓聚，SUV 5.9；CT 示左肺上叶尖后段结节状软组织密度影，呈空泡征、长毛刺，左胸腔少量积液；纤维支气管镜活检病理：左肺上叶腺鳞癌

中、晚期肺癌：①瘤体的密度：多数肿瘤的密度均匀。肿瘤空洞的洞壁厚薄不均，内壁可有结节，外缘清楚，有分叶。较大的肿瘤可有钙化。钙化的形态为斑片及结节状，斑片状钙化。②瘤体边缘：肿瘤分叶征较常见，少数肿瘤边缘光滑或呈多个浅弧形。分叶征与肿瘤各部位生长速度不同有关，并可在支气管、血管进出肿瘤及胸膜陷入的部位形成明显的凹陷。多数肿瘤边缘毛糙、有毛刺或模糊，但也可边缘清楚。

3. 弥漫型肺癌

（1）PET 表现：病灶表现为整个肺叶或整个肺段呈明显放射性弥漫性浓聚，或多个小结节状浓聚灶弥漫地占据 1 个或 1 个以上肺段，甚至 1 个肺叶。病灶 SUV＞2.5，有的结节病灶呈低代谢或不代谢，表现为假阴性。

（2）CT 表现：为两肺多发病灶及肺段、肺叶的实变影像。两肺多发病灶为结节或斑片状影像，结节大小不等，其密度相似，以两肺中下部较多，HRCT 有助于病变形态、分布的显示。肺叶、肺实变的密度不均，合并有小结节影像，有的可见空气、支气管像，为肺泡实变而支气管内仍有气体。含气的支气管不规则狭窄、扭曲及具有僵硬感，细小分支消失截断。CT 增强检查时在肺叶及肺段实变病变中出现血管强化的影像，称为“血管造影征”（angiogram sign）。

4. 肺癌的转移

（1）胸部转移

1）PET 表现：肺癌淋巴结转移可见肺内、肺门、纵隔单个或多个、较大的、同侧性或不规则分布、结节形或团块形放射性异常浓聚，放射性浓聚明显高于正常纵隔的血池（彩图 9-2-9）。病灶直径＞7mm，SUV＞2.5；病灶直径＜7mm，SUV 可＜2.5，或无放射性异常浓聚。肺内血行、淋巴转移病灶可表现高代谢结节病灶或不能显示粟粒样病灶和癌性淋巴管炎。胸膜转移可见条片状、整个胸膜状或结节状放射性异常浓聚，较小转移灶可无放射性异常浓聚。纵隔炎症增生性淋巴结可表现轻度放射性浓聚，延迟显像，病灶代谢可增高或减低，通常病灶多发，分布规则对称，需与淋巴结转移鉴别。

2）CT 表现：胸内淋巴结转移引起肺门及纵隔淋巴结肿大。淋巴结短径＞1.0cm。可发生于任何一组淋巴结，以气管分支下、主动脉弓旁、上腔静脉后、主肺动脉窗、气管旁及两肺门多见。可为一组或多组淋巴结肿大。增大的淋巴结可为单发，或数个淋巴结融合成较大肿块。增强检查淋巴结强化不如血管明显，可与血管鉴别。肿瘤在肺内血行

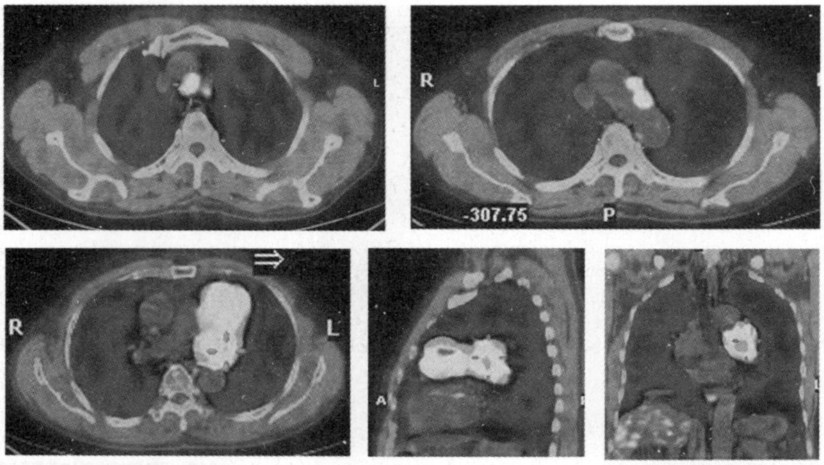

彩图 9-2-9　^{18}F-FDG PET/CT 示左肺门及左肺上叶舌段肿块分叶状放射性异常浓聚，SUV 15.1，肿块中央呈放射性缺损。上气管左前，主动脉弓左旁淋巴结放射性异常浓聚，示左肺上叶肺癌伴肺门、纵隔淋巴结转移

转移形成多发结节，结节边缘光滑，或呈粟粒状（彩图 9-2-10）。肿瘤经淋巴结转移形成癌性淋巴管炎，表现为支气管血管束增粗，有小结节及细线、网状影。胸膜转移的 CT 表现为胸膜结节和胸腔积液，胸膜结节为多发性，可发生于胸膜各个部位，胸腔积液以中等及大量积液多见。肺上沟瘤易引起胸椎及肋骨破坏。CT 血管造影（CTA）可显示肿瘤对血管的侵犯，如肺静脉、上腔静脉及肺动脉受侵。

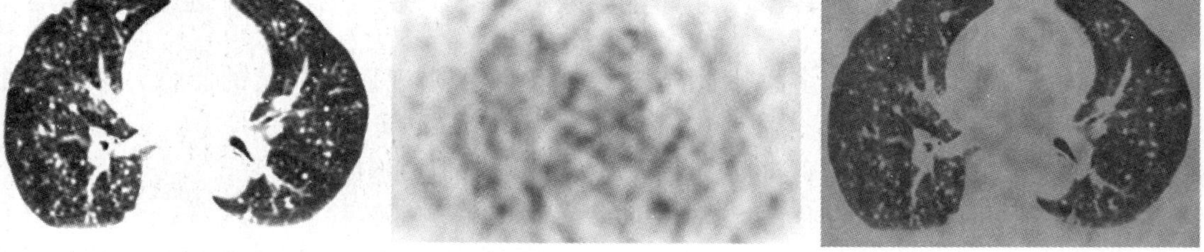

彩图 9-2-10　女性，65 岁，右肺上叶腺癌并肺内转移。^{18}F-FDG PET/CT 示双肺弥漫粟粒状转移，粟粒状病灶未见放射性异常浓聚

（2）胸外转移

1）骨转移瘤

①PET 表现：^{18}F-FDG PET/CT 显像显示溶骨性转移松质骨和皮质可呈^{18}F-FDG 异常浓聚（彩图 9-2-11），坏死缺损区呈放射性低代谢或代谢缺损。成骨型转移通常低代谢或不代谢（彩图 9-2-12），少数表现^{18}F-FDG 高代谢（彩图 9-2-13）。溶骨型转移病灶放射性异常浓聚高于成骨型转移病灶。混合型则呈^{18}F-FDG 异常浓聚介于上述两型之间多见（彩图 9-2-14）。肺癌以溶骨型和混合型多见。肺癌患者经造血生长因子治疗后，化疗后，特别是使用粒细胞生成因子后，骨髓代谢可明显增高（彩图 9-2-15）。注意与^{18}F 离子致骨显像，或肿瘤广泛转移致“超级骨髓显像”表现鉴别。

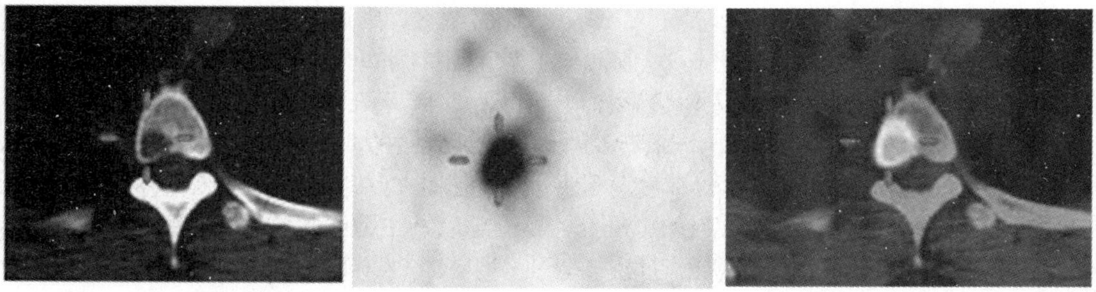

彩图 9-2-11　右肺上叶肺癌溶骨性骨转移，CT 示胸椎溶骨性低密度影，^{18}F-FDG PET 示相应部位放射性异常浓聚，SUV 5.3（与彩图 9-2-22 同一病例）

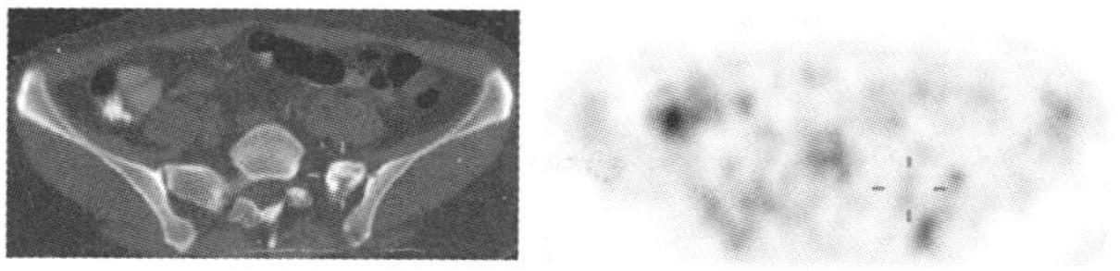

彩图 9-2-12　右上肺癌骨转移。CT 示左骶骨呈混合性破坏，^{18}F-FDG PET 于相应部位未见放射性异常浓聚

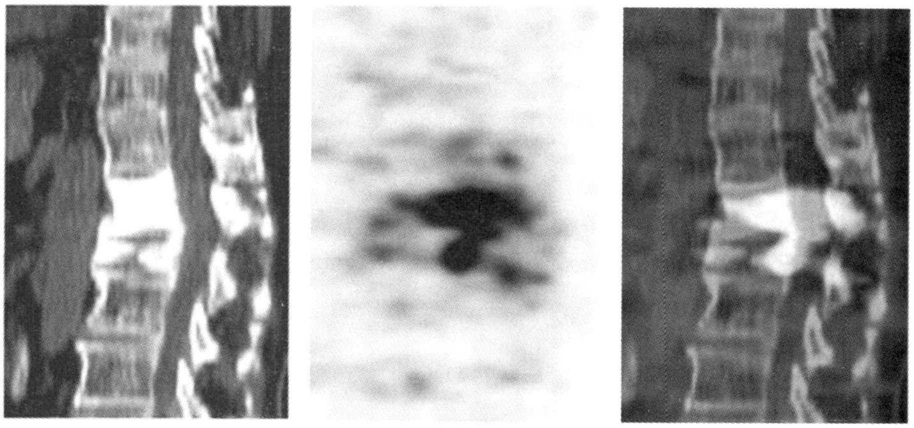

彩图 9-2-13　右上肺腺癌成骨转移。CT 示 T_{12} 椎体、L_1 椎体及椎弓根骨质呈成骨高密度影，L_1 椎体病理性骨折变扁；^{18}F-FDG PET 示相应部位放射性异常浓聚影，SUV 6.2

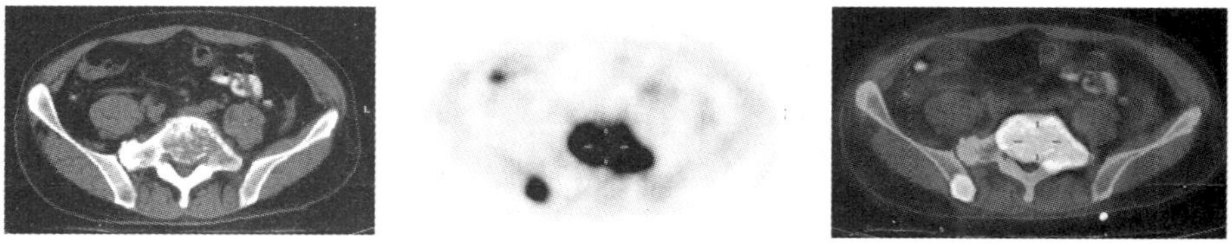

彩图 9-2-14　右肺上叶肺癌骨转移。^{18}F-FDG PET/CT 示 L_5 椎体、右髂骨后翼放射性异常浓聚，SUV 8.9；CT 示椎骨混合性骨质破坏，右髂骨后翼溶骨性破坏

②CT 表现：CT 扫描见溶骨性转移表现为松质骨或皮质骨的低密度缺损区，边缘较清楚（彩图 9-2-11），无硬化，常伴不大的软组织肿块。成骨型转移为松质骨内斑点状、片状、绵团状或结节状边缘模糊的高密度灶（彩图 9-2-12、彩图 9-2-13），一般无软组织肿块，少数有骨膜反应。混合型则兼有上述两型病灶的表现（彩图 9-2-14）。

2）脑转移瘤

①PET 表现：^{18}F-FDG PET 显像脑转移灶可以表现为高、低代谢活性或与正常脑皮质活性相同（彩图 9-2-16）。病灶中央坏死呈代谢缺损区，可表现为环状高代谢灶。病灶周围水肿表现为低代谢或代谢缺损，可多发或单发。较小的脑转移灶（<5mm）和部分病例呈等代谢或低代谢的转移灶，^{18}F-FDG 显像难以显示，应用^{11}C-胆碱、^{11}C-蛋氨酸显像剂进行 PET/CT 脑显像，有助于脑转移瘤的显像（彩图 9-2-17）。

②CT 表现：CT 平扫肿瘤密度不等，高、等、低混杂密度均有。60%～70%的病例多发，也可呈单发。肿瘤小者为实性结节，大者中间多有坏死，呈不规则环状。87%的病例有脑水肿，很小的肿瘤却有很大的水肿。CT 增强扫描，94.4%的病例有强化，多为环形强化。坏死、出血病灶不强化。

3）肾上腺转移瘤

①PET 表现：^{18}F-FDG PET/CT 显像表现双侧或单侧肾上腺肿块状、结节状、类圆形、椭圆形或分叶状^{18}F-FDG 异常浓聚（彩图 9-2-18），病灶 SUV>2.5，转移病灶代谢高于肝代谢。

②CT 表现：CT 平扫表现为双侧或单侧肾上腺肿块，呈类圆形、椭圆形或分叶状，大小约为 2～5cm，也可较大。密度均一，类似肾；肿瘤内有坏死呈低密度区。CT 增强扫描，肿块呈均一或

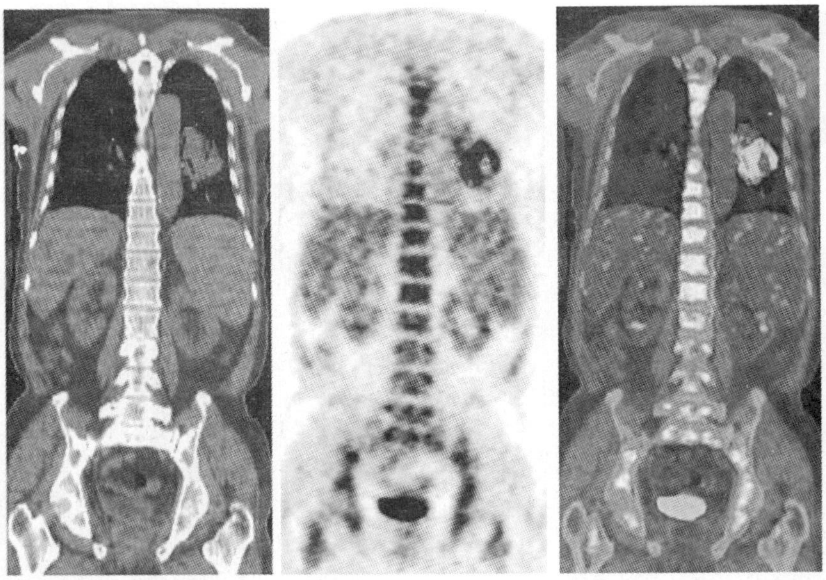

彩图 9-2-15　左肺癌化疗后，^{18}F-FDG PET/CT 示全身骨髓反应性增生呈高代谢

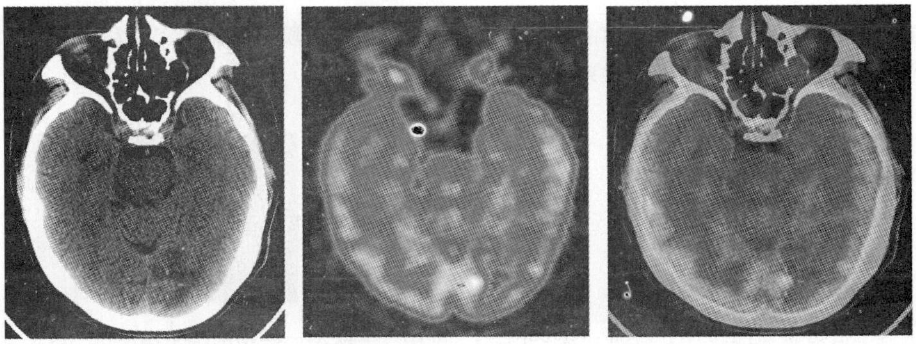

彩图 9-2-16　右肺上叶腺癌脑转移。^{18}F-FDG PET 于左枕叶见结节状代谢增高影，周围代谢减低；CT 于相应部位见等密度小结节影，周围伴低密度水肿影

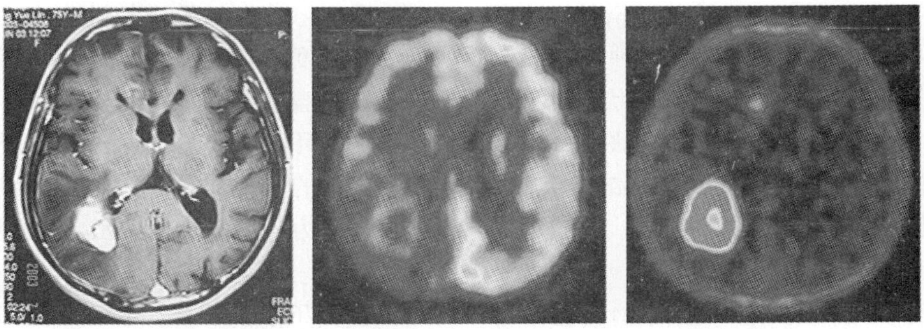

彩图 9-2-17　右肺癌脑转移。^{18}F-FDG PET 显像转移灶无放射性异常浓聚（图中），^{11}C-Choline PET 显像呈高代谢（图右），与 MRI 增强（图左）相符合。（本病例由复旦大学附属华山医院 PET 中心赵军提供）

不均强化。

4）肝转移瘤

①PET 表现：^{18}F-FDG PET/CT 显像显示为多发或单发孤立的^{18}F-FDG 浓聚灶，可呈圆形或类圆形，边缘清楚（彩图 9-2-19）。

②CT 表现：CT 平扫可见肝实质内小而多发圆形或类圆形的低密度肿块，少数也可为单发，肿瘤密度均匀，发生出血和钙化时，可见高密度灶，

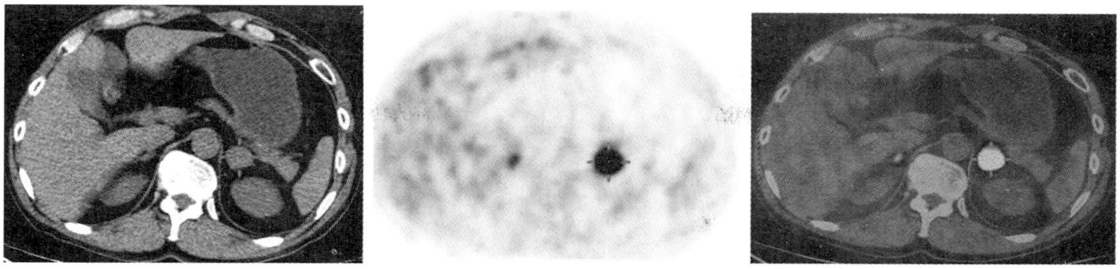

彩图 9-2-18　男性，54 岁，右肺上叶鳞癌，双侧肾上腺转移。^{18}F-FDG PET 示左肾上腺肿块状、右侧肾上腺微结节状放射性异常浓聚，最大 SUV 6.9；CT 示左肾上腺肿大，右侧肾上腺形态未见改变

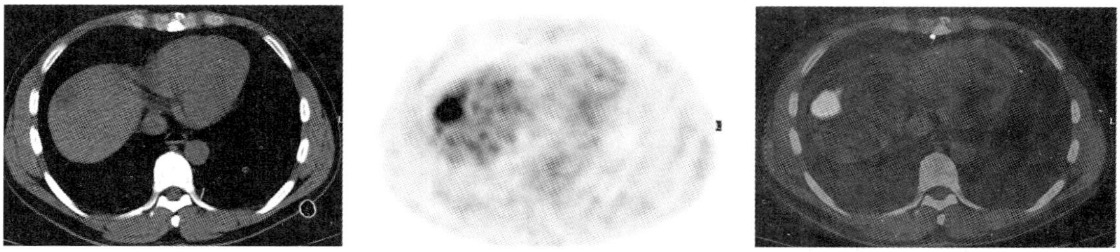

彩图 9-2-19　右肺上叶腺癌，肝右后叶上段转移，CT 示低密度结节，^{18}F-FDG PET 示结节状放射性异常浓聚，SUV 8.5（与彩图 9-2-22 同一病例）

肿瘤液化坏死、囊变则肿瘤中央呈水样密度影。CT 增强扫描动脉期出现不规则边缘强化，门脉期可见整个病灶均匀或不均匀强化，平衡期强化消退。少数肿瘤中央见无强化的低密度，边缘强化呈高密度，外周有一稍低于肝密度的水肿带，构成所谓“牛眼征”。

四、肺癌 PET/CT 诊断与鉴别诊断

（一）中央型肺癌

1. PET 诊断与鉴别　^{18}F-FDG 显像表现为肺门结节或肿块呈分叶状放射性异常浓聚，或并有远隔部位（如对侧肺、纵隔、锁骨上窝、骨骼、肝等）出现放射性异常浓聚转移灶，诊断相对容易。恶性肿瘤细胞中高表达的葡萄糖转运 mRNA、高水平的葡萄糖转运蛋白 Glut1 和 Glut3、高水平的己糖激酶和低水平的葡萄糖-磷酸化酶，这些因素导致^{18}F-FDG 高聚集并滞留在肿瘤细胞内而使肿瘤得以显像。鉴于此，在肿瘤良恶性鉴别诊断时，^{18}F-FDG PET 显像一般采用半定量的方法和目测定性，其中 SUV 和感兴趣区双时相显像（dual time point imaging）计算滞留指数是临床应用较为广泛的半定量方法。目前普遍接受 SUV 等于 2.5 作为良恶性的分界点。结节状或块状浓聚灶，SUV>2.5 者，一般考虑为恶性病变；SUV<2.5 者，一般考虑为良性病变。滞留指数高于 20%～30%的病灶恶性肿瘤多见。但须注意的是，SUV 只能作为一个重要的参考值，而不能绝对化。SUV 受显像时间、注射剂量、患者体重、感兴趣区的确定（包括大小和位置）、活度计校准是否精确等因素影响，实际应用时很难绝对标准化。目测定性，以观察病灶浓聚程度与纵隔血池的比较，高于纵隔血池显像的病灶多见恶性病变。

2. CT 诊断与鉴别　中央型肺癌的阻塞性肺炎在胸部 X 线片有时易误为一般肺炎或继发性肺结核。CT 检查时应注意所属支气管有无狭窄，薄层 HRCT 扫描可清楚显示支气管腔的狭窄与阻塞。同时注意有无肺门纵隔淋巴结肿大。中央型肺癌引起的肺不张应与结核及慢性肺炎的肺叶实变区别。结核性肺不张内有含气支气管像，并常见支气管扩张，有钙化，周围有卫星灶，结核、肺炎所致不张均无肺门肿块，支气管通畅。中央型肺癌需与支气管结核区别。肺癌的支气管狭窄较局限，而支气管结核的狭窄范围较长，可累及主支气管及叶、段支气管。肺门肿块是诊断肺癌的重要依据。

3. PET/CT 诊断与鉴别　中央型肺癌有肺门肿块放射性异常浓聚，支气管狭窄、阻塞中断，并发有阻塞性肺不张、阻塞性肺炎、阻塞性肺气肿，PET/CT 诊断不难，并有胸部及胸外转移灶的异常浓聚，诊断正确率达 100%（彩图9-2-20）。较大范围肺不张或同侧胸腔积液，特别是在胸膜影像中见到较明显的结节浓聚影应考虑肺癌，胸膜转移。良性肺不张多表现为均匀分布的轻度放射性浓聚影

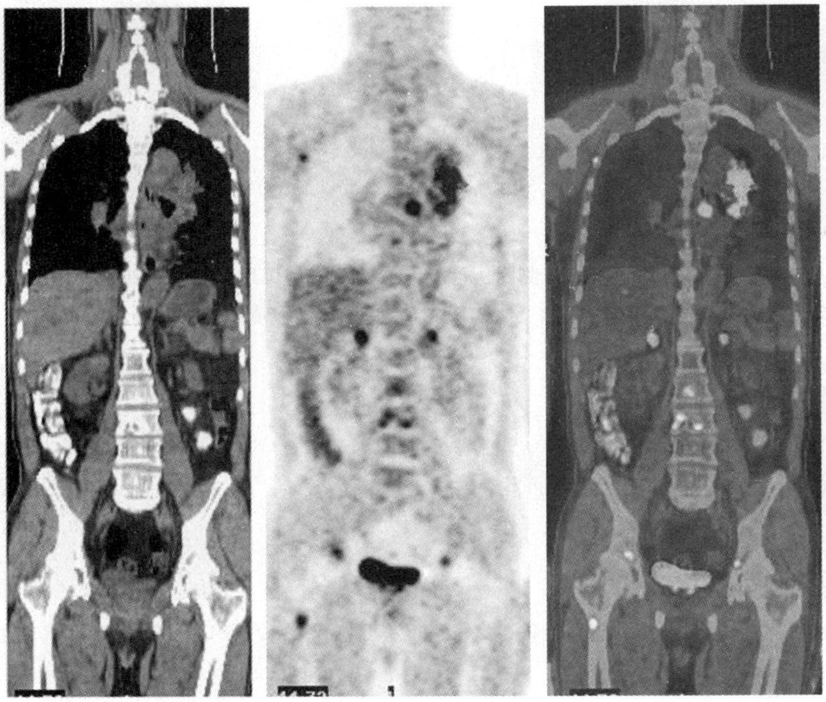

彩图 9-2-20　男性，59 岁，纤维支气管镜活检病理示左肺上叶开口处灶性鳞状上皮肉瘤样变。^{18}F-FDG PET/CT 示左肺上叶肺癌并纵隔淋巴结、双侧肾上腺、骨骼多发转移

或无浓聚影。肺炎表现为片絮状轻度放射性浓聚。肺结核并发纵隔淋巴结、肺外结核引起的^{18}F-FDG 放射性异常浓聚，此时应用^{11}C 标记的胆碱、乙酸、蛋氨酸显像剂进行 PET/CT 显像无放射性浓聚或进行 CT 增强扫描可见干酪样病灶增强；结合临床结核中毒症状及实验室检查，可作出诊断与鉴别。肺癌鉴别诊断时，需将病灶 CT 征象和 PET 显像半定量结合起来分析，达到复合诊断，提高诊断的准确率。

（二）周围型肺癌

1. PET 诊断与鉴别　PET 对周围型肺癌的诊断与鉴别，主要是对肺单发结节（solitary pulmonary nodule，SPN）及肿块的良恶性的鉴别。SPN 是一种孤立的、球形的、小于或等于 3.0cm 的肺内占位性病变；病灶直径大于 3.0cm 者多称为肿块。SPN 中有 20%～40%为恶性。诊断分析首先观察肺结节的数目、位置、形态、大小和放射性摄取情况，其中放射性摄取程度和结节形态是主要评价指标：一般以正常肺组织放射性摄取为本底，以正常纵隔为参照，若肺结节放射性摄取明显高于纵隔甚至高于肝（目测定性），半定量 SUV＞2.5，视为高代谢肺结节，恶性多见；若其高于本底但低于或略高于纵隔，SUV＜2.0，视为低代谢肺结节，良性病变多见；肺结节呈团块形、不规则形、分叶状多见于恶性病变；当肺内周围型结节的浓聚程度明显高于纵隔血池影，而 SUV 低于但接近 2.5 者，仍应考虑有恶性肿瘤的可能，特别当肺结节病灶≤7mm 时，更应注意，因受部分容积效应的影响，小病灶测得的 SUV 一般偏低。恶性病变^{18}F-FDG 摄取随时间延长而增加；相反，良性病变^{18}F-FDG 摄取下降或保持不变。滞留指数高于 20%～30%恶性病变多见，良性病变滞留指数通常低于 20%以下。肺结节直径大于 4cm 的高代谢结节，恶性病变可能性大。肺叶中央区或外周结节呈圆形、类圆形，或部分呈类条形、类片状多见于良性病变。非结节状或块状病灶，如薄片状、条状、楔形或絮状病灶，特别是放射性分布明显不均匀或于薄片状病灶内见散在分布的多发放射缺损、边界模糊者，部分病灶的 SUV 可明显高于 2.5，一般为炎性病变。肺结节以外（如肺内、肺门、纵隔）单个或多个、较大的、同侧性或不规则分布、结节形或团块形、明显高于正常纵隔的放射性浓聚灶，远隔部位出现明显放射性浓聚灶是恶性病变的佐证，提示肺结节为恶性并纵隔淋巴结转移或远处转移。若肺门、纵隔单个或多个、点状或小结节形、双侧性或规则分布的轻中度放射性摄取灶

(SUV<2.5)，则纵隔结节多为良性，肺部结节需要结合其他形态学征象做出诊断。当肺结节本身代谢增高不明显，而同侧纵隔有明显高代谢结节时，SUV>2.5 者，应考虑恶性病变。虽然极少数良性结节 SUV 也可大于 2.5，不过对于位于肺门的小结节浓影，须与支气管内炎症相鉴别，延迟显像其浓聚程度常降低或不变。若出现双肺门、纵隔结节状浓聚灶，呈对称性分布，而身体其他部位未见异常浓聚者，应考虑为结节病的可能（彩图 9-2-21）。纵隔内孤立性结节状或块状浓聚灶、SUV 高于 2.5、而全身其他部位未见异常者，一般考虑为纵隔型肺癌或淋巴结转移灶。肺结节代谢中度至明显增高，SUV 为 2.0～2.5，多是最难判断，有较多交叉情况。对于多发结节，要注意肺转移瘤的可能。已往研究显示，肺结节代谢水平与其病理性质关系密切，大多数鳞癌代谢明显增高，腺癌中度增高，小细胞癌不恒定，肺泡细胞癌、类癌代谢水平较低。

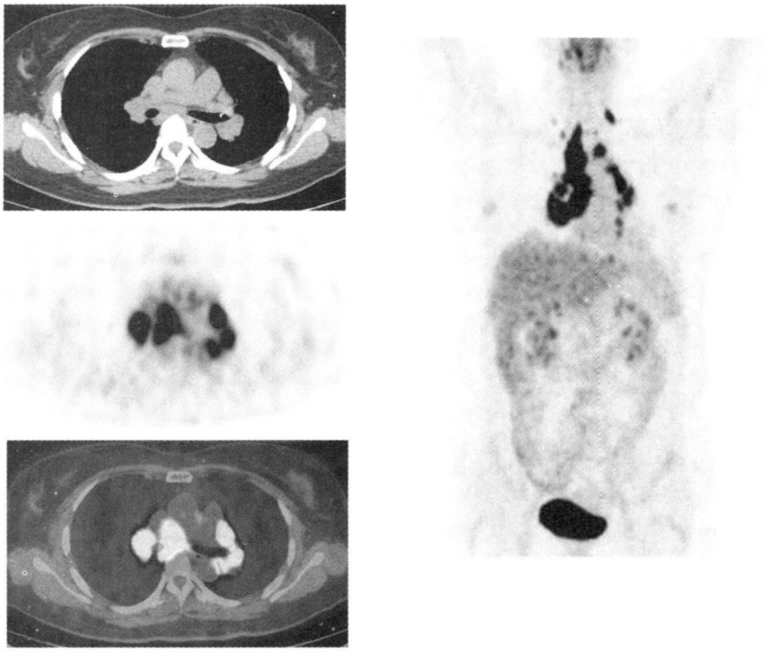

彩图 9-2-21　女性，51 岁，结节病。^{18}F-FDG PET/CT 示锁骨上、纵隔、双肺门、下段食管旁见多发淋巴结放射性异常浓聚，病灶 SUV 10.6，CT 见淋巴结边缘清楚

另一方面，炎症急性期、结核活动期、肉芽肿等良性病变可因代谢增高而呈放射性异常浓聚，纵隔内脂肪、胃底部等能够非特异性浓聚。利用^{18}F-FDG PET 鉴别肺结节性质既有代谢显像的优势，也有恶性病变、良性病变乃至正常结构都会放射性异常浓聚的交叉情况，存在着复杂性。值得重视的是，通过全身显像观察远隔部位有无异常代谢浓聚灶，这对于判断肺结节性质很有帮助。在整个分析过程中，应当特别强调 PET 影像密切结合临床。

2. CT 诊断与鉴别　CT 对于早期周围型肺癌的诊断有重要意义，有助于肺癌与其他肺内≤3.0cm 的孤立结节的鉴别。肺癌的特点是有空泡征，边缘毛糙、有分叶征，周围血管集中和胸膜凹陷等。结核球的特点为边缘光滑清楚，无分叶或分叶较浅，可有点状或斑片状钙化及卫星灶；错构瘤边缘光滑清楚，有浅分叶或无分叶，病变内有脂肪及钙化。根据病灶的 CT 特点，多数结节可作出正确诊断，正确率可达 86.0%以上。然而肺癌所具备的绝大多数征象不是特异的，虽然有些征象肺癌较常见，但也可见于良性病变，因而在肺癌诊断中不能仅凭某一种征象作为依据，要仔细发现病灶所具有的征象，对其综合分析。根据 CT 病理对照观察，分叶征是周围型肺癌的基本征象，在此征象基础上再出现其他征象诊断意义较大，在诊断中注意病人的年龄、临床症状及以往的影像资料，这对鉴别诊断十分重要。对于中老年病人，如果以往胸片正常，肺内有新出现的孤立结节，应首先考虑肺癌的诊断。增强扫描用于 CT 平扫难以确诊的病例，病灶强化增加 CT 值 20Hu 为良恶鉴别的阈值。

CT 导向经皮穿刺活检对于肺癌诊断的敏感性可高达 93%～96%，此种方法安全，是周围型肺癌定性诊断的可靠方法。

3. PET/CT 诊断与鉴别　PET/CT 实现功能与解剖结构两者图像的同机融合，周围型肺癌的诊断需要[18]F-FDG 显像与 CT 征象相结合，达复合性诊断。肺部[18]F-FDG 异常浓聚的结节，又具有恶性结节的 CT 征象，或并有胸部转移、胸外远处转移的异常浓聚灶，此结节诊断为肺癌（彩图 9-2-22）。细支气管肺泡癌、高分化腺癌、类癌在 PET 显像呈低代谢，易造成假阴性诊断；但在 CT 增强扫描中表现为病灶明显强化（CT 值增高 20Hu 为良恶性鉴别的阈值），且可显示恶性征象（彩图 9-2-23）。支气管肺泡癌在 PET 中表现的低代谢是由于它呈现弥漫性生长，组织密度相对较低，而这一病理学特征在 CT 上则表现为特征性的“毛玻璃样改变”。另一方面，活动期炎症或感染过程，如肺结核（彩图 9-2-24）、曲霉菌、炎性假瘤、炎性肉芽肿（彩图 9-2-25）等都可摄取[18]F-FDG，从而导致 PET 的假阳性。而 CT 影像学与病理的对照研究证实，分叶、毛糙（毛刺、棘状突起与锯齿征）、密度不均（空泡、支气管充气、磨玻璃密度等），胸膜凹陷、血管聚集等征象与恶性结节有关。而边缘光滑、密度均匀、钙化灶与卫星灶等则与良性结节显著相关。PET 与 CT 二者的相互弥补，可避免单独 PET 或单独 CT 诊断的假阳或假阴性，可提高良恶性病变鉴别的准确率。肺内病灶 PET 显像无代谢增高，CT 又未见恶性征象，此时良性病变的真阴性诊断准确率高。此外，周围型肺癌的诊断需结合临床（病史、体检、血 WBC、CEA、肿瘤标志物检测、PPD 试验等），充分利用 PET 和 CT 的征象，相互佐证，对诊断与鉴别很有帮助。当 PET/CT 难以作出诊断时，建议临床 CT 引导穿刺活检或密切随访是必要的。

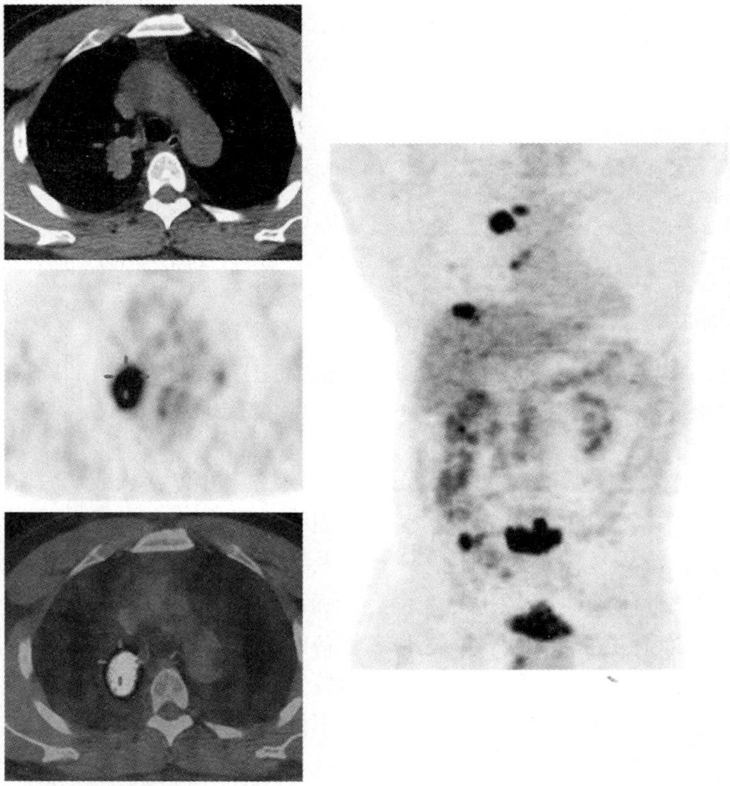

彩图 9-2-22　男性，48 岁，[18]F-FDG PET/CT 示右肺上叶后段肺癌并肺门淋巴结转移，肝转移，骨多发转移

（三）弥漫型肺癌

1. PET 诊断与鉴别　对于双肺或一侧肺弥漫性分布的结节状或小块状明显浓聚灶，应考虑为弥漫型支气管肺泡癌（broncho-alveolar carcinoma），但需与粟粒性结核（miliary tuberculosis）相鉴别。后者病灶常较小，直径多在 5mm 以下，以中上肺叶分布为主，并常有典型的结核中毒症状。结节型肺泡癌出现假阴性，与葡萄糖转运蛋白（Glut-1）表达阴性有关，诊断困难。

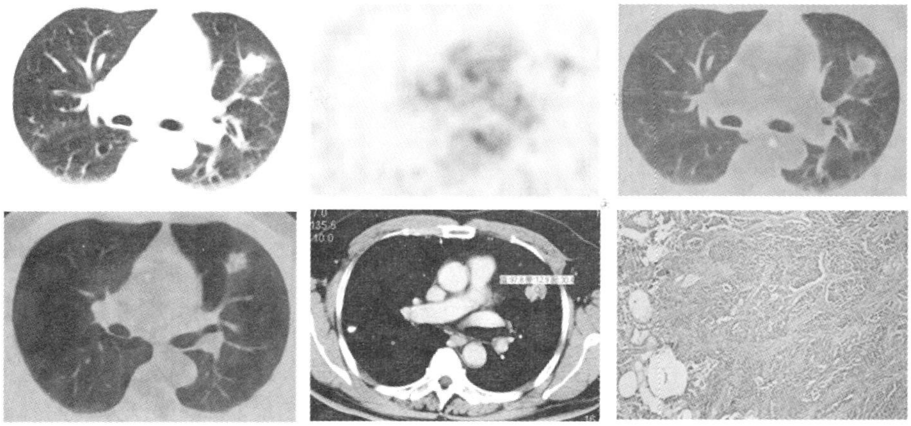

彩图 9-2-23　男性，71 岁，CT 示左肺上叶舌段结节状软影，结节边缘不整，浅分叶，未见钙化影，CT 增强扫描示病灶强化增高 41Hu（下图中）；^{18}F-FDG PET 示结节代谢与纵隔血池相仿，延迟显像，未见放射性代谢增高（下图左）；术后病理示：细支气管肺泡癌

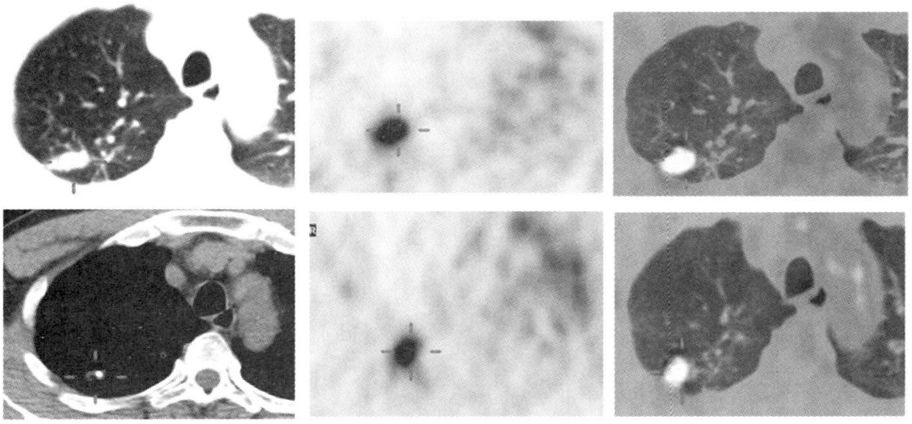

彩图 9-2-24　男性，65 岁，右肺上叶结核。^{18}F-FDG PET 示右肺上叶尖段结节状放射性异常浓聚影，早期显像（下图），SUV 5.5，延迟显像（上图），SUV 6.4，滞留指数 16.3%；CT 示肺窗见长条片影，纵隔窗见病灶内规则点状钙化

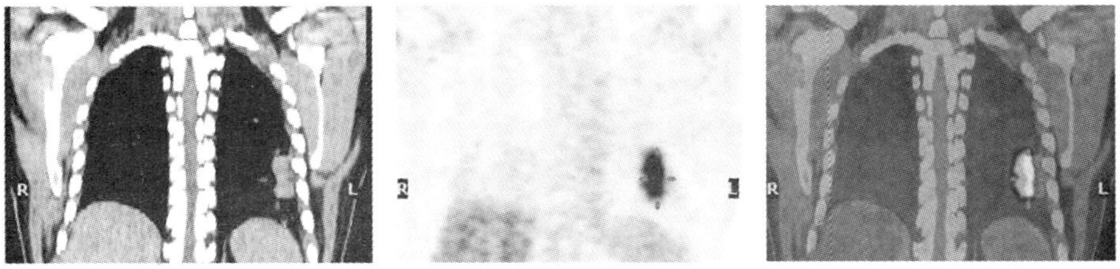

彩图 9-2-25　男性，65 岁，左肺下叶炎性肉芽肿。^{18}F-FDG PET/CT 示左肺下叶后基底段长块状放射性异常浓聚，SUV 4.6

2. CT 诊断与鉴别　两肺多发斑片影及肺叶、肺段实变影与肺炎鉴别困难。病变经抗感染治疗不吸收，有淋巴结肿大，均有助于与肺炎区别。急性粟粒性结核病灶常表现为密度、大小、分布均匀；慢性粟粒性结核病灶多好发在肺上叶。间质性肺炎常表现为纤维网格影。

3. PET/CT 诊断与鉴别　双肺或一侧肺弥漫性分布的结节状或小块状明显浓聚灶是诊断弥漫型肺癌的主要征象，并有胸部及胸外转移灶的异常浓聚，是此型肺癌的重要佐证。PET 征象与 CT 征象结合，可鉴别结核和炎症病变。PET 假阴性肺泡癌，CT 增强的“血管造影征”有助于肺癌诊断。诊断困难需穿刺活检诊断。

五、肺癌 PET/CT 显像与其他影像学的比较

（一）胸部 X 射线片

优质的胸部正、侧位 X 射线片仍是肺癌患者或肺癌筛查中最基本、最常见的方法。高千伏摄片及数字化摄片（DR、CR）能取得很好对比的胸片，但由于肋骨遮挡肺野或结节边缘模糊，易引起肺部小病灶的漏诊，肺门、纵隔淋巴结转移的诊断不如 CT、MRI、PET/CT 敏感，特异性也低。胸外转移的诊断受到很大限制。X 射线胸片强调观察肺部病变的前后比较，尤其是对原发病灶的倍增时间、纵隔和肺门淋巴结变化的观察。

（二）CT

单独 CT 扫描已成为肺良性与恶性结节的诊断、肺癌分期、肺癌治疗后随诊最主要和常用的方法。通过高分辨率扫描及后处理技术的应用，可以精确地显示周围结节的边缘、邻近肺改变及部分支气管充气征、空泡征、病灶密度、钙化等。增强 CT 扫描可以量化病灶的强化成度，灌注扫描利用病灶增强后的时间-密度曲线有助于良恶性结节（或肿物）的诊断与鉴别诊断。多层螺旋 CT 的应用，使肺部球形病灶的诊断准确性从以往的 36%～58%增加到 70%～80%。螺旋 CT 的后处理技术的应用，除轴位扫描外，还可多平面重建（MPR），容积再现技术（VRT）、支气管透明像、支气管仿真内镜（CTVE）、CT 血管成像（CTA）等方法评价中央型肺癌对中央气道和大血管的侵犯更有重要意义，有助于判断肿瘤的可切性。研究显示，肺癌对气管、支气管的肿瘤侵犯，MPR＋VRT 的敏感性、特异性和准确性（93%、90.3%、92.4%）均高于轴位图像（82%、83.9%、92.4%）；在大血管侵犯方面，CTA 的灵敏度、特异性和准确性（97.3%、91.1%、94.7%）均高于轴位图像（84%、83.9%、86.3%）；胸以外的增强扫描，对肾上腺、脑、肝转移的诊断有一定意义。随着 MSCT 的应用，软件的改进，后处理技术的完善，MSCT 有可能成为肺癌术前术后的常规检查。

（三）MRI

由于肺内含空气，信号少，MRI 不是肺部病变的首选检查方法。然而，MRI 的多方位扫描及较高的软组织分辨率可获得常规 X 线及 CT 无法得到的信息，是判断胸壁受侵和肿瘤与膈肌关系的可靠方法，尤其能很好显示肺上沟癌与臂丛神经及血管的关系；对于中央型肺癌 MRI 更易发现肺门肿块和远处的肺实变并加以鉴别。MRI 对周围型肺癌的诊断仍主要依据病灶的形态学改变，如肿块分叶征、毛刺征及胸膜凹陷征以及肿瘤内部的变化如坏死液化、空洞征等。MRI 不能分辨某些 CT 可见到的小的肺结节，甚至还可漏诊对侧肺的转移灶。对禁忌注射碘对比剂的患者，MRI 是观察纵隔肺门、腹内实质性器官和淋巴结的首选方法；但是 MRI 无法显示钙化的缺点，有时可将完全钙化的淋巴结误诊为增大的恶性淋巴结。因此，对于淋巴结转移 CT 与 MRI 诊断的准确度都不如 PET 或 PET/CT 高。MRI 对脑、脊髓、脑脊膜转移以及肾上腺转移与腺瘤的鉴别应作首选；肺癌骨转移首先发生在骨髓，然后才累及骨小梁和骨皮质，MRI 可先于 X 射线平片和 CT 检出骨髓内的病灶，但特异性还较低。MRI 对于肺癌放疗后纤维化与肿瘤复发均有重要价值，但需待放疗后 6～12 个月纤维成熟后才能比较准确地与肿瘤复发鉴别。相信随着全身 MRI，定量 MRI、弥散成像、灌注成像、MRI 波谱分析及增强剂的研究，MRI 定会对肺癌的诊断做出更多的贡献。

（四）SPECT

^{99m}Tc-MIBI 显像对肺癌诊断的灵敏度为 85%～90%，特异性为 70%～85%，准确性为 80%～85%。此外，^{67}Ga 肺显像也可诊断肺癌，并发现纵隔淋巴结转移。^{99m}Tc 标记的亚甲基二磷酸盐（^{99m}Tc-MDP）骨显像是肺癌术前的常规检查，对术后早期的骨转移灶可比 X 线平片提早 3～6 个月确诊。骨核素显像灵敏度高，大约为 90%，但缺乏特异性，如外伤、代谢性骨病、骨质疏松、关节病、关节炎等均可出现骨显像的假阳性。文献资料显示^{18}F-FDG PET 诊断肺癌骨转移的灵敏度与骨显像相似，但其特异性更高，可达 98%。

（五）PET/CT 或 PET

作为现代医学的最新影像诊断工具，PET/CT 既能显示肿瘤组织代谢，又具有明确的解剖定位，克服了单独 PET 定位不明确的缺点，在肺癌的诊断和鉴别诊断、肺癌的分期与再分期、肺癌治疗的决策、疗效与预后的评价、肿瘤残余或复发的监测以及肺癌放射治疗等方面有其独特的作用。目前，^{18}F-FDG PET/CT 显像已成为肺癌诊断的重要方

法之一，对肺癌诊断的敏感性及特异性均在 90%以上。但是结核、炎症、结节病、霉菌球感染等良性病变引起的^{18}F-FDG 代谢增高，可造成 PET 假阳性判断；另外，细支气管肺泡癌（结节型）、类癌或<7mm 的小病灶等引起^{18}F-FDG 代谢减低或因容积效应，可造成 PET 的假阴性判断。此时，MSCT 高分辨扫描，CT 增强扫描及 CT 灌注扫描等技术的应用，均有助于肺部良、恶性肿瘤的鉴别。研究表明，联合应用 CT、MRI、PET 的肺癌诊断的准确性相当高，其敏感性、特异性、准确性、阳性预测值和阴性预测值分别为 97.7%、90.5%、95.4%、95.6% 和 95%。当然，实践中可能没有这么理想化，但这说明了多种影像学手段互补后，其诊断的准确性有可能会得到很大的提高。PET/CT 全身显像是发现 NSCLC 胸外转移的一种很有效的方法，在识别肾上腺、肝转移、胸膜腔转移上优于单独 CT 扫描，探测骨转移优于^{99m}Tc-MDP 骨显像。脑转移不如 MRI 敏感性和特异性高。对于脑转移^{18}F-FDG PET/CT 脑显像代谢不高的患者，^{11}C-胆碱、^{11}C-蛋氨酸 PET/CT 脑 3D 显像有助于脑转移的诊断。Marom 等对 20 个月内新诊断的 100 例肺癌以病理学分期作对照，比较^{18}F-FDG PET和胸部 CT、骨扫描、对比剂增强脑 CT 或 MRI 等常规影像学手段对肺癌全面分期的准确性，PET 为 83%，常规手段为 65%；对纵隔淋巴结分期的准确性，PET 为 85%，CT 为 58%；对骨转移的灵敏度，PET 为 92%，骨扫描为 50%。

PET/CT 还能检测出不太被重视部位的转移灶，如常规 CT 隐匿部位的肺内小结节病灶、软组织内的病灶、腹膜后淋巴结或触诊阴性的锁骨上淋巴结转移灶。Steinert 等报道 PET/CT 对 29 例肺癌术前分期的影响，与单独的 PET 和 CT 比较，PET/CT 可以提供额外信息，对Ⅰ、Ⅱ期影响较小，改变了 9 例中 1 例（1/9），而对ⅢA、ⅢB、Ⅳ期病人的影响分别为 5/6、6/6、8/8，Antoch 等对 27 例 NSCLC 病人的研究显示，1 例病人（5%）的分期上调，7 例（26%）病人分期下调，这种分期的改变带来对 5 例（19%）病人治疗计划的影响。Keidar 等研究也发现，PET/CT 提高了对肺癌复发的检出率并能对发现的异常^{18}F-FDG 浓聚准确定性定位，最终改变了 29%病人（12/42）的治疗计划。远处转移的优势也比较明显，研究发现，PET/CT 检出远处转移灶的敏感性、特异性、准确性分别为 100.0%、94.0%和 96.0%，PET/CT 更正了 30.0% 患者的临床分期，改变了 20.0%的治疗策略。但由于 PET/CT 机器设备极其昂贵，检查费用高，不如 CT、MRI 那样应用广泛。

六、PET/CT 临床应用价值

（一）PET/CT 显像在肺癌诊断中的价值

对于中央型肺癌，行 CT 或纤支镜活检多可明确诊断，较少进行昂贵的 PET/CT 检查。单独 CT 或 PET 诊断的难点在于那些表现为孤立性肺结节的周围性肺癌。PET/CT 显像的目的就是鉴别孤立性肺结节（SPN）的良恶性，从而使恶性结节尽快手术切除。SPN 的定性诊断是影像诊断中的难点。国外学者报道：原发性恶性结节占 33%，孤立肺转移 5%，54%是炎性肉芽肿，6%为错构瘤，支气管腺瘤占 2%。大部分病变通过平片及 CT 可做出正确诊断，但仍有部分病变定性困难。PET/CT 的出现，弥补了单独 CT 和单独 PET 的缺憾，它从代谢和形态两方面来判断肿瘤的性质，为孤立性肺结节的诊断与鉴别诊断带来新的生机。Duhaylonsod 等对 81 例肺内单发结节的 PET/CT 研究结果显示：恶性结节的平均标准摄取值（SUV）为 5.9±2.7；良性结节的平均 SUV 为 2.0±1.7。以大于 2.5 为判断标准，诊断恶性结节的敏感度为 100%，特异性为 79%。并且 SUV 的大小与病变的大小无关，而与结节的倍增时间显著相关。PET/CT 的假阴性率低于 5%。造成假阴性的主要原因是病灶小于 7mm 引起的容积效应和分化程度较高的腺癌、类癌及部分细支气管肺泡癌中的葡萄糖转运蛋白低的缘故。对这类病人应密切进行随访复查，及时诊断。假阳性率可达 10%左右。造成假阳性的主要原因是炎性肉芽肿，如结核、结节病、曲霉菌病、组织胞浆菌病等炎症细胞糖酵解明显增加，磷酸己糖旁路由于吞噬作用被激活，比基础值增加 20～30 倍，导致代谢增高。Demura 等通过延迟显像的方法，即分别于注射^{18}F-FDG 后 1h 和 3h 成像。对假阳性进行了研究，发现经病理证实的 50 例恶性结节中，3h SUV 高于 1h SUV，而良性结节 SUV 则相反。采用延迟显像的方法显著降低了假阳性率。

（二）PET/CT 显像在肺癌临床分期中的应用

无论 SCLC 还是 NSCLC，精确分期不仅有助于制订合理的治疗方案，而且可以更好评价预后。PET/CT一次检查可获得全身的断层图像，其在肺癌中的临床应用价值已经得到肯定，不仅可以用于肺部原发灶的诊断，还可以判断肺癌常见的纵隔及肺门淋巴结转移是同侧还是对侧，有无锁骨上淋巴结的转移，以及从不同的断面和角度观察全身远处器官的转移（包括骨骼、脑、肾上腺、肝等），从而获得较准确的分期。Lardinois等报道应用PET/CT后可提高NSCLC分期准确性。Antoch等应用PET、CT和PET/CT对27例NSCLC患者进行疾病诊断和分期的敏感性、特异性和局部淋巴结分期准确性的研究；结果显示：PET/CT分别为89%、94%和93%；PET分别为89%、89%和89%；CT分别为70%、59%和63%。

1. T分期　PET/CT中的CT扫描对T分期可以提供有价值的诊断信息。PET/CT根据CT的解剖信息评价肺癌对胸壁、周围血管支气管及纵隔的侵犯，结合PET提供的生物学信息提高了对T分期的准确性。Lardinois等研究40例NSCLC患者，结果显示，对肿瘤原发病灶，CT、PET、PET和CT联合诊断，整合性PET/CT诊断正确率分别为58%，40%，65%，88%；分期不正确的比例前三者分别为22%，20%，22%，而PET/CT只有2%。另外，PET/CT对胸壁和纵隔受侵犯情况的检测也优于其他三种方法。Antoch等的研究结果也同样显示PET/CT对肺癌T分期的评价比单独的PET和CT更精确，PET/CT正确分期16例患者中的15例，而PET和CT均只正确分期12例。

2. N分期　肺癌淋巴结有无转移是确定肺癌分期、决定治疗方案和推测预后的重要因素。单独CT判断有无淋巴转移的主要依据是淋巴结肿大，即淋巴结短径>1cm。而良性淋巴结也可能由于反应性增生、阻塞性肺炎、原发肿瘤所致的肺不张而肿大。另一方面发生微转移的淋巴结大小可能是正常的，这可导致假阳性、假阴性，削弱了单独CT判断N_2的敏感性及特异性。而PET对于阳性结果的判断标准不依赖于淋巴结的大小，而取决于其代谢强度，从而弥补了CT的不足。Gupta等总结了103例患者，单独PET探测纵隔淋巴结转移的灵敏度和特异性分别为93%和94%，而单独CT为63%和60%，在单独CT遗漏的18个转移淋巴结中，单独PET显示15个为阳性，单独CT发现增大淋巴结而PET排除转移的26个淋巴结，经病理证实确为阴性，从而对纵隔淋巴结分期起到了重要的指导作用。Romam等报道32例淋巴结分期病例中，组织学证实9例有淋巴结转移，单独PET正确识别8例，其中3例淋巴结短径<1cm，1例假阴性病例淋巴结短径仅1.5mm，考虑为淋巴结太小超出PET的空间分辨力所致。PET/CT将功能图像与解剖图像融合，二者信息的互补能够明显提高肿瘤诊断和分期的准确性，改变了单纯PET或单独CT诊断中约30%患者的临床诊断分期结果，有效地降低了单纯PET或单独CT的假阳性和假阴性，使得肺癌的诊断和治疗上了一个新台阶。Cohade等报道，应用^{18}F-FDG PET/CT可以鉴别锁骨上区的脂肪、肌肉及心脏外的脂肪，单独PET误认为是纵隔淋巴结转移。

按国际肺癌TNM分期标准，肿瘤转移至同侧肺门为N_1期，转移至同侧纵隔内为N_2期。对T_1M_0病人来说，N_1、N_2的确定分别为肿瘤$Ⅱ_A$、$Ⅲ_A$期，两者决定的治疗方案不同，对病人预后的影响也有很大差异。PET/CT既可以发现异常的淋巴结又可以对淋巴结进行精确定位，这种精确定位可以提高对N_1和N_2的分辨力，使其对淋巴结的分期更准确。Magnani等对28例无远处转移的NSCLC病人的纵隔淋巴结分期进行评价，发现PET/CT对纵隔淋巴结的分期优于单独的PET和CT及PET和CT联合分析，分期的准确性依次为89%、79%、75%、86%。Lardinois等研究结果亦证实PET/CT对淋巴结的分期优于单独的PET，CT，PET和CT联合分析，准确性依次为81%、49%、59%、59%。

3. M分期　PET/CT全身显像是发现肺癌胸外转移的一种很有效的方法，既有功能显像又提供精确解剖结构，即二者的同机融合，可对PET发现的异常浓聚区进行准确定位，并结合CT对应部位形态的改变综合分析PET结果，减少PET的假阳性（如新鲜骨折或生理性摄取等）。另外有些转移灶PET阴性而CT阳性，PET/CT的应用可减少单独PET的假阴性。Antoch等研究结果显示，单独CT检测出4个病人的14个转移灶，单独PET检测出2个病人的4个转移灶，PET/CT检测出4个病人的17个转移灶。

胸外转移最常见的部位为骨骼、脑、肾上腺和肝。

（1）骨转移：PET/CT 诊断肺癌骨转移的灵敏度与骨核素显像相似，但其特异性更高，可达98%。但是通常意义的全身 PET/CT 显像并不包括下肢和颅骨，因此这些部位的转移病灶 PET 会遗漏。对于无症状和无生化异常的非小细胞肺癌不常规做核素检查。若^{99m}Tc 标记的亚甲基二磷酸盐骨显像有怀疑 PET/CT 常规全身显像部位以外的骨转移时，应扩大 PET/CT 显像范围（包括下肢、上肢和颅骨）。Osman 等报道 84 例非小细胞肺癌有 25%的骨转移病灶位于常规采集视野之外（包括下肢 16.6%、上肢 4%和颅骨 4.6%）。建议对晚期肺癌全身转移寻查应进行全身 PET/CT 显像。

（2）脑转移：因为正常脑组织葡萄糖呈高代谢，PET 检测脑内转移的灵敏度低，PET 不太适合检测脑内的转移。对肺癌怀疑有脑转移患者，脑部 PET 显像建议在全身检查结束后进行 3D 采集，这样可提高脑转移灶的检出率。显像剂^{11}C-Choline、^{11}C-MET PET/CT 显像对脑转移诊断可能有帮助，特异性需进一步研究。对高度怀疑脑转移而 PET/CT 检查阴性者，建议增强 MRI 检查，MRI 被认为是脑内转移灶诊断的最佳方法。

（3）肾上腺转移：尸检发现肾上腺是肺癌的常见转移部位。20%的 NSCLC 病人明确诊断时已有肾上腺肿块，其中 2/3 为无症状的肾上腺腺瘤。这种孤立的肾上腺肿块的性质决定肺部肿瘤的手术指征，常需进一步穿刺或活检（病理），PET 是一种评价肾上腺占位的有效方法，其对肾上腺转移的检出灵敏度高。CT 上诊断不明确的病灶，如果 PET 上阴性通常不是转移灶。但对肾上腺的小病灶判断时要特别小心。PET 诊断肾上腺转移的特异性为 80%～100%，部分肾上腺腺瘤也有^{18}F-FDG 的摄取。把肾上腺病灶的摄取程度与肝的摄取作比较分析，可提高诊断的特异性。腺瘤常是低摄取，等于或低于肝的摄取，而转移灶常是高摄取。但即使是后一种情况，如果要排除病人接受积极性治疗的可能性仍需对^{18}F-FDG 摄取阳性的肾上腺病灶做病理证实。

（4）肝转移：肺癌肝内转移通常为非孤立性病灶，而且多数病灶由 B 超、单独 CT 增强、MRI 检查可得到诊断。不过 PET/CT 对 NSCLC 分期的研究显示 PET 比单独 CT 扫描更准确，主要因为前者特异性更高。PET 价值在于能鉴别诊断常规显像诊断不明确的病灶。研究显示，PET 提示 11 例病人肝转移可能，其中 2 例常规显像阴性，9 例常规显像诊断不明确，另外 PET 也排除了 4 例常规显像可疑的病灶。值得注意肝脓肿、肝脏寄生虫病等可出现假阳性，但通过肝脏 CT 增强三期扫描可做出鉴别。

此外，肺癌偶尔可见于其他多个部位，有些极为罕见，包括皮肤、软组织、肠、甲状腺、卵巢、前列腺等。

（三）PET/CT 显像对肺癌治疗的决策

对于 NSCLC 患者，其治疗原则根据 AJCC 分类，临床分期处于Ⅰ期～Ⅱ期者，首选根治性手术；处于ⅢA 期者，力争手术治疗，最大可能行根治手术；处于ⅢB 期～Ⅳ期，不宜手术。所以，对 NSCLC 的术前分期评估直接影响治疗方式的选择。而对 NSCLC 的分期，PET/CT 可以准确定位转移淋巴结，识别肿瘤对周围胸壁、血管或纵隔等的侵犯，鉴别肿瘤和瘤周炎症或肺不张等，使诊断分期更准确，可使一部分 NSCLC 患者的分期上调（发现单独 CT 未发现的转移病灶及单独 PET 假阴性病灶）或下调（排除单独 CT 上可疑的病灶及单独 PET 假阳性病灶）。Antoch 等对 27 例 NSCLC 患者的研究结果显示，1 例患者（5%）的分期上调，7 例患者（26%）的分期下调，影响了 5 例患者（19%）的治疗计划。Keidar 等研究发现，PET/CT 提高了对肺癌复发的检出率并能对发现的异常^{18}F-FDG 浓聚准确定性定位，最终改变了 29%患者（12/42 例）的治疗计划。25%～40%的 NSCLC 病例在初诊时即处于中晚期而失去手术治疗的机会，这部分病人只有接受放、化疗。由于不同类型肿瘤的生物学特性（如生长时相、体积大小、异质性、耐药性及放、化疗敏感性）不同，不同的病人对治疗的反应也不同。如果能早期发现疗效欠佳甚至无效的病人，便可及早改变治疗方法，对于减轻病人的经济负担、避免不必要的毒副反应、改善预后都是大有裨益的。

（四）PET/CT 显像在肺癌放射治疗中的应用

PET/CT 在 NSCLC 放疗中的应用，提高了肿瘤分期精确性和靶区勾画的准确性，将肿瘤体积、代谢活性、周围组织及体表解剖及定位标志显示结合起来，进一步优化了靶区的剂量分布，为实现生物适形调强放射治疗奠定了基础。PET/CT 改变了既往影像图像中肿瘤靶区的边界难以确定的不足，从而保证了放射治疗计划对靶区体积的精确确定，增强了放射治疗效果。PET/CT 对治疗方法的影响体现在一次扫描可完成全身检查，避免了转移灶的遗漏，通过分析^{18}F-FDG在病灶的浓聚程度及延迟扫描后变化情况，结合PET/CT图像，排除或修正可疑诊断，鉴别组织坏死、瘢痕与复发病灶，使部分患者避免不必要的创伤性诊断，减轻痛苦，确定肿瘤的边界，准确的规划靶区，调整放射治疗剂量，使患者治疗不当比例降低，上述作用基础是PET提供的功能信息，CT提供的解剖信息互补，提高了诊断的准确性和定位的精确性。PET/CT对临床分期与术后病理分期的符合率高，应用PET/CT勾画靶区，在伴有肺不张和阻塞性肺炎时可明显减小（彩图9-2-26），可更好地保护周围正常肺组织；PET/CT检测纵隔淋巴结敏感性较高，可避免靶区遗漏；PET/CT可明显减小GTV和PTV，从而有效地减少放射性肺炎的发生，避免非肿瘤组织的照射。PET/CT可在保证和符合临床要求的前提下，更精确地确定放疗靶区和制订放疗计划。Ciernik等应用PET/CT对39例肿瘤患者制订放疗计划，结果显示PET/CT提供的代谢信息改变了56%的患者GTV，46%患者PTV的修订>20%。PET/CT已成为3D CRT和IMRT的理想工具。IMRT是根据肿瘤三维形状，采取在照射方向上照射野的形状必须与病变（靶区）的投影形状一致，同时要求每一个照射野内诸点的输出剂量率能按要求的方式进行调整，使得剂量分布与靶区形状一致。

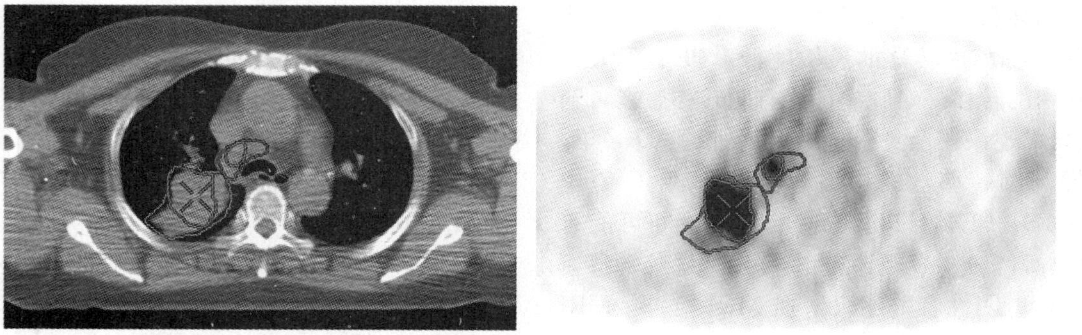

彩图9-2-26　女性，64岁，右肺上叶肺癌伴部分肺不张放射治疗，肺癌^{18}F-FDG PET GTV（绿）明显小于CT GTV（红），转移淋巴结^{18}F-FDG PET GTV（蓝）小于CT GTV（深红）

PET/CT可以利用多种不同性质的显像剂，从肿瘤组织的血流灌注、代谢、增殖活性、乏氧、肿瘤特异性受体、血管生成及凋亡等方面进行肿瘤生物靶容积（BTV）的定位，根据边缘受累的体积增加放疗照射野，提高肿瘤靶区的剂量，降低肺及食管等正常组织的毒性反应。采用放射性核素标记的乏氧显像剂进行PET/CT显像可以确定乏氧体积及乏氧水平，有助于调强放疗生物靶体积的制订。氟硝基咪唑FMISO、^{60}Cu-ATSM是两种最常用的乏氧显像剂。Dehdashti等用^{60}Cu-ATSM对14例NSCLC病人行疗效观察，发现对治疗有反应的病人的^{60}Cu-ATSM的平均T/M（1.5±0.4）显著低于无反应者（3.4±0.8），提示^{60}Cu-ATSM对NSCLC可反映肿瘤的缺氧情况，预测肿瘤对治疗的反应。此外，^{11}C-胸腺嘧啶能比^{18}F-FDG更早、更准确地反映肿瘤对放、化疗的反应。

PET/CT指导放射治疗计划的实施，肿瘤放射治疗计划的优化是PET/CT临床应用研究的热点之一，国内已有数家单位开展这方面的研究工作。值得提出的是要注意与之有关的技术环节：如PET/CT的激光定位系统（包括显像机房的激光定位）、专用平板床、计算机工作站硬盘容量足够大、PET/CT与放疗计划系统间图像传输及格式匹配、放射治疗机器本身的精确度等。

（五）PET/CT显像在肺癌疗效判断、术后残留、复发和转移监测的价值

肺癌经过手术、放疗、化疗等各种治疗后是否有残留、复发和转移，对于判断治疗效果及预后十分重要，而肺癌经治疗后往往形成纤维化、坏死及瘢痕组织，依靠单独CT、MRI等很难从形态学上与肿瘤的残留、复发相鉴别。PET/CT利用肿瘤组织葡萄糖代谢旺盛，坏死纤维化组织葡萄糖代谢极低甚至没有的特点，能较好地进行鉴别，及时发现复发、转移，调整治疗方案。在部分小细胞肺癌，某些化学药物的治疗可导致癌细胞产生抗药性，这类患者在化疗后虽然X线胸片、CT、MRI可显示肿瘤范围的缩小，但如果^{18}F-FDG在肿瘤局部的摄取异常增高，常提示化疗无明显效果，并可能产生肿瘤的抗药性；相反，另一些患者在化疗后肿瘤范围未见明显变化，但局部^{18}F-FDG摄取明显

减低，仍提示治疗方案有良好的效果；^{18}F-FDG PET/CT 能从细胞代谢水平评价肺癌生物靶向治疗的效果（彩图 9-2-27）。在肺癌放射治疗后出现肺的纤维化时，单纯 CT 检查较难与肿瘤的残余或复发进行鉴别，^{18}F-FDG PET/CT 有助于对两者的鉴别诊断（彩图 9-2-28）。

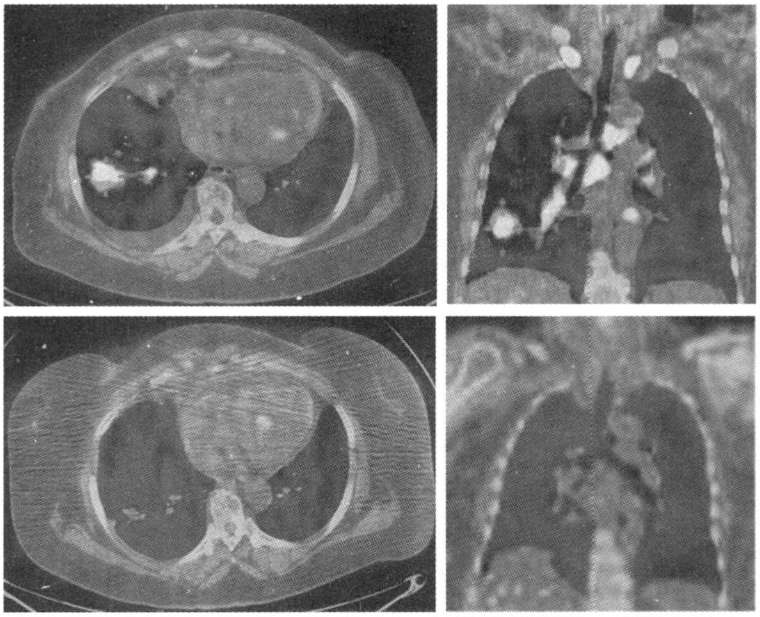

彩图 9-2-27　女性，74 岁，右肺下叶腺癌。^{18}F-FDG PET/CT 示右肺下叶癌并肺门、纵隔、锁骨上淋巴结转移，右肺中叶炎症，右胸腔少量积液（上图）；经生物靶向治疗半年后，原病灶明显缩小或消失且未见异常代谢增高，治疗有效（下图）

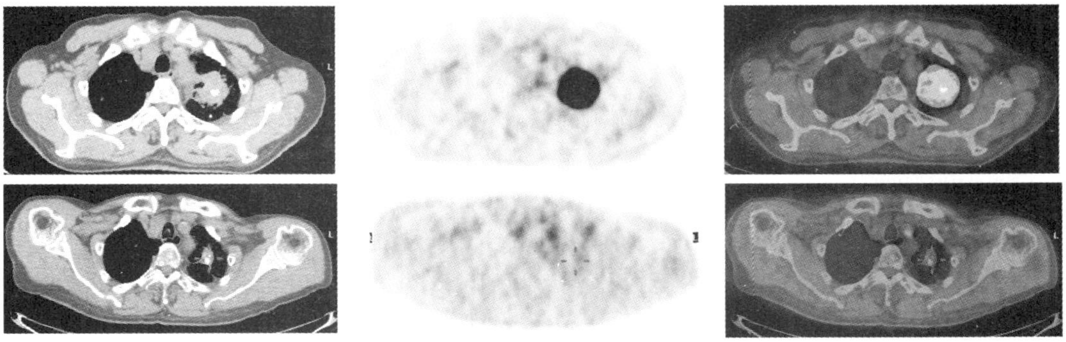

彩图 9-2-28　男性，83 岁，左肺上叶尖段肺癌（上图），伽玛刀治疗 8 个月后，^{18}F-FDG PET/CT 示病灶明显缩小，未见放射性异常浓聚，肿瘤灭活（下图）

Akhurst 等报道 365 例 NSCLC 患者经过多种治疗后，^{18}F-FDG PET 显像判断治疗后原发灶残留、复发的阳性预测值为 98%，对远处转移灶诊断灵敏度达 100%。但是如果放疗后短期内即作 PET/CT 检查，由于放射性肺炎或肿瘤坏死组织中巨噬细胞糖酵解的影响，可能出现假阳性结果。故一般建议放疗后间隔 2～3 个月接受检查，以便可以正确分析肿瘤活性。Keidar 等报道 PET/CT 对肺癌复发的诊断价值，26 例病人中，PET/CT 对 56%病人提供了额外信息，包括定位更精确、鉴别生理性和病理性摄取，发现一些单独 CT 会遗漏的病灶。另外，他们报道 PET/CT 诊断肺癌复发的灵敏性、特异性、阳性预测值、阴性预测值分别为 96%、82%、89%、93%，而 PET 联合 CT 诊断的结果分别为 96%、53%、75%、90%。可见 PET/CT 在肺癌复发（彩图 9-2-29）的监测中具有重要临床价值。

（六）PET/CT 显像对肺癌预后的评价

SUV 是一个病灶显像剂集聚程度的半定量指标，它是指病灶的放射性摄取量是全身组织平均摄取量的多少倍。SUV 作为^{18}F-FDG PET/CT 显像的一个半定量指标，在一定程度上反映肿瘤组织的

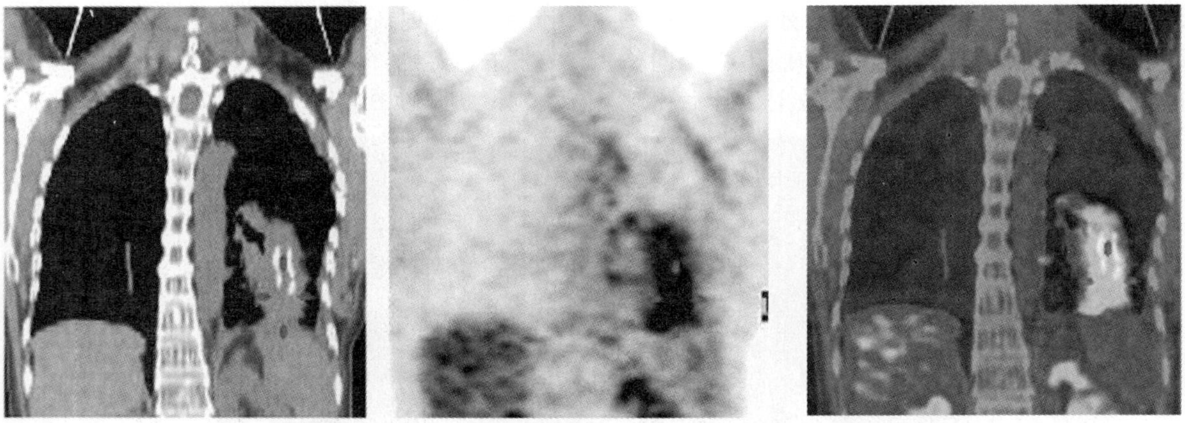

彩图 9-2-29 女性，57 岁，3 年前左肺下叶细支气管肺泡癌楔形切除术后，^{18}F-FDG PET/CT 示左肺下部肿块状放射性异常浓聚，肿块内见银夹，术野肺癌复发

葡萄糖代谢水平，即反映肿瘤组织生长、代谢旺盛程度，可及时反映肿瘤的生长、增殖状态。SUV 是 PET 体内评价 NSCLC 的葡萄糖代谢率的预后指标，这可能由于 NSCLC 的^{18}F-FDG 代谢与肿瘤细胞的生长率和增殖能力相关。Schiepers 等评价代谢显像在肺癌分期和再分期的预后价值，对 148 例肺癌患者进行^{18}F-FDG PET 显像，21 例死亡患者中，7 例 PET 阴性，14 例 PET 阳性，PET 阴性者无病灶生存的时间较 PET 阳性者要长，^{18}F-FDG PET 阴性与低死亡率和无病灶生存时间长相关。Ahuja 等报道 155 例 NSCLC 患者，排除肺癌临床分期、病理类型、治疗方式等因素的影响，结果显示 118 例患者的 SUV<10，其平均中位生存期为 24.6 个月，37 例患者的 SUV>10，其平均中位生存期仅为 11.4 个月。D' Amico Thomas 等对 57 例 NSCLC 患者进行 PET 显像后 4 周内行手术治疗，I 期患者如 SUV 5.0，5 年生存率达 80%，若 SUV>5.0，5 年生存率为 17%，COX 回归分析证明 SUV 是影响患者生存率的一个生物学特异性指标。PET 对治疗后的病人也有评价预后的价值，研究认为对接受初期治疗后的病人，若 PET 结果阳性，其生存时间中位数为 12 个月，若 PET 阴性，则其存活率达 85%，随访时间中位数为 34 个月（$P=0.002$）。Patz 研究了 113 例 NSCLC 病人治疗后 PET 显像对预后的影响。结果显示：阴性与阳性结果对病人预后在统计学上有显著性差异。阳性病人的平均生存期为 12.1 个月，而 85%的阴性病人的平均生存期为 34.2 个月。Dhital 等还研究了术前的 SUV 值与病人预后的关系，认为 SUV≥2.0，病人预后的严重性是较小时的 4.7 倍。

七、问题与对策

（一）呼吸运动的影响

PET/CT 虽然可以提供精确的解剖定位，但是由于体内器官的生理性运动以及 PET 和 CT 的非同步采集，实际应用过程中尚可引起一定的融合误差，呼吸运动所致伪影是 PET/CT 常见的伪影之一。Goerres 等发现，呼吸伪影对肺外周和基底部病变的影响明显大于对肺顶部和肺中央病变的影响，还发现呼吸伪影的存在可能使邻近横膈的病变定位误差>10mm，从而导致把病变错误定位于肝，同样肝转移灶也可能被误定位于肺底。采用呼吸控制模式可以提高图像融合质量，目前研究认为用正常呼气末的吸气控制的模式效果最佳，不过对于不配合的患者或重病患者采用这种呼吸模式有困难，因此建议采用有限制的吸气。Osman 等报道，呼吸运动伪影虽然常见，但易于识别，一般不会影响临床诊断，例如^{68}Ge 校正的图像没有这种伪影，参考非衰减校正的 PET 图像将有助于伪影的鉴别和结果的正确判断。Cohade 等对 36 例肺部肿瘤 PET/CT 结果显示下肺融合的误差高于上肺，左肺的误差略高于右肺。Erdi 等报道呼吸运动对 PET SUV 定量结果的影响，吸气末与呼气末测定的 SUV 最大值可相差 24%。最近已有关于呼吸门控（四维采集）PET/CT 的研究报道，采用 4D（呼吸门控）技术进行 PET/CT 显像可以消除或减低呼吸运动伪影，改善 PET/CT 图像的分辨率，提高诊断精度，特别是肺小病灶检测具有特别重要的意义，同时也是采用 PET/CT 是测定肺功能唯一方法。4D（呼吸门控）技术与放射治疗呼吸门控技术结合能进一步提高放疗的精度，改善肿瘤治疗效果。因此，4D（呼吸门控）技术在 PET/CT 诊断及放射治疗领域有着广阔的应用前景。

（二）CT 对比剂的影响

临床上增强 CT 诊断通常使用静脉注射含碘对比剂增强，使血管和周围组织分界更清、肿瘤和正常组织的对比度更高，诊断更准确。PET/CT 使用对比剂同样有助于更好的诊断。Antoch 等在临床应用 PET/CT 中发现，11%患者的病变检测和定性因应用增强 CT 而得到提高。然而，由于应用 CT 做衰减校正，对比剂的使用会带来 PET 校正的误差。Nakamoto 等研究认为，对比剂浓聚的部位误差更大，因此增强的部位常会被过度校正。他们在 PET/CT 研究中发现，当对比剂在体内处于动脉时相和静脉时相的交界时相时行 CT 扫描，多数组织中对比剂对 ^{18}F-FDG 浓聚校正的影响并不大，因此临床可采用此方法减少对比剂对 PET 校正的影响，但是血液中对比剂的存在仍可使校正后肿瘤/靶本底比值减低，这可能会对肺部病变的诊断，特别是定量分析产生影响。Antoch 等报道 30 例肿瘤患者有 13%出现静脉或口服含碘的 CT 对比剂引起的 PET 伪影，这种伪影是由静脉内未被稀释的对比剂在血管内暂时性停留引起，主要出现于胸部，而且可通过非衰减校正的图像予以识别。

（三）假阳性

^{18}F-FDG 对肿瘤而言是一种非特异性显像剂，结核、炎症、结节病、寄生虫病（如肺吸虫）等均可引起 PET 显像的假阳性，在诊断时应引起足够重视，双时相显像或多种显像剂联合显像有助于良恶性病变的鉴别诊断。对于炎症、结核，^{18}F-FDG 显像呈高摄取，而 ^{18}F-FLT 显像呈低摄取，^{18}F-FDG 和 ^{18}F-FLT 显像呈分离现象是炎症的特点。Hara 等研究发现，14 例结核患者 ^{18}F-FDG 的 SUV 随着病灶体积的增大而增高，而 ^{11}C-胆碱的 SUV 一直稳定在 2.0 左右，但 97 例肺癌患者两种显像剂的 SUV 均升高。新近的手术切口、活检部位、胸腔穿刺处或病灶放疗后早期等，由于组织增生及炎症反应均可有 ^{18}F-FDG 浓聚，详细了解病史有助于减少诊断的假阳性。一般建议患者放疗结束 2～3 个月后接受 PET/CT 检查，化疗结束 1 周以上接受 PET/CT 全身显像，否则会引起假阳性的判断。

（四）假阴性

有些高分化低度恶性的肿瘤、较小原发肿瘤或转移瘤、特殊类型的肿瘤在行 ^{18}F-FDG PET/CT 显像时，肿瘤不一定引起异常代谢增高浓聚，可出现假阴性结果，如高分化腺癌、细支气管肺泡癌（结节型）、类癌或＜7mm 的小病灶等。Lardinois 等研究发现，有 3 例患者的 2 个微转移灶和一个小于 5mm 的淋巴结未能被 PET/CT 检出。对于肺内散在多发的小结节，借助 PET/CT 中 CT 的图像可避免一部分漏诊，因目前临床使用的 PET/CT 中的 CT 都是 MSCT，均可以完成独立的诊断功能，MSCT 可以在屏气情况下非常容易完成肺部薄层扫描已达到对肺小结节早期诊断的目的。因此，在 PET/CT 显像诊断时需重视 CT 征象与 PET 征象的互补，以减少假阴性的结果，必要时可行增强 CT 扫描加以鉴别。新型 PET 显像剂的研发亦很重要，Pieterman 等对 17 例胸部恶性肿瘤患者对比研究了 ^{11}C-胆碱和 ^{18}F-FDG 这两种显像剂，结果显示 ^{11}C-胆碱较 ^{18}F-FDG 可检出更多的脑内转移灶（23/23 *vs.* 3/23）。对于 ^{18}F-FDG PET 检测灵敏度相对较低的类癌、小细胞性癌等神经内分泌肿瘤，受体型显像剂有可能会提高诊断的特异性。所以，充分发挥 PET/CT 中 CT 的独立诊断功能对于肿瘤早期诊断是极为重要的问题。另外，开发能够被分化好的肿瘤细胞摄取的正电子放射性示踪剂是提高 PET/CT 临床应用的当务之急。

（五）PET/CT 的发展前景

^{18}F-FDG PET/CT 显像虽已取得了较好的临床效果，但 PET/CT 对于肿瘤的应用前景仍有赖于新型特异性更高的显像剂研发。O-（2-^{18}F-氟代乙基）-L-酪氨酸（^{18}F-FET）作为氨基酸的类似物，虽不参与蛋白质的代谢，但也可进入代谢旺盛的肿瘤组织，作为有效的肿瘤显像剂。^{18}F-FET 在心、脑中的摄取不高，也不受血糖水平的影响，估计在人体的显像会优于 ^{18}F-FDG。^{11}C-胸腺嘧啶可比 ^{18}F-FDG 更早、更准确地反映肿瘤对放、化疗的反应。因此，核苷类药物也可能成为很有价值的肿瘤显像剂。新型肿瘤更特异性的 PET/CT 显像剂正在进一步研究和探索中，如 ^{11}C-胆碱、^{11}C-蛋氨酸、^{18}F-氟-α 甲基酪氨酸、^{18}F-FLT（3′-deoxy-3′-fluorothymidine）、^{18}F-FMISO 等对肿瘤具有相对高的亲和力，而对炎症的亲和力相对较弱，是未来有希望的 PET/CT 肿瘤显像剂。

（李仲友）

参考文献

[1] 陈灏珠. 实用内科学. 第10版. 北京：人民卫生出版社，1999.

[2] 冯玉麟，刘春涛主译. 肺癌. 北京：人民卫生出版社，2002.

[3] 董志伟，谷铣之. 临床肿瘤学. 北京：人民卫生出版社，2002.

[4] 熊敏，吴一龙. 现代肺癌病理与临床. 北京：科学出版社，2003.

[5] 李甘地. 病理学. 北京：人民卫生出版社，2001.

[6] 毛伟征，苏东明，李雪萍，等. AJCC癌症分期手册. 第6版. 辽宁：辽宁科学技术出版社，2005.

[7] 石木兰. 肿瘤影像学. 北京：科学出版社，2003.

[8] 王荣福. 符合线路探测正电子成像与临床. 北京：北京大学医学出版社，2004.

[9] 丁虹，赵军，管一晖. PET临床病例精选. 香港：雅艺出版设计公司，2002.

[10] 潘中允. PET诊断学. 北京：人民卫生出版社，2005.

[11] 田嘉禾. 正电子发射体层显像（PET）图谱. 北京：中国协和医科大学出版社、科文（香港）出版有限公司，2002.

[12] 吴恩惠. 医学影像诊断学. 北京：人民卫生出版社，2001.

[13] 季仲友. PET-CT中诊断性CT的必要性与临床应用. 国外医学放射医学核医学分册，2005，29：197-200.

[14] 崔勇，周存升. PET-CT在非小细胞肺癌中的应用价值. 国外医学临床放射学分册，2004，27：361-363.

[15] 张雯杰，郑容. ^{18}F-FDG PET-CT在肿瘤临床中的应用. 国外医学肿瘤学分册，2004，31：600-603.

[16] Patz EF，Connolly J，Herndon J. Prognostic value of thoracic FDG PET imaging after in non small cell lung cancer. AJR，2000，174（3）：769-774.

[17] 刘素文，于金明，邢力刚. ^{18}F-FDG PET显像在非小细胞肺癌临床分期中的价值. 中华肿瘤杂志，2004，26：626-629.

[18] 张碧媛，付小龙. ^{18}F-FDG PET在非小细胞肺癌诊断和分期中的应用价值. 国外医学肿瘤学分册，2004，31：525-528.

[19] 王全师，吴湖炳，王明芳，等. ^{18}F-FDG PET对肺癌的诊断及鉴别诊断. 中华核医学杂志，2003，23：11-13.

[20] 林祥通，赵军. PET在肺癌诊断和分期中的应用. 中国癌症杂志，2003，13：402-404.

[21] 冯鑫至，盛巍. PET/CT在肺癌中的应用价值. 临床肺科杂志，2004，9：503-505.

[22] 李松年. 现代全身CT诊断学. 北京：中国医药科技出版社，2001.

[23] 潘纪戍，张国桢，蔡祖龙. 胸部CT鉴别诊断学. 北京：科学技术文献出版社，2004.

[24] 林祥通. 关于^{18}F-FDG PET临床应用的几点意见. 中华核医学杂志，2002，22：133-136.

[25] 赵军，林祥通，管一晖，等. 双时相PET显像在肺癌良恶性病变鉴别诊断中的应用. 中华核医学杂志，2003，23：8-10.

[26] Thomas DAA，Wong TZ，Harpole DH，et al. Impact of computed tomography-positron emission tomography fusion in staging patients with thoracic malignancies. Ann Thorac Surg，2002，74：160-163.

[27] Demura Y，Tsuchida T，Ighizki T，et al. ^{18}F-FDG for differention between benign and malignant lesions in the thorax. J Nucl Med，2003，44：540-548.

[28] 管一晖，何胜利，董竞成，等. ^{18}F-标记脱氧葡萄糖正电子发射计算机断层摄影术在非小细胞肺癌分期中的应用价值. 中华医学杂志，2001，81：1180-1183.

[29] Gupta NC，Graeber GM，Rogers JS，et al. Comparative efficacy of positron emission tomography with FDG and computed tomographic scanning in preoperative staging of non small cell lung cancer. Ann Surg，1999，229：286-291.

[30] Roman MR，Rossleibh MA，Angelides S，et al. Staging and managing lung tumor using F-18 FDG coincidence detection. Clin Nucl Med，2001，26（5）：383-388.

[31] Lardinois D，Weder W，Hany TF，et al. Staging of Non-small-cell lung cancer with integrated positron-emission tomography and computed tomography. N Engl J Med，2003，348：2500-2507.

[32] 陈明. 非小细胞肺癌三维适形放射治疗研究进展. 中华放射肿瘤学杂志，2002，11：262-265.

[33] 巩合义，于金明，付政，等. PET/CT对非小细胞肺癌临床分期及精确治疗计划的影响. 中华肿瘤杂志，2006，28：64-57.

[34] 刘建军，黄钢，万良荣，等. 肿瘤放射治疗生物靶区轮廓确定的影响因素. 上海第二医科大学学报，2005，25：1225-1228.

[35] 张中民，吕仲红，杨天恩. ^{18}F-FDG PET在非小细胞肺癌三维适形放疗中的价值. 临床肿瘤学杂志，2004，9：549-553.

[36] Duhaylongsod FG，Lowe VJ，Patz EF，et al. Detection of primary and recurrent lung cancer by means of ^{18}FDG-PET. J Thorac Cardiovasc Surg，1995，110：

130-139.

[37] Ciernik IF, Dizendor FE, Baumert BG, et al. Radiation treament planning with an integrated positron emission and computer tomography (PET/CT): a feasibility study. Int J Radiat Oncol Biol Phys, 2003, 57 (3): 853-863.

[38] Dhital K, Saunders CA, Seed PT, et al. ^{18}FDG-PET and its prognostic value in lung cancer. Eur J Cariothorac Surg, 2001, 42: 1662-1629.

[39] Osman MM, Cohade C, Nakamoto YJ, et al. Clinically significant inaccurate localization of lesions with PET/CT: frequency in 300 patients. J Nucl Med, 2003, 44: 240-243.

[40] Cohade C, Osman M, Marshall LT, et al. PET-CT: accuracy of PET and CT spatial registration of lung lesions. Eur J Nucl Med Mol Imaging, 2003, 30: 721-726.

[41] Erdi YE, Nehmeh SA, Pan T, et al. The CT motion quantitation of lung lesions and its impact on PET measured SUVs. J Nucl Med, 2004, 45: 1287-1292.

[42] Nakamoto YJ, Tatsumi M, Cohade C, et al. Accuracy of image fusion of normal upper abdominal organs visualized with PET/CT. Eur J Nucl Med Mol Imaging, 2003, 30: 597-602.

[43] Nakamoto YJ, Osman M, Cohade C, et al. PET/CT: comparison of quantitative tracer uptake between germanium and CT transmission attenuation-corrected images. J Nucl Med, 2002, 43: 1137-1143.

[44] Cohade C, Osman M, Nakamoto Y, et al. Initial experience with oral contrast in PET/CT: phantom and clinical studies. J Nucl Med, 2003, 44: 412-416.

[45] Nakamoto YJ, Chin BB, Kraitchman DL, et al. Effects of nonionic intravenous contrast agents at PET/CT imaging: phantom and canine studies. Radiology, 2003, 227: 817-824.

[46] Antoch G, Freudenberg LS, Egelhof T, et al. Focal tracer uptake: a potential artifact in contrast-enhanced dual-modality PET/CT scans. J Nucl Med, 2002, 43: 1339-1342.

第三节　乳腺癌

乳腺癌（breast cancer）是女性最常见的恶性肿瘤之一，乃当今危害女性身心健康、影响女性生活质量、降低女性寿命的主要恶性肿瘤。根据美国癌症协会（American Cancer Society）的数据估计2008 年全美新发乳腺癌患者达 184 450 例，死于乳腺癌者达 40 930 例。目前，常用的乳腺检查手段有超声（ultrasound breast scanner）、乳腺钼靶 X 射线摄影（mammography）、X-CT（X-ray computed tomography）、MRI（magnetic resonance imaging）、ECT（emission computed tomography）、临床体查、激素检查等，其中影像学检查方法最为常见，而且普及率高、定性定位准确性高。单纯的影像检查手段，如超声、乳腺钼靶 X 射线照相、X 射线 CT 只能对已发生、并已达到可探查大小的器质性病变进行诊断，而 ECT 以及结合分子探针的 MRI 则能在器质性病变发生之前、功能发生改变时便能探查，大大提前了诊断的时间，为治愈疾病、拯救患者生命赢得了宝贵的机会。

作为医学影像技术革命性的发明，PET/CT 实现了功能与解剖的同机图像融合、宏观解剖结构与微观细胞分子水平的有机结合，能将 PET 与 CT 的优势互补，提供了更为精确的病灶定位、更为准确的临床分期和更为有效的放射治疗计划，并开创了一个崭新的医学影像诊断模式——复合影像诊断思维模式，对乳腺癌的早期诊断（early diagnosis）、分期（staging）、再分期（restaging）、治疗响应监控（monitoring of treatment response）、治疗监测（surveillance）、疗效评价（therapeutic effective evaluation）和预后判断（prognosis assessment）等具有重要的临床意义。

一、概述

乳腺癌是女性最常见的恶性肿瘤，全世界每年有几百万人发病，欧美国家高发，城市女性高发。我国总体发病率低于这些国家和地区，但我国是目前乳腺癌发病率增长最快的国家，同时由于人口基数大，我国乳腺癌发病绝对数字庞大。近年来乳腺癌的死亡率已开始下降，主要原因是乳腺钼靶 X 射线照相（mammography）的普查，使得早期病变得以发现，早期治疗得以开展。

（一）乳腺癌的流行病学特征

1. 性别　乳腺癌女性多见，男性罕有，世界上男女发病比例约为 1∶100，所以乳腺癌一般是指女性乳腺癌。男性乳腺癌发病率虽然低，但是一旦发病，恶性程度较高，死亡率也较高。

2. 年龄　乳腺癌从 20 岁左右开始发病，随年龄增长发病率增加，绝经后上升相对缓慢。欧美等西方国家乳腺癌发病率的高峰年龄是 50～55 岁，而中国女性发病的高峰年龄比欧美女性小 10 岁左右，绝经期后发病率会略下降，该特点亦适合亚洲其他国家和地区，并且在亚洲人移居西方国家后仍保持这种年龄分布。

3. 种族和民族　乳腺癌的发病率存在种族差异。在美国，白种人绝经期前乳腺癌的发病率低于黑人，绝经期后高于黑人。但美国黑人的死亡率要比白人高，亚裔人口最低。同时美国各种族在检出的乳腺癌的分型、检出阶段、治疗措施方面也存在差异。犹太民族 *BRCA-2* 基因的种系突变也成为犹太人乳腺癌发病率较高的原因之一。在我国，汉族的发病率及死亡率均较少数民族高，但哈萨克族和蒙古族稍高于其他少数民族，藏族发病率最低。

4. 社会阶层　乳腺癌高发于社会阶层较高的人士。有流行病学调查显示乳腺癌多数发生在接受过良好教育、社会经济和政治地位较高的人群，一般解释为生活习惯的差异，因此城市乳腺癌发病率比农村明显增高。在我国，京、津、沪等大城市乳腺癌的发病率已跃居城市女性恶性肿瘤发病率的首位，其中以上海最高。

5. 地区分布　前面提到乳腺癌的发病率存在明显的地域差异，具体来说，北美、北欧最为高发，南欧、南美属于中发区，而多数亚洲国家属低发区。城市高，农村低，郊区则居中，成为过渡区域。有研究表明乳腺癌的发病率与城市人口数正相关，我国沿海城市大多是乳腺癌的高发区，西北、西南地区低，西藏、青海的发病率只有京、津、沪的 1/3～1/4。乳腺癌已成为当今中国城市女性恶性肿瘤死亡率最高的疾病，约占女性肿瘤总数的 31%，而随着现代生活节奏的加快，观念的逐步变更、城市化进程的加剧，我国乳腺癌的发病率还将不断上升。

（二）乳腺癌的病因学和发病机制

目前，乳腺癌发生发展的确切机制尚未真正明确，但通过大量流行病学调查分析以及基础和临床的深入研究，表明乳腺癌是多种致病因素作用、多种发病机制进行的结果。

1. 病因学

（1）遗传因素：乳腺癌的发病具有明显的遗传易感性，一级亲属中罹患乳腺癌的人，其发生乳腺癌的危险性较正常人群高 2～3 倍。倘若一级亲属在绝经前患有双侧乳腺癌，那么相对危险性将高达 9 倍。这种家族聚集性的乳腺癌的深层原因是基因改变所致。一种是多基因改变致癌；另一种是单基因突变所致。较明确的乳腺癌相关基因有：*BRCA-1* 和 *BRCA-2*，以及抑癌基因 *p53* 的突变。

（2）生殖因素：女性乳腺在青春期一些激素的作用下发育成熟，之后乳腺细胞随着每月体内激素水平的周期性变化以及妊娠期激素的变化而发生生理性的改变。因此乳腺癌的发生与生殖因素密切相关，包括初潮年龄、绝经年龄、月经周期、是否生育、第一胎足月妊娠年龄、产次、哺乳史。初潮年龄小和（或）绝经年龄大的妇女罹患乳腺癌的概率大，临床上月经初潮早于 12 岁，停经迟于 55 岁者，发病率较高；第一胎足月生产年龄大于 35 岁者较初产在 20 岁以前者更易发病；未婚、未产者的发病率高于已婚、已育者；多项相关研究与调查表明母乳喂养的时间长短与乳腺癌发病负相关。而这些大都与内分泌激素有关。

（3）内分泌激素：大量研究表明乳腺癌发病与内分泌紊乱有着直接关联。主要的相关激素有：①雌激素（estrogen），包括雌酮（E_1，estrone）、雌二醇（E_2，estradiol）及雌三醇（E_3，estriol），其中 E_1 和 E_2 与乳腺癌的发病关系明显，E_3 则是 E_1 和 E_2 的代谢产物。研究发现绝经后妇女中患乳腺癌者较健康女性体内总雌激素水平平均高 15%～24%。妇女停经后，因种种原因进行雌激素替代疗法，而研究发现补充外源性雌激素会增加罹患乳腺癌的机会。②雄激素（androgen）：雄激素对乳腺癌的发病影响体现在直接和间接两种作用上，它可直接促进乳腺癌细胞增殖作用，同时可以转化为雌激素而间接发挥作用。研究表明不同类型的雄激素与乳腺癌发生有不同程度的相关性。③黄体酮（孕酮，progesterone）：早些的研究表明黄体酮因能对抗雌激素的一些作用而对乳腺癌的发生具有副作用。最新研究表明，黄体酮水平下降时可以增加动物对雌激素致突变的敏感性。④催乳素（prolactin）：催乳素参与了乳腺癌形成的始动阶段和促发阶段。⑤其他激素：胰岛素样生长因子（IGF-1）、血清胰岛素样生长因子及其主要的结合蛋白 IGFBP-3 的水平与乳腺癌的发病被多项流行病学研究证实具有正相关性。

（4）机体免疫因素：免疫系统的稳定与否与恶

性肿瘤的发病正相关，因为正常的免疫系统能将抗原性异物和自身变异的异形性细胞及时识别并加以清除。这包括细胞免疫和体液免疫两种免疫应答机制。免疫系统功能低下，如年老体弱，不能及时有效地清除突变细胞，从而导致恶性肿瘤的发生，乳腺癌好发于中老年也是同样的原因。

（5）营养饮食因素：脂肪、高热量饮食、酒精与乳腺癌的发病率和死亡率呈正相关。而前面所述的种族、民族、地域差异而造成乳腺癌发病率的差异可能部分源于各种族、各民族、各地区饮食结构和习惯的差异。有报道，饮酒量的增加会升高体内雌激素水平。纤维素、微量营养素等对乳腺癌的发生具有抑制作用。

（6）环境因素：电离辐射、药物（比如一些化疗药物、高血压药物）能增加罹患乳腺癌的机会。烷化剂可以诱导多种包括乳腺癌在内的实体瘤。

2．发病机制　从致癌物质作用于机体到形成肿瘤是反复、复杂而需要一定时间的。大多数人接受的说法是：肿瘤在本质上是基因病。而目前就其发病机制有 3 种较为可靠的说法：两阶段学说、基因表达失调学说和癌基因学说。

两阶段学说认为肿瘤通过一个特异而不可逆的启动阶段，继而进入相对非特异性的、可逆的促发阶段而最终发病。基因表达失调学说认为致癌物质引发基因调控障碍，导致基因表达失控，从而使细胞分裂和分化失控，最终致癌，而 DNA 结构本身并未改变。癌基因学说表示原癌基因的激活与抑癌基因的失活共同促成新生物的生成，并认为这是多基因、多阶段、多次作用的结果。

（三）乳腺应用解剖与生理

1．乳房与腺体　成人女性乳房左右对称分别位于前胸壁第 2～6 肋间，内缘为胸骨旁线、外缘达腋前线。内侧 2/3 位于胸大肌之前，外侧 1/3 位于前锯肌表面，大部分乳房在外上方存在一狭长的乳腺组织，突出伸向腋窝，称为腋尾部乳腺。乳腺体由实质和基质两部分组成，实质包括导管、小叶、腺泡；基质则由结缔组织、脂肪组织、血管、神经、淋巴管等组成。乳腺腺体组织被结缔组织分隔成 15～20 个乳腺叶，每个乳腺叶以乳头为中心呈轮辐样放射状排列，各有一条导管向乳头引流，为输乳管。每个乳腺叶含有 20～40 个乳腺小叶，每个小叶具有 10～100 个腺泡，为乳腺的分泌部，乳腺小叶是构成乳腺的基本单位（图9-3-1）。

2．乳腺相关肌肉与筋膜　主要相关肌肉包括：胸大肌、胸小肌。胸大肌位于胸前外侧壁，呈扇形，起自锁骨内侧半、胸骨、第 1～6 肋软骨和腹直肌鞘前层，止于肱骨结节嵴。胸小肌位于胸大肌深面，亦成扇形，起自第 2～5 肋骨和肋间肌表面的筋膜，止于肩胛骨喙突，肌纤维斜向外上。乳腺癌向深面生长便易侵犯胸大肌和胸小肌，在乳腺标准根治术中需要切除胸大肌和胸小肌，改良根治术则予以保留。

乳腺位于皮肤筋膜浅层和深层之间，被浅筋膜所包裹。浅筋膜的浅层组织位于皮下脂肪组织中，在锁骨下区与胸大肌筋膜紧密相连，向外、向下分别延续为胸壁及腹壁皮下脂肪结缔组织，向内与对侧浅筋膜浅层相连。另外，浅筋膜还向乳腺组织向内伸展形成小叶间隔，即 Cooper 韧带，一端连于

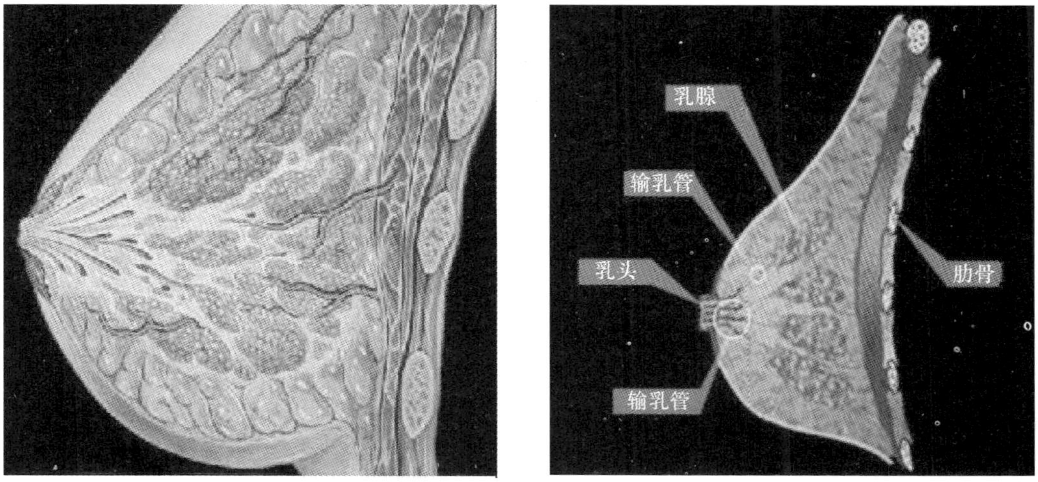

图 9-3-1　正常乳腺解剖示意图

皮肤，一端连于胸肌筋膜，对乳腺组织起固定和支撑的作用。

乳腺后方为乳腺后间隙，即浅筋膜深层后方。此间隙之后是胸大肌筋膜，也就是胸固有筋膜的浅层，覆盖于胸大肌表面，向上附着于锁骨骨膜，内侧附于胸骨骨膜，向下移性行于腹直肌筋膜。胸小肌筋膜属于胸固有筋膜的深层，在胸小肌上缘分前后两层包绕胸小肌，形成胸小肌鞘。胸固有筋膜深层在胸小肌以上部分称为喙锁筋膜。腋筋膜为胸固有筋膜在腋腔的延伸，内侧与前锯肌相连，外侧与臂筋膜相延续。

3. 乳房的动脉血供和静脉回流　乳房的血液循环十分丰富，供血动脉主要来自腋动脉、肋间动脉和胸廓内动脉的分支，形成了供应乳腺的丰富血管网——真皮下血管网、腺体前血管网和腺体后血管网。

乳房的静脉分为浅静脉和深静脉两组。浅静脉即乳房皮下静脉，位于浅筋膜浅层的深面，大部分横向回流到胸廓内静脉，也有经胸骨边缘与对侧吻合，或者纵向回流至颈根部的浅静脉。当乳腺癌发展迅速时，位置表浅的乳房浅静脉的扩张就会很明显。深静脉一般伴随同名动脉及其分支一起，分别汇入胸廓内静脉、胸外侧静脉和肋间静脉。其中胸廓内静脉的穿支是乳腺最大的静脉，汇入同侧无名静脉后，经右心房、右心室进入肺毛细血管网。肋间静脉引流乳腺后面的静脉血，然后汇入奇静脉，经上腔静脉回心入肺循环。乳腺癌发生肺转移和骨转移主要就是通过静脉途径。

4. 乳腺的淋巴回流　来自乳腺皮肤和实质的淋巴管丛汇集成集合淋巴管后，汇入较粗的输入淋巴管。75%的乳腺淋巴引流至腋窝淋巴结，剩余的多数流入胸骨旁淋巴结，少数还可以注入锁骨上淋巴结，甚至膈下、腹腔和对侧腋窝淋巴结。同侧腋窝淋巴结通常是乳腺癌转移的第一站。淋巴引流也可以通过相互交通的淋巴管，绕过前面的淋巴结而直接进入下一站淋巴结，临床上可以看到乳腺癌跳跃式淋巴结转移。此外，淋巴管与小静脉之间也存在吻合，淋巴液可不经过淋巴结而直接进入血液循环。总之，乳腺癌细胞多沿淋巴途径转移，了解乳腺淋巴回流特点对乳腺癌的诊断和治疗意义重大。

乳腺淋巴的主要引流途径包括：①乳腺外侧部和中央部的淋巴经胸大肌外侧的淋巴管注入腋淋巴结前群或中央群，最后达锁骨下淋巴结；②乳腺内侧部的淋巴向内侧走行，穿过胸大肌和肋间隙，注入胸骨旁淋巴结；③乳腺底部的淋巴，穿过胸大肌，经胸肌间淋巴结或沿胸小肌上缘，注入腋淋巴结尖群和前群，也可以沿胸小肌下缘注入腋淋巴结中央群和前群；④乳腺内上部的部分淋巴也可直接注入锁骨上淋巴结；⑤乳腺淋巴管丛还可以与对侧乳腺、腹直肌鞘、腹膜下、膈下等部位的淋巴管丛之间相互交通（图 9-3-2）。

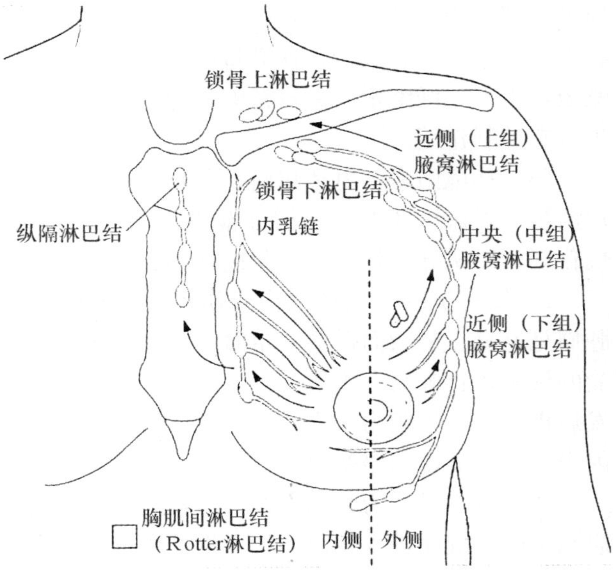

图 9-3-2　乳腺淋巴回流示意图

（四）乳腺癌的病理

乳腺从表面的鳞状上皮到其内部的由内胚叶和中胚叶分化而来的组织均可发生肿瘤。据其来源可以分为上皮源性和非上皮源性。而上皮源性当中的恶性部分即为乳腺癌。

1. 病理分类　目前国际上较具代表性的有 1981 年世界卫生组织（World Health Organization，WHO）制订的乳腺肿瘤的组织学分类及 2000 年中国肿瘤病理学分类中的乳腺癌组织分类。现将二者的分类相互对照列出（表 9-3-1）。

2. 乳腺癌的临床、病理分期　合理可行的分期方案能够合理制订治疗方案，较准确地估计预后。目前常用的临床分期是按 1959 年国际抗癌联盟（International Union Against Cancer，UICC）建议，并于 1978 年和 1988 年经修改的肿瘤原发灶（tumor）、病理淋巴结（lymph node）和转移（metastasis），即 TNM 国际分期法（表 9-3-2 和表 9-3-3）。

表 9-3-1　乳腺癌病理分类

中国肿瘤病理学分类	中国对应的 WHO 分类
1.1	1.a
导管内癌	导管内癌（1.1）
1.2 小叶原位癌	1.b 小叶原位癌（1.2）
1.3 乳头 Paget 病	2.a 浸润性导管癌（4.2～4.6）
2.1 导管癌早期浸润	2.b 导管内癌为主的浸润（2.1，4.2）
2.2 小叶癌早期浸润	2.c 浸润性小叶癌（2.2，4.1）
3.1 乳头状癌	2.d 黏液腺癌（3.5）
3.2 髓样癌伴大量淋巴细胞浸润	2.e 髓样癌（3.2）
3.3 小管癌	2.f 乳头状癌（3.1）
3.4 腺样囊性癌	2.g 管状癌（3.3）
3.5 黏液腺癌	2.h 腺样囊性癌（3.4）
3.6 鳞状细胞癌	2.i 分泌型癌（5）
4.1 浸润性小叶癌	2.j 大汗腺癌（4.7）
4.2 浸润性导管癌	2.k 伴化生的癌（3.6，5）
4.3 硬癌	2.l 其他（5）
4.4 髓样癌	3 乳头 Paget 病
4.5 单纯癌	
4.6 腺癌	
4.7 大汗腺癌	
5 其他	

表 9-3-2　乳腺癌临床分期方案（TNM 分类）

T（原发肿瘤）	N（区域淋巴结）	M（远处转移）
T_x：无法评估的原发肿瘤 T_0：没有原发肿瘤的依据 T_{is}：原位癌：导管内癌、小叶原位癌或不伴有肿块浸润的 Paget 病 T_1：肿瘤最大径≤2.0cm T_{1min}：肿瘤最大径≤0.1cm T_{1a}：肿瘤最大径≤0.5cm T_{1b}：肿瘤大径＞0.5cm，≤1.0cm T_{1c}：肿瘤最大径＞1.0cm，≤2.0cm T_2：肿瘤最大径＞2.0cm，≤5.0cm T_3：肿瘤最长径＞5.0cm，或癌灶超过 1 个 T_4：肿瘤大小不计，直接侵犯皮肤或胸壁，也包括炎性乳腺癌 T_{4a}：侵及胸壁 T_{4b}：乳房皮肤水肿（包括橘皮样变）、溃疡或同侧乳房皮肤出现卫星结节 T_{4c}：$T_{4a}+T_{4b}$ T_{4d}：炎性乳腺癌	N_x：无法对区域淋巴结作出评估 N_0：同侧腋窝无肿大淋巴结 N_1：同侧腋窝有单个或多个肿大淋巴结，尚可推动 N_2：同侧腋窝肿大淋巴结彼此融合，或与周围组织粘连 N_3：单个或多个同侧内乳淋巴结转移	M_x：不能确定有无远处转移 M_0：无远处转移 M_1：有锁骨上淋巴结转移或远处转移

表 9-3-3　乳腺癌 TNM 分期分组

临床病期	TNM 分期
0 期	$T_{is}N_0M_0$
Ⅰ期	$T_1N_0M_0$，$T_0N_1M_0$
ⅡA 期	$T_1N_1M_0$，$T_2N_0M_0$，$T_2N_1M_0$
ⅡB 期	$T_3N_0M_0$，$T_0N_2M_0$，$T_1N_2M_0$
ⅢA 期	$T_2N_2M_0$，$T_3N_1M_0$，$T_3N_2M_0$
ⅢB 期	T_4 任何 NM_0，或任何 TN_3M_0
ⅢC 期	任何 TN_3M_0
Ⅳ期	任何 T，任何 N，和 M_1

（五）乳腺癌的临床表现

乳腺癌的早期表现是患侧乳房出现无痛、单发的小肿块，常是患者无意中发现而就医的主要症状。肿块质硬、表面不光滑，与周围组织分界不甚清楚，在乳房内不易推动。随着肿瘤增大，可以引起乳房局部隆起。若累及 Cooper 韧带，可使其缩短而致肿瘤表面皮肤凹陷，即所谓“酒窝征”。邻近乳头或乳晕的癌肿因侵入乳管使之缩短，可把乳头牵向癌肿一侧，进而可使乳头扁平、回缩、凹陷。癌块继续增大，如皮下淋巴管被癌细胞堵塞，引起淋巴回流障碍，出现真皮水肿，皮肤呈“橘皮样”改变。

乳腺癌发展至晚期，可侵入胸筋膜、胸肌，以致癌块固定于胸壁而不易推动。如癌细胞侵入大片皮肤，可出现多数小结节，甚至彼此融合。有时皮肤可溃破而形成溃疡，这种溃疡常有恶臭，容易出血。

乳腺癌淋巴转移最初多见于腋窝。肿大淋巴结质硬、无痛、可被推动；以后数目增多，并融合成团甚至与皮肤或深部组织黏着。需要注意的是乳腺癌跳跃性淋巴结转移少见。腋淋巴结转移晚期，腋静脉受压，影响上肢的淋巴、血液回流而致上肢水肿。

乳腺癌常见的转移部位是胸膜、肺、骨、肝和脑，当转移至相应器官时可以出现相应的症状，例如肺转移可出现胸痛、气急；骨转移可出现局部疼痛；肝转移可出现肝大、黄疸等。

有些类型乳腺癌的临床表现与一般乳腺癌不同。值得提出的是炎性乳腺癌（inflammatory breast carcinoma）和乳头湿疹样乳腺癌（Paget's carcinoma of the breast）。炎性乳腺癌并不多见，特点是发展迅速、预后差。局部皮肤可呈炎性改变，开始时比较局限，不久即扩展到乳房大部分皮肤，皮肤发红、水肿、增厚、粗糙、表面温度升高。

乳头湿疹样乳腺癌少见，恶性程度低，发展慢。乳头有瘙痒、烧灼感，以后出现乳头和乳晕的皮肤粗糙、糜烂如湿疹样，进而形成溃疡，有时覆盖黄褐色鳞屑样痂皮。部分病例于乳晕区可扪及肿块，较晚发生腋淋巴结转移。

二、其他检查手段

（一）肿瘤标志物的测量

在正常人体微量存在或仅在出生后一段时间内存在的某些物质，会在发生肿瘤后总量增加，浓度提高，这就是肿瘤标志物，分为癌胚抗原类、酶类、激素类、糖蛋白类、癌基因类和细胞表面肿瘤抗原等。放射免疫分析技术开创了体外微量检测技术的新纪元，肿瘤标志物测量成为肿瘤核医学的重要组成部分。随着技术的进步，无放射性污染、全自动化的非放射性免疫分析逐渐取代了放射免疫分析技术。

乳腺癌的肿瘤标志物主要有：①组织多肽抗原（tissue polypeptide antigen，TPA）和组织多肽特异性抗原（tissue polypeptide specific antigen，TPS），为一种广谱抗原，无器官特异性。诊断原发乳腺癌灵敏度较低，仅为30%，不适合于乳腺癌的筛查和早期诊断，但对乳腺癌的转移、复发、疗效评价和预后随访方面具有较高的敏感性。需要注意的是TPS与其他乳腺癌相关的肿瘤标志物之间不存在相关性；②癌胚抗原（carcinoembryonic antigen，CEA），是一种非特异性的肿瘤标志物，一般随着患者治疗的有效，CEA浓度持续下降；另据资料显示CEA在循环血中的浓度与乳腺癌转移相关，CEA正常的乳腺癌患者生存期较CEA异常者明显延长。还有研究指出发生淋巴结转移的乳腺癌患者其组织和血浆CEA均升高时，提示预后不良，复发率高。所以目前CEA作为一种预后和随访指标在临床上应用广泛；③癌抗原15-3（cancer antigen 15-3，CA15-3），多年来临床作为主要的乳腺癌监测标志物，其在乳腺癌检测中特异性高于CEA和TPA。CA15-3是乳腺癌病情复发监测的最佳指标。CA15-3与TPS联合应用使转移性患者的诊断灵敏度高达72%。因此，联合应用可以大大提高诊断灵敏度者。同时，CA15-3和CEA相关性较高，联合测量能提高乳腺癌10%的诊断阳性率；④人绒毛膜促性腺激素（human chorionic gonadotropin，HCG），HCG正常情况下是由胎盘滋养层细胞产生的女性激素。异常情况下，恶性肿瘤细胞也能产生HCG。HCG的亚单位是β-HCG，当β-HCG升高时，排除正常或异常妊娠后，提示可能的肿瘤有葡萄胎、绒癌、乳腺癌、睾丸癌、卵巢癌、精原细胞瘤。β-HCG主要用于对乳腺癌预后的判断：乳腺癌患者β-HCG升高提示预后不良。此外还有癌抗原19-9（cancer antigen，CA19-9）、降钙素（calcitonin）、人胎盘催乳素（human placenta lactogen，HPL）、催乳素、雌激素等，对乳腺癌的诊断都具有一定的临床意义。

（二）癌基因检测

乳腺癌的发生与所有恶性肿瘤一样都涉及一些基因和癌基因的化学改变、肿瘤抑制基因的失活、激素和生长因子受体的分泌增加。异常的原癌基因包括：*c-erbB-2*、*c-myc*、*ras*，抑癌基因有*p53*、*Rb*基因和*nm23*。另外还有乳腺癌的易感基因（breast cancer suppressor gene，BRCA）等与乳腺癌的发生、发展关系密切。目前临床上主要通过检测*p53*和*c-erbB-2*帮助分析病情、指导临床治疗及判断预后情况等。

（三）其他影像学检查

目前除了PET/CT检查，可用的乳腺影像检查方法包括：钼靶X线检查（mammography），超声检查（ultrasound）和磁共振检查（MRI）。乳腺的诊断性放射学从检查乳腺标本开始。1913年Salomon A博士，柏林皇家外科大学门诊部住院医师，发表了论文*Beiträge zur Pathologie und Klinik der Mammakarzinome*为乳腺癌的病理和临床方面做出贡献。

1. 乳腺钼靶X射线摄影　我国目前已经广泛开展了女性两癌筛查项目（宫颈癌、乳腺癌），考虑经济、便捷等因素，乳腺钼靶X线摄影和超声成为了乳腺癌最普遍和常用的手段。同时乳腺钼靶X线摄影（图9-3-3）和超声结合成为乳腺癌初期筛查的最主要手段，多数人认为其是乳腺癌筛查之最佳组合。

Mammography采用低剂量的软线照射成像，不仅可以减少射线剂量，还可以提高对比分辨率，使微小的密度改变更易识别。照相时通常采用头尾位即CC位和侧斜位即MLO位，MLO位平行于胸大肌投照，有利于显示腋尾部的病变。

通常在钼靶相片上我们可以看到两个典型的征象：肿块（mass）和钙化（calcification）（尤其是簇状、沙粒样钙化乃典型征象之一）（图9-3-4）。另外还有局部致密浸润、局部结构扭曲征象等。相

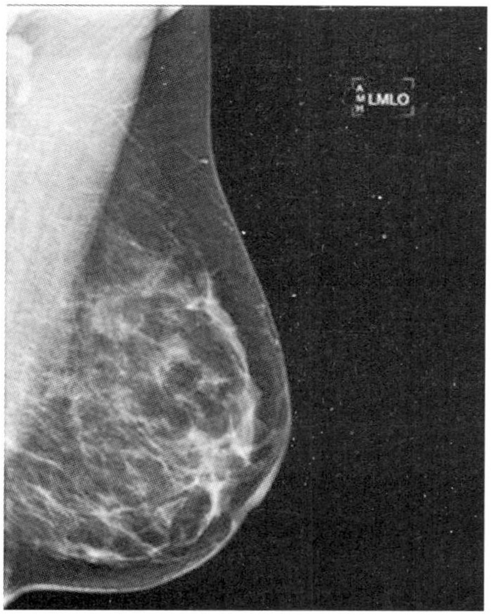

图 9-3-3　正常乳腺钼靶 X 射线摄影图

对于 MR 和核素显像，乳腺钼靶 X 线摄影对细小钙化灶清晰、高灵敏度的探查是最为优势之处。

2. 超声扫描　较之其他手段，超声的优势在于无放射性、对囊实性占位鉴别价值大、能显示乳房内部及周围的解剖结构情况，彩色多普勒能显示通过的血流（图 9-3-5）。

超声对占位性病变定性的价值明显，此外超声还能显示肿块内部的钙化灶、腋窝及锁骨上等处的肿大淋巴结，但是空间分辨率较低，不能显示细微病变及靠近胸壁的病变，对于沙粒样钙化灶、小于 1cm 的肿块的探查灵敏度不高。

3. MRI 扫描　MRI 乳腺成像对乳腺癌的检测灵敏度高，致密型乳腺更甚。目前临床上 MRI 主要用于确定肿瘤范围、检出多中心肿瘤、发现对侧乳腺病灶、监测术后肿瘤是否残留和复发等。

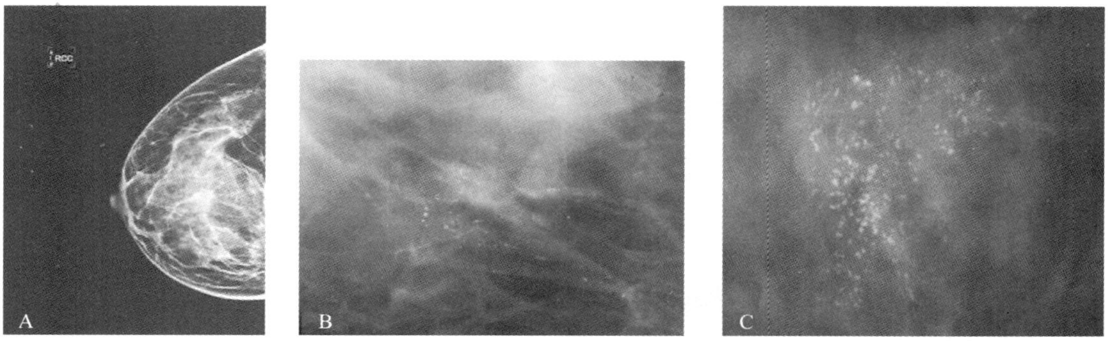

图 9-3-4　乳腺癌的基本征象。A，肿块；B、C，钙化

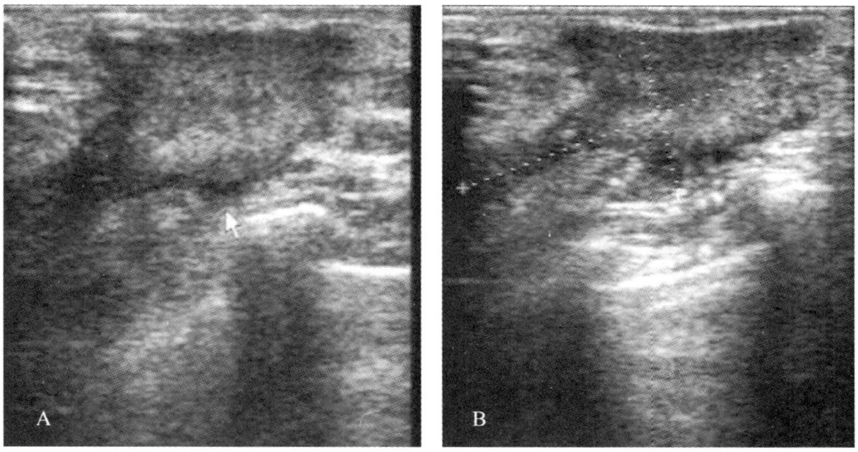

图 9-3-5　乳腺超声。A、B 图示乳腺实性肿物，边缘不规则，可见长毛刺。经病理检查证实为乳腺癌

新辅助化疗（neoadjuvant chemotherapy，NAC）目前已广泛应用于局部进展期乳腺癌的治疗。多项前瞻随机对照临床实验研究结果表明，NAC 与术后辅助化疗的无病生存率和总体生存率无统计学差异，但是达到病理完全缓解者（pathologic complete response，PCR）无病生存率和总生存率得到明显改善。NAC 能够为保乳手术创造条件，降低全乳切除率；术前化疗后 PCR 可以获得良好的远期生存。同时，NAC 的疗效评价可以提供个体对化疗方案的敏感性判断，进而为治疗方法的调整提供依据。但是，不同个体的肿瘤对 NAC 的敏感性不同。近年来众多的研究试图在乳腺癌 NAC 的早期进行疗效监测和反应性的预测，用以指导个体化的术前治疗，避免长时间使用不敏感的治疗，或化疗高度敏感而治疗时间不足带来的损失。磁共振（magnetic resonance，MR）检查作为评价乳腺癌 NAC 的一种新方法正日益受到关注。目前用于评估乳腺癌 NAC 疗效的 MR 检查包括常规 MR 检查和功能成像两部分。其中功能成像主要包括动态增强扫描、扩散加权成像和波谱分析等（如图 9-3-6）。

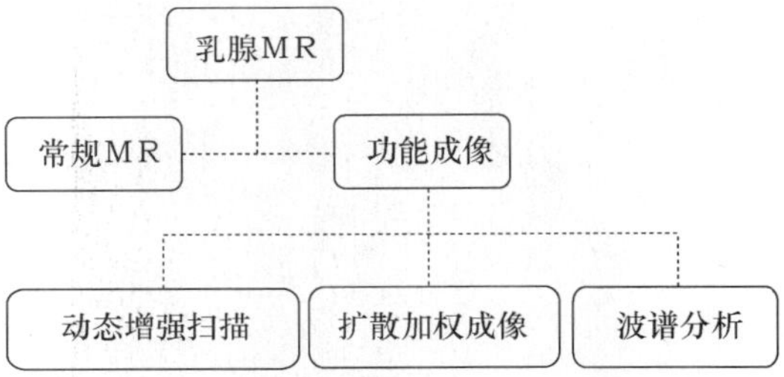

图 9-3-6　评估乳腺癌 NAC 疗效的 MR 检查示意图

常规 MR 扫描对于穿刺或治疗后出血及水肿的判断均有一定价值。但因为乳腺组织自身的特点，对大多数肿瘤来说，它很难提供较为准确的信息，无法用于评价肿瘤的变化（如图 9-3-7）。

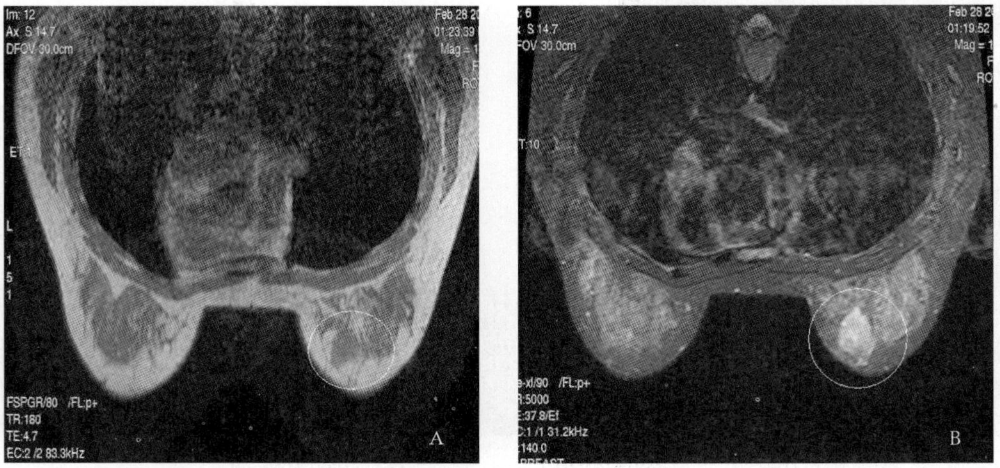

图 9-3-7　常规 MR。两图为同一患者不同序列的成像。A 为 T_1WI；B 为 T_2WI，标注处为乳腺癌病灶

动态增强扫描对于乳腺癌 NAC 疗效的评估具有重要价值。它不仅能够提供癌灶大小、边缘、位置毗邻、浸润范围等形态学信息，还能够通过时间-信号强度曲线及相关参数，反映癌灶血流动力学的改变，从而对 NAC 疗效进行更为细致的评估（如图 9-3-8）。

扩散加权成像（DWI）作为目前唯一能够监测活体组织内水分子扩散运动的无创性方法，其对 NAC 疗效的评估价值近年来亦被广泛关注。最常用的功能参数是表观扩散系数，即 ADC 值。此数值越大，表示水分子的扩散运动越自由，越小，则表示扩散运动受限。已有大量文献证明，NAC 后癌灶的 ADC 值的升高要早于最大径线的缩小（如图 9-3-9）。

MRS 是检测活体内代谢和生化信息的一种无创检查技术。胆碱（choline，Cho）是细胞膜磷脂代谢的成分之一，参与细胞膜的合成和退变，只要

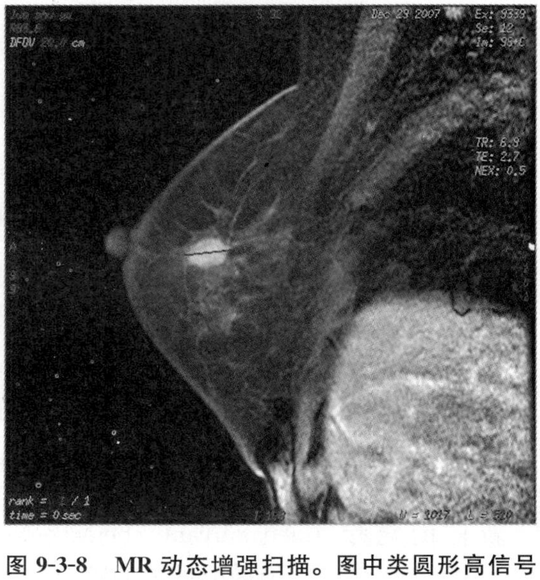

图 9-3-8　MR 动态增强扫描。图中类圆形高信号区即为乳腺癌病灶

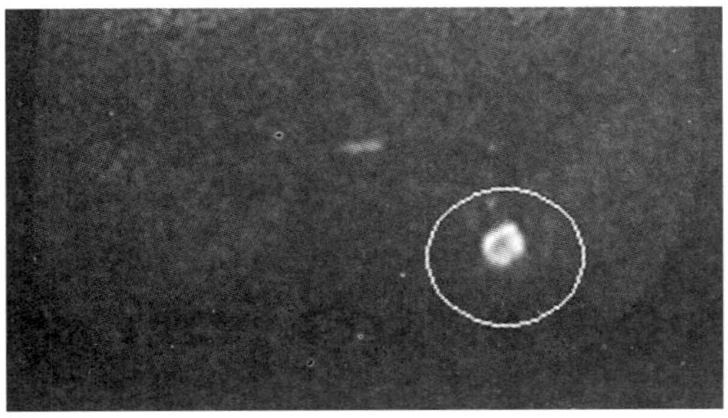

图 9-3-9　扩散加权成像。右乳高信号区即为乳腺癌病灶

在短期内迅速生长，细胞增殖加快，膜转运增加，Cho 含量就可以高，MRS 即可测得 Cho 峰。NAC 后局部进展期乳腺癌可以观察到胆碱峰的降低或缺失，可能对疗效的监测有价值（如图 9-3-10）。

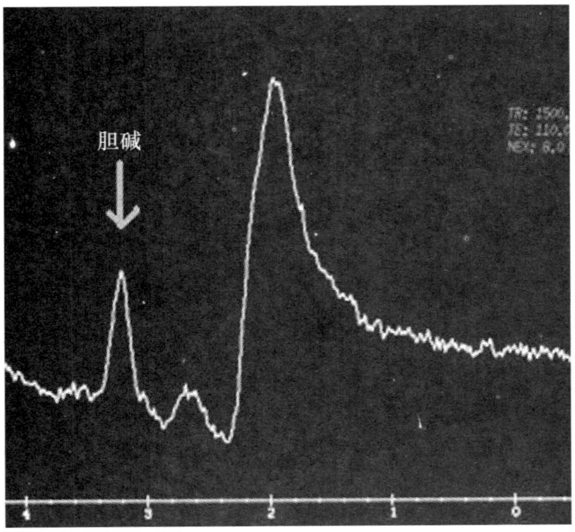

图 9-3-10　乳腺癌的 MRS 影像

但是 MRI 的缺点在于费用较高、特异性相对较低、对微小钙化灶无法检出、假阳性较高。所以，当前临床上尚不能取代乳腺钼靶 X 射线摄像和超声成像这一黄金组合。

4. CT 扫描　CT 不作为乳腺疾病的首选检查手段。但对于了解乳腺恶性占位的侵犯累及情况有所帮助，如能清楚显示病变与胸壁、皮肤的关系，有无淋巴结、肺、肋骨等处的远处转移。采用增强扫描后，对肿瘤的定性更为准确。同时，CT 扫描的薄层图像可以进行三维重建，这对病变定性及周围血管关系的判定更加清晰明确。

5. 其他核医学检查手段　核素示踪技术（radionuclide tracing technique）在乳腺癌的诊断和分期中起着越来越大的作用。最早，全身骨扫描（^{99m}Tc-MDP）用于随诊乳腺癌患者，探测骨转移。20 世纪 90 年代初，^{99m}Tc-MIBI 应用于原发乳腺癌的探查和检测肿瘤复发。同时，正电子发射断层显像（PET）开始应用于乳腺癌的良恶性鉴别、临床分期和疗效检测等方面。PET 全身显像能探测原发乳腺癌、术后复发病灶，腋窝、纵隔等多处转移淋巴结，以及肝、骨等其他脏器的转移病灶。但是 PET 的最大弊病在于空间分辨率很低，发生于解剖结构复杂区域的病灶准确定位难度高。

三、PET/CT 在乳腺癌的应用

PET/CT 实现了分子影像与解剖影像的同机图像融合，有效克服了 PET 和 CT 单独应用的不足，达到了功能成像和解剖定位的良好融合。

^{18}F 标记的氟代脱氧葡萄糖（^{18}F-FDG，^{18}F-fluorodeoxyglucose）是当今应用最广泛的葡萄糖代谢显像剂。^{18}F-FDG PET（PET/CT）是监测组织葡萄糖代谢情况的分子成像技术，近年来已经成为最具潜质的恶性肿瘤诊断手段。在美国，2003 年规定了 ^{18}F-FDG PET/CT 应用于乳腺癌诊断的以下三个方面：①腋窝淋巴结的初始分期；②原发肿瘤复发的探查或远处转移和复发；③治疗响应评估。因此，^{18}F-FDG PET/CT 在乳腺癌应用已得到了临床医学认可。

Tatsumi 等回顾性对比分析了 75 名乳腺癌患者的 PET/CT、PET 和 CT 图像，以期明确 PET/CT 是否能提高乳腺癌的诊断水平。其中在对比 PET/CT 和 PET 诊断准确性时引用了诊断可信度（diagnostic confidence，DC）和诊断可信度提高值（improved diagnostic confidence，IDC）这两个综合评估概念。作者规定若 PET/CT 能准确定性/定位而 PET 不能，或是比 PET 更能准确诊断，则 ID 得分。结果提示：75 名患者中有 50 名共 95 个病灶出现 FDG 浓聚，PET/CT 对比 PET，诊断可信度提高值 IDC 为 60%（30 名/50 名）、55%（52 个病灶/95 个病灶）。另外，69 名患者参与了 PET/CT 与 CT 的对比分析，PET/CT 的诊断准确率显著高于 CT，具有统计学意义（$P<0.05$）。因此，通过 ID 及 IDC 这两个数值概念的定量分析，可以清楚看到结合功能和解剖成像的 PET/CT 在乳腺癌诊断方面的优越性。

（一）^{18}F-FDG PET/CT 诊断原发灶

如前所述，目前原发性乳腺癌的诊断主要是依靠乳腺钼靶 X 线摄影。然而，这种检查手段的特异性不高，大约10%的直径大于1.0cm的可触及的乳腺结节并不能通过钼靶被定性。因此，开展应用了其他影像学诊断技术，比如超声、MRI扫描。据报道，超声的特异性高于钼靶，尤其是在分辨实性和囊性病灶时优势明显；MRI的敏感性很高，大于90%，特异性却低于钼靶。总之，多种影像检查手段的联合尚不能有效地降低有创性诊断技术在原发性乳腺癌中的应用。

^{18}F-FDG PET/CT能排除乳腺组织密度的干扰，以及因手术、放射治疗或乳腺假体植入术的影响，保证影像品质，从而进行更准确的判断。

大量文献肯定了^{18}F-FDG PET在探查原发乳癌病灶和鉴别乳腺肿块良恶性方面的作用。Avril等应用SUV半定量分析乳腺肿瘤^{18}F-FDG摄取量，发现良性肿瘤与恶性肿瘤对^{18}F-FDG的摄取具有显著性差异。Heusner等人的研究表明^{18}F-FDG PET对乳腺癌原发肿瘤的检出率达到了87%。还有大量文献报道表明^{18}F-FDG PET对原发乳腺癌的诊断灵敏度达到了80%～96%，特异性则为83%～100%。

^{18}F-FDG PET诊断乳腺癌最主要的局限性是在检测微小肿瘤时受到一定的限制而出现假阴性，特别是对于T_1期或直径小于1.0cm的病灶，由于部分容积效应和乳腺的自然本底影响而不易检出。2000年，Avril等人研究发现^{18}F-FDG PET探测小于1.0cm的小病灶的灵敏度为57%，大于1.0cm病灶的灵敏度为91%；T_1期乳腺癌的检出率仅为39%。2007年，他们的研究进一步显示病灶直径<1.0cm，PET/CT诊断灵敏度≤25%，而直径约1.0～2.0cm的病灶探查灵敏度达到91.9%。一项152例新发乳腺癌的研究表明直径0.4～1.0cm的病灶其诊断灵敏度为82.7%，>1.0cm者为90.1%，说明诊断灵敏度随着病灶直径的增加而提高。

乳腺肿瘤组织学差异也造成了^{18}F-FDG PET显像准确性的差异。对于生长缓慢的肿瘤，诸如导管癌、非侵袭性导管癌、非侵袭性小叶癌，^{18}F-FDG PET检出率较低。不同组织类型的癌肿，其^{18}F-FDG摄取水平又各不相同。Buck等人就乳腺癌原发病灶的^{18}F-FDG浓聚作了生物相关性分析，结果显示^{18}F-FDG在导管癌的浓聚明显高于小叶癌，二者肿瘤-本底平均比值分别为17.3和6.5。Crippa等人发现浸润性导管癌平均SUV（5.6）明显高于小叶癌（3.8）。Gil-Rendo等人认为小叶癌的检出率较低。Mavi等人在2006年的一项前瞻性调查发现，^{18}F-FDG PET探查侵袭性乳腺癌的敏感性明显高于非侵袭性者，并最终发现6个病灶表现为假阳性，其中小叶导管混合癌有3个，小叶癌、黏液癌以及侵袭性导管癌各1个。

肿瘤分级差异也是^{18}F-FDG PET显像差异的原因之一。Crippa等人发现3级癌肿的平均SUV（6.2）高于1～2级癌肿（4.9）。Gil-Rendo等认为^{18}F-FDG PET显像在低级原发病灶的检出率偏低。此外，肿瘤生长类型、肿瘤细胞的增殖情况、肿瘤组织中肿瘤细胞的百分比、肿瘤组织中的血管密度等都影响着^{18}F-FDG的浓聚程度。总的来说，肿瘤细胞增殖程度越高、分化程度越低，则^{18}F-FDG的摄取越显著；^{18}F-FDG摄取量对比，乳腺导管癌大于小叶癌、镜下生长模式弥散型大于结节型，细胞倍增快者大于倍增慢者、S期比例高者大于低者。同时，^{18}F-FDG PET显像时间的选择可能影响肿瘤与炎症的鉴别。

PET/CT实现了功能显像和解剖定位的整合对乳腺癌诊断应用方面发挥了积极作用。优越之处在于检出病灶的最小直径大大减低，这是因为CT的分辨率达到了2mm，远远高于PET，从而理论上提高了小于1.0cm病灶的检出率；同时，CT图像的融合还使放射性浓聚灶的定位及鉴别诊断的准确性显著提高。Zhao TT等对27名女性未经治疗的乳腺癌患者行^{18}F-FDG PET/CT检查，发现T_1期病灶8个，PET/CT诊断阳性6个；T_2期病灶14个，PET/CT诊断阳性12个；T_3期病灶2个，PET/CT均诊断为阳性。Zhao T对40例乳腺肿瘤患者行^{18}F-FDG PET/CT检查，结果显示^{18}F-FDG PET/CT对原发肿瘤的灵敏度、特异度、准确性分别为95.2%、50.0%、80.0%。

Zhao TT等对27名女性乳腺癌患者进行乳腺钼靶X射线和^{18}F-FDG PET/CT检查，发现乳腺钼靶X射线诊断的灵敏度为92.0%，特异性为42.9%，诊断准确度为81.2%，阳性预测值85.2%，阴性预测值60.0%；^{18}F-FDG PET/CT诊断的灵敏度为80.0%，特异性为71.4%，诊断准确度为78.1%，阳性预测值90.0%，阴性预测值50.0%。研究结果表明^{18}F-FDG PET/CT诊断乳腺癌原发病灶的特异性和阳性预测值较乳腺钼靶X射线检查为高。

包括 49 名患者 257 个病灶的一项对比性研究显示，[18]F-FDG PET/CT 的灵敏度、特异性、准确性、阳性预测值、阴性预测值分别为 97.8%、93.5%、97.3%、99.1%和 85.0%，增强 CT 分别为 87.6%、42%、82.1%、91.6%和 31.7%，由此得出[18]F-FDG PET/CT 在乳腺癌诊断方面比增强 CT 的价值更大。

Imbriaco 等人将[18]F-FDG PET/CT 和 MRI 进行了乳腺癌诊断方面的对比，研究纳入了 44 名患者，共 55 处病灶。结果显示：MRI 诊断准确率达 95%，高于 PET/CT；但是经过双时相（dual-time-point）成像，PET/CT 准确率从单时相（single-time-point）成像的 69%上升到了 84%，可以看到，虽然[18]F-FDG PET/CT 诊断准确性仍低于 MRI，但是延迟显像能明显增加肿瘤与本底的差异。Heusner 等人也进行了类似的对比性研究（共 40 例患者），MRI 探查敏感性 100%，PET/CT 为 95%；所以，对于原发病灶的探查，MRI 应该是略优于[18]F-FDG PET/CT。因此，可以看出将二者图像整合或是直接应用 PET/MRI 应该能提高乳腺癌的诊断水平。Moy 等人对 45 个直径 0.6～1.0cm 的病灶进行了俯卧位 PET 和俯卧位 MRI 图像的计算机合成，结果显示 MRI 敏感性和特异性为 92%和 52%；MRI-PET 合成图像敏感性和特异性为 63%和 69%；MRI 阳性预测值 69%，MRI-PET 为 94%。

（二）[18]F-FDG PET/CT 在乳腺癌分期诊断中的应用

来自美国癌症协会的数据显示：经过及时治疗，0 期和Ⅰ期乳腺癌患者的 5 年生存率为 100%，Ⅱ期可达 86%，Ⅲ期为 57%，Ⅳ期则仅为 20%。所以早期诊断乳腺癌，进行正确分期对于提高患者生存率意义重大。

^{18}F-FDG PET 全身一次显像可清晰地显示乳腺癌原发病灶以及淋巴结、肺、脑、肝及骨骼等远处部位的转移情况，在乳腺癌临床分期方面具有其他检查方法无可比拟的优势，从而为临床治疗方案的选择提供更为准确的依据。

Schirrmeister 等评价了 117 例女性乳腺肿瘤原发灶的诊断、多中心病灶的测定、腋窝淋巴结转移和远处转移的准确性，以及这些同常规分期方法的比较。117 例患者均行乳腺钼靶 X 射线摄影、超声、X 射线胸片、骨扫描和[18]F-FDG PET 显像。结果显示：[18]F-FDG PET 显像对多中心病灶灵敏度为乳腺钼靶 X 射线摄影和超声检查的两倍以上；对比其他非创伤性影像学检查，[18]F-FDG PET 显像检测腋窝淋巴结灵敏度最高，探查远处转移病灶更为准确，但准确性和特异性仍不如腋窝淋巴结活检和组织学检查。所以，目前[18]F-FDG PET 显像主要作为常规标准分期方案的补充手段。

Veit-Haibach 等对 44 例疑似乳腺癌复发患者进行了[18]F-FDG PET/CT 扫描。试验设计为 PET/CT、PET＋CT、CT 和 PET 四组盲法读片方式。将各组读片结果总和，对各自诊断准确性和对治疗方案的影响进行对比。最后发现，PET/CT 正确诊断的 TNM 分期为 40 例，优于其他三种方法。Groheux 等人对 39 名（40 个病灶）Ⅱ期或Ⅲ期乳腺癌进行[18]F-FDG PET/CT 显像，发现了三个传统检查手段未检出的高摄取性淋巴结病灶（分别为胸肌下淋巴结、锁骨下淋巴结和内乳淋巴结），以及四个远处转移病灶（1 例为胸膜转移，3 例为骨转移灶）。通过 PET/CT 的发现，7 名（18%）患者改变了初始分期，其中 5 名（13%）转变了治疗方案。

Heusner 等在 2008 年制订了关于 PET/CT 和俯卧位 PET/CT 乳腺成像的乳腺癌分期守则（a single-session breast cancer staging protocol utilizing whole-body PET/CT and prone PET/CT mammography）。研究中他们比较了 40 名乳腺癌患者的 PET/CT、MRI、腋窝超声、SLNB、骨扫描、胸片、腹部超声诊断的准确性，相关检出项目包括：原发灶、同侧结节、远处转移、腋窝淋巴结额外转移灶以及所导致的治疗决策更改情况。最终显示：①乳腺原发灶的探查敏感性，MRI 为 100%，PET/CT 为 95%。②同侧结节，PET/CT 探查率为 80%，临床检查及超声探查为 70%。③腋窝淋巴结额外转移灶，PET/CT 比传统成像多发现 3 个。④远处转移，经 PET/CT 确认者达 10 人，而传统影像手段仅发现了其中的 7 个。⑤由于 PET/CT 对远处转移的正确探查而致的治疗决策的改变达 5 例。

另外，还有一种特殊类型的乳腺癌——炎性乳腺癌（inflammatory breast cancer，IBC），为侵袭性最高的乳腺癌之一。一些文献肯定了 PET/CT 在 IBC 初始分期（initial staging）中的作用。但由于 IBC 没有成形的肿块，仅仅在淋巴管内多发瘤栓，因此，以肿块的葡萄糖代谢情况为探查依据的

^{18}F-FDG PET显像在IBC患者的扫描中易出现假阴性结果。Yang等人对比分析了PET/CT、MRI、乳腺钼靶X射线以及超声对IBC的探查。最终结果显示MRI对IBC原发实性结节的探查准确性最高，超声对于区域淋巴结的诊断最为有效，而PET/CT的优越性更多地体现在了远处转移的判断上，这在后面会有更详细的论述。

（三）^{18}F-FDG PET/CT在淋巴结转移探查中的应用

淋巴结转移被视为影响预后的单一重要因子，出现淋巴结转移者其转移淋巴结数量和分布对预后影响甚大。所以，正确判断有无淋巴结转移及其转移数量、范围，对乳腺癌的分期和治疗方案的制订意义重大。由于PET是功能显像，因此能够摒除因淋巴结大小的变化而带来假阳（阴）性可能，使得大小形态正常、^{18}F-FDG PET放射性浓聚的淋巴结得以清晰诊断（彩图9-3-11，彩图9-3-12）。

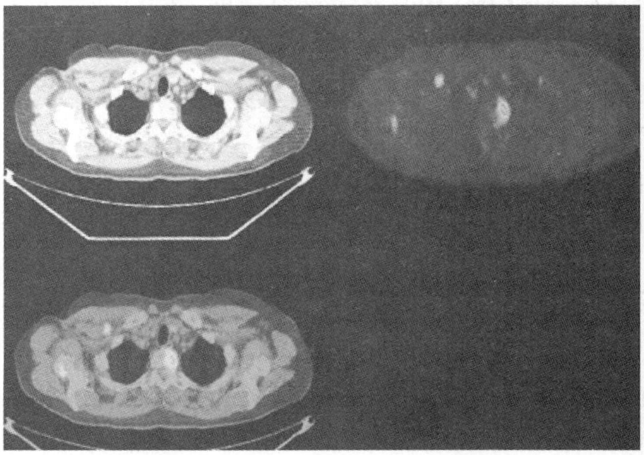

彩图9-3-11　乳腺癌患者治疗后转移。经^{18}F-FDG PET/CT探查发现胸椎及左锁骨上淋巴结放射性浓聚灶。左上图：CT扫描图；右上图：PET成像图；左下图：PET/CT融合图

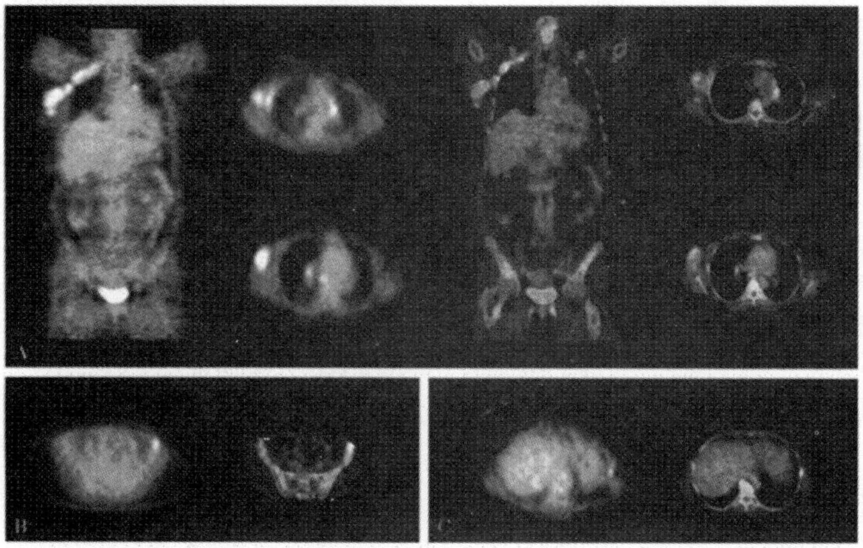

彩图9-3-12　乳腺癌淋巴结转移和远处转移。经^{18}F-FDG PET/CT探查发现：腋窝、锁骨上、纵隔和右肺门淋巴结（A）、左髂骨（B）和左侧肋骨（C）放射性浓聚灶

乳腺癌最常见的局部转移是腋窝淋巴结转移，腋窝淋巴结的状态是乳腺癌分期和预后判断的主要指征，也是术后放、化疗的重要考量因素。腋窝淋巴结转移与否以及转移数量与患者生存率相关性很高。据报道，无腋窝淋巴结转移者10年生存率为65%～80%，1～3个转移性腋窝淋巴结生存率为38%～63%，超过3个累及者为13%～27%。因此，转移性腋窝淋巴结的探查对乳腺癌治疗、预后判断及复发检测意义重大。

有人对^{18}F-FDG PET显像判断淋巴结转移的作用提出质疑。但是，经过大量研究报道，笔者认为^{18}F-FDG PET显像在诊断乳腺癌患者淋巴结转移中的作用还是显著且可喜的。Avril等对51例^{18}F-FDG PET显像探查腋窝淋巴结转移状况进行了研究和分析，灵敏度和特异性达94%和100%；Taira和Kumar与各自同事们的研究均表明PET或PET/CT对于转移淋巴结的探查能避免前哨淋巴结活检，减少患者受创。多项研究表明^{18}F-FDG PET显像比传统显像手段探查腋窝、锁骨上以及内乳淋巴结更具优势。同时原发病灶的大小也影响了腋窝淋巴结的探查：对较小的原发病灶发生的转移性腋窝淋巴结的探测灵敏度为33%，大于2.0cm的原发病灶者为94%。而腋窝淋巴结转移的数目也对探查灵敏度有着一定的相关性，有人报道只发生了一个腋窝淋巴结转移者其灵敏度为25%，大于5个腋窝淋巴结转移者探查灵敏度达100%。

Schirrmeister 等将^{18}F-FDG PET 显像和常规影像学检查方法相比，^{18}F-FDG PET 显像对腋窝淋巴结转移检测的灵敏度最高，灵敏度和特异性分别为79%和92%，假阴性率达20%，并且所探及淋巴结直径均小于1.0cm。虽然^{18}F-FDG PET 显像不能取代腋窝活检和组织学检查，但是作为腋窝淋巴结转移性探查的作用是得到肯定和赞赏的，特别是大于1.0cm的淋巴结。

（四）^{18}F-FDG PET/CT 进行疗效监测

乳腺癌的治疗手段多种多样，主要手段有：外科手术治疗（surgical operation）、化疗（chemical therapy）、放疗（radiotherapy）、内分泌治疗及其他生物治疗（biological therapy），特别是目前临床上采用的术前辅助化疗——新辅助化疗（neoadjuvant chemotherapy），能增加外科手术乳腺的保存率、提高病变的控制率和综合生存率。临床上根据患者的不同分期和生理状况采取个体化治疗，这依赖于最初病灶的精确定位和具体范围的确定，它们是选定治疗方案的重要前提。目前，形态学成像是监测乳腺癌治疗效果的主要手段，但是早期的治疗响应可能由于治疗的瘢痕生成或放疗的反应性纤维化，其肿瘤体积并未变小。放、化疗过程中肿瘤的代谢变化早于其形态和结构的改变，其功能和解剖图像的融合可以更好地确认病变组织、水肿、坏死的边界，以便精确制订治疗计划和疗效评估。如果行 PET 显像，就可以通过显像剂摄取水平预测多种疗法的治疗响应程度。也就是说，正电子显像为临床提供了一种可供选择的、显示早期疗效的方法。

通常化、放疗1～2个疗程前后行^{18}F-FDG PET/CT 显像，如果发现靶区病灶放射性减淡或消失，表明肿瘤对^{18}F-FDG 的摄取降低或完全被抑制，治疗有效；倘若 SUV 轻度升高或不变，这说明治疗无效，并且这些代谢变化发生在形态学改变之前（彩图 9-3-13，彩图 9-3-14）。

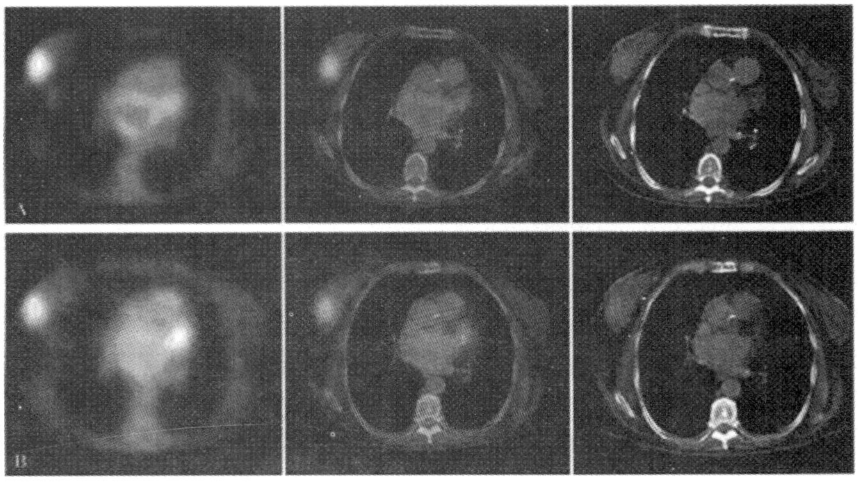

彩图 9-3-13　乳腺癌治疗前后对比。治疗前（A）左侧乳腺可见放射性浓聚灶；化疗两个周期后（B）SUVmax 从 7.02 降至 5.32，说明该患者对目前治疗无响应

Shelling，Smith 等研究显示，晚期乳腺癌经过一个周期化疗后，行^{18}F-FDG PET 扫描检测疗效，发现肿瘤病理完全消失或微量残留的灵敏度为90%～100%，特异性为74%～85%。Wahl 等应用^{18}F-FDG PET 对11例乳腺癌患者在化疗前和化疗开始后到63天进行连续监测，行定量分析，结果显示8例对^{18}F-FDG 摄取迅速、显著减少的病例对应治疗响应——部分有效或完全有效；相反，3例治疗无效的患者其^{18}F-FDG 摄取未见明显积极改变。Mankoff 等人研究显示乳腺癌^{18}F-FDG 出现高摄取者预示新辅助化疗治疗响应低下。同时，Groheux 等人也肯定了 PET/CT 在评估新辅助化疗的治疗响应的重要价值。此外还有大量研究均显示治疗后肿瘤代谢活性的减低与临床治疗响应是一

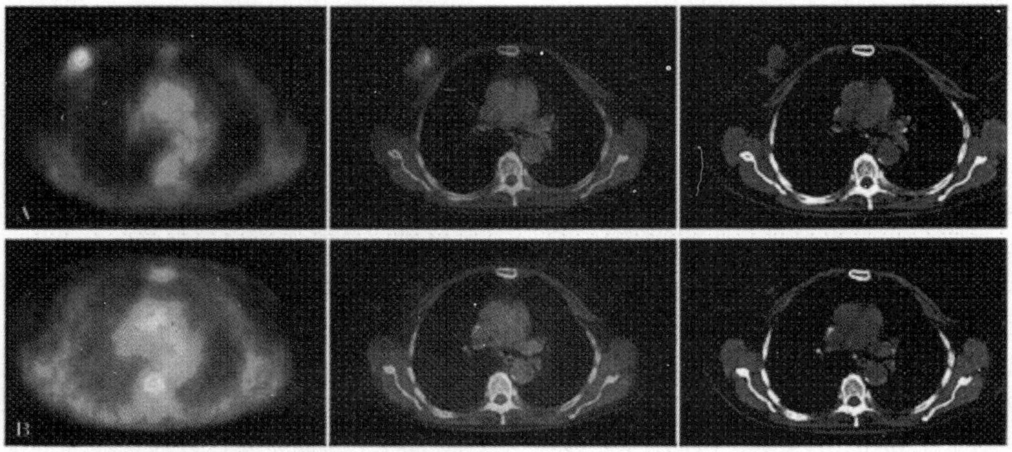

彩图 9-3-14　乳腺癌治疗前后对比。治疗前（A）左侧乳腺可见放射性浓聚灶；化疗两个周期后（B）SUVmax 从 7.13 降至 1.3，达到完全缓解

致的，^{18}F-FDG PET 显像用于乳腺癌患者治疗响应评估的优势显著。所以，通过^{18}F-FDG PET（PET/CT）显像能正确判断治疗未响应者，从而及时终止无效的治疗、减少副作用、迅速转变治疗方案、降低医疗资源的浪费。不过，需要注意的是，^{18}F-FDG 正电子显像行疗效评估时一般不能从治疗完全响应的患者中鉴别出微小的残存病灶。

（五）^{18}F-FDG PET/CT 进行乳腺癌预后判断

乳腺癌相关预后因子很多，而 FDG 摄取水平和乳腺癌生物学行为具有相关性，与^{18}F-FDG 摄取水平相关并能影响治疗决策的重要因子包括：单位体积活性肿瘤细胞数量、组织学类型、肿瘤级别、毛细血管密度、肿瘤增殖活性以及 GLUT-1 转运体和己糖激酶Ⅰ的表达水平。另外，还有 *p53* 的免疫反应性以及增殖指数 *Ki-67*，不过两个因子目前尚未得到临床常规应用。

早前，Buck 等人对上述多种预后因子与^{18}F-FDG 的相关性进行了分析，最终发现仅 *Ki-67* 与^{18}F-FDG 浓聚程度正相关，统计学意义显著。Shimoda 等的一项研究结果和上述结论一致，他们将 37 例乳腺癌患者的 SUVmax 和免疫组化及病理结果进行对照。结果发现 FDG 浓聚程度与有丝分裂数高度相关；同时 *MK167* 基因的产物——Ki-67 蛋白的细胞比例与细胞核异质性高度相关；而肿瘤大小、组织类型、ER，PR 和 HER2/neu 表达水平与 FDG 浓聚度相关性不高。

2008 年，Basu 等对 18 名 ER 阴性、PR 阴性及 HER2 阴性（ER-/PR-/HER2-）和 59 名 ER 阳性、PR 阳性、HER2 阴性（ER＋/PR＋/HER2-）患者行治疗前^{18}F-FDG PET 显像，在注药后 63min 和 101min 进行采集。结果显示 ER-/PR-/HER2-患者二个时间的 SUVmax 明显高于 ER＋/PR＋/HER2-的患者，因此，他们认为^{18}F-FDG SUVmax 与组织病理结果相关，三者阴性的其^{18}F-FDG摄取水平更高，肿瘤更加具有侵袭性；同样，前一年 Mavi A 和同事们发现原发乳腺癌^{18}F-FDG浓聚程度与 ER、PR 以及 *c-erbB2* 受体阳性相关，特别是 ER 阳性是影响^{18}F-FDG 摄取水平的重要独立因子。而 Ikenaga 和 Ueda 的研究结果也都显示乳腺癌 ER 阴性者其^{18}F-FDG 摄取程度高。

最近，一项新的研究表明 FDG SUV 水平与肿瘤大小、腋窝淋巴结转移、组织学类型、*Ki-67* 和 *p53* 表达水平、雌激素受体水平相关，这是 Gil-Rendo 和同事们对 275 名罹患乳腺癌的妇女进行的一项研究，旨在探查 FDG 摄取水平和多种已知的乳腺癌预后判断因子的相关性。结果显示：271 名患者，其中与肿瘤体积、腋窝淋巴结转移、*Ki-67* 和 *p53* 表达水平正相关，与雌激素受体水平负相关。此外，早前 Crippa 和 Smith TA 以及他们的同事研究均发现，*p53* 表达水平与^{18}F-FDG SUV 正相关。

（六）^{18}F-FDG PET/CT 探查复发和转移

乳腺癌是一种系统性疾病，弥散肿瘤细胞（DTC）是造成乳腺癌患者发生微小转移灶的原由。而乳腺癌患者 5 年生存率与有无远处转移和复发相关，出现转移和复发的患者采取及时必要的治疗能明显延长患者生存时间。乳腺癌转移的发生率为 25％～40％；初期治疗后，乳腺癌的局部和区域复发率为 7％～30％，乳腺内、皮肤、胸壁、区域淋巴结等均为好发部位。如前所述，肿瘤代谢性高低提示预后，而高代谢病灶较低代谢者更易复发。因此，^{18}F-FDG PET/CT 扫描对乳腺癌治疗后复发和转移的探查及鉴别相较其他影像学手段具有较高的准确性和明显的优势（彩图 9-3-15）。

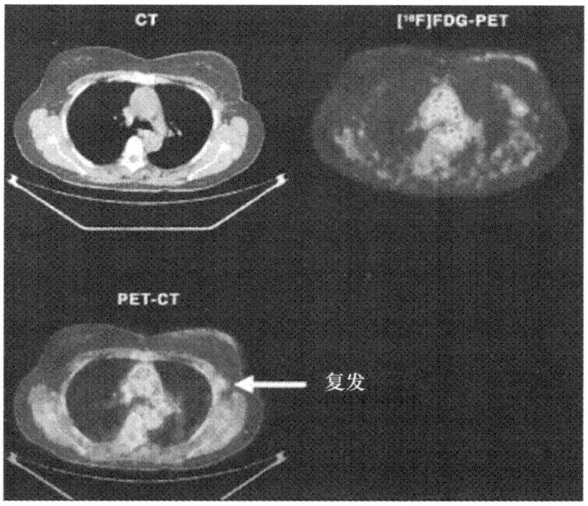

彩图 9-3-15　乳腺癌复发。左乳区高代谢灶为乳腺癌治疗后复发病灶（箭头所示）。左上、右上、左下图分别为 CT、PET 及 PET/CT 复合图像

Hathaway 等于 1999 年报道了^{18}F-FDG PET 显像探测乳腺癌局部复发的灵敏度接近 100％。之后，Vranjesevic 等对 61 例乳腺癌患者治疗后复发和转移情况进行了^{18}F-FDG PET 与普通影像学检查手段对比研究，结果显示阳性预测值和阴性预测值 PET 分别为 93％和 84％，普通影像学手段为 85％和 59％；二者符合率为 75％，不符合病例最终证实 PET 预测的准确性达 80％，普通影像学方法仅 20％。2003 年，Gallowitsch 等报道了^{18}F-FDG PET 与其他常规检查对探查局部复发和转移的对比结果，灵敏性、特异性、准确性、阳性预测值和阴性预测值 PET 分别为 97％、82％、90％、87％、96％，常规影像学方法为 84％、60％、74％、73％、75％。2008 年，两项评估 PET/CT 进展期乳腺癌的前瞻性研究表明 PET/CT 探查远处转移灶的灵敏度性和特异性分别达 100％和 98％，而与之相比的传统影像学手段（增强 CT、肝超声、^{99m}Tc-MDP 骨扫描）仅为 60％和 83％。Groheux 等人对 39 名Ⅱ期和Ⅲ患者进行了^{18}F-FDG PET/CT，结果新发现了 4 名患者体内隐秘的转移病灶，3 位为骨转移灶，1 位为胸膜转移。Heusner 等人将 PET/CT 与 MRI、腋窝超声、SLNB、骨扫描、胸片以及腹部超声对乳腺癌的探查诊断进行对比，探查远处转移方面的结果显示：PET/CT 发现了 10 例远处转移，传统方法仅为 7 例，从而更改了 5 名患者的治疗方案。

另外，还有多项报道均肯定了^{18}F-FDG PET 对乳腺癌转移病灶的探查价值。

如前所述，乳腺癌是系统性疾病，由于 DTC 的出现，乳腺癌易并发微小转移灶，特别是在骨髓，一旦出现即提示预后不良。所以，骨转移（bone metastasis）是乳腺癌患者发生远处转移的常见部位，文献报道乳腺癌骨转移总的发生率是 8％，进展期骨转移率高达约 70％。

众所周知，成骨性、溶骨性以及混合性骨转移都可能出现在乳腺癌患者体内，因此对于乳腺癌骨转移的探查一直缺乏一个准确有效的手段。从前^{99m}Tc-MDP 骨扫描是探测乳腺癌骨转移病灶，特别是成骨性病灶的灵敏方法。早前，Cook 等同时用^{99m}Tc-MDP 闪烁摄影法和^{18}F-FDG PET 对疑似骨转移的 23 例患者行显像。结果所示：提示溶骨性转移灶方面，^{18}F-FDG PET 优于^{99m}Tc-MDP 骨扫描；成骨性病变，PET 检出率低于^{99m}Tc-MDP。这是因为单纯溶骨性病变或骨髓浸润时，骨扫描很难探测，所以^{18}F-FDG PET 探测该类骨转移明显较^{99m}Tc-MDP 骨显像发现更多病灶。Nakai 等人也认为^{18}F-FDG PET 对溶骨性和髓内转移病灶的探查优势明显，而对单纯成骨性病灶的敏感性则较低。2007 年一项关于 PET 探查骨转移的报道同样显示^{18}F-FDG 探查溶骨性转移的敏感性高于骨扫描，但对于成骨性转移其敏感性低于后者。

2007 年的一项 405 例乳腺癌患者的回顾性研究对比了治疗前后^{18}F-FDG PET 扫描结果与临床随访情况，发现治疗后骨转移灶仍为^{18}F-FDG 阳性者其疾病进展恶化的可能性比阴性者高两倍，因此作者认为 SUVmax 是快速评估乳腺癌骨转移进展性的有效手段。第二年 Tateishi 等人的一项回顾性研究结论支持上述研究结果：102 例乳腺癌骨转移患者在治疗前以及系统化疗后 1 个月行^{18}F-FDG PET/CT 扫描，将骨转移灶 SUVmax 作为治疗响应的预测因子，把 SUVmax、病灶总体糖酵解水平（total lesion glycolysis，TLG）和 CT 结果与随访情况对比以评估预后，发现治疗后病灶 CT 值和 SUVmax 均出现减低，而这些改变与治疗响应持续时间（response duration，RD）相关；SUVmax 减低量大于等于 8.5%者提示具有一个更长的响应持续时间。

Du 等人将 25 名治疗前后的乳腺癌患者进行 CT 和 ^{18}F-FDG PET 扫描。结果显示 93%的溶骨性转移、81.8%的混合性转移和 61%的成骨性转移灶出现 ^{18}F-FDG 浓聚。17 例患者的转移灶仅由 PET 探查出来。治疗后扫描发现 80.5%的溶骨性的 FDG 浓聚消失，CT 探查变成成骨性改变；而 25%的成骨性病灶变成了 FDG 阴性；12 个成骨性病灶仍旧有 FDG 浓聚，且经 CT 扫描发现体积有所增大；所有 CT 探查阴性的病灶在治疗后均为 FDG 阴性，但是有 9 个在 CT 图像上表现为成骨性改变。最终提示 ^{18}F-FDG PET 与 CT 的形态学检查不同，其 ^{18}F-FDG 的摄取水平提示了肿瘤细胞活性。由此，CT 对高密度成骨性病灶探查灵敏度高，PET 与 CT 两者信息互补，进一步避免 ^{18}F-FDG 放射性浓聚阴性病灶的遗漏。因此，目前 ^{18}F-FDG PET/CT 为探测骨转移的最佳影像手段。但是需注意良性和恶性骨病灶均能浓聚 ^{18}F-FDG，所以进行诊断时一定要结合 CT、MRI 等其他检查结果。

目前，没有什么研究报道治疗后 ^{18}F-FDG 的摄取情况。但是根据其摄取机制推断，治疗有效后 ^{18}F-FDG 浓聚可能增加，而这可以作为治疗响应的一个标志之一，并应该与 CT 上出现的成骨性改变一致。

乳腺癌肝转移的 ^{18}F-FDG PET 应用报道有限，一些研究者认为增强超声或增强 CT 的双期扫描优于 ^{18}F-FDG PET（彩图 9-3-16）。Fuster 等人的研究中显示 PET/CT 确诊了两例肝转移病灶，而肝超声仅发现了一例。肺转移方面，PET 对于直径大于 1cm 的病灶优势显著。总之，^{18}F-FDG PET 探查肺和肝远处转移灶取决于病灶大小和呼吸运动所致的部分容积效应。所以，同样的，结合 CT 能提高小病灶的检出率；但需要注意的是，结合 PET 的 CT 成像是在自由呼吸下进行的，相比屏气扫描的传统 CT，前者探查灵敏度仍略逊一筹。若采用双时相（dual-time-point）PET/CT 成像能够增加病灶-本底活性差，从而提高转移灶的检出率。2008 年 Dirisamer 和同事们的研究就显示了这一结果——PET/CT 延迟扫描探查肝转移灶的敏感性达 90%，远高于初始扫描 59%。2009 年，他们又进行了一项包括 52 例乳腺癌可疑复发的研究，将 PET、CT 以及增强 PET/CT 对比，发现三种手段探查肝转移的准确性一致，均发现了 44 个；但是增强 PET/CT 和 CT 对于肺转移的检出更为准确；就所有转移灶而言，三种手段的准确性分别为 CT77%，PET96%，增强 PET/CT 98%。

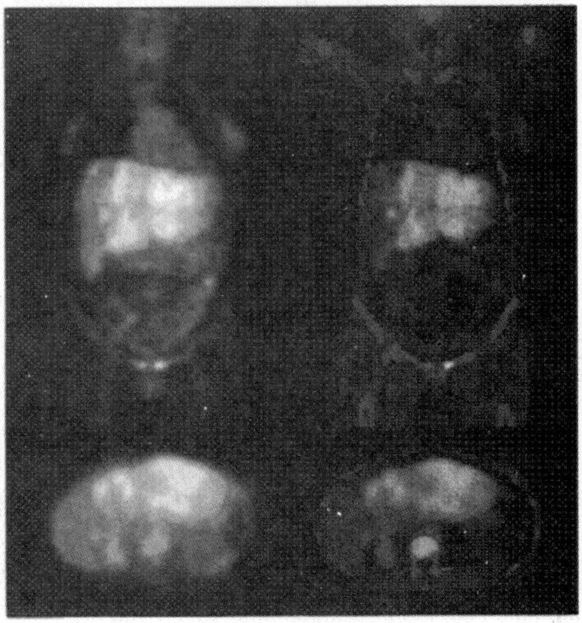

彩图 9-3-16　乳腺癌肝转移。PET（左图）和 PET/CT（右图）显示肝多发放射性浓聚灶，该病灶经肝超声均已得到探查

对于 CT 难以判断的内乳淋巴结的转移，^{18}F-FDG PET 扫描提高了内乳及纵隔淋巴结转移的检出率。Eubank 等人的一篇回顾性研究表明 PET 探查内乳淋巴结转移的灵敏度、特异性和准确性为 85%、90%、88%，CT 则仅为 50%、83%、70%。

此外，如前所述，对于炎性乳腺癌（inflammatory breast cancer，IBC），由于没有具体的肿块样瘤体，依凭 PET/CT 进行远处转移探查的价值很高。一项包括 41 名炎性乳腺癌患者的回顾性分析发现，PET/CT 探查出的远处转移者达 20 例，其中 7 例是在传统影像学检查后新探查出的。

总之，除了脑转移病灶外，PET/CT 在探查多种转移病灶，包括：胸膜、纵隔、腹腔和盆腔病灶，灵敏度较高，是值得推荐推广的非侵入性检查手段。

乳腺癌治疗后仅发现肿瘤标记物增高，但常规影像学手段却未能显示异常改变的乳腺癌患者是PET检查的完全适应证。Radan等评价了47例肿瘤标记物升高的可疑乳腺癌复发患者。结果显示^{18}F-FDG PET/CT诊断的灵敏度、特异性、准确性均较高，作者认为在肿瘤标志物升高的乳腺癌患者中，^{18}F-FDG PET/CT作用较大，并且优于CT，经此扫描改变了51%患者的治疗方案。

2006年Guo等人汇总分析了^{18}F-FDG PET诊断乳腺癌复发和转移的文献，所纳入的文献来自1995年1月到2005年8月期间的Medine、循证医学数据库（evidence-based medicine database，EBMD）、中国生物医学文献数据库光盘版中的中文和英文文献。经过多项筛除、分析、评价，最终结论认为^{18}F-FDG诊断乳腺癌转移和复发的综合灵敏性和特异性为88.6%和85.6%，并认为^{18}F-FDG PET对乳腺癌的复发和转移具有一定的价值，但同时指出^{18}F-FDG PET在这方面的作用有待于进一步研究。

另外，如前所述可以通过乳腺癌病灶^{18}F-FDG摄取水平来判断肿瘤侵袭性，从而判断肿瘤的复发和转移倾向。很早以前就有人通过^{18}F-FDG摄取水平发现：与低代谢肿瘤相比，代谢高的肿瘤预后更加不良；还有人认为^{18}F-FDG摄取率越高的乳腺癌妇女其复发率越高。目前，许多研究发现乳腺癌病灶^{18}F-FDG摄取水平与肿瘤生物学信息有着一定相关性，原发病灶^{18}F-FDG摄取水平提示着该肿瘤的侵袭性高低，可以此预测研究淋巴结转移、远处转移及复发的可能性大小。

Oshida等人通过对大批患者^{18}F-FDG摄取水平的多元分析认为^{18}F-FDG SUV可以作为预测乳腺癌患者复发的独立影响因子。Inoue等人对81名患者进行了61个月的随访，发现较之SUV高水平的，SUV较低者其生存期更长（95.1% *vs.* 75%；$P=0.011$），且复发率更低（4.02 *vs.* 5.8；$P=0.047$）。

Basu等就原发病灶的^{18}F-FDG摄取水平对判断腋窝淋巴结或远处转移与否的价值进行了探讨。该研究纳入了174名新诊断出的乳腺癌患者，他们被分成了三组：出现腋窝淋巴结转移的64名患者为第一组；既有腋窝淋巴结转移合并远处转移的18名患者为第二组；其余92名既无腋窝淋巴结转移也没探及远处转移病灶的为第三组。结果显示：原发病灶的平均最大SUV在第二组最大（7.7±6.2），显著高于其他两组（第一组：4.8±3.9；第三组2.9±2.7）。由此证明乳腺癌原发病灶的代谢活性反映了肿瘤的转移倾向；之后，他们又进行了一项对比性研究：对18名ER阴性、PR阴性及HER2阴性（ER-/PR-/HER2-）和59名ER阳性、PR阳性、HER2阴性（ER+/PR+/HER2-）患者都行治疗前的^{18}F-FDG PET显像，在注药后63min和101min进行采集。结果显示ER-/PR-/HER2-患者两个时间的SUVmax明显高于ER+/PR+/HER2-的患者，因此，他们认为^{18}F-FDG SUVmax与组织病理结果相关，三者阴性的其^{18}F-FDG摄取水平更高，肿瘤更加具有侵袭性。同样，Mavi等人发现原发乳腺癌^{18}F-FDG浓聚程度与ER、PR以及*c-erbB2*受体是否阳性相关，特别是ER是否阳性是影响^{18}F-FDG摄取水平的重要独立因子，因此认为^{18}F-FDG摄取程度能反映肿瘤的潜在生物学信息，以此对个体化治疗方案给予良好的指导和预后判断；而乳腺癌ER阴性者其^{18}F-FDG摄取增高这一现象也得到了Ueda等人的研究证实。以上这些数据都说明通过^{18}F-FDG PET显像分析，人们能获得关于肿瘤的生物学信息，给予临床有价值的提示就是：乳腺癌原发病灶^{18}F-FDG摄取水平越高，整体预后越差，腋窝淋巴结以及远处转移的可能性越高，即肿瘤潜在侵袭性越高。

如前详述，2009年Gil-Rendo等人通过研究表明^{18}F-FDG SUV可以作为独立预后判断因子，乳腺癌患者行^{18}F-FDG PET显像可用于术前分级、治疗决策，以及化疗敏感性的评估；而且，他们认为^{18}F-FDG PET显像对于转移性乳腺癌化疗效果判断早于其他传统形态学显像手段，因而有助于个体化治疗方案的实施，避免了无效治疗、减少了资源浪费、改善了治疗效果。

以上这些数据都说明通过^{18}F-FDG PET显像分析，人们能获得关于肿瘤的生物学信息，给予临床有价值的提示就是：乳腺癌原发病灶^{18}F-FDG摄取水平越高，整体预后越差，腋窝淋巴结转移、远处转移及复发的可能性越高，即肿瘤潜在侵袭性越高。

（七）其他正电子药物的应用

除了^{18}F-FDG，应用于乳腺癌诊断的正电子示踪剂好有^{18}F-氟代胸苷（^{18}F-fluorothymide，^{18}F-FLT）、^{18}F-氟雌二醇（16α-[^{18}F] fluoroestradiol，^{18}F-FES）、^{11}C-胆碱。

1. ^{18}F-氟代胸苷　^{18}F-氟代胸苷（^{18}F-fluorothymide，^{18}F-FLT）PET/CT 显像用于观察肿瘤的增殖状况，原则上能够更精确地预测肿瘤化疗的长期疗效，对乳腺癌原发病灶能较好的显示，但对腋窝淋巴结的显像价值有限。目前有人认为^{18}F-FLT PET 显像可以作为乳腺癌细胞增殖的临床预测工具。Pio 等对 14 例原发或转移性乳腺癌患者分别用^{18}F-FDG 和^{18}F-FLT 于治疗前、第一疗程结束两周后和最终疗程结束后分别行 PET 显像。可以看到原发性和转移性乳腺癌患者第一次疗程后，^{18}F-FLT 摄取水平的变化同 CA27-29 水平呈高度相关。与^{18}F-FDG 相比腋窝淋巴结的摄取均为低，但是其周围组织本底也较低，因此，^{18}F-FLT PET 显像适用于乳腺癌原发病灶和局部转移病灶的诊断。

2. ^{18}F-氟雌二醇　^{18}F-氟雌二醇（16α-[^{18}F] fluoroestradiol，^{18}F-FES）乃一种雌激素类似物，能与雌激素受体（ER）特异性结合，对于乳腺癌诊断具有高灵敏度和特异性。

雌激素（estrogen）包括雌酮（E_1，estrone）、雌二醇（E_2，estradiol）及雌三醇（E_3，estriol），其中 E_1 和 E_2 与乳腺癌的发病关系明显，E_3 则是 E_1 和 E_2 的代谢产物。研究发现绝经后妇女中患乳腺癌者较健康女性体内总雌激素水平高 15%～24%。妇女停经后，因种种原因进行雌激素替代疗法，研究发现补充外源性雌激素会增加罹患乳腺癌的机会。而分化较好的乳腺癌细胞能表达雌激素受体，由于常规免疫组化病理活检只能反映所取部位的 ER 免疫活性，既不能完全代表该部位的 ER 生物活性，更不能代表全是其他病灶的 ER 生物学活性，所以^{18}F-FES 受体显像由于可以进行无创、灵敏、准确的原发灶和转移灶的同时显像，因而被用于乳腺癌的临床定性和定量分析诊断。如果病灶出现^{18}F-FES 高浓聚，提示肿瘤细胞表面高表达 ER，适合行激素治疗，反之，^{18}F-FES 显像阴性者表明肿瘤细胞表面 ER 表达不高或不表达，一般不适宜行激素治疗。Linden 等人对 47 例进行雌激素治疗的乳腺癌患者进行了^{18}F-FES PET 显像，根据标准化摄取值（standardized uptake value，SUV）进行分组，发现 32 例 SUV＞1.5 的患者中 11 例治疗有效，治疗有效预测值为 34%；15 例 SUV＜1.5 的治疗无效；结果显示若未行^{18}F-FES PET 显像，则治疗有效预测值仅为 23%。相较^{18}F-FDG，^{18}F-FES 对于未经激素治疗的乳腺癌原发和转移病灶显示更为清楚。此外，经研究报道临床所用^{18}F-FES 的剂量对患者的辐射损伤很小。也就是说，^{18}F-FES PET 显像在乳腺癌治疗前后乃至随访时的可行性很高，通过对乳腺癌 ER 水平的全程追踪，达到个体化治疗的目的。

因此，结合^{18}F-FDG 代谢显像和^{18}F-FES 激素显像的双核素 PET 联合应用当然更具临床意义。Mortimer 等进行了双核素 PET 显像的研究。他们将 40 例 ER 阳性的乳腺癌患者激素治疗前和治疗后 7～10d 分别进行了^{18}F-FDG 和^{18}F-FES PET 扫描。结果发现：治疗有效组治疗后^{18}F-FDG 浓聚增加，SUV 升高，原因是激素药物的应用早期能促进代谢，即代谢反跳；而由于激素药物与^{18}F-FES 竞争性结合 ER，所以^{18}F-FES 浓聚减低。无效组治疗后的^{18}F-FDG 浓聚则出现下降，同有效组相比差异具有显著的统计学意义，虽然无效组也出现了^{18}F-FES 摄取水平的减低，但是这种轻度减低对比有效组的下降程度很小，进行统计学分析发现二者也是具有显著差异。所以，结果显示双核素 PET 显像能明确判断乳腺癌激素治疗效果。

3. ^{11}C-胆碱　^{11}C-胆碱（^{11}C-choline）尚未见大量临床应用的相关报道，经过一定的基础研究提示^{11}C-胆碱是一种潜在的乳腺癌正电子显像剂。

四、小结与展望

考虑到衰减校正以及患者辐射剂量问题，目前临床上常规 PET/CT 检查采用的是 CT 平扫。2009 年 Groves 等人发表了第一组^{18}F-FDG PET 与增强 CT 联合诊断乳腺癌的数据。试验纳入的 9 名患者中 8 位得到成功诊断，认识到了肿瘤代谢与灌注水平具有相关性。而且，目前已有许多医院或研究机构选择性采用了 PET 与增强 CT 的复合成像，其价值得到很多研究者认可。

虽然，美国国家癌症综合网（National Cancer Comprehensive Network，NCCN）和美国临床肿瘤学协会（American Society of Clinical Oncology，ASCO）没有把^{18}F-FDG PET 列为监测无临床症状的乳腺癌患者的常规手段，PET/CT 目前尚不能

作为乳腺癌普查和首选的检查手段，但是 PET/CT 优越的解剖和功能同时成像、早期探查、准确定性和精确定位能力在乳腺癌的诊断、分期、治疗决策、预后判断、随访、复发和转移探查中产生了重大影响，对乳腺癌生存率及患者生活治疗的提高都有着积极意义，特别是对于多中心乳腺癌、中晚期乳腺癌，以及需要全面评价区域淋巴结状态等的患者，PET/CT 的"一站式"检查对临床诊治提供科学依据具有重要临床价值，其发展和应用前景令人期待。

（王荣福　廖栩鹤）

参考文献

[1] Brunetti JC. PET and PET-CT imaging of breast cancer. Applied Radiology，2009，38（9）：9-16.

[2] 王荣福主编. PET/CT 诊断学. 北京：北京大学医学出版社，2008.

[3] Basu S，Alavi A. Unparalleled contribution of ^{18}F-FDG PET to medicine over 3 decades. J Nucl Med，2008，49（10）：17-21，37. PMID：18832112

[4] Jadvar H，Alavi A，Gambhir SS，et al. 18F-FDG uptake in lung，breast，and colon cancers：molecular biology correlates and disease characterization. J Nucl Med，2009，50（11）：1820-1827. PMID：19837767

[5] Wolmark N，Wang J，Mamounas E，et al. Preoperative chemotherapy in patients with operable breast cancer：nine-year results from National Surgical Adjuvant Breast and Bowel Project B-18. J Natl Cancer Inst Monogr，2001，(30)：96-102. PMID：11773300.

[6] Van der Hage JA，van de Velde CJ，Julien JP，et al. Preoperative chemotherapy in primary operable breast cancer：results form the European，Organization for Research and Treatment of Cancer trial 10902. J Clin Oncol，2002，20（12）：2905-2906. PMID：11709566.

[7] 武春雪，王霄英，秦乃姗，等. 乳腺癌新辅助化疗前后 MR 表观扩散系数变化与病理反应性分级的相关性研究. 中华放射学杂志，2009，43（12）：1286-1290.

[8] Tatsumi M，Cohade C，Mourtzikos KA，et al. Initial experience with FDG-PET/CT in the evaluation of breast cancer. Eur J Nucl Med Mol Imaging，2006，33（3）：254-262. PMID：16258765.

[9] Avril N，Dose J，Janicke F，et al. Metabolic characterization of breast tumors with positron emission tomography using F-18-fluorodeoxyglucose. J Clin Oncol，1996，14（6）：1848-1857. PMID：8656253.

[10] Heusner TA，Kuemmel S，Hahn S，et al. Diagnostic value of full-dose FDG-PET/CT for axillary lymph node staging in breast cancer patients. Eur J Nucl Med Mol Imaging，2009，36（10）：1543-1550. PMID：19415270.

[11] Crowe JP，Adler LP，Shenk RR，et al. Positron emission tomography and breast masses：comparison with clinical，mammographic，and pathological findings. Ann Surg Oncol，1994，1（2）：132-140. PMID：7834438.

[12] Scheidhauer K，Scharl A，Pietrzyk U，et al. Qualitative [^{18}F] FDG positron emission tomography in primary breast cancer：clinical relevance and practicability. Eur J Nucl Med，1996，23（6）：618-623. PMID：8662094.

[13] Tse NY，Hoh CK，Hawkins RA，et al. The application of positron emission tomographic imaging with fluorodeoxyglucose to the evaluation of breast disease. Ann Surg，1992，216（1）：27-34. PMID：1632699.

[14] Buck A，Schirrmeister H，Kuhn T，et al. FDG uptake in breast cancer：correlation with biological and clinical prognostic parameters. Eur J Nucl Med Mol Imaging，2002，29（10）：1317-1323. PMID：12271413.

[15] Avril N，Rose CA，Schelling M，et al. Breast imaging with positron emission tomography and fluorine-18 fluorodeoxyglucose，Use and limitations. J Clin Oncol，2000，18（20）：3495-3502. PMID：11032590.

[16] Avril N，Adler LP. 18F-fluorodeoxyglucose positron emission tomography imaging for primary breast cancer and loco-regional staging. Radiol Clin North Am，2007，45（4）：645-657. PMID：17706529.

[17] Mavi A，Urhan M，Yu JQ，et al. Dual time point 18F-FDG PET imaging detects breast cancer with high sensitivity and correlates with histologic subtypes. J Nucl Med，2006，47（9）：1440-1446. PMID：16954551.

[18] Avril N，Schelling M，Dose J，et al. Utility of PET in breast cancer. Clin Positron Imaging，1999，2（5）：261-271. PMID：14516650.

[19] Crippa F，Agresti R，Seregni E，et al. Prospective evaluation of fluorine-18-FDG PET in presurgical staging of the axilla in breast cancer. J Nucl Med，1998，39（1）：4-8. PMID：9443729.

[20] Wahl RL，Siegel BA，Coleman RE，et al. Prospective multicenter study of axillary nodal staging by positron emission tomography in breast cancer：a report of the staging breast cancer with PET Study Group. J Clin

Oncol, 2004, 22 (2): 277-285. PMID: 14722036.

[21] Guller U, Nitzsche EU, Schirp U, et al. Selective axillary surgery in breast cancer patients based on positron emission tomography with 18F-fluoro-2-deoxy-D-glucose: not yet!. Breast Cancer Res Treat, 2002, 71 (2): 171-173. PMID: 11881913.

[22] Crippa F, Seregni E, Agresti R, et al. Association between [18F] -fluorodeoxyglucose uptake and postoperative histopathology, hormone receptor status, thymidine labeling index and p53 in primary breast cancer: a preliminary observation. Eur J Nucl Med, 1998, 25 (10): 1429-1434. PMID: 9818284.

[23] Gil-Rendo A, Martínez-Regueira F, Zornoza G, et al. Association between [^{18}F] fluorodeoxyglucose uptake and prognostic parameters in breast cancer. Br J Surg 2009, 96 (2): 166-170. PMID: 19160365.

[24] Boerner AR, Weckesser M, Herzog H, et al. Optimal scan time for fluorine-18 fluorodeoxyglucose positron emission tomography in breast cancer. Eur J Nucl Med, 1999, 26 (3): 226-230. PMID: 10079312.

[25] Zhao TT, Li JG, Li YM. Performance of 18F-FDG PET/CT in the detection of primary breast cancer and staging of the regional lymph nodes. Chin J Oncol, 2007, 29 (3): 206-209.

[26] Zhao T, Wang YS, Yang GR, et al. Study of PET-CT in the application of minimal invasive breast conserved therapy. Cancer Research and Clinic, 2004, 16 (2): 103-106.

[27] Piperkova E, Raphael B, Altinyay ME, et al. Impact of PET/CT in comparison with same day contrast enhanced CT in breast cancer management. Clin Nucl Med, 2007, 32 (6): 429-434. PMID: 17515747.

[28] Imbriaco M, Caprio MG, Limite G, et al. Dual-time-point 18F-FDG PET/CT versus dynamic breast MRI of suspicious breast lesions. AJR Am J Roentgenol, 2008, 191 (5): 1323-1330. PMID: 18941064.

[29] Heusner TA, Kuemmel S, Umutlu L, et al. Breast cancer staging in a single session: Whole body PET/CT mammography. J Nucl Med, 2008, 49 (8): 1215-1222. PMID: 18632831.

[30] Moy L, Ponzo F, Noz ME, et al. Improving specificity of breast MRI using prone PET and fused MRI and PET 3D volume datasets. J Nucl Med, 2007, 48 (4): 528-537. PMID: 17401088.

[31] Schirrmeister H, Kuhn T, Guhlmann A, et al. Fluorine-18 2-deoxy-2-fluoro-D-glucose PET in the preoperative staging of breast cancer: comparison with the standard imaging procedures. Eur J Nucl Med, 2001, 28 (3): 351-358. PMID: 11315604.

[32] Veit-Haibach P, Antoch G, Beyer T, et al. ^{18}F-FDG-PET/CT in restaging of patients with recurrent breast cancer: possible impact on staging and therapy. Br J Radiol, 2007, 80 (955): 508-515. PMID: 17537758.

[33] Groheux D, Moretti JL, Baillet G, et al. Effect of 18F-FDG PET/CT imaging in patients with clinical stage II and III breast cancer. Int J Radiat Oncol Biol Phys, 2008, 71 (3): 695-704. PMID: 18436392.

[34] Khanafshar E, Phillipson J, Schammel DP, et al. Inflammatory myofibroblastic tumor of the breast. Ann Diagn Pathol, 2005, 9 (3): 123-129. PMID: 15944952.

[35] Le-Petross CH, Bidaut L, Yang WT. Evolving role of imaging modalities in inflammatory breast cancer. Semin Oncol, 2008, 35 (1): 51-63. PMID: 18308146.

[36] Mogavero GT, Fishman EK, Kuhlman JE. Inflammatory breast cancer: CT evaluation. Clin Imaging, 1992, 16 (3): 183-186. PMID: 1498705.

[37] Yang WT, Le-Petross HT, Macapinlac H, et al. Inflammatory breast cancer: PET/CT, MRI, mammography and sonography findings. Breast Cancer Res Treat, 2008, 109 (3): 417-426. PMID: 17653852.

[38] Pons F, Duch J, Fuster D. Breast cancer therapy: the role of PET-CT in decision making. Q J Nucl Med Mol Imaging, 2009, 53 (2): 210-223. PMID: 19293769.

[39] Veronesi U, De Cicco C, Galimberti VE, et al. A comparative study on the value of FDG-PET and sentinel node biopsy to identify occult axillary metastases. Ann Oncol, 2007, 18 (3): 473-478. PMID: 17164229.

[40] Taira N, Ohsuni S, Takabatake D, et al. Determination for sentinel lymph node biopsy in clinical nodenegative breast cancer using preoperative 18F-fluorodeoxyglucose positron emission tomography/computed tomography fusion imaging. Jpn J Clin Oncol, 2009, 39 (1): 16-21. PMID: 18997183.

[41] Kumar R, Zhuang H, Schnall M, et al. FDG PET positive lymph nodes are highly predictive of metastasis in breast cancer. Nucl Med Commun, 2006, 27 (3): 231-236. PMID: 16479242.

[42] Fuster D, Duch J, Paredes P, et al. Preoperative staging of large primary breast cancer with [18F] fluorodeoxyglucose positron emission tomography/computed tomography compared with conventional ima-

ging procedures. J Clin Oncol, 2008, 26 (29): 4746-4751. PMID: 18695254.

[43] Cermik TF, Mavi A, Basu S, et al. Impact of FDG PET on the preoperative staging of newly diagnosed breast cancer. Eur J Nucl Med Mol Imaging, 2008, 35 (3): 475-483. PMID: 17957366.

[44] Bellon JR, Livingston RB, Eubank WB, et al. Evaluation of the internal mammary lymph nodes by FDG-PET in locally advanced breast cancer (LABC). Am J Clin Oncol, 2004, 27 (4): 407-410. PMID: 15289736.

[45] Schelling M, Avril N, Nahrig J, et al. Positron emission tomography using [18F] fluorodeoxyglucose for monitoring primary chemotherapy in breast cancer. J Clin Oncol, 2000, 18 (8): 1689-1695. PMID: 10764429.

[46] Smith IC, Welch AE, Hutcheon AW, et al. Positron emission tomography using [18F] -fluorodeoxy-D-glucose to predict the pathologic response of breast cancer to primary chemotherapy. J Clin Oncol, 2000, 18 (8): 1676-1688. PMID: 10764428.

[47] Wahl RL, Zasadny K, Helvie M, et al. Metabolic monitoring of breast cancer chemohormonotherapy using positron emission tomography: initial evaluation. J Clin Oncol, 1993, 11 (11): 2101-2111. PMID: 8229124.

[48] Mankoff DA, Dunnwald LK, Gralow JR, et al. Blood flow and metabolism in locally advanced breast cancer: relationship to response to therapy. J Nucl Med, 2002, 43 (4): 500-509. PMID: 11937594.

[49] Groheux D, Hindié E, Rubello D, et al. Should FDG PET/CT be used for the initial staging of breast cancer? Eur J Nucl Med Mol Imaging, 2009, 36 (10): 1539-1542. PMID: 19449002.

[50] Baum RP, Przetak C. Evaluation of therapy response in breast and ovarian cancer patients by positron emission tomography (PET). QJ Nucl Med 2001; 45 (3): 257-268. PMID: 11788818.

[51] Jansson T, Westlin J E, Ahlstrom H, et al. Positron emission tomography studies in patients with locally advanced and/or metastatic breast cancer: a method for early therapy evaluation? J Clin Oncol, 1995, 13 (6): 1470-1477. PMID: 7751894.

[52] Price P, Jones T. Can positron emission tomography (PET) be used to detect subclinical response to cancer therapy? The EC PET Oncology concerted action and the EORTC PET Study Group. Eur J Cancer, 1995, 31A (12): 1924-1927. PMID: 8562143.

[53] Dehdashti F, Flanagan F L, Mortimer J E, et al. Positron emission tomographic assessment of "metabolic flare" to predict response of metastatic breast cancer to antiestrogen therapy. Eur J Nucl Med, 1999, 26 (1): 51-56. PMID: 9933662.

[54] Tiling R, Linke R, Untch M, et al. 18F-FDG PET and 99mTc-sestamibi scintimammography for monitoring breast cancer response to neoadjuvant chemotherapy: a comparative study. Eur J Nucl Med, 2001, 28 (6): 711-720. PMID: 11440031.

[55] Biersack HJ, Palmedo H. Locally advanced breast cancer: is PET useful for monitoring primary chemotherapy? J Nucl Med, 2003, 44 (11): 1815-1817. PMID: 14602865.

[56] Wu D, Gambhir SS. Positron emission tomography in diagnosis and management of invasive breast cancer: current status and future perspectives. Clin Breast Cancer, 2003, 4 (suppl 1): S55-S63. PMID: 12756080.

[57] Rose C, Dose J, Avril N. Positron emission tomography for the diagnosis of breast cancer. Nucl Med Commun, 2002, 23 (7): 613-618. PMID: 12089482.

[58] Eubank WB, Mankoff DA, Vesselle HJ, et al. Detection of locoregional and distant recurrences in breast cancer patients by using FDG PET. Radiographics, 2002, 22 (1): 5-17. PMID: 11796893.

[59] Shimoda W, Hayashi M, Murakami, et al. The relationship between FDG uptake in PET scans and biological behavior in breast cancer. Breast Cancer, 2007, 14 (3): 260-268. PMID: 17690502.

[60] Basu S, Chen W, Tchou J, et al. Comparison of triple-negative and estrogen receptor positive/progesterone receptor positive/HER2 negative breast carcinoma using quantitative fluorine-18 fluorodeoxyglucose/positron emission tomography imaging parameters: a potentially useful method for disease characterization. Cancer, 2008, 112 (5): 995-1000. PMID: 18098228.

[61] Mavi A, Cermik TF, Urhan M, et al. The effects of estrogen, progesterone, and c-erbB-2 receptor states on 18F-FDG uptake of primary breast cancer lesions. J Nucl Med, 2007, 48 (8): 1266-1272. PMID: 17631558.

[62] Ikenaga N, Otomo N, Toyofuku A, et al. Standardized uptake values for breast carcinomas assessed by fluorodeoxyglucose-positron emission tomography correlate with prognostic factors. Am Surg, 2007, 73

(11): 1151-1157. PMID: 18092653.

[63] Ueda S, Tsuda H, Asakawa H, et al. Clinicopathological and prognostic relevance of uptake level using 18F-fluorodeoxyglucose positron emission tomography/computed tomography fusion imaging (18F-FDG PET/CT) in primary breast cancer. Jpn J Clin Oncol, 2008, 38 (4): 250-258. PMID: 18407934.

[64] Smith TA, Sharma RI, Thompson AM, et al. Tumor 18F-FDG incorporation is enhanced by attenuation of p53 function in breast cancer cells in vitro. J Nucl Med, 2006, 47 (9): 1525-1530. PMID: 16954562.

[65] American Cancer Society. Breast cancer facts and figures. American Cancer Society. Atlanta, Georgia: 2002.

[66] Zangheri B, Messa C, Picchio M, et al. PET/CT and breast cancer. Eur J Nucl Med Mol Imaging, 2004, 31 (S1): S135-S142. PMID: 15133636.

[67] Hathaway PB, Mankoff DA, Maravilla KR, et al. Value of 18F-FDG PET and MR imaging in the evaluation of suspected recurrent local-regional breast cancer: preliminary experience. Radiology, 1999, 210 (3): 807-814. PMID: 10207485.

[68] Vranjesevic D, Filmont JE, Meta J, et al. Whole-Body (18) F-FDG PET and Conventional Imaging for Predicting Outcome in Previously Treated Breast Cancer Patients. J Nucl Med, 2002, 43 (3): 325-329. PMID: 11884491.

[69] Gallowitsch H J, Kresnik E, Gasser J, et al. 18F-fluorodeoxyglucose positron-emission tomography in the diagnosis of tumor recurrence and metastases in the follow-up of patients with breast carcinoma: a comparison to conventional imaging. Invest Radiol, 2003, 38 (5): 250-256. PMID: 12750613.

[70] Port ER, Yeung H, Gonen M, et al. 18F-2-fluoro-2-deoxy-D-glucose positron emission tomography scanning affects surgical management in selected patients with high-risk, operable breast carcinoma. Ann Surg Oncol, 2006, 13 (5): 677-684. PMID: 16538409.

[71] Mahner S, Schirrmacher S, Brenner W, et al. Comparison between positron emission tomography using 2- [fluorine-18] fluoro-2-deoxy-D-glucose, conventional imaging and computed tomography for staging of breast cancer. Ann Oncol, 2008, 19 (7): 1249-1254. PMID: 18356138.

[72] Bidard FC, Vincent-Salomon A, Gomme S, et al. Disseminated tumor cells of breast cancer patients: A strong prognostic factor for distant and local relapse. Clin Cancer Res, 2008, 14 (11): 3306-3311. PMID: 18519757.

[73] Cook GJ, Houston S, Rubens R, et al. Detection of bone metastases in breast cancer by 18F-FDG PET: differing metabolic activity in osteoblastic and osteolytic lesion. J Clin Oncol, 1998, 16 (10): 3375-3379. PMID: 9779715.

[74] Nakai T, Okuyama C, Kubota T, et al. Pitfalls of FDG-PET for the diagnosis of osteoblastic bone metastases in patients with breast cancer. Eur J Nucl Med Mol Imaging, 2005, 32 (11): 1253-1258. PMID: 16133397.

[75] Schirrmeister H. Detection of bone metastases in breast cancer by positron emission tomography. Radiol Clin North Am, 2007, 45 (4): 669-676. PMID: 17706531.

[76] Specht JM, Tam SL, Kurland BF, et al. Serial 2-[18F] fluoro-2-deoxy-D-glucose positron emission tomography (FDG-PET) to monitor treatment of bone-dominant metastatic breast cancer predicts time to progression (TTP). Breast Cancer Res Treat, 2007, 105 (1): 87-94. PMID: 17268819.

[77] Tateishi U, Gamez C, Dawood S, et al. Bone metastases in patients with metastatic breast cancer: Morphologic and metabolic monitoring of response to systemic therapy with integrated PET/CT. Radiology, 2008, 247 (1): 189-196. PMID: 18372468.

[78] Du Y, Cullum I, Illidge TM, Ell PJ. Fusion of metabolic function and morphology: Sequential 18F-fluorodeoxyglucose positron-emission tomography/computed tomography studies yield new insights into the natural history of bone metastases in breast cancer. J Clin Oncol, 2007, 25 (23): 3440-3447. PMID: 17592153.

[79] Dirisamer A, Halpern BS, Schima W, et al. Dual-time-point FDG PET/CT for detection of hepatic metastases. Mol Imaging Biol, 2008, 10 (6): 335-340. PMID: 18709509.

[80] Dirisamer A, Halpern BS, Flory D, et al. Integrated contrast-enhanced diagnostic whole-body PET/CT as a first-line restaging modality in patients with suspected metastatic recurrence of breast cancer. Eur J Radiol, 2010, 73 (2): 294-299. PMID: 19181468.

[81] Eubank WB, Mankoff DA, Takasugi J, et al. 18-fluorodeoxyglucose positron emission tomography to detect mediastinal or internal mammary metastases in breast cancer. J Clin Oncol, 2001, 19 (15): 3516-3523. PMID: 11481538.

[82] Carkaci S, Macapinlac HA, Cristofanilli M, et al. Retrospective study of 18F-FDG PET/CT in the diagnosis of inflammatory breast cancer: preliminary data. J Nucl Med, 2009, 50 (2): 231-238. PMID: 19164229.

[83] Radan L, Ben-Haim S, Bar-Shalom R, et al. The role of FDG-PET/CT in suspected recurrence of breast cancer. Cancer, 2006, 107 (11): 2545-2551. PMID: 17063499.

[84] Guo X, Li L, Peng W K, et al. Diagnostic value of 18F-FDG PET in recurrent and metastatic breast cancer: a Meta analysis. Chin J Nucl Med, 2006; 26 (4): 201-204.

[85] Oshida M, Uno K, Suzuki M, et al. Predicting the prognoses of breast carcinoma patients with positron emission tomography using 2-deoxy-2-fluoro [18F] -D-glucose. Cancer, 1998, 82 (11): 2227-2234. PMID: 9610703.

[86] Inoue T, Yutani K, Taguchi T, et al. Preoperative evaluation of prognosis in breast cancer patients by [^{18}F] 2-deoxy-2-fluoro-D-glucose-positron emission tomography. J Cancer Res Clin Oncol. 2004, 130 (5): 273-278. PMID: 14986112.

[87] Basu S, Mavi A, Cermik T, et al. Implications of standardized uptake value measurements of the primary lesions in proven cases of breast carcinoma with different degree of disease burden at diagnosis: dose 2-deoxy-2- [F-18] fluoro-D-glucose-positron emission tomography predict tumor biology? Mol Imaging Biol, 2008, 10 (1): 62-66. PMID: 18000713.

[88] Pio BS, Park CK, Pietras R, et al. Usefulness of 3′-[F-18] fluoro-3′-deoxythymidine with positron emission tomography in predicting breast cancer reponse to therapy. Mol Imaging Biol, 2006, 8 (1): 36-42, PMID: 16362149.

[89] Beral V, Million Women Study Collaborators. Breast cancer and hormone-replacement therapy in the Million Women Study. Lancet, 2003, 362 (9382): 419-427. PMID: 12927427.

[90] Chlebowski RT, Hendrix SL, Langer RD, et al. Influence of estrogens plus progestin on breast cancer and mammography in healthy postmenopausal women: the women's health initiative randomized trial. JAMA, 2003, 289 (24): 3243-3253. PMID: 12824205.

[91] Linden HM, Stekhova SA, Link JM, et al. Quantitative fluoroestradiol positron emission tomography imaging predicts response to endocrine treatment in breast cancer. J Clin Oncol, 2006, 24 (18): 2793- 2799. PMID: 16682724.

[92] Mankoff DA, Peterson LM, Tewson TJ, et al. [^{18}F] -fluoroestradiol radiation dosimetry in human PET studies. J Nucl Med, 2001, 42 (4): 679- 684. PMID: 11337559.

[93] Mortimer JE, Dehdashti F, Siegel BA, et al. Metabolic flare: Indicator of hormone responsiveness in advanced breast cancer. J Clin Oncol, 2001, 19 (11): 2797-2803. PMID: 11387350.

[94] Groves AM, Wishart GC, Shastry M, et al. Metabolic-flow relationships in primary breast cancer: feasibility of combined PET/dynamic contrast-enhanced CT. Eur J Nucl Med Mol Imaging, 2009, 36 (3): 416-421, PMID: 18818917.

[95] 范岩，付占立，胡怀湘，等. 符合线路 SPECT ^{18}F-FDG 显像用于乳腺癌诊断及分期的初步结果. 中国医学影像技术杂志，2003，19 (2): 192-194.

[96] 廖栩鹤，王荣福. PET/CT 诊断乳腺癌的复发和转移的临床应用价值. 肿瘤学杂志，2010，16 (6): 427-431.

[97] 王荣福. 乳腺癌影像诊断技术应用进展. 中国医学影像技术杂志，2009，25 (5): 905-907.

第四节　消化道肿瘤

一、食管癌

食管癌（esophageal neoplasm）是人类常见的恶性肿瘤，来源于食管黏膜上皮或腺体，占消化道系统恶性肿瘤的第二位。食管癌男女发病率比例为（1.20～2.73）：1。食管癌的发生具有明显的地理特性，不同国家或不同民族之间有明显的差异。本病在我国华北及河南地区多发，河南林县是主要高发区，其 35～64 岁男性食管癌按世界人口标准化的发病率高达 478.87/10 万。据估计全球每年大约有 20 余万人死于食管癌，我国占 15 万余人。

食管癌以食管中段最多见，下段次之，上段最少。食管癌的大体病理类型早期分为隐伏型、糜烂型、斑块型、乳头型，中晚期分为髓质型、蕈伞型、溃疡型、缩窄型；组织学分类为鳞状细胞癌、腺癌、小细胞未分化癌、癌肉瘤。由美国癌症联合委员会（AJCC）和国际抗癌联盟（UICC）联合制订的恶性肿瘤 TNM 分期标准，将恶性肿瘤按肿瘤大小（T）、区域淋巴结转移（N）和远处转移

(M) 情况进行分期，是目前国际通用的决定癌症病期、选择治疗方案、判断预后、比较疗效的“金标准”。食管癌 TNM 标准分期为 0 期、Ⅰ期、Ⅱ期、Ⅲ期、Ⅳ期（表 9-4-1）。

表 9-4-1　食管癌临床病理分期

分期	分类
0 期	$T_{is}N_0M_0$
Ⅰ期	$T_1N_0M_0$
ⅡA 期	$T_2N_0M_0$
	$T_1N_1M_0$
ⅡB 期	$T_2N_1M_0$
	$T_3N_0M_0$
Ⅲ期	$T_3N_1M_0$
Ⅳ期	$T_4N_xM_0$
	$T_xN_xM_1$

其中 T_{is}为原位癌，T_1 肿瘤侵及黏膜层，T_2 肿瘤侵入肌层，T_3 肿瘤侵及外膜，T_4 肿瘤侵及邻近器官。N_0 无区域淋巴结转移，N_1 有区域淋巴结转移。M_0 无远处转移，M_1 有远处转移，包括远处淋巴结（如腹腔动脉旁淋巴结等）或其他器官。

病灶的准确分期是准确治疗的中心前提，对于早期病变，单纯手术可以达到很好的疗效。但是对于局部晚期的患者，总的生存率很不乐观，所以试图运用术后的放化疗联合治疗来提高总的生存率。但是联合治疗在提高生存率的同时也增加了并发症的发病率和患者的死亡率，所以现在判断哪些患者会在单纯手术后有较好的预后，或者哪些患者会因为远处的转移而预后不良时存在困难。

食管癌目前常用的诊断方法有 X 射线钡餐造影、CT 扫描、MRI、纤维内镜、超声内镜等。食管气钡双重造影 X 射线片检查是最基本的显示食管病变的影像学检查方法，能较好地显示出黏膜病变、肿瘤长度，动态观察管壁的运动状态，显示食管与周围组织的关系，可清楚地显示病变有无及病变类型、范围和程度，做到定位、定性、定型的诊断。但食管癌病变大多先从黏膜受累开始逐渐浸润至肌层，亦有部分病变在黏膜下浸润生长，黏膜无明显改变，食管气钡双重造影 X 射线片显示病变长度就比实际短。另一方面病变周围常存在炎性反应，而炎性反应区域和肿瘤病变区域无明显边界，在 X 射线上炎症和肿瘤都可表现为管壁僵硬，不易区分，加之 X 射线片本身也有一定放大作用，这些都可能导致病变在 X 射线片检查上产生误差。

EUS 被认为是确定肿瘤侵袭深度（T 分期）的最准确的检查手段，避免了体外超声由于内脏组织的相互重叠、遮盖、干扰所造成的影像不清的现象，既可通过内镜直接观察食管黏膜的癌肿形态，又可通过实时超声扫描获得食管癌的浸润深度及其与周围邻近脏器关系的超声图像，对局部淋巴结的转移情况具有较高的准确性。CT 具有直接横断成像及高密度分辨率的特点，在确定肿瘤的外侵方面具有一定优越性，可详细观察肿瘤浸润深度、浸润范围及纵隔淋巴结转移情况。主要通过食管壁厚度改变来判断病变长度范围，一般认为超过 5mm 为增厚。但是因为 CT 黏膜显示不理想，对早期病变和浅表病变易漏诊。由于 CT 诊断的基础是解剖结构的影像学改变，在区别肿瘤转移和炎症引起的淋巴结肿大方面仍有缺陷。另外，转移灶可以引起微小的解剖结构改变，或者由于和邻近组织有相近的 CT 值而难以辨认。

PET 和 PET/CT 融合技术给食管癌图像显示带来了重大的改变。开始的大多数研究都注重于单纯的 PET 扫描，但是现在人们把目光都聚焦于 PET/CT 融合技术，在 CT 基础上运用更高代谢来定位肿瘤优势非常显著。在目前所应用的 PET/CT 扫描中，应用最多的是^{18}F-FDG，在肿瘤分期及良恶性分辨中应用尤为广泛。^{18}F-FDG 糖代谢在诊断食管癌中具有高度的灵敏度和准确性。现在，^{18}F-FDG PET 被推荐运用于食管癌的分期中。

（一）^{18}F-FDG PET 在原发肿瘤分期中的应用

1. 原发灶（T 分期）　FDG PET 在显示食管癌原发灶方面有明显的优势。在对 7 个中心 281 名食管癌患者（腺癌 139 名，鳞癌 139 名，其他类型 3 名）的分析研究中，FDG PET 对原发病灶的确诊率达到 94%（265/281），15 个 T_1 期原发灶和 1 个 T_{is}期病灶没有得到显示（腺癌 2 名，鳞癌 10 名，其他类型 4 名）。这些肿瘤的直径大多≤5mm。因为这些试验都已经结束，而 PET 技术也有了很大的发展，所以对于这些试验有必要进行再次评价。

PET 和 PET/CT 在那些因 EUS 和 CT 的局限

而不能确定原发灶的患者中发挥了很大的价值（彩图 9-4-1）。

Kato 等研究发现食管原发肿瘤 FDG 吸收率为 78%（25/32），FDG 吸收和肿瘤浸润深度有明显的相关（$P<0.05$）。Little 等对 58 例浅表型食管癌患者行 FDG-PET 研究发现，原发灶 FDG 的吸收 SUV 值变化范围为 2.1～16.6，平均值为 3.9，FDG 的吸收随肿瘤侵袭深度的增加而增加（$P=0.07$）。Konski 等对 25 个食管癌患者做了 PET、CT 和内镜检查，食管癌平均长度分别为 PET（SUV 2.0）5.5cm、PET（SUV 2.5）5.4cm、PET（SUV 3.0）5.1cm、CT 6.7cm、内镜 5.1cm，运用皮尔逊相关系数分析它们之间的相关性，PET 和内镜之间的相关性大于 PET 和 CT 之间（分别为 $r=0.67$，$r=0.61$），两者数据接近，而 PET 显示的长度明显低于 CT 显示的长度。

食管癌原发灶 FDG PET 准确显像的基础在于确定的食管癌细胞的生物学证据，这也需要进行进一步的过筛试验研究以探讨 FDG PET 的潜在价值。Barrett 食管（BE）本身通常不引起症状，主要表现为胃食管反流（GERD）的症状，如烧心、反酸、胸骨后痛和吞咽困难等。它与食管腺癌的发生密切相关，是一种主要的食管腺癌的癌前病变。由 Barrett 食管（BE）发展而来的腺癌大多出现在靠近胃-食管的结合部位，腺癌周围的非典型增生病灶非常多见，而且也可以见到腺癌的多中心发育。在 Barrett 食管（BE）的诊断显像中 FDG PET 因为其能在肠上皮化生基础上能显示相对较小的肿瘤灶而受到重视。

2. 区域淋巴结（N 分期）　PET 在食管癌分期的应用主要是判断转移淋巴结及远处转移病灶。文献报道 PET 诊断颈部、上胸部和腹部淋巴结情况有较高的准确率，分别为 93.8%、93.8% 和 87.5%，但在中下胸部敏感性较低，均小于 66%。可能是由于许多原发肿瘤在食管中下段，以及心脏搏动所造成的伪影干扰诊断所造成的，而腹部敏感性低可能是因为胃蠕动造成的伪影，以及胃的生理 FDG 摄取干扰诊断。

目前在 FDG PET 显示区域淋巴结转移的研究中有很多不同的观点。在一项对 53 例食管胸部鳞癌患者的回顾性研究中，经过食管癌术后病理证实 FDG PET 对区域淋巴结转移有 84%的准确性。同样的回顾性研究中，FDG PET 在淋巴结显像中准确率达到了 76%。

在一项对 74 例患者的前瞻性研究中，40 例患者进行淋巴结清扫术，21 例患者行活检，FDG PET 准确率可达 61%。在另一项前瞻性研究中，FDG PET 对 42 例患者的区域淋巴结显像准确率为 48%。在一个回顾性研究中，FDG PET 对 47 例胸部食管癌患者的区域淋巴结显像准确率为 46%，运用微侵袭技术取活检病理后，确诊那些模棱两可的诊断后可达到 49%。

在不同的患者队列性研究中，会采取不同的研究方法，包括不同的 PET 扫描仪、不同的 PET 技术、不同的 FDG PET 阳性判断标准。FDG PET 的特异性是非常高的，一般不会出现假阳性（彩图 9-4-2）。Westreenen 等对 1997 年至 2003 年 12 篇 PET 相关文献进行了荟萃分析，对于区域淋巴结转移诊断综合敏感性和特异性分别为 51.0%（95%*CI* 0.34～0.69），84.0%（95%*CI* 0.76～0.91）；对于诊断远处转移综合敏感性和特异性分别为 67.0%（90% *CI* 0.58～0.76），97.0%（95%*CI* 0.90～1.00）。

FDG PET 敏感性降低会导致准确性下降，当敏感性为 55%时，FDG PET 准确率为 61%；敏感性为 22%时，准确性降至 48%；敏感性为 35%时，准确性为 46%。FDG PET 对紧邻原发灶的孤立淋巴结的分辨率较低是导致假阴性出现的一个重要原因。

FDG PET 查明区域淋巴结病变的能力和 CT、EUS 相比尚没有明显优势。国外认为 EUS 优于 FDG PET 和 CT，尽管其数据在统计学上没有明显意义。但 EUS 联合细针穿刺细胞学检查和 FDG PET、CT 对比并没有明显的优势。

通过对以前研究的分析可以认为，FDG PET 阳性淋巴结多是位于通常淋巴引流区范围内。另外由于 FDG PET 不能将邻近原发灶的阳性淋巴结完全地分辨出来，所以无法准确区分 $T_{3/4}N_0$ 和 $T_{3/4}N_1$ 的患者。在可获得的数据中，虽然不多，但是表明 EUS 相对 FDG PET 的优势在于分辨邻近肿瘤灶淋巴结。在一些以 EUS 为主评价原发灶的医疗中心，除了那些不能耐受 EUS 或者因为食管癌所致管腔狭窄使 EUS 检查不全面的患者，FDG PET 并没有在原发灶评价方面表现出明显优势，对于食管癌病人淋巴结探测敏感性也是不满意的，尽管特异性是高的。在 48 例病人的前瞻性

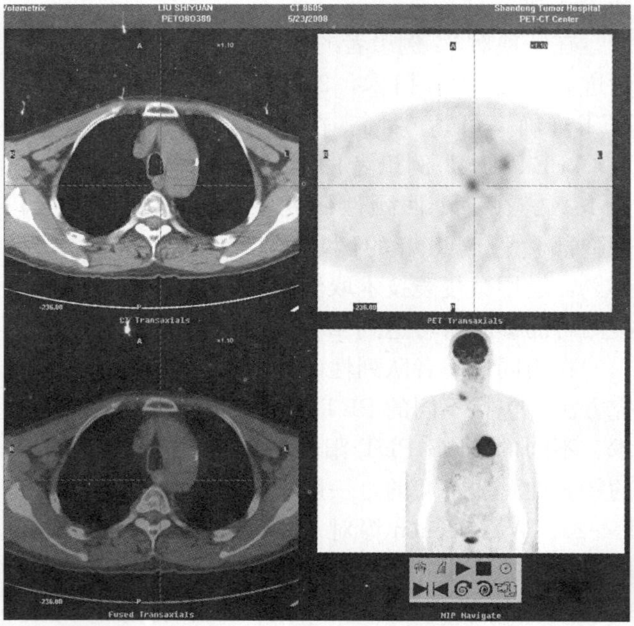

彩图 9-4-1　上段食管癌：CT 示食管壁未见明显增厚，PET 示局限性略高代谢

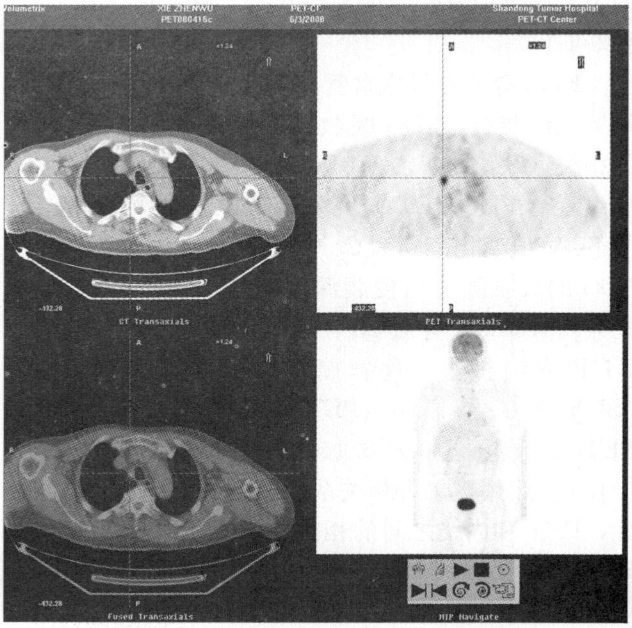

彩图 9-4-2　胸中段食管癌病人气管前腔静脉后小淋巴结高代谢（直径小于 1.0cm），病理证实：淋巴结转移（真阳性）

研究中，经食管癌及淋巴结切除病理证实 FDG PET 的敏感性、特异性及准确性分别是 57%、97%及 86%，而 CT 是 18%、99%及 78%。在探测远处转移中，FDG PET 较 CT 有更高的诊断价值，意想不到的转移灶的发现，对临床有明显的影响，避免不必要的手术。FDG PET 在 V1 期（器官及远处淋巴结转移）较 CT 与食管内超声病人中有更高的诊断价值。

3. 远处转移　FDG PET 在诊断超出区域淋巴结范围的其他病变时，相对于其他的影像学检查手段准确率具有明显优势。一项对 91 例术前食管癌的前瞻性研究结果证明了这一结果，相对于 CT 而言，FDG PET 有更高的准确率。研究者观察到 FDG PET 显示阳性转移灶的患者和 FDG PET 阴性的患者相比，生存率在统计学上有明显的差异，前者明显降低，这种差异凭借单纯 CT 是无法观察到的。

在一项对 74 例食管癌患者分期的前瞻性研究中，分别观察 FDG PET、CT、EUS 在分期中的作用，同样发现 FDG PET 相对其他两者在显示超出区域淋巴结病变中有明显的优势。这种差异是非常大的，分别为 74%和 47%，原因在于 FDG PET 在显示锁骨上和腹膜后淋巴结及远于它们的淋巴结转移上有很高的灵敏性。在另一项对 24 例食管癌患者的前瞻性研究中也观察到相似的结果，FDG PET 相对于 CT 和 EUS 的联合检查，在显示 M_{1a} 病变，也就是腹腔淋巴结转移灶，还有 M_{1b} 病变，也就是腹腔淋巴结远处淋巴结转移灶，都有更高的准确性。在 3 个 M_{1b} 期患者中，CT 对 FDG PET 阳性的部位同样显示了转移。

有两个研究显示，FDG PET 提供的额外信息可以提高手术切除性的评价。其中一项研究包括在 42 例患者中，17 例患者在行 FDG PET 检查后发现不可切除的病灶而重新分期，而 CT 只发现了 6 例。新发现病灶包括 5 个锁骨上淋巴结转移，3 个纵隔淋巴结转移，1 个腹腔淋巴结转移，2 例肝转移。在一项进一步的前瞻性研究中，对 26 例患者术前检查，CT 准确率达到 65%，FDG PET 准确率 88%，FDG PET/CT 融合准确率 92%。

在腹腔淋巴结远处转移的显示中，FDG PET 有明显的优势（彩图 9-4-3）。但是在辨别 N_1 区域淋巴结和腹腔中轴 M_{1a} 转移结节之间存在很大难度，在邻近食管的肿大淋巴结可以确诊，但是对 FDG PET 阳性的小淋巴结，并且和原发灶距离很近，很难以区分是区域淋巴结还是腹腔转移灶，尤其是在胃膨胀的情况下。

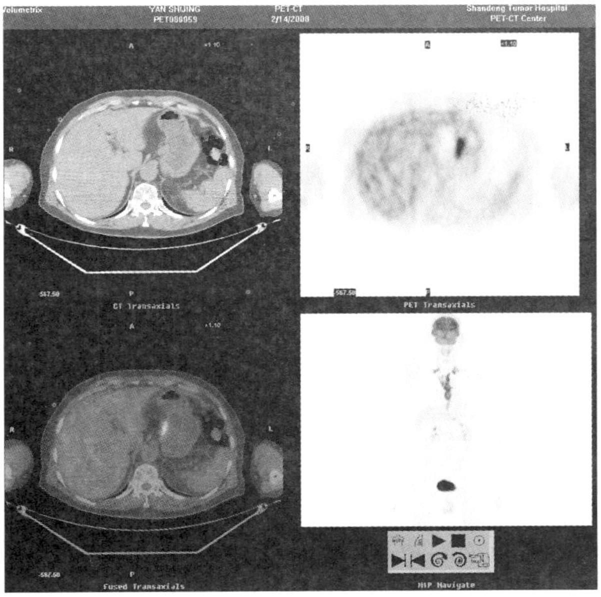

彩图 9-4-3　下段食管癌腹腔淋巴结转移伴高代谢

（二）对治疗的影响及预后评价

在一个前瞻性研究中，准备手术的 91 个患者行 FDG PET 检查后有 16（17%）个患者发现转移而改为非手术治疗，在另一个相似的研究中，FDG PET 检查结果改变了 17%（6/36）患者的治疗方案。

运用 FDG PET 评价 68 例患者以 CT 为基础的放疗计划，27/68（40%）的计划出现了改变，12 例计划体积减小，3 例计划体积增加，另外有 12 个患者的模式发生了改变。此外，PET/CT 比常规检查手段达到了更深层次的诊断水平。在食管癌的新辅助放化疗代谢评价中，其灵敏度为 71%，特异性为 82%；Swisher 与 Coworkers 在 83 例食管癌病人术前新辅助放化疗中，尽管 FDG PET 在新辅助治疗前后有效果的反应，并经病理证实，但是没有检测到 18%有微小瘤灶的残存。

越来越多研究证实 FDG 在食管癌的诊断中的价值，在一项对 59 例局部晚期食管癌患者的前瞻性研究中，运用 FDG PET 后使 1/3 的患者分期升高，尽管作了相应治疗，但是这些患者 2 年生存率仍较低。对 150 名常规检查分期为Ⅱ、Ⅲ期的患者运用 FDG PET 重新进行回顾性分析，患者预后和 FDG PET 阳性病灶数量有密切相关，仅有一个 FDG PET 阳性病灶的患者总生存率和无病生存期都比多个 FDG PET 阳性病灶患者高。

对以前研究结果的半定量分析也初步肯定了治疗前 FDG 吸收活度的高低可以预测预后。在一项研究中，23 个原发灶 SUV 平均值高于 7.0 的患者比 SUV 平均值低于 7.0 的患者预后差。在另一个研究中，SUVmax 低于 6.6 的患者比 SUVmax 高于 6.6 的患者总生存期延长。另一个食管癌术后应用 FDG PET SUVmax 预测总生存期的研究，有一些被认为是早期的患者也有较差的预后。

（三）原发灶重新分期

新辅助治疗、化疗、放疗、放化联合治疗，越来越多的和手术联合治疗以增加局部晚期食管癌患者的总生存时间。很多研究都表明 FDG PET 在治疗后评价的价值，在最近的 Meta 分析中发现在这方面 FDG PET 和 EUS 一样准确，都比 CT 更加准确。内镜检查在化疗中或者短期化疗后都不是适合进行，Meta 分析发现内镜检查在这两种情况下其准确率仅为 6%，而 FDG PET 没有失败的病例。因此，许多研究认为 FDG PET 在治疗评价方面有很大的发展潜力。

FDG PET 和 FDG PET/CT 都不能对小体积的治疗后残存病灶保持百分百的正确率，但是 FDG PET 可以用来评价哪些患者将会从手术中受益最大，尤其是对那些新辅助治疗不敏感和残存较大病灶的患者。晚期食管癌患者新辅助治疗越来越发展，FDG PET 在此中扮演了重要的角色（彩图 9-4-4）。

（四）多原发癌

当 FDG PET 应用于食管癌分期或者重新评价分期时，其他部位的原发肿瘤在此同时被发现了。食管癌并发头颈部肿瘤和肺癌的概率分别为 2%和 3%。意外发现肺癌的概率高于头颈部肿瘤。FDG PET 也能发现别的无症状的原发肿瘤，最常见的是结直肠癌。

（五）其他放射性示踪剂

在两个食管癌分期的研究中，^{11}C-胆碱被用来和 FDG 做对比。在其中一项研究中，^{11}C-胆碱显示纵隔淋巴结转移优于 FDG，然而在腹腔淋巴结转移中处于劣势。研究者认为这是因为腹腔淋巴结的摄取被肝的高放射性摄取所掩盖的原因。另一个研究也确定了^{11}C-胆碱在显示腹腔淋巴结中的劣势，并且提示其在显示肺、肝、骨转移方面的准确性亦低于 FDG 治疗前即已确定将可能从新辅助治疗中受益的患者应提高预测值，以便使那些无反应的患者避免潜在的有害治疗。FLT 作为肿瘤增生方面的显像可能在肿瘤的新陈代谢显像方面做出一些贡献（彩图 9-4-5）。

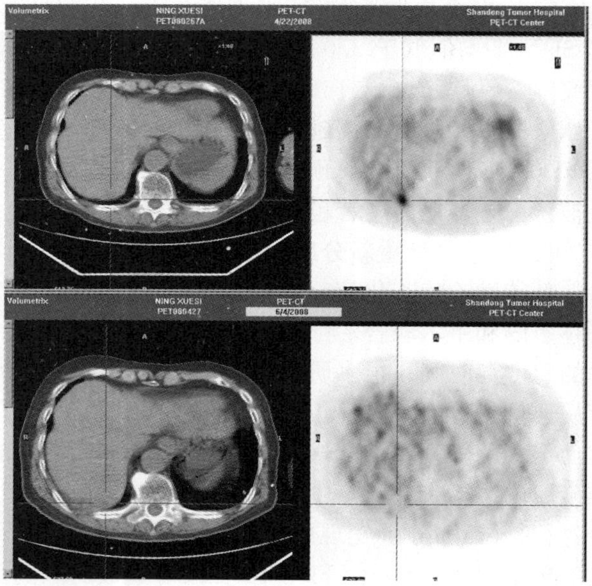

彩图 9-4-4　食管癌肝转移患者治疗前后对比：CT 治疗前后均见肝右叶后上段低密度灶；PET 显示治疗前高代谢，治疗后未见异常代谢

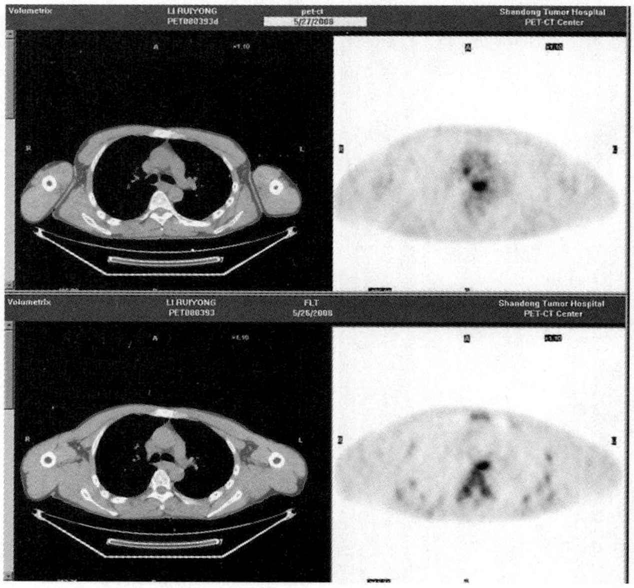

彩图 9-4-5　中段食管癌 FDG 及 FLT 联合显像均清晰显示原发病灶，隆突右前淋巴结 FDG PET 显示高摄取，FLT PET 为真阴性（术后病理证实）

（六）PET/CT 的比较影像学及诊断注意事项

1. 放射性示踪剂不能准确定位是限制 PET 图像质量的一大问题。要想做到准确的图像融合，除非能得到预想的所有数据，PET 和 CT 图像在颅脑、头颈部、盆腔显示较好，但是在胸腹部由于缺乏三维标记点而使图像采集产生困难。PET/CT 在扫描时要求患者保持固定体位以克服这一困难。

应用 PET/CT 时，首先进行 CT 扫描，然后行 PET 扫描。应用 CT 进行衰减校正也意味更短的扫描时间，做全身 PET/CT 扫描时需要 25min 或者更短的时间，而单独 PET 扫描需要 60min。

PET/CT 的优势主要在于更好地局部病灶定位、定性，和对生理性与病理性摄取的分辨。PET/CT 对单纯 PET 检查信息做了增加，并且提高了 FDG 显示原发淋巴结转移灶和远处器官转移灶的准确性。

一项评价 PET/CT 相对 PET 和 CT 价值的研究（包括 13 例术前患者）显示，相对于 FDG PET 和高分辨率强化 CT，PET/CT 提高了 FDG 在食管癌显像中的准确性，对患者的治疗提供了额外的帮助信息。

在一些最近已经结束的前瞻性研究中，对比研究了 FDG PET 和 FDG PET 及 CT 同层对比检查，以及单独 CT 检查的准确性，分别用以上检查结果来指导食管癌的分期。

通过地方伦理委员会的同意，2004 年 6 月至 2005 年 2 月期间共入组 48 例患者（男 36 例，女 12 例，年龄：47.7～77.8 岁，平均年龄 66.2 岁，胸部食管癌患者 14 例，下段食管癌 13 例，腺癌 38 例，鳞癌 10 例），所有患者在经过综合临床评价和全身 CT 检查后被认为适合应用根治性治疗方案。所有患者均行全身性诊断 CT 检查和 FDG PET/CT。诊断性 CT 结果由一名高年资影像学医生独立评价。PET 和 CT 同层对比诊断结果由两名高年资影像科医生统一作出意见。PET/CT 结果也由以上两名医生统一决定。PET/CT 对治疗方案影像的评价由相应临床医生作出的问卷结果进行统计。所有诊断 CT 都是在 PET/CT 完成后 1 个月内完成，所有的扫描技术均满意。PET 和 CT 同层对比检查将 4 个患者的分期从 M_0 提高到 M_{1b}，其中 1 例发现肝转移，2 例肺转移，1 例发现了另一个不规则高代谢结节。PET/CT 在此基础上因为 2 例肝转移和 1 例骨转移使 3 名患者分期上升。此外，PET/CT 还发现了 1 例无症状盲肠癌和 1 例绒癌。PET/CT 改变了 8 个患者（17%）的治疗方案，而 PET 和 CT 同层对比改变了其中的 3 个（6%）。

2. 食管在通常情况下是不摄取 FDG 的，但是在炎症发生时会摄取 FDG，这时易误诊为食管癌。在胃食管结合部的 FDG 摄取，需要区分是缘于胃食管反流还是胃食管结合部恶性肿瘤。

上部胃肠道的广泛念珠菌感染也可以导致食管内弥漫性 FDG 摄取增高。然而，因为此病临床表现明显，所以不会引起临床误诊。

肉瘤和淋巴瘤的 FDG 浓集结节的表现和 HIV 患者的淋巴结病 FDG 表现非常相似，也与 EB 病毒、巨细胞病毒感染所致肿大结节表现相似。滤泡性淋巴瘤一般不摄取 FDG，然而也有可能 FDG 阳性，因为这些患者一般表现为无症状，这种亚型就有很大可能引起诊断的混淆。

棕色脂肪组织也存在 FDG 摄取，容易和一些转移造成混淆，特别是在肾上腺和后纵隔周围的转移灶。

肝的亚厘米小结节灶性质判定在 FDG PET/CT 也具有一定的难度，运用强化诊断 CT 对比 FDG PET/CT 图像来分辨小结节灶具体是肝转移灶还是干扰灶是非常有必要的。肝脓肿可以为 FDG PET/CT 所识别，但是不能和转移性肝癌所区分。肾上腺良性病灶导致 FDG 摄取是很少见的，偶尔会因为双肾上腺增生导致 FDG 放射性浓集。一些感染性结节包括肺结核、组织胞浆菌病、曲霉病等会导致假阳性，表现为肺软组织 FDG 摄取，特别是在孤立病灶。另外，PET 空间分辨率低也限制了对小于 10mm 病灶的辨别。

在一些骨良性病变，如骨 Pagets 病和关节炎包括骨关节炎等累及关节周围的病变中，FDG 摄取一般会出现浓集，分析 PET/CT 中的 CT 图像可以明确诊断。

在存在疑问的时候，可以将 FDG 结果和 CT 结果仔细地校正，FDG 图像和别的相关图像对比诊断，图像分析结果再和疾病临床特点相结合，所以对于一些高年资的影像科医生而言，假阳性率是低的，一项最新的研究发现假阳性率一般低于 5%。

（七）结论

现已存在 FDG PET/CT 在原发性食管癌分期的一些非随机性前瞻性研究中的确切证据，而 FDG PET/CT 在食管癌分期中的作用越来越大，最后会因为局部病灶的不同而进行个体化的临床治疗；毫无疑问，FDG PET/CT 将会优化这些患者的治疗，使患者避免过度治疗。

二、胃癌及结直肠癌

迄今为止，胃镜和 X 射线胃肠造影是胃内原发肿瘤病灶监测最灵敏和最有效的方法。胃镜直视下，可以发现很小的原发肿瘤，有经验的操作者诊断阳性率可达 95%以上。上腹部 CT 是评价胃癌的常用影像学方法，尽管多层螺旋技术的应用使 CT 有了很大进步，但 CT 的准确性仍相对较低。例如，CT 对食管癌的 T 分期准确率仍只有 40%～60%，N 分期准确率 39%～74%，对胃癌转移诊断的准确率 60%～65%。虽然如此，CT 提供的如胃壁厚度变化，评估肿瘤侵袭是否穿透浆膜层到达基底层或胃周围组织等信息仍极有价值，还可判断局部淋巴结是否有转移、相邻器官及远处器官如肺、肝、肾上腺等部分的转移。

单纯 FDG PET 诊断胃原发癌的结果并不理想。Stahl 等报道 FDG PET 诊断胃原发癌的阳性率只有 60%。Tian 报道一组前瞻性研究，通过 vesicant 胃充气方法，特别提高了 SUV 诊断阈值至 3.0，并结合胃周围转移淋巴结等征象，诊断了 83.9%～90.3%的原发灶。虽然高于此组病例的 CT、MRI 和经腹超声诊断原发灶的诊断率（56.7%），但病灶均较大，最小病灶也超过 1.5cm。而 MC Ateer 等报道，FDG PET 对胃内肿瘤的监测率明显偏低。不同组织学类型的胃原发肿瘤对 ^{18}F-FDG 的摄取程度不同，也影响了 PET 监测的阳性率。Stahl 等报道，小肠型、低分化和黏液成分少的肿瘤 SUV 明显高于非肠型、分化好和黏液成分多的肿瘤。Hoffmann 报道，黏膜相关型淋巴瘤（MALT）FDG PET 多为假阴性。但在 Tian 对一组中国患者的研究发现，至少腺瘤组，FDG 摄取与肿瘤分化程度呈正比，部分 MALT 也呈高摄取，印戒细胞癌为假阴性（彩图 9-4-6）。同时发现，少数胃癌原发灶为 FDG 阴性，但胃周淋巴结转移为阳性。特殊显像技术可能提高 PET 对原发灶的诊断效率。国内外胃癌 PET/CT 检查的经验证实，在肿瘤分期、转移灶显示、疗效监测、复发与瘢痕鉴别等方面的临床价值较大。

在我国，60%～75%的大肠癌患者为直肠癌，其中 75%以上肿瘤距肛门 7～8cm 内，故直肠指诊（rectal touch）是早期发现直肠癌的关键性检查方法，但常被忽视。X 线钡灌肠和肠镜检查（enteroscopy）是目前诊断大肠癌的最有效、最安全、最可靠的检查手段。超声、CT 和 MRI 对于大肠癌的诊断价值不大，但是这些检查方法对于大肠癌的分期，如评价周围淋巴结转移、肝转移和对术前制订治疗方案有重要作用。螺旋 CT 仿真内镜技术不能作为常规的检查方法。常用的实验室检查包括大便潜血检查，可作为大肠普查和初筛的方法；血清癌胚抗原（CEA）诊断大肠癌的灵敏度和特异性不理想，但对于监测术后复发有一定帮助。

根据效-价分析的理论模型，在一些发达国家，进行了 FDG PET/CT 与单独 CT 检查对结直肠癌复发的诊断和疗效的效-价评价，结果认为尽管 FDG PET/CT 费用相对较高，但结果准确性提高，可使很多病人免除不必要的外科治疗，因此使用 FDG PET/CT 提高了医疗支出的总体效-价比。

（一）肿瘤分期

在已知癌中探测原发灶的敏感性较高，敏感性依赖于病灶的大小、癌灶的浸润深度、分化、分级及病理类型，胃肠道生理性及感染性摄取可能影响准确评价；结肠癌前病变依赖于病灶大小及形状；对胃肠进展期胃癌的探测率明显高于非胃肠型癌，探测率分别为 83%、41%。

胃癌的治疗和预后很大程度上取决于分期。Schwarz 等总结了 15 738 例胃癌，结果发现所有临床分期病例的存活率均随切除淋巴结的数量而改变，每增加 10 枚切除淋巴结，5 年生存率可望提高 5.7%～11%。单纯 PET 和单纯 CT 均有各自的局限性：CT 依赖淋巴结大小有可能误诊，而 PET 对 T_1 期淋巴结或过小转移灶的漏诊率较高。有报道显示单纯 PET 对消化道肿瘤分期诊断的准确率仅为 78%，而 PET/CT 的准确率可提高到 89%。PET/CT 有利于发现一些小病灶和^{18}F-FDG 摄取率较低的病灶，可进一步明确病灶的确切位置，丰富影像解释，对选择恰当的治疗方案大有帮助。

PET/CT 对远处转移（M 分期）的效果很好，包括骨转移在内，PET 对转移灶的诊断，比 CT、MRI 和骨扫描等常规影像技术更准确。PET/CT 的融合图像有助于进一步明确临床怀疑的转移灶或鉴别非肿瘤性摄取，这一点很重要，因为胃及肠管周围的淋巴结是否受累决定了能否进行单纯手术切除，同时有明确转移（肺、肝、肾、锁骨上淋巴结、腹膜、骨）病灶也是手术的禁忌证。但多篇报道证实，PET 和 PET/CT 对在器官表面（黏膜面和浆膜面）匐行生长的肿瘤，包括腹腔内广泛播散的种植转移的诊断不佳。

对于意外病灶的偶发，PET/CT 可以发现胃肠间质瘤、憩室、息肉或者腺瘤样变（彩图 9-4-7）。

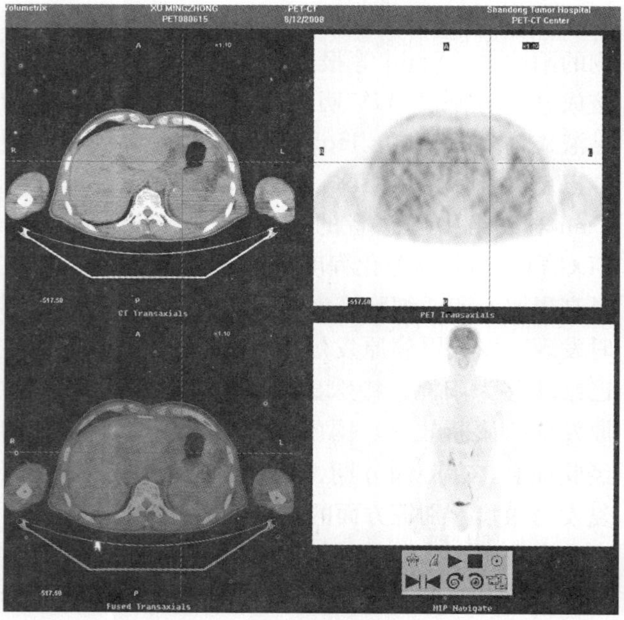

彩图 9-4-6　胃壁弥漫性增厚，而 PET 只是轻度放射性摄取，病理检查示：印戒细胞癌

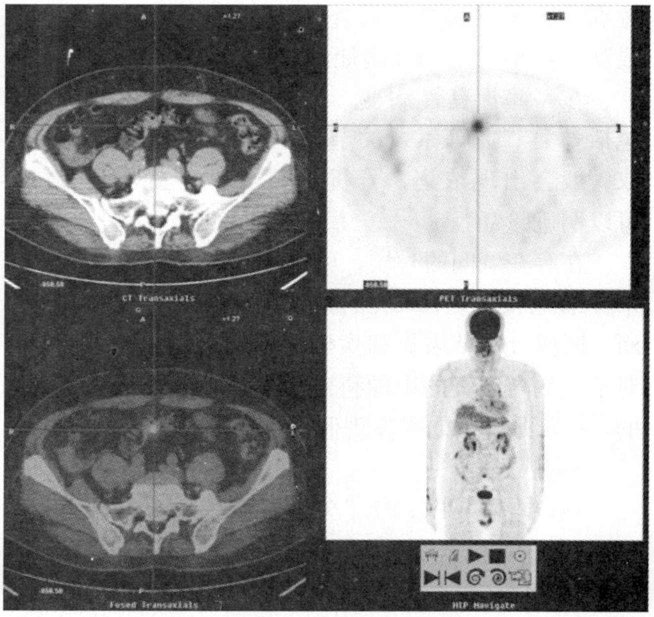

彩图 9-4-7　小肠腺瘤样变呈结节状高代谢

在大多数情况下，只有当器官的正常组织结构发生形态学改变时，常规影像才能将转移灶检测出来，而 PET/CT 则能提供细胞水平的新陈代谢信息，特别是附着在肠壁的小淋巴结；单独应用 CT，即便是增强 CT，有可能检测不出骨骼或者其他部位的转移。PET/CT 则能检测出以前发现不了的转移病灶（彩图 9-4-8、彩图 9-4-9）。

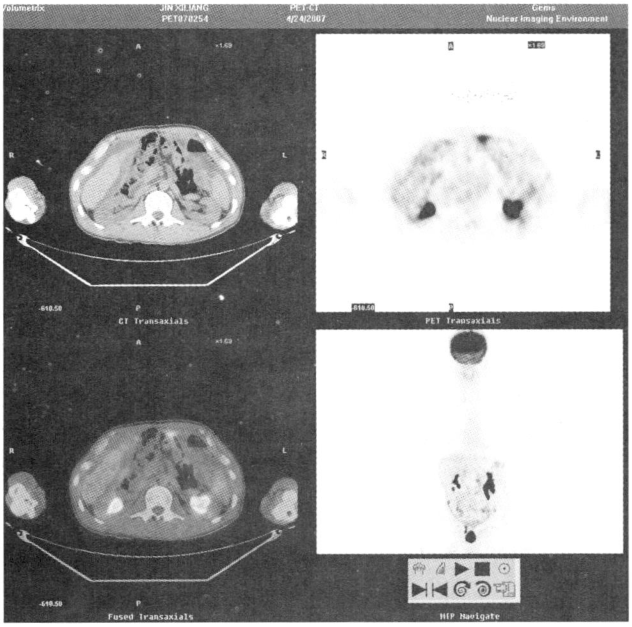

彩图 9-4-8 胃癌并腹膜转移，PET 示腹膜下高代谢结节，CT 示腹水外未见明显结节

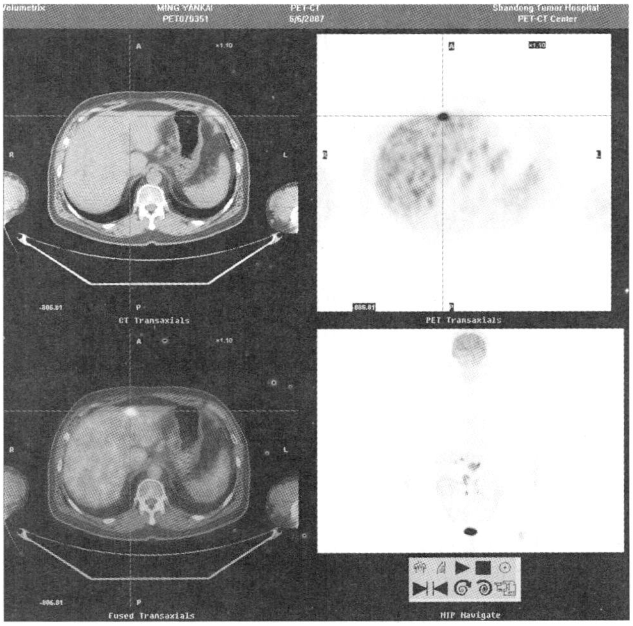

彩图 9-4-9 胃癌肝转移并高代谢，而 CT 未见明显异常密度改变

报道在结直肠癌早期诊断中，FDG PET 的有效性是有限的。因为 FDG PET 不能探测到小及微小病灶，探测淋巴结的敏感性也是低的，但肝转移的敏感性、特异性及准确性相当于 CT。除此之外，Kantorova 与 Coworkers 报道 FDG PET 在 38 例病人中，有 11 例病例较常规影像分期中能够探测到更多的病灶，而且 FDG PET 使 16%病人改变了治疗类型及手术范围。胃肠道病人有时伴发多原发癌，FDG PET 能够探测到意外双原发癌。

目前，虽然 FDG PET 在早期原发灶及淋巴结探测方面有一定局限性，但在远处转移及多原发癌具有明显临床价值；在进展期胃肠道肿瘤治疗决策中具有重要价值，而且可以作为监测化疗疗效的基本方案。

（二）复发病灶的探测

FDG PET/CT 可有效应用在胃肠道肿瘤术后随访及复发病灶的探测方面；糖代谢信息可以鉴别术后瘢痕及局部复发，而常规影像设备如 CT 及 MR 在鉴别方面往往是很困难的。此外，PET/CT 可以监测全身，探测到意外病灶，改变治疗策略。在结直肠癌复发病人中，准确的再分期是客观治疗决策重要一环；11 篇相关文章的 Meta 分析显示：全身检查监测结直肠癌复发病人的敏感性为 97%（95%CI，95%～99%），特异性为 76%（95%CI，63%～88%）；肝受累的敏感性及特异性分别是 96%（95% CI，94%～99%）、99%（95% CI，98%～100%）；局部或盆腔复发的敏感性及特异性分别是 94%（95%CI，91%～98%）、98%（95% CI，96%～100%）。针对肝转移，61 项研究资料的 Meta 分析显示非螺旋 CT、螺旋 CT、1.5TMRI 及 FDG PET 的敏感性分别是 60.2%、64.7%、75.8%和 94.6%。

在胃及食管复发随访中有一定的局限性，因为吻合口炎常常伴有 FDG 高摄取，需要食管镜证实，虽然敏感性高，但是特异性较低。

美国学者报告，术前 PET 扫描可改进正考虑实施结直肠癌肝转移灶切除术患者的选择性流程。PET 扫描正成为一项诊断转移性病灶的补充性影像学检查方式，尤其是当这种转移性病灶通过常规的诊断方式（例如 MRI、CT）无法明确时。

美国约翰·霍普金斯医学研究所 Joyce 医师及其同事，为了评估 PET 或 PET/CT 与其他影像学检查方式对于临床处理决策的影响，进行了一项研究，共纳入 71 例正考虑接受结直肠癌肝转移外科手术的患者。结果发现，通过所有类型的影像学检查，共明确 229 处病灶。其中 30 处是通过常规的诊断方式而非 PET 发现，其中 46 处则是通过 PET 而非常规诊断方式明确。其余 153 处病灶（67%）通过两类诊断方式均可发现。在采用 PET 检查发现伴有其他疾病的 23 例患者中，大多数

(57%)都存在腹部以外的异常发现。10例患者有腹内异常，包括4例肝内病变，5例肝外病变，1例肝内外病变并存。在17例患者中，PET检查的结果显著改变了临床处理方式（24%），但是没有出现根据PET检查的假阳性结果而放弃手术的患者。该研究提示，常规诊断方式发现的可疑转移性病灶可通过PET加以确证，此外PET检查也可发现常规诊断方式所遗漏的转移性病灶。这些PET检查的结果直接有利于患者的临床处理决策，以改善患者的选择及限制不必要的外科探查。因此研究者推荐对结直肠癌肝转移的患者，将PET检查作为手术前的常规评估。

在进行单独的FDG PET评价时，生理性摄取及良性病灶摄取是很难解决的问题，特别是小病灶也是一个难点，PET/CT克服了上述问题。功能及解剖图像的融合，可以有效地辨别生理性摄取或者病理性摄取，而且对异常代谢进行准确定位。

此外，PET遗漏的小病灶能够由CT监测到。这样对比较有疑问的病灶定性更加准确；在假阳性出现比较多的盆腔区域，PET/CT能够鉴别CT所发现骶前异常软组织影良恶性的敏感性、特异性分别是100%和96%；很多FDG摄取良性及生理性部位由CT排除，在缺乏PET/CT的医院，图像融合软件将异机PET和CT图像加以融合，能够更好解释图像信息，在减少疑问病例的同时，提高了诊断的准确性和诊断信心；FDG PET显像对原发结直肠癌病人进行诊断和分期有良好的效果，但是病灶过小（小于1.0cm）或者出现坏死时由于部分容积效应会产生假阴性。对于黏液性腺癌探测的准确性不如非黏液性腺癌。FDG PET在结直肠癌复发上具有很高的特异性和灵敏度。PET全身显像能够准确发现全身转移，这是其他显像技术所不及的。结合患者的临床表现和其他相关影像检查结果，能提高FDG PET诊断的特异性。

（三）治疗监测和预后评估

除了对肿瘤分期和再分期外，糖代谢信息还可用于治疗的监测和准确的预后评估。因为代谢的早期改变要比肿块大小改变更早（彩图9-4-10），PDG PET在早期准确评价治疗反应。消化道肿瘤在早期治疗中，FDG PET/CT代谢显像可在肿瘤未见大小改变的情况下，根据代谢变化（升高、没有改变、降低），有效评价治疗是否有效；结合临床，根据有无代谢或者代谢的高低，能够鉴别瘢痕

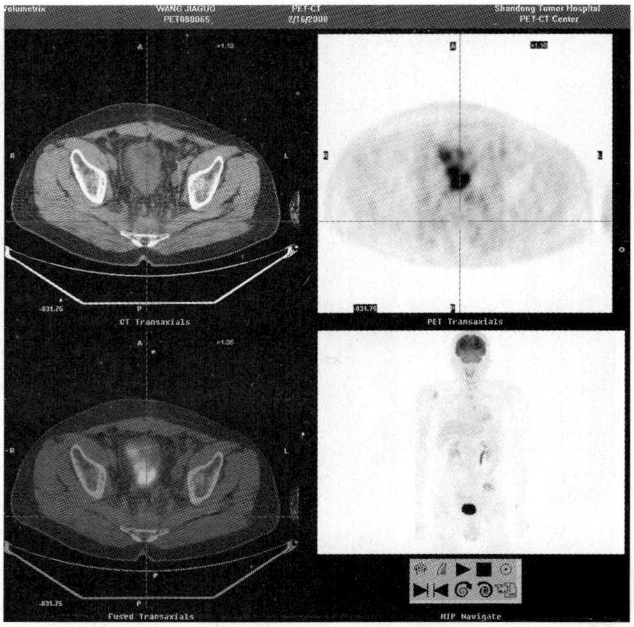

彩图9-4-10　直肠癌术后复发治疗后，骶前软组织肿块未见异常代谢，短期内局部占位未见异常改变

或者肿瘤细胞的残留。

国外学者在高代谢直肠癌新辅助放化疗的前后分别行FDG PET检查，治疗有反应比没有反应的病灶代谢明显降低，对治疗反应预测的敏感性100%及特异性86%。肿瘤分级与早期的治疗反应SUV变化有明显的相关性。FDG PET/CT在检测治疗反应中应该注意几点：接受放疗的病人在早期由于炎症或者变性不能准评价治疗中反应造成的代谢变化，需要等待更长的时间监测治疗作用；除此之外，消化道肝转移的患者在接受化疗1～2周内，有反应的瘤灶有可能短暂性放射性摄取升高，这或许可以用吞噬细胞浸润增多解释；FDG PET不能准确地判定微小转移灶及治疗后残存的微小瘤灶；治疗前FDG PET消化道肿瘤转移病人SUV高低在生存期预测中是有力的指标；治疗后糖代谢的降低也能够预测病人的预后，有明显代谢降低的患者预后较无代谢变化或者较低代谢的病人预后要好。

（四）其他显像剂

近年来，其他PET新型显像剂可以解释肿瘤不同的生物特性，其中FLT显示核苷酸代谢，应用较多。FLT高摄取反映肿瘤细胞增殖，因此可以评估肿瘤的分级以及评价治疗的反应；尽管FLT-PET对胃肠道肿瘤显像及诊断有一定的局限性；但对于食管癌原发灶的探测比较敏感，对于淋巴结病灶的显示敏感性低于FDG PET，对某些部

位的淋巴结定性诊断有利于临床鉴别。

（五）PET/CT 诊断注意事项

消化道生理性摄取多，食管下端、胃、小肠、结肠等均可出现程度不同的摄取，有时必须借助诊断性 CT 协助鉴别高摄取是属于生理性的还是病理性的。消化道手术后，在胃肠吻合口或造口部位可见放射性摄取，容易造成假阳性结果，需要注意诊断，必要时可增做延迟显像加以鉴别。CT 造影剂应该注意 PET 衰减校正的影响。特别是口服高浓度造影剂可以引起胃肠局部过度校正，显像时呈现相应部位“高浓聚”，容易误诊为局部病变。

腹部生理性位置变化较常见，在进行图像融合时应该特别注意，影响 PET/CT 图像融合精度的主要因素包括 PET 与 CT 采集系统间的机械误差、采集过程中病人体位的移动、胃肠道的生理性运动。

由于活体具有许多可变因素和多种可能性，因此必须强调综合诊断，重视临床各种信息，包括病史、体征、临床检验、强化 CT、MRI 以及超声等其他影像资料，它们能够为 PET/CT 在不明原发灶或转移瘤诊断上发挥作用。

按照 3 个月、6 个月、1 年的基本间隔进行复查，应特别注意肿瘤标志物的水平变化，可以择期复查 PET/CT，以求获得明确诊断。

CT 造影剂所致伪影及常规应用的 1%～11.3%CT 造影剂一般不会影响 PET 图像的衰减校正与定量分析结果，但胃肠道钡餐检查后短期内肠道残留的钡剂，可导致 FDG 摄取假阳性；Nakamoto 等实验结果表明，高浓度的非离子型造影剂可以高估 PET 发射图像放射性的测量结果，CT 值在 1 360Hu 时偏差可达 45%，200Hu 时偏差在 10%～15%，且这种偏差不依赖于放射性浓度的改变。

Antoch 等报道 30 例肿瘤患者中有 13%出现静脉或口服含碘 CT 造影剂引起的 PET 伪影，这是静脉内未被稀释的造影剂在血管内暂时性停留所引起，主要出现于胸部，而且可通过非衰减校正的图像予以识别。

胃壁 PET 的特殊扫描：胃壁富含腺体和平滑肌组织，因此 FDG 的生理性摄取，干扰了对胃癌，特别是早期癌灶的检测。对高度怀疑假阳性及假阴性者，需要药物抑制生理性摄取，造影剂或者液气扩张胃，延迟显像技术，诊断性 CT 及 PET/CT 结合应用。胃壁局限性高摄取需要胃镜加以鉴别。

临床实践中，认真彻底的胃肠镜检查，可以证实 PET/CT 所示胃肠内异常浓聚部位，如息肉、黏膜病变以及淋巴滤泡增生等亚临床异常。肠炎的 PET 表现为节段性甚至大段肠道的浓聚，呈明显的肠型或者宽带状，有时可重叠、浓聚。Crohn 病（CD）和溃疡性结肠炎（UC）是较特殊的炎性肠病，在活动期，PET 检查发现受累肠段表现为中至重度^{18}F-FDG 浓聚。延时显像和择期复查，是鉴别和观察其变化的常用方法。结合 CT 的影像仔细、连续多层观察浓聚病灶的形态、走行，有助于判断病变的部位、范围。

FDG PET 显像时经常可以看到胃肠道的 FDG 浓聚，特别是出现在结肠，属于生理性摄取，这种现象注意要与局部恶性肿瘤摄取相鉴别。一般认为这种摄取机制是因为平滑肌运动、肠内细菌活跃、代谢活跃的肠黏膜细胞所致。有报道结肠 FDG 高度摄取可见于急性肠炎。Tatlidil 等研究结肠 FDG 摄取与组织学关系发现，弥漫性 FDG 摄取，不管程度如何将预示肠镜的正常，而节段性摄取提示炎症过程。有作者检查前给予溴丙胺太林（普鲁本辛）等药物抑制肠蠕动可减少生理摄取，但是效果并不明显，因为平滑肌运动并不是造成肠道生理性摄取最主要的原因。由于膀胱中的 FDG 可能会干扰盆腔内病灶的观察和解释，有作者建议在评价盆腔病变时应进行导尿。PET/CT 的出现，由于解剖部位定位精确，上述生理性摄取与肿瘤鉴别变得容易，特别是在腹部和盆腔。但应该注意 PET 与 CT 扫描时间不同步会引起融合图像的配准误差。

（六）小结

由于 FDG PET/CT 探测小结节病变具有局限性，在探测局部进展期的病变、临床分期及确定治疗方案，是较好的选择。FDG PET/CT 在消化道肿瘤治疗后复发及临床再分期方面有较高的准确性，对临床决策有明显的影响；同时提供了准确解剖及功能信息，提高了单独的 FDG PET 的诊断性。近年来，PET/CT 对于治疗反应的监测及预后评估引起重视；更多分子显像剂的开发更能显示肿瘤的特性，有利于病人个体化临床管理。

三、PET/CT 在胰腺癌的临床应用

胰腺癌是一类发病率高、早期诊断困难、治疗疗效不佳的消化系统恶性肿瘤。作为现代医学成像重要组成内容之一，PET/CT 将 PET 的功能显像

与CT的解剖成像有机融合，不仅能有效显示肿瘤的代谢、增生、乏氧和细胞凋亡状态，而且能精确显示肿瘤与其周围脏器组织的解剖结构。在胰腺癌患者的诊疗指导、肿瘤分期、疗效监控和预后评价等方面，PET/CT都具有重要的临床应用价值。

胰腺癌（pancreatic cancer）是胰外分泌性恶性肿瘤，发病率仅次于胃癌、食管癌、肝癌、大肠癌，居消化系统恶性肿瘤第5位，近年呈增多趋势。我国胰腺癌的年发病率为5.1/10万，好发年龄在40～70岁之间，男性多于女性。由于胰腺癌的临床表现较多样化，常与癌肿的部位、病程早晚、远近组织受累、转移及有关并发症因素有关；而且生长较快，很早发生转移，所以早期诊断困难，绝大多数患者一经确诊已属晚期。据统计，未经治疗的胰腺癌患者，90%以上于诊断明确后1年内死亡。只有10%～15%的患者有手术切除的机会，其中能根治者仅为5%～7.5%。美国国立卫生研究院报告，胰腺癌1年生存率为8%，5年生存率为3%，中位生存期仅2～3个月。我国外科的统计资料显示，胰腺癌患者的5年生存率在5%左右。

鉴于胰腺癌患者的预后极差，因此应用合适的方法进行早期诊断，进而采取适当手段干预治疗就显得至关重要。目前，常用的筛选胰腺癌的方法是肿瘤标志物CA19-9测定，70%～90%的胰腺癌患者的血清CA19-9水平升高，但是该方法的特异性不强。影像诊断方法主要有计算机体层摄影（CT）、门静脉造影（portovenography）、核磁共振成像（MRI）、内镜逆行胰胆管造影（endoscopic retrograde cholangiopancreatography，ERCP）、超声内镜（ultrasonic endoscope）等，其中CT检查是临床上最常应用的诊断胰腺癌手段。随着PET/CT的逐渐应用，其在胰腺癌的临床应用价值也日趋显著。

（一）PET/CT在胰腺癌临床诊断中的应用

PET/CT是现代医学成像重要组成内容之一，其显像原理与X射线、B超、CT和MR等检查截然不同，它是通过探测器接收并记录引入体内靶组织或器官的正电子药物发射的核射线；然后以影像的方式显示出来，不仅可以显示脏器或病变的位置、形态、大小等解剖学结构，更可以同时提供有关脏器和病变的血流、功能、代谢和/或受体密度，甚至是分子水平的化学信息，因此有助于疾病的早期诊断。此外，PET/CT显像为无创性检查，所用的放射性核素半衰期短，显像剂化学量极微，病人所接受的辐射吸收剂量低，发生毒副作用的概率极低。目前，随着多种正电子药物的开发以及融合图像技术的发展，PET/CT在临床疾病诊断，尤其是肿瘤诊断中具有重要的应用价值。

1. 葡萄糖代谢显像　^{18}F-FDG是目前临床上应用最多的肿瘤代谢显像剂。它与天然葡萄糖的化学结构相似，在己糖激酶的作用下，磷酸化成6-磷酸氟代脱氧葡萄糖（^{18}F-FDG-6-PO_4）。但与葡萄糖代谢不同的是，^{18}F-FDG-6-PO_4不是磷酸己糖变构酶的底物，不能继续进一步的代谢反应；而且带负电荷，不能反向通过细胞膜离开细胞；另外，肿瘤细胞内使^{18}F-FDG-6-PO_4去磷酸化的葡萄糖-6-磷酸酶活性极低，所以^{18}F-FDG-6-PO_4最后滞留在肿瘤细胞内，其滞留率与葡萄糖在体内的代谢率具有一定的比例关系。通过PET/CT探测^{18}F湮灭辐射后发射的高能射线，再经过计算机的处理，就可以获得^{18}F-FDG在体内的分布影像，该影像实质反映体内葡萄糖代谢的状态和水平。由于恶性肿瘤如胰腺癌具有异常旺盛的糖酵解，因此在^{18}F-FDG代谢显像上具有一定的基本特征，即肿瘤病灶处出现异常增高并且持续存在的^{18}F-FDG摄取，摄取增高程度与肿瘤的病理类型、大小和所处肿瘤增殖周期的不同阶段密切相关。

2. 在胰腺癌治疗指导中的应用　胰腺癌的主要治疗手段是手术治疗，但是仅不到20%的胰腺癌患者有手术治疗的机会。通常导致胰腺癌手术无法正确实施的困难在于以下两方面：一，缺乏组织学诊断，错过了切除恶性胰腺肿瘤的良机；二，临床上疑似恶性胰腺肿瘤，实为良性病变，却采取了手术切除措施。这些无疑都给患者带来极大的痛苦。

多项研究表明，^{18}F-FDG PET显像相较于CT来说，可以提高术前胰腺癌患者的诊断精确度（达到85%～93%），而且显像灵敏度达到85%～100%，特异性为67%～99%。另外，CT成像灵敏度随着胰腺癌病灶大小的增加而提高，而^{18}F-FDG PET显像的灵敏度是不依赖于病灶的大小。PET/CT图像的融合，将PET与CT在诊断胰腺癌方面的优势结合起来，不仅能够准确显示出病灶范围、大小、与邻近组织器官的关系，还能够区分肿瘤的良恶性，提供肿瘤生物学活性的信息，从而有助于判断是否适宜进行手术治疗以及采取何种手术方法。另一方面，对于原发病灶未明的患者，PET/CT 全身显像有助于追溯原发病灶（主要是肺癌或胰腺癌），从而有效地制订治疗方案。

Heinrich 等对已确诊并拟定手术治疗的胰腺癌患者行 PET/CT 检查，诊断的阳性率达到 91%，其中 16%的患者在检查之后确定无手术适应证而改变治疗方案。Nishiyama 等对 86 例胰腺肿瘤患者（55 例为胰腺癌，31 例为良性病变）进行临床试验，评价^{18}F-FDG PET 延迟显像是否更有助于区分良恶性病灶以及是否能够发现更多的病灶。他们采用 SUV（standard uptake value）值作为分析指标，并且计算滞留指数（retention index，RI）=（$SUV_{延迟}-SUV_{早期}$）×100/$SUV_{早期}$，其中延迟显像为注射^{18}F-FDG 后 2h，早期显像为注射^{18}F-FDG 后 1h。结果发现：RI 的诊断精确度达到 88%；胰腺癌患者的 $SUV_{延迟}$ 平均值显著高于 $SUV_{早期}$ 平均值；而且仅在延迟图像中观察到 2 例肝转移、1 例淋巴结转移。通过研究结果，可得出结论：^{18}F-FDG PET 延迟显像有助于区分病灶的良恶性，并且有助于发现更多的转移病灶，从而有利于正确地实施治疗方案。

3. 在胰腺癌肿瘤分期中的应用　研究发现，在诊断Ⅱ期胰腺癌方面，解剖型成像技术（如 CT、MRI）具有较大的优势；但是，在诊断Ⅲ期（淋巴结转移）和Ⅳ期（远处转移）胰腺癌方面，功能性显像如^{18}F-FDG PET 具有较高的诊断效率。

一项临床研究报道，对 42 例未经过任何治疗的胰腺癌患者行^{18}F-FDG PET 全身显像，然后结合临床症状、体征和放射学资料进行肿瘤分期。结果表明：PET 显像的诊断精确度达到 81%；它能发现 7 例患者身上的共 8 处转移灶，而相应的 CT 检查结果为阴性。最后，依据 PET 显像结果，有 5 例患者的临床分期做出相应修改。

临床上，胰腺癌的患者通常发生原位复发、肝转移和腹膜转移等恶性肿瘤征象，但是很少见有胃转移的病例。Takamori 等报道 1 例胰体癌患者（49 岁，女性，行远端胰腺切除术后合并放疗），通过^{18}F-FDG 显像，发现在胃部出现一高摄取区域，经组织学诊断确定为胃转移癌。

另一项研究中，对 31 例胰腺癌术后患者进行随访（分别进行^{18}F-FDG PET 显像和 CT/MRI 扫描），发现其中 25 例患者出现复发病灶，^{18}F-FDG PET 的诊断率为 96%，CT/MRI 的诊断率为 34%。但是，研究同时表明，CT/MRI 更有利于发现肝脏转移病灶，而 PET 倾向于发现腹部转移病灶和腹腔外的转移病灶。

肿瘤的分期情况，如表 9-4-2、表 9-4-3 所示。

表 9-4-2　肿瘤（TNM）分期（美国癌症联合委员会）

分期	标准
原发肿瘤（T）	
T_X	无法发现原发癌
T_0	无法证实原发癌
	原位癌
T_1	肿瘤局限于胰腺，最大直径小于或等于 2cm
T_2	肿瘤局限于胰腺，最大直径大于 2cm
T_3	肿瘤突出胰腺但未过腹中线或未侵犯肠系膜上动脉
T_4	肿瘤突破腹中线或侵犯肠系膜上动脉（原发灶不能切除）
局部淋巴结（N）	
N_X	无法评估局部淋巴结
N_0	无局部淋巴结转移
N_1	局部淋巴结转移
远处转移（M）	
M_X	无法估计的远处转移
M_0	无远处转移
M_1	有远处转移

表 9-4-3　综合分期

0 期	T_{is}	N_0	M_0
ⅠA 期	T_1	N_0	M_0
ⅠB 期	T_2	N_0	M_0
ⅡA 期	T_3	N_0	M_0
ⅡB 期	T_1	N_1	M_0
	T_2	N_1	M_0
	T_3	N_1	M_0
Ⅲ期	T_4	任何 N	M_0
Ⅳ期	任何 T	任何 N	M_1

4. 在胰腺癌疗效监控中的应用　胰腺癌患者在手术期间，如果辅以放射治疗和（或）化学治疗，有助于提高生存率。初步研究结果表明，^{18}F-FDG PET 显像可以评价肿瘤患者对放、化疗的反应，并且监控在肿瘤切除部位是否出现复发病灶。

Yoshioka 等应用^{18}F-FDG PET 评价胰腺癌患者经过动脉灌注化疗结合放疗之后的治疗疗效。研究中，10 例胰腺癌患者（无手术治疗适应证）在放、化疗前后分别进行 CT 检查（显示肿瘤大小情况）、^{18}F-FDG PET 检查（以 SUV 值评价肿瘤的生物学活性）以及血清 CA19-9 水平测定。结果显示，^{18}F-FDG PET 显像能早期、有效地评价肿瘤患者的治疗疗效；而且在^{18}F-FDG PET 显示肿瘤部位放射性摄取降低的 2 个月之后，CT 才检测出肿瘤病灶缩小。

5. 在胰腺癌预后评价中的应用　胰腺癌的预后与该病的分级、分期、肿瘤标志物的水平、早期诊断和及时治疗等因素有关。多项研究表明，^{18}F-FDG 在肿瘤部位的摄取变化有利于评价患者的生存期长短，是一个良好的预后因素。

Lyshchik 等对 65 例胰腺癌患者进行双时相^{18}F-FDG PET 显像（分别在注射^{18}F-FDG 后 1h 和 2h），并且计算 RI＝（SUV_{2h}－SUV_{1h}）/SUV_{1h}。通过多因素分析发现，只有 3 个因素（即女性性别、TNM 分期和 RI 值）与患者的预后有独立相关性。Ⅰ期～Ⅲ期患者伴有 RI＞10％，其生存期显著长于同分期但 RI＜10％的患者（分别为 15.3 个月和 11.5 个月）；Ⅳ期患者伴有 RI＞10％，其中位生存期为 9.5 个月；Ⅳ期患者伴有 RI＜10％，其预后最差，中位生存期为 4.9 个月。

另一项临床研究对 118 例胰腺癌患者进行长期随访（1996—2002 年），分析多个参考因素（包括^{18}F-FDG PET 显像的 SUV 值，TNM 分期标准，肿瘤分级，是否患有糖尿病，年龄，性别，血清 CA19-9 水平等）对患者预后的影响。通过多因素分析，结果显示其中三个因素（即肿瘤分期、分级与 SUV 值）可作为判断患者预后的独立因素。

6. 其他正电子药物　首先用于诊断胰腺癌患者的显像剂有 DL-碳［^{11}C-］缬氨酸和 DL-^{11}C-色氨酸，它们能快速聚集在肿瘤病灶处，并且清除速度快，静脉注射这些显像剂后几乎可以立即进行 PET 显像。之后，逐渐发展有其他的正电子药物用于诊断胰腺肿瘤，诸如^{11}C-蛋氨酸、氮［^{13}N］-L-谷氨酸、^{14}C-酪氨酸、氧［^{15}O］-水、^{13}N-氨水、^{11}C-5-羟色氨酸、^{11}C-L-DOPA、^{18}F-FET[17] 以及^{18}F、镓［^{67}Ga］、钇［^{86}Y］等标记的生长抑素特异受体等等。但是，在临床上应用较多的还是^{18}F-FDG PET 显像。

（二）其他技术在胰腺癌诊断中的作用及与 PET/CT 的比较

在诊断胰腺癌方面，主要的诊断技术有：CT、MRI、ERCP、超声内镜等。其中，CT、超声内镜是首选的临床诊断手段。

1. PET，CT，PET/CT　CT 不仅能探测到胰腺肿块，而且随着 CT 成像技术的不断发展，能够清楚地显示出肿瘤周边血管侵袭和邻近器官组织浸润的情况。在一项多中心性研究中，结果显示：CT 的诊断精确度达到 73％；对非适合手术切除治疗病例的阳性预测率达到 90％。然而，在以下几种情况中，CT 检查很难做出正确的诊断：①肿块型胰腺炎或其他可疑发现（如胰头扩大而不伴有确定的恶性征象）；②胰腺癌发生局域性淋巴结转移；③小转移病灶（病灶直径小于 1cm）和包囊。同为解剖型成像技术，MRI 和 MRI 结合 MR 血管造影可为 CT 检查提供进一步的有用信息，但是它的临床应用局限如同 CT。

Orlando 等采用偏位分析法，比较 PET 与 CT 在诊断胰腺癌上的作用。患者分别在 CT 检查结果阳性、阴性和不明确的情况下行 PET 显像，如表 9-4-4 所示。

表 9-4-4　PET 与 CT 诊断胰腺癌

	CT	PET（CT 检查阳性）	PET（CT 检查阴性）	PET（CT 检查不明确）
灵敏度（％）	81（72～88）	92（87～95）	73（50～88）	100
特异性（％）	66（53～77）	68（51～81）	86（75～93）	68

在另一项研究中，对 104 例疑似胰腺癌患者行 PET、CT 和 PET/CT 检查，结果表明：PET/CT 的诊断精确度达到 96％；仅通过 PET/CT 发现 2 例主动脉旁淋巴结转移。PET、CT 和 PET/CT 的灵敏度分别是 84.4％、76.6％和 89.1％。由此可见，PET/CT 图像融合有助于提高诊断灵敏度。

2. 其他　超声内镜能探测到直径为 2～3mm 的微小病灶。而且，在超声内镜的引导下进行病灶活检，做病理诊断，可以提高诊断的精确度，但是该方法的局限性在于活检的范围有限，并且容易存在取样误差的情况。

ERCP 是一种较好的诊断胰腺癌的手段，其区分良、恶性肿瘤（包括慢性胰腺炎）的精确度可以达到 80％～90％。但是，ERCP 主要适用于伴有胆管阻塞的胰腺癌患者，当胰腺肿瘤不是来源于主胆管时，应用该方法常出现诊断假阴性的情况。而且，临床实践表明，进行该操作时会出现 10% 的失败率，从而导致医源性胰腺炎。

3. 总结及展望 总而言之，PET/CT 能有效显示肿瘤的代谢、增生、乏氧和细胞凋亡状态，能精确显示解剖结构，对于肿瘤患者的诊疗指导、肿瘤分期、疗效监控、预后评价等具有十分重要的作用。

^{18}F-FDG 是目前 PET/CT 显像中最常应用、也最成熟的显像剂。但是在应用^{18}F-FDG 时，需考虑到以下几方面的问题：①患者的血糖水平对^{18}F-FDG PET 诊断精确度的影响。高葡萄糖耐量患者和糖尿病患者，由于血清葡萄糖浓度升高，通过竞争性抑制的作用导致^{18}F-FDG 在肿瘤部位的摄取降低，从而引起诊断假阴性率提高、SUV 比值降低。有研究者提出根据患者的血糖水平来校正 SUV 值。但是，关于血糖水平对^{18}F-FDG PET 诊断精确度的真正影响机制，还存在一定的争议，这需要提高临床诊断样本量来进行进一步的研究。②^{18}F-FDG PET 诊断的假阳性情况。许多良性炎症病变，如慢性活动性胰腺炎（伴或不伴有脓肿形成）、浆液性囊腺瘤、腹膜后纤维变性、胰腺假瘤、胰腺内分泌肿瘤等等，均能导致^{18}F-FDG 在病灶部位的摄取增加，出现假阳性的诊断。因此，在诊断过程中，应当结合患者的病史、临床表现、体征和其他的辅助检查来提高诊断的精确度。

另外，PET/CT 在诊断胰腺癌方面，还具有极大的潜在发展空间，这有赖于研究者开发出具有特异性的、正电子标记的、可在胰腺癌聚集，而不在其他病变组织中聚集的显像剂；结合基因诊断技术，研发能在基因水平上早期诊断胰腺癌的正电子分子探针；并且研发监测胰腺癌治疗疗效的正电子显像剂。

（付 政 王廷江 杨国仁）

参考文献

[1] Geh JI, Crellin AM, Glynn Jones R. Pre-operative (neoadjuvant) chemotherapy in oesophageal cancer. Br J Surg, 2001, 88: 338-356.

[2] Blazeby JM, Sanford E, Falk SJ, et al. Health related quality of life during neoadjuvant treatment and surgery for localised oesophageal carcinoma. Cancer, 2005, 103: 1791-1799.

[3] Czernin J, Phelps ME Positron emission tomography scanning: current and future applications. Ann Rev Med, 2002, 53: 89-112.

[4] Flamen P, et al. Utility of positron emission tomography for the staging of patients with potentially operable esophageal carcinoma. J Clin Oncol, 2000, 18: 3202-3210.

[5] Kato, et al. Comparison between positron emission tomography and computed tomography in the use of the assessment of esophageal carcinoma. Cancer, 2002, 4: 921-928.

[6] Kim, et al. Evaluation of lymph node metastases in squamous cell carcinoma of the esophagus with positron emission tomography. Ann Thorac Surg, 2001, 71: 290-294.

[7] Kato H, Kuwano H, Nakajima M. Comparison between positron emission tomography and computed tomography in the use of the assessment of esophageal carcinoma. Cancer, 2002, 94 (4): 921-928.

[8] Little SG, Rice TW, Bybel B, et al. Is FDG-PET indicated for superficiales ophageal cancer? Eur J Cardiothorac Surg, 2007, 31 (5): 792-797.

[9] Konski A, Doss M, Milestone B et al. The integration of 18-fluoro-deoxy-glucose positron emission tomography and endoscopic ultrasound in the treatment. Int J Radiat Oncol Biol Phys, 2005, 61 (4): 1123-1128.

[10] Neto C, Zhuang H, Ghesani N, et al. Detection of Barrettsoeophagus superimposed by oesophageal cancer by FDG positron emission tomography. Clin Nucl Med, 2001, 26: 1060.

[11] Kato H, Kuwano H, Nakajima M. Comparison between positron emission tomography and computed tomography in the use of the assessment of esophageal carcinoma. Cancer, 2002, 94 (4): 921-928.

[12] Kim, et al. Evaluation of lymph node metastases in squamouscell carcinoma of the esophagus with positron emission tomography. Ann Thorac Surg, 2001, 71: 290-294.

[13] Heeren, et al. Detection of distant metastases in esophageal cancer with ^{18}F-FDG PET. J Nucl Med, 2004, 45: 980-987.

[14] Meltzer CC, et al. Whole-body FDG positron emission tomographic imaging for staging esophageal cancer: comparison with computed tomography. Clin Nucl Med, 2000, 25: 882-887.

[15] Meltzer CC, et al. Whole-body FDG positron emission tomographic imaging for staging esophageal cancer: comparison with computed tomography. Clin Nucl Med, 2000, 25: 882-887.

[16] VanWestreenen HL, WesterterpM, Bossuyt PM, et al. System2 atic review of the staging performance of ^{18}F-2-fluorodeoxyglucose positron emission tomography in esophageal cancer. J Clin Oncol, 2004, 22 (18): 3805-3812.

[17] Lerut T, Flamen P, Ectors N, et al. Histopathologic validation of lymph node staging with FDG-PET scan in cancer of the esophagus and gastroesophageal junction: a prospective study based on primary surgery with extensive lymphadenectomy. Ann Surg, 2000, 232: 743-752.

[18] Lowe VJ, Booya F, Fletcher JG, et al. Comparision of PET, CT and EUS in the initial staging of patients with oesophageal cancer. Mol Imaging Biol, 2006, 7: 422-430.

[19] Duong CP, et al. Significant clinical impact and prognostic stratification provided by FDG PET in the staging of oesophageal cancer. Eur J Nucl Med Mol Imaging, 2006, 33: 759-769.

[20] Blackstock AW, et al. A prospective evaluation of the impact of FDG PET staging on survival for patients with locally advanced oesophageal cancer. Int J Radiat Oncol Biol Phys, 2006, 64: 455-460.

[21] Hong D, et al. Value of baseline PET for predicting overall survival in patient with non-metastatic oesophageal or gastrooesophageal junction cancer. Cancer, 2005, 104: 1602-1606.

[22] Cerfolio RJ, Bryant AS. Maximum standardized uptake values on positron emission tomography of oesophageal cancer predicts stage, tumour biology and survival. Ann Thorac Surg, 2006, 82: 391-395.

[23] Rizk N, et al. Preoperative FDG PET SUV predict survival after oesophageal adenocarcinoma resection. Ann Thorac Surg, 2006, 81: 1076-1082.

[24] Downey RJ, et al. Whole body ^{18}F-FDG PET and the response of oesophageal cancer to induction therapy: results of a prospective study. J Clin Oncol, 2003, 21: 428-432.

[25] Westreenen M, et al. Esophageal cancer: CT, endoscopic US and FDG PET for assessment of response to neoadjuvant therapysystematic review. Radiology, 2005, 236: 841-851.

[26] Cefolio RJ, Bryant AS, Ohja B, et al. The accuracy of EUS with FNA, integrated PET CT and CT in restaging patients with oesophageal cancer after neoadjuvant chemotherapy. J Thorac Cadiovas Surg, 2005, 129: 1232-1241.

[27] Melcher L, Wong WL, Sanghera B, et al. Sequential FDG PET scanning in the assessment of response to neoadjuvant chemotherapy in operable esophageal cancer. J Clin Oncol, 2004, 22, 1: 4056.

[28] Melcher L, Sanghera B, Wong WL, et al. The relationship between FDG PET values histological response and survival in patients undergoing neoadjuvant chemotherapy for potentially operable oesophageal cancer. J Clin Oncol, 2006, 24: 18.

[29] Korst RJ, Kansler AL, Port JL, et al. Downstaging of T or N predicts long term survival after preoperative chemotherapy and radical resection for oesophageal cancer. Ann Thorac Surg, 2006, 82: 480-485.

[30] Duong CP, et al. FDG PET status following chemoradiation provides high management impact and powerful prognostic stratificationin oesophageal cancer. Eur J Nucl Med Mol Imaging, 2006, 33: 770-778.

[31] Weber et al. Prediction of response to pre-operative chemotherapy in adenocarcinomas of the esophageal junction by metabolic imaging. J Clin Oncol, 2001, 19: 3058-3065.

[32] Van Westreenen et al. Synchronous primary neoplasms detected on FDG in staging of patients with oesophageal cancers. J Nucl Med, 2005, 46: 1321-1325.

[33] Watkinson Gaze MN, Wilson JA, (eds). Stell & Maran's Head and Neck Surgery, 4th edn. Oxford: Butterworth Heinemann Publication, 2000.

[34] Lardinosis D, et al. Integrated PET CT imaging improves staging of NSCLC. N Eng J Med, 2003.

[35] Shim SS, et al. Non-small cell lung cancer prospective comparision of intergrated FDG PET CT and CT alone for preoperative staging. Radiology, 2005, 1011: 1019.

[36] Bar-Shalom R, et al. The additional valyue of PET/CT over PET and FDG imaging of oesophageal cancer. Eur J Nucl Med Mol Imaging, 2005, 32: 918-924.

[37] Rampin L, Rubello D, Nanni C, et al. Value of PET CT fusion imaging in avoiding potential pitfalls in the interpretation of 18-F-FDG accumulation in the distal oesophagus. Eur J Nucl Med Mol Imaging, 2005, 32: 990-992.

[38] O _ Doherty MJ, Barrington S. PET imaging in HIV infection. // Valk P, Bailey DL, Townsend DW, Maisey MN, (eds). PET basic science and clinical practice. London: Springer, 2003, 741-752.

[39] Wohrer S, et al. FDG PET visualizes follicular lymphoma irrespective of grading. Ann Oncol, 2006, 17:

780-784.

[40] Hany TF. PET and PET/CT of the liver and pancreas In：Von Schulthess GK，(ed). Clinical molecular imaging. Williams & Wilkins，Philadelphia，2003：334-340.

[41] Cook GJR. Artifacts and normal variants in whole body PET imaging. In Valk P，Bailey DL，Townsend DW，Maisey MN，(eds). PET basic science and clinical practice. Springer，London，2003：495-505.

[42] Wong WL，Saunders M. Role of FDG PET in the assessment of indeterminate pulmonary lesions. Clin Oncol，2002，14：123-128.

[43] Cook GJR. Artifacts and normal variants in whole body PET imaging. //Valk P，Bailey DL，Townsend DW，Maisey MN，(eds). PET basic science and clinical practice. Springer，London，2003，495-505.

[44] Van Westreenen HL，et al. Pitfalls of positive findings in staging oesophageal cancer with FDG PET. Ann Surg Oncol，2003，10：1100-1105.

[45] Jager PL，et al. Carbon-11 choline or FDG-PET for staging of oesophageal cancer? Eur J Nucl Med，2001，28：1845-1849.

[46] Forshaw MJ，Gossage JA，Mason RC. Neoadjuvant chemotherapy for oesophageal cancer：the need for accurate response prediction and evaluation. Surgeon，2005，3：6373-6382.

[47] Minsky BD. Primary combined modality therapy for oesophageal cancer. Oncol，2006，20：497-501.

[48] Vesselle et al. FLT PET imaging of non-small cell lung cancer：comparison to Ki67 proliferation index. J Nucl Med，2001，42：21.

[49] 潘中允. PET 诊断学. 北京：人民卫生出版社，2005.

[50] Kantorova' I，Lipska' LBeêlohla' vek O，et al. Routine ^{18}F-FDG PET preoperative staging of colorectal cancer：comparison with conventional staging and its impact on treatment decision making. J Nucl Med，2003，44 (11)：1784-1788.

[51] Flamen P，Lerut A，Van Cutsem E，et al. Utility of positron emission tomography for the staging of patients with potentially operable esophageal carcinoma. J Clin Oncol，2000，18 (18)：3202-3210.

[52] Kato H，Kuwano H，Nakajima M，et al. Comparison between positron emission tomography and computed tomography in the use of the assessment of esophageal carcinoma. Cancer，2002，94 (4)：921-928.

[53] Friedland S，Soetikno R，Carlisle M，et al. 18-Fluorodeoxyglucose positron emission tomography has limited sensitivity for colonic adenoma and early stage colon cancer. Gastrointest Endosc，2005，61 (3)：395-400.

[54] Van Kouwen MC，Nagengast FM，Jansen JB，et al. 2-（18F）-fluoro-2-deoxy-D-glucose positron emission tomography detects clinical relevant adenomas of the colon：a prospective study. J Clin Oncol，2005，23 (16)：3713-3717.

[55] Stahl A，Ott K，Weber WA，et al. FDG PET imaging of locally advanced gastric carcinomas：correlation with endoscopic and histopathological findings. Eur J Nucl Med Mol Imaging，2003，30 (2)：288-295.

[56] Huebner RH，Park KC，Shepherd JE，et al. A meta-analysis of the literature for whole-body FDG PET detection of recurrent colorectal cancer. J Nucl Med，2000，41 (7)：1177-1189.

[57] Arulampalam T，Costa D，Visvikis D，et al. The impact of FDG-PET on the management algorithm for recurrent colorectal cancer. Eur J Nucl Med，2001，28 (12)：1758-1765.

[58] Bipat S，van Leeuwen MS，Comans EF，et al. Colorectal liver metastases：CT，MR imaging，and PET for diagnosisdmeta-analysis. Radiology，2005，237 (1)：123-131.

[59] Flamen P，Hoekstra OS，Homans F，et al. Unexplained rising carcinoembryonic antigen (CEA) in the postoperative surveillance of colorectal cancer：the utility of positron emission tomography (PET). Eur J Cancer，2001，37 (7)：862-869.

[60] Kalff V，Hicks RJ，Ware RE，et al. The clinical impact of ^{18}F-FDG PET in patients with suspected or confirmed recurrence of colorectal cancer：a prospective study. J Nucl Med，2002，43 (4)：492-499.

[61] Joyce DL，Wahl RL，Patel PV，et al. Preoperative positron emission tomography to evaluate potentially resectable hepatic colorectal metastases. Arch Surg，2006，141：1220-1227.

[62] 王荣福，杨熊飞，张春丽，等. 符合线路显像在大肠癌术后复发转移中的临床应用. 中华核医学杂志，2004，24 (4)：210-212.

[63] Even-Sapir E，Parag Y，Lerman H，et al. Detection of recurrence in patients with rectal cancer：PET/CT after abdominoperineal or anterior resection. Radiology，2004，232 (3)：815-822.

[64] Nakamoto Y，Sakamoto S，Okada T，et al. Clinical value of manual fusion of PET and CT images in patients with suspected recurrent colorectal cancer. AJR

Am J Roentgenol, 2007, 188 (1): 257-267.

[65] Kostakoglu L, Goldsmith SJ. ^{18}F-FDG PET evaluation of the response to therapy for lymphoma and for breast, lung, and colorectal carcinoma. J Nucl Med, 2003, 44 (2): 224-239.

[66] Amthauer H, Denecke T, Rau B, et al. Response prediction by FDG-PET after neoadjuvant radiochemotherapy and combined regional hyperthermia of rectal cancer: correlation with endorectal ultrasound and histopathology. Eur J Nucl Med Mol Imaging, 2004, 31 (6): 811-819.

[67] Cascini GL, Avallone A, Delrio P, et al. ^{18}F-FDG PET is an early predictor of pathologic tumor response to preoperative radiochemotherapy in locally advanced rectal cancer. J Nucl Med, 2006, 47 (8): 1241-1248.

[68] Moore HG, Akhurst T, Larson SM, et al. A case-controlled study of 18-fluorodeoxyglucose positron emission tomography in the detection of pelvic recurrence in previously irradiated rectal cancer patients. J Am Coll Surg, 2003, 197 (1): 22-28.

[69] Gillham CM, Lucey JA, Keogan M, et al. ^{18}F-FDG uptake during induction chemoradiation for oesophageal cancer fails to predict histomorphological tumour response. Br J Cancer, 2006, 95 (9): 1174-1179.

[70] Kalff V, Duong C, Drummond EG, et al. Findings on ^{18}F-FDG PET scans after neoadjuvant chemoradiation provides prognostic stratification in patients with locally advanced rectal carcinoma subsequently treated by radical surgery. J Nucl Med, 2006, 47 (1): 14-22.

[71] Weber WA. Positronemissiontomographyasanimag-ingbiomarker. J Clin Oncol, 2006, 24 (20): 3282-3218.

[72] Been L B, Suurmeijer AJ, Cobben DC, et al. [^{18}F] FLT-PET in oncology: current status and opportunities. Eur J Nucl MedMolImaging, 2004, 31 (12): 1659-1672.

[73] Papós M, Takács T, Pávics L, et al. The role of FDG-PET scan in the diagnosis of pancreatic carcinoma. Orv Hetil, 2002, 143: 1283-1286.

[74] 王荣福. 肿瘤影像核医学进展. 中国医学影像技术, 2004, 20: 1792-1796.

[75] 王荣福. 核医学. 北京: 北京大学医学出版社, 2004.

[76] Michl P, Pauls S, Gress TM. Evidence-based diagnosis and staging of pancreatic cancer. Best Pract Res Clin Gastroenterol, 2006, 20: 227-251.

[77] 王荣福, 杨熊飞, 张春丽, 等. ^{18}F-FDG SPECT/PET 探测大肠癌术后复发转移的临床价值. 中华肿瘤杂志, 2004, 26 (1): 62.

[78] Valk PE, Bailey DL, Townsend DW, Maisey MN. Positron emission tomography, basic science and clinical practice. Springer Press, 2003: 588-594.

[79] Scott CL, Kudaba I, Stewart JM, Hicks RJ, Rischin D. The utility of 2-deoxy-2- [F-18] fluoro-D-glucose positron emission tomography in the investigation of patients with disseminated carcinoma of unknown primary origin. Mol Imaging Biol, 2005, 7: 236-243.

[80] Heinrich S, Goerres GW, Schäfer M, et al. Positron emission tomography /computed tomography influences on the management of resectable pancreatic cancer and its cost-effectiveness. Ann Surg, 2005, 242: 235-243.

[81] Nishiyama Y, Yamamoto Y, Monden T, et al. Evaluation of delayed additional FDG PET imaging in patients with pancreatic tumour. Nucl Med Commun, 2005, 26: 895-901.

[82] Nishiyama Y, Yamamoto Y, Yokoe K, et al. Contribution of whole body FDG-PET to the detection of distant metastasis in pancreatic cancer, Ann Nucl Med, 2005, 19: 491-497.

[83] Takamori H, Kanemitsu K, Tsuji T, et al. Metastatic gastric tumor secondary to pancreatic adenocarcinoma. J Gastroenterol, 2005, 40: 209-212.

[84] Ruf J, Lopez Hänninen E, Oettle H, et al. Detection of recurrent pancreatic cancer: comparison of FDG-PET with CT/MRI. Pancreatology, 2005, 5: 266-272.

[85] Ruf J, Amthauer H, Oettle H, et al. Role of ^{18}F-FDG PET for monitoring of radiochemotherapy—estimation of detectable number of tumour cells. Onkologie, 2004, 27: 287-290.

[86] Yoshioka M, Sato T, Furuya T, et al. Role of positron emission tomography with 2-deoxy-2- [18F] fluoro-D-glucose in evaluating the effects of arterial infusion chemotherapy and radiotherapy on pancreatic cancer. J Gastroenterol, 2004, 39 : 50-55.

[87] van Kouwen MC, Laverman P, van Krieken JH, et al. FDG-PET in the detection of early pancreatic cancer in a BOP hamster model. Nucl Med Biol, 2005, 32: 445-450.

[88] Lyshchik A, Higashi T, Nakamoto Y, et al. Dual-phase ^{18}F-fluoro-2-deoxy-D-glucose positron emission tomography as a prognostic parameter in patients with pancreatic cancer. Eur J Nucl Med Mol Imaging, 2005, 32: 389-397.

[89] Sperti C, Pasquali C, Chierichetti F, et al. ^{18}F-Fluorodeoxyglucose positron emission tomography in predicting survival of patients with pancreatic carcinoma. J Gastrointest Surg, 2003, 7: 953-960.

[90] Pauleit D, Stoffels G, Schaden W, et al. PET with O-（2-18F-Fluoroethyl）-L-Tyrosine in peripheral tumors: first clinical results. J Nucl Med, 2005, 46: 411-416.

[91] Saisho H, Yamaguchi T. Diagnostic imaging for pancreatic cancer: computed tomography, magnetic resonance imaging, and positron emission tomography. Pancreas, 2004, 28: 273-278.

[92] Orlando LA, Kulasingam SL, Matchar DB. Meta-analysis: the detection of pancreatic malignancy with positron emission tomography. Aliment Pharmacol Ther, 2004, 20: 1063-1070.

[93] Lemke AJ, Niehues SM, Hosten N, Amthauer H, et al. Retrospective digital image fusion of multidetector CT and ^{18}F-FDG PET: clinical value in pancreatic lesions—a prospective study with 104 patients. J Nucl Med, 2004, 45: 1279-1286.

[94] 王荣福. PET/CT 在胰腺癌临床应用中的进展. 世界华人消化杂志, 2007, 15（4）: 1830-1834.

[95] Ell PJ. PET/CT in oncology: a major technology for cancer care. Chang Gung Med J, 2005, 28: 274-283.

[96] Delbeke D, Pinson CW. Pancreatic tumors: role of imaging in the diagnosis, staging, and treatment. J Hepatobiliary Pancreat Surg, 2004, 11: 4-10.

第五节　妇科肿瘤

妇科肿瘤系指发生于女性生殖系统的肿瘤，是严重威胁女性健康和生命的常见病，在内脏肿瘤中约占 20%。2003 年，有 83 700 新发病例，并有 26 800例死亡。临床上最常见的妇科肿瘤包括宫颈癌、卵巢癌和子宫内膜癌；宫颈癌是妇科肿瘤中发病率最高的，而卵巢癌是死亡率最高的。

^{18}F-FDG PET/CT 在妇科肿瘤临床诊治中有较大价值，应用比较普遍。但^{18}F-FDG 不是肿瘤的特异显像剂，^{18}F-FDG 的高摄取与炎症、细胞增殖、胃肠道蠕动等有关。^{18}F-FDG 在静脉注射后 1h 内可以分泌到肠管和泌尿生殖系统，使^{18}F-FDG 的摄取灶出现在肠管、输尿管和膀胱内，从而影响对生殖系统肿瘤的诊断，通常采用充分水化、静脉注射利尿剂、膀胱冲洗、肠管准备等措施，减少这种生理性本底的干扰。另外，对于初次显像不清楚或不明确的病灶，注射后 3h 的延迟显像对排除肠管、泌尿系统的生理性摄取和排除炎症等良性病变都是有帮助的。育龄期妇女在卵泡中期可以出现卵巢的 FDG 摄取，在月经期和排卵期可以出现子宫内膜的摄取，这些因素在临床诊断中必须充分考虑，如有必要可在月经周期的卵泡早期可以再行 PET 检查。

一、宫颈癌

（一）概述

子宫颈癌（简称宫颈癌）是妇科常见恶性肿瘤，全球每年新发宫颈癌病例超过 50 万例，是妇科肿瘤性死亡的第 2 位病因。已知的发病影响因素包括性卫生、年龄等，最重要的影响因素是人乳头状瘤病毒（HPV）感染。通常病毒存在于细胞内，引起表皮瘤样病损；一旦病毒嵌入基因，则诱发细胞恶变。

与许多癌症的病理分期（以病理组织证实有无癌症细胞转移作为分期的标准）不同，宫颈癌的分期依赖于临床指标，TNM 分期在妇科肿瘤应用不多。根据国际妇产科联盟（the International Federation of Gynecology and Obstetrics，FIGO）推荐的分期方法，主要通过妇科医师双手触诊判断原发肿瘤大小及其侵犯的范围，经腹或阴道超声、胸部 X 线片和其他造影对肿瘤进行分期。由于这种分期方式直接依赖于临床医师的经验，但同时有很多深部病灶（例如骨盆腔内的淋巴结转移），即使是很有经验的妇科医师，也无法经由理学检查和盆腔检查发现。因此，选择合适的影像技术，准确判断患者是否有淋巴结以及其他远隔部位，包括肺、肝和骨骼等处的转移病灶，对于子宫颈癌的治疗规划和预后相当重要。

分期方法参见表 9-5-1。

表 9-5-1　宫颈癌的 FIGO 分期

分期	表现
FIGO Ⅰ期	肿瘤局限于宫颈
FIGO Ⅱ期	肿瘤超出宫颈，但未涉及盆壁
FIGO Ⅲ期	肿瘤侵犯盆壁
FIGO Ⅳ期	肿瘤侵及膀胱或直肠黏膜

初步研究发现，与其他正常或癌症前期子宫颈细胞不同，子宫颈癌细胞可以过度表达细胞表面葡萄糖转运体，以增加葡萄糖在子宫颈癌细胞的摄取

量。利用这个原理，FDG PET 可以有效地协助解决子宫颈癌临床分期的死角。此外，虽然宫颈癌的5年存活率较高，但一旦肿瘤复发，无论是在手术治疗还是在其他治疗（例如，放射治疗）的过程当中，可能会很多患者都被迫放弃或中途改变原有的治疗方式。治疗方案改变的主要原因，是因为在规划再治疗时，利用理学检查、骨盆腔检查和传统影像检查（例如 CT、MR）仍然无法完全检测出所有可能的病灶，因而在治疗的过程当中，可能会发现有意想不到、不在规划当中的转移病灶。众多临床经验证实，FDG PET 扫描可以有效帮助癌症患者发现利用理学检查和传统影像无法找到的病灶，可以正确地进行再次规划、再治愈治疗。FDG PET 扫描对于怀疑复发的子宫颈癌病人，可在临床评估做再治愈治疗规划中，提供一个除理学检查、盆腔检查和传统影像之外的另一种检查方式，以确定再治愈治疗是否确实可行。

许多恶性肿瘤都有特殊的基因表达产物，子宫颈癌的肿瘤标志物是鳞状上皮细胞抗原蛋白（SCC）。对于疑似子宫颈癌症复发病例（例如，SCC 异常上升），利用理学检查、盆腔检查和传统影像检查仍然找不到病灶时，FDG PET 扫描可以早期发现复发病灶，并且协助临床有针对性地做再治愈治疗的规划。

（二）PET/CT 与宫颈癌

PET/CT 检查在宫颈癌中的应用可以分成两方面，一是协助临床医师对于原发性子宫颈癌病人在治愈性治疗前进行准确的分期；二是协助临床医师对于子宫颈癌治疗后出现复发，但是临床评估仍然可以做再治愈治疗规划时，在治疗进行之前进行准确的再分期；或是原发性子宫颈癌病人已经接受过治愈性治疗后，虽然无法确认是否有癌症复发，但是肿瘤标志血液鳞状上皮细胞抗原蛋白异常上升，可以利用 PET 扫描协助是否可以找到能做再治愈治疗规划的复发病灶。一般应用^{18}F-FDG 进行宫颈癌的 PET 显像。

1. 原发性宫颈癌　Loft A 等对 120 例 FIGO 分期大于 I_B 期的宫颈癌患者^{18}F-FDG PET/CT 检查结果进行分析，PET/CT 对原发灶诊断的灵敏度、特异性、阳性预测值（PPV）、阴性预测值（NPV）分别为75%、96%、75%、96%，诊断大动脉旁淋巴结转移分别为 100%、99%、94%、100%，诊断远处转移分别为 100%、94%、63%、100%。

Sironi 等研究了 47 例 I_A 或 I_B 期宫颈癌患者术前 PET/CT 结果，1 081 个淋巴结中 18 个发现转移，PET/CT 诊断的灵敏度、特异性、PPV 和 NPV 分别为 72%、99.7%、81% 和 99.5%，PET/CT 可以发现淋巴结转移的最短径为 5mm，与单纯 PET 检查相比，发现转移灶的最短径大大缩小。PET/CT 对原发性宫颈癌的正确分期价值较大，不仅是针对较晚期原发性子宫颈癌的病人，对早期宫颈癌的准确分期较单纯 PET 也显示了其优越性。

Tsai 等发现在治愈性治疗前进行 PET 检查后，有 28%的患者改变了治疗计划，尽管此前经过 MR 检查确定了盆腔淋巴结转移情况。因此，在进行治愈性治疗前，进行 PET/CT 检查确认是否有包括主动脉旁淋巴结、锁骨上淋巴结或纵隔淋巴结等处的转移，以及是否有意想不到的远处转移还是有必要的。亦有研究发现 FDG PET/CT 检查在发现原发性子宫颈癌在接受治疗之初，是否并发其他癌症也很重要。注射 FDG 后 3h 的双时相 PET 显像（90%）比 40min 的初次显像（70%）在诊断腹膜转移、骨转移和盆腔、髂窝淋巴结转移方面有较大优势，但对宫颈原发灶、残留和复发方面没有差异。

2. 宫颈癌复发　血清肿瘤标志物，如鳞状上皮细胞抗原（SCC-Ag）和 CEA，以及 CT、MR 是宫颈癌治疗后监测复发的常用手段，FDG PET 扫描在复发性子宫颈癌的应用可以分为两方面：一方面是已经确认有癌症复发（病理切片证实），理学检查、盆腔检查和传统影像认为还是有治愈的机会，此时，FDG PET 扫描的最大用处在于帮助找到不在规划当中的转移病灶，或是再确认有机会治愈的复发性子宫颈癌，FDG PET 扫描对原发期、以手术为主要治疗方式的病例帮助最大。

另外，对于疑似子宫颈癌复发病例（例如，血液 SCC 异常上升），利用理学检查、骨盆腔检查和传统影像仍然找不到病灶，可以经由 FDG PET 扫描将复发病灶侦测出来。PET/CT 是功能影像与解剖成像的结合，较单纯 PET 分辨率亦有提高。Kitajima 等比较了怀疑复发的 52 例宫颈癌患者 PET/CT 和单纯 PET 的检查结果，PET/CT 的灵敏度、特异性、准确率分别为 92%、92.6%、92.3%，而单纯 PET 的结果分别为 80%、77.8%、

78.8%。诊断效能的提高主要由于 PET/CT 解决了 PET 假阳性较高的问题，排除了由炎症或其他良性病变造成的 FDG 高摄取，以及生理性摄取造成的假阳性；另外，PET/CT 还可以探测到单纯 PET 不能发现的宫颈局部的复发、肺转移、腹膜转移、大血管旁转移淋巴结、盆腔转移淋巴结等。

3. 预后评估　对于疑似或已经确认有宫颈癌复发情形，但仍然认为有治愈机会的病例。Yen 等研究发现 "SCC-Ag 大于 4ng/ml 以上"，"病人因为自觉有症状，并非周期性的检查，才前来求诊"，"原发时期所接受的治疗方式是以放射治疗为主，而非以开刀为主的方式"，是三个独立的危险因子。如果一个病人的危险因子多，即使使用 FDG PET 扫描协助寻找可能的转移性病灶，他的治愈机会仍然很低。所以，FDG PET 扫描对于危险因子少的病人，主要用于做治愈性治疗规划；而相对于危险因子多的病人，FDG PET 扫描的目的是避免无意义的治愈性治疗。

4. PET/CT 在放疗中的应用　PET/CT 已经应用于调强放射治疗（IMRT）计划的制订，调强放射治疗（IMRT）是当今世界上最先进的放疗技术，以先进的治疗计划系统和加速器设备为基础，具有靶区的高剂量区三维适形，周围危及器官受量少等优点，能有效提高肿瘤的局部控制率，减少正常组织的并发症，改善患者治疗后的生存质量。PET/CT 指导下对腹主动脉旁转移淋巴结的调强放射治疗已应用于宫颈癌患者，可以减少瘤灶周围正常结构（如肝、胃、结肠等）的照射剂量。PET/CT 对指导 IMRT 计划的制订、提高肿瘤区照射剂量、减少周围正常结构的损伤有重要意义。

乏氧是影响放疗疗效的主要因素之一，而且是局部复发、远处转移和治疗效果差的重要危险因素，已有研究表明宫颈癌中同样存在乏氧现象，如果能准确测定个体肿瘤的氧合状态，以此指导治疗方案的选择将有助于提高肿瘤的疗效。^{60}Cu-ATSM PET 显像已经应用于宫颈癌乏氧显像的研究，并取得较好的效果。

5. 其他显像剂　除 ^{18}F-FDG 以外，^{11}C-choline、^{11}C-methionine 和 ^{11}C-acetate 也是用于肿瘤的显像剂，但在宫颈癌等妇科肿瘤中的应用较少。

二、卵巢癌

（一）概述

卵巢癌发病率在妇科恶性肿瘤中仅次于宫颈癌而居第 2 位。卵巢癌是恶性程度较高的妇科肿瘤，好发于欧美人种，5%～10%有家族倾向。肥胖、高脂饮食、绿叶蔬菜食入少、闭经晚等为危险因素。散发病例中 *BBCA1* 和 *BBCA2* 抑癌基因可有突变。由于临床发现时多数已属晚期，70%的患者诊断时为临床Ⅲ/Ⅳ期；加之治疗措施尚不理想，因此死亡率高居妇科恶性肿瘤之首。Ⅰ期患者 5 年生存率为 93%，Ⅱ期患者 5 年生存率为 70%，Ⅲ期患者 5 年生存率仅达 37%左右，Ⅳ期患者 5 年生存率只有 25%。影响卵巢癌患者预后的主要问题是肿瘤复发。近年来，由于诊治技术进步，及时发现肿瘤复发、转移，施行二次剖腹减瘤术，辅以化疗和放疗，有助于延长患者生命，甚至有可能达到肿瘤临床治愈。

卵巢癌起病隐匿，没有特征性的临床表现。患者往往在出现腹水、腹部包块甚至胸腔积液后才来就诊，病情已属晚期。在 20 世纪 80 年代中期发现了 CA125，对卵巢癌的检测发挥了重要作用。据报道，80%晚期患者的 CA125 不正常，但 CA125 的灵敏度、特异性均有不足，只有部分病例发病过程中有血 CA125 滴度的升高，临床Ⅰ期病例的 CA125 阳性率不到 25%；而且，即使治疗后 CA125 恢复正常，仍有相当比例的患者在二次探查术中发现腹内仍有残存病灶。CA125 的意义，主要在于对阳性患者治疗响应的观测和对治疗后病灶复发的监测。而腹部超声、CT 和 MRI 在诊断卵巢癌原发灶和盆腔内、腹腔内转移方面有一定价值，但对肿瘤早期，盆、腹腔内弥散生长的转移灶的诊断准确性不高。

卵巢癌以局部侵犯为主，常侵及相邻器官，包括输卵管、子宫、对侧结构、盆内器官等；其转移也与其他恶性肿瘤不完全一致，大多数转移和复发病灶以腹腔和盆腔内播散为主，提示卵巢癌的转移以局部浸润及淋巴结转移为主（75%），而远处转移（肺、脑、骨及远处淋巴结转移）较少，血行播散也较少。卵巢癌细胞可从原发灶脱离，随腹腔脏器运动广泛播散于腹膜腔、肠和腹腔器官表面。

多数卵巢癌起源于上皮，占总例数的 90%；其余起源于基质、混合性或生殖细胞。上皮源肿瘤根据组织学可进一步分为浆液性囊腺癌（多见）和较少见的黏液性囊腺癌、内膜样腺癌和透明细胞囊腺癌。每一亚型中，均有良性或低恶性亚群存在。

卵巢癌临床分期采用抗癌协会的 TNM 分期与 FIGO（国际妇产科联盟）分期，具体表现为，T_1/FIGO Ⅰ期：肿瘤局限于卵巢；T_2/FIGOⅡ期：肿瘤局限于盆腔内；T_3/FIGOⅢ期：出现腹膜和（或）淋巴结转移；T_4/FIGOⅣ期：出现远处转移。

卵巢癌的预后与肿瘤的组织学分级、肿瘤的大小及首次手术切除后肿瘤是否有残余、复发密切相关。残余和复发病灶大于 2.0cm 者，5 年生存率为 3.8%；如能完全切除病灶，5 年生存率可达 27.5%。及时、灵敏地检出卵巢癌术后肿瘤复发、转移病灶，对指导下一步治疗十分重要。临床检查、血 CA125、B 超和 CT 阴性者，并不能排除肿瘤残存和复发可能。临床研究发现，二次探查术发现肿瘤残余和复发者高达 35%～72%，提示二次手术探查仍然有一定的必要性。

（二）PET/CT 与卵巢癌

1. 卵巢癌诊断及分期　由于卵巢癌细胞生长快，故摄取 ^{18}F-FDG 的程度高，巨大肿瘤内部可能呈低代谢（囊性）。但是，对于早期、小病灶、低度恶性肿瘤，单纯 PET 的诊断效率并不理想。Grab 和 Rieber 等观察了 101 例和 103 例盆腔肿块的超声、MRI 和 PET 的诊断效能，发现 PET 对Ⅰ期肿瘤的 TP 只有 58%，远低于超声（92%）和 MRI（83%）；不过，PET 的特异性较高，故诊断总准确率优于超声，与 MRI 近似。还有作者对比研究了 MRI、PET 和 MRI+PET 对卵巢癌的诊断效率，发现 PET 不能增加诊断效能。因此，FDG 摄取状态，包括 SUV，不宜用于早期卵巢癌原发灶的检测与鉴别。

导致 PET 对卵巢癌原发灶诊断效果不佳的主要原因包括：早期肿瘤病灶体积小；盆腔属于体内 FDG 高本底区，易受膀胱放射性的干扰；肠道非特异性摄取的干扰；输尿管内残存放射性的干扰等。此外，育龄期妇女卵巢随月经周期呈现对 FDG 生理摄取波动，也可造成结果解释的困难。

有作者试用充分水化甚至用呋塞米（速尿）促排法加速肾和膀胱内尿液放射性的清除以提高肾内、膀胱和膀胱周围恶性肿瘤病灶的检出率。吴湖炳等用这种方法观察卵巢癌，结果显示约 20% 患者出现阴道残端肿瘤复发，而阴道残端常紧贴膀胱后壁，呋塞米（速尿）促排后病灶远较促排前显示得清楚，使诊断的准确性提高。显像前进行肠道准备也十分重要。FDG 显像肠道易出现生理性浓聚，检查前口服泛影葡胺后肠腔得以强化，有助于明确区别肠腔和肠壁，从而有助于鉴别生理性浓聚和转移灶，减少假阳性，提高检出灵敏性和准确性。

临床分期是卵巢癌的重要预后因素，Ⅲ、Ⅳ期卵巢癌患者大约 70% 可有远处转移，其中腹主动脉旁淋巴结转移的概率可达 4.3%～24%，早期精确的探测并分期对于治疗方法的选择及提高患者生存率有重要意义。目前对卵巢癌分期的方法有超声、CT、MR、剖腹探查术等，其中二次剖腹探查术视为分期的金标准。^{18}F-FDG PET 在检测淋巴结转移方面显示出一定的优势，PET 对于盆腔内淋巴结转移的灵敏度、特异性可分别达到 79%、99%，而 MRI 为 72%、96%，CT 灵敏度为 47%。^{18}F-FDG PET 检测腹膜转移的灵敏度为 72%，虽然较低，但高于 CT（45%）。

PET/CT 由于采用 CT 图像进行衰减校正，图像对比度、清晰度提高，并且能对病灶精确定位，较单纯 PET 对卵巢癌的诊断效能较高。Yamamoto 等对 30 例可疑卵巢癌患者术前行 PET/CT 检查，与术后结果对照，^{18}F-FDG PET/CT 诊断恶性或交界性肿瘤的灵敏度、特异性分别为 71.4% 和 81.3%，而诊断卵巢的灵敏度和特异性分别为 100% 和 85%，交界性肿瘤的 SUVmax 明显低于恶性肿瘤的 SUVmax，但与良性肿瘤无明显差异。研究认为 ^{18}F-FDG PET/CT 对区分卵巢肿瘤的恶性和良性有较高的诊断价值，但对区分交界性肿瘤与良性肿瘤的诊断价值不大。Castellucci 等对 50 例盆腔占位的女性患者术前进行经阴道超声（TVUS）、腹部 CT、^{18}F-FDG PET/CT 检查，与术后病理结果对照，^{18}F-FDG PET/CT 诊断卵巢癌的灵敏度、特异性、NPV、PPV、准确率分别为 87%、100%、81%、100%、92%，而 TVUS 分别为 90%、61%、78%、80%、80%；在卵巢癌的分期中，与最终病理结果对照，^{18}F-FDG PET/CT 正确诊断 22 例（69%，22/32），而 CT 正确诊断 17 例（53%，17/32），CT 低估了 6 例 IV 期病人中的 4 例，而 PET/CT 全部发现这 4 例病人的远处转移灶，分别为肝转移、胸膜转移、纵隔和左侧锁骨上淋巴结转移。这组资料研究结果表明，PET/CT 可以比 TVUS 对于区分病变良恶性提供更多的信息，分期也比 CT 更准确。

2. 卵巢癌复发及再分期　卵巢癌术后复发率高，5 年生存率仅 17%，CT、MR、B 超等检查被广泛应用于监测术后复发和转移，但均有不同程度的局限性。CT 诊断复发转移的准确率报道不一，为 38%～88%。但 CT 对于小病灶，尤其是腹膜微小种植灶检出的灵敏度较低，而且由于术后局部解剖结构的改变，对于肿瘤残留与瘢痕的鉴别较困难。MR 对诊断复发是有价值的，但对于腹膜小病灶的检出率也较低。

Forstner 等报告，MR 对＜2cm 的病灶诊断准确率仅 35%，而＞2cm 的病灶，准确率升至 82%，总的准确率仅为 59%。基于葡萄糖代谢显像的^{18}F-FDG PET 在诊断卵巢癌复发和再分期中显示了较高的临床价值。

Unger JB 等对 44 例有症状或无症状的卵巢癌术后患者行 PET 检查发现，PET 对无症状的复发性卵巢癌诊断灵敏度、特异度分别为 80% 和 100%，对有症状患者的诊断灵敏度、特异度分别为 100% 和 85.7%，高于传统影像学检查方法。PET/CT 是对 PET 技术的进一步完善和发展，是功能影像与解剖影像的同机融合，不仅对 PET 显示的可疑病灶可进行精确定位还有显示病灶密度等形态学特点，而且经 CT 衰减校正后的 PET 图像分辨率大为提高，更容易观察病灶的放射性浓聚特征，因此较单纯 PET 或 CT 诊断更准确。

Chung HH 等对 77 例卵巢癌术后化疗患者行 PET/CT 检查，发现 45 例复发，其诊断的灵敏度、特异性、准确率、阳性预测值和阴性预测值分别为 93.3%、96.9%、94.8%、97.7%和 91.2%，改变了 19 例（24.7%）患者的诊断和治疗计划。本研究诊断复发转移病例的灵敏度为 100%、特异性为 85.7%、准确性为 95%，亦改变了 3 例患者的临床分期，继而改变了治疗计划。

卵巢癌手术治疗后，局部解剖结构和器官形态常常发生改变。因此，常规 CT 对阴道端肿瘤复发病灶、盆腔淋巴结、肠道与肝表面转移灶，特别是位于组织、结构复杂处的小病灶的诊断效果受到明显影响。PET/CT 则可弥补单纯依靠解剖结构诊断的不足，对术后 CA125 升高，临床高度怀疑肿瘤复发而 B 超、CT 显像阴性者，PET/CT 显像可为临床医生提供患者的全面病情，从而部分避免了不必要的剖腹探查术和不适宜的治疗。

PET/CT 可以较好地显示肿瘤残留或复发，是 PET/CT 临床应用的重要价值。另外，PET/CT 检查全身扫描范围自颅顶至盆腔，包括了常见的转移部位。与传统影像学检查方法相比，可以发现更多的转移病灶，以进行准确的再分期，确定进一步的治疗方案。

近年来，二次探查术用以评价初次手术及化疗后卵巢癌患者的疾病状况。二次探查术发现肿瘤残余或复发较高，各家报道不一，为 35%～72%，这是目前评价患者状况的准确方法，但肉眼和镜下均未发现病变的患者有 35%在术后 1 年内出现复发。事实上，腹盆腔内尚未形成肉眼可见的肿瘤时，现有检查手段很难发现病变，而且病变＜1cm 时，可能没有手术切除的意义。血清 CA125 水平是监测卵巢癌的重要指标，CA125 水平的升高提示肿瘤持续存在或复发；但是，当 CA125 水平正常时也无法证明没有肿瘤存在。Fioretti 等报道，在部分卵巢黏液腺囊腺癌和透明细胞癌患者中，血 CA125 值无升高，如仅将 CA125 水平作为监测指标将漏诊部分病例。

^{18}F-FDG PET/CT 在卵巢癌的术后监测中可以较早、全面显示肉眼可见的肿瘤组织，与 CA125 等其他资料相结合、互补，是一种有效的术后监测方法，对指导进一步治疗有较高的应用价值。

3. 疗效监测　卵巢癌治疗一般以手术、化疗为主，化疗多采用铂类和紫杉烷（taxane），6～8 个周期。治疗过程中观察治疗响应，治疗结束后评估疗效十分关键。由于 70%～80%病例在治疗后有积极响应，但相当多的残存病灶，特别是＜1.0cm 者，不易被临床或常规放射学检查所发现，36%～73%残存肿瘤携带者 CA125 水平在正常范围内，使得卵巢癌治疗响应与疗效评估成为重大临床问题。

Zimny 等报道 6 例，治疗前后 SUV 变化与患者的 CA 125 变化平行。中国台湾地区学者对 22 例二次手术前的Ⅲ、Ⅳ期卵巢癌患者的 PET 结果进行分析，发现 9 例大体转移、4 例镜下转移者，病灶均＜1.0cm，PET 的 TP 只有 10%。Kaplan 等报告，对 6 例二次或三次手术前进行 PET 显像，5 例残存肿瘤，PET 无一阳性。这些数据提示，对卵巢癌治疗中或治疗后，CA125 阴性、CT 阴性的病例，PET 不能准确提供体内残存肿瘤的证据。PET/CT 结合对治疗评估的影响，尚有待进一步

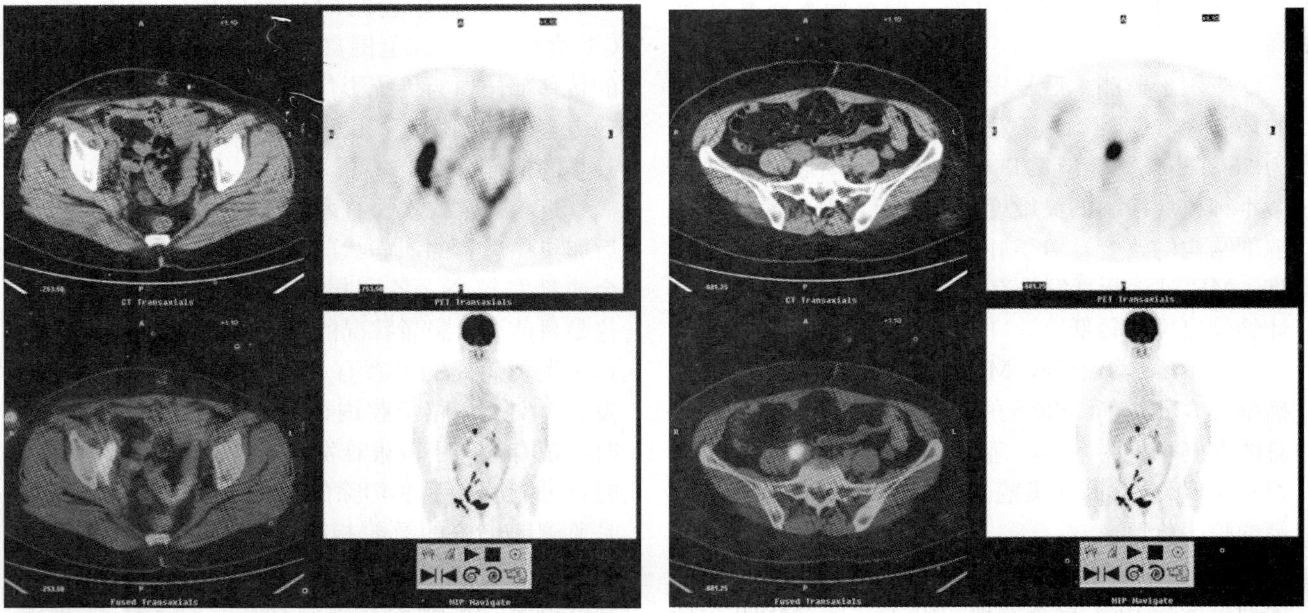

彩图 9-5-1 和彩图 9-5-2　患者，女，53 岁，卵巢癌术后化疗后 3 个月，CA125 为 133U/ml，PET/CT 显像示腹盆腔、腹膜后淋巴结转移

临床研究的证明。

虽然如此，卵巢癌治疗后 FDG 摄取的迅速下降提示，PET 对卵巢癌治疗后的反映是十分敏感的。因此，以 FDG 摄取为标准，可以在治疗过程中和治疗后，判断治疗响应情况和筛选出获得临床完全缓解的病例。对 CT 或临床结果不肯定的病例，可能提供有价值的辅助诊断信息。

4. 注意事项　部分良性病变可以摄取^{18}F-FDG。最常见的病变包括卵巢输卵管脓肿、输卵管炎、卵巢结核、良性畸胎瘤、良性腺瘤、出血性滤泡囊肿、子宫内膜瘤等。有时，输尿管局部残存放射性尿液不易与卵巢摄取相鉴别。据国外报道，SUV 对鉴别良恶性有一定意义，但可靠性并不大。

部分黏液含量高、相对生长缓慢的卵巢癌的 FDG PET 假阴性率高。部分转移病灶，特别是盆腹腔内播散生长者，或是治疗后一段时期内，也易表现为假阴性结果。结合 CT、超声有一定帮助。

育龄妇女的卵巢随月经周期表现出对 FDG 的摄取率波动，故对女性患者行 PET 检查和分析结果时，了解患者的生理周期是必要的。

5. 其他显像剂　^{11}C 标记显像剂（^{11}C-胆碱、^{11}C-乙酸盐、^{11}C-甲硫氨酸等）可作为卵巢癌^{18}F-FDG 显像剂的重要补充，其优势在于：①克服泌尿系统内^{18}F-FDG 高放射性造成的影响；②没有高血糖效应；③检查时间短。Torizu T 等对 18 例卵巢癌分别行^{11}C-胆碱、^{18}F-FDG PET 显像，结果发现^{11}C-胆碱诊断灵敏度（88.9%），优于^{18}F-FDG（77.8%），但缺点是体内如肝、肾皮质、胰腺、十二指肠及小肠、结肠正常分布可在一定程度上影响其灵敏度。卵巢癌对^{11}C-甲硫氨酸摄取较高，但由于生理性摄取及方法学的限制，对卵巢癌的分期不如^{18}F-FDG。

近年来的抗体工程、基因工程研究促进了卵巢癌新的、特异性 PET 分子显像剂研制。卵巢表面一些蛋白，如肿瘤相关抗原糖蛋白-72（TAG-72）、癌抗原 125（CA125）的异常表达可作为特异性显像剂设计的靶点。

目前研究的放射性核素标记的单克隆抗体包括：抗 TAG-72 单克隆抗体 B723、抗 CA125 单克隆抗体 145-9、抗黏蛋白单克隆抗体 2G3、抗卵巢腺癌 HEY 细胞株单克隆抗体 10B、抗 HER2 单克隆抗体、鼠单克隆抗体 OV-TL3F $(ab')_2$ 等，其中部分表现出良好的药物代谢动力学特性。

最近，Robinson MK 等利用基因工程修饰抗体（^{124}I-C6.5 diabody）与 HER2 受体酪氨酸激酶结合的特性，在荷卵巢癌动物体内成功进行了 PET/CT 显像，肿瘤/本底具有时间依从性的特点。另外，双特异性抗体的研制也为卵巢癌 PET 显像剂提供了新的方向。

三、子宫内膜癌

（一）概述

子宫内膜癌也是常见的妇科恶性肿瘤。与其他许多肿瘤不同，子宫内膜癌似乎对发达国家和地区的妇女影响更大。子宫内膜癌相对预后较好，特别是内膜样肿瘤。病理上将子宫内膜癌分为Ⅰ型（内膜样）和Ⅱ型（非内膜样）两大类：Ⅰ型占 80%，主要为高、中分化的腺癌，预后相对较好；Ⅱ型包括乳头浆液性癌、透明细胞癌和未分化癌，预后较差。Ⅰ型多见于肥胖、高脂血症和雌激素水平高的患者；Ⅱ型患者雌激素水平一般不高。

子宫内膜癌的主要临床症状是阴道出血。经腹部超声可以诊断出大多数病例，经阴道超声可以更清晰地显示肿瘤对子宫内膜、子宫壁和周围组织的侵犯。CT、MRI 可以显示肿瘤与子宫和周围组织的关系，还可以显示盆腔、腹腔内的淋巴结情况。由于症状出现早，多数患者诊断时仍然处于临床早期（Ⅰ期 72%）。部分患者的 CA125 升高，有助于诊断和监测疾病。手术是首选治疗方法，除组织学高恶性类型或晚期肿瘤外，预后较好，5 年生存率在 87%左右。

临床上对子宫内膜癌多采用 FIGO 分期，具体分期标准如下表 9-5-2。

表 9-5-2　子宫内膜癌的 FIGO 分期

分期	表现
FIGO Ⅰ期	肿瘤局限于子宫内膜内
FIGO Ⅱ期	肿瘤侵及子宫黏膜下层，但未穿透肌层
FIGO Ⅲ期	肿瘤穿透宫壁，扩散至子宫外，但限于真骨盆范围
Ⅲa	肿瘤侵及浆膜、附件或腹膜
Ⅲb	肿瘤侵犯阴道
Ⅲc	肿瘤转移至盆腔或主动脉旁淋巴结
FIGO Ⅳ期	其他器官转移
Ⅳa	肿瘤侵犯膀胱、肠黏膜
Ⅳb	远处转移，包括腹腔和腹股沟淋巴结侵犯

（二）PET 与子宫内膜癌

目前为止，PET/CT 用于子宫内膜癌的报道不多。Lerman 等发现良性子宫内膜病变（$SUV_{平均}$ 4.5±2.1）和绝经后子宫内膜（$SUV_{平均}$ 1.7±0.5）SUV 变化范围较大。一项包括 5 例子宫内膜癌 FDG 摄取的文献报道平均 SUV 为 18.8±9，另一项 9 例患者的文献报道 SUV 的摄取范围为 3.8～16.8。

在一项回顾性研究的文献中，Belhocine 等报道，FDG PET 监测治疗的灵敏度、特异性为 96% 与 78%，并改变了 35%的治疗计划。Saga 等评价了 30 例术后患者的 PET 结果，其诊断灵敏度为 100%，并有 33.3%的患者据此改变了治疗计划，PET 显像阴性的患者无病生存时间较长。

Horowitz 等报道了一项 PET 对原发宫颈癌分期的前瞻性研究结果，只有 11%（2/18）的患者有淋巴结转移，PET 显示了 3 例患者出现淋巴结高摄取，其中 2 例为真阳性，1 例为假阳性。

一项评价 PET/CT 监测 25 例子宫癌（包括宫颈癌和子宫内膜癌）治疗后复发的研究表明，PET/CT 诊断复发患者的灵敏度、特异性、PPV、NPV、准确率分别为 92.9%、100.0%、100.0%、91.7%和 96.0%，诊断复发转移病灶的结果分别为 94.7%、99.5%、94.7%、99.5% 和 99.0%，这项初步研究结果表明 PET/CT 可以准确诊断复发转移，但仍需进一步的研究。

四、外阴癌

外阴鳞状细胞癌在妇科肿瘤中的发病率仅有 5%，以西方国家为主，发病时常处于临床早期，转移较少。手术治疗时常规清扫腹股沟淋巴结，因为约有 10%～20%的患者出现无症状腹股沟淋巴结转移。在一项前瞻性研究中，FDG PET 对腹股沟淋巴结转移诊断的灵敏度、特异性、PPV、NPV 分别为 80%、90%、80%、90%，这是以患者为基础，如以腹股沟淋巴结为基础，其诊断结果分别为 67%、95%、86%、86%，FDG PET 发现结外病变的特异性、准确性也较高。目前尚未见 PET/CT 对外阴癌诊断的文献报道。

五、阴道癌

阴道癌很少见，在妇科恶性肿瘤中少于 3%。2005 年美国约有 2140 例阴道癌患者，810 例死亡。阴道癌的肿瘤生物学行为与宫颈癌类似，其治疗方法也相似。一项包括 23 例阴道癌患者的 FDG PET 和 CT 的研究结果表明，CT 显示了 9 例（43%）原发肿瘤，3 例腹股沟淋巴结转移和 1 例盆腔阳性淋巴结，而 PET 确定了全部 21 例（100%）初诊病人，并发现 4 例腹股沟淋巴结转移和 2 例盆腔淋巴结转移，这项研究还表明 PET 阳性结果与生存率无关，但是其病例数较少。

（马　莉　韩安勤　杨国仁）

参考文献

[1] National cancer institute surveillance, epidemiology, and end results (NCI SEER) program. Available at: http://seer. cancer. gov; 2003. Accessed July, 8, 2004.

[2] Lerman H, Metser U, Grisaru D, et al: Normal and abnormal ^{18}F-FDG endometrial and ovarian uptake in pre- and postmenopausal patients: assessment by PET/CT. J Nucl Med, 2004, 45 (2): 266-271.

[3] LinksLoft A, Berthelsen AK, Roed H, et al. The diagnostic value of PET/CT scanning in patients with cervical cancer: a prospective study. Gynecol Oncol, 2007, 106 (1): 29-34.

[4] Sironi S, Picchio M, Perego P, et al. Lymph node metastasis in patients with clinical early-stage cervical cancer: detection with integrated FDG PET/CT. Radiology, 2006, 238 (1): 272-279.

[5] Tsai CS, Chang TC, Lai CH, et al. Preliminary report of using FDG-PET to detect extrapelvic lesions in cervical cancer patients with enlarged pelvic lymph nodes on MRI/CT. Int J Radiat Oncol Biol Phys 2004, 58 (4): 1506- 1512.

[6] LinksKitajima K, Murakami K, Yamasaki E, et al. Performance of FDG-PET/CT for diagnosis of recurrent uterine cervical cancer. Eur Radiol, 2008, 18 (10): 2040-2047.

[7] Yen TC, See LC, Ma SY, et al. Defining priority of utilizing ^{18}F-fluoro-D-deoxyglucose positron emission tomography for recurrent cervical cancer. J Nucl Med, 2004, 45 (10): 1632-1639.

[8] Esthappan J, Mutic S, Malyapa RS, et al. Treatment planning guidelines regarding the use of CT/PET-guided IMRT for cervical carcinoma with positive paraaortic lymph nodes. Int J Radiat Oncol Biol Phys, 2004, 58 (4): 1289-1297.

[9] Dehdashti F, Grigsby PW, Mintun MA, et al. Assessing tumor hypoxia in cervical cancer by positron emission tomography with [60]Cu-ATSM: Relationship to therapeutic response-a preliminary report. Int J Radiat Oncol Biol Phys, 2003, 55: 1233-1238.

[10] Yamamoto Y, Oguri H, Yamada R, et al. , Preoperative evaluation of pelvic masses with combined ^{18}F-fluorodeoxyglucose positron emission tomography and computed tomography. Int J Gynaecol Obstet, 2008, 102 (2): 124-127.

[11] Castellucci P, Perrone AM, Picchio M, et al. Diagnostic accuracy of ^{18}F-FDG PET/CT in characterizing ovarian lesions and staging ovarian cancer: correlation with transvaginal ultrasonography, computed tomography, and histology. Nucl Med Commun, 2007, 28 (8): 589-595.

[12] Unger JB, Ivy JJ, Connor P, et al. Detection of recurrent cervical cancer by whole-body FDG PET scan in asymptomatic and symptomatic women. Gynecol Oncol, 2004, 94 (1): 212-216.

[13] Chung HH, Kang WJ, Kim JW, et al. Role of [^{18}F] FDG PET/CT in the assessment of suspected recurrent ovarian cancer: correlation with clinical or histological findings. Eur J Nucl Med Mol Imaging, 2007, 34 (4): 480-486.

[14] Saga T, Higashi T, Ishimori T, et al. Clinical value of FDG-PET in the follow up of postoperative patients with endometrial cancer. Ann Nucl Med, 2003, 17 (3): 197-203.

[15] Horowitz NS, Dehdashti F, Herzog TJ, et al. Prospective evaluation of FDG-PET for detecting pelvic and para-aortic lymph node metastasis in uterine corpus cancer. Gynecol Oncol, 2004, 10: 164- 171.

[16] Sironi S, Picchio M, Landoni C, et al. Post-therapy surveillance of patients with uterine cancers: value of integrated FDG PET/CT in the detection of recurrence. Eur J Nucl Med Mol Imaging, 2007, 34 (4): 472-479.

第六节 前列腺癌

一、概述

前列腺癌在欧美国家占男性恶性肿瘤发病率的第 2 位。我国为前列腺癌的低发地区，但随着寿命的延长、诊断技术的提高、生活和环境的变迁，前列腺癌的发病率有增长趋势，在男性泌尿生殖系肿瘤中占第 3 位。

前列腺癌多见于 50 岁以上的男性，腺癌占 95%以上，绝大多数起源于外周带，常为多病灶，单个约占 10%以下。

前列腺癌可以侵犯周围组织，常向后尿道方向扩展，晚期侵犯尿道、膀胱和精囊。由于狄氏筋膜的屏障，一般不侵犯直肠；也可以通过淋巴、血行两条途径转移，淋巴结转移常沿着闭孔- 髂内链转移到髂外、股动脉和腹主动脉旁及纵隔淋巴结。锁骨上淋巴结。骨转移较常见，典型征象以成骨性骨质破坏为主，有时也有溶骨，骨盆和腰椎是早期转移最常见部位。晚期可出现肝、肺转移。

前列腺癌的诊断主要依靠直肠指诊和穿刺活检。自血清前列腺特异性抗原（prostate specific

antigen，PSA）用于前列腺癌筛选以来，前列腺癌检出率不断上升，已成为老年男性最常见的恶性肿瘤之一。随着 PSA 的广泛应用，临床发现该值升高只提示有前列腺癌存在的可能，并不能作出最终诊断，前列腺穿刺活检是术前诊断前列腺癌的金标准。然而，由于前列腺癌组织学上的多灶性和异质性，即使采用多点穿刺活检方法仍有较高的假阴性率。

因此，如何应用影像学方法提高前列腺癌病灶的检出，并在影像技术的引导下进行目标穿刺，是减少前列腺癌穿刺假阴性的关键；影像检查还可了解前列腺癌有无侵犯包膜、膀胱和精囊、淋巴结及远处转移等分期方面的情况。磁共振成像（magnetic resonance imaging，MRI）和经直肠超声（transrectal ultrasound，TRUS）是前列腺癌的主要影像检查方法，但由于早期前列腺癌的病灶体积小，常规的 MRI 和 TRUS 对其诊断的敏感性、特异性和准确率较低。

二、PET、PET/CT 及泌尿系统常用显像剂

近年来，随着影像技术的发展，尤其是新的成像模式的不断开发应用，前列腺癌病灶的检出和分期的正确性有了很大的提高。PET 是一种采用正电子核素进行放射性示踪显像的新技术，其以解剖形态方式显示活体组织器官内生物化学物质的浓度及其随时间的变化。全身 PET 显像可同时显示原发灶及转移灶。目前常用的正电子核素显像剂及其特性如表 9-6-1。

表 9-6-1 常用泌尿系统 PET 显像剂及其特性

常用显像剂	正常生物分布	主要排泄方式	给药剂量/MBq	给药后显像开始时间	尿中放射性
FDG	心肌、肠道、肝、脾、肾、脑	尿	370～555	45～60min	高
MET	胰、肝、肾、脾、唾液腺	尿	370～550	5～10min	较高
CH	肺、肝、肾、肾上腺	肠	370～925	5min	低
FCH	肾皮质、肝、脾、唾液腺	尿	185～260	3min	较高
FEC	肾、肝	尿	185～370	3min	较高
AC	肺、脾、胰、肝、肾	肠	555～925	5～10min	低
FAC	肝、心、血液	肠	185～300	10～70min	低
FDHT	肝、血池、小肠	肠	370～555	动态：立即 静态：60min	无

（一）^{18}F-FDG

目前临床多用^{18}F-脱氧葡萄糖（^{18}F-fluorodeoxyglucose，^{18}F-FDG）作为放射性诊断药物来获得葡萄糖代谢影像。与正常组织相比，恶性肿瘤细胞的分裂增殖加快，能量消耗相应增加，对葡萄糖摄取增加，这也就是^{18}F-FDG 检测前列腺癌的理论基础。

然而^{18}F-FDG 在前列腺癌检测中有一定局限，这主要是由于^{18}F-FDG 通过葡萄糖转运蛋白-1（glucose transporter-1，GLUT-1）进入细胞，而前列腺癌细胞膜上 GLUT-1 表达低，导致前列腺癌组织对 FDG 的摄取量并不呈现出显著性的增高；另外，肿瘤周围良性前列腺增生组织（benign prostatic hyperplasia，BPH）对 FDG 也有相对较高的摄取量，加之 FDG 经肾排泄后在膀胱内高度聚集，因而观察前列腺癌病灶并不理想。

Effert 等对 FDG PET 显像其采用了一些改良措施，包括留置导尿管应用生理盐水持续膀胱冲洗引流以减少膀胱放射性的影响，应用重叠影像重建技术以消除残留于尿液中的放射性。尽管如此，仍未能有效提高 FDG-PET 对前列腺癌和 BPH 的鉴别能力。Effert 等的研究结果认为，对绝大多数前列腺癌而言，FDG-PET 并不能根据其代谢水平进行分级，按标准方法计算的 FDG 摄取量与前列腺癌的分级、分期均无相关性。

Shreve 等认为，前列腺癌对 FDG 的标准摄取量相对较低可能反映了该肿瘤生长缓慢的特性。同时，他还发现 4 例对 FDG 的标准摄取量相对较高的前列腺癌均表现为快速进展性，并对激素去势治疗和放射治疗无反应。Jadvar 等对种植了激素依赖性和激素非依赖性前列腺癌的大鼠进行超微 PET 研究，发现激素依赖性前列腺癌的^{18}F-FDG 浓聚程度要低于激素非依赖性前列腺癌。因此，^{18}F-FDG PET 可用于评价前列腺癌去激素治疗的反应和早期发现转移性前列腺癌激素治疗后复发。

PET 对诊断前列腺癌骨转移的敏感性文献报告不一，Yeh 等报告其敏感性仅为 20%，而 Shreve 等报告为 65%，并认为 FDG PET 扫描对转移灶具有较高的预测价值。

目前，FDG PET 对前列腺癌最有实用价值的方面就是用于诊断盆腔和腹膜后淋巴结转移，对此可

不受膀胱放射性的影响。尽管有时输尿管内的FDG放射性类似转移的淋巴结表现，但通过给患者利尿处理，以及三维成像可排除这种干扰。对临床Ⅱ期前列腺癌，如果怀疑有淋巴结转移而CT或MRI均不能明确诊断，PET则显示其独特的优越性。

总之，目前认为FDG并不是诊断早期原发性前列腺癌病灶的理想示踪剂。理想的前列腺癌示踪剂应能特异性地仅被前列腺摄取，而不从尿路或肠管中排泄。

近年来不少学者把研究的重点放在寻求合适的放射性诊断药物，研究发现^{11}C-胆碱及^{11}C-乙酸盐等示踪剂不经过肾排泄，因而不会引起放射性示踪剂在膀胱内聚集，从而更有利于前列腺癌病灶的检出，已有研究结果显示与^{18}F-FDG相比，这些新的放射性诊断药物对前列腺癌病灶的检测具有更高的敏感性。

（二）胆碱类

1. ^{11}C-胆碱（^{11}C-choline）

（1）^{11}C-胆碱在体内的分布：胆碱为合成卵磷脂的前体，^{11}C-胆碱在正常肾皮质、肝及脾的放射性分布较高。胰腺及小肠内容物和唾液腺常可见高水平放射性聚集。正常肺组织和心肌对^{11}C-胆碱的摄取量很低。肠道内可见生理性放射性摄取。

（2）前列腺癌诊断中的应用：胆碱代谢显像的优点是不经肾排泄，对泌尿系统肿瘤的检出不受尿液中放射性的影响，探测敏感度高，并对临床活检具有指导作用。关于^{11}C-胆碱PET对前列腺癌的诊断准确性，许多研究结果并不一致。1998年，Hara等第一次应用^{11}C-胆碱对前列腺癌进行PET研究并与^{18}F-FDG PET结果进行对比，发现前列腺是正常男性盆腔内唯一明显摄取^{11}C-胆碱的器官，其标准化摄取值（standardized uptake value，SUV）为1.86～3.28，其他器官SUV小于1，而且尿液中的放射性活度可忽略不计。前列腺癌^{11}C-胆碱PET优于^{18}F-FDG PET之处不仅在于膀胱内的放射性活度低，而且在于前列腺癌本身明显摄取^{11}C-胆碱。这是因为：正常前列腺细胞和前列腺癌细胞均需要消耗大量的胆碱来合成细胞膜的主要成分即磷脂酰胆碱，以满足细胞快速复制的需求。

Sutinen等的^{11}C-胆碱PET研究显示，虽然膀胱和直肠可有不同程度的示踪剂浓聚，但浓聚程度均较低，并不干扰前列腺的显示，前列腺可凭借其位置和形态而确定；前列腺癌和BPH均明显摄取示踪剂，SUV平均值分别为5.6±3.2和3.5±1.0。Yoshida等报道BPH的平均SUV为2.99，原发前列腺癌的平均SUV为4.2。Breeuwsma等对18例前列腺癌患者的^{11}C-胆碱PET结果与前列腺全切标本进行对比研究，并对SUV与前列腺癌标本Ki-67抗体MIB-1染色计数进行相关性分析，发现二者之间无相关性，因而认为前列腺癌摄取胆碱与细胞增殖无关，但SUV与肿瘤分期有相关性。

在检测淋巴结和骨转移方面，^{11}C-胆碱PET可以显示所有骨显像发现的骨转移灶和MRI、CT发现的淋巴结转移灶，均为^{11}C-胆碱明显浓聚灶，提示^{11}C-胆碱对前列腺癌转移灶检出的灵敏度高；但淋巴结直径小于1cm时可造成假阴性诊断，而小肠局灶性示踪剂的摄取则有可能导致假阳性诊断。Yoshida等报道，^{11}C-胆碱PET可以发现小的骨转移灶，即使是骨显像结果阴性或是血浆前列腺特异性抗原水平较低。

De Jong等对67例前列腺癌患者进行了^{11}C-胆碱PET：手术病理证实的15例淋巴结转移患者中有12例PET诊断准确，平均SUV为3.9，诊断前列腺癌淋巴结转移的灵敏度、特异性和准确率分别为80%、96%和93%；诊断错误的3例中1例为淋巴结微小转移，1例因盆腔内小肠生理性摄取干扰了图像分析，另1例2cm的淋巴结则未见示踪剂摄取；52例无淋巴结转移的患者^{11}C-胆碱PET准确诊断了其中50例，2例误诊者中1例为淋巴结炎性改变，另1例为复发性腹股沟斜疝粘连的小肠有局灶性生理摄取。

王慕文等对42例PSA升高（PSA 6～100ng/ml，平均59ng/ml）可疑前列腺癌患者在经直肠针刺活检前进行^{11}C-胆碱PET/CT显像。5例浸润性膀胱癌患者为阴性对照组，PSA 0.3～3.0ng/ml。1个月内行常规骨扫描及B超等检查，前列腺病灶诊断均经手术或针刺活检病理证实。PET/CT共诊断前列腺癌22例，良性前列腺增生（BPH）25例（含对照组）。^{11}C-胆碱PET/CT显像诊断出9例前列腺癌患者伴骨和（或）淋巴结转移灶（其中1例伴双肺多发转移）。5例为前列腺癌伴淋巴结转移，共发现36个盆腔转移淋巴结，平均SUVmax为5.45±2.09，其中2例同时发现腹股沟淋巴结转移（SUVmax分别为4.71和5.66），1例还发现腹膜后淋巴结多发转移（SUVmax为7.93）。6例发现骨转移灶（胸椎2处，腰椎4处，骨盆骨骼24处），均为成骨性转移，平均SUVmax为6.70±

4.52。其中 2 例同时发生淋巴结转移和骨转移。研究组 42 例经手术病理证实 31 例，其中前列腺癌 22 例，BPH 9 例；余 11 例经直肠针刺活检病理证实为 BPH。22 例前列腺癌患者中，高分化 6 例，中分化 8 例，低分化 8 例，Gleason 评分平均 6.1±1.2。对照组 5 例均为 BPH。传统 CT、B 超及骨扫描共发现 9 例前列腺癌患者伴骨和（或）淋巴结转移。^{11}C-胆碱 PET/CT 正确显示了 22 例前列腺癌中的 19 例，其中 14 例为前列腺区域弥漫性放射性浓聚，5 例放射性浓聚区位于前列腺外周带呈孤立结节状；其余 3 例 PET/CT 显像未见前列腺区域异常放射性分布（病理证实均为高分化腺癌）。研究组 20 例及对照组 5 例 BPH 中^{11}C-胆碱 PET/CT 正确诊断 22 例，其中 13 例 PET/CT 显像示前列腺病灶摄取放射性药物轻度增高，9 例前列腺部位未见明显放射性聚集，膀胱内几乎未见放射性分布；^{11}C-胆碱 PET/CT 显像诊断前列腺癌的敏感性为 81.8%（18/22），特异性为 84.0%（21/25）。22 例前列腺癌 SUVmax 与 PSA 值、Gleason 评分无显著相关性，其复相关系数分别为 0.008，0.01（$P>0.05$）。^{11}C-胆碱 PET/CT 显像显示出了所有传统影像学发现的 9 例前列腺癌伴转移的患者，并且比传统 CT、B 超及骨扫描多发现骨转移病灶 4 处，淋巴结转移灶 7 处。

^{11}C-胆碱显像的不利之处为半衰期短，仅 20min，使其应用范围仅限于有回旋加速器的 PET 中心。因此，许多学者致力于发展^{18}F 标记的胆碱类显像剂。

2. ^{18}F-胆碱　DeGrado 等研究发现，胆碱转运和磷酸化特异性抑制剂可以 90%降低激素非依赖性前列腺癌细胞（androgen independent prostate cancer cells，PC-3）摄取^{18}F-胆碱，而^{18}F-FDG 摄取则不受影响，证明了 PC-3 摄取^{18}F-胆碱进入胆碱代谢通路的特异性。

Kwee 等发现，^{18}F-胆碱主要浓聚于肝、脾、肾（实质）和胰腺，小肠各部可有不同程度的摄取。17 例前列腺癌患者的^{18}F-胆碱 PET 结果与前列腺六分法活检病理对照研究显示，活检阳性区域的 SUV 最高值要明显高于活检阴性区域，为 5.5∶3.3。

Schmid 等对 9 例新诊断的前列腺癌患者行^{18}F-胆碱 PET/CT 检查后发现，以净体质量指数和体质量指数计算前列腺癌的 SUV 最高值分别为 3.5±0.9 和 4.3±1.1；前列腺 PET 结果与前列腺全切标本对照研究显示，仅有 1 例 PET 表现与组织学证实的肿瘤位置和范围完全吻合，其中 8 例^{18}F-胆碱不仅在肿瘤区域浓聚，而且在肿瘤邻近区域和组织学证实为前列腺良性增生的区域也有浓聚，其中 2 例组织学表现为多发、小而孤立的癌灶（最大径仅为 2mm）而 PET 表现为^{18}F-胆碱弥漫不均匀浓聚，因此^{18}F-胆碱 PET 不能有效鉴别前列腺癌与 BPH；此外，9 例临床生化检查为可疑前列腺癌复发的患者，^{18}F-胆碱 PET-CT 检查均提示为前列腺癌局部复发、淋巴结转移或骨转移，2 例 PET 提示腹膜后淋巴结转移的患者，CT 于相应区域可见增大的淋巴结。

^{18}F-胆碱优于^{11}C-胆碱的最大优势在于半衰期长，如^{18}F-FDG 一样可进行远距离运送。虽然^{18}F-胆碱生物学行为与^{11}C-胆碱相似，但是在泌尿系统中排泄较^{11}C-胆碱明显为高，在前列腺癌的检查中受到一定限制。

（三）其他

1. ^{11}C-乙酸盐　^{11}C-乙酸盐（^{11}C-acetate）经静脉注射后，通过血流被细胞摄取，在线粒体内被合成酶转变为^{11}C-乙酰辅酶 A，乙酰辅酶 A 是三羧酸循环的始动物质，经三羧酸循环氧化，产生^{11}C-CO_2。由于^{11}C-乙酸盐可被心肌摄取，并与心肌氧耗量呈正比，因而可用于无创性估测心肌活力、评价心肌氧化代谢、测量心肌氧耗量。

肿瘤中^{11}C-乙酸盐的代谢机制尚不十分清楚，现推测是通过非氧化途径进入细胞脂质池。^{11}C-乙酸盐在人体内的分布，早期显像，肝、脾、胰腺及肾皮质显影清晰，肝、脾对^{11}C-乙酸盐中度摄取，肾及胰摄取较高。延迟图像中，正常肾皮质摄取已明显减少，仅隐约可见，肝、脾和胰腺的放射性也较前减少，胰头周围常可见小肠显影。唾液腺、肌肉、骨骼、膀胱壁及男性前列腺、女性子宫体对^{11}C-乙酸盐略有摄取，肾盂、输尿管和膀胱内未见放射性。肺内放射性最低，心脏部位未见放射性摄取。

Fricke 等对 25 例前列腺癌患者行^{11}C-乙酸盐 PET，其中 15 例同时行^{18}F-FDG PET，^{11}C-乙酸盐 PET 20/24 患者为阳性，灵敏度 83%，而^{18}F-FDG PET10/15 为阳性，灵敏度为 75%（1 例患者因检查中均发现同时患有肺癌而未被纳入研究）；远处转移灶^{18}F-FDG PET 的平均 SUV（3.2）高于^{11}C-乙酸盐 PET（2.3）；然而，原发灶及局部淋巴结转移灶^{11}C-乙酸盐 PET 的平均 SUV（分别为 3.8、2.9）高于^{18}F-FDG PET（分别为 1.0、1.1）；此外，血清 PSA 水平与两种显像剂的 SUV 之间呈正相关。

研究认为，在原发灶及局部淋巴结转移的检测方面，^{11}C-乙酸盐优于^{18}F-FDG PET；远处转移灶方面，^{18}F-FDG PET具有优势，两者联合显像更有利于提高前列腺癌原发灶及转移灶的诊断准确性。

Oyamǎ等对22例前列腺癌患者行^{11}C-乙酸盐PET，其中18例同时行^{18}F-FDG PET，肉眼观察所有患者^{11}C-乙酸盐PET均为阳性，病灶SUV为3.27～9.87；而^{18}F-FDG PET仅有15例为阳性，病灶SUV为1.97～6.34。此外，在骨和淋巴结转移的检出方面，^{11}C-乙酸盐PET也优于^{18}F-FDG PET。

2. ^{11}C-蛋氨酸　^{11}C-蛋氨酸（^{11}C-methionine，^{11}C-MET）在组织的聚集依赖于细胞膜上α氨基酸转运分子的密度和局部的血流灌注。在绝大多数肿瘤细胞中，α氨基酸转运分子密度较高，因此细胞内MET浓度较高。^{11}C-MET代表了体内氨基酸的转运、代谢和蛋白质的合成情况。与^{18}F-FDG相比，其优点是肿瘤/正常组织比值高、图像清晰、易于诊断；主要是由于^{11}C-MET在血池中清除较快，同时MET在肝、脾代谢，泌尿系统排泄较少。该显像剂在炎症部位不像^{18}F-FDG浓聚，易于区别炎症和肿瘤。

Nunez等在一项前瞻性研究中，研究人员比较了^{18}F-FDG与^{11}C-MET PET显像对前列腺癌及其转移灶的探测情况。在348处软组织和骨转移病灶中，^{11}C-MET探测到251处（72.1%）；而^{18}F-FDG仅探测到167处（48%）。研究者认为这可能是由于肿瘤细胞在不同时期的生物学特性不同引起的，^{11}C-MET与^{18}F-FDG对病灶的探测存在代谢的时间依赖性。在初期，当病灶尚处于休眠状态时，可以摄取^{11}C-MET；随着病灶进入活跃期，其对^{18}F-FDG的摄取增加。

3. 雄激素　为研究前列腺癌的生物学行为并发展针对雄激素受体的治疗方法，需评价雄激素受体的表达和功能状态。Larson等对7例实验室和临床检查诊为进展期前列腺癌的患者行16β-^{18}F-5α-二氢睾酮（16β-^{18}F-fluoro-5α-dihydrotestosterone，^{18}F-FDHT）PET研究：在心脏、大血管等血池和肝可见示踪剂浓聚，胆道、肠道和泌尿系统可见代谢产物的分泌或排泄；常规影像学检查发现的59个病灶中，^{18}F-FDHT PET发现46个；3例在接受降低^{18}F-FDHT与雄激素受体结合能力的激素治疗后再次行^{18}F-FDHT PET，发现病灶摄取^{18}F-FDHT程度降低，^{18}F-FDHT的摄取程度反映了治疗后雄激素受体结合位点水平的改变。

Dehdashti等对19例晚期前列腺癌患者行^{18}F-FDHT PET，其中12例发现异常^{18}F-FDHT浓聚灶，灵敏度为63%；接受过或正在接受激素治疗的14例中有10例PET结果为阳性，未接受激素治疗的5例中有2例阳性；19例中2例^{18}F-FDHT PET和其他影像学检查均为全身弥漫性骨或淋巴结转移，其余17例传统影像学检查发现的43个病灶中^{18}F-FDHT PET仅显示10例中的24个病灶，但有5例^{18}F-FDHT PET发现了其他检查未发现的17个病灶；在应用雄激素受体拮抗剂1天后，对显像阳性的12例再次行^{18}F-FDHT PET，发现病灶平均SUV由7.0±4.7降为3.0±1.5。^{18}F-FDHT PET检查的意义在于评价前列腺癌细胞膜上有无雄激素受体及其功能状态，以期指导、预测激素治疗的反应。

三、PET在前列腺癌中的应用

早期前列腺癌PET的应用结果不能令人满意，主要原因是前列腺癌体积较小、倍增时间长、葡萄糖代谢具有特殊性。此外，FDG经尿液排泄是影响盆腔淋巴结和局部复发检出的重要因素。新的示踪剂的应用改变了前列腺PET检测的被动局面。

（一）前列腺癌的诊断

^{18}F-FDG对评价前列腺癌原发肿瘤的灵敏度、特异性均不高，不能很好地鉴别前列腺良性增生与前列腺癌。^{11}C-胆碱及^{11}C-蛋氨酸的应用为前列腺癌的早期诊断提高广阔前景。

（二）临床分期

由于PET/CT实现了分子水平的功能成像与精细解剖成像的同机融合，一次检查即可完成全身成像，同时获得冠状、矢状、横断面三个层面的全身断层显像，能够同时探测全身其他部位是否存在转移灶，因此在前列腺癌的分期上优于传统影像检查。传统影像学判断淋巴结转移均依赖其体积的改变，存在局限性。

（三）优化治疗方案，判断疗效、预后评价及检测复发

PET/CT对前列腺癌诊断、分期的高准确性为临床医生制订治疗方案提高可靠依据，从而能够优化治疗方案。对A、B期患者，根据PET/CT提供的精确的解剖部位、大小、边界及其与邻近器官的关系，可以协助外科医生确定手术方案及切除范围。对C、D期患者决定采取放疗或化疗或联合治疗的患者，PET/CT在指导勾画精确放疗靶区中具有明显优势。PET/CT易将肿瘤组织、炎症、坏死和瘢痕等不同性质的病变区分开来，从而勾画

更精确的放射治疗靶区，给予更恰当的放射治疗剂量，并可以使治疗辐射剂量分布的物理适形和生物适形紧密结合，达到在肿瘤组织形态学和分子生物学水平上的精确定位、精确计划和精确照射的目的。

大多数前列腺癌复发首先表现为 PSA 升高，约 1/3 前列腺局部切除及 1/3 放疗病人最终会发展为生化复发，即仅有 PSA 升高并无其他症状。这类病人继续生存 5～10 年并不少见。Chang 研究了 24 例 PSA 升高的病人，^{18}F-FDG 对淋巴结转移诊断灵敏性为 75%，特异性为 100%，准确率为 83.3%，阳性预测值为 100%，阴性预测值为 67%。Oyama 等对 46 例治疗后 PSA 升高的病人（30 例为前列腺癌切除术后，16 例为放疗后）用^{18}F-FDG 和^{11}C-乙酸盐显像，并与 CT 及病理结果对照，结果显示^{11}C-乙酸盐灵敏性为 59%，^{18}F-FDG 为 17%，CT 为 14%。

现有的方法对激素和化疗的评价不够精确。其原因是因为肿瘤体积变化慢，且 PSA 水平与临床转归不完全相关。有研究显示，前列腺去势后 48h，^{18}F-FDG 摄取减少至原来的 62%；10 天减至 32%，早于肿瘤体积和 PSA 变化；治疗后 1～5 个月 PSA 下降 70%～99%，SUV 下降 12%～77%。

有研究显示，^{18}F-FDG 摄取的原发前列腺癌（SUV＜4）病人生存率较高；同时还表明新发现前列腺癌的显像阳性率与其 PSA 水平相关；提示

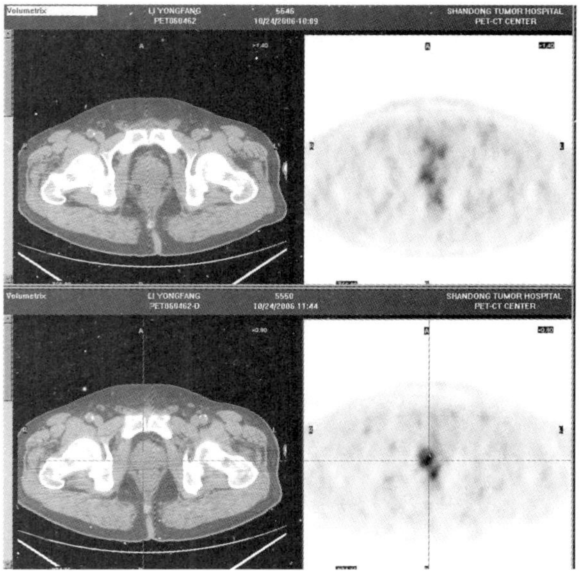

图 9-6-1 初始相扫描与延迟相扫描

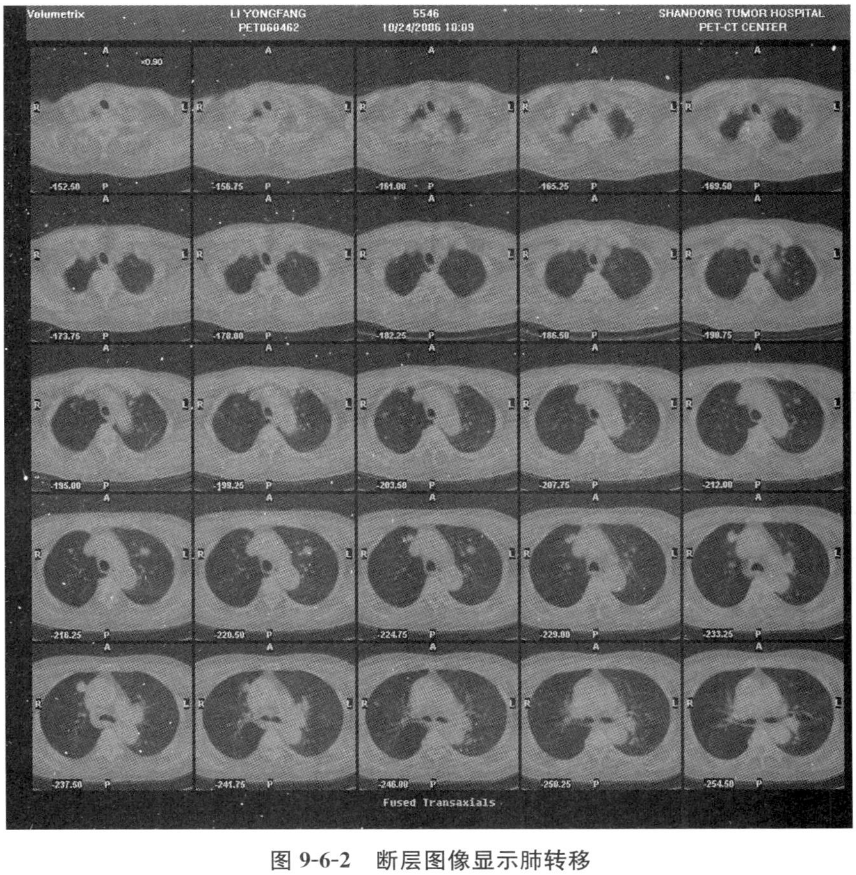

图 9-6-2 断层图像显示肺转移

患者男，80 岁，因“PSA 异常升高，临床怀疑前列腺癌”经^{18}F-FDG PET/CT 检查诊断为前列腺癌并双肺转移后经穿刺病理证实。图 9-6-1 分别为初始扫描和延迟扫描显像，延迟扫描病灶结节状放射性摄取增高，显示更为明显。图 9-6-2 显示“双肺转移”而改变临床分期及治疗方案。

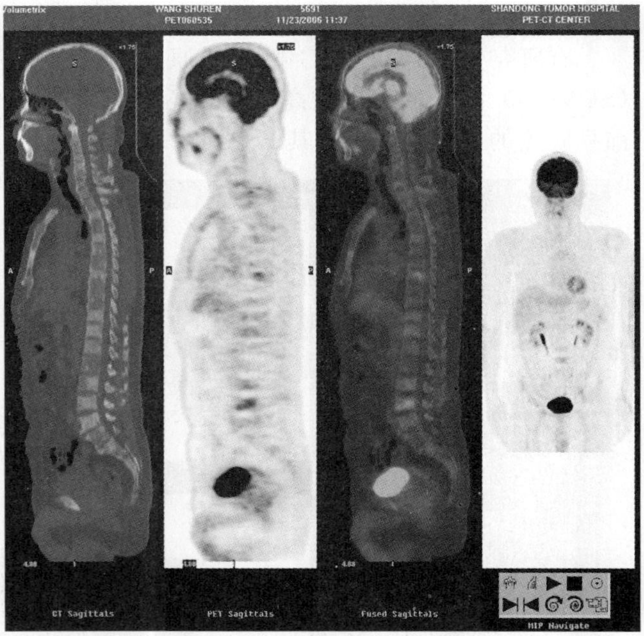

彩图 9-6-3　显示脊柱多处骨转移病灶

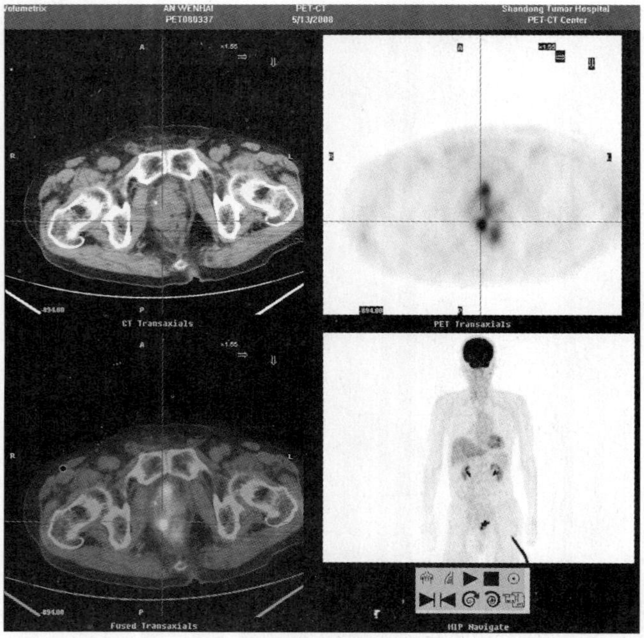

彩图 9-6-5　患者男，85 岁。前列腺癌术后 4 年半，因“PSA 进行性升高，并出现大便不规律及排便困难”行 PET/CT 检查，诊断为“前列腺癌术后复发并直肠受累”，后经穿刺病理证实。

^{18}F-FDG 显像的表现主要反映肿瘤的生物特性及其侵犯性。PET 是否能够作为一项独立的预后指标有待进一步研究。

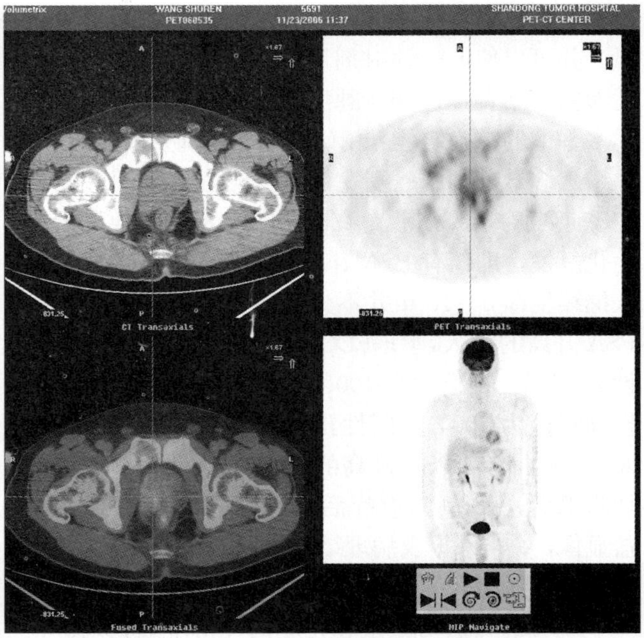

彩图 9-6-4　前列腺病灶

患者男，52 岁，因“多发骨转移”经^{18}F-FDG PET/CT 检查诊断原发灶为前列腺癌，后经穿刺病理证实。

四、PET/CT 在前列腺癌临床应用的前景及展望

PET 示踪剂是 PET-CT 临床应用的基础和发挥临床作用的原始动力。PET/CT 的发展有赖于开发新的显像剂，随着穿透扫描时间的明显缩短，这为短半衰期药物的临床应用提供了更大的空间。分子影像学未来的发展有赖于分子生物学家、药学化学家、影像学专家、病理学及外科专家等多方的密切配合才得以实现。

（韩安勤　马　莉　杨国仁）

参考文献

［1］ Effert PJ，Bares R，Handt S，et al. J Urol，1996，155：994.

［2］ Shreve PD，Grossman HB，Gross MD，et al. Radiology，1996，199：751.

［3］ Jadvar H. Xiankui L. Shahinian A. et al. Glucose metabolism of human prostate cancer mouse xenografts. Mol Imaging，2005，4（2）：91-97.

［4］ Hara T，Kosaka N. Kishi H. PET imaging of prostate cancer using carbon-11-choline. J Nucl Med，1998，39（6）：990-995.

［5］ Sutinen E，Nurmi M. Roivainen A，et al. Kinetics of ［^{11}C］ choline uptake in prostate cancer：a PET study.

Eur J Nucl Med Mol Imaging，2004，31（3）：317-324.

[6] Breeuwsma AJ，Pruirn J，Jongen MM，et al. In vivo uptake of [^{11}C] choline does not correlate with cell proliferation in human prostate cancer. Eur J Nucl Med Mol Imaging，2005，32（6）：668-613.

[7] Yoshida S，Nakagomi K，Goto S，et al. ^{11}C-choline positron emission tomography in prostate cancer：primary staging and recurrent site staging. Urol Int，2005，74（3）：214-220.

[8] De Jong IJ，Pruim J，Elsinga PH，et al. Preoperative staging of pelvic lymph nodes in prostate cancer by ^{11}C-choline PET. J Nucl Med，2003，44（3）：331-335.

[9] 王慕文，金讯波，赵勇，等. ^{11}C-胆碱 PET / CT 显像在前列腺癌诊断中的应用价值. 中华泌尿外科杂志，2007，28（1）：53-55.

[10] DeGrado TR，Coleman RE，Wang S，et al. Synthesis and evaluation of ^{18}F-labeled choline as an oncologic tracer for positron emission tomography：initial findings in prostate cancer. Cancer Res，2001，61（1）：110-117.

[11] Kwee SA，Coel MN，Lim J，et al. Prostate cancer localization with ^{18}F-fluorocholine positron emission tomography. J Urol，2005，173（1）：252-255.

[12] Schmid DT，John H Zweifel R，et al. Fluorocholine PET/CT in patients with prostate cancer：initial experience. Radiology，2005，235（2）：623-628.

[13] Fricke E，Machtens S，Hofmann M，et al. Positron emission tomography with ^{11}C-acetate and ^{18}F-FDG in prostate cancer patients. Eur J Nucl Med Mol Imaging，2003，30（4）：607-611.

[14] Oyama N，Akino H，Kanamaru H，et al. ^{11}C-acetate PET imaging of prostate cancer. J Nucl Med，2002，43（2）：181-186.

[15] Nunez R. Macapinlac HA，Yeung HW，et al. Combined ^{18}F- FDG and ^{11}C- methionine PET Scans in Patients with newly progressive metastatic prostate cancer. J Nucl Med，2002，43（1）：46-55.

[16] Larson S，Morris M，Gunther I，et al. Tumor localization of 16β-^{18}F-fluoro-5α-dihydrotestosterone versus ^{18}F-FDG in patients with progressive、metastatic prostate cancer. J Nucl Med，2004，45（3）：366-373.

[17] Dehdashti F，Picus J，Michalski JM，et al. Positron tomographic assessment of androgen receptors in prostatic carcinoma. Eur J Nucl Med Mol Imaging，2005，32（3）：344-350.

[18] Oyama N，Akino H，Suzuki Y，et al. The increased accumulation of [^{18}F] fluorodeoxyglucose in untreated prostate cancer. Jpn J Clin Oncol，1999，29（12）：623-629.

第七节　淋巴瘤

一、概述

体内的淋巴样器官（包括骨髓、胸腺、淋巴结、脾、咽淋巴环、呼吸道和胃肠道的淋巴滤泡，以及其他淋巴结以外的部位如皮肤和其他淋巴组织）是一类广泛分布于各部位的重要组织，如果发生恶变统称为恶性淋巴瘤。恶性淋巴瘤（lymphoma）是严重危害人们生命安全和生活质量的恶性肿瘤之一。在美国，仅 2008 年就有 8 220 例霍奇金淋巴瘤（HL）和 66 120 例非霍奇金淋巴瘤（NHL）的新增病例。而在中国，淋巴瘤的发病率同样较高，男性约为每 10 万人中有 1.39 人发病，女性稍低，为每 10 万人中有 0.84 人发病，且病死率为 1.5/10 万。在各种恶性肿瘤中占 11～13 位，与白血病相仿。

在病理学上淋巴瘤分为霍奇金淋巴瘤（Hodgkin lymphoma，HL）和非霍奇金淋巴瘤（non-Hodgkin lymphoma，NHL）。依据肿瘤性淋巴细胞的大小、形态及分布方式进一步分成不同类型。众所周知，不同类型淋巴瘤的临床表现、治疗和预后各不相同，因此，准确的病理学诊断和分型具有重要意义。根据 2001 年 WHO 分类，恶性淋巴瘤分类如下（表 9-7-1）。

表 9-7-1　恶性淋巴瘤 WHO 分类

B细胞肿瘤	前体T淋巴母细胞性白血病/淋巴瘤
前体B细胞肿瘤	母细胞性NK细胞淋巴瘤
前体B淋巴母细胞性白血病/淋巴瘤	成熟T细胞和NK细胞肿瘤
成熟B细胞肿瘤	T细胞幼淋巴细胞白血病
慢性淋巴细胞性白血病/小淋巴细胞性白血病	T细胞大颗粒淋巴细胞性白血病
B细胞幼淋巴细胞性白血病	侵袭性NK细胞白血病
淋巴浆细胞性淋巴瘤	成人T细胞白血病/淋巴瘤
脾边缘区淋巴瘤	结外NK/T细胞淋巴瘤，鼻型
毛细胞白血病	肠病型T细胞淋巴瘤
浆细胞骨髓瘤	肝脾T细胞淋巴瘤
骨的孤立性浆细胞瘤	皮下脂膜炎样T细胞淋巴瘤
骨外浆细胞瘤	蕈样肉芽肿
黏膜相关淋巴组织结外边缘区B细胞淋巴瘤	Sezary综合征
	皮肤原发性间变性大细胞淋巴瘤
	周围T细胞淋巴瘤，非特殊性
淋巴边缘区B细胞淋巴瘤	血管免疫母细胞性T细胞淋巴瘤

续表

滤泡性淋巴瘤	间变性大细胞淋巴瘤
套细胞淋巴瘤	恶性潜能未定的T细胞增生
弥漫性大B细胞淋巴瘤	淋巴瘤样丘疹病
纵隔（胸腺）大B细胞淋巴瘤	霍奇金淋巴瘤
	结节性淋巴细胞为主性霍奇金淋巴瘤
血管内大B细胞淋巴瘤	
原发性渗出性淋巴瘤	经典型霍奇金淋巴瘤
Burkitt淋巴瘤/白血病	结节硬化经典型霍奇金淋巴瘤
恶性潜能未定的B细胞增生	富于淋巴细胞经典型霍奇金淋巴瘤
淋巴瘤样肉芽肿病	
移植后淋巴组织增生性疾病，多形性	混合细胞经典型霍奇金淋巴瘤
T细胞和NK细胞肿瘤	淋巴细胞消减经典型霍奇金淋巴瘤
前体T细胞肿瘤	

对于病变恶性程度较低又比较早期的病例，放射治疗可取得好的、甚至是根治的效果；已有全身播散或晚期的病例，应以药物治疗为主。HL倾向于侵犯邻近淋巴结区，较少侵犯结外器官和组织，因之较大面积的淋巴区照射效果较好；NHL的扩散常有“跳站”现象，较易侵犯远处淋巴结或结外器官，因之大多需要全身性药物治疗。腹腔内尤其是消化道的NHL在可能时应争取手术切除，以后再配合其他治疗以减少梗阻或穿孔的可能性。

淋巴瘤患者的预后与其分期密切相关，准确、有效的分期有利于选择恰当的治疗方案。目前最常用的分期方案是Ann Arbor方案（表9-7-2）。

表9-7-2　淋巴瘤分期：Ann Arbor方案

Ⅰ	病变涉及一个淋巴结区（Ⅰ）或一个淋巴组织（如脾、胸腺、咽淋巴环）或一个淋巴结外部位（Ⅰ$_E$）
Ⅱ	病变涉及膈肌的一侧的两个或更多的淋巴结区（Ⅱ）（如纵隔是一个部位，肺门淋巴结受侵是两个部位）；涉及的解剖部位数目应探明（Ⅱ$_2$）
Ⅲ	病变涉及膈肌两侧的淋巴结区（Ⅲ） Ⅲ$_1$：有或没有脾门、腹腔或门脉区淋巴结受侵 Ⅲ$_2$：有主动脉旁、髂部、肠系膜淋巴结受侵
Ⅳ	侵犯淋巴结（S）以外的部位
A：	无症状
B：	无其他可解释的发热、盗汗、体重减轻（6个月内下降10%以上）

二、PET/CT在淋巴瘤中的临床应用

（一）诊断

恶性淋巴瘤的诊断包括两个方面，首先是确定是否是淋巴瘤以及其组织学类型；其次是通过各种影像学检查确定病变累及的部位及范围，即所累及的淋巴结及结外器官，确定其临床分期，以制订临床治疗方案。PET/CT探测大多数类型淋巴瘤的灵敏度很高（>90%），而对黏膜相关性组织（mucosal associated lymphatic tissue，MALT）淋巴瘤以及小淋巴细胞NHL探测灵敏度较低（50%～90%）。

对于长期发热待查而临床常规检查无明确病变，不能确诊的患者，PET/CT可作为筛检方法，初步明确体内有无异常病变，以排除淋巴瘤。或者通过PET/CT检查为活检提供定位信息，从而获取病理诊断。

骨髓浸润为淋巴瘤晚期表现，为淋巴瘤患者预后不良征兆之一。多项研究表明，PET显像在发现恶性淋巴瘤骨髓浸润中的作用可以替代骨扫描，减少骨髓活检次数，特别是局灶性骨髓浸润灶。单次骨髓检查易漏诊，而PET一次检查即可显示全身骨/骨髓代谢情况，对发现局灶性病变，提高骨髓穿刺阳性率有很大帮助。Pakos EE等对587例PET显像进行了系统分析，结果表明PET对淋巴瘤骨髓浸润的灵敏度及特异性分别为51%和91%，提示PET对淋巴瘤骨髓浸润的特异性较高，与NHL相比，PET探测HL骨髓浸润的灵敏度更高，可达到76%。Carr等以骨髓^{18}F-FDG摄取等于或高于肝^{18}F-FDG摄取为骨髓浸润标准对50例淋巴瘤患者进行分析，PET与骨髓穿刺的符合率为78%，8例PET阳性而骨髓穿刺阴性，3例PET阴性而骨髓穿刺阳性。由于骨髓穿刺大多选择在髂前上棘或髂后上棘，骨髓浸润可以为弥漫性，也可为局灶性，穿刺部位不一定有骨髓浸润，骨髓穿刺阴性也不能排除骨髓浸润。

对HL进行治疗前分期时，PET/CT显像骨髓反应性增生及骨髓浸润均可表现为弥漫性FDG摄取，Salaun PY等应用PET/CT对106例HL患者进行了分期研究，结果表明，骨髓弥漫性摄取FDG可能是骨髓浸润，但更可能是骨髓的反应性增生。当骨髓^{18}F-FDG摄取低于肝^{18}F-FDG摄取或骶骨SUVmax低于3.4时，骨髓穿刺均为阴性，提示在骨髓摄取^{18}F-FDG较低时，对预后较好的HL可不进行骨髓穿刺活检。同样，Ngeow JYY等研究也表明，对早期HL患者，可不必进行骨髓穿刺活检。对于骨髓浸润，PET/CT具有很高的阴性预测值（NPV），可以除外淋巴瘤骨髓浸润，

但惰性 B 细胞 NHL 除外。

（二）分期及再分期

淋巴瘤的准确分期对制订合理的治疗方案、提高临床治愈率非常重要。大量经验结果表明，PET/CT 在淋巴瘤分期及再分期方面具有很大的优势（彩图 9-7-1）。

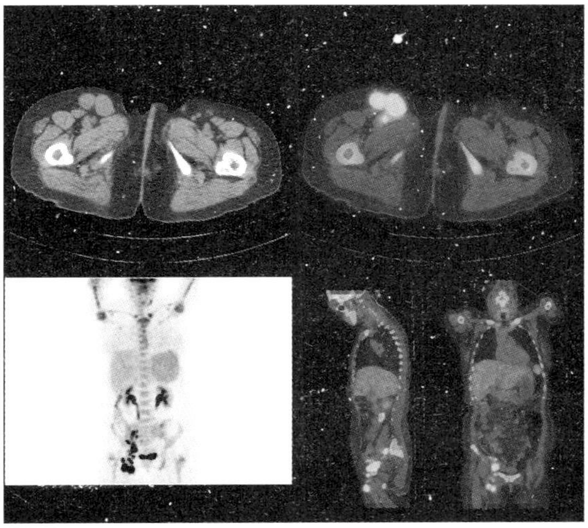

a

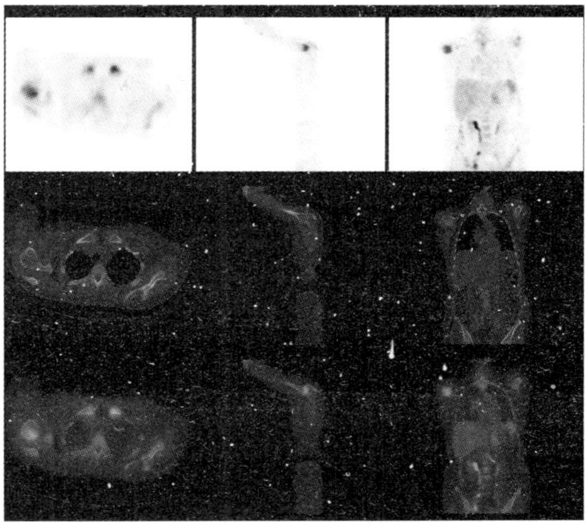

b

彩图 9-7-1　患者女，56 岁，发热 1 个月，活检示 NHL，骨髓活检证实骨髓受侵，CT 示骨质未见破坏，PET/CT 使 NHL 分期上调

Stumpe 等研究表明，对 HL 的分期，FDG-PET 灵敏度和特异性分别为 88%和 100%，对 HL 的再分期，FDG-PET 的灵敏度为 85%～100%，而特异性为 57%～100%。Stumpe 等同时研究了 FDG-PET 在 NHL 分期中的作用，其灵敏度和特异性分别为 83%和 100%，对 NHL 再分期的灵敏度为 60%，特异性为 80%～100%。在一项对 HL 和 NHL 同时进行的研究中，FDG-PET 分期的灵敏度和特异性达到 100%，再分期的灵敏度为 71%～100%，特异性为 86%～100%。Bucerius 等研究表明，与传统的影像学包括 CT 相比，FDG-PET 可以改变约 36%淋巴瘤患者的分期，大部分患者的分期上调，只有少数患者的分期下调。Schaefer 等应用 FDG-PET/CT 对 HL 的患者进行了研究，再分期的灵敏度为 100%，而特异性为 91%。Raanani 等比较了 FDG-PET/CT 和 CT 在 HL 和 NHL 分期方面的价值，32%的 HL 患者分期上调，而 31%的 NHL 患者的分期上调，同时，15%HL 患者的分期下调，1%NHL 患者的分期下调；FDG-PET/CT 使 45%患者的诊疗改变。La Fougere 等对比了 FDG-PET/CT，FDG-PET、CT 对 HL 和 NHL 患者在分期和再分期的临床价值，自区域淋巴结角度分析，FDG-PET/CT、FDG-PET 以及 CT 的灵敏度分别为 98%、98%及 85%，相应的特异性分别为 99%、99%及 91%。他们认为 FDG-PET 在淋巴瘤分期方面优于 CT，但是，FDG-PET/CT 与 FDG-PET+CT（side by side）相比并不占优势。Hernandez-Maraver 等对比了 FDG-PET/CT 和单独采集的 CT 以及 FDG-PET 在淋巴瘤分期方面的价值，结果显示 FDG-PET/CT 使得 47 例患者中有 11 例分期上调，15%的患者临床治疗方案得以改变。FDG-PET/CT 优于单独 CT 和单独的 FDG-PET，同时与 PET 相比，PET/CT 减少了生理性摄取（如棕色脂肪）造成的假阳性，从而使分期的准确性进一步提高，有利于患者的诊疗。

惰性 NHL 的分期对治疗至关重要，例如，约 1/3 的滤泡性淋巴瘤患者仅为Ⅰ期和Ⅱ期，70%～90%的 MALT 淋巴瘤表现为局限性疾病（$Ⅰ_E$～$Ⅱ_E$），这些患者可行放疗，而分期更高的患者常需要系统治疗。Fueger BJ 等应用 PET/CT 对 45 例惰性淋巴瘤进行了分期和再分期的研究，并与 PET 和 CT 加以对比，同时探讨 SUVmax 与增殖活性及患者病理类型之间的关系。结果表明，对淋巴结病变，PET/CT 诊断的灵敏度、特异性及准确性分别为 99%、100%和 99.8%，而 PET 及 CT 的灵敏度、特异性及准确性分别为 68%、97.5%、92.2%及 70%、100%、94.7%。此外，PET/CT 能探测到更多的结外病变（22 处），而 PET 及 CT

分别探测到 9 处及 14 处。对治疗前惰性淋巴瘤的分期，即使 CT 显示异常的淋巴结无明显 FDG 摄取也应考虑为淋巴瘤累及，在观察疗效时也应注意观察淋巴结大小的变化情况。滤泡性淋巴瘤 SUVmax 范围为 0.4～15.4（3.7±4.1），非滤泡性淋巴瘤 SUVmax 范围为 0.8～9.8（2.2±2.1）。最大 SUVmax 及最小 SUVmax 均见于滤泡性淋巴瘤。SUVmax 与惰性淋巴瘤各型之间无统计学意义。

HL、滤泡性淋巴瘤、弥漫大 B 细胞淋巴瘤、MALT 中边缘型 B 细胞淋巴瘤、套细胞淋巴瘤容易累及盆腔和腹膜后淋巴通路的淋巴结。Tateishi U 等的研究显示，增强的 PET/CT 更有利于显示这些部位淋巴结的受累情况。与非对比增强 PET/CT 相比，增强 PET/CT 在淋巴瘤的分期以及治疗后的再分期方面更准确，有利于制订更准确的治疗计划。

（三）疗效评价

肿瘤放化疗可导致肿瘤周围组织水肿、纤维化和坏死，虽然有近 64%的淋巴瘤患者在治疗结束后仍存在残留肿块，但其中只有 18%最终会复发。准确鉴别肿瘤治疗后残余和（或）复发与放化疗损伤，对于进一步治疗计划的制订很有意义。传统的显像技术如 CT、MRI、超声等以肿瘤（肿块）大小变化为主要指标判断疗效。但此标准既不敏感，也难以对治疗后病灶区残余软组织阴影是残留肿瘤组织或是瘢痕组织进行鉴别，有很大的局限性。最近的疗效评价标准已经将 PET 所见纳入，如表 9-7-3 所示。

表 9-7-3　PET、PET/CT 评价淋巴瘤疗效的标准

疗效评价	国际工作组，Cheson 等（1999）	新 Cheson 标准（2007）
完全缓解（complete response，CR）	肿瘤完全消失，淋巴结直径＞1.5cm 变小，其直径≤1.5cm	国际工作组标准的 CR、PR、SD 且 PET 阴性；骨髓活检阴性
部分缓解（partial response，PR）	肿瘤两个最大直径的乘积缩小 50%以上	国际工作组标准的 CR、PR 且 PET 在至少 1 个已有病灶阳性
稳定（stable disease，SD）	肿瘤两个最大直径的乘积不足 50%，且没有疾病进展	国际工作组标准的 SD 且 PET 在已有病灶阳性
疾病进展（progressive disease，PD）	出现新病灶或已有病灶增大超过 50%	国际工作组标准的 PD 且 PET 在新增病灶阳性，或新病灶大于 1.5cmPET 阳性

PET 阳性指病变摄取高于纵隔（病变＞2cm）或高于本底（病变＜2cm）

由于肿瘤组织数量、生长速度快慢与其葡萄糖代谢率有很强的相关性，因此，^{18}F-FDG PET/CT 更适合用于淋巴瘤患者的疗效评价及预后判断（彩图 9-7-2，彩图 9-7-3）。

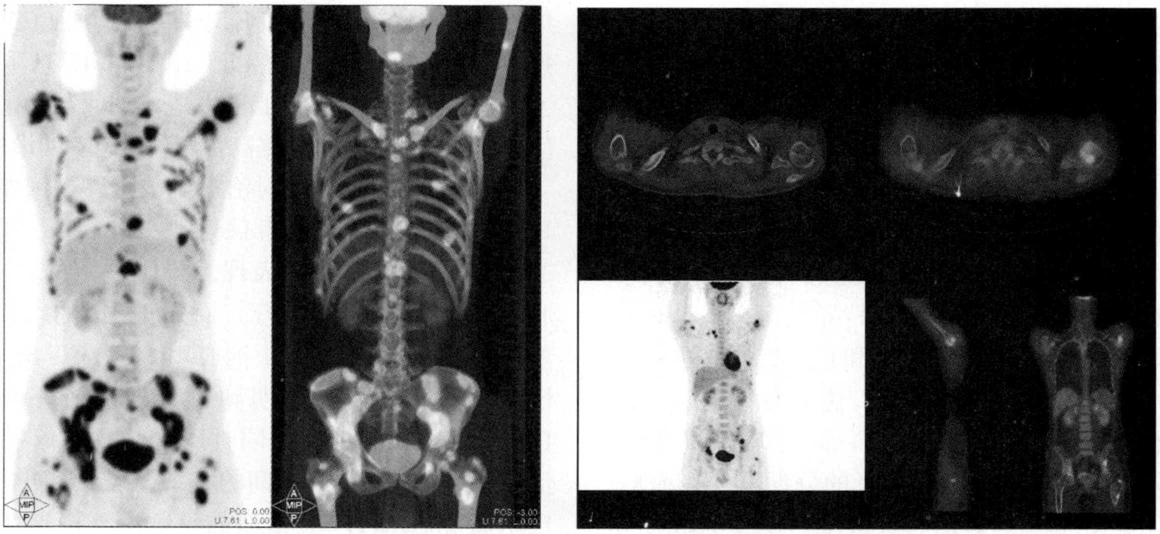

a　　男，25 岁，NHL 治疗前

b　　同一患者，化疗 2 周期后，部分缓解

彩图 9-7-2　PET/CT^{18}F-FDG 用于淋巴瘤患者的预后判断

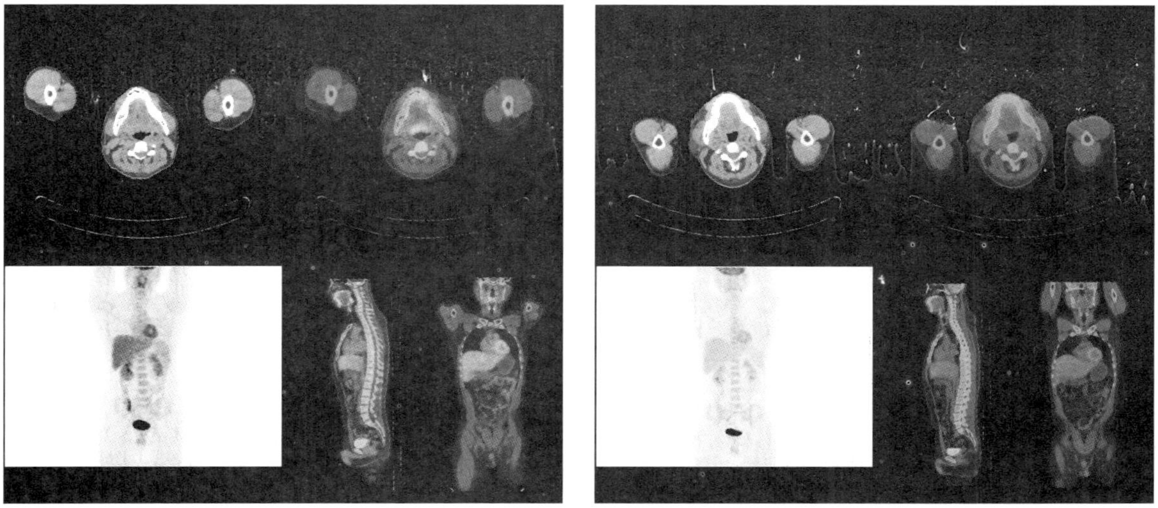

a　　　　　　　　　　　　　　　　　　b

男，36 岁，舌根部 NHL 化疗前　　　　同一患者，化疗 4 个疗程后，完全缓解

彩图 9-7-3　PET/CT ^{18}F-FDG 用于淋巴瘤患者的预后判断

Jerusalem 等对 54 例淋巴瘤于治疗前、治疗后 1～3 个月进行 PET 和 CT 检查，结果显示 PET 阳性者（6 例全部复发）比阴性者（48 例中仅有 8 例复发）临床预后差；24 例 CT 有残余肿块，30 例无残余肿块。PET 阴性且 CT 无残余肿块者属于低危人群，仅有 3 例复发，占 10%（3/29）；CT 有残余肿块而 PET 阴性者属于中危人群，有 26%（5/19）复发；PET 阳性者属于高危人群，6 例全部复发。PET、CT 的阳性预测值分别为 100% 和 42%（$P=0.0354$），阴性预测值分别为 83% 和 87%。Zinzani 等对 45 例化疗后滤泡性淋巴瘤患者行 PET 和 CT 检查，结果显示 CT 阴性、PET 阳性的 5 例患者有 4 例（80%）肿瘤复发，而两者皆为阴性的 22 例患者仅有 1 例肿瘤复发，两者皆阳性的 6 例患者全部复发，而 CT 阳性、PET 阴性的 12 例中有 1 例复发。CT（－）/PET（＋）组、CT（＋）/PET（－）组 2 年无进展生存期分别是 20% 和 90%（$P=0.0031$）。Querellou 等的 PET/CT 研究也证实了 PET/CT 可早期评价 NHL 治疗效果及预后，对 48 例侵袭性淋巴瘤（24 例为 NHL）的预后进行评估，所有患者行传统检查及 3 次 PET/CT 检查：治疗前（PET1）、治疗中（PET2，3 例治疗 2 周期后、13 例治疗 3 周期、32 例治疗 4 周期后；治疗结束后至少 2 周）、治疗后（PET3，治疗后 1～2 个月之后）。治疗中的传统检查 28 例完全缓解，其中 22 例中位随访 480 天，6 例无病生存时间（event-free survival，EFS）304 天后发现复发；16 例淋巴瘤部分缓解，继续治疗后 12 例完全缓解、3 例复发、1 例死亡。PET/CT 检查的结果：24 例 NHL 患者，PET 阴性的 EFS 中位时间为 465 天，18 例中仅有 3 例复发；而 PET 阳性者，6 例中有 5 例复发，EFS 时间仅为 233 天。Kaplan-Meier 生存曲线表明，NHL 的 PET 阳性和阴性之间的 EFS（$P=0.0006$）、总体生存率（overall survival，OS）（$P=0.04$）的差异有显著性意义。因此 PET/CT 可以在化疗的早期（化疗后 1～2 个疗程后）根据淋巴瘤病灶数目、活性来预测疗效及预后。

PET/CT 也可用于监测放射免疫治疗淋巴瘤的效果，Jacene HA 等对此进行了研究。33 例淋巴瘤患者［23 例应用^{131}I-托西莫单抗（tositumomab）和 10 例应用^{90}Y-替伊莫单抗（ibritumomab tiuxetan）进行治疗］，在放射免疫治疗前及治疗后 12 周进行 PET/CT 显像，13 例患者在放射免疫治疗后 24 周行第三次 PET/CT 显像，治疗前后肿瘤的代谢活性用目测法及定量分析法（SUVlean max）进行评价。结果表明，对于 NHL 患者，肿瘤 FDG 摄取在治疗后明显下降；即使不使用其他的治疗手段，肿瘤 SUVlean max 在 12～24 周之间仍继续下降，表明需进行“延时”的疗效评价。放射免疫治疗后病变进展的患者，常出现肿瘤累及新的病灶，而不是复发或者在原病灶处出现新的病灶。

治疗后何时行 FDG-PET 显像非常重要，为避免模棱两可的解释，FDG-PET 应在化疗至少结束后 3 周（最好是 6～8 周）或放疗后 8～12 周进行（因为放疗造成的炎性改变同样可摄取 FDG）。同时，FDG-PET 应在手术 2 个月后进行。如果在治疗中进行疗效评价，FDG-PET 应尽可能离下次化疗近，越近越好。

（四）早期检测复发

淋巴瘤完全缓解后，如果早期发现复发病灶，可行补救性治疗，预后较好。对于恶性淋巴瘤在完全缓解后应用 FDG-PET/CT 或 FDG-PET 进行随访来早期检测复发的研究不是很多。Jerusalem 等研究了 FDG-PET 在检测 HL 患者早期复发中应用价值，结果表明，FDG-PET 在检测临床早期复发方面很有价值，但是假阳性率高，达到 55%。而 Zinzani 等研究了 FDG-PET 在 HL 和 NHL 随访中的应用价值，结果表明 FDG-PET 假阳性率低，能够检测到相当一部分患者未曾怀疑的复发病灶。

最近，Crocchiolo R 等应用 FDG-PET/CT 对 HL 完全缓解后的 27 例患者进行了早期检测复发的研究，27 例患者共行 165 次 PET/CT 检查，13 例 PET/CT 可疑复发的患者中 7 例经活检确诊为复发，假阳性见于滤泡反应性增生、胸腺增生或淋巴结实质的硬化。阳性预测值（PPV）及假阳性率分别为 54%、46%，特异性为 70%，灵敏度及阴性预测值均为 100%。他们认为，FDG-PET/CT 在 HL 在早期检测复发方面很有应用价值。首先，复发的患者 PET/CT 显像均为阳性，PET/CT 显像阴性时高度提示患者没有复发；其次，真阳性患者的表现有多发病灶、病变累及膈下和（或）原病变部位的复发，提示这三种表现与复发高度相关。有关 FDG-PET 或 FDG-PET/CT 应用于早期检测复发的比较见表 9-7-4。

表 9-7-4 FDG-PET 或 FDG-PET/CT 应用于早期检测复发的比较

作者	PET 扫描次数	HL 患者人数	复发/PET 阳性	PPV	假阳性率	特异性	灵敏度	NPV
Jerusalem et al	119	36	5/11	45%	55%	81%	100%	100%
Levine et al	156	34	3/28	11%	89%	84%	100%	100%
Meany et al	57	23	2/11	18%	82%	57%	100%	100%
Schaefer et al	NR	66	23/27	85%	15%	91%	100%	100%
Zinzani et al	605	160	51/64	79%	21%	98%	100%	100%
Crocchiolo R	165	27	7/13	54%	46%	70%	100%	100%

Petrausch U 等应用 PET/CT 对弥漫性大 B 细胞淋巴瘤（DLBCL）进行了随访研究，75 例患者 23 例复发，PET/CT 的 PPV 为 85%，结果表明，FDG-PET/CT 对一线治疗后 DLBCL 的复发具有很高的 PPV，但是，基于减少放射剂量及费用的考虑，对于 60 岁以下的患者，在有复发症状时才建议应用 PET/CT 进行随访。而对于 60 岁以上的患者，无论有无复发的症状，均建议应用 PET/CT 进行随访，便于早期发现复发病灶。

究竟哪种 HL 患者在一线治疗后需要 FDG-PET/CT 进行随访呢？Petrausch U 等对此进行了研究，134 例患者，42 例（31.3%）患者复发，FDG-PET/CT 的 PPV 达到 98%。结果表明，患者无残余病灶，无临床症状且发病初期分期较低，不必应用 PET/CT 进行常规随访；患者有残余病灶，在治疗后的 2 年内应使用 PET/CT 进行常规的随访；只有发病时分期较高的患者，即使治疗后 2 年以上，也应使用 PET/CT 进行随访。

总之，目前对于淋巴瘤患者复发的早期检测，PET/CT 具有很大的优势，可根据患者的年龄、病理类型及有无临床症状等，选择合适的时间进行随访。同时，FDG-PET/CT 在 HL 患者的随访过程中可发现第二肿瘤。Sonet 等研究发现，在 HL 随访过程中发现 5 例第二肿瘤，包括 3 例肺癌，1 例扁平上皮癌及 1 例绒毛肿瘤。

（五）预后判断及生存率评估

许多研究已经证明，治疗早期行 PET 显像有助于判断预后，并已被纳入判断疗效的标准。最近的一项循证医学研究表明，低度及中度恶性 HL 患者在标准化化疗几个疗程后，PET 是很好的判断预后的标准，由于 DLBCL 的异质性，PET 是否对其有判断预后的价值尚无定论。

越来越多的证据表明，化疗 2 个周期后行 PET/CT 检查可以预测患者无病生存期及存活率。治疗后 PET 显像阳性的患者，复发的危险性明显升高，甚至可以考虑修改治疗方案。如果治疗后 PET 未显示异常 FDG 摄取，预后良好，但是在随访中有些患者也会复发。有些患者早期治疗有效，但后期复发。最近的一项研究表明，肿瘤标志物 bcl2 与这组患者有关。

Karam M 等对应用 PET/CT 对 81 例套细胞淋巴瘤进行了研究，根据 SUVmax 将患者分为 SUVmax≤5 和 SUVmax＞5 两组，结果表明，SUVmax＞5 组生存率及 FFS 明显低于 SUVmax≤5 组（$P<0.01$，$P<0.001$）。SUVmax≤5 组 5 年生存率为 87.7%，而 SUVmax＞5 组为 34%（图 9-7-4）。SUVmax≤5 组中位无失败生存（failure-free survival，FFS）为 45.3 个月，而 SUVmax＞5 组为 10.6 个月（图 9-7-5）。提示 PET/CT 有助于判断套细胞淋巴瘤预后及生存率评估，但此界值并不适用于其他类型的淋巴瘤患者。

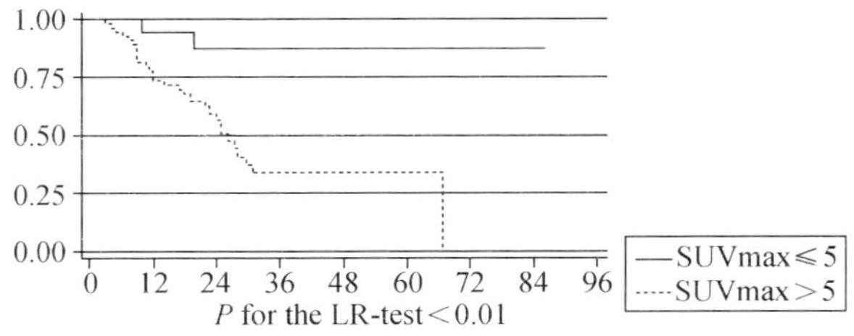

图 9-7-4　两组生存率比较

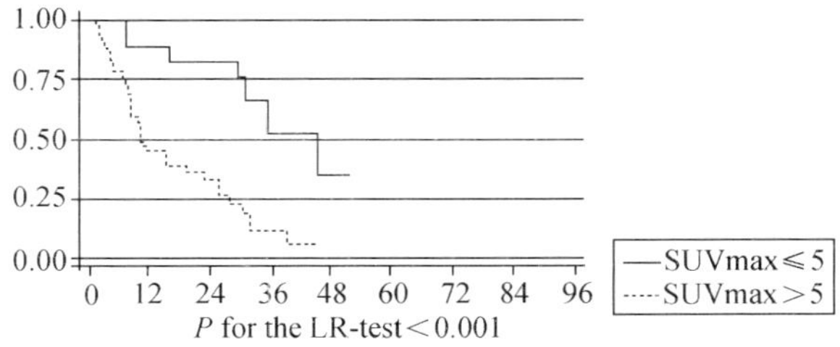

图 9-7-5　两组无失败生存比较

过去的几年中，越来越多的研究倾向于在治疗的早期行 PET 显像，目前认为，在化疗 2 个周期后行 PET 显像和在治疗结束后行 PET 显像具有同样的预后判断价值。对于 PET 阳性的患者可行补救性治疗，而如果在早期 PET 即为阴性，说明患者化疗非常敏感，因此可增加化疗的剂量。

（六）移植前、后评估

HL 以及侵袭性 NHL 经过一线治疗后，完全缓解率为 60%～80%。但是，如果患者在治疗后如果没有完全缓解或者复发，预后较差。如果这些患者对补救性治疗、大剂量化疗及自体干细胞移植（autologous stem-cell transplantation，ASCT）敏感，无病生存率（EFS）及总体生存率会提高。Philip 等报道，侵袭性 NHL 患者在接受 ASCT 后，与接受标准化化疗的 NHL 患者相比，5 年 EFS 及 OS 明显提高，分别为 46% *vs.* 12%，53% *vs.* 32%。

对于侵袭性淋巴瘤，为预测其经过大剂量化疗及 ASCT 后的转归对临床非常重要。PET 在移植前评估方面具有很重要的临床价值。Filmont JE 等报道，43 例淋巴瘤患者进行 ASCT 后应用 PET 评价，第一组 20 例患者（6 例 HL 和 14 例 NHL）在补救性化疗后 2～5 周且在 ASCT 前行 PET 显像；第二组 23 例患者（6 例 HL 和 17 例 NHL）在 ASCT 后 2～6 个月（平均 2.4 个月）后行 PET 显像。第一组中，8 例患者在平均随访 13.3 个月后无病生存，12 例患者复发或者死亡，PET 显像真阴性为 87.5%（7/8），真阳性为 91.6%（11/12）。第二组中，9 例患者在平均随访 16.5 个月后无病生存，14 例患者复发，PET 显像真阴性为 88.9%（8/9），真阳性为 92.9%（13/14）。PET 对第一组和第二组的预测准确率分别为 90% 和 91%，而 CT 相应值分别为 58% 和 67%（$P<0.05$）。结果表明，PET 显像结果与无病生存率有很强的相关性，PET 在预测 ASCT 后临床转归方面有很高的准确率。

很多研究表明，ASCT 前 FDG-PET 阴性与无进展生存率（PFS）有关。OS 提高，ASCT 后 FDG-PET 阳性 PFS 较短。患者肿瘤较小，FDG-PET 正常或基本正常患者较 FDG-PET 阳性及肿瘤较大患者预后好。需要强调的是，ASCT 前 FDG-PET 阳性不是排除使用 ASCT 进行治疗标准，补救性化疗及 ASCT 仍是治疗淋巴瘤复发的潜在有效方法，FDG-PET 可用于评估 PFS 以及 OS 的危险度分层。

（七）PET/CT 在儿童淋巴瘤中的应用

许多研究也证明 PET/CT 在淋巴瘤的诊治中具有非常重要的临床价值，但是有关 PET/CT 在儿童淋巴瘤中的应用研究却不多。儿童淋巴瘤占儿童恶性肿瘤的 10%～15%，发病高峰期在 5～9 岁，其中 HL 约占 40%，NHL 约占 60%。HL 中最常见的病理类型是结节硬化型和混合细胞型，不同于成年人。NHL 的分类同样与成年人不同，且恶性度较高、常累及结外，容易累及骨髓及中枢神经系统。

最新的研究表明，PET/CT 在儿童淋巴瘤中同样具有重要的应用价值。Raid R 等对 152 例经组织学证实的儿童淋巴瘤（117 例 HL 和 35 例

NHL）患者进行了研究，将患儿分为 4 组，第一组 41 例用于分期，第二组 52 例用于观察化疗 2～3 周期后的疗效，第三组 42 例观察治疗结束 4～8 周后疗效，第四组 18 例用于随访，并与传统影像学检查方法进行比较。结果表明，PET/CT 在四组中诊断效能均优于传统影像学检查方法，是儿童淋巴瘤分期、疗效评估及随访中的首选检查方法。

由于儿童期的生长发育特点，所以在阅读图像时需注意区分生理性摄取及异常病灶。例如，儿童期胸腺常显影，正常胸腺常呈倒“V”型，以区别于淋巴瘤累及胸腺。

综上所述，FDG-PET/CT 可进行全身显像，并能精确显示病变的解剖部位。PET/CT 显像不仅能显示淋巴瘤治疗后残余病变的部位，同时能用于病变的分期、再分期、提示活检部位、评价治疗效果、预后判断等。

三、前景与展望

目前有大量与 ^{18}F-FDG 相辅助的放射性药物被研发出来。这些药属于非特异示踪剂，与恶性肿瘤的代谢活性、血管生成及肿瘤特异性抗体受体结合有关。其中，胸腺嘧啶脱氧核苷类似物 3′-脱氧-3′-^{18}F-氟代胸苷（FLT）可以测量 DNA 的复制情况。Herrmann 等使用 FLT PET 显像对 NHL 患者进行了评价，发现该药对淋巴瘤早期疗效评价有诊断价值。FLT 较 FDG 的优势之处在于可以降低由于炎症引起的假阳性诊断，增加了脑部病灶的准确率。根据肿瘤高血管活性而研发的 PET 示踪剂包括如 ^{15}O 标记的水或 ^{13}NH3 和血管生成相关药物，如 ^{18}F-糖基化三肽（^{18}F-labeled glycosylated tripeptide，^{18}F-galacto-RGD）。RGD 肽以肿瘤血管内皮激活后表达的整合素 $\alpha\nu\beta3$ 为靶点，与肿瘤血管内皮特异结合达到示踪目的。另外，乏氧显像剂作为肿瘤显像剂也被运用于淋巴瘤的诊断，包括 ^{18}F-硝基咪唑丙醇（^{18}F-Fluoromisonidazole，FMISO）、2-硝基咪唑类似物和 ^{64}Cu-二乙酰基-四氮-硫代甲基半缩二氨基脲（^{64}Cu-diacetyl-bis N4-methylthiosemicarbazone，^{64}Cu-ATSM）。但是以上显像剂均为肿瘤非特异性，对于低生长活性的肿瘤监测率则比较低。因此，研发一种具有高度肿瘤选择性、高靶本比和细胞表面高亲和性的显像剂至关重要。单克隆抗体在肿瘤特异性结合方面具有很大优势，如果能够将短半衰期的放射性核素标记于抗CD20 单克隆抗体上，则可有效地对 NHL 进行显像。Perk 等将 ^{89}Zr 标记泽娃灵（zevalin）后首次进行人体显像研究，可以显示出肿瘤病灶，但是其效果有待进一步探索。作为显像剂，需要调整抗体的血浆清除率来提高靶本比，或者通过构建分子量更小的重组抗体片段来加快肾清除率。

反义治疗的发展为反义显像提供了技术保证，反义技术与核医学相结合，开发了反义显像这一分子水平的诊断技术。反义显像是用放射性核素标记的人工合成的反义寡聚核苷酸引入体内后，通过体内核酸杂交显示目的基因或基因过度表达的组织。北京大学王荣福等首次建立淋巴瘤反义基因显像的诊断方法，将淋巴瘤独特型抗原 mRNA 作为靶点，设计反义探针，改进了传统的癌基因作为靶点特异性不强的缺点，以期得到淋巴瘤特异性的全身扫描图像，减少临床结外淋巴瘤误诊率。在反义探针的 5′端连接含苯羟基团的单体，用 ^{125}I 与［^{131}I］标记含酪胺的 18 聚体寡核苷酸获得 ^{125}I 或 ^{131}I-FR-ASON；用阳离子脂质体介导探针转染，在细胞水平鉴定探针的特异性、稳定性；对荷淋巴瘤裸鼠反义显像，确定给药剂量、最佳显像时间和图像评价方法。所获得的标记物标记率为 80.7%，放化纯为 98.7%，24h 放化纯仍高于 90%；研究结果表明标记的免疫球蛋白重链框架区反义寡核苷酸对淋巴瘤具有更好的识别特异性，体外稳定性好，为下一步淋巴瘤反义显像或反义治疗奠定了实验基础。

此外，近年来开展淋巴瘤的基因显像和治疗基础与应用研究非常活跃，结果显示对淋巴瘤的特异诊断和靶向治疗具有很好的应用。

（张建华）

参考文献

［1］ Jemal A，Siegel R，Ward E，et al. Cancer statistics. CA Cancer J Clin，2008，58（2）：71- 96.

［2］ Pakos EE，Fotopoulos AD，Ioannidis JP. ^{18}F-FDG PET for evaluation of bone marrow infiltration in staging of lymphoma：a meta-analysis. J Nucl Med，2005，46（6）：958-963.

［3］ Carr R，Barrington SF，Madan B，et al. Detection of lymphoma in bone marrow by whole-body positron emission tomography. Blood，1998，91（9）：3340-3346.

［4］ Salaun PY，Gastinne T，Bodet-Milin C，et al. Analysis of ^{18}F-FDG PET diffuse bone marrow uptake and splenic uptake in staging of Hodgkin's lymphoma: a reflection of disease infiltration or just inflammation? Eur J Nucl Med Mol Imaging, 2009, 36 (11): 1813-1821.

[5] Ngeow JYY, Quek RHH, Ng DCE, et al. High SUV uptake on FDG-PET/CT predicts for an aggressive B-cell lymphoma in a prospective study of primary FDG-PET/CT staging in lymphoma. Ann Oncol, 2009, 20 (9): 1543-1547.

[6] Stumpe KD, Urbinelli M, Steinert HC, et al. Whole-body positron emission tomography using fluorodeoxyglucose for staging of lymphoma: effectiveness and comparison with computed tomography. Eur J Nucl Med, 1998, 25 (7): 721-728.

[7] Bucerius J, Herkel C, Joe AY, et al. (18) F-FDG PET and conventional imaging for assessment of Hodgkin's disease and non Hodgkin's lymphoma. An analysis of 193 patient studies. Nuklearmedizin, 2006, 45 (3): 105-110.

[8] Schaefer NG, Taverna C, Strobel K, et al. Hodgkin disease: diagnostic value of FDG PET/CT after first-line therapy—is biopsy of FDG-avid lesions still needed? Radiology, 2007, 244 (1): 257-262.

[9] Raanani P, Shasha Y, Perry C, et al. Is CT scan still necessary for staging in Hodgkin and non-Hodgkin lymphoma patients in the PET/CT era? Ann Oncol, 2006, 17 (1): 117-122.

[10] La Fougere C, Hundt W, Brockel N, et al. Value of PET/CT versus PET and CT performed as separate investigations in patients with Hodgkin's disease and non-Hodgkin's lymphoma. Eur J Nucl Med Mol Imaging, 2006, 33 (12): 1417-1425.

[11] Hernandez-Maraver D, Hernandez-Navarro F, Gomez-Leon N, et al. Positron emission tomography/computed tomography: diagnostic accuracy in lymphoma. Br J Haematol, 2006, 135 (3): 293-302.

[12] Fueger BJ, Yeom K, Czernin J, et al, Comparison of CT, PET, and PET/CT for Staging of Patients with Indolent Non-Hodgkin's Lymphoma. Mol Imaging Biol, 2009, 11 (4): 269-274.

[13] Tateishi U, Terauchi T, Inoue T, et al. Nodal status of malignant lymphoma in pelvic and retroperitoneal lymphatic pathways: PET/CT. Abdom Imaging, 2010, 35 (4): 232-240.

[14] Delbeke D, Stroobants S, de Kerviler E, et al. Expert opinions on positron emission tomography and computed tomography imaging in lymphoma. Oncologist, 2009, 14 (suppl 2): 30-40.

[15] Jerusalem G, Warland V, Najjar F, et al. Whole-body ^{18}F-FDG PET for the evaluation of patients with Hodgkin's disease and non-Hodgkin's lymphoma. Nucl Med Commun, 1999, 20 (1): 13-20.

[16] Zinzani PL, Musuraca G, Alinari L, et al. Predictive role of positron emission tomography in the outcome of patients with follicular lymphoma. Clin Lymph Myeloma, 2007, 7 (4): 291- 295.

[17] Querellou S, Valette F, Bodet-Milin C, et al. FDG-PET/CT predicts outcome in patients with aggressive non-Hodgkin's lymphoma and Hodgkin's disease. Ann Hematol, 2006, 85 (11): 759-767.

[18] Jacene HA, Filice R, Kasecamp W, et al. ^{18}F-FDG PET/CT for Monitoring the Response of Lymphoma to Radioimmunotherapy. J Nucl Med, 2009, 50 (1): 8-17.

[19] Jerusalem G, Beguin Y, Fassotte MF et al. Early detection of relapse by whole-body positron emission tomography in the follow-up of patients with Hodgkin's disease. Ann Oncol, 2003, 14 (1): 123-130.

[20] Levine JM, Weiner M, Kelly KM . Routine use of PET scans after completion of therapy in pediatric Hodgkin disease results in a high false positive rate. J Pediatr Hematol Oncol, 2006, 28 (11): 711-714.

[21] Meany HJ, Gidvani VK, Minniti CP . Utility of PET scans to predict disease relapse in pediatric patients with Hodgkin lymphoma. Pediatr Blood Cancer, 2007, 48 (4): 399-402.

[22] Schaefer HG, Taverna C, Strobel K et al. Hodgkin disease: diagnostic value of FDG PET/CT after first-line therapy - is biopsy of FDG-avid lesions still needed? Radiology, 2007, 244 (1): 257-262.

[23] Zinzani PL, Stefoni V, Tani M et al . Role of [^{18}F] fluorodeoxyglucose positron emission tomography scan in the follow-up of lymphoma. J Clin Oncol, 2009 (10), 27: 1781-1787.

[24] Crocchiolo R, Fallanca F, Giovacchini G, et al. Role of [18]FDG-PET/CT in detecting relapse during follow-up of patients with Hodgkin's lymphoma. Ann Hematol, 2009, 88 (12): 1229-1236.

[25] Petrausch U, Samaras P, Haile SR, et al. Risk-adapted FDG-PET/CT-based follow-up in patients with diffuse large B-cell lymphoma after first-line therapy. Ann Oncol, 2010, 20 (8): 1694-1698.

[26] Petrausch U, Samaras P, Veit-Haibach P, et al. Hodgkin's lymphoma in remission after first-line therapy: which patients need FDG-PET/CT for follow-up? Ann Oncol, 2010, 20 (5): 1053-1057.

[27] Sonet A, Graux C, Nollevaux NC et al . Unsuspect-

ed FDG PET findings in the follow-up of patients with lymphoma. Ann Hematol，2007，86 (1)：9-15.

[28] Karam M，Ata A，Irish K，et al，FDG positron emission tomography/computed tomography scan may identify mantle cell lymphoma patients with unusually favorable outcome. Nucl Med Commun，2009，30 (10)：770-778.

[29] Haioun C，Itti E，Rahmouni A，et al. [18F] fluoro-Dglucose positron emission tomography (FDG-PET) in aggressive lymphoma：an early prognostic tool for predicting patient outcome. Blood，2005，106 (4)：1376-1381.

[30] Philip T，Guglielmi C，Hagenbeek A，et al. Autologous bone marrow transplantation as compared with salvage chemotherapy in relapses of chemotherapy-sensitive non-Hodgkin's lymphoma. N Engl J Med，1996，334 (15)：991-992.

[31] Filmont JE，Czernin J，Yap C，et al. Value of ^{18}F-fluorodeoxyglucose positron emission tomography for predicting the clinical outcome of patients with aggressive lymphoma prior to and after autologous stem-cell transplantation. Chest，2003，124 (2)：608-613.

[32] Poulou LS，Thanos L，Ziakas PD. Unifying the predictive value of pretransplant FDG PET in patients with lymphoma：a review and meta-analysis of published trials. Eur J Nucl Med Mol Imaging，2010，37 (1)：156-162.

[33] Riad R，Omar W，Kotb M，et al. Role of PET/CT in malignant pediatric lymphoma Eur J Nucl Med Mol Imaging，2010，37 (2)：319-329.

[34] Herrmann K，Wieder HA，Buck AK，et al. Early response assessment using 30-deoxy-30- [^{18}F] fluorothymidine- positron emission tomography in highgrade non-Hodgkin's lymphoma. Clin Cancer Res，2007，13 (12)：3552-3558.

[35] Beer AJ，Haubner R，Goebel M，et al. Biodistribution and pharmacokinetics of the alphavbeta3-selective tracer ^{18}F-galacto-RGD in cancer patients. J Nucl Med，2005，46 (8)：1333-1341.

[36] 刘红洁，王荣福，张春丽，等. ^{131}I 标记 RGD 环肽在荷瘤小鼠体内分布与显像研究. 中国医学影像技术，2008，24 (1)：131-133.

[37] Dence CS，Ponde DE，Welch MJ，et al. Autoradiographic and small-animal PET comparisons between (18) F-FMISO，(18) F-FDG，(18) F-FLT and the hypoxic selective (64) Cu-ATSM in a rodent model of cancer. Nucl Med Biol，2008，35 (6)：713-720.

[38] Perk LR，Visser OJ，Stigter-van Walsum M，et al. Preparation and evaluation of (89) Zr-Zevalin for monitoring of (90) Y-Zevalin biodistribution with positron emission tomography. Eur J Nucl Med Mol Imaging，2006，33 (11)：1337-1345.

[39] 沈晶，王荣福，张春丽，等. 放射性碘标记反义寡核苷酸在荷人淋巴瘤裸鼠中的分布及显像研究. 北京大学学报（医学版），2004，36 (6)：655-659.

[40] 王荣福，张秀梅，岑溪南，等. ^{18}F-FDG 符合探测正电子显像对淋巴瘤的临床应用研究. 中华内科杂志，2004，43 (4)：284-287.

[41] 王荣福，陈宪，刘萌. 淋巴瘤影像学应用进展与问题对策. 中国肿瘤影像学杂志，2009，2 (3)：6-10.

[42] 王荣福. 核医学分子功能成像和靶向治疗在淋巴瘤的临床应用及进展. 肿瘤学杂志，2009，15 (9)：861-865.

第八节　骨肿瘤

目前在临床上应用于骨肿瘤影像诊断的方法较多，包括普通 X 线平片、CT、MRI、核素骨显像、PET 和 PET/CT。各种诊断方法各有优缺点，但对骨转移瘤而言，早期诊断意义重大，这对肿瘤的分期、治疗及预后判断均非常重要。另外，早期发现、及时治疗可以显著改善患者的生存质量。因此对骨转移瘤进行早期检测是肿瘤患者诊断和治疗计划的一个重要组成部分。同机 PET/CT 结合了 PET 的优点，能在一次扫描中同时获得疾病的生理代谢和解剖信息，提供了真正的解剖代谢图像，为肿瘤诊断、分期、治疗监测提供一种良好手段。

^{18}F-FDG (fluorodeoxyglucose) PET 检查在肿瘤评价上的重要性逐渐被临床认可，它可早期提示肿瘤功能和代谢改变，但其检查费用昂贵，检查时间过长以及存在一些假阳性和假阴性。^{18}F-FDG PET 显像具有以下不足：①能探及早期椎体骨转移，但阳性率受恶性骨病变的性质及治疗策略的影响；②部分非恶性椎体病变，如炎性、增殖性病变，包括结核、Pagets 病、骨折急性期等；摄取了^{18}F-FDG 异常增高，降低了^{18}F-FDG PET 显像诊断的特异性；③^{18}F-FDG PET 不能准确定位，对于病变是位于脊柱或是周围软组织、淋巴不能精确区分；④不能精确区分椎体结构。

骨显像^{99m}Tc-MDP 全身骨显像是临床检测恶性肿瘤骨转移的常规方法，核医学常规 ECT 骨扫描能够一次全身显像发现全身转移灶。骨显像诊断骨转移灵敏度高，但特异性低，分辨率也不如 PET/CT，对小病灶和/或溶骨性的改变检出较差，对单发的骨病灶或邻近正常代谢增高区容易发生假阳性，还易受骨代谢和血流的影响，且不能检测软组织中的病灶。王广丽等对经病理学证实为恶性肿瘤且临床怀疑合并骨转移的 32 例患者同时进行骨显像和 PET/CT 检查，结果发现 PET/CT 对骨转移瘤诊断的敏感性、特异性及准确性分别为 94.9%、91.7%和 94.1%，而骨显像分别为 96.2%、54.2%和 86.3%；说明 PET/CT 对骨转移瘤诊断的特异性及准确性均高于骨显像。

CT 检查技术也已经相当成熟，但对于鉴别肿瘤良恶性的特异性差，评价治疗后反应灵敏度不足。例如，某些溶骨性肿瘤 CT 上可能表现为骨质缺损，但结合对 ^{18}F-FDG 的摄取情况，可以鉴别是退行性变或是骨转移。一般情况下无骨破坏，但存在摄取增高则提示早期转移。

PET/CT 中高档 CT 能对 PET 进行快速、准确的衰减校正，并精确定位示踪剂的摄取情况，为 PET 显像提供准确解剖信息，但也带来了一定的误差和伪影。其中 CT 的作用有：①精确的衰减校正；②减少采集时间；③提供精确的解剖定位图，如确定异常摄取 ^{18}F-FDG 的病变是位于骨组织或周围软组织、病变在骨皮质或骨髓质（骨转移通常首先发生在骨髓质）、肋骨或是胸壁胸膜；另外在脊柱的病变中，确定病灶的具体部位对鉴别病变的良恶性具有重要依据，如椎小关节、椎体外、终板、棘突的后面多为良性，而椎体的后半部、椎弓根多为恶性；④CT 能对 PET/CT 附加诊断信息，CT 偶然发现病变虽然不是很常见，但却是很重要的问题。Osman 等对 250 例 PET/CT 检查中的 CT 进行单独分析的回顾性研究，显示未进行增强扫描时即发现了 7 个临床重要病变，包括肾占位、肾囊肿、腹主动脉瘤、硬化性骨转移和肝硬化门脉高压等。而 PET 扫描时未见异常，表明应对 PET/CT 中 CT 的图像仔细观察。

目前应用于骨肿瘤 PET/CT 显像的显像剂主要是 ^{18}F-FDG。PET/CT 显像中，机体对 ^{18}F-FDG 的摄取特征有以下：①生理性摄取，如脑部均有最高的放射性，肝、消化系统、纵隔、脊柱、肺的放射性摄取依次减低。由于 ^{18}F-FDG 主要从泌尿系统排出，因此双肾、膀胱的显影也较明显。另外关于 ^{11}C 标记的显像剂也有研究，虽然其半衰期仅 20 分钟，但其药物生产成本很低，标记相对容易；标记的药物与前体化合物一致，加上国内 PET 中心的增加、小型回旋加速器的增多，^{11}C 标记的肿瘤放射性药物将来一定会成为 ^{18}F-FDG 的一个重要补充。

一、转移性骨肿瘤

骨转移瘤最常见的原发肿瘤为前列腺癌、肺癌、乳腺癌等，约占 85%。骨转移瘤的形态学特征分为三种，溶骨性、成骨性、混合性。其中前列腺癌、鼻咽癌、膀胱癌的转移均可表现为成骨性，乳腺癌的转移比较特殊，10%为成骨性，10%为混合性，剩余的大多数为溶骨性。

转移性骨肿瘤灶的形态学特征与代谢特征有一定的关系。陈文新对 69 例肿瘤骨转移患者的研究发现，在检出的 446 例骨转移灶中，CT 显示成骨病灶为 58 个（13.0%）；溶骨性病灶为 290 个（65.0%）；混合性病灶为 45 个（10.1%）；密度无明显改变为 53 个（11.9%），为代谢改变早于骨质形态学改变。而相应的 ^{18}F-FDG PET 反映了病灶的代谢特征，446 个骨转移灶中，SUVmax≥2.5 者为 402 个（90.1%）；SUVmax＜2.5 者为 44 个。结合 CT、PET 特征分析，溶骨性和混合性病变显示以高代谢为主，而成骨性病变的代谢则偏低。

对于成骨性病变 ^{18}F-FDG 摄取较低的原因，可能为成骨性转移癌的葡萄糖代谢率低于溶骨性骨转移；成骨性转移癌内存活肿瘤细胞量小，进入肿瘤细胞的 ^{18}F-FDG 总量少；溶骨性骨转移癌乏氧显著，细胞葡萄糖无氧酵解显著增加，从而摄取更多的 ^{18}F-FDG。

在脊柱骨转移瘤的诊断标准方面，目前尚无统一诊断标准。Mester 制订的系统具有比较好的临床实用性。其标准为：①PET、CT 图像均考虑为恶性病变，则 PET/CT 诊断为脊柱恶性病变；②CT 具有良性病变的特征伴 ^{18}F-FDG 高摄取，或者脊柱旁肌肉生理性 ^{18}F-FDG 摄取，则 PET/CT 诊断为脊柱良性病变；③PET、CT 诊断不一致，具备以下情况之一 PET/CT 诊断为恶性病变，a，^{18}F-FDG PET 诊断为恶性病变而 CT 阴性，且广泛转移累及其他骨骼；b，CT 图像显示的小病灶为恶性病灶，该病灶太小导致 ^{18}F-FDG PET 为假阴性；如果一种影像图像诊断为可疑，另一种图像诊断为良性病变，则 PET/CT 判断为不确定。彩

图 9-8-1、彩图 9-8-2 即为 PET、CT 显像结果不一致的病例。其中彩图 9-8-1 中，PET 呈阳性，而 CT 为阴性，说明病变可能处于早期，没有在形态学中表现出来，而彩图9-8-2虽然PET图像未见

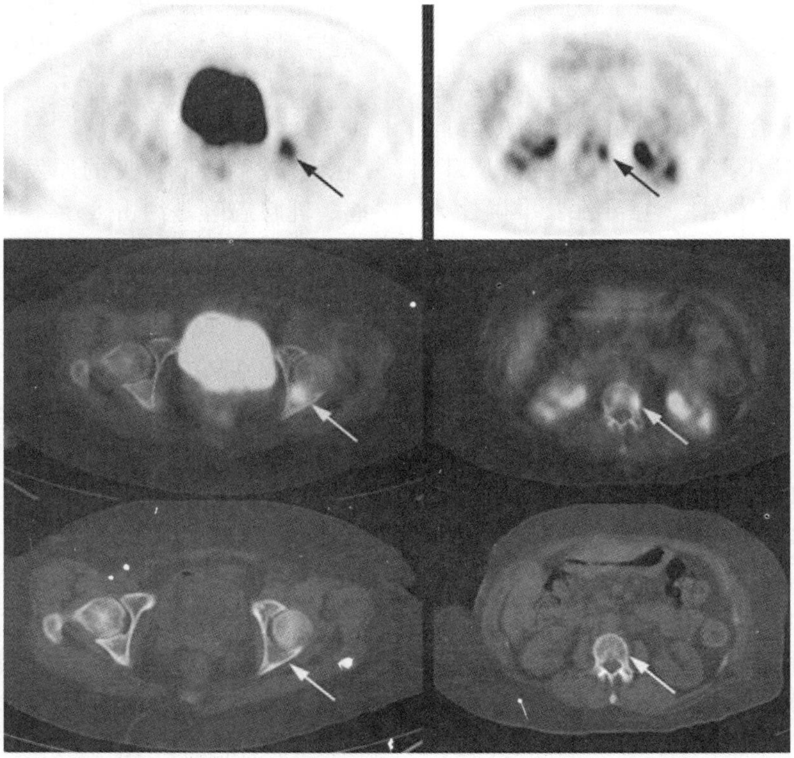

彩图 9-8-1 为一肺癌患者 PET/CT 显像结果，上排为 PET 图像，中间为融合 PET/CT 图像，下排为 CT 图像。PET 呈真阳性，可见左侧髋臼和脊柱有明显的放射性聚集，而 CT 呈假阴性

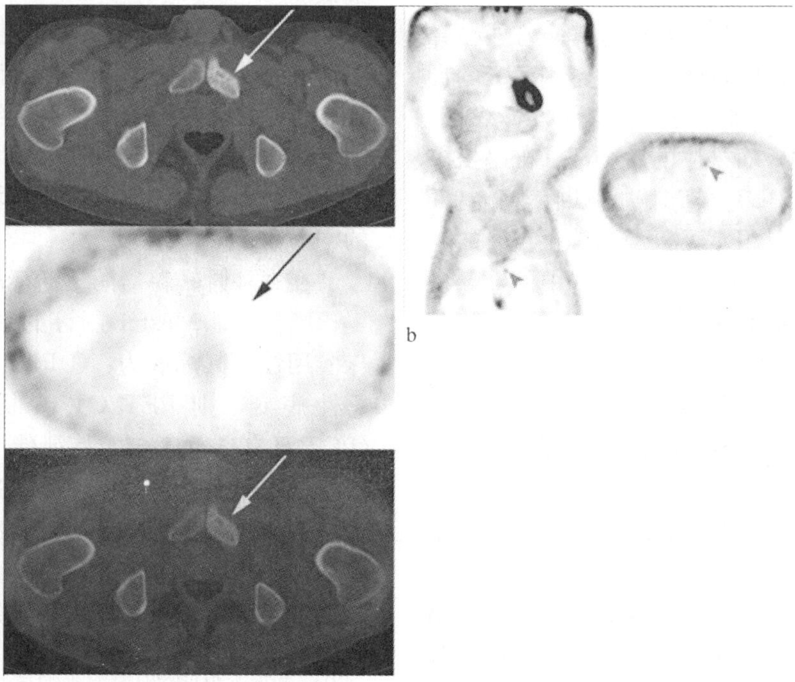

彩图 9-8-2 为 1 例非霍其金淋巴瘤患者的 PET/CT 显像结果，左上排为 CT 图像，左中间为 PET 图像，左下排为融合 PET/CT 图像。PET 呈假阴性，而 CT 呈真阳性，可见左侧耻骨有明显的骨质缺损，病变边界可见硬化。右侧为 3 个月后的 PET 图像，可见左侧耻骨病变出现放射性聚集

放射性聚集，但根据 CT 图像特点，病变位于左侧趾骨骨髓腔，边缘可见硬化，倾向于恶性病变，3 个月后再次 PET 图像证实了这一点。

二、原发性骨肿瘤

是指起源于骨骼系统本身的肿瘤，包括发生于软骨细胞、结缔组织、生骨性组织、非生骨性组织、间叶结缔组织、造血组织、神经来源、血管来源、脂肪来源、脊索来源等的肿瘤。原发性骨肿瘤以骨肉瘤、骨巨细胞瘤、多发性骨髓瘤、软骨肉瘤、纤维肉瘤、Ewings 肉瘤多见。

PET/CT 在原发性骨肿瘤方面主要应用可见于以下方面：①分期：原发性肿瘤的正确分期对治疗具有指导意义；②多发性骨髓瘤（MM），正确评价 MM 骨髓浸润是 MM Durie and Salmon 分期系统的一部分。由于成骨活性低，血供差，^{99m}Tc-MDP 骨显像结果多不可靠，而低剂量 CT 在评价溶骨性病变虽然较普通 X 线灵敏性高，但多不用于疾病的分期。^{18}F-FDG PET/CT 可以评价骨浸润的情况，还能区别有活性组织和放疗后所致的瘢痕组织。

叶香华等对 20 例 MM 患者进行 PET/CT 全身显像，结果 19 例^{18}F-FDG PET/CT 检出阳性病灶（95.00%），SUV 为 2.81±0.98（1.30～6.00），共检出病灶 303 处，其中 PET 有 222 处表现为^{18}F-FDG 摄取增高（73.27%），颅骨、脊柱椎体及骨盆占 47.30%，同机 CT 检出 268 处灶状溶骨性改变（88.45%），其中骨盆、颅骨、脊柱占 53.36%。PET 和 CT 同时检出的病灶为 187 处（61.72%），这些病灶 PET 表现的^{18}F-FDG 高摄取与 CT 的灶状溶骨性改变相匹配。病灶绝大多数位于骨髓腔内，PET 表现为全身骨髓腔内多发局灶性或弥漫性^{18}F-FDG 异常摄取。CT 于相应部位可见表现为多种形态的虫蚀状、囊状、穿凿状、地图状溶骨性破坏，以及大小不等的软组织肿块，其内无骨化和钙化，可有分散的残留骨存在。CT 在 MM 诊断中表现为多发性骨质破坏，骨质破坏的形状可表现为穿凿状、蜂窝状、鼠咬状、皂泡状、蛋壳状等改变，也可出现广泛性骨质疏松改变。肿瘤生长迅速者，常伴有软组织肿块和边缘模糊的溶骨性破坏，这类病灶 PET 表现为^{18}F-FDG 高摄取，出现阳性改变；生长缓慢者，表现为边缘清楚的膨胀改变，这类病灶 PET 通常表现为^{18}F-FDG 摄取轻度增高；在 MM 早期，如果肿瘤细胞浸润局部骨组织，当病灶内瘤细胞增殖的数量尚未达到 CT 明显可见的骨质破坏灶，PET 即可出现^{18}F-FDG 不同程度摄取，表现为浓淡不均的轻度放射性异常摄取，提示 PET 可探查尚未发生形态学改变的早期病变。

对于^{18}F-FDG PET/CT 图像分析，一般^{18}F-FDG PET 的恶性病变依据为椎体骨髓、椎弓根异常放射性浓聚，CT 为溶骨性、成骨性或混合性改变，骨髓内变化，椎骨病变伴临近软组织恶性病变。

同样，PET/CT 的整机融合对提高骨肿瘤良恶性的鉴别具有重要作用。Strobel 等对 50 例可疑原发性骨肿瘤的患者进行 CT、PET/CT、PET 检查，病理学检查为最后的诊断标准，结果发现 17 例为良性病变，33 例为恶性病变。其中 CT 评价恶性肿瘤的敏感性、特异性、准确性分别为 85%、65% 和 78%，PET 为 85%、35% 和 68%，而 PET/CT 为 91%、77% 和 86%。良性病变的平均 SUVmax 为 3.5（1.6～8.0），恶性病变为 5.7（0.8～41.7）。其中 8 例骨损害的为高^{18}F-FDG 摄取，SUVmax≥2.5 的，但结合 CT 特征得出正确诊断（包括 3 例骨纤维结构不良、2 例骨髓炎、1 例动脉瘤性骨囊肿、1 例纤维性骨皮质缺损、1 例磷酸盐尿性间叶肿瘤），而在 4 例低^{18}F-FDG 摄取，SUVmax<2.5 的患者，结合 CT 特征最后得出了正确诊断（包括 3 例软骨肉瘤、1 例平滑肌肉瘤）。图 9-8-3、彩图 9-8-4 为一患者部分检查图像，从彩图 9-8-4 中可以看出，虽然肿瘤有较高的^{18}F-FDG 摄取，但是结合 CT 特征，说明肿瘤摄取^{18}F-FDG 主要在病变周围。而且 CT 图像病变中央呈边界清楚的骨质缺损，病变内部未见钙化，边缘未见硬化，这些特征很难支持恶性病变，最后的活检证实本例患者为一较常见的良性成软骨细胞瘤。说明了融合 PET/CT 在原发性骨肿瘤良恶性的鉴别诊断中具有可较高准确性。

三、淋巴瘤骨髓浸润

淋巴瘤的骨髓浸润较为常见，是淋巴瘤患者预后不良的征兆之一，也是淋巴瘤分期的重

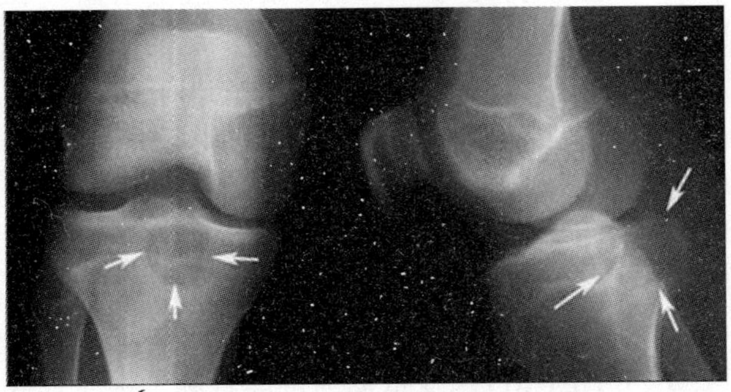

图 9-8-3 1 例 15 岁男孩的双侧膝关节的普通 X 图像，在右侧胫骨近端骨骺可见一骨质缺损

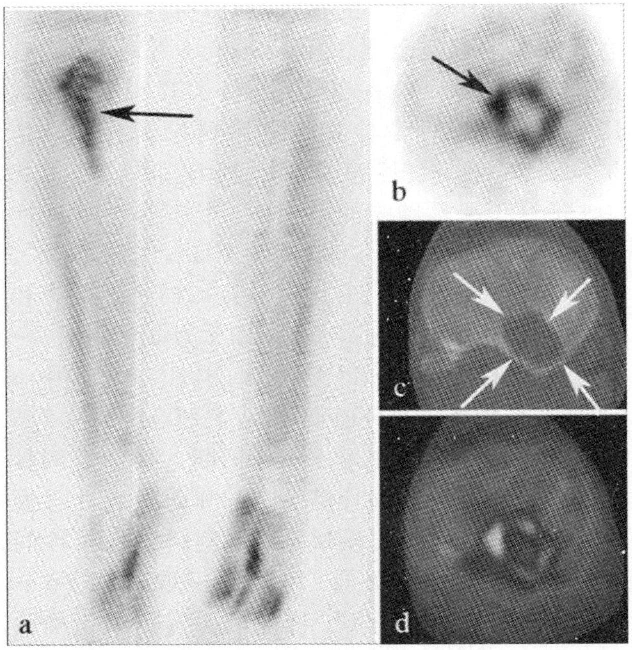

彩图 9-8-4 （和图 9-8-3 为同一个患者） 可见病变处^{18}F-FDG 中等摄取，SUVmax=4.0。a 为 MIP 图（最大密度投影图），b 为轴位 PET，d 为融合 PET/CT

要依据。临床上常进行骨髓穿刺判断骨髓是否受侵。但是由于骨髓穿刺部位大多选择在髂前/后上棘，而骨髓浸润可为弥漫性、局灶性，因此穿刺部位不一定能代表骨髓浸润部位，骨髓穿刺阴性也不能完全排除骨髓浸润，有时因为穿刺所得的组织有限，也会导致假阴性，因此以骨髓穿刺结果为骨髓浸润标准有待进一步完善。Carr 等以骨髓^{18}F-FDG 摄取等于或高于肝^{18}F-FDG摄取为骨髓浸润阳性标准，对 50 例淋巴瘤患者进行分析，PET 与骨髓穿刺结果的符合率为 78%（39/50），8 例 PET 阳性而骨髓穿刺阴性，3 例 PET 阴性而骨髓穿刺阳性；但是也有部分患者仅有部分骨髓浸润。骨髓穿刺阳性而 PET 阴性者为 5.1%，主要见于相对低度恶性 NHL。

因此，PET/CT 被认为是对恶性淋巴瘤的骨髓浸润、肿瘤分期的敏感、有效的无创检查方法，在检出病灶方面较骨髓穿刺和 CT 更加准确，也更有潜力。

综上所述，PET/CT 由于能够同时提供病变的解剖和功能信息，在骨肿瘤原发灶和转移灶方面具有愈加明显优势。

（王荣福　邸丽娟）

参考文献

[1] 王荣福主编. PET/CT 肿瘤诊断学. 北京大学医学出版社，北京：2008.

[2] 潘中允，屈婉莹，周诚，等主编. PET/CT 肿瘤诊断学. 人民卫生出版社，北京：2008.

[3] 王广丽，张成琪，姚树展，等. ^{18}F-FDG PET/CT 与^{99m}Tc-MDP 骨显像对骨转移瘤诊断价值的对比研究. 实用放射学杂志，2007，23（8）：1077-1079.

[4] Osman M，Cohade C，Fishman FK，et al. Clinical significnat incidental fingdings on non-contrast CT portion of PET-CT studies：Frequency in 250 patients. J Nucl Med，2002，43：307-312.

[5] Mester U，Lerman H，Blank A，et al. Malignant involvement of the spine：assesment by ^{18}F-FDG PET/CT. J Nucl Med，2004，45：279-284.

[6] 叶香华，吴湖炳，王全师，等. ^{18}F-FDG PET/CT 诊断多发性骨髓瘤. 中国医学影像技术，2009，25（5）：897-900.

[7] Strobel K，Exner U E，Stumpe K D M，et al. The additional value of CT images interpretation in the differential diagnosis of benign vs. malignant primary bone lesions with ^{18}F-FDG PET/CT. Eur J Nucl Med Mol Imaging，2008，35：2000-2008.

[8] Carr R，Barrington S F，Madan B，et al. Detection of lymphoma in bone marrow by whole-body positron emission tomography. Blood，1998，91（9）：3340-3346.

[9] 陈文新，林美福，陈彩龙，等. ^{18}F-FDG PET 检测骨转移瘤的临床价值. 第四届全国中青年核医学学术会议论文汇编，195-196.

第九节　神经内分泌肿瘤

神经内分泌肿瘤（neuroendocrine tumors，NETS）非常罕见，在全部恶性肿瘤中的比例不足1%，多发生于胃、肠、胰腺等，最常见的是类癌，发生率大约为 2.5/10 万，占全部胃肠胰神经内分泌肿瘤的 50%。根据起源部位的不同，类癌分为前肠（肺、支气管及直到空肠上部的胃肠道）、中肠（回肠和阑尾）和后肠（结肠和直肠）。胰腺内分泌肿瘤包括胰岛素瘤、胃泌素瘤、血管活性肠肽瘤、胰高血糖素瘤、分泌生长激素释放因子的肿瘤等。

NETS 细胞与机体经典的内分泌腺体相似，不但本身含有胺，而且具有摄取胺前体并脱羧的能力，与神经细胞有许多共同的形态、生物学和功能特性，故神经内分泌肿瘤被归类为胺前体摄取和脱羧（amine precursor uptake and decarboxylation，APUD）肿瘤。虽然这类肿瘤可发生于整个神经内分泌系统，但最常见的累及部位是胰腺。

神经内分泌肿瘤与其他肿瘤不同之处在于，虽然体积较小，但由于能够储存、释放激素，因而有显著的临床效应。常用的形态学检查方法如 CT、US、MRI 等很难发现原发灶和转移灶，最重要的是这些形态学检查方法不能描述这种肿瘤的分泌激素的特征。因而以功能显像为主的核医学显像显得更加重要。

和其他肿瘤一样，NETS 细胞表面表达许多受体，其中研究最多的是生长抑素受体。生长抑素（somatostatin，SST）是一种由 14 个氨基酸组成的小分子肽类激素，在下丘脑、大脑皮层、纹状体、杏仁核、海马、骨髓、交感神经、胃肠、胰腺、肾、甲状腺与甲状旁腺等组织中广泛存在。生长抑素能与分布在 NETS 细胞表面的生长抑素受体（somatostatin receptor，SSTR）特异性结合，发挥生物效应。人工合成的 SST 类似物与 SST 相似，但不易被降解，且易被放射性核素标记，能与 NETS 部位的 SSTR 特异性结合，使肿瘤显像。以生长抑素受体显像的功能显像模式在 NETS 疾病的分期、寻找隐匿病灶，以及评价生长抑素类似物治疗效果方面具有重要影响。

目前用于 SPECT 或 SPECT/CT 显像的最常用的显像剂为生长抑素类似物^{111}In-DTPA-奥曲肽，已经商业化生产。另外有关^{99m}Tc-HYNIC-Tyr^{3}-奥曲肽（^{99m}Tc-TOC）的研究也在广泛开展。^{123}I、^{131}I 标记的 MIBG 主要用于其他显像剂未能发现的肿瘤，且考虑用^{131}I 标记的 MIBG 治疗肿瘤的时候。它们在 NETS 原发灶和转移灶诊断方面具有较高的敏感性和特异性，还可用于肿瘤疗效评价和随访观察。

用于 PET 显像的显像剂目前主要有四种。

1. ^{18}F-FDG　^{18}F-FDG 是 PET 肿瘤显像领域中的主要显像剂，但除了低分化肿瘤和高增殖活性肿瘤以外，其他神经内分泌肿瘤中没有明显的聚集。

2. ^{18}F、^{11}C 标记的胺前体左旋多巴（L-DOPA，dihydroxyphenylalanine）、5-羟基-*L*-色氨酸（5-hydroxytryptophan，5-HTP）。有对比研究证明^{11}C-5-HTP PET 显像优于 CT 和生长抑素受体闪烁显像。通过术前给予口服卡比多巴还能够增加肿瘤摄取^{11}C-5-HTP 和减少泌尿系的药物浓度。彩图 9-9-1、彩图 9-9-2 为^{11}C-5-HTP PET/CT 显像。图 9-9-3 为一例胰腺原发神经内分泌肿瘤的^{18}F-DOPA 和^{18}F-FDG PET/CT 显像结果，可见^{18}F-FDG 在 NETS 显像领域中有很大局限性。

Ahlstrom 等对 22 例胰腺内分泌肿瘤患者（胃泌素瘤 6 例、胰高血糖素瘤 4 例、胰岛素瘤 3 例、舒血管肠肽瘤 1 例、混合功能细胞瘤 2 例、无功能细胞瘤 6 例）进行^{11}C-L-DOPA PET/CT 显像，结果 11 例显像阳性，其中 8 例可见转移灶，依据 CT 图像肿瘤最小直径为 1cm。L-DOPA 平均 SUV，原发肿瘤 8.8±4.6，转移灶 12.3±9.2，而正常胰腺 4.2.±1.2。这说明 PET 与 CT 结合是诊断胰腺内分泌肿瘤的有效方法。另有研究发现，在发现转移性嗜铬细胞瘤方面，多巴胺 PET 显像比以往的 MIBG 显像更有优势。

3. ^{68}Ga 标记的生长抑素，在一部分 NETS 患者 PET 显像中也取得了一定的效果，见彩图 9-9-4。在评价分化好的转移性神经内分泌肿瘤方面，^{68}Ga 标记的生长抑素可能优于^{18}F 标记物。Alexander 等对 25 例经病理证实的转移性 NETS 进行对比研究，发现^{68}Ga-DOTA-TATE 诊断的敏感性为 96%，而^{18}F-DOPA 为 56%。另外此项研究

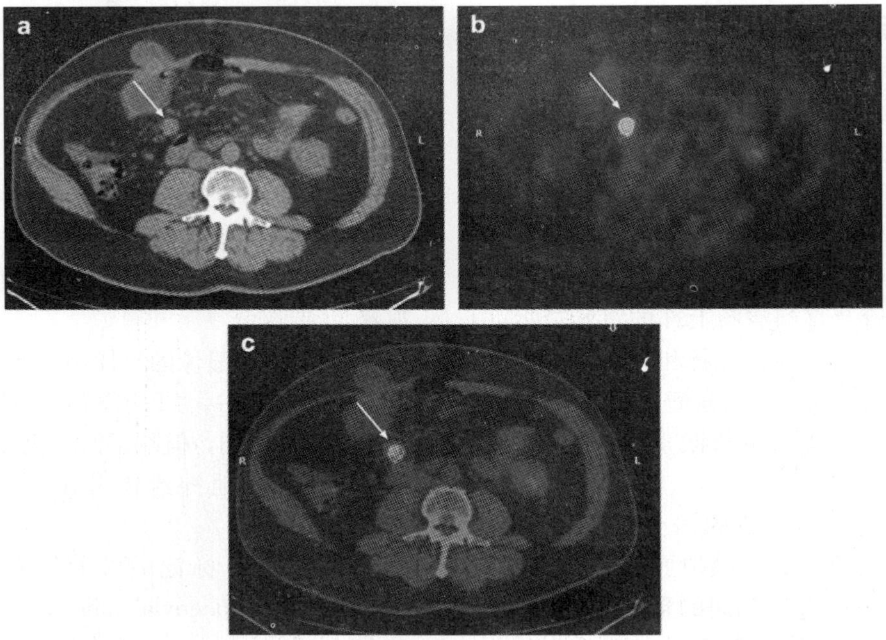

彩图 9-9-1　1 例中肠类癌患者的^{11}C-5-HTP PET/CT 显像，可见肠系膜转移灶

a. CT，b. PET，c. PET/CT

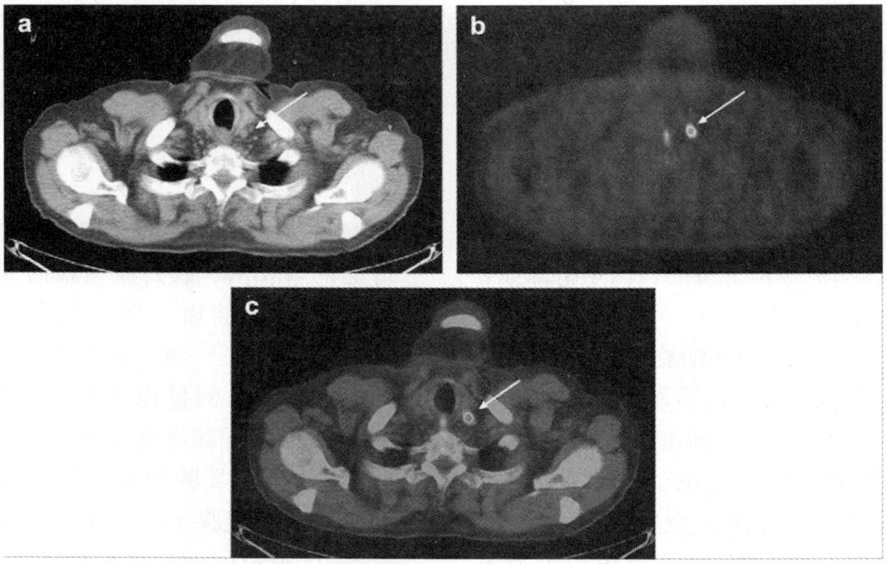

彩图 9-9-2　1 例胃泌素瘤患者的^{11}C-5-HTP PET/CT 显像，可见颈部小淋巴结转移灶

a. CT，b. PET，c. PET/CT

发现病灶对^{18}F-DOPA 的摄取和血清色氨酸的水平呈正相关（$r=0.66$，$P=0.01$）。图 9-9-5 为 1 例 56 岁男性原发胰腺神经内分泌肿瘤的 PET 显像结果，可以看出，^{68}Ga-DOTA-TATE 较^{18}F-DOPA 发现更多的转移灶。当然在肿瘤细胞 SSTR 缺乏表达或血清 5-羟色胺水平高的肿瘤可以选用^{18}F-DOPA 显像。

4. 合成激素　包括^{11}C 标记的对羟麻黄碱（hydroxyephedrine，HE）和酶抑制剂苄咪甲酯。其中苄咪甲酯是 11β-羟化酶的有效抑制剂，是肾上腺皮质激素皮质醇和醛固酮合成过程的关键酶。有研究证明苄咪甲酯显像能够鉴别肾上腺肿

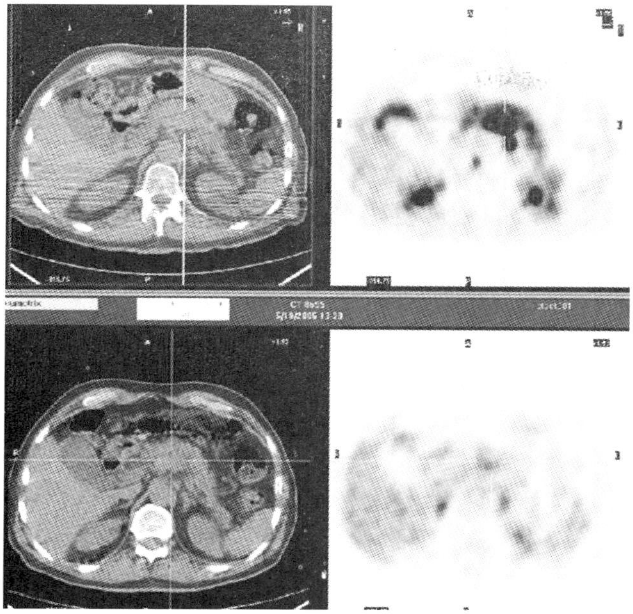

图 9-9-3　上排为[18]F-DOPA PET/CT 图像，可以看到小区域的示踪剂摄取，符合胰腺分化型原发 NETS 表现；下排为同一患者[18]F-FDG PET/CT 图像，在病变部位未见示踪剂摄取。图像左侧为 CT 图像，右侧为 PET 图像

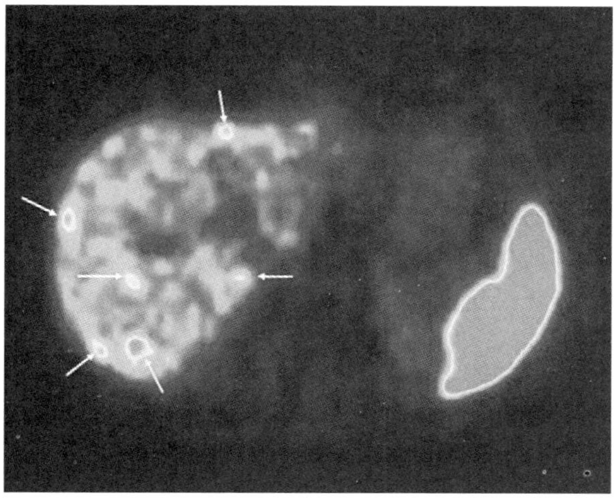

彩图 9-9-4　一例中肠类癌肝转移患者的[68]Ga-奥曲肽 PET 显像

块是否来源于皮质；在肾上腺能神经肿瘤诊断中的敏感性和特异性都很高，可用于诊断肾上腺源性肿瘤。一项有关苄咪甲酯 PET 显像和组织病理学相关性多病例研究（n＝212）发现，苄咪甲酯 PET 显像敏感性和特异性分别为 89％和 96％。

总之，对于神经内分泌肿瘤的原发灶、转移灶早期发现、肿瘤分期、治疗决策及疗效评价方面，

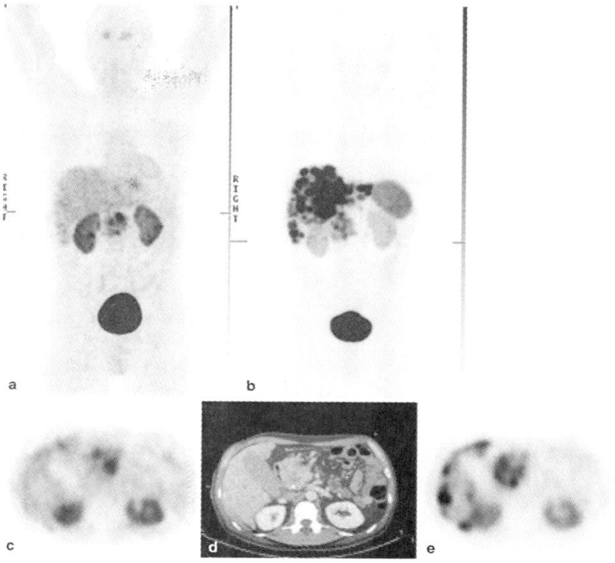

图 9-9-5　一例原发胰腺神经内分泌肿瘤的影像检查结果

a、c 为[18]F-DOPA PET 图像，SUVmax＝3.9；b、e 为[68]Ga-DOTA-TATE PET 图像，SUVmax＝7.2。而肝转移灶只有[68]Ga-DOTA-TATE 发现

由于 PET/CT 兼具解剖和功能显像，相比其他的 CT、US、MRI 等单纯形态学检查更具有优势。[11]C、[18]F 标记的胺前体比 FDG、生长抑素受体显像似乎更有优势，但有关的生长抑素受体显像和胺前体显像 HTP 或 DOPA 的对比研究仍需大量资料进一步证实。另外由于 NETS 分类较多，需要根据肿瘤组织学分类及分化情况选择个体化的显像方法。随着更多新型示踪剂出现，PET/CT 必将成为神经内分泌肿瘤的首选检查方法。

（王荣福　邱丽娟）

参考文献

［1］ Eriksson B，Bergstrom M，Orlefors H，et al. Use of PET in neuroendocrine tumors：In vivo applications and in vitro studies. Q J Nucl Med，2000，44：68-76.

［2］ Ahlstrom H，Eriksson B，Bergstrom，et al. Pancreatic neuroendocrine tumors：diagnosis with PET. Radiology，1995，195（2）：333-337.

［3］ Ilias I，Yu J，Carrasquillo JA，et al. Superiority of 6-［[18]F］-fluorodopamine positron emission tomography versus［[131]I］-metaiodobenzylguanidine scintigraphy in the localization of metastatic pheochromocytoma. J Clin Endocrinol Metab，2003，88：4083-4087.

［4］ Alexander H，Christoph J，Auernhammer B W，et al.

Intraindividual comparison of ^{68}Ga-DOTA-TATE and ^{18}F-FDG PET in patients with well-differentiated metastatic neuroendocrine tumors. Eur J Nucl Med Mol Imaging，2009，36：765-770.

[5] Bergstrom M，Juhlin C，Bonasera TA，et al. PET imaging of adrenal cortical tumors with the ^{11}beta-hydroxylase tracer ^{11}C-metomidate. J Nucl Med，2000，41：275-282.

[6] Trampal C，Engler H，Juhlin C，et al. Pheochromocytomas：detection with ^{11}C hydroxyephedrine PET. Radiology，2004，230：423-428.

[7] 张建华，王荣福. 核医学核素示踪技术在神经母细胞瘤诊治中的应用进展. 中国医学影像技术杂志，2009，25（8）：1516-1520.

第 10 章

PET/CT 与肿瘤受体显像

1878 年，Langley 在经典药理学研究中首次提出有关“受体”（receptor）的概念，此后被广泛应用。研究证明，信息跨膜传递和细胞的生理、病理反应过程等生命基本现象、疾病往往反映为受体密度（数目）、亲和力（功能）的改变以及信息传递功能的异常，而这些异常均与受体的基因缺陷或突变有关。因此，受体研究是在分子水平上探讨受体功能及其生物学作用，并用于诊断、治疗受体相关性疾病。受体研究涉及细胞之间以及细胞与分子之间的识别，是目前国际医学领域研究的前沿，尤其是近几十年来的研究成果使得受体研究得到了长足的发展。

受体与配体（ligand）结合的本质在于“分子识别”，这也是分子生物学与核医学示踪技术相结合产生的分子核医学的重要基础理论之一。因此，在分子识别基础上，研发各种与特定分子部位结合的分子探针或显像剂（molecular probe or imaging agent），如放射性核素标记的多肽类药物、受体显像剂及基因表达显像剂等是当前分子影像学亟待解决的新课题，这对于指导疾病的诊断、治疗具有十分重要的意义。

受体显像（receptor imaging）是利用放射性核素标记的配体与高亲和力、高特异性的受体靶组织相结合的原理，揭示体内受体空间分布、密度和亲和力的一种方法，是集配体-受体结合的高特异性和放射性探测的高敏感性于一体的显像技术，是分子影像学的一个重要组成部分，具有广阔的应用前景。本章节主要介绍 PET 在肿瘤受体显像中的研究和应用。

第一节　概　述

受体是位于细胞膜上或细胞内，能特异识别生物活性分子并与之结合，起生物学效应的特殊蛋白质，个别是糖脂。受体在细胞信息传递过程中起着重要作用。与受体呈特异性结合的生物活性分子则称为配体，细胞间信息物质就是一类最常见的配体。除此以外，某些药物、维生素和毒物也可作为配体而发挥生物学作用。

一、受体分类

（一）膜受体

膜受体是存在于细胞膜脂质双分子层结构中，均由胞膜外、跨膜区和胞膜内三部分组成，在细胞通讯联系和物质转运过程中具有重要作用。配体从细胞的外侧与受体的胞外部分或跨膜部分上特定的结合位点结合，使受体分子发生构型变化，然后通过膜内部分将信息传给相应的信息传递机制，从而引起细胞功能变化。根据受体的分子结构和受体后信息的传递方式，膜受体主要分为以下三类：

1. 环状受体　即配体依赖性离子通道。这类受体是受神经递质等信息物质调节。当神经递质与这类受体结合后，可使离子通道打开或关闭，从而改变膜的通透性，主要在神经冲动的快速传递中起重要作用。

2. 七个跨膜 α 螺旋受体　又称蛇型受体，是目前研究得最为广泛和透彻的一种受体。它们全部是只含一条肽链的糖蛋白，其 N 端在细胞外侧，C 端在细胞内，中段形成七个跨膜螺旋结构和三个细胞外环与三个细胞内环。这类受体的特点是其胞浆面第三个环能与鸟苷酸结合蛋白（guanylate binding Protein，简称 G 蛋白）相偶联，从而影响腺苷酸环化酶（adenylate cyclase，AC）或磷脂酶 C 等的活性，使细胞内产生第二信使。这类受体的信息传递可归纳为：激素→受体→G 蛋白→酶→第二信使→蛋白激酶→酶或功能蛋白→生物学效应。此类受体分布极广，主要参与细胞物质代谢的调节和基因转录的调控。

G蛋白是指可与鸟嘌呤核苷酸可逆性结合的蛋白质家族，分为两类：①由 α、β 和 γ 亚单位组成的异三聚体，在膜受体与效应器之间的信号转导中起中介作用；②小分子 G 蛋白，为分子量 21～28kD 的小肽，只具有 G 蛋白 α 亚基的功能，在细胞内进行信号转导。G 蛋白有许多种。常见的有激动型 G 蛋白（stimulatory G protein，G_s）、抑制型 G 蛋白（inhibitory G protein，G_i）和磷脂酶 C 型 G 蛋白（PI-Protein，Gp）。不同的 G 蛋白能特异地将受体和与之适应的效应酶偶联起来。各种 G 蛋白的 α 亚基均有一个霍乱毒素或百日咳毒素进行 ADP 核糖基化的修饰部位。这两种细菌毒素均能改变 G 蛋白的功能，霍乱毒素能激活 Gs 而激活 AC；百日咳毒素则能激活 G_i 而抑制 AC。

目前发现的 G 蛋白偶联受体（G protein coupling receptors，GPCRs）已达 300 种以上，它们在结构上的共同特征是单一肽链 7 次穿越膜，构成 7 次跨膜受体。当受体被配体激活后，G_α 上的 GDP 为 GTP 所取代，这是 G 蛋白激活的关键步骤。此时 G 蛋白解离成 GTP-G_α 和 $G_{\beta\gamma}$ 两部分，它们可分别与效应器作用，直接改变其功能，如离子通道的开闭；或通过产生第二信使影响细胞的反应。G_α 上的 GTP 酶水解 GTP，终止 G 蛋白介导的信号转导。此时，G_α 与 $G_{\beta\gamma}$ 又结合成无活性的三聚体。

3. 单个跨膜螺旋受体　这类受体主要有酪氨酸激酶受体型和非酪氨酸蛋白激酶受体型。

酪氨酸激酶受体型受体为催化型受体（catalytic receptor），如胰岛素受体和表皮生长因子受体等。它们与配体结合后即有酪氨酸蛋白激酶活性，既可导致受体自身磷酸化，又可催化底物蛋白的特定酪氨酸残基磷酸化。催化型受体的跨膜区是由 22～26 个氨基酸残基构成一个 α 螺旋，高度疏水。细胞外区一般有 500～850 个氨基酸残基，有的含与免疫球蛋白（Ig）同源的结构，有的富含半胱氨酸区段，此区为配体结合部位。细胞内为近膜区和功能区，酪氨酸蛋白激酶功能区位于 C 末端，包括结合 ATP 和结合底物的两个功能区。此型受体与细胞的增殖、分化、分裂及癌变有关。

非酪氨酸蛋白激酶受体型受体有生长激素受体、干扰素受体等。它们与配体结合后，可与酪氨酸蛋白激酶偶联而表现出酶活性。这类受体全部为糖蛋白且只有一个跨膜螺旋结构。

（二）胞内受体

胞内受体分布于胞浆或核内，本质上都是配体调控的转录因子，均在核内启动信号转导并影响基因转录，故统称为核受体（nuclear receptor）。

按核受体的结构与功能，可将其分为：①类固醇激素受体家族：包括糖皮质激素、盐皮质激素、性激素受体等。类固醇激素受体（除雌激素受体位于核内）位于胞浆，未与配体结合前与热休克蛋白（heat shock protein，HSP）结合存在，处于非活化状态。配体与受体的结合使 HSP 与受体解离，暴露 DNA 结合区。激活的受体二聚化并转移入核，与 DNA 上的激素反应元件（hormone response element，HRE）相结合或与其他转录因子相互作用，增强或抑制靶基因转录。②甲状腺素受体家族：包括甲状腺素、维生素 D 和维甲酸受体等。此类受体位于核内，不与 HSP 结合，多以同源或异源二聚体的形式与 DNA 或其他蛋白质结合，配体入核与受体结合后，激活受体并经 HRE 调节基因转录。

胞内受体多为反式作用因子，当与相应配体结合后，能与 DNA 的顺式作用元件结合，调节基因转录，通常为 400～1 000 个氨基酸残基组成的单体蛋白质，包括以下四个区域：

1. 高度可变区　位于 N 末端，含 25～603 个氨基酸残基，具转录激活作用。多数受体的这一区域还是抗体结合部位。

2. DNA 结合区　有 66～68 个氨基酸残基，富含半胱氨酸并有锌指结构，它能顺 DNA 螺旋旋转并与之结合。

3. 激素结合区　位于 C 末端，由 220～250 个氨基酸残基构成，其作用包括：①与配体结合；②与热休克蛋白结合；③使受体二聚化；④激活转录。

4. 铰链区　为一短序列，可能具有与转录因子相互作用和触发受体向核内移动的功能。

二、受体与配体的作用特点

1. 高度专一性　受体选择性地与特定配体结合，这种选择性是由受体的结合域与配体的结构部位以及受体与配体的构象所决定的。受体与配体的结合是通过反应基团的定位和分子构象的相互契合

表 10-1-1　受体的分类及主要功能

- 受体
  - 膜受体
    - 环状受体（配体依赖性离子通道）：在神经冲动的快速传递中发挥作用
    - 7 个跨膜 α 螺旋受体（蛇形受体）：参与细胞物质代谢的调节和基因转录的调控
    - 单个跨膜螺旋受体
      - 酪氨酸激酶受体：与细胞的增殖、分化、分裂及癌变有关
      - 非酪氨酸激酶受体：生长激素受体、干扰素受体
  - 胞内受体（核受体）
    - 类固醇激素受体家族：糖皮质激素、盐皮质激素、性激素
    - 甲状腺素受体家族：甲状腺素、维生素 D、维甲酸受体

来实现的。一般一种受体只会结合一种配体，但亦有例外。

2. 高度亲和力　无论是膜受体还是胞内受体，它们与配体间的亲和力都极强。体内信息物质的浓度非常低（通常＜10^{-8} mM），但却具有显著的生物学效应，足见二者间的亲和力之高。一般用解离常数（Kd）表示受体与配体之间的结合能力，Kd 是指配体占据半数受体所需的配体浓度，值越小表明二者的亲和力越高。

3. 可饱和性　受体的结合能力是有限的，而且一个细胞所含受体数量是一定的，一般在 10^3～10^5 之间。增加配体浓度，可使受体饱和。

4. 可逆性　受体与配体是以非共价键形式结合；当发生生物效应后，配体即与受体解离，受体可恢复到原来的状态，并再次被利用，而配体则常被立即灭活。

5. 特定的作用模式　一种受体只在一定的细胞类型中表达，具有特定的细胞定位，并且受体在细胞内的分布能引起某种特定的生理效应。

三、受体的活性调节

许多因素可以影响细胞的受体数目和（或）受体对配体的亲和力。若受体的数目减少和（或）对配体的结合力降低与失敏，称之为受体下调（down regulation），反之则称为受体上调（up regulation）。受体活性调节的常见机制有：

1. 磷酸化和脱磷酸化作用　受体磷酸化和脱磷酸化在许多受体的功能调节上起重要作用。例如，胰岛素受体和表皮生长因子受体分子的酪氨酸残基被磷酸化后，能促进受体与相应配体结合；而磷酸化则足以使类固醇激素受体无力与其配体结合。

2. 膜磷脂代谢的影响　膜磷脂在维持膜流动性和膜受体蛋白活性中起重要的作用。磷脂酰乙醇胺被甲基化转变成磷脂酰胆碱后，可明显增强肾上腺素 β 受体激活腺苷酸环化酶的作用。

3. 酶促水解作用　有些膜受体可通过内化（internalization）方式被溶酶体降解。

4. G 蛋白的调节　G 蛋白可在多种活化受体与腺苷酸环化酶之间起偶联作用，当一受体系统被激活而使 cAMP 水平升高时，就会降低同一细胞受体对配体的亲和力。

四、受体与疾病

受体研究涉及细胞之间、细胞与其他分子之间的识别、信息传导及细胞生理病理反应等基本生命现象，是现代生物学及医学方面令人瞩目的研究领域，目前已发展成为一门新兴的边缘学科——受体学。

受体与疾病的关系范围广泛，并且已受到极大关注。研究发现，与受体有关的疾病主要有以下几方面：

1. 遗传性基因突变引起的受体异常　主要表现为细胞产生的受体与内源性配体的亲和力发生变化，大多数情况是亲和力降低，如抗甲状腺激素型甲状腺功能减低、原发性抗皮质醇症、家族性高胆固醇血症等。这类疾病往往需要通过放射配体结合实验才能发现，检测结果可能包括部分正常和部分异常的受体。分子生物学手段可具体分析突变情况。

2. 受体抗体引起的疾病　在某些病理情况下，机体会持续性地对某一受体蛋白产生特异性抗体，并在细胞膜上发生“原位”（in situ）抗原抗体结合反应，导致受体功能异常，分为激动性和非激动性两类，如 Graves 病、重症肌无力、肢端肥大症等。

3. 受体和甾体激素依赖性肿瘤　某些肿瘤的发生、发展受某些内分泌激素调控，这种肿瘤称为内分泌激素依赖性肿瘤，如乳腺癌（雌激素受体相关）、前列腺癌（雄激素受体相关）、淋巴肉瘤（糖皮质激素受体相关）等。

4. 受体与癌基因　自 20 世纪 70 年代中期从 Rous 肉瘤中分离得到癌基因 *src* 以来，已发现大

多数癌基因在正常细胞中都有同源的基因，称为原癌基因，它们在一定的条件下转变为癌基因。癌基因通过其编码的癌蛋白导致肿瘤的发生。癌蛋白可以是生长因子，也可是受体，已发现数种癌基因产物与受体有同源性。如细胞癌基因 *c-erb-A* 是编码甲状腺激素受体的基因。在肿瘤组织中可使原有受体消失，可以发现一个新受体，这些变化的意义有待进一步研究。

5. 受体后信号转导异常　随着受体研究的深入，受体后信号转导的过程受到日益关注。信号转导异常可以是遗传性的、自身免疫性或继发性的，其发生与多种疾病有关，如肿瘤、糖尿病等。其中信息转导蛋白的基因突变与疾病关系是目前研究的热点之一。体细胞的基因突变可发生肿瘤。基因突变分为失活性突变和组成性激活突变，前者导致信号转导蛋白功能的减弱或消失，而后者导致信号转导蛋白持续激活。总之随着分子生物学技术的普及，将有越来越多的受体相关性疾病被发现。

五、受体的研究历程和基本研究方法

受体学的发展已近一个世纪的历史，历经了四个发展阶段：

第一阶段为受体概念的提出。1878 年，Langley 提出“接受物质”（receptive substance）之说，即为早期的受体概念；1900 年，Ehrlich 提出“受体”（receptor）一词，一直沿用至今。

第二阶段为药理学研究阶段。可以认为，受体研究首先是在药理学范畴内开展的，并且相继提出迄今为止仍十分有用的若干基本概念，如配体占领学说、激动剂和拮抗剂、配体结合反应的质量作用定律（Clark，1926 年）等。但由于主要依靠观察化合物的药理效应，能研究的受体种类不多，因此这一阶段对受体分子的本质也知之甚少。

第三阶段为放射配体结合（radioligand binding assay，RBA）研究阶段。1962 年，Jensen 和 Jacobson 首先用高放射性比活度的氚标记雌二醇（^{3}H-E_2）来证实大鼠子宫、阴道存在雌激素受体（ER）。该阶段的最大贡献是可以将受体作为实体进行研究，这是受体生化和临床研究的里程碑。放射性探测的灵敏度很高，且标记物不会改变配体的构型。之后一系列的研究证明，RBA 使受体研究从间接观察转化为直接观察，从而使很多不易或无法用生理（药理）效应进行观察、定量的受体得以精确定量，并进而对受体分子进行纯化、分析。目前该方法仍是我们研究受体的基本方法之一。正由于 RBA 的发展，20 世纪 70 年代以来，受体研究迅猛发展，包括神经递质、激素的作用机制、细胞水平的调控机制、疾病的机制等，为受体的分子生物学研究奠定基础。

第四阶段为分子生物学研究阶段。从 N-乙酰胆碱受体的 α-亚单位的核苷酸顺序推出该受体的 α-亚单位的一级结构的氨基酸顺序，这一成果标志着受体研究进入分子生物学研究阶段。20 世纪 80 年代，以受体分子的基因克隆和基因表达为前提的受体研究随着分子生物学的迅速发展而兴起。由于分子数少的受体难以高度纯化，因此除一般的基因克隆方法以外，其他方法如表达克隆（expression cloning）和同源克隆（homology cloning）可以不经受体纯化的步骤而达到基因克隆的目的。用各种方法克隆得到的受体基因，需要通过基因表达得到相应的受体，然后由药理学实验及 RBA 实验等加以验证。当受体的氨基酸序列确定之后，还需要配合多种技术来进一步研究其结构和功能的关系，如应用如放射性核素标记的 cDNA 探针对细胞做原位杂交观察不同受体基因的染色体定位；采用 SDS-PAGE 凝胶电泳法分析某些受体的亚单位组成和各亚单位的分子量；使用电镜技术观察某些受体的形态结构；运用各种改变基因结构的方法研究受体蛋白质分子不同区域的功能等。目前已阐明数十种受体的一级结构和功能关系，受体分子的三维结构的研究也已开始取得可喜的进展。

六、受体显像

（一）受体显像研究原理、基本方法

受体显像是基于配体与高亲和力、高特异性受体靶组织相结合的原理，利用放射性核素标记配体，揭示体内受体空间分布、密度和亲和力大小的一种方法，是集配体-受体结合的高特异性和放射性探测的高敏感性于一体的显像技术，是一种无创性的体内功能性显像方法。

受体显像的基本方法是：在对受体结构、配体与受体相互作用机制及由此引发的生物化学反应，以及相关反应对细胞过程的影响等知识的了解基础上，选择高亲和力、高特异性的配体，采用适当的放射性核素进行标记，从而测定受体数量及浓度的变化，以及这种变化与疾病的关系，

从而达到诊断或治疗的目的。

要研制和开发新的、理想的受体显像用放射性药物，并且保证受体显像获得成功，一般需具备下列条件：①证实所选择的配体与靶受体之间的特异性、饱和性以及亲和性；②测定放射性示踪物对受体变化的灵敏度；③寻找受体浓度变化与疾病状态的关系；④对新的受体类似物具有高的放射性标记率；⑤采用易得的放射性核素标记配体。

（二）肿瘤受体显像

1949 年，Albert 最先开展放射性核素标记类固醇激素受体显像的研究；1989 年，Krenning EP 等应用^{123}I 标记 otreotide 成功进行肿瘤定位之后，肿瘤受体显像引发研究者的广泛重视。肿瘤受体显像是利用放射性核素标记的配体与存在于相关肿瘤上的特异性受体相结合，从而使肿瘤得以显像的一种方法，它在恶性肿瘤的诊断、分期、治疗方案选择以及预后评价中具有良好的应用前景；其中选择立体特异的配体作为放射性药物是实现肿瘤受体显像的重要前提和先决条件。

经研究证实，肿瘤受体显像具有亲和力与特异性较高、放射性标记配体到达靶点和血液清除速度快、穿透能力强、能在较短时间内获得肿瘤与正常组织高对比度的图像、几乎无人体免疫反应发生等显著优点。它是一种无创的、能在活体内、从受体分子水平上研究肿瘤生物学的新方法，并对肿瘤病因学探讨、早期诊断和指导治疗具有重要的临床应用价值。自 Krenning EP 等用^{123}I-octrotide（1989 年）成功进行肿瘤定位以来，肿瘤受体显像取得众多研究成果，其中用放射性核素标记的配体血管活性肠肽（vasoactive intestinal peptide，VIP）或生长激素抑制素（somatiostatin，SST）的受体显像已经证实了它在临床应用方面的有效性。

（三）PET/CT 在受体显像中的应用

长期以来，人们尝试各种方法对受体进行研究：经典的离体药理分析、生物化学提纯和分离、放射受体分析（radioactive receptor assay，RRA）及"ex vivo"放射自显影（radioautography，RA）等技术在受体研究发展至今起到重要作用，但各有局限性。近年来，发射型计算机断层显像（emission computed tomography，ECT）在活体特定解剖部位的受体结合位点进行精确定位和获取受体功能代谢影像的研究极其引人注目，其中正电子放射性核素标记的放射性配体以及 PET/CT 用于受体显像的研究及应用十分活跃。

PET/CT 是目前最有前途的显像诊断技术之一，能够无创性探测正电子放射性核素在机体内的分布状况，从而在研究人体生理生化代谢及受体等方面起重要作用。其显像的基本原理是：正电子核素衰变产生的正电子与体内的负电子结合，产生一对能量相同（511keV）、方向相反的 γ 光子；PET 采用符合探测技术，探测到这一对光子，得到人体内不同脏器的核素分布信息，通过计算机进行图像重建处理，得到人体内标记化合物的分布图像。其中正电子核素主要依靠回旋加速器生产，如^{11}C、^{13}N、^{15}O、^{18}F 等，它们的半衰期极短，分别为 20min、10min、2min、110min。

PET/CT 显像具有以下几个特点：①发射正电子的核素大多都是组成人体的重要基本元素，诸如碳［^{11}C］、氧［^{15}O］、氮［^{13}N］或氢［H］的类似物氟［^{18}F］标记的生物活性物质，用它们作示踪检查合乎生理要求，不干扰人体组织代谢与内环境的平衡；②能够反映组织细胞的葡萄糖、氨基酸及核酸代谢、受体分布、DNA 合成动力学，同时是基因研究和新药开发的有力工具；③不仅能发现 CT、MRI 解剖结构难以显示的病变，而且能从分子水平上揭示人体的生理、生化及代谢变化；④能提供动物和灵长类活体的受体与配体特异结合的位点图像，并且同时定量受体与配体特异性结合浓度及其有关代谢功能参数，实现在分子水平上对人体内部生理或病理过程中进行无创、实时的功能成像；⑤采用符合探测技术，电子准直代替了铅栅准直，大大提高了探测效率，增加了图像的信息量，降低了统计误差与噪声，因而提高了空间分辨率与对比度，一般 PET 的系统分辨率在 4～6mm；⑥所得图像可以进行精确的组织衰减校正、散射校正和时间校正，从而可对病变或器官进行定量测定；⑦所用显像剂为超短半衰期核素，人体检查所受的辐射剂量较低。

第二节　PET/CT 肿瘤受体显像

目前在肿瘤分子影像中，最重要的研究领域之一是受体研究。肿瘤疾病中，由于基因的突变与扩增，肿瘤细胞膜上的某些受体常常超量表达。利用配体与受体结合具有高特异性、高选择性及高亲和性的特点，采用放射性核素标记的配体作为示踪剂，通过适当途径向体内导入示踪剂，可使之与相关肿瘤细胞上的高密度表达的相应受体产生高亲和力、高特异性的结合，进而通过相关仪器显示受体的功能与分布，从而使肿瘤部位得以显像。

PET/CT肿瘤受体显像研究主要包括有生长抑素受体（somatostatin receptor，SSTR）显像、血管活性肠肽（vasoactive intestinal peptide，VIP）受体显像、神经内分泌肿瘤（neuroendocrine tumour，NETs）受体显像、表皮生长因子受体（epidermal growth factor receptor，EGFR）显像、类固醇激素受体（steroid hormone receptor，SHR）显像等（表10-2-1），已应用于多种肿瘤的诊断、分期、治疗方案选择以及预后评价。

表10-2-1 PET/CT肿瘤受体显像研究的主要领域

肿瘤受体显像研究领域	主要的放射性标记配体
生长抑素受体显像（somatostatin receptor scintigraphy，SRS）	^{18}F、^{11}C、^{64}Cu和^{68}Ga等正电子核素标记的奥曲肽（octreotide）、RC-160、P587等
血管活性肠肽受体显像（vasoactive intestinal peptide，VIP）	^{18}F、^{64}Cu和^{68}Ga等正电子核素标记的VIP-Rs
类固醇激素受体显像（steroid hormone receptor，SHR）	^{18}F-16α-氟雌二醇（^{18}F-FES）、^{18}F-16β-FDHT、^{18}F-16β-Fmib、^{18}F-20-Fmib等
神经内分泌肿瘤受体显像（neuroendocrine tumour，NETs）	^{11}C-5-羟色氨酸脱羧醇（^{11}C-5-hydroxytryptophan，5-HTP）等
σ受体显像	^{18}F-α-(4-氟苯基）-4-(5-氟-2-嘧啶基）-1-哌嗪基-丁醇、^{18}F-1-(3-氟丙基）-4-(4-氰基苯氧基甲基）哌啶、^{11}C-SA4503、^{18}F-FE-SA5845、^{11}C-σ2R等
肝受体显像	^{18}F、^{11}C、和^{68}Ga等正电子核素标记的NGA受体
表皮生长因子受体显像（epidermal growth factor receptor，EGFR）	^{11}C-PD153035等
肾上腺素受体显像	^{11}C-羟基麻黄素（meta-hydroxyephedrine，mHED）等
胃泌素释放肽受体显像（gastrin releasing peptides，GRP）	^{64}Cu-DOTA-[Lys3] BBN ^{68}Ga-BZH3BN
多巴胺受体显像	^{18}F-dopa

一、生长抑素受体显像

（一）生长抑素和生长抑素受体

1. 生长抑素（somatostatin，SST）及其类似物 1968年，Krulich等在测定大鼠下丘脑生长激素释放因子（growth hormone releasing factor，GHRF）分布的过程中，发现一种抑制生长激素释放的物质。次年，Hellman等在猪胰岛提取物中发现一种能抑制胰岛释放胰岛素的因子。经大量研究证实，以上所发现的两种因子其实是同一种物质，均为存在于下丘脑和胰腺的一种环形肽。1972年，正式将其命名为生长激素抑制素（somatostatin，SST）。

体内的SST有两种主要的活性形式，即含14个氨基酸的SST-14和含28个氨基酸的SST-28。人SST编码基因位于第3号染色体，为单拷贝基因，全长1.5kb，含两个外显子。SST的mRNA含600bp，编码116个氨基酸的前SST原，后者的N端为24个氨基酸的信号肽。当信号肽脱落后，成为含92个氨基酸的SST原，其C端为SST-14和SST-28。最后，SST基因通过组织特异的加工方式，由特异的蛋白水解酶对SST原进行不同的剪切，从而产生SST-14或SST-28。

SST广泛分布于中枢神经系统和消化系统中，是一种典型的脑肠肽。

中枢神经系统：在整个大脑和脊髓中都有SST分布，以下丘脑中的浓度最高，特别是在室旁核及弓状核等核团中。下丘脑SST神经元合成的SST经轴突运输到正中隆起，进入垂体门静脉血管，到达腺垂体，强烈抑制生长激素（growth hormone，GH）的基础分泌，也抑制GH对生理性和药理性刺激如运动、胰岛素低血糖和GHRH引起的兴奋反应等。另外，SST不仅在生理情况下抑制GH的分泌，而且在病理情况下也会降低血清GH水平的异常升高，如糖尿病、肢端肥大症、矮小症等。

消化系统：SST在胰腺中是由胰岛D细胞合成和分泌，通过旁分泌方式影响胰岛其他激素的分泌和外分泌功能。胃肠道的SST分泌细胞主要分布于胃及小肠的隐窝中，由小突起将SST分泌到胃和肠腔中，通过自分泌和旁分泌方式调节胃肠道功能。总而言之，SST是全面抑制消化系统的功能，包括抑制内、外分泌功能以及消化吸收功能。

血液中 SST 的浓度主要反映胃肠道及胰腺中 SST 的表达水平，而不反映下丘脑 SST 的水平。外周血中 SST 的浓度仅为垂体门脉中 SST 浓度的一半。

其他：人体唾液腺、甲状腺、乳腺、肺、肾上腺、前列腺、淋巴组织、组织内被激活的白细胞和胎盘中均发现 SST 的存在，它是某些神经递质、肽类（血管活性肠肽）的启动剂，亦能抑制淋巴细胞增殖及免疫球蛋白的合成。

天然 SST 的生理和药理作用时间非常短，静脉注射后，其在血液中的半衰期大约只有 2～3min，因此不适合临床上的应用。研究者通过改造 SST-14 的结构，已合成多种 SST 的类似物，它们多为结构简单的小分子多肽。从结构看，这些小肽有环形和线形，在环形肽中可通过双硫键连接，也可通过酰胺（MK-678）连接。所有 SST 类似物在环形肽的环内和线形肽的中间都保留 DTrp-Lys 的结构。

2. 生长抑素受体（somatostatin receptor，SSTR）　近年来，经组织切片受体放射自显影和组织匀浆体外结合分析证明，SST 的各种生理作用都是通过与高特异性、高亲和力的受体结合后发挥的。SSTRs 是含有 346～428 个氨基酸的糖蛋白，有 7 个跨膜区，N 端在胞外，有糖基化位点，C 端在胞内，有磷酸化位点。SSTRs 氨基酸序列的同源性为 45%～61%，相似的结构主要位于跨膜区。

现在，已克隆了 5 种 SSTR 亚型（S_1～S_5）。研究发现，不同亚型 SSTR 的 N 末端和 C 末端的长度及序列上均有较大差别。1995 年，Gregory 等用反转录- 聚合酶链反应（RT-PCR）对 32 例垂体腺瘤的 SSTR 5 种亚型的 mRNA 进行检测，大部分病例均表达 S_1、S_2、S_5 三种亚型，尤以 S_2 的表达率最高。此后的大量研究表明，大多数肿瘤以表达 S_2 和 S_1 为主，S_2 表达的密度最高。不同亚型的 SSTR 分布于不同组织，通过不同的胞内机制起作用，对细胞的功能发挥也不同。$SSTR_{1-4}$ 对 SST-14 和 SST-28 有相同的亲和力，只有 $SSTR_5$ 对 SST-28 的亲和力大于 SST-14。

SSTRs 广泛分布于中枢神经系统和外周组织中。5 种 SSTR 亚型的 mRNA 均在大脑中有表达。SSTRs 在外周组织中的分布主要集中在垂体、胰腺、心、肝、脾、肾、胃、空肠、结肠、肾上腺、神经节等。同一器官可以表达多种 SSTRs，但每个亚型表达的量不同。

SST 的作用十分广泛，其机制除了多样化受体的组织特异性表达以外，还与受体的胞内复杂多种的信息传递通路连接有关。SSTR 与鸟苷酸结合蛋白（G 蛋白）偶联，调节腺苷环化酶、蛋白磷酸酶、cGMP 依赖的蛋白激酶、磷酸酶的活性以及 Na^+-H^+ 交换、K^+ 通道与 Ca^{2+}，包括膜的超极化、K^+ 丧失增加、Ca^{2+} 流入减少等。总之，SST 最确切的生物机能就是对多种激素（如生长激素、胰岛素、降钙素等）分泌产生抑制效应。此外，还抑制多种肿瘤细胞的生长和增殖。

前文已提到，由于天然 SST 不适合应用于临床，研究者合成得到一些具有相同生物活性的 SST 类似物，后者对 SSTRs 的不同亚型都有明显的选择性，而且代谢比天然 SST 慢，具有较长的半衰期。SST 类似物的研究不仅加深对 SST 作用及其机制的认识，而且还极大地推动了 SST 的临床应用。

（二）生长抑素受体显像

研究发现，除 SST 正常靶组织分布之外，垂体腺瘤、脑膜瘤、星型细胞瘤和少突神经胶质瘤、成神经细胞瘤、成神经管细胞瘤、嗜铬细胞瘤、乳腺癌、小细胞肺癌以及产生激素的胃肠道肿瘤，如胰岛瘤、胰高血糖素瘤、舒血管肠肽瘤、胃泌素瘤和类癌瘤等均含有高密度 SSTR 表达，并且 SST 及其类似物对这类肿瘤具有良好的治疗作用。

因此，可以利用 SST 及其类似物的放射性标记物进行肿瘤受体显像，这是基于受体与配体的效应关系而发展起来的一种显像方法，具有其他影像学难以比拟的高特异性。可标记的生长抑素类似物有奥曲肽（octreotide）、RC-160、P587 等，其中研究最多的奥曲肽，后者是一种由 8 个氨基酸组成的 SST 类似物，已证明它可以与体内 SSTR 结合，半衰期是 2～3h。

一项包括 2 000 例患者的临床试验研究显示，患者进行 SRS 检查，其体内显像结果与体外［^{125}I-Tyr^3］-奥曲肽放射自显影所示的肿瘤 SSTR 结合位点相当一致，所有受检者在显像过程中均无明显副作用。结果表明，SRS 对肿瘤的诊治具有重要作用。

目前，^{18}F、^{11}C、^{64}Cu 和^{68}Ga 等正电子核素标记

奥曲肽进行的肿瘤 SRS 已用于甲状腺癌、胃肠道胰腺神经内分泌肿瘤、嗜铬细胞瘤、小细胞肺癌等。

1. 中枢神经系统肿瘤　体外放射自显影证明几乎所有的脑膜瘤都有 SSTR 的表达，病灶放射性摄取的强度与肿瘤 SSTR 密度相关。SRS 可对脑膜瘤患者进行定位诊断。临床试验显示脑膜瘤检出的阳性率可到达 100%。大多数分化较好的星型细胞瘤（Ⅰ级和Ⅱ级）为 SSTR 阳性，而分化差的恶性胶质瘤（Ⅳ级）为 SSTR 阴性，因此在患者适应证选择或结果分析时要多方面加以考虑，以免发生误诊现象。

低度恶性胶质瘤（Ⅰ级和Ⅱ级）的 SSTR 表达较高，可达到 80%；而高度恶性胶质瘤病灶的 SSTR 表达量较低。然而，在临床应用中，SRS 却表现为：分化较好的胶质瘤患者（Ⅰ级和Ⅱ级）的显像结果阳性率较低；分化低的胶质瘤患者（Ⅲ级和Ⅳ级）的显像结果阳性率较高。出现这种反向关系的原因可能是：胶质瘤 SRS 时，浓聚放射性药物的先决条件是局部血脑屏障的破坏；但在低分化胶质瘤中，患者的血脑屏障可能没有遭到破坏，因此用 SRS 可能不利于低分化脑胶质瘤的检查。

2. 垂体肿瘤　分泌 GH 的垂体腺瘤大都能在体外检测到 SSTR，约 70%的 GH 分泌性肿瘤显像呈现阳性。体内 SRS 阴性或阳性的情况，与奥曲肽抑制引起 GH 释放的灵敏度相关。然而，非功能性垂体腺瘤也含有 SSTR，在约 75%的病例中可见到阳性病灶。其他部位的 SSTR 阳性肿瘤的垂体转移，以及鞍旁脑膜瘤、淋巴瘤或垂体肉芽肿性病变也会表现出阳性显像结果。因此，一般认为 SRS 在垂体肿瘤的鉴别诊断中不具有优势，而这种诊断特异性的限制将有可能影响它在垂体肿瘤诊断中的应用。

3. 副神经节瘤（paraganglioma）　副神经节瘤是神经鞘源性肿瘤，发生于交感和副交感神经节，约 10%属于恶性肿瘤，伴有全身多处转移。SRS 对于副神经节瘤的诊断优于 MIBG 显像，不仅能准确鉴别出 95%副神经节瘤患者的病灶，而且在约 30%～36%的患者中能发现其他影像检查所没有发现的病灶，还能提供副神经节瘤全身转移的信息。据报道，常规显像技术只能检出 10%的多中心和远处转移灶，这可能会导致低估多病灶发生的概率。因此，SRS 可继 CT、MRI 或 US 检查之后，作为进一步筛选检查的补充。

4. 甲状腺髓样癌和其他甲状腺癌　甲状腺髓样癌（MTC）发生于甲状腺的滤泡旁 C 细胞，后者在生理情况下分泌降钙素。MTC 除了产生降钙素，还能表达和释放癌胚抗原（CEA）。另外，MTC 具有 SSTR 表达，Reubi 等通过免疫组化证实，40%～60%的原发 MTC 病变组织表达 SSTR；同样，Lamberts 等在体外对 12 例 MTC 患者进行研究，结果显示其中 7 例患者表达 SSTR（58%）。

一组研究显示，SRS 对 17 例已确诊为 MTC 的患者进行了显像，其中 11 例获得了成功的肿瘤定位；而单独平面显像没有发现其中 7 例患者的肝内转移瘤病灶和 1 例患者的甲状腺肿瘤病灶，这可能主要是由于这些器官周围的正常组织对放射性标记的奥曲肽会有正常摄取。SRS 检出病灶的能力与肿瘤的质量和位置有关。Baudin 等认为 SRS 不能检出直径<1cm 的病灶。事实上，对 MTC 患者进行平面显像的效价分析时，发现 SRS 对已由常规显像方法得到的信息补充甚少，因此有学者认为它不应再作为一项筛选指标。

尽管乳头状、滤泡状和退行性甲状腺癌并不属于神经内分泌肿瘤，但在行 SRS 检查时，这些癌症患者仍表现出对放射性标记奥曲肽的异常摄取。研究观察到，不摄取放射性碘的组织分化不同的甲状腺癌可能会表现出对放射性标记奥曲肽的摄取。体外试验亦观察到滤泡细胞能表达 SSTR，这可以解释 SRS 对不同甲状腺癌的显像表现。

5. 胰腺内分泌肿瘤　胰腺内分泌肿瘤分为功能性和非功能性两类，它们起源于神经脊的胺前体摄取与脱羧细胞（amine precursor uptake and decarboxylation cell，APUD 细胞）。其中 85%的胰腺内分泌肿瘤具有激素分泌功能。大多数产生多肽激素的内分泌肿瘤来源于胰岛细胞，但也可能发生在胃肠道的其他部位；这些肿瘤以所分泌的激素命名，如胰岛细胞瘤（insulinoma）、胃泌素瘤（gastrinoma）和胰高血糖素瘤（glucagonoma）。

90%～100%的功能性胰岛细胞瘤含有 SSTR，约 15%的胰岛细胞瘤是无功能性的，而胰腺腺癌是没有 SSTR 受体表达的；这类肿瘤除了胰岛素瘤，大多具有恶性肿瘤的生物学特性，常伴有转移性病变的典型特征，即伴有大的肝转移灶。胰岛素瘤是最常见的胰岛细胞瘤，起源于胰腺的β细胞。由于胰岛素大量分泌，患者常伴有低血糖症状（血清葡萄糖<40mg/dl）。大部分胰岛素瘤是良性的（约 90%），一般为单发病灶（直径小于 2cm）。SSTR 对胰岛素瘤的检出灵敏度仅为 30%～40%，明显低于其他类型的胰岛细胞瘤，这可能是由于这些肿瘤缺乏 SSTR，或 SSTR 的亚型不能结合奥曲肽。

胃泌素瘤是功能性胰岛细胞瘤中第二常见的肿瘤，其发病原因是大量的胃泌素促使胃黏膜的壁细胞过度增生，导致胃酸分泌增加 10～20 倍；患者表现为顽固性的胃溃疡症状，即 Zollinger-Ellison 综合征。大多数溃疡发生在胃和十二指肠，25%可以发生在不典型部位，如十二指肠远端和空肠近端。大多数胃泌素瘤是恶性的（60%～70%），约 10%位于胰腺外，最常发生在十二指肠，也会发生在胃和脾门。SRS 对胃泌素瘤的诊断灵敏度较高，可达到 95%～100%。Gibril 等发表关于 80 例 Zollinger-Ellison 综合征患者的前瞻性研究结果，显示 SRS 与其他影像技术包括血管造影相比较，是最灵敏的诊断方法。Termanini 等报告 122 例胃泌素瘤患者的 SRS 结果，发现 47%患者通过检查之后改变了临床分期和治疗方式。由于 SRS 检查灵敏度高、操作方便、安全性高、费用合理，因此有学者建议，将 SRS 作为诊断胃泌素瘤的首选影像方法。

胰高血糖素瘤是起源于胰腺α细胞的一种十分罕见的肿瘤，大多是恶性的，患者表现为高血糖症状、体重下降和迁移性的皮肤坏死性红斑。SRS 诊断灵敏度可达到 73%。

6. 类癌　类癌可发生于消化道的任何部位，回肠和阑尾是最好发的部位（约占 90%），也可发生在消化道其他部位以及气管、纵隔或卵巢等处。类癌生长缓慢，大约有 10%的患者会发展为类癌综合征，主要是由转移到肝的类癌分泌大量胺类，产生特征性的脸红、腹泻、气管痉挛等症状。

SRS 定位诊断类癌的灵敏度可到达 80%～100%。大多数的研究均报告发现其他常规影像技术所未能发现的病灶。在一组针对 33 例类癌患者的研究中，SRS 发现其中 32 例患者（97%）有病变，常规显像与 SRS 检查结合的诊断率达到 100%。如果单独分析常规显像的结果，结合应用 SRS，会在相当大量的患者中发现更多预料不到的病变部位。一项效价比研究发现：在同一个肿瘤患者中，分别采用 SRS 和常规显像方法进行检测，SRS 可以检出多处肿瘤病灶，而常规显像方法仅可探测到 1 个肿瘤病灶。

SRS 对肿瘤患者的分期、分级以及决策治疗提供科学依据非常重要，具体有以下几方面的作用：①可探测到常规显像技术所无法识别的可切除的肿瘤；②可阻止那些实际上已出现病灶广泛转移而常规显像方法无法探测到的患者进行手术；③能指导那些不宜手术治疗的肿瘤患者选择适当的治疗方案。

7. 小细胞肺癌（SCLC）　几乎所有的 SCLC 的大肿瘤病灶均能通过 SRS 显影。SRS 不仅能作为 SCLC 的诊断方法，而且还可以对 SCLC 患者进行临床分期和疗效观察。对 26 例原发性未经治疗的 SCLC（包括几例发生膈下转移灶）患者进行 SRS 研究，结果发现其中超过 50%的患者有病变和其他部位的转移。同时发现，SRS 与常规显像方法相比较，后者仅能发现 2 例患者发生脑转移，而 SRS 除了检出常规显像方法所发现的 2 例脑转移外，还探测到另外 5 个患者发生了脑转移，其中 4 例患者在 1 年内表现出明显的脑转移临床症状。

8. 乳腺癌　SRS 诊断乳腺癌的阳性率达到 75%，对临床Ⅰ期和Ⅱ期乳腺癌病灶的检出较灵敏，并且能发现腋窝未能触及的转移淋巴结。从 SRS 的影像上看，肿瘤组织对奥曲肽的异常摄取增高呈对称性、弥漫性的放射性分布欠均匀或稀疏表现，不同于正常乳房组织的生理性摄取。

在一项随访研究（平均时限为 2.5 年）中，研究者对 37 例最初表现为 SSTR 阳性的肿瘤患者中的 28 例进行 SRS 检查，结果显示：2 例临床上已确认有病灶转移的患者以及其他 26 例中的 6 例无症状患者的 SRS 均为阳性；而且这些患者中分别有 2 例 CEA 水平和 1 例肿瘤标志物 CA15-3 水平增高；另外，研究发现，SRS 阳性的患者倾向于有更高的 5 年生存率（分别是 82%和 46%）。总之，SRS 能检测出大多数原发性乳腺癌。

9. 恶性淋巴瘤　恶性淋巴瘤分为霍奇金淋巴瘤（Hodgkin's lymphoma，HL）和非霍奇金淋巴瘤（non-Hodgkin's lymphoma，NHL）。SRS 诊断 HL 的总灵敏度达到 70%～100%，膈上病变的诊断率优于膈下病变（88% *vs.* 13%），这是因为膈下病变的诊断通常被大量的本底放射性所干扰。

SRS对NHL的诊断阳性率较低，仅为35%左右，但不受病变位置影响；对高度恶性病灶的诊断率优于低度恶性病灶（分别是44%和29%），骨髓受累病灶的诊断率差。

研究者对56例未经治疗、组织学证明为HL的患者分别进行SRS检查、放射学检查和病理学检查，并对检查结果进行综合比较。结果显示：SRS检出56例证实为肿瘤病变中的55例（阳性率达到98%）；在另外针对20例患者的研究中，SRS又探测到常规显像所未能发现的淋巴瘤病灶，并有12例（21%）患者据此重新做了肿瘤分期，7例（13%）患者根据SRS检查获得的附加信息修正或改变了治疗方案。

另一项研究是对一组未经治疗的10例NHL的患者进行了详细的SRS实验性研究之后，发现许多NHL患者中存在一处或更多处的病变可能为SRS阳性，也有许多可能为SRS阴性。对SRS阳性、且经治疗后再次显像为阴性者认为是疗效良好的；若治疗前后显像结果没有变化，则表明疗效不佳，这给临床医师改变治疗方案提供了客观的依据。

10. 嗜铬细胞瘤　大约85%的嗜铬细胞瘤表现为SSTR阳性，SRS诊断的总灵敏度可到达86%～100%。但是，SRS诊断肾上腺肿瘤的缺点是：肝、脾和肾出现相对较高的放射性配体积聚，降低病变部位与非病变部位的对比度，这些邻近脏器的小病灶难以被发现，从而影响结果的判断，这种问题还有赖于采用减影技术来解决。

SRS与肾上腺髓质显像（MIBG显像）在恶性嗜铬细胞瘤的定位诊断中有相似的灵敏度（奥曲肽为86%～93%，MIBG为86%～88%）。MIBG显像时体内脏器的干扰较少，肿瘤的摄取强度和对比度要高，能发现更多的病灶，在诊断骨和肝脏的转移更为灵敏；但是，MIBG显像的灵敏度受到治疗药物的影响较大，临床常有假阴性的结果，而SRS受药物的影响相对较小，常常能发现MIBG显像阴性的病灶。因此，对临床怀疑为嗜铬细胞瘤而MIBG显像阴性的患者，可以进行SRS以进一步定位诊断，两种显像互补可以增加嗜铬细胞瘤的诊断灵敏度。

11. 黑色素瘤　黑色素瘤是一种恶性程度相当高的恶性肿瘤，又称恶性黑瘤，大多原发于皮肤，也可起源于眼、鼻腔等处，早期可发生转移，转移部位多见肺、脑。一旦诊断，应尽早作广泛肿瘤切除，并辅助免疫治疗等综合措施。一项对19例黑色素瘤患者的SRS研究表明，其中16例患者的病灶呈阳性表现（阳性率达到84%）。但是，SRS对于黑色素瘤患者的肿瘤分期和治疗方案选择的确切影响，还有待于更多的临床资料来进一步验证和确定。

12. 其他肿瘤　肾细胞癌大部分在体外试验均表现为SSTR阳性。有研究者对1例患者进行胰岛细胞癌的SRS显像，同时也检出双侧肾细胞癌的病灶。另一项研究表明，SRS可检出大部分肿瘤病灶，但是其诊断价值和潜在治疗应用尚需进一步的评估。

大约90%的成神经细胞瘤患者的SRS检查为阳性。研究发现，体外表现为SSTR阳性的成神经细胞瘤患者相对于那些表现为SSTR阴性的肿瘤患者来说，前者的生存期更长。

血管活性肠肽瘤（VIP瘤）是一种罕见的肿瘤，80%为恶性，大部分VIP瘤发生在胰体尾部，确诊时多已发生转移；患者表现为Verner-Morrison综合征，即水样泻、低血钾和胃酸缺乏。SRS的诊断灵敏度可达到86%。

化学感受器瘤（chemodectomas）是一种非嗜铬性副神经节瘤，发生于颈动脉体、颈静脉球或主动脉体的化学受体组织。这些肿瘤均有SSTR表达，可用SRS检查进行定位诊断，但是目前尚未有结果数据。

神经母细胞瘤（neuroblastoma）的SRS检查阳性率为90%。SSTR阴性的神经母细胞瘤患者通常预后较差。MIBG显像能诊断出一些SRS不能发现的病灶，反之亦然。因此，两者应用可以提高肿瘤的检出率。

13. 辅助基因治疗实验　非侵入性显像可以为基因治疗实验提供诸多帮助，如判断基因转导的定位、数量和时程等。利用放射性核素标记SSTR亚型2（SSTR2）已作为一种报告基因而应用于动物模型的基因转导研究。

Rogers BE等利用一种带有SSTR2、编码N-氨基末端血凝素抗原表位的腺病毒（AdHASSTR2）来评价*SSTR2*基因的转导。他们用正电子核素^{94m}Tc（半衰期为52min）标记生长抑素类似物——Demotate1，然后分别从体外实验（感染了腺病毒AdHASSTR2的A-427小细胞肺癌细胞对示踪剂^{94m}Tc-Demotate1 的摄取）和体内实验（^{94m}Tc-Demotate1 在荷 A-427 肿瘤小鼠中的生物分布）来评价^{94m}Tc-Demotate1 与 SSTR2 的特异性作用，从而观察 *SSTR*2 基因的转导效果。实验结果显示：感染了 AdHASSTR2 的 A-427 小细胞肺癌细胞能迅速摄取^{94m}Tc-Demotate1，且具有高亲和力；体内生物分布表明^{94m}Tc-Demotate1 在肿瘤部位的摄取值与其他部位相比呈显著增高（除了肾以及 SSTR2 阳性的胰）；^{94m}Tc-Demotate1 主要从肾清除。该研究结果表明，鉴于 PET 显像剂的高灵敏度，^{94m}Tc-Demotate1 将能提高 *SSTR*2 报告基因系统的敏感性。

二、血管活性肠肽受体显像

（一）血管活性肠肽（VIP）的组成及其功能

VIP 是一个由 28 个氨基酸残基组成的神经多肽，在正常人血清中的浓度低（约 20pmol/L），主要存在于中枢神经系统、外周神经系统和内分泌细胞内，属于胰泌素胰高血糖素多肽家族。VIP 的受体结合部位是在 C-端，而 N-端的组氨酸残基对激活受体具有重要的作用。

作为神经内分泌介质，VIP 具有广泛的生物活性，包括调节中枢神经元活动；扩张血管，松弛支气管、胃肠道和尿道平滑肌；促进肠道、胰腺及肝上皮细胞分泌阴离子和水分；促进胰岛素、胰高血糖素、生长激素、促肾上腺皮质激素（adrenocorticotropic hormone，ACTH）和催乳素参与调节机体免疫功能。

（二）VIP 受体结构及其功能

VIP 受体（VIP-Rs）是一种糖蛋白，属于 G-蛋白偶联受体家族。整个分子由三个部分组成：①N-末端胞外域，含 N-糖基化位点；②跨膜区，含七个疏水跨膜结构；③C-末端胞浆区。

迄今为止，已知 VIP-Rs 有两种亚型，即 VIP_1 受体和 VIP_2 受体。人 VIP_1 受体是由 457 个氨基酸组成，四个糖基化位点是 Asn，可能的 Ser、Thr 磷酸化位点位于 C-末端胞质区；编码 VIP_1 受体的基因位于染色体 3p22。VIP_2 受体是由 438 个氨基酸组成，糖基化位点在 Asn，Ser、Thr 磷酸化位点在 C-末端胞浆区；编码 VIP_2 受体的基因位于染色体的 7q36.3。

组织中 VIP-Rs 的密度比 SSTR 高，分布广，包括外周血细胞、胃肠道、肺、肾和淋巴细胞生成细胞。生理状态下，VIP_1 受体主要分布于肺、小肠、肝、胰和主动脉，在中枢神经系统主要是分布于中脑；VIP_2 受体的分布更为广泛，除了肝和主动脉外，在小肠、脾、胰岛、肾、睾丸和卵巢中都有高表达，在中枢神经系统的海马、垂体、松果体和脑干等处也有分布。病理情况下，VIP-Rs 在多种肿瘤组织中均有高表达，尤其是消化系统的恶性肿瘤。

VIP 与靶细胞膜上的 VIP-Rs 结合后，会诱导受体蛋白构象发生改变，从而使其活化，经 G 蛋白介导，激活腺苷酸环化酶，使细胞内的环磷酸腺苷（cAMP）水平增加，并进一步激活 cAMP 依赖的蛋白激酶，最终导致细胞内一系列的代谢和生化变化。

（三）VIP 受体显像

研究发现，肠道腺癌、类癌、小细胞肺癌、乳腺导管癌、胰岛素瘤、乳头状甲状腺癌、嗜铬细胞瘤、成神经细胞瘤以及分泌 ACTH 的垂体腺瘤等肿瘤细胞膜上均具有高密度和高亲和力的 VIP-Rs 表达。据文献报道，肿瘤组织中高亲和力的 VIP-Rs 的 B_{max} 高于正常组织的 22.5～57.9 倍。另外，VIP 有两个酪氨酸残基，分别在第 10 位和第 22 位。因此，可用放射性核素进行标记，对上述肿瘤进行定位诊断。

研究结果表明：①对于 VIP-Rs 阳性的肿瘤，尤其是胃肠道腺癌，VIP 受体显像的灵敏度和特异性都很高，可用于肿瘤的定位显像；②VIP 受体显像可望用于预测不同肿瘤对 VIP 及其类似物和 VIP 受体拮抗剂治疗的有效性；③VIP 受体显像可为发展新型的肿瘤靶向化疗药物提供依据。

Thakur ML 等报道，用^{64}Cu 标记 VIP 的类似物——TP3982 行 PET 显像研究，发现该 PET 显像剂对致癌基因高表达的乳腺癌及其他类型肿瘤的诊断有较高的应用价值。^{18}F、^{68}Ga 等标记 VIP 的标记产物具有较好的生物活性，并且为胃肠道 VIP-Rs 阳性的肿瘤（如胃肠道肿瘤、胰腺肿瘤）、小细胞肺癌、脑膜瘤、多种病理类型的乳腺癌、神经母细胞瘤等高发性或高死亡率肿瘤的诊断提供了一种全新而有效的方法。

三、类固醇激素受体显像

类固醇激素（steroid hormone）是在一系列神经内分泌刺激下合成的，主要影响生长、组织发育和动物躯体的稳态（Homeostasis）。受体主要分为以下三组：①糖皮质类固醇（GR）、盐皮质类固醇（MR）、雄激素（AR）和孕激素（progesterone receptor，PR）受体等；②甲状腺素（T_3R）、维生素D（VDR）、视黄酸（RAR）和9-顺视黄酸（RXR）受体等；③雌激素受体（estrogen receptor，ER）。目前，利用放射性核素标记类固醇激素受体进行显像研究是受体显像的一大热点，并取得了令人振奋的研究结果。在此，主要介绍一下研究较多的两方面，即乳腺癌的雌激素受体显像和前列腺癌的雄激素受体显像。

（一）乳腺癌的ER显像

乳腺癌患者体内富含ER和PR，它们的受体配基均含有类固醇结构。由于ER是一种特异性强、亲和力高的受体蛋白，在正常组织中含量较少，故用于乳腺癌的诊断特异性较高。

乳腺癌ER阳性的患者接受激素治疗可能有效，而ER阴性的患者很快会出现进行性病情恶化，且伴有其他部位的多处转移。用生物和组织化学的方法测定乳癌的ER水平变化，对乳腺癌的复发判断和存活时间估计均具有重要的预后判断价值。长期以来，体外ER分析存在若干局限性，诸如外科取样的风险性、活检内容物有限的可用性以及原发性肿瘤组织间ER分布可能不均匀等。因此，体内ER测定评估，尤其是放射性核素受体显像方法，因其具有直视受体与配体特异性结合靶位点的精确定位和了解受体功能代谢状态的优势，具有重要的临床意义。

关于雌激素的研究较多，现有数十种雌激素的衍生物可运用于放射性标记研究，常用的放射性核素有^{18}F、^{123}I、^{77}Br、^{99m}Tc及^{186}Re等。已有研究结果显示，比活度高的放射性标记的ER复合物，即放射性配体，会在ERs丰富的组织中浓聚。

通过各种方法标记类固醇激素的不同部位所得到的标记化合物，对配基特性的影响不同。研究表明：氟或碘标记于雌二醇或已雌醇的16位，对雌激素与其受体结合的特性影响最小。目前，16α-氟或碘雌二醇已成功用于乳腺癌原发灶和转移灶的受体显像。另有研究报道显示，在甾体的C-环近11位、D-环下方16及17碳后面进行基团取代，对配基与受体结合的特性影响较小，通过这些部位进行放射性核素标记具有一定的前景。Seo JW等以^{18}F标记环芬尼类似物（cyclofenil analogues，一种抗雌激素药），在环已基团的C_3和C_4位置用氟取代，实验结果显示该标记化合物具有与氟标记雌二醇所得到的化合物相似或更高的配体-受体亲和力，这说明氟代环芬尼衍生物有望于作为一种PET显像剂而应用在ER阳性的乳腺癌诊断中。另外，^{18}F标记的孕酮及其衍生物也已应用于PET显像。

^{18}F-16α-氟雌二醇（^{18}F-FES）已应用于乳腺癌患者的原发灶与转移灶PET显像，结果表明原发灶对^{18}F-FES的摄取率与肿瘤组织活检所测定的受体-浓度之间呈良好的相关性。另一方面，ER显像还可针对他莫西芬抗雌激素治疗过程进行监控与疗效评估，标记配体摄取率的降低可作为治疗成功的指标。一项研究显示，乳腺癌转移灶的受体显像阳性者在接受他莫西芬治疗后，再次进行显像时，转移灶不再选择性摄取显像剂，这是由于他莫西芬及其代谢产物阻断了类固醇受体，从而证明^{18}F-FES对乳腺癌细胞受体结合是特异性的。有研究者对乳腺癌患者分别进行^{18}F-FES和^{18}F-FDG摄取率比较，结果提示肿瘤的^{18}F-FDG摄取与肿瘤的ER状态乃至16α-氟雌二醇摄取无明显关系，这说明两种肿瘤阳性显像的机制不同。

（二）前列腺癌的AR显像

同乳腺癌体外ER测定相似，前列腺癌的体外激素检测存在一定局限性，即常规组织活检涉及样本量有限，难免活检结果有时可能不完全反映整个癌病灶的受体分布情况。近几年来，放射性核素标记的雄激素用于前列腺癌的受体显像取得较大进展，通过AR直接在活体示踪显像可以全面了解体内所有癌病灶的雄激素分布情况，从而有助于该病的分期判断。

雄激素主要是一类由乙酸或胆固醇经孕烯醇酮合成的睾酮衍生物。血浆中睾酮主要以特异性结合和少量非特异性结合形式存在，前者在循环血液中占97%～99%，仅有少量游离的睾酮才具有代谢活性。血浆中睾酮在肝转化灭活，其代谢产物17-酮类固醇与葡萄糖醛或硫酸结合，随后从尿中排出。

睾酮所产生的作用基本上是在细胞未表现出生理作用之前，先使细胞内特异蛋白质和酶发生变化，从而引起细胞的分化、增生和代谢改变。现已证明睾酮进入某些靶细胞（前列腺）后需先还原成二氢睾酮（dihydrotestosterone，DHT）和3α-雄烷二醇之后再发挥生理效应。DHT可促使前列腺上皮细胞增生，促进肥大的前列腺分泌，其作用机制大致是：DHT 在靶细胞的胞浆中先和一种特异的受体蛋白结合形成复合物，随后进入细胞核内，与染色质上的特异酸性蛋白结合，使 DNA 开始转录，从而促进 RNA 的生成。

雄激素的受体配基与靶组织中的前列腺癌受体结合，可以显示出肿瘤内的受体空间分布、密度和亲和力情况，具有高特异性和高灵敏性。大多数前列腺癌细胞具有 AR，用放射性核素标记睾酮、DHT、甲基睾酮及其衍生物 mib，其标记部位位于 7α、11β、17α 与 16 位的衍生物具有高亲和力；将放射性 AR 引入体内，可以导致受体密度增高的肿瘤病灶呈现异常的放射性浓聚。

研究显示，^{18}F 标记的 16β-FDHT 具有较高的前列腺与软组织放射性比值，可应用于前列腺癌的诊断、分期、预后及激素治疗疗效评估。目前，前列腺癌受体显像尚处于动物实验阶段，其中 Bonasera 等用^{18}F-16β-Fmib 与 20-Fmib 已成功地对狒狒前列腺进行了显像，具有较高的靶/非靶比值，即将进入临床研究。另外，有研究发现，^{18}F-16β-FDHT 显像对前列腺癌的诊断效果不甚理想，其特异性和敏感性较差。Dehdashti 等应用^{18}F-FDHT 对 20 例前列腺癌患者进行 PET 研究，发现^{18}F-FDHT 阳性的患者，其血清 PSA 水平明显高于阴性者，且经过雄激素拮抗剂——氟他米特（flutamide）治疗后进行再次显像，结果显示^{18}F-FDHT 的 SUV 值和肿瘤/肌肉比值（T/M）显著减低。

四、神经内分泌肿瘤受体显像

1969 年，Pearse 曾将神经内分泌肿瘤定义为胺前体摄取与脱羧瘤（amine precursor uptake and decarboxylation，APUD-omas），因为他观察到在胚胎发育过程中，神经脊源细胞能移动到不同的组织中，蓄积多巴胺（DOPA）及 5-羟色氨酸（5'-hydroxytryptophane），并脱羧生成儿茶酚胺（catecholamines）或 5-羟色胺（serotonin）；另外，这些细胞还能合成生物活性肽，如激素、生长因子等。

但是，经过现代科学实验验证，神经内分泌肿瘤不是来源于神经脊源细胞，而是来自多能干细胞或各种分化的神经内分泌细胞的前身。在超微结构水平上，神经内分泌细胞的胞质存在大的密度核分泌颗粒（直径大于 80nm），这是储存激素核多肽的细胞器；还有一种清晰的小泡囊（直径为 8～40nm），其功能可能是储存氨基酸的传导物质，如 γ-氨基丁酸。

用单克隆和多克隆抗体检测出神经内分泌细胞内的多种共有和特有成分，这些神经内分泌细胞标志与胞质蛋白、密度核分泌颗粒及小分泌泡囊有关。在胞质标志中，神经元特异性烯醇酶（neuron-specific enolase，NSE）、蛋白基因产物 9.5（PGP9.5）和蛋白 7B2 是最具有神经内分泌肿瘤诊断价值的。NSE 不仅在神经内分泌肿瘤细胞中表达，还在非神经内分泌肿瘤组织细胞内（如神经鞘细胞瘤、脊索瘤、恶性淋巴瘤等）表达；PGP9.5 蛋白最早是从脑组织中提取，是一种神经内分泌肿瘤的标志；7B2 是从人垂体中提取的一种蛋白质，由 179 个氨基酸组成，其生物特性似乎与 NSE 和 PGP9.5 无关。

另外，还有一组与大密度核颗粒相关的蛋白，其中研究得最为广泛的是粒蛋白（granin）家族。它属于水溶性酸性糖蛋白，位于分泌颗粒的基质部位，至少有三个成员，即嗜铬粒蛋白 A（chromogranin A，CgA）、嗜铬粒蛋白 B（CgB）和分泌粒蛋白 C（secretogranin Ⅱ，CgC）。尽管这些蛋白质的生理学作用还尚未完全清楚，但是在这些分子结构中存在许多有价值的酶切位点，其酶切产物具有很强的生物活性。如研究最多的 CgA 酶切产物——胰抑制素（pancreastatin，PST），是由 52 个氨基酸组成的多肽，通过自分泌（autocrine）和旁分泌（paracrine）机制控制内分泌和外分泌作用，还对甲状旁腺、胰岛素和胰高血糖素的释放有负调控作用，对胰和消化道外分泌也有抑制作用。

在与小囊泡相关蛋白质中，已鉴定出不同的标志蛋白，包括突触泡蛋白（synaptophysin）、突触蛋白（synapsin）、突触结合蛋白（synaptotagmin）和小突触泡蛋白（synaptobrevin）等一组膜结合蛋白，它们参与神经内分泌细胞分泌模式的调节。在对上述所提及的标志蛋白的生物学作用进行研究之后，提示这些标志蛋白都有可能在核医学诊断和治疗药物的研发中发挥重要作用。

另一方面，几乎所有的 NETs 都高度表达 SSTR，某些非 NETs（如脑脊膜瘤、恶性淋巴瘤等）也会高表达 SSTR。^{111}In-奥曲肽 SRS 检查在国外已成为常规。Orlefors 等应用[11]C-5-羟色氨酸脱羧醇（[11]C-5-hydroxytryptophan，5-HTP）对 42 例不同类型的 NETs 进行全身 PET 显像检查，结果观察到：[11]C-5-HTP 显像的阳性率可达到 95%；其中 58%患者的 PET 检查结果相对于常规的 SRS 或 CT 检查而言，能发现更多的病灶；84%的患者 PET 检查能发现原发肿瘤，而 SRS 和 CT 检查出原发肿瘤的阳性率仅为 47%和 42%。该项研究结果表明，[11]C-5-HTP 显像在探测 NETs 时具有较大的适用性，而且该显像剂在诊断小 NET 病灶以及原发病灶时，具有更高的灵敏度。

五、其他受体显像

（一）σ 受体显像

σ 受体是阿片受体的一种类型，其特征之一是配体的多样性。氟哌啶及镇咳美沙芬等对 σ 受体均有高亲和性。目前，σ 受体显像剂主要包括以下类型：①乙二胺或苯甲酰胺衍生物；②芳基磺酰胺类；③哌啶衍生物。

研究显示，σ 受体在黑色素瘤、前列腺癌、乳腺癌、结肠癌及非小细胞肺癌等恶性肿瘤中均具有过度表达，因此可应用于上述肿瘤显像。[18]F-α-(4-氟苯基)-4-(5-氟-2-嘧啶基)-1-哌嗪基-丁醇和[18]F-1-(3-氟丙基)-4-(4-氰基苯氧基甲基)哌啶是两种性能良好的 σ 肿瘤受体正电子显像剂，后者是 σ_1 受体的选择性配体。

Van Waarde A 等评价两种 σ 受体放射性配体的肿瘤显像效果，即[11]C-1-(3，4-二甲氧基苯基)-4-(3-苯丙基)哌嗪［[11]C-1-(3，4-dimethoxyphenethyl)-4-(3-phenyl propyl) piperazine，[11]C-SA4503］以及 1-(4-2′-[18]F-氟乙氧基-3-对甲氧酚)-4-［3-(4-氟苯基)丙基］哌嗪｛1-(4-2′-^{18}F-fluoroethoxy-3-methoxyphenethyl)-4-［3-(4-fluoro phenyl) propyl］piperazine，[18]F-FE-SA5845｝。实验结果显示：①在对大鼠胶质瘤细胞（C6）以及人非小细胞肺癌细胞（N417）的结合实验中，[18]F-FE-SA5845 具有两个作用位点，而[11]C-SA4503 仅有一个作用位点。②[18]F-FE-SA5845 的细胞放射性摄取值是 93%±2%，而[11]C-SA4503 的细胞放射性摄取值是 78%±6%。[18]F-FE-SA5845 在细胞中的分布与细胞的生长周期有关，而[18]F-FE-SA5845 不存在这种相关性。③在 C6 荷肿瘤裸鼠（Ham HSD RNU rnu）的体内分布实验中，[18]F-FE-SA5845 和[11]C-SA4503 的肿瘤/血液比值分别是 8.0 和 13.3，而肿瘤/肌肉比值分别是 4.9 和 5.0。④[18]F-FE-SA5845 的肿瘤摄取值与肿瘤大小呈负相关性（$P<0.0001$）而[11]C-SA4503 不存在该相关性，这说明[18]F-FE-SA5845 的组织结合与细胞的增殖情况相关。⑤在健康志愿者的体内分布研究中可见，[11]C-SA4503 在肝、肾以及心脏的放射性分布最高，而在胸腔和腹腔的放射性分布相对较低。总之，该研究认为：作为 σ 受体的特异性放射性配体，[18]F-FE-SA5845 和[11]C-SA4503 有助于探测肺部以及腹部的肿瘤；然而，相对于[11]C 标记化合物来说，[18]F 标记化合物更有利于肿瘤分级的诊断。

另外，Tu Z 等以[11]C 标记 σ_2 受体，在荷 EMT-6 乳腺癌的 BAL b/c 裸鼠上进行体内实验，结果显示[11]C-σ_2 受体具有较高的肿瘤/非肿瘤比值，这有利于处于增殖状态的乳腺癌显像，是一种潜在的乳腺癌显像剂。

（二）肝受体显像

肝结合蛋白（HBP）是带有末端半乳糖残基的脱唾液酸的糖蛋白的特异性受体，分子量为 40 000，仅存在于正常的肝细胞表面；正常人脱唾液酸的糖蛋白的血浆浓度非常低。HBP 结合活性随着诸多生理和病理改变而变化，许多肝脏疾病如肝炎、肝硬化、癌前结节和原发性肝癌等，其脱唾液酸糖蛋白与 HBP 受体的结合率会因另一群异种糖蛋白的存在而受到限制；一些体外试验研究表明，由于化学毒性造成的肝细胞损坏也会导致 HBP 受体密度减少。

利用放射性核素标记配体能特异性地与肝细胞膜上的相应受体结合，实现肝受体显像，从而对肝脏病理、生理学研究以及肝脏疾病的诊断提供一种新的方法。

新半乳糖白蛋白（neo-galactoalbumin，NGA）作为肝结合蛋白天然配体的标记物，能选择性地与肝细胞膜上的 HBP 结合从而进行肝受体显像。当肝细胞功能正常时，肝细胞表面的 NGA 受体完整，可获得正常肝摄取影像；当肝细胞恶性分化时（如肝细胞癌或转移性肿瘤），肝细胞表面的 NGA 受体密度减少或消失，NGA 肝受体显像出现异常的放射性减淡缺损区。因此，肝受体显像可用于局灶性肝病变、原发性或转移性肝癌的诊断。另外，研究表明，该显像方法还可用于探测肝细胞肿瘤骨转移及肝储备情况。

Vera 等已发现去铁胺-NGA 是一种适合于 PET 显像的 NGA 衍生物，他们利用^{68}Ga 进行标记，已取得令人鼓舞的结果报道。

（三）表皮生长因子受体显像

表皮生长因子（EGFR）是一个分子量为 17kDa 的跨膜糖蛋白，具有配体依赖性的酪氨酸激酶活性。除造血干细胞外，EGFR 存在于大多数细胞中，在多种肿瘤中都有过表达，如结直肠癌、乳腺癌、胰腺癌、前列腺癌和非小细胞肺癌等，通过自分泌途径在肿瘤细胞的生长与恶性化中起重要作用，并且与肿瘤新生血管的形成、肿瘤侵袭和转移、肿瘤化疗抗性及预后等密切相关。研究表明，EGFR 高表达的肿瘤恶性程度高，易转移和复发，预后差。

PD153035［AG1517，4-(3-bromoanilino)-6，7-dimethoxyquinazoline］，即 4-3-溴苯氨基-6，7-双甲氧奎唑林，是强有力的 ATP 竞争性的表皮生长因子抑制剂（［Ki］为 5pM、［IC_{50}］为 29pM）。PD153035 对表皮生长因子酪氨酸激酶有高度的选择性，结合力与其他的酪氨酸激酶结合力相比高 5～6倍，包括高度同源性的 erbB-2 受体。利用 PET/CT 体内显像技术显示肿瘤 EGFR 在肿瘤内的分布情况，对乳腺癌研究具有重要的意义。研究显示，^{11}C-PD153035 能够和 EGFR -TK 竞争性结合，用于 EGFR 显像。

（四）肾上腺素受体显像

MIBG 的结构与去甲肾上腺素相似，能与肾上腺素能受体特异性结合。利用放射性核素标记 MIBG 可以使富含肾上腺素能受体的嗜铬细胞瘤、神经母细胞瘤及其异位或转移灶，以及其他神经内分泌肿瘤显像，从而对肿瘤做出定位诊断，并判断其有无功能。

^{11}C-羟基麻黄素（meta-hydroxyephedrine，mHED）是一种拟交感神经显像剂。^{11}C-mHED 显像可直接反映脏器内肾上腺素受体的分布，被用于心脏功能测定、充血性心力衰竭诊断、心肌存活性判断等，近几年也用于肾上腺素瘤的诊断和鉴别诊断。此外，交感神经系统显像剂——^{11}C 标记的羟基麻黄素可应用于嗜铬细胞瘤和神经母细胞瘤显像。

（五）胃泌素释放肽受体显像

蛙皮素（BN）是含 14 个氨基酸、具有生长因子样作用的胃肠肽。1971 年首先由 Erspamer 和 Colleagues 在蛙皮肤中发现。1978 年又从猪的组织中发现与蛙皮素具有相似结构和作用的胃泌素释放肽。自此人们对这两种激素进行了广泛的研究，发现蛙皮素是胃泌素分泌强有力的刺激因子。蛙皮素还可促进细胞分裂，此促进细胞分裂增长的作用是通过特异性受体介导的。

BN 在前列腺癌、乳腺癌、胃肠癌及小细胞型肺癌等多种恶性肿瘤中有高表达，故可作为 GRP 阳性的肿瘤诊断的特异性药物。Chen X 等利用^{64}Cu 标记胃泌素释放肽受体（GRPR）类似物，即^{64}Cu-DOTA-[Lys3] BBN，在前列腺癌移植小鼠上进行 GRPR 表达的实验研究，结果表明显像剂^{64}Cu-DOTA-[Lys3] BBN 能够探测到 GRPR 阳性的前列腺癌。另外，Schuhmacher 等应用^{68}Ga 标记蛙皮素类似物——BZH3 进行裸鼠胰腺癌胃泌素释放肽受体 PET 显像，亦取得较好的阳性结果。

（六）多巴胺受体显像

^{18}F-氟代-L-多巴（^{18}F-多巴）是 L-多巴的类似物，能穿越血脑屏障入脑，并与多巴胺受体特异性结合。Becherer A 等根据神经内分泌肿瘤具有储存生物胺能力的理论基础，研究评价了^{18}F-多巴是否适用于 PET 对神经内分泌肿瘤的显像。研究结果显示：与 CT 成像和 SRS 结果比较，^{18}F-多巴对神经内分泌肿瘤诊断的准确性高于 SRS，并且对骨损害病灶的探测优于 CT 成像。

第三节　受体显像的分析方法

一、受体显像的定量分析方法

受体显像不仅要提供配体在局部特异性浓聚的证据，更重要的是要获取某些与受体相关的特征性参数，如局部受体的数量以及亲和力。但是，PET/CT 所获得的受体影像数据中，既包含有受体与配体特异性结合的信息，又包含有局部非特异性结合配体、游离配体以及血池内残留配体及其代谢产物的信息，而且上述信息在影像中的组成会随着时间的改变而发生变化。换而言之，受体显像会受到血浆配体清除速率、局部血流量、毛细血管通透性以及显像时间等多方面因素的影响。因此，在进行受体影像分析时不应局限于传统的单一时间点感兴趣区（ROI）与参考区（RREF）放射性比值的测定，而应采用不同的手段或方法来消除 PET/

CT影像中由于非受体自身因素所造成的个体差异，从而获得真正反映受体特征的相关参数。

目前，以PET/CT显像为手段的体内受体定量分析方法可分为三类：动力学法、绘图法和平衡法。

（一）动力学法

动力学法（kinetic method）是通过估测示踪剂在血浆、组织、受体间的转运速率常数而从中获得有关受体的定量参数。根据具体的实施方法不同又可分为直接法（explicit method）和间接法（implicit method）。

直接法是首先利用PET/CT显像以获取放射性配体与受体相互作用的特征性动态变化，再应用另外的方法直接测定该部位与示踪剂转运相关的其他组织特征（如局部血流量、血容量），并结合动脉血浆内示踪剂浓度的动态变化来估测示踪剂在各房室间的转运速率常数。

间接法可根据所使用的输入函数不同而分为两类：①使用动脉血浆的相关参数作为输入函数的方法，亦称为经典法（classical method）；②使用RREF的相关参数作为输入函数的方法，亦称为参考区法（reference region method）。

（二）绘图法

Logan等率先使用绘图法（graphical method）求解可逆性示踪剂模型，故又称为Logan作图（Logan plot）。该方法的原理与求解不可逆性示踪剂模型的Patlak作图（Patlak plot）相似，它可根据所使用的输入函数是动脉血浆还是参考区的相关参数分为经典法和参考区法。经典法不考虑具体的房室构成，在将变量进行一定形式的转换后，主变量和从变量之间便存在一种渐近的直线关系，并很快达到直线化。

（三）平衡法

在上述的几种受体体内定量分析方法中，有关的受体信息多是利用在平衡状态下的系统参数与受体参数之间的关系推导出来的，但是系统参数的获取往往不是在平衡状态下完成的。

平衡法（equilibrium method）正是利用示踪剂在各房室间的分布达到平衡后来估测受体相关参数。根据具体研究方法的不同，该方法又可分为高峰平衡法、不稳定平衡法和维持平衡法。

高峰平衡法（peak equilibrium）是指在一次性弹丸式注射示踪剂后，当ROI内示踪剂净流入由增加刚刚转为减少的瞬间，利用单位容积ROI和RREF的时间-活度曲线（TAC）相减生成差值曲线，该差值曲线经指数函数平滑后便可获得其峰时和峰值，将该曲线的峰值除以此时的CREF，即可得到$V\,3''$。由于PET的时间分辨率有限，要准确获得高峰平衡的时间较困难；此外，高峰平衡时的$C2$与$CREF$可能并不完全相等，上述因素均影响准确获取$V\,3''$而限制了该方法的应用。

不稳定平衡（transient equilibrium）又称准平衡（quasi equilibrium）、假平衡（pseudo equilibrium）或长期平衡（secular equilibrium）。当一次性弹丸式注射示踪剂后的一定时间，ROI和RREF的示踪剂以相同的速率清除而下降，而二者的放射性浓度比值保持相对稳定，此时称为不稳定平衡。该方法适合于对受体亲和力较低或物理半衰期较长的示踪剂，以便在显像时既能达到上述平衡又能获得足够的放射性计数。

维持平衡法（sustained equilibrium method）是通过静脉持续输入示踪剂保持其在血浆内的浓度稳定，进而使示踪剂与受体的结合和解离达到真正意义上的平衡。为使系统尽快达到平衡，可先行弹丸式注射而后再持续静脉输入。该方法使体内受体定量分析大大简化，结果也更加准确可靠。当系统达到维持平衡时，由于动脉、静脉以及组织内游离示踪剂浓度均相等，只需静脉采血即可获得动脉血浆及组织内游离示踪剂浓度，然后分别计算出$V\,3$、$V\,3'$、$V\,3''$。虽然维持平衡法所获取的受体参数准确可靠，但在实际应用中由于所需示踪剂的量较大，合成困难；此外，应用时也需充分考虑到受试者所受的辐射剂量、示踪剂的药理作用以及代谢产物在体内堆积对实验结果的影响等情况。

二、受体显像定量分析中的技术问题

（一）校正显像剂的体内代谢

显像剂的体内代谢会使受体的定量分析进一步复杂化，甚至无法进行。若显像剂的代谢只发生在所研究组织以外，并且其放射性代谢产物也仅限于血管内而不进入所要研究的组织，这时经过代谢校正仍可进行定量分析。

1. 直接测定法　即应用高效液相色谱（HPLC）直接测定动脉血浆中原形化合物所占比例。由于该比值随时间变化，且个体差异较大，因此很难用一固定函数准确拟合，故应进行多时间点测定以校正动脉血浆输入函数。代谢越快的示踪剂所需测定的时间点也应越多。该方法较为复杂、繁琐，特别是对那些半衰期极短而又代谢较快的显像剂，显得更加困难。

2. 参考区校正法　若血浆内没有放射性代谢产物的蓄积，系统在达到不稳定平衡后，RREF 的平衡分布容积（*V*REF）应保持稳定；若血浆内有放射性代谢产物蓄积时，则在系统达到不稳定平衡后，*V*REF 将随时间而下降，这时可用数学的方法，反推 *V*REF 保持稳定时动脉血浆内的示踪剂浓度，该浓度即为原形化合物浓度。

（二）校正来自血池内的放射性

受体显像时，ROI 的放射性计数中总有一部分来自组织血管内的血液，又称为血池。血池放射性在早期影像中所占比例较大，随着血浆中示踪剂的清除，该部分放射性所占比例逐渐减少，但对血浆清除缓慢的示踪剂，此部分放射性对晚期影像的贡献也不容忽视。因此在定量分析时，应考虑血池放射性的影响并校正。

（三）估测组织内不可置换配体的浓度

方法一：在常规显像后，采用类似受体体外分析的方法，给予大剂量非标记配体，使 ROI 的特异性结合位点饱和，再按常规显像的条件进行第二次显像检查，估测 ROI 的不可置换配体浓度。该方法需要两次检查，存在图像匹配困难、受试者所受辐射剂量大等缺点；此外，将大剂量配体引入体内可能会引起机体的不良反应。

方法二：在常规显像结束时，立即给予大剂量非标记配体，饱和 ROI 的特异性结合位点后，估测其不可置换配体浓度。该方法只需要一次检查，但由于常规显像结束时组织内的放射性计数已经很低，在给予大剂量非标记配体后还需一定时间使其与受体作用，以置换 ROI 的特异性结合示踪剂，故再次显像时所获信息的统计学误差较大。此外，该方法也存在大剂量配体引入体内后可能造成不良反应的问题。

方法三：在系统达到平衡时，假定 ROI 的 $f2$ 为一已知的固定值，此时可通过动脉血浆中示踪剂浓度估测 ROI 的不可置换配体浓度。该方法需要准确测定动脉血浆内原形示踪剂浓度，并明显受到个体差异的影响。

总之，进行受体显像体内定量分析，目前尚无一种“最好”的方法能适用于所有的显像，许多研究方法均还存在一定的技术难度而不适合临床常规应用，但以模型为基础的受体定量分析对验证经验性比值法（ROI、RREF）的有效性仍然是非常必要的。

第四节　前景与展望

受体显像的基本原理是：利用放射性核素标记配体，通过一定途径将其引入体内，与受体靶组织产生高亲和力、高特异性结合，从而揭示体内受体的空间分布、密度和亲和力情况。这是集配体-受体结合的高特异性和放射性探测的高敏感性于一体的显像技术，是分子影像学的重要组成部分，具有广阔的应用前景。

目前，受体显像已从长期实验室基础研究进入临床应用研究阶段，国外已有较多报道，国内在这一领域也取得一定的成绩，研究工作主要集中在肿瘤、脑和心脏受体显像的基础研究与临床应用；尤其在肿瘤受体显像方面的研究，已取得了长足的进展。

肿瘤受体显像是一种利用放射性核素标记的受体配体与肿瘤组织中高表达的受体特异性结合的原理，从而显示肿瘤受体空间分布、密度及亲和力的显像技术。它具有高亲和力、高特异性、放射性到达靶点和血液清除速度较快、组织穿透能力强等特点，因此能在较短时间内获得相对高对比度的肿瘤影像，且几乎无人体免疫反应发生。临床研究与应用较广泛的有肿瘤神经多肽体显像，如生长激素释放抑制素（SST）与血管活性肠肽（VIP）受体显像等，已应用于多种肿瘤的诊断、分期、治疗方案选择以及预后评价。另外，肿瘤类固醇及 σ 受体显像尚处于研究阶段。

肿瘤受体显像的应用前景广泛，但是还存在若干亟待解决的问题：①在肿瘤组织中高度表达的受体在正常组织、炎症或其他良性病变中也可有不同程度的表达，因此肿瘤受体显像存在一定的假阳性情况。②不同肿瘤中受体表达量、受体分布、受体亚型以及血循环中生理性配体水平的差异较大，肿瘤受体显像同样存在一定的假阴性情况。③肿瘤受体存在多种受体亚型（如 SST），从而导致有些肿瘤不结合或极少量结合奥曲肽，却能与 SST-14 相结合，且不同肿瘤组织中相同受体的亲和力也可能不一样，这也会造成诊断上的困难。④至于放射性核素标记配体而获得的放射性药物，还有待于提高其标记率、比活度以及靶组织/非靶组织的比值，即提高显像质量。⑤关于受体显像的体内定量分析，许多研究方法均还存在一定的技术难度而不适合临床常规应用。⑥总体来说，目前国内的肿瘤受体临床研究和应用开展不多，病例样本数少，因此还有待于扩大应用范围和积累更多的临床使用经验。

鉴于以上所述，肿瘤受体显像的发展趋势大致可以集中在以下几方面：①发展发射正电子放射性核素标记的肿瘤受体显像剂，这是今后发展 PET 肿瘤受体显像和拓宽其应用范围的一个重要方向。②通过体外分析方法，更精确地描述人体内受体表达的病理状态；将体内与体外的分析结果进行直接对比，以估计在不同病理状态下显像方法的灵敏度和特异性。③研制具有理想的血液清除时间、稳定性高的显像剂，选择性能更加优良的受体配体。④肿瘤受体显像的分析，需要借助生理数学模型以及相关的计算机软件，深入进行定量测定肿瘤受体的方法学研究，从而为 PET 肿瘤受体显像建立一种有效的、适用的定量测定方法。⑤在积极研发肿瘤受体显像剂的同时，还应抓紧做好新药申报审批工作，尤其是对于正在研究比较成熟的显像剂务必抓紧临床前实验研究和申报审批手续，以便尽快投入临床应用。

（刘　萌　王荣福）

参考文献

[1] 王荣福，张春丽. 肿瘤受体显像. 国外医学放射医学核医学分册，2000，24 (3)：124-127.

[2] Seo JW，Comninos JS，Chi DY，et al. Fluorine-substituted cyclofenil derivatives as estrogen receptor ligands：synthesis and structure-affinity relationship study of potential positron emission tomography agents for imaging estrogen receptors in breast cancer. J Med Chem，2006，49 (8)：2496-2511.

[3] Rogers BE，Parry JJ，Andrews R，et al. MicroPET imaging of gene transfer with a somatostatin receptor-based reporter gene and (99m) Tc-Demotate. J Nucl Med，2005，46 (11)：1889-1897.

[4] Tu Z，Dence CS，Ponde DE，et al. Carbon-11 labeled sigma2 receptor ligands for imaging breast cancer. Nucl Med Biol，2005，32 (5)：423-430.

[5] 张丽，张春丽，王荣福. RGD 肽类肿瘤靶向受体显像的研究现状及前景. 中国医学影像技术杂志，2010，26 (6)：1176-1178.

[6] 王荣福. 肿瘤分子功能显像诊断与靶向治疗. 肿瘤学杂志，2010，16 (6)：421-422.

[7] 张丽，张春丽，王荣福. 放射性核素标记多肽在肿瘤应用研究现状与进展. 肿瘤学杂志，2010，16 (6)：423-426.

[8] Orlefors H，Sundin A，Garske U，et al. Whole-body (11) C-5-hydroxytryptophan positron emission tomography as a universal imaging technique for neuroendocrine tumors：comparison with somatostatin receptor scintigraphy and computed tomography. J Clin Endocrinol Metab，2005，90 (6)：3392-3400.

[9] Thakur ML，Aruva MR，Gariepy J，et al. PET imaging of oncogene overexpression using ^{64}Cu-vasoactive intestinal peptide (VIP) analog：comparison with ^{99m}Tc-VIP analog. J Nucl Med，2004，45 (8)：1381-1389.

[10] van Waarde A，Buursma AR，Hospers GA，et al. Tumor imaging with 2 sigma-receptor ligands，^{18}F-FE-SA5845 and ^{11}C-SA4503：a feasibility study. J Nucl Med，2004，45 (11)：1939-1945.

[11] Van Den Bossche B，Van de Wiele C. Receptor imaging in oncology by means of nuclear medicine：current status. J Clin Oncol，2004，22 (17)：3593-3607.

[12] Krenning EP，Kwekkeboom DJ，Valkema R，et al. Peptide receptor radionuclide therapy. Ann NYAcad Sci，2004，1014 (2)：234-245.

[13] 王荣福，何晓坤. 临床放射性核素受体显像应用研究. //贺师鹏，胡亚儿，夏宗勤主编. 受体研究技术. 北京：北京大学医学出版社，2003.

[14] Chen X，Park R，Hou Y，et al. microPET and autoradiographic imaging of GRP receptor expression with ^{64}Cu-DOTA-[Lys3] bombesin in human prostate adenocarcinoma xenografts. J Nucl Med，2004，45 (8)：1390-1397.

[15] Schottelius M，Poethko T，Herz M，et al. First (18) F-labeled tracer suitable for routine clinical imaging of sst receptor-expressing tumors using positron emission tomography. Clin Cancer Res，2004，10 (11)：3593-3606.

[16] Becherer A，SzaboM，Karanikas G，et al. Imaging of advanced neuroendocrine tumors with ^{18}F-FDOPA PET. J Nucl Med，2004，45 (7)：1161-1167.

[17] arcos HB，Libutti SK，Alexander HR，et al. Neuroendocrine tumors of the pancreas in von Hippel-Lindau disease；spectrum of appearance at CT and MR imaging of with histopathologic comparison. Radiolo-

gy，2002，225（3）：751-758.

[18] Rao PS，Thakur ML，Pallela V，et al. ^{99m}Tc labeled VIP analog：evaluation for imaging colorectal cancer. Nucl Med Biol，2001，28（4）：445-450.

[19] 王荣福. 肿瘤受体显像. //蒋宁一主编. 肿瘤核医学. 北京：人民卫生出版社，2002.

[20] 穆传杰. 受体显像. //王世真主编. 分子核医学. 北京：中国协和医科大学出版社，2001.

[21] 张永学. PET 肿瘤分子影像学进展. 实用肿瘤杂志，2006，21（1）：88-91.

[22] 王荣福. 肿瘤影像核医学进展. 中国医学影像技术，2004，20（11）：1792-1796.

[23] 付占立，王荣福. 受体显像的定量分析. 同位素，2004，17（2）：108-121.

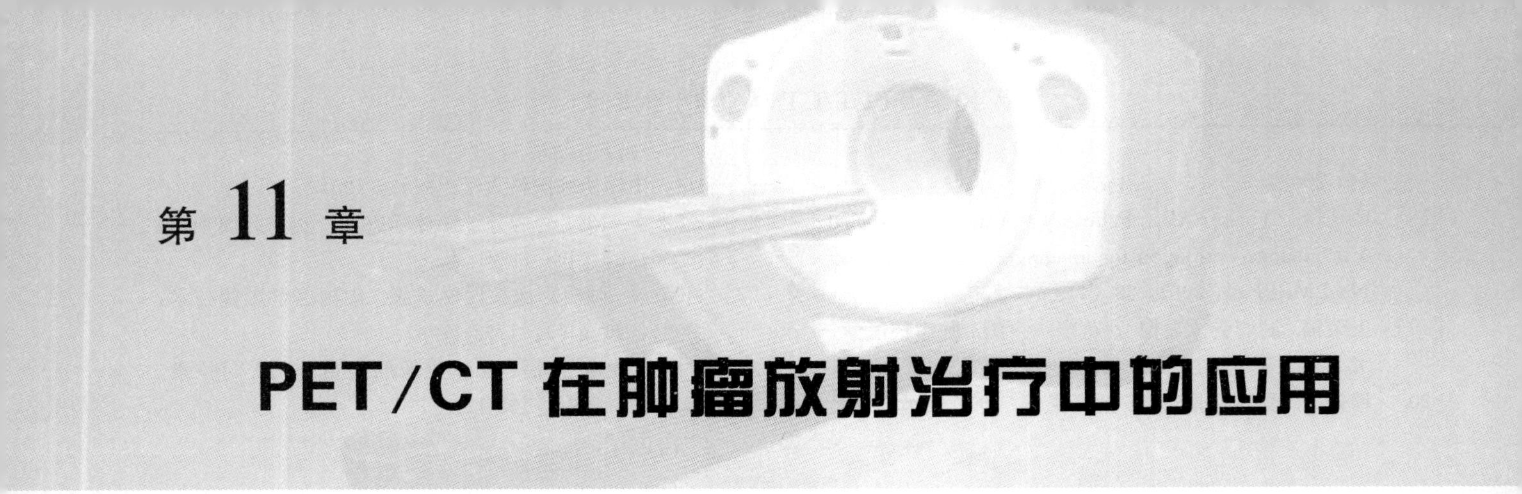

第 11 章

PET/CT 在肿瘤放射治疗中的应用

第一节 概 述

一、肿瘤影像学与肿瘤治疗

影像学技术是肿瘤诊断与治疗的主要方法之一，影像学的每一次革新均促进了肿瘤诊治水平的提高。传统的 X 射线透视、B 型超声等技术经历了近百年的发展，已实现了全数字化。目前应用广泛的 CT、MRI 等技术，其核心是人体内部脏器及病灶的三维解剖显示与测量。SPECT、PET 扫描、功能性核磁共振技术、光学技术等可反映人体内组织细胞的病理生理状态，属于功能性影像学范畴。结构和功能是不可分割的两个侧面，以解剖和功能图像同机融合为突出优势的 PET/CT 技术成为新世纪肿瘤影像学技术进展的主要成就。在肿瘤的诊断治疗过程中，应用较多的几种主要技术 CT/MRI、SPECT、PET 等有其各自的优缺点，其临床应用的原则应该是相互补充，以利于保证肿瘤诊断治疗的准确性。

从表 11-1-1 中，可以看出，PET 因其高敏感性和特异性，在肿瘤的诊断治疗中发挥着日益重要的作用。近年来更由于 PET/CT 技术的不断完善，使肿瘤诊断准确性进一步提高。PET 和 PET/CT 技术引入国内后亦得到较快发展，系统的研究工作也在进行中。除了 PET 显像设备的不断更新外，近年来不断开发出多种正电子显像剂，可以检测肿瘤/正常组织的代谢（葡萄糖、蛋白质、脂质）、血供、乏氧、基因表达等不同层面的病理生理/功能状态。表 11-1-2 中列出了目前报道较多的若干种正电子显像剂，由于目前以 ^{18}F-FDG 的临床应用最为成熟，本章中将以其为主介绍 PET/CT 在肿瘤放疗、化疗中的应用。

表 11-1-1 不同肿瘤影像技术的比较

影像技术	优点	缺点
CT/MRI	可准确勾画肿瘤的解剖边界 可提供肿瘤的形态学信息 MRI 可评价血管通透性/血流	不能区分良/恶性 不能区分反应性淋巴结增生/恶性侵犯 不能预测治疗反应 不能区分瘢痕/肿瘤 不能区分放疗反应/残留肿瘤
SPECT	比 PET 经济 可区分良/恶性 SPN 诊断方面与 PET 相比无明显差异 在诊断支气管肺泡癌方面 ^{210}Tl 显像优于［^{18}F］FDG	定性诊断 空间敏感性有限 ^{67}Ga 在上腹部肿瘤的显像准确性较差 ^{67}Ga 在炎症部位沉积降低其特异性
PET	放射性药物剂量低，敏感性高 分辨率高于 SPECT，定性分析便捷 示踪剂半衰期短，患者受照剂量低 可预测治疗反应 可定量分析	短半衰期示踪剂 费用高 解剖背景差 不能区分恶性/炎症组织

PET 在肿瘤治疗中的应用主要在下面几个方面：①肿瘤分期，并指导整体治疗方案的确定；②药代动力学及药效动力学研究；③精确放疗靶区勾画及计划优化；④疗效预测与预后评估，包括残留、复发的鉴别诊断等。本章中将分节进行介绍。由于在临床研究和应用中需要对 PET/CT 图像进行各种定量和半定量分析，并进行动态比较（这也是 PET 的突出优点之一），下面将首先介绍一下 PET/CT 的主要定量分析技术。

表 11-1-2　常用正电子肿瘤显像剂

显像剂	显像机制	应用
2-[^{18}F]fluorodeoxyglucose	葡萄糖代谢	临床
2-[^{11}C]thymidine	细胞增殖	临床
3'[^{18}F]fluorothymidine	细胞增殖	临床
[^{11}C]methionine	蛋白质合成	临床
[^{11}C]leucine	蛋白质合成	临床
[^{11}C]choline	胆碱代谢	临床
[^{15}O]H_2O	灌注	临床
[^{15}O]CO	血流	临床
[^{11}C]HCO_3	pH	临床
[^{11}C]PK11195	巨噬细胞活性	临床
16α-[^{18}F]fluoro-17β-estradiol	雌激素受体状态	临床
[^{18}F]fluoromisonidazole	乏氧	临床
[^{124}I]FIAU	基因表达（HSV1tk）	临床前
[^{18}F]FHPG	基因表达（HSV1tk）	临床前
[^{18}F]fluoroganciclovic	基因表达（HSV1tk）	临床前
[^{18}F]fluoroethylspiperone	基因表达（D_2-受体）	临床前
[^{124}I]sodium iodide	基因表达（NaI 同向载体）	临床前
[^{11}C]daunorubicin	多药耐药	临床前
[^{11}C]verapamil	多药耐药	临床前
[^{124}I]Annexin-V	凋亡	临床前
[^{124}I]VG76e	VEGF 水平	临床前
[^{124}I]uPA ligand	uPA 受体状态	临床前
[^{124}I]FTI ligand	法尼西转移酶活性	临床前
[^{124}I]c-erbB2 antibody	c-erbB2 受体状态	临床前

二、PET/CT 在肿瘤治疗应用中的定量分析技术

（一）视觉评价

视觉评估是 PET 最常用的肿瘤诊断和分期的方法，是基于肿瘤与邻近组织对 FDG 摄取的不同程度来进行评估。其优点是方法简单，只需在静脉给药后于特定的时间内进行一次静态显像。单独用视觉评估对于判断治疗疗效也是有意义的，如果治疗后没有明显可见的肿瘤摄取就认为是治疗有效，如果治疗中有明显的摄取增高或病灶数目增加则认为治疗无效。应用此法进行疗效评价时要注意以下两点：①由于治疗如放疗等原因导致病灶邻近组织的摄取有变化时，即使肿瘤本身的代谢没有发生改变，视觉对比也会发生变化，此时应用更为客观的方法进行评价（详见下文）；②当对一系列图像进行视觉评估时，以正常组织的强度为基准（而非肿瘤部位的强度）调整图像的强度达到适宜的程度是十分重要的。

（二）半定量法

1. 标准摄取值　标准摄取值（standardized uptake value，SUV），也有人称为标准摄取率（differential uptake rate，DUR），是一个半定量分析指标，来自于单个静态图像上组织活度的测定，定义为 PET 测定的感兴趣区内组织对示踪剂摄取的浓度除以单位给药剂量，再乘以校正因子。最常用的是最大 SUV（SUV_{max}），由病灶内最高放射性活度的像素得出，也有用平均 SUV（SUV_{avg}），即病灶内的平均放射性活度的浓度，但现已很少应用。最常用的校正因子有体重、体表面积、瘦体重（lean body mass）以及血糖浓度等，其中以体表面积校正的 SUV 与完整动力学分析所得的 FDG 代谢率的相关性最好。用体重归一化的 SUV 受患者体重的影响大，对肥胖的患者有过度评价的现象，可能是由于脂肪组织比其他组织摄取 FDG 低的缘故，尤其对于治疗过程中有明显体重变化的患者更应用体表面积校正或瘦体重校正后的 SUV 来评价疗效。

利用 SUV 进行评价时需要注意一些问题。首先，给药后和图像采集之间的时间间隔（摄取期）可能是影响肿瘤 SUV 测定的最大的一个因素，此点对所有其他的视觉评估和半定量分析方法也同样有影响。Hamberg 发现肺癌对 FDG 的摄取要在给药后 3 小时才会达到平衡，而非通常所用的给药后 60 分钟；治疗前后平衡时间和摄取曲线的斜率都有很大的差异。其次，血糖的浓度也会影响组织对示踪剂的摄取，随着血中葡萄糖浓度的增加而降低。采用血浆葡萄糖的校正可改善重复性，但个别病人仍存在 SUV 的差异。

2. 肿瘤/正常组织比　肿瘤/正常组织比（tumor to normal tissue ratio，T/NT）也是一个半定量指标，为肿瘤与正常组织的放射性活度比，具有以下优点：①不需要准确定量组织的活度；②不受注射剂量、患者体重和血糖的影响；③不受示踪剂在其他组织中分布变化的影响，如注射

部位示踪剂的外漏，或肾排泄的降低等。其缺点为：①与视觉评估应用受正常组织的摄取改变的影响，此时即使肿瘤组织的摄取不变，T/NT 比值也会发生改变从而影响其对疗效的评估；②很难选择一个适宜的邻近正常参考点的位置，以腹部和盆腔的病灶为甚，不同患者和不同的研究组间的腹盆部脏器摄取的差别就很大。

（三）定量法

1. 非线性回归　将组织时间-活性曲线拟合成一个两室模型，用动脉输入功能和非线性回归（non-linear regression，NLR）的动态模型可用于测定葡萄糖的代谢率（moles/min/ml）。组织的放射性时间-活性曲线可通过局部的动态扫描图像获得，动脉血的时间-活性曲线（输入功能）可通过动脉采血获得。通过这种方法，可以测定个体化的葡萄糖转运和磷酸化速率常数以及净流入常数 Ki。此法侵袭性大，常规临床应用耗费资源大，但能提供葡萄糖摄取的详细信息。对于胸部肿瘤，也可用同一视野内给药后的即刻动态扫描图像中的左心室或主动脉内的感兴趣区的分析获得动脉输入功能曲线，从而简化程序，减低侵袭性。

2. Patlak 图像分析　Patlak 图像分析可提供摄取后发生不可逆性结合示踪剂的净流入常数 Ki。对 FDG 而言，在给药后的第 1 小时即可接近真值。PGA 能够简化动态扫描程序，只需较少的图像帧数和给药后早期血中放射性活度曲线的积分，所以动脉化的静脉采血或图像数据可以被用于获得输入功能。这是一个线性方法，无噪音扩增，所以可被应用于逐个像素的分析，提供葡萄糖消耗的参数图像。

3. 简化的动力学方法　简化的动力学方法（simplified kinetic method，SKM），只需要一次采血，依比例确定平均血液时间- 活性曲线，摄取值定义为组织的放射性活度除以 PET 显像中点值时血液放射性活度的积分。Hunter 等对比了进展期非小细胞肺癌患者的 SKM、NLR 法测定的葡萄糖代谢率，以及 SUV，发现 SKM 要好于 SUV，更接近于 NLR，方法也比 PGA 简单，比其他动力学方法更适用于临床。

（四）不同方法的比较

研究表明恶性肿瘤患者 PET 显像的 SUV 与葡萄糖代谢率有很好的相关性，相关系数可达 0.91 和 0.84。就与葡萄糖代谢率的相关性而言，体表面积校正的 SUV 要优于体重校正的 SUV。Wahl 等发现乳腺癌治疗有效者出现 SUV 减低的同时，伴有相近程度或更大的 Ki 减低（PGA 法测定）。Graham 等对比了 40 名结直肠癌肝转移的患者测定的 SUV、体重校正的 SUV、体表面积校正的 SUV、SKM、PGA 和 NLR，结果发现 PGA 法鉴别良恶性最准确，其次是 SKM，如果在研究的过程中采一次血，SKM 可以替代 SUV，评判效果更佳；预测生存期的作用中，PGA 最好，其次是体表面积校正的 SUV。

由于测定 SUV 所需的 PET 程序相当简单，不需进行动态扫描，即可以缩短扫描时间又可避免采血，所以仍是目前实际临床应用中人们最常用的疗效评估指标。欧洲癌症治疗研究协会（European Organisation for Research on Treatment of Cancer，EORTC）的 PET 研究组已经推荐用体表面积校正的 SUV 作为测定的基础标准，并指出患者的依从性和操作的简单性是确保其在临床试验和治疗中应用的重要因素，用 SUV 评价治疗的疗效时，要确保同一个患者两次检查所用的 PET 程序的一致性，尽量减少两次检查间潜在的差异；同时他们还建议将体表面积校正的 SUV 减低 25% 定义为对治疗有部分代谢反应，当然这个界值的选取存在着一定的主观性，通过临床试验获得每一种肿瘤各自的反应阈值更有意义。同时一些研究表明，在以下情况时，T/NT 比值可能比 SUV 预测疗效更可靠：①注射示踪剂的外漏。对于治疗无效的患者，治疗后行 PET 复查时，示踪剂外漏可能会导致病灶处测定的 SUV 值降低，但不会影响 T/NT 比值。②其他生理性摄取治疗前后的差异，如治疗前心肌或肾脏有显著的摄取，而治疗后均无，这种差异可能影响 SUV 的评估。③给药剂量记录不准确。

第二节　PET/CT 肿瘤分期及其对治疗决策的影响

^{18}F-FDG PET 用于肿瘤诊断已经有超过 25 年的历史。Gambhir 通过对 1993—2000 年的文献总结分析发现，^{18}F-FDG PET 肿瘤诊断的平均敏感性为 84%（超过 18 402 例病例）、特异性为 88%（14 264 例病例）。到目前为止，在美国进入医疗保险范围的^{18}F-FDG PET 检查指征包括：单发肺结节、

NSCLC、食管癌、结直肠癌、恶性黑色素瘤、淋巴瘤、头颈部肿瘤、乳腺癌、甲状腺癌和宫颈癌等十种肿瘤。^{18}F-FDG PET 可用于肿瘤的诊断、分期和再分期。因为在大多数情况下，在^{18}F-FDG PET 扫描前患者已经接受了组织学诊断，所以^{18}F-FDG PET 一般是用于分期，而准确的分期对于确定适合的治疗措施是非常重要的。^{18}F-FDG PET 对于检测远处转移（如恶性黑色素瘤和结直肠癌）或 CT 诊断为阴性的转移淋巴结（淋巴瘤、肺癌和食管癌）等方面具有重要的价值。在治疗后，^{18}F-FDG PET 在再分期、检测复发或残留及其程度方面有重要意义。下面简要介绍^{18}F-FDG PET 在几种常见肿瘤中分期的研究情况。

一、肺癌（单发肺结节和非小细胞肺癌）

在单发肺结节诊断方面，Gould 通过对 1 474 个病灶的荟萃分析表明，^{18}F-FDG PET 的总体敏感性为 97%，特异性为 78%。尽管在高分化腺癌、支气管肺泡癌及低度恶性神经内分泌肿瘤中存在一定的假阴性，在炎症或感染（结核及组织胞浆菌病）时出现假阳性，绝大多数高代谢病灶（SUV≥2.5）仍为恶性病变。当 CT 诊断不明确时，^{18}F-FDG PET 的价值更大。阳性的诊断一般只需要一次 FDG PET 扫描，超过 3～6 个月的随访一般是采用 CT，因为^{18}F-FDG PET 仍有 3%的假阴性率，采用 CT 进行随访以除外良性病灶也是必要的。

^{18}F-FDG PET 用于非小细胞肺癌的诊断、分期、确定治疗计划、检测复发等方面具有重要意义。很多研究表明^{18}F-FDG PET 对肺癌的分期较传统影像要准确。Tozola 等的荟萃分析结果表明^{18}F-FDG PET 敏感性为 84%，特异性为 89%；在纵隔分期方面，^{18}F-FDG PET 准确性均高于 CT 及内镜下超声；在检测远处转移方面，^{18}F-FDG PET 也优于 CT 和 MRI，但由于正常脑组织的高葡萄糖代谢，^{18}F-FDG PET 检测脑转移的敏感性低于强化 CT 和 MR；在判断原发灶方面，由于 PET 缺乏局部的解剖信息，需要 PET 与 CT 的有机结合，综合评估，同机 PET/CT 的出现大大改善了 T 分期的准确性。分期准确性的提高直接影响治疗决策的确定。Kliff 等报道的^{18}F-FDG PET 影响了 67% 患者的治疗（70/105）。前瞻性对照研究表明，进行传统影像学分期的手术患者中有 41%是无效的，而在进行^{18}F-FDG PET 分期的患者中这一比例降低到 21%。由于^{18}F-FDG PET 避免了不必要的手术，因此具有重要的经济学意义。但在另一项前瞻性对照研究中，入组病例主要是早期患者（只有 2 例是进展期），^{18}F-FDG PET 虽然对治疗有明显影响，但并未明显减少不必要的手术。Lardinois 等评价了^{18}F-FDG PET/CT 在 NSCLC 分期中的作用，在 41%（21/49）的患者中 PET/CT 提供了更多的信息。PET/CT 较 CT（P＝0.001）、PET（P＜0.001）单独应用以及 PET 与 CT 联合阅片（P＝0.013）分期准确性均提高。

国内报道 105 例 NSCLC 患者，FDG PET 显像改变了 36.2%（38/105）患者的临床分期。升期 31 例，其中 21 例为 PET 检查发现了远处转移灶，其治疗方案由根治性改为姑息性，PET 发现远处转移灶的几率随 PET 扫描前分期的升级而上升，其中Ⅰ期发现远处转移灶的概率为 10.0%（2/20），Ⅱ期为 14.3%（3/21），Ⅲ期 25.0%（16/64）；降期 7 例，其中 6 例进行了根治性手术治疗，其中 5 例 PET 与病理的分期一致。图 11-2-1 所示鳞癌患者^{18}F-FDG PET/CT 发现多发转移，只能进行姑息性全身化疗。可见^{18}F-FDG PET 对 NSCLC 的临床分期有重要的参考价值，有利于确定适当的治疗策略。

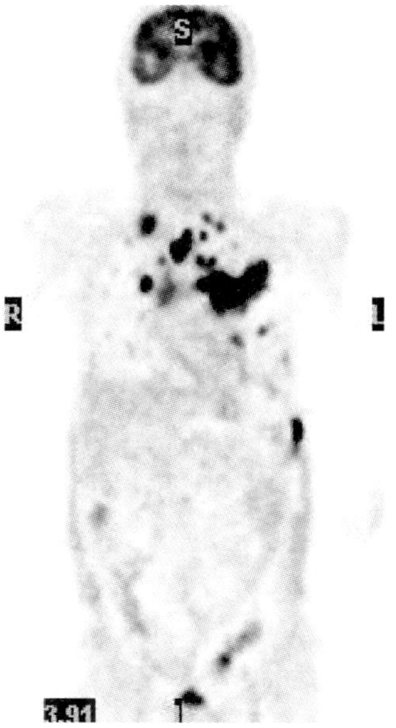

图 11-2-1　鳞癌患者^{18}F-FDG PET/CT 发现多发转移

^{18}F-FDG PET 还可用于 NSCLC 局部和远处复发时的再分期。FDG PET 可有效鉴别手术、放疗

及化疗后的瘢痕、残留以及新生的恶性病灶。在一项126例的研究中，^{18}F-FDG PET诊断复发的敏感性为100%，特异性为92%，而CT分别为71%和95%。另一项研究入组62例可疑复发的病例，^{18}F-FDG PET的敏感性为98%，阴性预测值为93%，^{18}F-FDG PET改变了63%（40/62）病例的治疗方案。在另一项156例患者的^{18}F-FDG PET再分期研究中，^{18}F-FDG PET使29%的病例降期，33%的病例升期，最终改变了37%患者的治疗方案（从可切除到不可切除或者相反）。

二、食管癌

食管癌在我国是高发恶性肿瘤，在西方国家虽然发病率较低，但死亡率很高。FDG PET可以检测到原发的食管肿瘤，但对于诊断邻近原发肿瘤的局部淋巴结转移的准确性较差。van Westreeneen等的荟萃分析表明^{18}F-FDG PET检测局部区域转移的敏感性为51%、特异性为84%，而检测远处转移的敏感性为67%、特异性为97%。因为^{18}F-FDG PET检测远处转移灶的准确性较高，因此主要用于拟行手术切除患者的分期以避免对Ⅵ期患者行不必要的手术。由于目前食管癌的TNM分期系统中T分期是考虑病变侵犯的深度，术前分期需要食管内超声检测，PET/CT在此方面价值不大，尤其是对早期食管癌。由于食管本身有生理性FDG摄取，往往影响了对食管旁小淋巴结的诊断，例如彩图11-2-2所示病例为胸下段食管癌，术前PET/CT示下段食管壁明显增厚，管腔狭窄，周围脂肪间隙尚可，长6.0cm，最高SUV 21，纵隔内未见肿大淋巴结。术后病理为：肿瘤侵及纤维膜，食管周围清扫10枚淋巴结，1枚转移，位于食管周围，直径8mm。因此尽管PET/CT较单纯PET及PET与CT联合分析期诊断能力提高，有利于提高食管癌分期的准确性，在进行分期时仍需要十分谨慎。

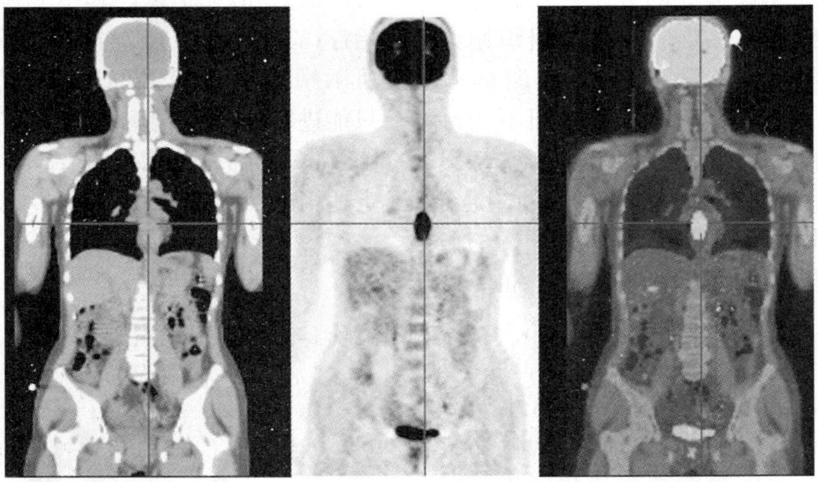

彩图11-2-2 食管癌^{18}F-FDG PET/CT图像

^{18}F-FDG PET对食管癌具有重要的预后价值。在一项回顾性分析中，FDG摄取与肿瘤侵犯深度、淋巴结转移等有明显的相关性且高FDG摄取（SUV>3）的病例生存时间较短。食管癌复发率也较高，但由于受炎症、良性病变及球囊扩张等情况的影响，^{18}F-FDG PET诊断局部复发的敏感性降低，但诊断手术区域外复发的准确性仍高于传统的影像技术。

三、头颈部肿瘤

头颈部肿瘤在我国也属于高发肿瘤，但由于大多数头颈部肿瘤如口腔癌、喉癌、鼻咽癌等可以通过直视或体检发现，因此^{18}F-FDG PET通常不能提供更多的诊断信息，但是对于有确切的颈部转移淋巴结而原发灶不明时FDG PET有一定的价值，发现原发灶的比例在10%～60%。^{18}F-FDG PET在进行区域淋巴结分期方面准确性很高，而淋巴结转移情况对于判断预后和确定治疗计划非常重要。^{18}F-FDG PET检查远处转移的能力也较高。

在诊断复发病灶方面，^{18}F-FDG PET较传统影像如CT的敏感性和特异性均高，治疗后由于炎症和水肿存在，往往存在解剖形态的异常，CT 的诊断需要治疗后进行系列检查。有学者对 53 例治疗后残留结构异常的头颈部肿瘤患者进行了 ^{18}F-FDG PET 和 CT 诊断复发的比较，^{18}F-FDG PET 改变了 40%病例的治疗，^{18}F-FDG PET 的阴性预测值较高，其中 14 例 ^{18}F-FDG PET 为阴性的患者，证实手术是无用的；阳性结果的可靠性偏差，由于 ^{18}F-FDG PET 发现的异常病灶需要进行准确的定位，提倡进行 PET/CT 联合显像，且有助于病理/生理性摄取的鉴别。

四、淋巴瘤

淋巴瘤分为霍奇金淋巴瘤（HL）和非霍奇金淋巴瘤（NHL）两大类，共 30 多个亚型。REAL 及 WHO 的分类系统主要基于肿瘤的形态学特征、细胞表面标志物、基因突变及临床特征等，这对指导治疗和预后判断具有重要意义。准确的分期同样指导治疗的选择从而提高疗效。^{18}F-FDG PET 一般不用于诊断，因为淋巴结切除进行组织病理学检测并通过免疫组织化学和流式细胞仪进行免疫表型鉴定是标准的诊断方案。就对肿瘤分级而言，人们对 ^{18}F-FDG 的摄取与肿瘤分级相关性的意见也不一致，有学者认为 ^{18}F-FDG 摄取与肿瘤分级有关，而另一些学者认为无关，例如在大细胞型 NHL 存在骨髓受侵时，这种情况下骨髓活检是诊断分期的基本组成，其准确性要优于 ^{18}F-FDG PET。但是，利用 ^{18}F-FDG PET 进行非侵入性分期要优于解剖影像。有回顾性研究表明 ^{18}F-FDG PET 分期与 CT 相比，敏感性相当，而特异性明显提高，HD 分别为 96%和 41%，NHL 分别为 100%和 67%。^{18}F-FDG PET 分期也优于并取代了 ^{67}Ga 显像。^{18}F-FDG PET 在评判淋巴瘤时的假阳性原因主要有结节病、结核、真菌感染等；假阴性原因主要是低度恶性和特定类型的淋巴瘤，如边缘 T 细胞淋巴瘤、边缘区类型包括黏膜相关淋巴瘤等。^{18}F-FDG 在淋巴瘤再分期方面的应用也越来越多，特别是在检测治疗后的残存组织内是否还有恶性肿瘤方面很有意义。

五、乳腺癌

准确的分期和再分期对于乳腺癌的最佳治疗是非常重要的。目前 ^{18}F-FDG PET/CT 用于初治乳腺癌的分期仍存在一定的争论，特别对腋窝淋巴结的分期 ^{18}F-FDG PET/CT 还不能成为常规应用的技术。对于复发和转移的患者，^{18}F-FDG PET 可以进行分期、确定病变的侵犯程度并指导制订治疗计划。对于小的肿瘤及低度恶性类型如原位导管癌，^{18}F-FDG 摄取较低可能导致假阴性；炎症则可导致假阳性。在判断淋巴结转移方面，^{18}F-FDG PET 诊断腋窝淋巴结转移的特异性为 79%～100%，但当转移淋巴结较小时（<5mm）敏感性降低，前哨淋巴结活检的总体准确性要高于 ^{18}F-FDG PET。随着人们自我保健意识及医疗水平的提高，Ⅰ～Ⅱ期乳腺癌患者的比例越来越高，腋窝淋巴结一般较小，^{18}F-FDG PET 进行腋窝淋巴结分期的应用较少；在纵隔和内乳淋巴结的诊断方面，^{18}F-FDG PET 的敏感性要比 CT 高两倍；在远处转移诊断方面，^{18}F-FDG PET 的特异性和敏感性也与 CT 相当（骨和肺）或优于 CT（肝）。与其他肿瘤相似，^{18}F-FDG PET 也可用于乳腺癌治疗后的再分期。在回顾性研究中，分析了 1 285 例复发和转移性乳腺癌，^{18}F-FDG PET 改变了 32%病例的治疗方案，其中主要是怀疑局部复发的患者。彩图 11-2-3 为乳腺癌术前 ^{18}F-FDG PET/CT 图像，可清晰显示原发灶（3A）和腋窝淋巴结（3B），手术病理证实为浸润性导管癌伴腋窝淋巴结转移。

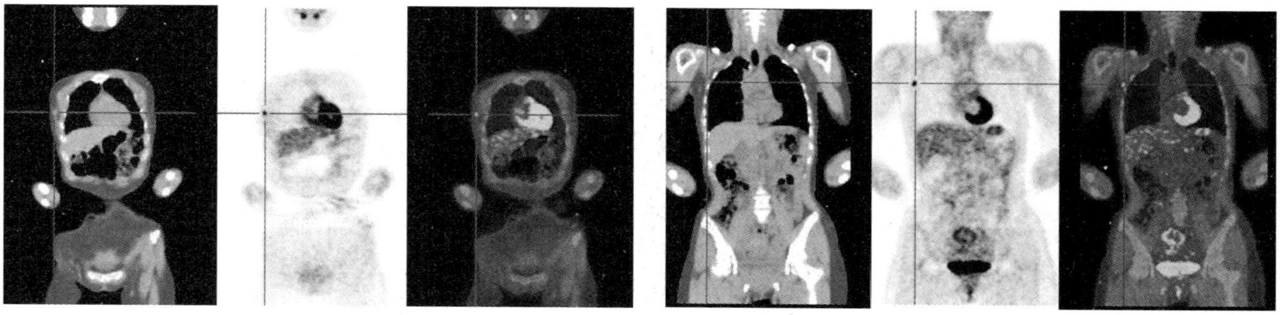

A　　　　B

彩图 11-2-3　乳腺癌 FDG PET/CT 图像

六、结直肠癌

在结直肠癌，^{18}F-FDG PET 的应用主要是与CT等结合检测远处转移。由于 FDG 在肠道有生理性摄取，而且炎症和结肠息肉的摄取也较高，^{18}F-FDG PET 诊断原发灶的特异性只有 40%～60%。^{18}F-FDG PET 进行局部淋巴结分期的能力也有限，其敏感性在 30%左右。PET/CT 可提高原发灶诊断的特异性。^{18}F-FDG PET 对肝转移及肝外转移的诊断比 CT 更有价值，特别是病灶＞1cm 时。在 Huebner 等的荟萃分析中，发现^{18}F-FDG PET 诊断结直肠癌全身转移的敏感性和特异性分别为 97%和 76%。因此^{18}F-FDG PET 对于拟接受根治性肝转移灶切除的结直肠癌患者非常重要，可发现超过 25%的病例存在肝外转移，通过进一步的选择，手术后的存活时间将延长。

七、恶性黑色素瘤

在拟接受手术的病例中，^{18}F-FDG PET 检查转移灶的敏感性和特异性均很高。^{18}F-FDG PET 在检查区域淋巴结转移方面不如前哨淋巴结活检，因为在前哨淋巴结内往往只存在微小浸润灶；但恶性黑色素瘤常会转移到胆囊、肾上腺和骨骼等部位，容易被常规影像遗漏，^{18}F-FDG PET 在这些病人的治疗中具有重要意义。在治疗后^{18}F-FDG PET 仍有重要的应用，因为转移病灶一般是进行手术切除。^{18}F-FDG PET 改变患者治疗计划的比例可高达 90%。

八、其他病种

^{18}F-FDG PET 可用于血清甲状腺球蛋白升高而^{131}I 全身扫描阴性的甲状腺癌患者的检查。在这种情况下，^{18}F-FDG PET 的敏感性和特异性均很高，可以发现转移的病灶从而指导治疗。在两项研究中，^{18}F-FDG PET 分别改变了 9/24 及 19/24 手术病例的治疗方案。^{18}F-FDG PET 还有一定的预后意义，如果 FDG 高摄取的病变范围较大，则生存期缩短。越来越多的资料证实^{18}F-FDG PET 可用于软组织肉瘤的分级、睾丸癌的分期及再分期或血清肿瘤标志物升高而 CT 无异常等情况。在宫颈癌，^{18}F-FDG PET 可发现潜在的转移并用于检测复发。近期在美国小细胞肺癌、脑瘤、胰腺癌、卵巢癌等也可能会列入医疗保险范围。

第三节　PET/CT 在肿瘤化学治疗中的应用

一、PET 与药代动力学的研究

药代动力学研究包括药物的吸收、分布、代谢和清除（ADME）等内容，是药物研究非常重要和基础的部分。通过 PET 可在人体进行早期的药代动力学研究，甚至可以进行早期传统的 Ⅰ 期试验。PET 可以提供药物在正常和病变组织内的动力学、剂量学和分布信息以及通过肝胆系统和泌尿系统清除的情况，并可相当容易的计算出很多药代动力学参数如峰浓度（C_{max}）、达峰时间（t_{max}）、时间-活性下曲线面积（AUC）、摄取（SUC）及不同组织相当血液的分布等。通过对这些参数的模型分析，可以得到重要的有关摄取、分布和清除等过程的动力学参数，如血浆-组织清除率（K_1）、组织-血浆清除率（K_2）、选择性结合速率（K_3）、血浆-组织单向通量常数（K_I）等。

利用 PET 进行药代动力学研究所采用的显像剂为核素标记的化疗药物，目前研究较多的为 5-[^{18}F] FU、[^{11}C] TEM 等（详见表 11-3-1）。但由于对化疗药物进行核素标记作为稳定的显像剂需要较长的研究周期，往往不能满足药物开发的需要，因此这方面的应用受到一定的限制，但是利用 PET 进行药代动力学研究具有很好的重复性、需要的样本量少、注射药物剂量低等突出优点，仍是目前 PET 显像研究的重要领域。

Kissel 等首次证实利用临床 PET 资料可以获得肿瘤和正常组织的药代动力学参数。通过对肝转移患者给予全量 5-FU 后进行 5-[^{18}F] FU PET 显像，得到了一个六室的 5-FU 代谢分布模型。结果发现，5-FU 的肝清除率为 0.52±0.25L/min，5-[^{18}F] FU 至 [^{18}F] FBAL 的非线性转化 k_m 为 11.3±6.4μmol，V_{max} 为 147±130.7μmol/min。细胞内室的输入输出速率常数（K_{in} 和 K_{out}）是预测治疗反应最敏感的指标。在 6/27 例接受 5-FU 治疗和 5/6 例接受 5-FU 和叶酸治疗的患者中呈 5-FU 滞留型指数即 $K_{in}>K_{out}$，这些患者对化疗的疗效要好。

在进行全身 5-FU 给药时，超过 80%的 5-FU 将代谢为 FBAL（氟-β-丙氨酸），从而降低了细胞毒性，Eniluracil 可降低上述代谢过程的限速酶（二氢嘧啶脱氢酶，NADP）的活性。Saleem 等通过 PET 证实在天然具有 Eniluracil 的患者中正常肝脏有较强的 5-[^{18}F] FU 的放射性分布，而在给予 Eniluracil 的病例中肿瘤内 5-[^{18}F] FU 代谢活性的半衰期从 2.3h 增加到＞4h。

表 11-3-1 同位素标记化疗药物的显像研究

药物	显像剂	临床前研究/临床研究	文献
Cisplatin	[^{13}N] cisplatin	抗 cisplatin 性卵巢癌细胞给药后 30 分钟摄取降低	Grillenberger
5-FU	[^{18}F] 5-FU	[^{18}F] 5-FU 在肝内的代谢活性成三期时相：①5-FU 快速入肝期，[^{18}F] 的降低反映 5-FU 分布到深部体腔；②代谢期，10～70 分钟，^{18}F 因 5-FU 在肝内代谢（FBAL）而活性增加；③排泄期，因 5-FU 的排出/代谢，[^{18}F] 肝内活性下降	Brix
DACA	[^{11}C] DACA	大鼠体内 7 种代谢产物，人体内 7 种代谢产物	Osman
GW776	[^{18}F] 5-FU	胰腺癌肝转移：[^{18}F] 5-FU 自血浆入肿瘤的净清除较慢，[^{18}F] 5-FU 的肝清除较高	Bading Aboagye
5-FU	[^{18}F] 5-FU	结直肠肝转移：[^{18}F] 5-FU 肝外清除率为 0.66±0.33L/min；肝内清除率为 0.52±0.25L/min；5-FU 给药后 35～65 分钟内肝 FBAL 达峰；$K_{in}>K_{out}$ 可预测 6/27 的 5-FU 疗效；叶酸对疗效无作用	Kissel
5-FU	[^{18}F] 5-FU	结直肠癌肝转移：[^{18}F] 5-FU 的摄取变化较大；只有在 120 分钟时 SUV＞3.0 的病灶对 5-FU 有反应；[^{18}F] 5-FU 的摄取与肿瘤增长率明显相关（$r=0.86$；$P<0.001$）	Dimitrakopoulo-Strauss
BCNU	[^{11}C] BCNU [^{13}N] BCNU	从脑和胶质母细胞瘤中的清除，[^{11}C] BCNU 比 [^{13}N] BCNU 慢	Diksic
TEM	[^{11}C] TEM	延长 TEM 剂量时胶质母细胞瘤中 TEM 浓度比短剂量模式时低	Brock

二、化疗疗效预测

系列^{18}F-FDG PET 显像用于治疗评估主要是在两个方面：疗效的预测，治疗反应的评价（预后判断）。PET 用于早期预测治疗反应时，显示疗效不佳时可更换更有效的治疗方法，从而使患者避免接受整个疗程的无效治疗，及时终止无效的治疗可避免药物的毒性；而通过挽救性治疗可降低肿瘤负荷，可能提高临床预后。当 PET 用于评价治疗结束后的反应时，如果显示治疗失败将需要在进一步的治疗中采用二线治疗。对最终疗效的评价可以在治疗后只做一次 PET，而疗效的预测则需要治疗前后图像的对比。PET 不仅能用于传统化疗药物的疗效预测，而且可用于新型抗肿瘤药物的疗效评估，如治疗胃肠道间质瘤的 STI571（格列卫），这一作用在多项基础和临床研究中得到了证实（详见表 11-3-2 和表 11-3-3）。

表 11-3-2 ^{18}F-FDG PET 对常规化疗药物疗效的评价

化疗方案	肿瘤类型	结果	文献
FEC 和 MMM	乳腺癌	11/12 患者 SUV 在治疗后 1～2 周下降，SUV 下降可预测治疗反应	Jansson
化疗-内分泌治疗	乳腺癌	第 8 天 FDG 摄取在 1 例有效患者增加，在 2 例无效患者降低	Wahl
5-FU 或 5-FU/干扰素	结直肠癌	治疗后 1～2 周 FDG 摄取有 20%的假阳性率。治疗后 4～5 周 FDG 摄取与治疗反应关系更明确	Findlay

续表

化疗方案	肿瘤类型	结果	文献
吉西他宾	Dunning R3327 前列腺癌 AT1 亚系	体外研究显示 FDG 和 3-O-metylglucose 摄取均增加。治疗后 FDG SUV/代谢率变化很小，但转运率常数 K_1 和 K_2 明显增大	Haberkorn
化疗	实体瘤	最大 SUV 比平均 SUV 更准确。对 SUV 及肿瘤体积进行三维分析使结果重复性更好	Salman
化疗-免疫治疗	转移性恶性黑色素瘤	FDG 的敏感性为 86%（19/22）FDOPA 的敏感性为 64%（14/22），两者联合的敏感性为 95%（21/22）	Dimitrakopoulou-Strauss

FEC：5-FU，环磷酰胺，表柔比星；MMM：甲氨蝶呤，米托蒽醌，丝裂霉素 C。

表 11-3-3 ^{18}F-FDG PET 预测新型药物的疗效

药物	肿瘤类型	结果	文献
13-*cis*-RA	复发性甲状腺癌	21 例患者治疗中 FDG SUV 明显下降，基线 SUV 平均为 3.2，而治疗后为 2.2（$P<0.02$）	Boerner
OSI-774	EGFr 高表达肿瘤（Ⅰ期临床研究）	在转移性鳞癌患者中 SUV 从 12.2 下降到 9.0。治疗后肿瘤活检标本免疫组织化学检查证实 EGFr 磷酸化被抑制	Hannmond
STI571	实体瘤（Ⅰ/Ⅱ期研究）	FDG 摄取降低分别预测了 10 例 CR 和 2 例 PR 患者，治疗后 8 天 FDG PET 可准确预测 STI571 的反应（22/24）	Stroobants
STI571	胃肠道间质瘤（Ⅱ期研究）	治疗前 FDG PET 阳性的患者中 89%的病例治疗后 SUV 下降≥50%	Blanke
STI571	胃肠道间质瘤	治疗前后 CT 图像上肿瘤大小变化不明显（$P=0.42$）。CT 密度的变化与 FDG 代谢有一定关系（$r=0.55$），但是 CT 图像上肿瘤密度变化不能可靠地预测治疗反应，而肿瘤/血管比与肿瘤/肌肉比则可以	Choi

（一）恶性淋巴瘤

PET 用于化疗疗效评价的研究以恶性淋巴瘤最为集中。区分治疗后残留肿块是存活肿瘤还是纤维化是淋巴瘤治疗过程中的普遍问题，在约 60%的 HD 患者及约 20%的 NHL 患者中可遇到这类问题。CT 和 MRI 不能有效区分肿瘤和纤维化。^{67}Ga SPECT 显像是 20 年来诊断残留淋巴瘤的标准技术，但 SPECT 显像分辨率有限，而且不同病人的^{67}Ga 摄取及同一患者不同肿瘤部分的摄取存在较大差异。在有条件的地方已被 FDG PET 所取代。

1993 年 Hoekstra 等首先报道了^{18}F-FDG PET 用于淋巴瘤化疗早期显像以预测疗效的研究，评价了 26 例淋巴瘤患者的 FDG 摄取情况。化疗 2 周期后显像正常的患者最终均达到完全缓解，而持续高代谢的患者则疗效较差，持续低水平摄取的患者预后差异不一致。Römer 等评价了 11 例高度恶性 NHL 的 PET 图像，比较了治疗前及化疗 1～2 周期后的 FDG 摄入常数 Ki、SUV，并与预后进行相关性分析。结果显示，第三次化疗前 SUV 高于 2.5 的 4 例患者均复发，而低于 2.5 的 7 例患者中 6 例持续缓解。同期的 CT 检查诊断 8 例患者残留，其中只有 4 例复发；3 例 CT 未发现残留病灶，其中 1 例复发，可见解剖影像在预测治疗反应方面不如^{18}F-FDG PET。Jerusalem 等报道 28 例患者，治疗前和三周期化疗后进行 PET 显像，发现 5 例持续异常的患者 4 例均未达到完全缓解，而其余 21 例治疗后 PET 正常的患者则均能达到缓解，但预测最终复发的敏感性较低，21 例三周期化疗后 PET 正常的患者中 7 例最终复发。

这些研究提示如果在 2～3 个周期后化疗后 ^{18}F-FDG PET 显像持续异常，应更换化疗药物，如果 PET 转为正常，则治疗不用更改。例如彩图 11-3-1 所示病例，为弥漫大 B 细胞型 NHL，彩图 11-3-1A 为化疗前，显示病灶弥散分布；彩图 11-3-1B 为化疗 3 周期后，显示大部分病灶消失，但腋窝及锁骨上病灶仍比较明显，并出现了新的病灶。患者因此更换了化疗方案。遗憾的是，目前的报道

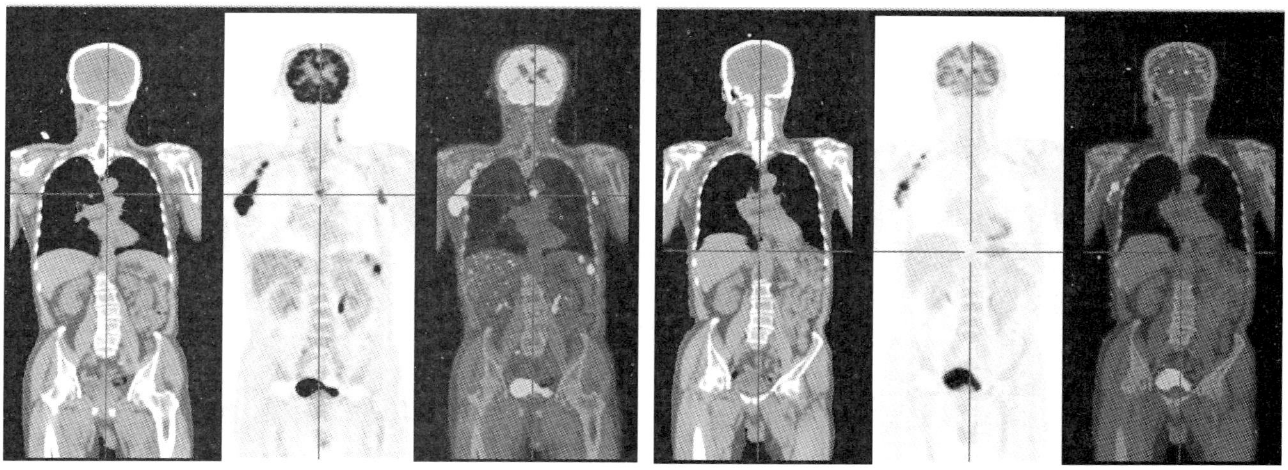

A　　　　　　　　　　B

彩图 11-3-1　弥漫大 B 细胞型 NHL 的化疗前后 FDG PET/CT 图像

例数均较少，在常规应用于指导临床治疗前应进行更大规模的研究以证实这些现象。

De Wit 等报道 32 例（HL 和 NHL 各 16 例）残留淋巴瘤患者，13 例病灶有 FDG 浓集而 19 例没有，平均随访 63 周后 PET 显像阴性的患者均无复发，而 PET 阳性的患者中 4 例因放疗未行证实，另外 10 例患者经随访证实其中 7 例复发。3 例患者在原发灶以外发现 FDG 异常摄取，但证实为假阳性。FDG 的阳性预测值为 70%，阴性预测值为 100%。Jerusalem 等报道了随访期更长的相似研究，共研究 54 例，其中 24 例 CT 显示残留病灶。PET 阴性组的一年无进展生存率为 86%±5%，而 PET 阳性组为 0；而相应的 CT 阳性组和阴性组的生存率则分别为 62%±10%和 88%±7%。PET 和 CT 的阳性预测值分别为 100%和 42%。在解剖影像中 HD 的残留病灶比例要比 NHL 高，但^{18}F-FDG PET 图像中 NHL 的残留比例高。

自体干细胞移植（ASCT）是淋巴瘤的重要挽救治疗手段，PET 在其治疗疗效预测方面也有积极的作用。Filmont 等在此方面作了有意义的研究，他们共报道 43 例，其中第一组 20 例（6 例 HD，14 例 NHL），于 ASCT 前 2～5 周行 FDG PET 检查；第二组 23 例（6 例 HD，17 例 NHL），于 ASCT 后 2～6 个月（平均 2.4 月）行 PET 检查。结果显示，两组^{18}F-FDG PET 判断复发的阳性预测值分别为 92%和 93%，阴性预测值分别为 88%和 89%。两组中 PET 的预测准确值分别为 90%和 91%，而 CT 仅为 58%和 67%（$P<0.05$）。

上述研究表明，FDG PET 对淋巴瘤疗效判断的阳性预测值在 70%～100%，阴性预测值在 83%～100%。阳性预测值多在 90%以上，因此对 PET 阳性、判断为残留的病灶需要进一步的治疗。如果可能应通过活检证实 PET 的结果，但即使没有活检证实也有进一步治疗的指证。PET 的阴性预测值较低，这主要是因为 PET 不能检测到微小残留灶，因此 PET 阴性不能除外复发的可能性。

（二）乳腺癌

乳腺癌单纯化疗往往并不以根治为目的，而用于巨大和局部进展的肿瘤手术前诱导或新辅助治疗达到降期的目的。在这些病人中，单纯乳房切除局部复发率很高，术前化疗可降低局部复发和全身转移的比例，并提高可切除性。在对原发肿瘤的新辅助治疗以及对复发肿瘤的治疗中，早期发现疗效不佳可避免化疗毒性及浪费，但并不能改善预后，因此预测早期反应的价值不如淋巴瘤。新辅助化疗后疗效的评价意义不大，因为无论疗效如何，随后均行手术切除。

利用 CT 进行反应评价往往需要进行几个周期的化疗，使病灶大小有明显的变化时才能作出判断。一些研究对治疗后 FDG 代谢的早期变化以及这些变化与最终的临床及病理反应之间的关系进行了研究。Wahl 等研究了 11 例原发灶大于 3cm、ⅢB 或局部Ⅳ期的乳腺癌患者，于治疗前及三周期化疗中进行 FDG PET 检查，并将 PET 结果与传统影像技术测定的病灶大小变化及治疗后的临床及病理反应进行相关性分析。用于评价 FDG 摄取和代谢的指标采用 SUV、Ki 及 K1、K2 和 K3。8

例部分或完全缓解的患者中，FDG摄取治疗后迅速降低，21天治疗周期后SUV和Ki明显降低，FDG磷酸化率常数虽然差异较大，但三周期化疗后也均明显降低。3例反应不佳的患者则无FDG代谢的降低。Jansson等利用FDG及[11]C-MET PET对局部进展或复发乳腺癌进行治疗前及治疗过程中的比较，也得到了类似的结论。

Schelinng等对22例局部进展乳腺癌术前新辅助化疗的患者进行了研究，分别于治疗前及1～2周期化疗后行PET检查，化疗3周期后确定病理反应。仅有微小残留病灶者为反应良好，而有肉眼残留则为反应不佳。所有反应良好者SUV较治疗前均降低55%以上，敏感性为100%，特异性为85%，准确性为88%。Smith等进行了相似的研究，共30例患者（31个原发灶及11个腋窝转移淋巴结），采用体表面积标化的SUV及Patlak摄入常数（Ki）测定1个周期化疗后FDG的代谢变化，发现原发灶反应良好组SUV的降低更明显，而腋窝淋巴结病灶反应良好组SUV及Ki降低均较反应不良组更明显。这些研究表明FDG PET在局部进展期乳腺癌的早期预测新辅助化疗疗效方面有一定价值，在1个周期化疗无效后可终止化疗。Schelinng等认为以1个周期化疗后SUV下降小于45%为阈值可检测到大多数反应不良病例。如图11-3-2，乳腺癌化疗前（图11-3-2A）及两周期全身化疗后（图11-3-2B）[18]F-FDG PET/CT图像对比，最大SUV从7.2降到3.0，提示病灶化疗反应良好。

（三）食管癌

食管癌的长期生存率较低，单纯手术的5年生存率仅5%～23%。近年来对于局部进展无法切除的病变，采用了新辅助化疗及手术综合治疗的方法。利用PET早期评价疗效，对于反应良好者可完成全疗程治疗，而反应不良者则可及时终止治疗，避免全疗程治疗的不良反应及过高的费用。治疗前认为不可切除的患者如果化疗反应不佳，也可避免无效的手术治疗。

Couper等进行了治疗对肿瘤代谢影响的初步研究，共报道了13例食管和胃癌的病人，均接受2～3周期的新辅助化疗。在症状好转的6例患者中FDG摄取均降低30%以上，其中4例CT可见肿瘤缩小。Weber等报道40例局部进展期食管-胃联合部腺癌术前化疗的研究结果，[18]F-FDG PET在治疗前以铂类为主的化疗后14天进行。临床疗效在开始治疗后3个月利用食管镜及传统影像技术进行评价。化疗后可切除的病灶进行手术切除，将PET的结果与病理反应进行相关分析。肿瘤SUV的降低程度在反应良好组和反应不良组有明显的差异。SUV降低35%作为阈值可很好地将两组区分开来，对3个月临床疗效的预测敏感性为93%（14/15）、特异性为95%（21/22）。SUV降低大于35%组完全或接近完全病理反应的比例为53%（8/15），而小于35%组中95%（21/22）的病理反应轻微。小于35%组的病变进展时间更短，总存活时间也短。

（四）头颈部肿瘤

Haberkorn等发现第1周期化疗后FDG的摄取较治疗前的变化与肿瘤生长率相关，提示[18]F-FDG PET能够在治疗早期发现疗效不佳者。Lowe等报道了[18]F-FDG PET在评价头颈部肿瘤化疗早期疗效的研究，化疗和放疗作为初始治疗，治疗反应通过反复针刺活检证实，活检发现残存肿瘤的患者接受挽救性手术治疗。PET在化疗后1～2周进行，27例患者与活检结果进行了对照。结果发现PET检测残存肿瘤的敏感性与无PET指引针刺活检的敏感性相同，均为90%（19/21）。而在PET引导下再次行针刺，活检敏感性提高到

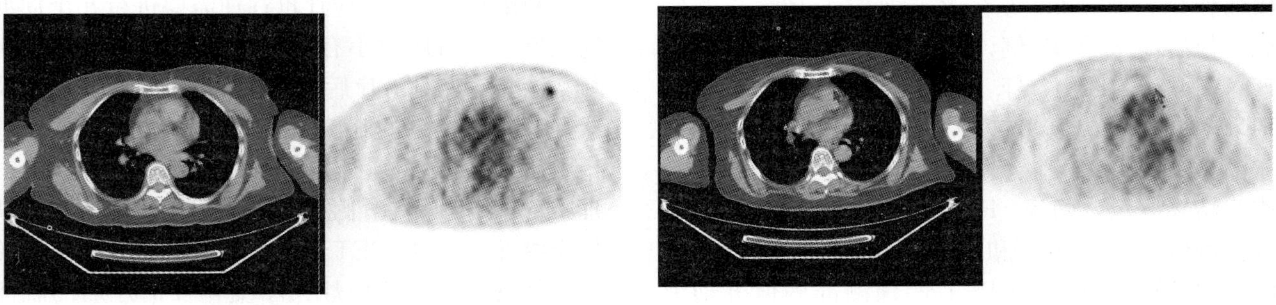

A　　　　B

图11-3-2　乳腺癌化疗前后对比

100%。提示将 PET 和活检相结合可发现更多的反应不良肿瘤，使其更早接受挽救性手术。

（五）睾丸肿瘤

由于联合化疗的进展，过去 20 年睾丸癌的疗效有了很大的提高，5 年生存率已达到 70%以上。化疗后近 30%的病例在 CT 上会有残存病灶。化疗后局部残留的病灶通过手术切除可以达到治愈的目的。对这些切除的病灶进行病理学检查发现，其中 40%～50%为坏死肿瘤及纤维化，30%～40%为成熟畸胎瘤，10%～20%为存活的残留肿瘤。因此基于病理检测，有近一半的患者接受了不必要的手术。但是如何选择是观察还是手术的指标还存在争议。另外一个问题是治疗后无影像学异常的患者血清肿瘤标志物升高时肿瘤的检测。肿瘤标准物升高的阳性预测值在 90%以上。但是如果影像学检查未见异常，就不可能知道病灶的位置，也就不能进行手术治疗。这一问题多发生在复发病例中，但也可能发生在有小的残存病变时。

Hain 等回顾性分析了 70 例治疗后生殖细胞肿瘤的 PET 图像，其中 47 例为诊断残留肿瘤。PET 诊断残留肿瘤的阳性预测值和阴性预测值分别为 96%和 90%。PET 的阳性预测值与血清肿瘤标志物相近而阴性预测值更高且能发现病变的位置。对于标志物升高而 CT 正常的患者，血清学检测的阳性预测值为 92%，而阴性预测值仅 50%。对于很多患者，PET 是首先发现残留或复发病灶的影像学措施，有些患者解剖影像学图像上只发现了一个病灶而 PET 发现了其他更多的转移病灶，从而避免了不必要的手术。总体来说，^{18}F-FDG PET 改变了 57%患者的治疗决策。

De Santis 等进行了前瞻性多中心研究，利用 ^{18}F-FDG PET 评价巨块型精原细胞瘤化疗后病灶在 1cm 以上的病例，共 33 例患者 37 例次 PET 检查，其中 9 例获得组织学验证，另外 28 例通过随访证实。大于 3cm 的所有病灶及 22/23 的小于 3cm 病灶 PET 均能正确诊断。PET 的敏感性为 89%（95%可信区间为 59%～99%），特异性为 100%（95%可信区间为 88%～100%），阳性预测值和阴性预测值分别为 100%和 97%。该组患者数量与 Hain 的报道中 CT 阳性的病例数相近。Nuuttinen 等利用 PET 评价了 15 例化疗后 CT 残留的病例，阳性预测值为 67%，阴性预测值为 91%。上述研究中阳性预测值的差异主要是因为选用的判断阈值不同，如果判断异常的阈值较低，则阴性预测值也偏低。与上述研究相反，Ganjoo 等研究表明 PET 在评价精原细胞瘤化疗后残留病灶中没有明显的意义。

（六）非小细胞肺癌

存在纵隔淋巴结转移（N_2、ⅢA）的非小细胞肺癌患者可行新辅助化疗或放化疗，然后进行手术治疗，其目的是通过诱导治疗杀灭转移肿瘤，通过降期达到可切除的目的。随机对照研究证实ⅢA 病人接受新辅助治疗的 2～3 年生存率分别为 23%和 56%，而单纯手术组的生存率仅 0 和 15%。对于选择性的不可切除的Ⅲ期病人，Ⅱ期试验研究也提示了诱导化疗或联合治疗的价值。研究表明如果新辅助治疗可以杀灭转移病灶，则预后将得到改善，而如果手术时纵隔仍有存活肿瘤，预后提高并不明显。但因为 CT 并不能预测病理学反应，目前还不能在术前即评价新辅助治疗是否成功。诱导治疗前后 ^{18}F-FDG PET 的对比可用于预测疗效，从而使新辅助治疗疗效不佳的患者避免不必要的手术。

Rao 等在 11 例ⅢA NSCLC 新辅助治疗前后行 ^{18}F-FDG PET 对比研究。第二次 PET 后均切除原发灶及纵隔淋巴结病灶。诱导化疗后肿瘤 SUV 的变化与肿瘤病理学反应相关。16 例病理学检测发现 11 例残留，5 例坏死。以治疗后与治疗前 SUV 的比值作为评判指标，肿瘤阳性组为 64%±25%，肿瘤阴性组为 29%±12%（P=0.02）；肿瘤阳性组 SUV 下降的范围为 10%～88%，肿瘤阴性组为 55%～82%。以 SUV 下降 50%为阈值判断残留，PET 准确检测到 7 例肿瘤（7/11，64%）及 5 例坏死（5/5，100%），阳性预测值为 9/9（100%）。

（七）结直肠癌肝转移

不能切除的结直肠癌肝转移一般采用以 5-FU 为主的化疗，但有效率一般，仅 20%～25%，很难达到完全缓解和治愈。由于常规的影像学手段也很难预测患者治疗的反应，所以即使是无效的病人也接受了全程治疗。PET 已被尝试用于预测早期疗效以避免患者接受不必要的化疗，但是由于缺乏有效的治疗这一预测作用的临床价值有限。

Findlay 等评价了 18 例患者 PET 用于预测 5-FU 疗效的Ⅲ期研究，FDG PET 在治疗前及治疗开始后 1～2 周及 4～5 周进行，治疗前后比较 SUV 的变化及肿瘤/肝脏比（T/L），13 例 4～5 周 T/L 下降大于 15%的所有 13 个病灶随后的 CT 或

MRI 显示病灶缩小，而 T/L 下降小于 15%的 10 个病灶中仅 1 例缩小。SUV 下降的 12 例病灶中 2 例疗效较差，而 SUV 升高的 11 例中 4 例病灶缩小，说明在进行疗效预测时 T/L 更准确。Dimitrakopoulu-Strauss 等利用^{18}F-FU PET 在治疗前确定肿瘤内药物浓度，并与治疗后 CT 图像病灶反应进行相关分析。FU 摄取程度通过注射后 120min 进行 SUV 的测定。结果发现治疗前 FU 摄取与治疗后的肿瘤生长速度成明显相关性，只有 SUV 大于 3.0 的病灶才有治疗反应。

三、预后判断

多项研究表明，在多种恶性肿瘤的治疗过程中，PET 图像提供的肿瘤代谢等分子功能信息具有重要的预后意义。表 11-3-4 列出了近年来常见恶性肿瘤^{18}F-FDG PET 显像预测疗效的研究报告，从中可以看出，大多数报道证实^{18}F-FDG PET 显示治疗有效的病例其长期生存率（总生存率 OS 或无进展生存率 PFS）比例高，采用的分析指标包括视觉分析、SUV 下降等。从研究报告的角度讲，疗效预测与预后判断往往是结合在一起的。在本节第二部分中的疗效预测报告中多数对远期疗效的预后判断亦进行了总结，表 11-3-4 中主要总结了以化疗或放化同时治疗（CRT）预后分析的情况，而单纯放疗的预后分析情况讲在下节中详细介绍。

表 11-3-4 ^{18}F-FDG PET 评价疗效及其与预后的关系

肿瘤/治疗（例数）	例数	图像分析指标	预后指数	FDG PET 示有效	FDG PET 示无效	文献（作者）
淋巴瘤						
CRT（13）或化疗（41）	54	视觉	1y OS（<0.0001） 1y PFS（<0.0001）	92% 86%	50% 0	Jerusalem
蒽环类、米托蒽醌或顺铂为主的化疗	28	视觉	OS（<0.0001）：1y 2y PFS（<0.0001）：1y 2y	87% 68% 81% 62%	20% 0 20% 0	Lang
阿霉素为主或 CVP	93	视觉	PFS（<0.00001）：中位 2y	653d 85%	73d 4%	Spaepen（2001）
大剂量化疗（霍奇金淋巴瘤：MOPP/ABV 或 Stanford V 方案；非霍奇金淋巴瘤：CHOP 或 CHVmP/BV）＋SCT	60	视觉	2y OS（<0.00002） PFS（<0.000001）：中位 2y	100% 1466d 96%	55% 432d 23%	Spaepen（2003）
诱导治疗加大剂量化疗加（9）或不加（15）放疗＋SCT	24	SUV↓25%	中位 OS（0.006） 中位 PFS（0.006）	>60m 25m	14m 4m	Cremerius（2002）
化疗、放疗或 CRT 加（2）或不加（54）SCT	56	视觉 SUV（低于平均值）	PFS（<0.0025） PFS（<0.05）	21m ≥10m	2m 4m	Cremerius（2001）
化疗（11）、放疗（1）、CRT（8）或挽救化疗加（6）或不加（2）SCT	28	视觉	DFS（<0.004）	95%	40%	Weihrauch
化疗（20）、CRT（34）和（或）SCT（7）	61	残留病灶 SUV<3	PFS（<0.00001） 复发率（0.004）	>48m 4	18m 62.5%	Naumann
CHOP、DEXA-ICE 或 DBVD	30	视觉（第一周期后）	PFS（<0.001）	>25m	5m	Kostakoglu
大剂量化疗＋SCT	16	视觉	1y OS（0.01） 1y 无复发生存（0.01）	100% 100%	55% 18%	Becherer
DHAP-VIM＋SCT	46	视觉	2y PFS（0.048）	62%	32%	Schot

续表

肿瘤/治疗（例数）	例数	图像分析指标	预后指数	FDG PET 示有效	FDG PET 示无效	文献（作者）
乳腺癌						
CTX、ADM、premarin、MTX、5-FU、他莫西芬、放疗	11	SUV↓48%	6m DFS（<0.0001）	73%	27%	Wahl
GEM、EPI 和 PT 或 EPI、PT	9	SUV	PFS	～15m	～5m	Gennari
新辅助化疗（ADM 或 CTX±5-FU；CTX＋MTX＋5-FU；PT 或 DT＋VLB；或 PT＋Herceptin）	31	FDG 代谢率	DFS（0.009～0.05）	>60m	～35m	Mankoff
结直肠癌						
5-FU（10）或 tegafur（15）±放疗	25	SUV<6	3y（0.04）	92%	60%	Calvo
新辅助 5-FU/叶酸和放疗	15	SUV↓62%	OS（0.08） DFS（0.02）	>50m >50m	40m ～25m	Guillem
食管癌						
新辅助 5-FU 和放疗	24	SUV↓52%	OS（<0.0001）	22.5m	8.8m	Brucher
新辅助 5-FU、顺铂和放疗	36	视觉	OS（0.002）	16.3m	6.4m	Flamen
新辅助紫杉醇、顺铂放疗	39	SUV↓60%	2y OS（0.089） 2y DFS（0.055）	67% 89%	38% 63%	Downey
新辅助 5-FU、叶酸、顺铂±紫杉醇	40	SUV↓35%	OS（0.04）：2y 中位生存 PFS（0.01）	60% >53m >53m	37% 13m 10m	Weber
新辅助 5-FU，放疗	38		OS（0.011）	>38m	18m	Wieber
肺癌						
CRT	63	视觉	OS（0.012）	22m	<15m	Hicks
放疗（10）或 CRT［卡铂（47）或顺铂＋泰素（5）或 5-FU（9）或 VP-16（1）］	73	视觉	OS（<0.0001）	36m	12m	Mac Manus
VLB，VP-16 或 DT＋PDD 或 PT＋CBP	57	SUV↓20%	OS（0.005）：中位 1y PFS（0.003）	252d 44% 163d	151d 10% 54d	Weber
头颈部肿瘤						
新辅助放疗和顺铂	35	SUV<4	3y OS（0.046）	80%	43%	Kunkel
新辅助放疗（37）或 CRT（10）	47	FDG 代谢率（平均值以下）	5y OS（0.0042）	72%	35%	Brun
宫颈癌						
单纯放疗（20）或加顺铂（132）	152	视觉	5y OS（<0.001）	92%	46%(发现新病灶)	Grigsby
放疗加顺铂	47	视觉	OS（<0.0005）	73%	0	Singh
肉瘤						
Imatinib mesylate	21	SUV	1y PFS（0.00107）	92%	12%	Stroobants

四、多药耐药显像

获得性多药耐药（multidrug resistance，MDR）是影响多种抗癌药物疗效的重要原因，如蒽环类、长春碱类、鬼臼毒素类和紫杉类。目前研究表明有*MDR*基因编码的P糖蛋白（Pgp，一种跨膜转运蛋白）的过表达是导致多药耐药显像的原因。因此可以利用同位素标记的药物在体外观察Pgp的表达的情况。目前研究较多的是^{99m}Tc-Sestambi。研究表明在Pgp高表达的乳腺癌细胞系^{99m}Tc-Sestambi的排出高2.7倍。PET用的多药耐药显像剂包括^{11}C-verapamil（维拉帕米）、^{11}C-daunorubicin（柔红霉素）和^{11}C-colchicine（CHC，秋水仙碱）等。

^{11}C-colchicine与^{99m}Tc-Sestambi相比较的优点是其呈电中性，其生物分布不影响膜电位。利用神经母细胞瘤移植瘤模型进行^{11}C-CHC PET显像研究表明在BE（2)-CHC敏感的肿瘤^{11}C-CHC的摄取较耐药肿瘤增加2倍。Hendrikse等研究表明，在*mdr-1*基因转染的小细胞肺癌中，^{11}C-daunorubicin和^{11}C-verapamil PET显示其分布均较Pgp阴性的肿瘤低。5例实体瘤患者的人体^{11}C-verapamil PET研究发现，^{11}C-verapamil在肺的累积率为43.0%±5.3%，心脏为1.3%±0.2%，肿瘤为0.9%±0.3%，说明肺是维拉帕米重要的累积器官。时间活性曲线显示^{11}C-verapamil的肺、心和肿瘤的半衰期分别为46.2 min±11.1 min、73.8 min±14.7 min和23.7 min±13.2 min，提示其在肿瘤组织有相当较快的排出，因此也证实维拉帕米逆转多药耐药的效果是有限的。

影响化疗药物对肿瘤细胞作用的因素有很多，这其中包括上述的多药耐药基因的表达、也包括药物向肿瘤组织的渗透比例（决定于肿瘤组织的血管生成、血液供应和灌注情况）、乏氧状态（乏氧肿瘤细胞对多种化疗药物敏感性降低）、增殖比例（抗增殖类化疗药物的作用取决于肿瘤细胞的增殖比例）等，而PET/CT显像可通过不同的显像剂反映上述不同途径的状态，从而对化疗的敏感性（耐药性）进行预测和研究。如表11-3-5所示为目前主要的化疗耐药相关机制的显像剂及其作用机制。

表11-3-5　肿瘤抗药性相关机制的PET显像剂

显像途径	显像剂	分析
药代动力学	^{18}F-5-FU；^{11}C-DACA；^{11}C-BCNU；^{11}C-temozolomide；^{13}N-cisplatin	放射性标记的抗癌药物可以检测药物在组织内的摄取和滞留情况
代谢	^{18}F-FDG；^{15}O；^{11}C-acetate；^{11}C-paimitate；^{11}C-choline；^{11}C-methionine	糖、氧、蛋白质和脂质代谢的底物
血流	^{15}O-H_2O；^{15}O-CO_2，^{62}Cu-PTSM	^{15}O-H_2O是人体研究中应用最广泛的血流显像剂
血管生成	^{124}I-HuMV833；^{124}I-VG76e；^{11}C-L-753 037；^{18}F-Galacto-RGD；^{125}I-Gluco-RGD	用于血管生成显像的显像剂包括抗VEGF单抗类、内皮素受体拮抗剂类和$\alpha\gamma\beta_3$整合素细胞表面受体类
乏氧	^{18}F-FMISO；^{18}F-FETA；^{18}F-EF5；^{18}F-SR4554；^{18}F-FAZA；^{18}F-FETNIM；^{62}Cu-ATSM	标记生物还原性药物可在乏氧细胞内选择性还原，多数为2硝基咪唑类药物
多药耐药性	^{11}C-verapamil；^{11}C-daunorubicin；^{11}C-colchicine	为Pgp的底物，可以检测决定多药耐药的Pgp药物排出泵的状态
增殖	2-[^{11}C]-thymidine；^{18}F-FLT；^{11}C-FMAU	核素标记的胸腺嘧啶及其类似物
凋亡	^{18}F-FBA；^{11}C-annexin；^{124}I-annexin	Annexin能结合凋亡细胞表明的磷脂酰丝氨酸
DNA修复	^{11}C-guanine derivatives；^{11}C-；^{11}C-MIQO	核素标记的guanine可以检测AGT的表达；核素标记的temozolomide可间接检测AGT的活性；PARP/PARS抑制剂MIQO可与不同的靶分子作用，从而可显像PARS的活性
基因表达	^{18}F-FLT	细胞对FLT的摄取决定于TK的活性，因此FLT可以直接检测TK活性；核素标记的寡居核苷酸可显像其他特定RNA或DNA序列或蛋白
基因表达	^{18}F-FIAU	通过PET报告基因（*HSV1-tk*）与内源性感兴趣基因的启动子相连，间接反映基因表达；FIAU的聚集反映细胞内*HSV1-tk*的水平

第四节　PET/CT 在肿瘤放射治疗中的应用

放射治疗是治疗恶性肿瘤的三大基础手段之一。据世界卫生组织报道，目前 45%的恶性肿瘤可以治愈，其中 22%依靠手术、18%依靠放疗、5%依靠化疗。近 20 年来，计算机以及生物工程技术迅猛发展，促进放射技术和设备不断更新、提高，放射治疗进入了精确放疗时代。精确放疗技术是通过精确的固定、定位、立体定向和三维计算及显示等方法，采用常规或非常规剂量分割方式在三维水平上进行的立体适形或调强放疗，可使高剂量区的分布在三维水平与肿瘤（靶区）的实际形状一致，靶区内剂量强度可调。与传统放疗技术相比精确放疗技术可在减少或不增加正常组织损伤的前提下增加肿瘤的照射剂量，从而提高局部控制率和/或生活质量。

精确放疗的基本过程主要包括：确定治疗体位→固定体位→CT 扫描→CT 数据传输至 CT 模拟工作站或三维治疗计划系统→勾画靶区及重要器官→确定处方剂量及其他要求→制订治疗计划→检查改进→计划数据输出至加速器控制系统→计划验证与质量控制←→治疗实施。在此过程中最重要和基础的步骤是靶区的确定。国际辐射单位和测量委员会（International Commission on Radiological Units and Measurements，ICRU）50 号报告和 62 号报告中明确地规定了大体肿瘤靶区（gross tumor volume，GTV）、临床靶区（clinical target volume，CTV）和计划靶区（planning target volume，PTV）等概念。这些概念是精确放射治疗计划中靶区勾画的原则。GTV 是指临床检查或影像学检查所能确定的肿瘤范围，包括原发灶和局部侵犯的淋巴结。CTV 包括 GTV 加上亚临床病灶的范围。PTV 包括 CTV 加上器官自主运动和不自主运动的范围和摆位误差。目前靶区的勾画以 X 线片、CT 和 MRI 等解剖影像技术为基础，但解剖影像有一定的不足，如在肿瘤组织与周围组织密度差别不大时难以确定靶区边界、转移淋巴结的诊断准确性较低等，而 SPECT、MRS、PET 等功能性影像学的发展可弥补这些不足，而且由于这些技术可以显示组织的功能代谢状态乃至分子水平的变化，使体外检测肿瘤的放射敏感性成为可能，不但将对上述经典肿瘤靶区的确定发挥重要作用，从而直接导致了新的理论和概念的产生，即生物靶区（biological target volume，BTV）及生物适形调强放射治疗（biological intensity modulated radiotherapy，BIMRT）。所谓生物靶区是指由一系列肿瘤生物学因素决定的治疗靶区内放射敏感性不同的区域，这些因素包括乏氧及血供；细胞增殖、凋亡及细胞周期调控；癌基因和抑癌基因改变；浸润及转移等特性。这些因素既包括肿瘤区内的敏感性差异，也考虑了正常组织的敏感性差异，而且其作用均可通过先进的影像学技术进行显示。所谓生物适形调强放射治疗则是指利用先进的物理调强放射治疗技术，给予不同的生物靶区不同剂量的照射并最大限度地保护正常组织。最新的研究初步证实了其可行性和广阔的发展空间。以 PET/CT 为中心的功能解剖影像结合技术的发展为精确放疗疗效的进一步提高提供了重要条件，以功能影像与解剖影像同机融合的突出优势，成为放射治疗模拟定位的新平台。也应指出，这方面的研究才刚刚开始，仍有很多问题需要解决和探索。

一、PET/CT 扫描对肿瘤放射治疗决策的影响

PET/CT 对治疗方法的影响主要体现在：一次扫描可完成全身检查，避免了病灶的遗漏；通过分析 FDG 在病灶的浓聚程度及延迟扫描后变化情况，结合 CT 图像，排除或修正可疑诊断，鉴别组织坏死、瘢痕与复发，使部分患者避免了不必要的创伤性诊断，减轻了痛苦；确定肿瘤的边界，精确的规划靶区，使患者接受不当治疗的比例降低。上述作用的基础是 PET 提供的功能信息和 CT 提供的解剖信息互补，提供了精确的解剖定位，提高了诊断的准确性。PET/CT 同机图像融合有利于鉴别生理性摄取和病理性摄取；可以对转移淋巴结进行精确定位；可以提供病灶对周围正常组织的侵犯信息，从而提高了分期的准确性。例如对于消化道肿瘤，由于 FDG 在肾或膀胱等泌尿系器官的生理性分布，肠道蠕动和术后瘤床的炎性反应出现的非特异性摄取以及消化道腺瘤对 FDG 的异常摄取，对 PET 图像的分析造成一定影响，诊断的敏感性和特异性偏低，依据 PET/CT 同机融合提供的信息，可准确地从解剖学角度评

估FDG在腹部的生理和异常浓聚，且能精确定位，从而提高分期准确性。

放射治疗决策制订的关键在于准确的诊断与分期，对于局限性病灶可望给予根治性放疗，而播散性肿瘤只能进行姑息治疗。传统的临床分期方法如CT等解剖影像技术与病理结果对照有相当的不足，而^{18}F-FDG PET与其相比有明显的优势。近年来多项报道证实了PET在肿瘤分期中的价值，在欧美国家如肺癌、乳腺癌、结直肠癌等常见恶性肿瘤的^{18}F-FDG PET分期已纳入医疗保险范围，这方面内容在其他章节已有详细论述。^{18}F-FDG PET能提高肿瘤分期的准确性，因此对于肿瘤放疗决策的确定也有重要意义。Dizendorf等报道了^{18}F-FDG PET对202例不同类型恶性肿瘤放射治疗策略的影响，其中55例患者（27%）的放疗策略发生变化，18例（9%）改行其他治疗，21例（10%）改行姑息性放疗，6例（6%）改变了照射靶区，25例（12%）调整了照射剂量。Ciernik等报道于放疗前对39例患者行^{18}F-FDG PET/CT检查，发现16%的患者发现了远处转移，由根治性放疗改为姑息性放疗。本章作者所在单位对拟行放射治疗的148例患者于治疗前行^{18}F-FDG PET/CT检查，分析表明28例（18.9%）患者治疗策略发生了改变，其中8例拟行根治性放疗病例改为姑息治疗（PET发现远处转移或区域淋巴结转移）；2例由姑息放疗改为根治放疗（均为排除远处转移灶）；8例患者取消了放疗；5例改行全身化疗；5例改行手术治疗，与上述文献报道基本接近。

二、PET/CT用于精确放疗靶区勾画

目前PET及PET/CT在肿瘤放射治疗中的主要研究方向是利用PET/CT图像融合（同机融合及异机融合）制订放疗计划，目前研究最多的是利用^{18}F-FDG PET，而MET PET等的报道也在逐渐增多。而在病种方面以非小细胞肺癌、头颈部肿瘤、脑瘤等最为集中。

（一）^{18}F-FDG PET

1. 非小细胞肺癌（NSCLC） 放射治疗是肺癌重要的治疗手段，但长期以来疗效没有质的突破。3DCRT技术应用以来，由于剂量的提升，在一定程度上提高了放射治疗的疗效，但传统CT用于制订3DCRT计划存在一些不足。目前，将PET图像与CT图像进行异机和同机（PET/CT）融合，用于肺癌三维适形放疗的研究已得到了肯定的结论。表11-4-1列出了近年来若干研究报道的重要结果，从中可以看出，由于PET相对CT有更高的敏感性和特异性，PET/CT融合图像对肺癌适形放疗中PTV的影响非常明显，不同的报道数据在30%左右。这无疑将进一步提高放射治疗的生物学精确性。

表11-4-1 ^{18}F-FDG PET图像对NSCLC放射治疗计划的影响

作者文献	例数	方法	结果
Nestle等	34	比较CT片确定的照射野（CP）和PET确定射野（PP）	12/34照射野改变，其中9例PP较CP小，3例增大，平均CP为182cm^2，平均PP为167cm^2。17例肺不张患者中9例射野发生变化，其中6例PP较小，平均减小19.3%
Munley等	35	比较GTV_{CT}和GTV_{PET+CT}	PET影响了12/35病例的治疗，导致射野边界增大到15mm
Girand等	12	比较放射治疗计划，$V_{lung(20)}$和V_{95}	5/12发生治疗变化（4例N分期改变，1例M分期改变）。5例$V_{lung(20)}$平均减少22.8%，其中2例V_{95}增大22%和8%，3例V_{95}减少平均59%
Mah等	30	比较PTV_{CT}和PTV_{PET+CT}	24%～70%病例PTV_{PET+CT}减小，而30%～76%病例PTV_{PET+CT}增大，PTV相对变化0.40～1.86
Erdi等	11	比较PTV_{CT}和PTV_{PET+CT}以及$NTCP_{lung}$	7例PTV_{PET+CT}增大（平均19%），$NTCP_{PET+CT}$为22%（$NTCP_{CT}$为21%），4例PTV_{PET+CT}减小（平均18%）
Bradley等	24	比较GTV_{CT}和GTV_{PET+CT}	14例GTV发生明显变化，GTV_{PET+CT}较小3例（肺不张），11例GTV_{PET+CT}较大（PET发现新的病灶）

注：CP：CT portals；PP：PET portals；$V_{lung(20)}$：肺受照20Gy的体积；V_{95}：95%等剂量线肿瘤体积；NTCP：正常组织并发症概率

目前研究表明[18]F-FDG PET 及 PET/CT 在 NSCLC 精确放疗 GTV 勾画中的作用主要有以下几个方面：

（1）提高确定存在阻塞性肺炎/肺不张和胸腔积液患者肿瘤靶区的准确性：Nestle 等对 17 例组织学证实的伴有肺不张的 NSCLC 进行了研究，以 PET/CT 图像融合系统来进行射野设计并与 CT 计划系统相对照；结果显示 9 例射野发生了改变，其中 6 例射野缩小，几何体积变化为 19.3%，原因在于 PET/CT 排除了 CT 上认为是肿瘤的肺不张组织。如果 PET 融合图像确定的靶区小于单纯 CT 确定的靶区时，确定治疗策略要谨慎，一般研究者的策略是将 PET 融合图像确定的较小的靶区作为追加照射剂量的区域。如彩图 11-4-1 所示病例分别根据 PET 和 CT 所勾画的 GTV（GTV_{PET} 和 GTV_{CT}），由于 GTV_{PET} 排除了 CT 图像上难以区分的肺不张（如彩图 11-4-1A 所示），故 GTV_{PET}＜GTV_{CT}，彩图 B 和 C 分别用 CT 和 PET 勾画的靶区数字重建图像。

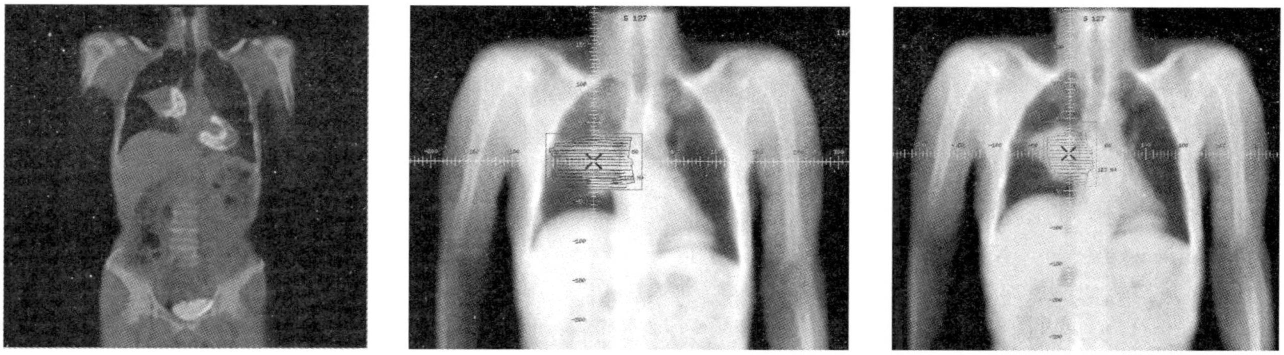

A　　B　　C

彩图 11-4-1　PET/CT 对放射治疗靶区的影响

（2）提高淋巴结转移诊断和靶区勾画的准确性：CT 常以淋巴结的大小作为转移淋巴结的标准，一般以短径大于 1cm 定为转移，但是在短径＜1cm 的淋巴结中有约 16%的存在转移，而短径＞1cm 的淋巴结有可能为良性如炎性淋巴结，CT 诊断纵隔淋巴结转移的特异性仅约 50%。[18]F-FDG PET 诊断纵隔淋巴结的准确性明显高于 CT。Vansteenkiste 等报道了 56 例可行手术治疗的 NSCLC 病人，于术前分别行 CT、PET 检查并行 PET/CT 图像异机融合，阅片者在不了解手术病理的情况下参照统一的淋巴结图谱对三种影像分别行分期，手术对 493 站淋巴结进行手术分期，结果发现 CT、PET 和 PET/CT 对淋巴结分期的诊断正确率分别是 87%、91% 和 93%。Magnani 等报道 28 例 NSCLC 病人，分别对其纵隔淋巴结行 CT、PET 和 PET/CT 图像融合，并与病理结果对照，三者的诊断正确率分别是 21/28、22/28 和 25/28，证实 PET/CT 在诊断纵隔淋巴结方面优于单纯 CT 和 PET 扫描，特别是 PET/CT 在检测直径小于 1cm 的淋巴结方面更具优势。

（3）提高 GTV 勾画的一致性：Caldwell 等对 30 例 NSCLC 患者 GTV 的勾画进行了研究。30 例患者分别行 CT 及 PET/CT 检查，3 名放射肿瘤学医师分别勾画病灶，各位医师勾画 GTV 的大小有明显不同：用 CT 勾画病灶者最大和最小 GTV 的比为 2.31∶1，用 PET/CT 勾画者为 1.56∶1。Ciernik 等报道利用 PET/CT 进行靶区勾画 GTV 后，两个独立肿瘤学家分别进行靶区勾画的差异从单独利用 CT 进行勾画时的 25.7cm^3 降低到 9.2cm^3，标准差从 38.3cm^3 降低到 13.3cm^3。在比较不同的放疗方法的疗效时，提高靶区勾画的一致性将可使结果更可靠，同时也可提高靶区勾画的可信性。

2. 头颈部肿瘤　[18]F-FDG PET 在头颈部肿瘤的应用主要包括：①检测颈部的潜在转移病灶；②检测颈部转移患者的原发灶；③检测远的转移；④检测局部复发和残留。至于 FDG PET 用于放射治疗计划的制订，研究报道较少。头颈部肿瘤的放射治疗计划多采用 CT 或（和）MRI，若将 PET 与 MRI 或 CT 等图像进行融合将发挥两者的优势，从理论上可更科学地制订放射治疗计划。Nishioka 等利用[18]F-FDG PET 与 MRI 或 CT 融合影像制订放射治疗计划，对 12 例口咽癌和 9 例鼻咽癌通过融合图像确定 GTV，结果表明大多数患者（19/21）的 GTV 未发生变化，1 例鼻咽癌患者中 FDG PET

勾画的比 MRI 减少了 45%，原因是 MRI 无法将肿瘤与肿胀的正常黏膜区分开，而 PET 图像上肿瘤与正常黏膜的界限更清晰；另一例为鼻咽癌患者，PET 勾画的 GTV 增加了 49%，其原因是 PET 图像上发现病变侵犯了扁桃体。Rahn 等报道 34 例组织学证实的头颈部鳞癌患者，其中 22 例原发，12 例复发，均在制订放射治疗方案前用 FDG PET 进行计划修订，原发患者中 9 例、复发患者中 7 例[18]F-FDG PET 发现了新的病灶，需要改变治疗策略或修改放射治疗靶区。特别是对于原发肿瘤较大（T_3、T_4 期）以及颈部淋巴结转移较严重（N_2、N_3 期）的患者，治疗计划需要做的修改更多。作者认为对这些患者，在放射治疗前进行[18]F-FDG PET 检测用于制订放射治疗计划是有意义的。由于头颈部解剖复杂，同时器官运动较小，因此更适合采用调强放射治疗（intensity modulated radiation therapy，IMRT）；而 IMRT 对靶区的勾画要求更高，调强计划中靶区边缘剂量分布较陡峭，一旦发生漏照，将使 IMRT 的技术优势大大降低。[18]F-FDG PET 与 CT 或 MRI 图像融合用于制订调强放射治疗计划，在确定原发灶及淋巴结转移病灶方面是否能进一步提高灵敏性和特异性，仍需要大量验证工作。

3. 脑瘤　脑肿瘤 PET 显像用于放射治疗计划的研究出现很早，在 20 世纪 80 年代就有报道采用特殊的立体定向固定系统，在 CT、MR 和 PET 系统均能使用，通过 CT、MR 和 PET 的融合进行综合靶区的勾画从而制订放疗计划。只不过当时这些技术特别是 PET 还处于发展初期，图像质量还较差，不能满足立体定向放射治疗的精确性要求。近年来这方面也取得了一些进展。Gross 等利用 FDG PET 与 MRI 图像进行融合，制订恶性胶质瘤 3DCRT 计划，共报道了 18 例；作者重点比较了高 FDG 摄取区域、MRI T_1 Gd 强化区域、MRI T_2 区域的平均肿瘤体积，结果表明在 PET 图像中，17/18 的病例中可见到高于正常白质的高代谢（平均摄取比为 1.60，$P<0.01$），但与正常灰质比较，只有 8 例高代谢（平均摄取比为 0.95，$P=0.37$）。V_{T_2} 和 V_{PET} 分别为 30 ml±26 ml、106 ml±81 ml 和 9.5 ml±8.0ml。PET 确定的平均肿瘤体积仅相当于 MRI 强化体积的 1/3。在所有病例中只有 1 例高 FDG 摄取区略大于 MRI 强化区，而这一肿瘤体积又较小（$V_{T_1 Gd}=6.5cm^3$），PET 显示体积较大可能是其分辨率较低的原因。从上述研究结果看，由于正常脑组织的高 FDG 摄取率，[18]F-FDG PET 用于制订脑瘤放射治疗计划只适于少数病例，但可能对放射治疗增量有一定的意义。

（二）[11]C-MET PET

正常脑皮质的高 FDG 摄取，限制了[18]F-FDG PET 在脑瘤中的应用，研究人员试图采用其他低脑摄取显像剂用于 PET 显像指导放射治疗。Toshilide 等对 11 例脑瘤患者（5 例高分化胶质瘤、4 例低分化胶质瘤、1 例脑膜瘤）术前行[18]F-FDG PET 和 MET PET，并进行 CT 和 MRI 检查。结果发现：除 1 例高分化胶质瘤外，4 例低分化的胶质瘤中，均显示可见的代谢灶，4 例低分化胶质瘤 FDG 的 SUV 为 6.5±2.8，MET SUV 为 3.8±1.5；5 例高分化的胶质瘤 FDG SUV 为 3.0±0.9，MET SUV 为 2.0±0.6（$P<0.02$）。MET PET 能清楚地将肿瘤的浸润范围显示出来。因此，[18]F-FDG-PET 在检测恶性肿瘤病灶方面很有帮助，而[11]C-MET PET 在勾画肿瘤的轮廓方面有其独到的价值，因此[18]F-FDG PET 和[11]C-MET PET 在脑瘤的靶区勾画方面起到一种相互补充的作用。

Nuutinen 等采用[11]C 蛋氨酸（[11]C-MET）PET 与 MRI 进行融合制订放射治疗计划，发现在 27%（3/11）的病例中 MET PET 有助于 GTV 的勾画，同时定量 MET PET 还具有一定的预后指导意义。这为功能性影像在脑瘤放射治疗计划中的应用开拓了新的领域。Grosu 等利用[11]C-MET PET 与 CT 进行融合指导脑瘤（9 例脑膜瘤、3 例胶质瘤）的立体定向放疗，图像自动融合精度达到 2.4 mm±0.5mm，达到了治疗要求。同时[11]C-MET PET 可更清晰地显示术后残存的肿瘤以及对海绵窦等特殊结构的侵犯，从而有利于更精确地确定放射治疗的靶区。Geets 等利用 MET PET 勾画头颈部肿瘤放疗靶区，共 23 例，并与[18]F-FDG PET 和 CT 进行了比较，结果发现[18]F-FDG PET 勾画的靶区明显比 CT 小，而[11]C-MET PET 图像勾画的靶区则与 CT 无明显差异，作者认为这可能是因为肿瘤周围正常黏膜和唾液腺 MET 摄取较高造成的，因此这方面的应用还需要进一步探讨。

研究表明，术后[11]C-MET PET 与 MRI 相结合，[11]C-MET PET 可鉴别术后血脑屏障受损后的 MRI 异常信号区是否存在肿瘤，诊断术后残留及侵犯的范围，有助于更精确的勾画靶区。如彩图

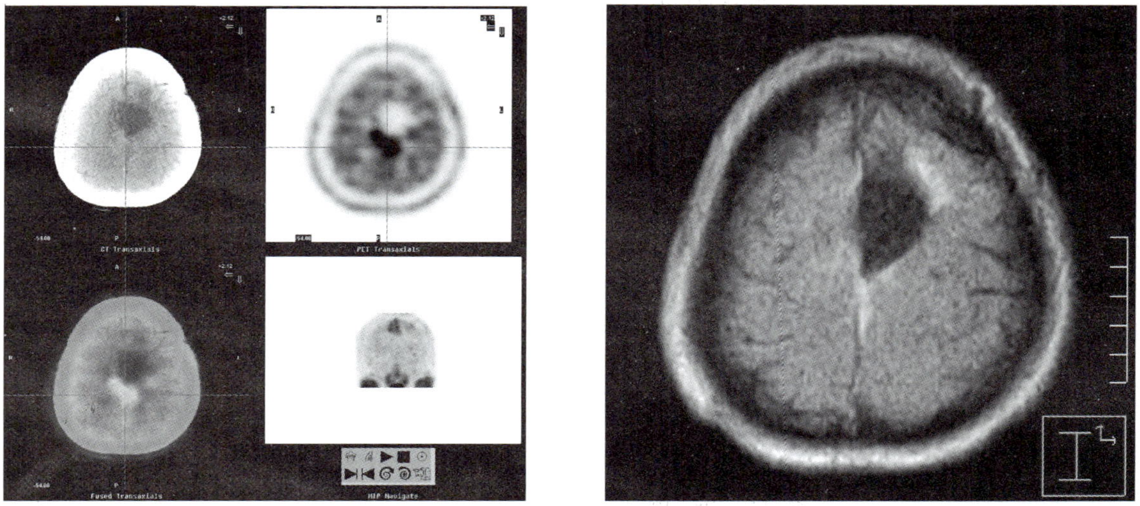

A　　　　B

彩图 11-4-2　脑胶质瘤Ⅱ级术后^{11}C-MET PET/CT 图像（A）及 MRI 图像（B）

11-4-2 所示病例，为脑胶质瘤Ⅱ级术后^{11}C-MET PET/CT 图像（彩图 11-4-2A）及 MRI 图像（彩图 11-4-2B），均显示术后残留，但^{11}C-MET PET/CT 显示的病灶范围大于 MRI。

（三）乏氧显像

乏氧是放疗抵抗的主要因素，高的放射剂量能克服肿瘤的乏氧抵抗，然而均匀增加肿瘤靶区的放射剂量可导致正常组织受量过大，并发症增多。当前放疗技术及功能性影像学的发展，使我们可以仅对乏氧区域进行针对性高剂量照射而并不增加正常组织的损伤，即乏氧靶向调强放疗，在此过程中乏氧显像指导靶区勾画是极其重要的一环。

Chao 等采用^{60}Cu-ATSM 作为 PET 乏氧示踪剂，在头颈部肿瘤进行的研究结果表明，利用^{50}Cu-ATSM PET 及逆向计划系统在 GTV 接受 70Gy 的同时给予 PET 显示的乏氧靶区高剂量（80Gy），腮腺剂量多半低于 30Gy，这一研究证实了乏氧生物调强的可行性。Alber 等对舌底部肿瘤进行^{18}F-MISO PET 显像，对不同的 PET 显示区域给予了不同的处方剂量，利用特定函数公式及软件进行计划的设计和比较，结果显示，^{18}F-FMISO 浓集区有着复杂的三维形态，但设计出的高剂量分布区与^{18}F-FMISO 浓集区能达到高度的一致。该研究为乏氧生物调强的可行性提供了基础理论及物理基础。但需要指出，肿瘤乏氧呈空间和时间的变化，如何追踪这种变化，以及需要多高的剂量才能克服乏氧造成的影响等，仍需要深入的研究。

三、PET/CT 用于放疗疗效预测与预后评估

（一）头颈部肿瘤

头颈部肿瘤的 5 年生存率接近 55%。局部复发率高而远处转移比例较低。多数复发发生于治疗后 2 年，再次根治性治疗往往难以成功，这其中部分是因为在高剂量放疗或手术后局部存在水肿和纤维化难以发现残存肿瘤。体检或 CT、MRI 等解剖影像技术很难在有水肿、纤维化并存的情况下检测到残存的肿瘤。用于 PET 检查可以及时地检测残存肿瘤进行个体化的治疗，将治疗局限于存活的肿瘤，而不需要照射之前接受过治疗的整个区域。

^{18}F-FDG PET 用于放疗疗效评价的研究在头颈部肿瘤最为集中，得到的结论是肯定的。Chaiken 等首先报道了^{18}F-FDG PET 用于检测头颈部肿瘤放疗后残存病变，共研究 15 例，其中 PET 阳性为 9 例，通过针刺活检证实，其中 1 例假阳性，阳性预测值为 89%。因为 PET 阴性的病人随后未进行随访，敏感性和阴性预测值无法评价。Greven 等进行了^{18}F-FDG PET 检测残存肿瘤的系统研究，共报道 22 例头颈部肿瘤，分别在放疗后 1 个月和 4 个月行 PET 检查。1 个月时，PET 检测残存病灶的敏感性为 71%，特异性为 95%，阳性预测值为 100%。4 个月时，敏感性提高到 100%，而特异性为 93%。6 例 4 个月 PET 为阳性的病灶中 5 例 1 个月时为阴性。显然肿瘤细胞在放疗早期虽然对 FDG 的摄取降低，但仍然存活。该研究小组后

来又报道了相近的发现，共45例病人，36例治疗后1个月行PET显像，28例次治疗后4个月显像。1个月和4个月时的阳性预测值分别为91%和80%，而阴性预测值分别为72%和100%。

Greven等报道^{18}F-FDG PET检测11例喉癌放疗后残留肿瘤，正确地检测到5例原发灶肿瘤和1例转移淋巴结，没有假阳性，所有PET阴性的病人治疗后11～14个月均稳定，但是这些病变并不只是残留病变，因为显像时间距离治疗结束2～26个月，有些是残留，有些是复发。在头颈部肿瘤区分复发和残留有时很困难，因为达到完全缓解很困难，复发有时发生得很早。Kao等在36例鼻咽癌患者放疗后4个月行^{18}F-FDG PET，发现检测残存肿瘤的敏感性和特异性分别为100%和96%，而CT分别为72%和88%。PET的阳性预测值为92%，CT为73%。Kitagawa等评价了放疗与动脉化疗联合治疗头颈部肿瘤时PET评估疗效的作用，分别在治疗前及治疗后14周进行PET检查。7例患者治疗后SUV高于4，其中3例活检为阳性，而7例SUV低于4的患者活检均为阴性。基于PET的发现，5例病人完全避免了手术，而其余9例病人也降低了手术的范围。

^{18}F-FDG PET还可以早期预测头颈部肿瘤放疗的疗效。Brun等研究了17例接受16～35Gy放疗或1周期化疗的头颈部鳞癌患者的葡萄糖代谢率，发现原发灶或转移灶的代谢率低者完全缓解率均较高。在更大样本的报道中，该研究小组进一步证实在治疗早期FDG摄取下降明显的病例肿瘤缓解率、生存率及局部控制率均较高。这些研究表明PET可用于判断是否应完成全部放疗，但是这些结论是初步，需要进一步的证实。

PET在治疗前即可预测疗效，一般来说，恶性程度越高，FDG摄取越多，预后也越差，但同时也存在一些差异。Allal等对63例头颈部鳞癌患者于根治性放疗前行^{18}F-FDG PET检查，发现25例治疗失败者的SUV明显高于治疗有效者，高SUV组和低SUV组的3年局部控制率和无病生存率差异均较明显（$P<0.01$），多因素分析表明SUV是惟一影响无病生存率的预后因素，SUV>5.5的相对危险度为2.7。Rege等对放疗后PET的结果与临床局部控制率进行了相关性分析，结果却发现治疗前FDG摄取较高，同时治疗后摄取降低大于50%的病人局部控制率较高，但该组病例数仅12例。Greven等的报告中SUV与预后则无明显关系。

上述研究表明^{18}F-FDG PET检测残存肿瘤的阳性预测值接近90%，即使是PET只在放疗结束后1个月时进行。^{18}F-FDG PET阳性应进行活检证实并采取进一步的治疗。但在治疗早期PET的阴性预测值偏低，而在治疗后3～4个月则与阳性预测值接近。目前合理的安排是首先在治疗后1个月做一次PET，虽然只能检测到50%的残存肿瘤，但可以对检测到残存肿瘤及时治疗，对于PET阴性的病例可在4个月的时候重复显像。如图11-4-3所示，为鼻咽癌放疗前后对比，图11-4-3A显示鼻咽部明显FDG代谢增高，图11-4-3B为放疗后2个月复查图像，CT示鼻咽部仍增厚而PET显示局部无FDG浓集，考虑为局部放射性炎症，经随访1.5年病灶无复发。

（二）非小细胞肺癌

要判断放疗后残留组织中的肿瘤细胞是否仍有活性，CT和MRI需要治疗后1～3个月的随访才能确定，而^{18}F-FDG PET/CT则在治疗后几天即可对疗效做出判断。Ichiya等对20例NSCLC患者于放疗前后分别行PET检测，发现FDG摄取高者，病变的完全缓解率高，而低摄取者多为部分缓解，但FDG高摄取者复发率也高。Ahuja等研究了155例NSCLC患者原发灶FDG摄取与临床预后的关系，多因素分析表明FDG SUV>10是独

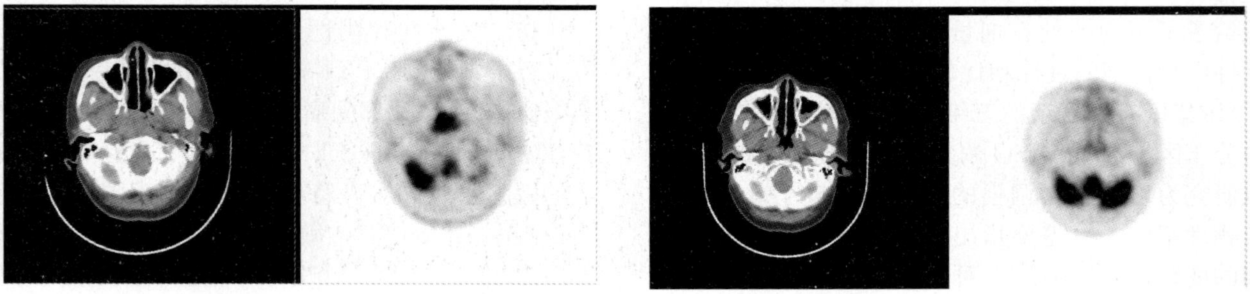

A　　B

图11-4-3　鼻咽癌放疗前后^{18}F-FDG PET/CT图像对比

立于分期和肿瘤大小的重要预后因素。

Bury 等对 126 例 NSCLC 患者在治疗前和治疗后的 3 个月，分别行^{18}F-FDG PET、CT 及体格检查，结果在有肿瘤残留和复发的 60 例中，FDG 摄取均增高，而 CT 在其中 17 例无异常发现；PET 和 CT 检查分别有 5 例和 3 例为假阳性；在探测肿瘤残留和复发方面 PET 和 CT 的敏感性分别为 100%和 71%，特异性分别为 92%和 95%，阴性预测值分别为 100%和 79%。因此 PET 比 CT 能更好地检测出肿瘤残留和复发，在预测疗效方面是 CT 有效的补充手段。如图 11-4-4 所示，为中心型肺鳞癌放疗前后对比比较，11-4-4A 为放疗前，11-4-4B 为放疗后 1 个月复查，显示原发灶及纵隔淋巴结病灶缓解，无明显异常 FDG 浓集，随访 1 年患者无病生存。

（三）结直肠癌

^{18}F-FDG PET 还可用于评价复发性结直肠癌放疗的疗效。Haberkorn 等报道 21 例病人在放疗前后行^{18}F-FDG PET，发现在临床姑息效果较好的患者中只有一半病人 FDG 摄取降低，他们认为放疗的炎症反应可能导致 FDG 摄取增加，因为炎症细胞和肿瘤细胞对 FDG 的摄取是无法区分的。

Guillem 等对 21 例 T_3N_1 期的直肠癌患者行术前放疗，配合 5-FU 为主的化疗，分别于治疗前和治疗后 4～5 周进行两次^{18}F-FDG PET 检查以评价其疗效，指标包括 SUV、肿瘤体积以及总的糖代谢变化。结果显示，其中 15 例治疗有效，PET 和 CT 的符合率分别为 100%和 78%，而且根据 PET 所显示的肿瘤体积及 FDG 显示的肉眼变化的诊断准确率（60%）明显高于 CT（22%）。作者认为^{18}F-FDG PET 可为适合行保肛手术的直肠癌患者提供不可或缺的可靠信息。2004 年他们又报道 15 例接受术前放化疗的局部晚期直肠癌，于放化疗前及其后 4～5 周分别行 FDG PET 检查，分别测定最大 SUV（SUV_{max}）和葡萄糖代谢率（TLG），分析最大 SUV 变化值（ΔSUV_{max}）及 TLG 的变化（δTLG）与疗效的关系，随访结果表明，无复发组的最大 SUV 变化值（ΔSUV_{max}）为 69%，而复发组则为 37%（$P=0.004$）。以 $\Delta SUV_{max} \geqslant 62.5$ 和 $\delta TLG \geqslant 69.5$ 这两项指标为评判阈值，可较好的疗效预测，$\Delta SUV_{max} \geqslant 62.5$ 和 $\delta TLG \geqslant 69.5$ 组的无病生存率和无复发生存率均较高。彩图 11-4-5 所示直肠癌术后肝转移、腹膜后淋巴结转

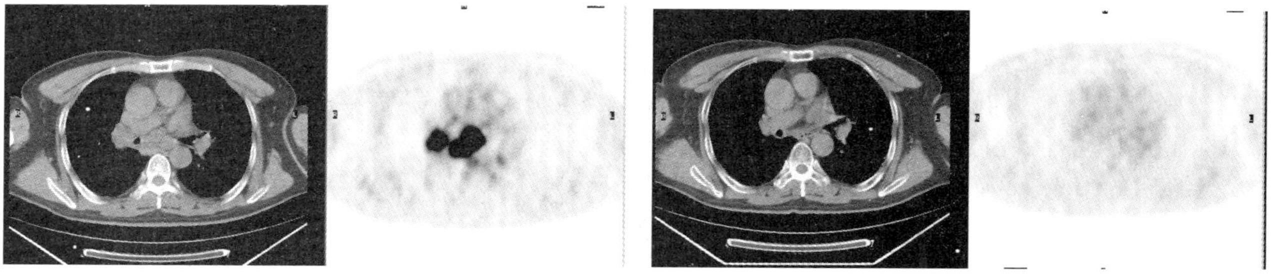

A　　B

图 11-4-4　肺癌放疗前后^{18}F-FDG PET/CT 对比

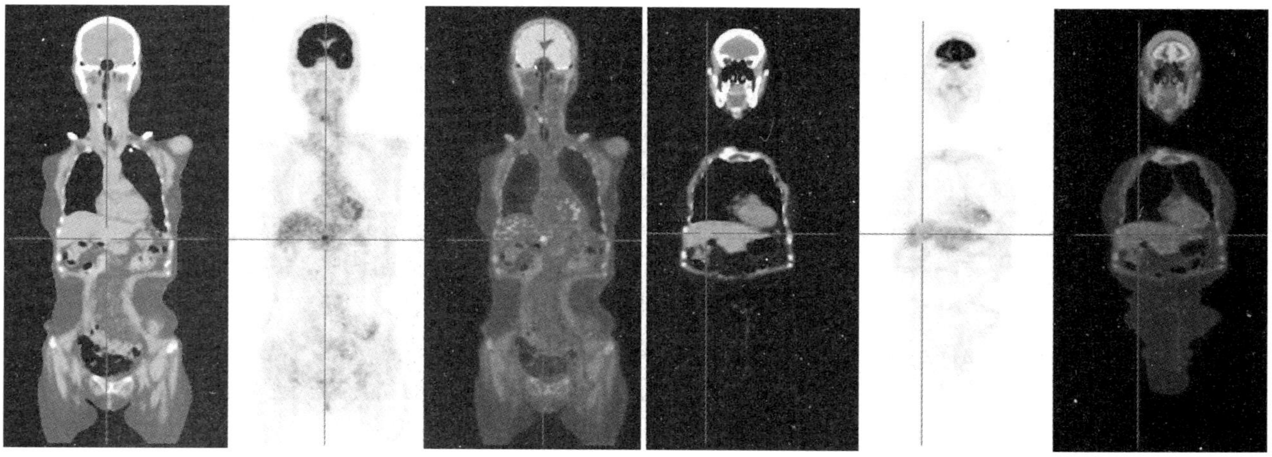

A　　B

彩图 11-4-5　直肠癌术后肝转移、腹膜后淋巴结转移病例，放疗前后^{18}F FDG PET/CT 图像

移病例，彩图 11-4-5A 为放疗前 ^{18}F-FDG PET/CT 图像，彩图 11-4-5B 为放疗后 PET/CT 图像，局部病灶代谢明显降低。患者随访 1 年仍生存。

第五节　前景与展望

一、PET/CT 在放化疗应用方面存在的若干技术问题

（一）检查时机

一般来说，预测疗效至少需治疗前的一次基础 ^{18}F-FDG PET 图像、治疗中和治疗后的各一次重复检查，以便前后比较。PET 的无创性虽然为重复检测提供了方便，但考虑到患者接受的辐射剂量和经济因素，以及不同部位和性质的肿瘤对不同治疗方法的敏感性不同，治疗反应出现的早晚和程度也不同，因此选择后续重复检查的时机非常重要。目前，接受放疗的头颈部肿瘤患者有两种情况：①检查当天接收放射治疗时，^{18}F-FDG PET 检查与治疗间隔时间越长越好，以避开放疗所致的急性反应。Fujibayashi 等的体外研究发现一次性接受 3～30Gy 照射后 1h 细胞摄取 FDG 明显增加，而 3h 后逐渐降至正常，体内情况与之相似。②进行为期 5～7 周的放疗时，第二次 PET 检查安排在何时进行目前意见不一致。有人认为，放疗开始后的第 2～4 周，放疗所引起的最大变化已经开始显现出来，而某些需要保护的正常组织的副反应尚未出现，此时进行疗效评价有助于对治疗计划的及时调整。对于结肠癌患者，有人认为以放疗后 60d 为最佳时机。Erdi 等则认为至少需要 3 次 PET 检查，即放疗前、放疗至 DT50Gy 时或最后一次分割放疗前 2 周以及放疗后。Römer 等认为对于淋巴瘤患者，于化疗后第 7 天行第 2 次 PET 扫描即可预测近期疗效，但预测远期疗效则以第 6 周为最佳。总之，目前还没有一种适合于全部肿瘤患者的 PET 复查时机，对不同性质的肿瘤进行不同治疗前后的疗效预测，需要根据具体情况分别对待。根据文献报道，放疗后肿瘤存在间期死亡和增殖期死亡，PET 检查在放疗结束后 3 个月以上才能真正反映肿瘤的代谢情况，但临床应用中需要结合具体的情况，我们在临床中于放疗后 1 个月左右进行检测的多数病例效果也均比较理想，正常组织的修复对图像的判读并无明显的影响，这与 Hicks 等的报道相似。但这方面还需要进一步的研究，并根据具体情况进行分析。

（二）假阳性和假阴性问题

正常组织如脑、心肌、泌尿系统可呈现较高的 FDG 生理性高摄取，甲状腺、唾液腺、骨骼肌和骨髓也可出现不同程度的生理性摄取，某些病理反应如炎症、手术创伤修复等也可造成判断结果的假阳性。由于 PET 的分辨率相对较低，当病灶较小，尤其是恶性程度较低、葡萄糖摄取度低时，则会出现假阴性。对于假阳性问题，目前研究较多的是应用特异性更强的显像剂。而结合 CT 和 MRI 等可提高诊断的敏感性，降低假阴性率。

（三）PET 用于放疗计划制订的相关技术问题

尽管 PET 在肿瘤放射治疗计划制订上有很多潜在的优势，但目前其最为确定的价值还是在于对肿瘤的精确分期及疗效的判定方面。将 PET 用于放射治疗计划的模拟定位的过程中一些重要的技术问题都有待进一步研究和解决，目前主要是以下几个方面。

1. 体位固定　放疗模拟定位过程中患者应采取与治疗时相同的体位。舒适的体位对于融合图像模拟定位更为重要，因为 PET 的平均扫描时间要远长于 CT，单机 PET 的平均扫描时间在 40～60min，PET/CT 的平均扫描时间为 20min，而传统 CT 模拟扫描时间仅为几十秒至几分钟。最新型 PET/CT 的全身扫描可在 10 分钟内完成，有利于用于模拟定位。由于上述原因，在选择体位和制作固定体膜（头部多采用热塑膜，体部采用真空负压袋）时要注意使患者感觉舒适，减少由于患者在扫描过程中运动造成的误差，如在胸部肿瘤模拟定位中一般要求患者双臂上举，在制作真空负压袋时要对头部和双肩、臂部进行必要的支撑。另外由于单机 PET 和 PET/CT 的扫描孔径较小（一般为 60cm），而且 PET 的 FOV 更小（一般为 55cm），因此固定体膜及定位床的宽度必须小于这一宽度，因此必须配备特殊的定位床以及与之相同的治疗床。新型 PET/CT 的前后孔径均已达到 70cm，能满足常规病例的模拟定位。

2. 图像采集与处理　前文所述 PET 用于放疗计划制订的研究中，绝大多数均采用异机图像融

合的方法。在进行 CT（或 MR）和 PET 扫描时体位必须与治疗时相同，但在分别进行 CT 扫描以及 PET 扫描时，患者在位置、器官运动甚至肿瘤的形态等方面无论如何都会存在一定的差异，而异机图像融合技术（标记点法或解剖法）本身就存在一定的误差。上述诸多因素无疑将增大放疗计划的误差，从而降低整体治疗的精确性。PET/CT 同机融合大大降低了这种误差，但图像采集时仍是先进行 CT 扫描然后进行 PET 扫描，仍然存在融合精度的问题。当利用 PET/CT 图像制订放疗计划时，PET 图像和 CT 图像需要在治疗计划系统中进行融合（目前一般的治疗计划系统不接纳融合图像）。因此无论是异机融合技术，还是 PET/CT 同机图像融合技术，在用于制订放疗计划时，均必须对图像融合的精确性进行认真的体模验证和分析，然后才能应用于临床。在进行靶区勾画时，PET 图像设定的显示参数也是非常重要的问题，在勾画不同肿瘤的病灶、采用不同的显像剂时，如何选择最佳的显示和勾画阈值，目前仍无定论，需要深入研究。

3. 检查和定位的时间安排　目前在国内 PET 还是一项昂贵的检查项目，远未达到普及的程度。由于 PET 的费用较高，往往患者在短时间内只能接受一次检测，而放疗的计划需要有明确的病理诊断才能进行，但行 PET 检查时患者不一定有病理诊断，因此在临床工作中不能充分发挥 PET 用于精确放疗计划的潜能。我们建议对这些可能从融合图像放疗计划中受益的患者，如果已经有明确的病理诊断，在 PET/CT 扫描过程中即可采用放疗模拟的程序，这样既不干扰正常的诊断，扫描图像也可直接输入计划系统进行放疗计划，便于临床推广。PET/CT 也不是完美的技术，同样存在假阳性和假阴性的问题。如何在明确诊断的前提下使患者受益于 PET/CT 融合定位，提高效价比，也是需要研究的重要问题。

对于上述这些问题，目前研究也取得了一些进展，主要在以下两方面：①同机图像融合技术的应用。从理论上讲，PET/CT 由于采用了 CT 衰减校正和同机图像融合技术，图像质量得到了大幅度提高，因此更适合于做放射治疗模拟定位。新型 PET/CT 系统的设计充分考虑了放射治疗计划的需要，将进一步促进其临床推广。②门控技术的应用。靶区的运动是影响放射治疗精确性的重要因素，特别是呼吸运动对胸、腹部肿瘤放射治疗计划和实施都有重要影响。在传统的放射治疗模拟过程中一般采取自由、平静呼吸的模式进行 CT 扫描（而 CT 诊断扫描为屏气扫描），而 PET 由于扫描时间长，也必须是平静自由呼吸；但是即使在同机扫描（PET/CT），CT 与 PET 扫描以及放射治疗过程中患者的呼吸运动频率和幅度也可能发生较大差异；因此将呼吸门控技术用于 PET 放射治疗模拟定位，是进一步提高放射治疗精度的重要手段。Nehmeh 等报道利用门控技术进行肺癌显像，可使肿瘤体积缩小 28%，而 SUV 增加 56.5%。当然采用门控技术会增加采集时间，这也是临床必须考虑的重要问题。采用这种 4D PET/CT 扫描图像制定结合门控三维适形调强放疗技术能否提高非小细胞肺癌的照射剂量从而提高疗效还需要深入研究。

二、新型 PET 显像剂的应用

（一）FLT PET

目前的研究表明，FLT 作为一种新型的核苷酸类显像剂，在肿瘤细胞的增殖状况、良恶性、抗增殖化疗药物疗效等的判断及预后评价等方面具有良好的发展前景。Barthel 等利用荷纤维肉瘤的 C3H/He j 裸鼠模型，于 5-Fu 给药后 24h、48h 分别测定 FDG 和 FLT 在体内的分布及肿瘤对 FDG 和 FLT 摄取的变化；并利用动物 PET 行 60min FLT 动态显像；采用增殖细胞核抗原免疫组化染色法测定肿瘤增殖水平。结果显示：治疗后 48h 组对 FLT 的早期摄取较未治疗组有增高的趋势，对 FLT 的滞留率明显降低，24h 和 48h FLT 的摄取分别减少 47.8%±7.0% 和 27.1%±3.7%。PET 显像也表明肿瘤对 FLT 的滞留较未治疗组明显减低。FLT 摄取的降低与增殖细胞核抗原指数成相关性（$r=0.71$，$P=0.031$）。肿瘤对 FLT 摄取的降低较 FDG 明显，提示 FLT 可能更适宜于监测抗增殖药物的疗效。

（二）氧显像用于治疗反应的预测

肿瘤乏氧是影响放疗和化疗疗效的重要因素，PET 乏氧显像是近年来肿瘤影像学研究的热点，采用乏氧显像于治疗前确定肿瘤的乏氧程度，可能会对治疗疗效作出预测，这方面的应用正在得到越来越多的重视。

Dehdashti 等对 14 例宫颈癌病人行[60] Cu-ATSM 乏氧 PET 显像，评价乏氧与预后之间的关系，研究发现，在 T/B>3.5 的 5 例病人中，随访 14～24 个月时均发生局部复发，而在 T/B<3.5 的 9 例病人中，有 6 例为无瘤生存，总体生存率分析也表明 T/B<3.5 者明显高于 T/B>3.5 者。Lehtiö 等报道了不同 PET 显像剂对头颈部肿瘤放疗疗效预测的作用，分别利用了[18] F-FETNIM、[15] O-H_2O（检测血流）和 FDG。在 20 例头颈部肿瘤患者中，疗效较差病例（死亡）的 FDG SUV 比疗效较好组（生存）高（$P<0.05$），而两组的乏氧比例（FHV）差异无统计学意义，但是在利用 Kaplan-Meier 法进行局部控制率和生存率比较时发现，只有 FHV 具有统计学意义，即 FHV 高于平均值的病例组，生存率要比 FHV 低于平均值的病例低（$P=0.036$）。

目前研究表明，[18] F-FDG PET/CT 应用于肿瘤放疗、化疗得到了令人鼓舞的结果。PET/CT 不但提高了肿瘤分期的准确性，使制订放化疗方案的基础更加可靠，而且可以有效地预测放化疗疗效、判断预后，并已经在淋巴瘤、头颈部肿瘤、非小细胞肺癌的临床应用研究中得到了证实。但在不同的病种有不同结果，尚存在检测时机及量化指标的合理选择、假阳性与假阴性、PET 与 CT 的互补应用等问题，还需要进行大量的、经过金标准证实的对照研究。

（孙晓蓉　邢力刚）

参考文献

[1] Allal AS, Dulguerov P, Allaoua M, et al. Standardized uptake value of 2-[(18) F] fluoro-2-deoxy-D-glucose in predicting outcome in head and neck carcinomas treated by radiotherapy with or without chemotherapy. J Clin Oncol, 2002, 20: 1398-1404.

[2] Bar-Shalom R, Yefremov N, Guralnik L, et al. Clinical performance of PET/CT in evaluation of cancer: additional value for diagnostic imaging and patient management. J Nucl Med, 2003, 44: 1200-1209.

[3] Bradley JD, Perez CA, Dehdashti F, et al. Implementing biologic target volumes in radiation treatment planning for non-small cell lung cancer. J Nucl Med, 2004, 45: 96-101.

[4] Bujenovic S. The role of positron emission tomography in radiation treatment planning. Semin Nucl Med, 2004, 34 (1): 293-299.

[5] Ciernik IF, Dizendorf E, Baumert BG, et al. Radiation treatment planning with an integrated positron emission and computed tomography (PET/CT): a feasibility study. Int J Radiat Oncol Biol Phys, 2003, 57: 853-863.

[6] Dizendorf E, Ciernik IF, Von Schuthess GK. PET and PET/CT in radiation therapy. In: von Schulthess GK eds. Clinical molecular anatomic imaging. PET, PET/CT and SPECT/CT. Philadelphia: Lippinott Williams & Wilkins, 2003, 379-386.

[7] Dizendorf EV, Baumer BG, Von Schulthess GK, et al. Impact of whole-body [18] F-FDG PET on staging and managing patients for radiation therapy. J Nucl Med, 2002, 44: 24-29.

[8] Gupta N, Price PM, Aboagye EO. PET for in vivo pharmacokinetic and pharmacodynatic measurements. Eur J Cancer, 2002, 38: 2094-2107.

[9] Hammond LA, Denis L, Salman U, et al. Positron emission tomography (PET): expanding the horizons of oncology drug development. Invest New Drugs, 2003 21: 309-340.

[10] Hoekstra CJ, Paglianiti I, Hoekstra OS, et al. Monitoring response to therapy in cancer using [18F]-2-fluoro-2-deoxy-D-Glucose and positron emission tomography: an overview of different analytical methods. Eur J Nucl Med, 2000, 27 (6): 731-743.

[11] Kelloff GJ, Hoffman JM, Johnson B, et al. Progress and promis of FDG-PET imaging for cancer patient management and oncologic drug development. Clin Cancer Res, 2005, 11 (8): 2785-2808.

[12] Lardinois D, Weder W, Hany TF, et al. Staging of non-small cell lung cancer with ingegrated positron emission tomography and computed tomography. N Engl J Med, 2003, 348: 2500-2507.

[13] Schöder H, Larson SM, Yeung HWD. PET/CT in oncology: integration into clinical management of lymphoma, melanoma and gastrointestinal malignancies. J Nucl Med, 2004, 45 (1, suppl1): 72-81.

[14] Solomon B, McArthur GA, Cullinane C, et al. Application of positron emission tomography in the development of molecular targeted cancer therapeutics. Biodrugs, 2003, 17 (5): 339-354.

[15] Valk PE. Assessment of treatment response by FDG PET. In: Valk PE, Bailey DL, Townsend DW, et al. eds. Positron emission tomography. Basic science and clinical practice. London: Spriger-Verlag, 2003,

697-714.

[16] Van de Wiele C, Lahorte C, Oyen W, et al. Nuclear medicine imaging to predict response to radiotherapy: a review. Int J Radiat Oncol Biol Phys, 2003, 55 (1): 5-15.

[17] West CML, Jones T, Price P. The potential of positron-emission tomography to study anticancer-drug resistance. Nature Rev 2004, 4 (6): 457-469.

[18] 刘素文，于金明，邢力刚. ^{18}F-FDG PET 显像在非小细胞肺癌临床分期中的价值. 中华肿瘤杂志，2004，26 (10)：626-629.

[19] 于金明，邢力刚，杨国仁. ^{18}F-脱氧葡萄糖 PET 用于制定肿瘤放射治疗计划研究进展. 中华放射肿瘤学杂志，2004，13 (1)：133-136.

第 12 章

PET/CT 在癫痫中的应用

1982 年 Engel 等发现，发作间期癫痫灶葡萄糖代谢表现为低代谢状态，而发作期则表现为高代谢状态。病理学研究也发现，癫痫病灶区常可见神经胶质细胞的增生和变性以及神经细胞发育不良，但范围多小于^{18}F-FDG 显像所见的异常代谢区域。根据这一特点，可以用^{18}F-FDG PET 显像对癫痫灶进行诊断和定位。若同一皮层区域在发作间期^{18}F-FDG 显像表现为放射性减低区，而发作期^{18}F-FDG 显像表现为放射性增高区，则此区域为癫痫致痫灶。可用于癫痫病灶术前定位诊断的方法多种，如无创性的 EEG、CT、MRI、放射性核素局部脑血流灌注显像、^{18}F-FDG PET 及有创性的皮层深部电极脑电图（ECoG）等。本章节注重介绍近年来迅速发展的、新的医学影像技术，即 PET/CT 在癫痫中的应用及临床价值。

第一节　概　述

癫痫是神经系统的常见病和多发病，是由脑内局部灶性的器质性损害、变性病变、遗传等引起的综合征，发作的基本特征为致痫灶局部产生的异常放电向外部扩散，并增强达一定上限时即出现临床发作。根据病因的不同，将癫痫分为两类，即原发性癫痫和继发性癫痫。癫痫对脑组织的影响程度是由许多因素所决定，如癫痫的严重性、抗癫痫药物的神经毒作用，以及在癫痫发作时任何持续性脑损伤的神经病理学结果。癫痫对脑皮质的影响取决于长期的癫痫是否导致了人脑皮质发生或成熟时的结构变化。最初，反复发生的短暂性脑缺氧可能导致神经元的脱失或丧失两个神经元间的联系。在癫痫持续时，小脑浦肯野细胞的脱失非常严重，以致引起小脑明显的萎缩。有资料证明癫痫发作可引发海马和邻近颞叶的神经皮质中神经元脱失，也可引起其他部位脑皮质神经元的脱失。癫痫持续状态后，脑组织出现广泛的神经元坏死，并伴有不同程度胶质细胞的增生；海马的损伤最重，伴有广泛的神经元坏死，相同的改变可出现在丘脑，在整个皮质呈斑片状分布。不管是大范围还是小范围的星形胶质细胞增生或小胶质细胞增生都取决于患者癫痫持续状态后存活的时间。因此，正确解释引起癫痫脑组织的形态学和功能学改变，对诊断和实施恰当的治疗是极其重要的。

第二节　PET/CT 影像学特征

PET 是目前最有前途的功能显像诊断技术，能够无创性探测正电子放射性药物在人体内的分布状况，是目前分子影像学的重要组成部分。PET 在研究活体生理生化、代谢及受体、基因等方面起着重要作用。

PET 显像具有以下几个特点：①发射正电子的核素大多是组成人体的重要基本元素，用它们作示踪检查合乎生理要求，不干扰人体组织代谢与内环境的平衡；②PET 能够反映组织细胞的葡萄糖、氨基酸和核酸的代谢、受体分布以及 DNA 合成动力学，同时是基因研究和新药开发的有力工具；③PET 图像可以进行精确的组织衰减校正、散射校正和时间校正，从而可对病变或器官进行定量测定。通过不同的示踪剂可以反映局部血流量、葡萄糖代谢率、氧摄取率和受体的变化。

目前国内在癫痫方面临床应用的示踪剂多为^{18}F-FDG，而对血流灌注和受体显像的示踪剂报道甚少。PET 发作间期的^{18}F-FDG PET 影像多表现为：大脑皮质 FDG 摄取减低（双侧、单侧多发和单侧局部病灶）；同侧基底节和丘脑代谢减低；对侧小脑代谢减低（交叉性小脑失联络）；双侧小脑代谢减低；对于部分因为脑肿瘤等原因引起的继发性癫痫可出现肿瘤病灶的高 FDG 代谢。PET 发作期的^{18}F-FDG PET 影像多表现为脑内部分区域的葡萄糖高代谢。但在实际临床应用中，对于在^{18}F-FDG PET 发作间期显像中偶然发现的脑内葡萄糖代谢增高的区域，在 PET 图像分析过程中可能考虑到癫痫发作的随机性，会主观地认为是癫痫发作所导致的高摄取。在这种情况下，同期的 MRI 检查对于鉴别是肿瘤还是癫痫发作引起的高代谢有重要的价值。

第三节　临床应用价值

近年来由于神经影像学、电生理学及神经外科学的发展，对引起癫痫的病因有更多的了解。常规 CT 能发现肿瘤、血管畸形等结构性病灶，尤其在显示钙化方面具有优势。对结节性硬化患者能发现室管膜下钙化斑，但对海马硬化和轻微皮质发育不良诊断困难。常规 MRI 对显示肿瘤、血管等病变有优势，但显示海马及其他细微的结构异常不够理想，FLAIR 序列是抑制脑脊液信号的 T_2 加权图像，由于克服了脑脊液在 T_2 加权呈高信号，从而能准确反映病变海马的轻微信号强度改变，比 T_2 加权更易做出明确诊断，但 FLAIR 序列难以获得良好的解剖细节，图像信噪比较低。PET 在癫痫的临床应用范围主要还是在解剖结构上无异常改变的原发性癫痫患者，而有具体解剖结构变化如脑萎缩、脑发育不全或迟缓、脑肿瘤、脑血管畸形、脑梗死、脑积水、脑畸形、脑软化、脑钙化灶、未明原因或性质的高密度改变、低密度改变可以应用 MRI、CT 等技术解决。

一、颞叶癫痫的术前定位

癫痫灶的准确定位和充分切除是手术成功的关键。目前用于颞叶癫痫术前定位的方法主要有脑电图（EEG），神经影像学检查如 MRI、磁共振波谱（MRS）、CT，功能影像学检查如 PET、SPECT 以及脑磁图（MEG）等。其中 PET 能反映脑内代谢、血流灌注、氧耗及化学递质、神经受体的改变，对于癫痫的术前定位有较高的应用价值（彩图 12-3-1）。

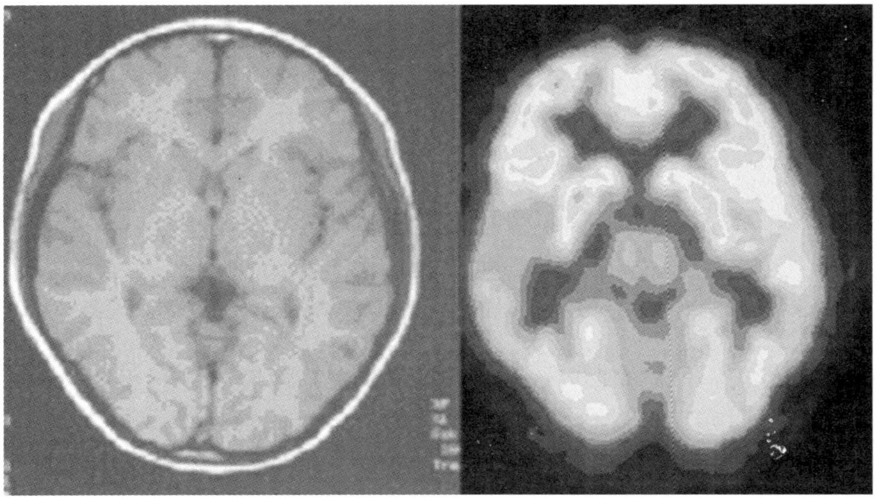

彩图 12-3-1　女性，14 岁，反复癫痫发作 10 年，脑电图示异常脑电，MRI 平扫阴性。^{18}F-FDG PET 显像示右颞叶 FDG 摄取异常减低。手术病理结果显示：神经细胞减少、神经元变性、胶质细胞增生

（一）发作间期^{18}F-FDG PET 显像

脑组织的能量来源主要为葡萄糖。^{18}F-FDG 是葡萄糖的同分异构体，与普通葡萄糖一样被吸收入大脑细胞内，但与葡萄糖代谢所产生的 6-磷酸-葡萄糖将进一步进入三羧酸循环不同的是，FDG 在脑内代谢为 6-磷酸-脱氧葡萄糖（6-P-FDG）后，不再代谢为其他物质，可滞留于脑内。PET 扫描过程中，6-P-FDG 的蓄积及其在组织内的含量反映了葡萄糖磷酸化效率、葡萄糖利用率及局部糖代谢情况。Kuhl 及 Engle 等早在 1978 年就提出癫痫灶在发作间期葡萄糖代谢降低。20 世纪 80 年代初 Engle 等最早应用^{18}F-FDG PET 进行癫痫灶定位，发现癫痫灶在发作间期 PET 表现为葡萄糖代谢降低，而在发作期表现为葡萄糖代谢增高，这种发作间期 FDG 代谢降低而发作期代谢增加的区域，可被确定为致痫灶。自此以后，有较多研究探讨了^{18}F-FDG PET 在癫痫定位中的作用。Gaillard 及 Knanhon 将^{18}F-FDG PET 与 MRI、MRS 及发作期脑电图相比较发现，PET 与脑电图的诊断符合率高达 86%～89%，高于包括测定海马体积在内的 MRI 检查及 MRS 检查。Theodare 将颅外 EEG 监测不能定位的 46 例颞叶癫痫病人通过 PET 检查，与颅内脑电图记录比较发现，对于颅外 EEG 能定侧而不能定位的病人，PET 与颅内脑电图记录癫痫灶定位吻合率达 79%；而颅外 EEG 不能定侧的病例中，PET 与颅内脑电图检查结果吻合率亦可达到 45%。这表明相对于颅外 EEG 来说，^{18}F-FDG PET 显示癫痫灶定位的灵敏度及准确率更高，应用 PET 检查可减少需颅内记录的病例。

Swatz 等报道颞叶癫痫的 PET 低代谢范围往往超过颞叶，这一结果也被其他研究者所证实。很多颞叶癫痫的低代谢区涉及同侧额叶、顶叶及丘脑，而这些区域很少同时在 EEG 上表现为痫性放电。导致这些部位的低代谢的原因可能有：①功能失联络：海马与颞叶皮层、额叶、顶叶及丘脑等有广泛的纤维联系，颞叶癫痫患者海马功能受损，可导致向这些区域的神经冲动传导减少，从而使这些区域的局部葡萄糖摄取下降。②癫痫传播区域：起源于颞叶内侧的癫痫异常放电可能向颞叶外侧及其他脑叶传导，这些传布位点可能表现为低代谢。Savi 等发现在典型颞叶癫痫病人中，^{18}F-FDG 低代谢范围广的患者往往表现为肢体抽搐或其他额叶癫痫症状，或有继发性全身强直抽搐，证实了^{18}F-FDG 低代谢范围与癫痫传播部位的关系（彩图 12-3-2）。

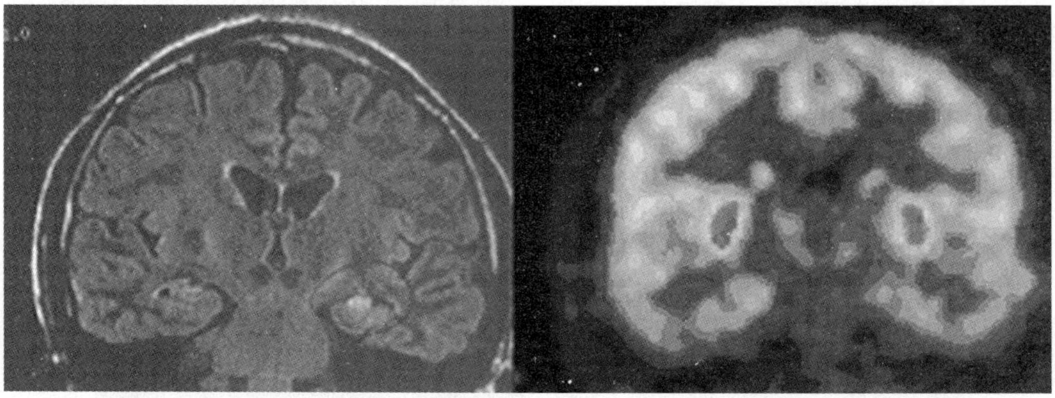

彩图 12-3-2　男性，28 岁，初为小发作，17 岁时呈大发作，既往有脑结核病史。EEG 左颞叶异常，海马区 MR 提示左海马缩小，并见异常高信号。^{18}F-FDG PET 显像示左颞叶海马处 FDG 摄取异常减低

Sadzot 及 Gaillard 等发现，即使在颞叶内侧癫痫病人中，颞叶外侧低代谢亦较颞叶内侧明显。Kafroumanidis 等发现颞叶外侧低代谢与发作间期脑电图慢波相关，表明这些患者的颞叶外侧功能亦受损。而另一方面，这种表现使^{18}F-FDG PET 在区分颞叶内侧癫痫与颞叶外侧癫痫中作用相当有限，虽然 Hajet 指出颞叶外侧代谢降低而内侧代谢相对保存提示致痫灶位于颞叶外侧，但目前其他研究的结果差异很大，对于单个病人来说，用^{18}F-FDG PET 区别颞叶癫痫起源于外侧或内侧仍很困难。

Sperling 等指出致痫灶在亚临床发作期或发作间期尖波棘波活动可能激活颞叶皮质神经元，使其对葡萄糖摄取和利用增加。Ackermann 等则认为致痫灶的长期抑制表现是一种主动耗能的过程，从而使葡萄糖摄取增加。Peyron 的研究证实 γ-氨基丁酸（GABA）环路活性增加时，虽然脑电图表现为相对抑制状态，但局部皮质的葡萄糖代谢却增加，这种发作间期的代谢增高可发生于广泛的皮质及皮质下核团。由于上述因素，致痫灶在发作间期亦可能出现葡萄糖代谢增高，从而导致少部分病例的定位错误。在 PET 检查期间进行头皮脑电图监测，有助于识别亚临床的癫痫发作，减少 PET 的定位错误（彩图 12-3-3）。另外，对于致痫灶的确定仍需结合临床及脑电图等其他检查。

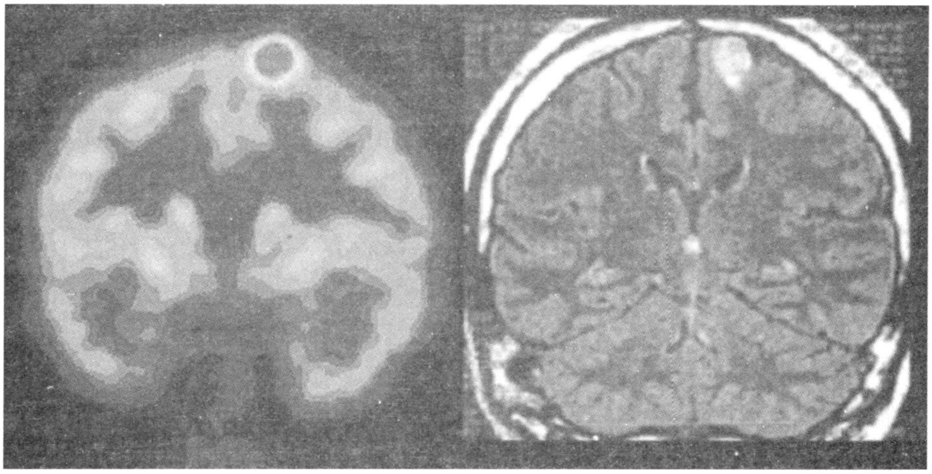

彩图 12-3-3　女性，14 岁。癫痫反复发作 10 年，近一年发作频繁。MRI 平扫及增强提示胶质增生或良性胶质瘤。[18]F-FDG PET 显像左额叶 FDG 摄取异常增高灶。术后病理左额叶间变型（Ⅲ级）胶质瘤

MRS 是一种评价体内组织和器官生化和代谢特征的非侵袭性、非损伤性的检查方法，MRS 可用于癫痫的定位诊断。Achten 等对 29 例额颞叶癫痫（TLE）进行了 PET 和[1]H MRS 对照研究，发现 29 例患者的 42 个颞叶中的 NAA/Cr＋Cho（天门冬氨酸/肌酐＋胆碱）比值异常，而 PET 仅在 25 个颞叶中发现葡萄糖代谢低下，所有 PET 发现低代谢的颞叶中均有 NAA/Cr＋Cho 比值的降低（彩图 12-3-4）；5 例 PET 阴性的 TLE 患者用 MRS 对病灶进行了定侧，其机制是与 NAA/Cr＋Cho 比值降低相比，葡萄糖低代谢可能反映了神经元损伤更严重的状态。长期的癫痫发作引起神经元的耗竭、微结构或代谢的重组，导致 NAA/Cr＋Cho 比值低下和葡萄糖低代谢的相继发

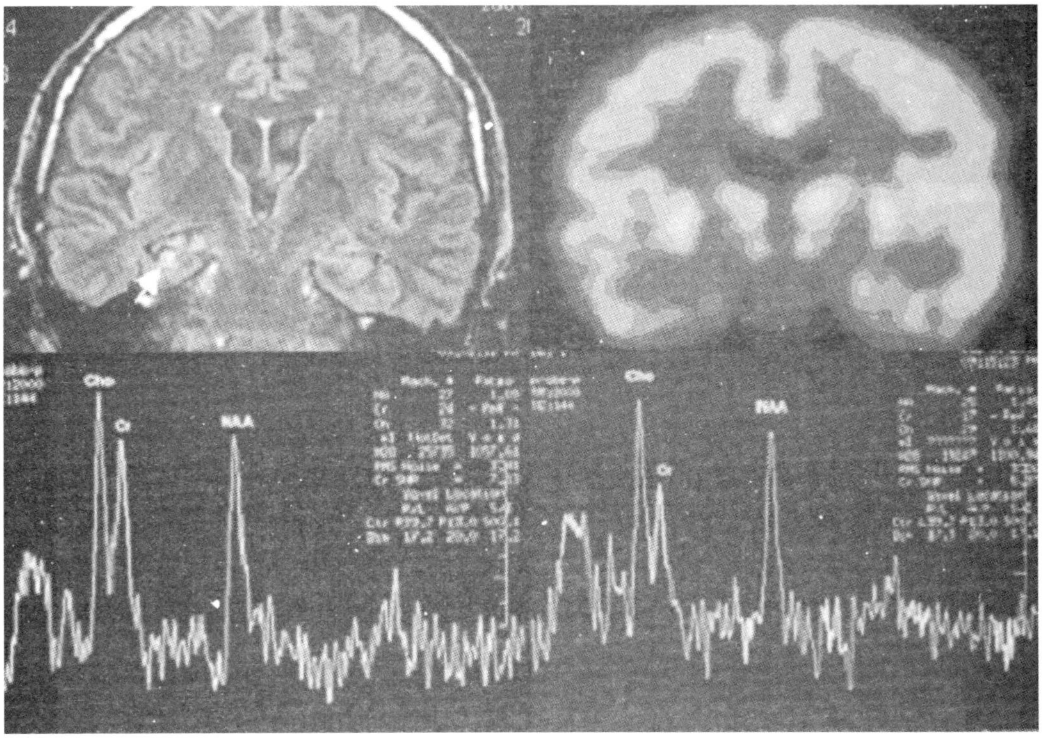

彩图 12-3-4　女性，29 岁。癫痫反复发作 15 年。MRI FLAIR 序列提示右侧海马硬化。NAA/(Cr＋Cho) 比值右侧为 0.48，而左侧为 0.56。[18]F-FDG PET 显像右侧海马 FDG 代谢减低

生。国内何慧瑾等随机抽取了20例颞叶癫痫患者的PET资料行葡萄糖代谢指数测定，发现病侧整个颞叶包括颞叶内侧海马区、颞叶外侧皮层区以及颞极的葡萄糖代谢指数平均值均小于对侧，且颞叶内侧代谢指数的平均值最小，而颞叶外侧皮层区代谢指数的平均值最大，这与很多研究发现的颞叶广泛低代谢相一致。但对于颞叶内低代谢区的定位有不少相反的意见，有些发现颞叶外侧的代谢低于内侧，有些发现内外侧的代谢无差别，而近期的研究发现内侧代谢低于外侧。Semah等分析这些差异可能部分由技术因素引起，而何慧瑾认为是由不同疾病特征所致，即所选病例都是手术病理证实的颞叶内侧硬化的患者，病理底物导致颞叶内侧更低代谢的发生。颞叶内侧葡萄糖代谢不对称指数与NAA/(Cr＋Cho)比值不对称指数及海马容积不对称指数的明显相关性即证明了这一观点。Lu等和Gaillard等均发现同样的结果。但PET的低代谢和MRS的低NAA水平之间的因果关系尚不清晰。突触活动是葡萄糖消耗的主要原因，癫痫长期的电刺激引起持续的突触活动，使得葡萄糖的消耗增加。轴突中包含着NAA，异常的突触活动使NAA的浓度发生改变。可以推测，葡萄糖代谢低下和NAA低水平是由于颞叶局部突触活动的异常或神经元的丢失所致，或两者同时起了作用。葡萄糖低代谢和NAA低水平之间的相关性提示NAA减少的机制不仅是神经元丢失的结果，可能还包括轴突损伤以及异常的突触活动。因此，PET和MRS之间的相互结合，对癫痫病灶的定位和阐明致痫机制的研究有重要的意义。

目前用于^{18}F-FDG PET定量与半定量分析方法有ROI法及三维定向表面投射（SSP_S）法，其中ROI法应用较多，但SSP_S法及全脑的ROI法在对颞叶外致痫灶的检出较目测法敏感，有助于排除颞叶外癫痫。Tae等对癫痫患者的脑血流灌注进行参数统计图（SPM）分析，SPM是英国Hammersmith医院的Friston等开发的统计参数图软件，是目前国际上脑功能影像学研究的公认方法，只能用于脑部图像的分析。

SPM的优点包括：①SPM是针对像素水平的图像统计分析方法，图像皆由像素组成，SPM即是以整个三维图像中的所有像素作为分析对象，并以像素作为最小的分析单位，获得每个像素所包含的信息大小，然后对每个像素的数值大小进行统计检验，将统计上有意义的像素提取出来得到统计推断图；②在对不同采集次数以及不同被观察对象间的PET图像进行比较时，PET图像的空间位置应一致，SPM可以对PET图像进行归一化，应用塑性变形的原理，与PET模板相匹配；③在单个研究对象多次采集时，并不能保证研究对象每次头位一致，因为每个研究对象的头是刚性结构，SPM中有进行移动校正的Realign模块，通过容积融合的概念对单个个体的多次PET图像进行移动、位置校正，达到同一个体多次PET检查后头位的一致；④因为SPM可以精确配准某个像素对应的解剖学位置，因此可根据Talairach图谱确定统计有意义点的坐标和功能脑区；⑤SPM可以对PET图像进行像素值大小的标准化处理，从而避免被研究对象之间的像素总体差异（如注射放射性药物量不同等）而掩盖局部像素之间的差异；⑥可与SPM内部的MRI模板进行图像融合；⑦可重复性强；⑧有显著意义的区域可以融合到标准MRI空间模拟图中，精确地以图形的方式显示显著性区域，或得到这些区域的统计参数。因此SPM在脑功能分析方面比传统的ROI方法更有优势。

进行SPM分析具备以下的条件：①图像格式转换程序；②MATLAB软件；③SPM软件；④能够进行Talairach坐标查询。虽然各厂家PET、SPECT图像格式正逐步改为统一的DICOM格式，但一些老的PET、SPECT图像格式有所不同，如西门子公司的ECAT EXACT HR＋型PET，其脑PET图像的格式为ECAT7格式，并未是医学图像通用的DICOM格式，而SPM分析过程中所需要的图像格式应该为Analyze格式，因此必须有合适的程序将ECAT7转换为Analyze格式，MRIcro程序作为免费的图像转换软件可以很好地完成ECAT7格式文件的转换，并且可以应用于多种医学图像（DICOM、Elscint、GE、Picker、Siemens和VFF等图像格式）转换为Analyze格式，是一个实用性很强的软件，考虑到更换PET仪器原因可能会造成PET图像格式变化，如西门子公司ECAT EXACT HR＋型PET更新为Biograph Sensation 16型PET/CT后，脑PET图像格式由ECAT7变为DICOM3.0格式，如何继续进行脑功能研究的SPM分析，图像顺利转换为Analyze格式将是分析的前提保证。SPM软件是免费的图像分析软件，可以从网上下载，SPM 软件年年更新，目前的最新版本为 SPM2，它不仅可以处理 PET、SPECT 图像，而且可以处理 fMRI 图像，对 fMRI 功能图像的分析也有其独特的优势。SPM 是依靠像素密度值对全脑功能成像进行数学分析，适用于统计分析成组比较的样本资料，但不能分析单独个体的区域像素资料。针对于 SPM 分析的局限性，张剑戈等通过非线性的空间变换（nonlinear spatial transform）将 PET 图像映射（mapping）到 Talairach 坐标系，根据 Talairach 图谱中脑功能区的坐标，从个体的三维 PET 图像中自动地提取出功能区，利用像素的灰度值计算放射性计数，从而分析不同刺激条件下个体脑部功能区活动情况，在此过程中图像与 Talairach 图谱归一化是准确地提取出功能区的关键。

（二）发作期^{18}F-FDG PET 显像

Engle 发现在发作期及发作后，癫痫灶的局部葡萄糖代谢增高，Chugani 等分析其可能原因是发作期癫痫灶局部脑电活动增加使神经元耗能增加，葡萄糖摄取增加。而在发作期后，由于细胞膜电位的恢复及细胞内外离子的重新平衡亦使癫痫灶的能量需求增加。但与脑血流显像不同的是，FDG 摄取与代谢需一定的时间，一般在 30～40min，而颞叶癫痫发作往往仅持续几十秒钟至数分钟，占整个摄取时间的比例很小。即使摄取期间有单次癫痫发作，其扫描图像仍反映了包括发作间期、发作期及发作后的整个摄取过程的综合代谢情况，其结果可能仍然为发作间期表现。而典型的发作期 FDG 高代谢 PET 显像仅出现在少数癫痫持续状态或频繁发作以及癫痫发生在^{18}F-FDG 摄取早期的病例。因此，发作期^{18}F-FDG PET 显像对于颞叶癫痫致痫灶的定位价值尚不如发作间期显像。当然，对于癫痫发作频繁的患者，连续地重复进行 PET 扫描，结合脑电图监测可以发现从发作间期到发作期、发作后的脑代谢的进行性改变，从而有助于识别癫痫灶。

（三）PET 脑血流显像

^{15}O-H_2O 被广泛应用于测定局部脑血流量（CBF），^{15}O-H_2O PET 在脑功能区定位中应用较多，但对于颞叶癫痫定位价值尚不肯定。癫痫灶在发作间期血流降低。但是由于^{15}O-H_2O PET 显像的噪声大于^{18}F-FDG PET，空间分辨率低，因而对于低血流量区的检出敏感性降低，尤其在颞叶内侧癫痫患者可能仅表现为低代谢而不表现低灌注。Theodore 分析 32 例颞叶癫痫手术病例的^{15}O-H_2O PET 脑血流显像，发现术后癫痫控制与未控制两组之间血流灌注降低无明显差异，指出^{15}O-H_2O PET 脑血流显像对颞叶癫痫的定位价值不大。Galliard 等还发现颞叶癫痫发作间期脑血流降低与葡萄糖代谢降低区域及程度并不一致。Breier 发现癫痫发作间期脑葡萄糖代谢降低较脑血流降低更明显，对癫痫灶的诊断亦更准确。因此，发作间期^{15}O-H_2O PET 显像对颞叶癫痫的定位意义不如^{18}F-FDG PET 肯定。在发作期，^{15}O-H_2O PET 显像示癫痫灶血流灌注增加，但 Theodore 在 PTZ 诱发癫痫的^{15}O-H_2O PET 扫描中发现，局灶型癫痫发作能引起双侧脑血流增加。发作期，^{15}O-H_2O PET 显像对于癫痫灶的定位作用有待进一步探讨。

（四）苯二氮䓬受体显像

GABA 是中枢神经系统主要抑制性神经递质，GABA 代谢障碍可导致癫痫发作。苯二氮䓬受体（BDZR）对 GABA 受体复合物起调节作用，在癫痫灶局部受体密度下降。用 BDZR 拮抗剂^{11}C-Flumazenil（^{11}C-FMZ）标志的 PET 显像能显示脑内 BDZR 密度，从而帮助癫痫定位。Debets 等认为 BDZR 密度的下降提示神经元丢失及突触减少，而 Koepp 等的研究发现神经元数目减少与 BDZR 密度下降程度并无明显相关。Savic 等发现癫痫灶切除术后局部^{11}C-FMZ 的结合增加，提出癫痫灶的^{11}C-FMZ 结合下降除了与神经元数目减少有关外，还可能与局部功能异常有关。因此对于癫痫灶局部仅有功能异常而尚无结构性改变的癫痫患者来说，^{11}C-FMZ PET 显像定位的敏感性高于显示结构异常的 MRI 检查。Ryvlin，Juhasz 等比较^{11}C-FMZ PET 显像与^{18}F-FDG PET 显像，发现^{11}C-FMZ 结合下降的区域较为局限，而 FDG 摄取减低范围则往往大于癫痫灶范围，提示^{11}C-FMZ-PET 显像对于颞叶癫痫的定位精确性更高。Ryvlin 等比较颅内脑电图记录定位与^{11}C-FMZ PET 显像定位，发现对于颅内脑电图记录显示癫痫波位于一侧颞叶者，^{11}C-FMZ PET 定位准确性高达 96%。而对于双侧脑电图异常者，^{11}C-FMZ PET 能显示一侧^{11}C-FMZ 结合降低，行^{11}C-FMZ 结合降低侧手术后，癫痫控制良好，提示^{11}C-FMZ PET 与颅内 EEG 记录有很好的相关性，这一结果也被其他作者所证实。

目前初步研究表明，对于颞叶癫痫，^{11}C-FMZ

PET 显像可能是比 MRI 及 ^{18}F-FDG PET 更敏感及更精确的定位方法，其与颅内 EEG 的高度一致性提示 ^{11}C-FMG PET 检查可以进一步减少需颅内 EEG 检查的病例。由于目前对 ^{11}C-FMG PET 显像还缺乏大宗病例研究，其对颞叶癫痫的定位作用有待进一步的论证。

（五）其他示踪剂显像

目前，更多的 PET 显像示踪剂正逐渐应用于癫痫的定位研究。Kumlien 等发现颞叶癫痫患者由于海马硬化，局部单胺氧化酶-B（MAO-B）活性增加，而使其阻滞剂 ^{11}C-deuferium-deprenyl 的摄取增加。Frost 首先应用 ^{11}C-Carfentanil 作为示踪剂检测脑内阿片受体浓度，发现颞叶癫痫患者癫痫灶同侧的颞叶皮层阿片受体浓度明显增加，与 FDG 代谢下降呈负相关。Madar 等用 ^{11}C-Cydofoxy 作为示踪剂测定阿片 μ 及 κ 受体，亦发现癫痫灶的阿片受体增加。其他如组氨酸受体显像，5-羟色氨受体显像等对颞叶癫痫的定位作用有待进一步的研究。

二、PET 对药物治疗的观察

癫痫的治疗首先是药物治疗，药物治疗癫痫的原理主要是由于癫痫发作是在某种病因的作用下，大脑神经元细胞膜的性质或者细胞突触的功能发生改变的结果。其中，前者主要涉及钠、氯、钙等离子通道的变化，而后者主要涉及兴奋性传导的加强和抑制性传导的减弱，大多数抗癫痫药就是针对这两种改变而使神经元细胞恢复正常功能状态的。但药物治疗不可避免带来一定的副作用，尤其是神经系统的副作用会给患者带来生理和精神方面的障碍，如：小脑综合征、亚急性、慢性脑病、精神状态异常，在 ^{18}F-FDG PET 表现可为多数脑区的代谢低下，停药后可恢复。由此可以说明，药物治疗在一定情况下，^{18}F-FDG PET 可以及时反映治疗对脑代谢产生的影响，同时 PET 亦可反映癫痫发作给患者脑功能带来的损害。

三、^{18}F-FDG PET 在术前疗效判断价值

^{18}F-FDG PET 对手术治疗癫痫的预后估测是有一定价值的，通常认为单侧颞叶、病灶局限、与 MRI 和视频脑电图结果相符合的这一类患者效果较好。而双侧颞叶代谢减低、两侧大脑多脑叶弥漫性病变患者的手术效果不理想。

（左传涛）

参考文献

［1］ 王荣福主编. 核医学. 第二版. 北京：北京大学医学出版社，2009，27-35.

［2］ 王荣福主编. 符合线路探测正电子成像与临床. 北京：北京大学医学出版社，2004，221-225.

［3］ Wahl RL. Principles and Practice of Positron Emission Tomography. Philadephia USA：Lippincott Williams & Wilkins，2002.

［4］ Gustav K. von Schulthess. Clinical Positron Emission Tomography：Correlation with morphological Cross-sectional imaging. USA Philadephia：Lippincott Williams & Wilkins，2001.

［5］ 田嘉禾主编. 正电子发射体层显像（PET）图谱. 北京：中国协和医科大学出版社，2002.

［6］ 胡小吾，刘建民. PET 在癫痫病人中的临床应用. 国外医学神经病学神经外科学分册，1998，25（1）：7-9.

［7］ 郑妙瑢. 复杂性局部发作癫痫灶的影像学定位. 国外医学放射医学核医学分册，1998，22（1）：14-16.

［8］ Valk PE，Bailey D，Towensend DW，Maiset MN. Positron Emission Tomography-Basic science and Clinical practice. USA：Springer，2002，329-340.

［9］ 邱炳辉，漆松涛，欧阳辉，等. ^{18}F-FDG 定位致痫灶在癫痫外科治疗中的价值. 中华核医学杂志，2001，21（6）：335-336.

［10］ 崔瑞雪，周前，栾国明，等. ^{18}F-FDG PET 脑显像在癫痫图形、病灶定位及预后预测中的价值. 中华核医学杂志，2001，21（1）：9-11.

［11］ Koutroumanidis M，Hennessy MJ，Seed PT，et al. Significance of interictal bilateral temporal hypometabolism in temporal epilepsy. Neurology，2000，54：1811-1821.

［12］ 吴金陵，李家敏，李树生，等. 发作间期 PET 显像与发作期 SPECT 显像在癫痫灶定位中的应用. 中华核医学杂志，2001，21（6）：331-333.

［13］ 王荣福. 正电子发射计算机断层显像在精神疾病中的应用研究及进展. 中国医学计算机成像杂志，2004，10（5）：225-227.

［14］ 王荣福，刘萌. 活体核素示踪神经受体研究进展. 北京大学学报（医学版），2007，39（5）：550-554.

第 13 章

PET/CT 在痴呆中的应用

痴呆不仅会给患者造成伤害和痛苦，还会给其家庭甚至社会带来很大的负担。这一疾病主要在老年人群中高发，随着当前社会人口的老龄化，痴呆发病率不断上升，这一负面影响愈发显现出来。由此对于老年期以及老年前期痴呆的研究、诊断和治疗越来越受到重视。目前本病的诊断方法为综合利用多种手段，包括临床病史、症状、体检、神经心理评估量表、神经影像学检查（如CT、MRI、SPECT、PET）、神经电生理检查（如脑电地形图、事件-相关诱发电位）以及实验室检查等。其中应用^{18}F-FDG PET 和（或）PET/CT 显像有助于不同类型痴呆的鉴别诊断，特别对阿尔茨海默病的诊断、病情估测和疗效评价有较好的应用价值。

第一节　概　述

阿尔茨海默病（Alzheimer's disease，AD）是一种起病隐袭、进行性发展的神经细胞退行性疾病，临床上以记忆障碍、失语、失用、失认、视空间技能损害、抽象思维和计算损害、人格和行为改变等表现为特征，给家庭和社会带来沉重的负担，是一个严重的社会和医疗卫生问题。

AD 是最常见的老年期痴呆类型，占 50%～70%。美国每年死于 AD 的病人已超过 10 万人，成为继心脏病、肿瘤和卒中之后的第 4 位死亡原因。国外研究表明在≥60 岁人口中，痴呆的患病率为 0.75%～4.96%，其中 AD 发病率（69%）远高于血管性痴呆（vascular dementia，VD）（11%）。AD 发病率、患病率与年龄相关，年龄每增加 5.1 年，患病率增加 1 倍。AD 女性发病率高于男性，且与老人受教育的程度有关，教育程度愈低，发病率愈高。我国痴呆流行病学研究起步较晚，中国到目前为止尚无大规模的 AD 流行病学调查资料，国内有关痴呆患病率的报道差异较大。根据一项 11 个城乡的普查材料，60 岁以上老年人中 AD 患病率为 238/10 万，据此估算我国 AD 患者不低于 300 万人。2004 年 9 月 21 日世界老年性痴呆日，据国内有关专家介绍，目前我国 65 岁以上的老年痴呆患者估计超过 500 万人，发病率北方高于南方，主要是由我国北方地区的脑血管病、高血压以及动脉硬化等发病率高于南方造成的。2004 年老年痴呆日主题为“关注痴呆，刻不容缓”。张明园等曾对上海一组社区老人在 5 年内进行 2 次调查，结果显示 65 岁以上 AD 发病率为 0.89%（95%可信区间为 0.88%～1.42%）。AD 的患病危险因素主要包括痴呆家族史、帕金森病家族史、Down 综合征家族史、脑外伤史、抑郁症史、高龄、女性、丧偶、低教育水平和低经济水平等。

AD 的神经病理变化有以下特点：①大脑皮质、海马、某些皮质下神经核，如杏仁核、前脑基底神经核和丘脑有大量的老年斑，特别是神经炎性老年斑。诊断 AD 所需老年斑数量随年龄增加而增加，病理学家根据老年斑的数量可作出肯定的 AD、可能的 AD、可考虑的 AD 三种诊断。②大脑皮质和海马存在大量神经原纤维缠结，神经原纤维缠结有的位于神经细胞外，有的位于细胞内，含神经原纤维缠结的细胞多已呈退行性变化。神经原纤维缠结也常见于杏仁核、前脑基底核、某些下丘脑神经核、脑干的缝际核和脑桥的蓝斑。轻度 AD 患者，神经原纤维缠结可能仅限于鼻内侧皮质和海马。③几乎所有 AD 病例的软脑膜和皮质血管壁都有 β 淀粉样蛋白（Aβ）沉积。沉积的程度和范围变化很大，严重者可有继发性血管病变，例如血管阻塞、血管周围轻度出血或侧支灌流腔隙等。④在海马常可见颗粒样空泡变性及大量的 Hirano 体。伴随上述病理变化的是大量的神经细胞脱失，容易形成神经原纤维缠结的神经细胞，如新皮质和海马的锥体细胞可脱失30%以上。痴呆的严重程度与皮质和海马的神经原纤维缠结数量及细胞脱失程度密切相关。细胞脱失伴星形细胞和小胶质细胞增生。AD患者的脑重量减轻，脑体积减少，以大脑半球最明显。白质和深部灰质的体积也变小，杏仁核、海马和海马旁回可能受累更明显，脑室前角扩大。

目前AD诊断的标准主要有三种：疾病的国际分类第十版（ICD-10），美国精神病学会的精神障碍诊断和统计手册（DSM-Ⅲ-R及DSM-Ⅳ-R），美国神经病学、语言障碍和卒中-老年性痴呆和相关疾病学会（NINCDS-ADRDA）工作小组标准。临床上AD的诊断主要依据临床症状并结合各种神经心理学的量表进行判断，神经影像学检查并没有被列为AD确诊的指标。AD诊断尚未见特异和灵敏的实验室检查方法，其确诊依赖于尸体解剖或脑组织活检。因此能够在活体内进行早期、无创伤的特异性神经显像及量化分析显得尤为重要。脑CT和MRI结构影像可以显示正常老人的脑变化，如脑萎缩、脑室扩大、铁沉积、血管周围腔隙增大及白质损害、豆状核和尾状核的低信号等。其中MRI的T_2WI图像对软组织有很强的敏感性。"一般老人"是指发生与年龄相关的改变而没有明显神经系统症状的老人；"成功老人"指同那些年轻人相比几乎没有或仅有很少生理性变化的老人。SPECT能够测定脑的局部血流变化。PET为目前很有发展前途的功能影像学技术之一，能够无创性探测生理性放射性核素在机体内的分布。人体许多疾病往往很长一段时间处于一个静止的无症状时期，此阶段虽然不表现症状，但疾病的生化改变是存在的，能够用分子显像技术予以探测。

PET的优势在于其在研究人体生理生化、代谢及受体、基因表达等方面有着不可替代的重要作用，具有以下几个特点：①发射正电子的核素，如^{11}C、^{13}N、^{15}O都是组成人体的重要基本元素，^{18}F与H的性质相同。用它们作示踪检查合乎生理要求，不干扰人体组织代谢与内环境的平衡。②PET具有较高的空间分辨率与对比度，一般PET的系统分辨率在4～6mm。③PET图像可以进行精确的组织衰减校正、散射校正和时间校正，从而可对病变或器官进行定量测定。④PET所用显像剂为超短半衰期核素（2～110min），因而允许在较短时间内进行静息和多种激活状态的序列显像。常用的AD PET显像剂见表13-1-1。

表13-1-1　阿尔茨海默病常用的PET显像剂

显像剂类型	显像剂
血流灌注	^{15}O-H_2O
葡萄糖代谢	^{18}F-FDG
多巴胺合成	^{18}F-FDOPA
多巴胺转运蛋白	^{18}F-FPβCIT，^{11}C-βCFT
多巴胺D_2受体	^{11}C-raclopride，^{11}C-IBZM，^{18}F-IBZM
5-HT_2受体	^{18}F-setoperone
N受体	^{11}C-Nicotine
M受体	^{18}F-FMeQNB，^{11}C-NMPB
Amyloid显像	^{18}F-FDDNP，^{11}C-PIB
乙酰胆碱酯酶活性	^{11}C-MP4A

第二节　PET/CT影像学特征

一、^{18}F-FDG PET显像

（一）正常老化和痴呆的^{18}F-FDG PET显像

正常人脑葡萄糖代谢的增龄性变化随着年龄增加而逐渐降低，包括糖酵解和有氧代谢。在结构上主要表现为新皮质、基底核和背侧丘脑、端脑及髓核等部位的糖代谢水平下降。应用^{18}F-FDG PET研究一组年龄范围在5天到1岁的婴儿来探讨发育中人脑葡萄糖代谢的变化情况。5天龄到26天龄的婴儿，脑葡萄糖代谢占优势的部位是初级感觉运动皮质、丘脑、脑干和小脑蚓部，联合皮层和基底节的代谢相对较低，提示此阶段脑功能主要用于支配完成初级固有的反射活动；到12周时，基底节和颞、顶叶皮质代谢明显增高；1岁时，包括额叶在内的脑葡萄糖代谢已接近成人，而额叶认知功能在9个月左右已经具备。彩图13-2-1和彩图13-2-2分别为正常人脑的^{18}F-FDG PET和PET/CT横断面图像。

初期PET显像研究结果发现：阿尔茨海默病除了有全脑血流量和代谢降低外，还发生选择性颞叶和顶叶相关皮质的血流与代谢降低，局部代谢变化的程度与病人神经生理测试结果具有相关性。20世纪90年代中期，应用先进的SPM分析技术，发现早期AD在临床症状出现之前后扣带回

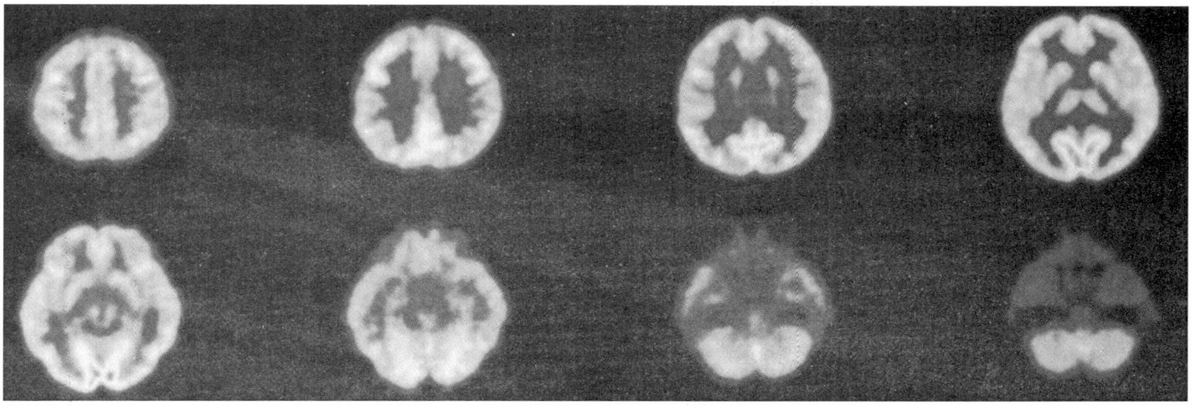

彩图 13-2-1 正常人^{18}F-FDG PET 脑图像

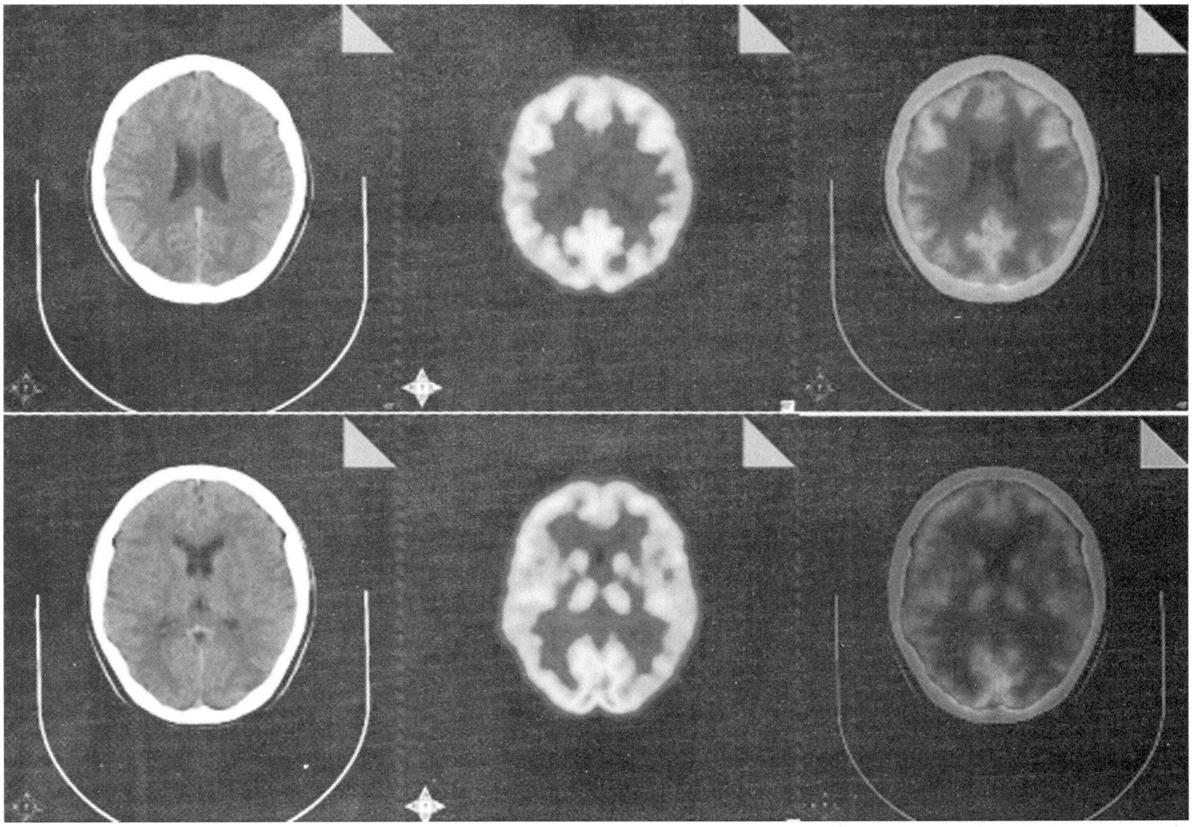

彩图 13-2-2 正常人^{18}F-FDG PET/CT 脑图像

及扣带回顶叶皮质代谢减低。晚期 AD 病人尸检结果显示后扣带回皮质严重变性。然而初期的显像结果忽视了后扣带回的代谢减低，原因可能是由于正常此区域的代谢高于脑皮质，下降通常不很明显，易被忽视。另一方面常规横断面图像对这一结构的识别较为困难。

在非常早期阶段的可能 AD（possible AD）已经出现选择性脑区能量代谢的降低，此时临床症状、皮层萎缩和神经心理缺陷尚未出现，FDG PET 显示明显的颞叶和顶叶皮层的葡萄糖代谢减低。Meier 提出当海马或额顶皮层的葡萄糖利用率低于正常对照组的 40%时，可能出现临床方面的症状，此值称为“阈值”。AD 患者认知障碍等症状的严重程度与局部葡萄糖代谢程度密切相关，因此脑代谢的评估有助于识别不同的病理生理特征与不同症状之间的关系。

（二）AD 的¹⁸F-FDG PET 显像特点

^{18}F-FDG PET 可提供神经活动的代谢状况，局部脑葡萄糖代谢率（rCMRglc）提供了诊断神经系统变性疾病的可靠指标。AD 特征性表现为双侧颞顶叶、后扣带回和额叶一些区域葡萄糖代谢降低，晚期病人双侧颞叶包括海马沟代谢降低，而主要感觉运动皮层和视皮层、纹状体、丘脑、小脑、基底神经节均少受累及（彩图 13-2-3，彩图 13-2-4，彩图 13-2-5）。

痴呆病人的神经功能缺失症状往往与低代谢或低灌注区相吻合，如以记忆减退为主的 AD，双侧颞叶代谢下降明显；语言障碍与左颞顶皮层代谢下降有关。视觉空间功能障碍主要表现双侧与视觉有关的视皮质区、后扣带回、顶颞叶、上颞叶、中颞叶和感觉运动区糖代谢的明显降低，顶枕部皮层代谢降低越严重，视觉空间障碍的症状越明显。伴时空障碍的大多数 AD 病人，只有在后期伴有记忆障碍出现才考虑痴呆。伴有情感意欲障碍的 AD 患者双侧上额叶和左侧前扣带回的葡萄糖代谢降低。

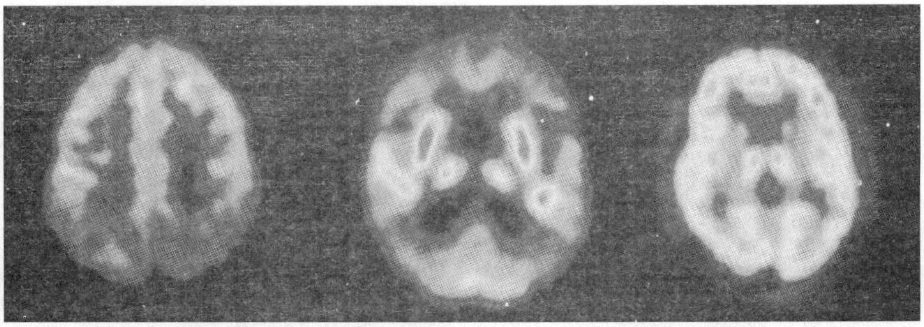

彩图 13-2-3　早期 AD 患者双侧顶叶 FDG 代谢减低（左图），晚期 AD 双侧额叶、顶叶、枕叶 FDG 代谢普遍减低，呈现“基底节代谢优势”（中图）；Huntington 病双侧尾状核及豆状核 FDG 代谢减低（右图）

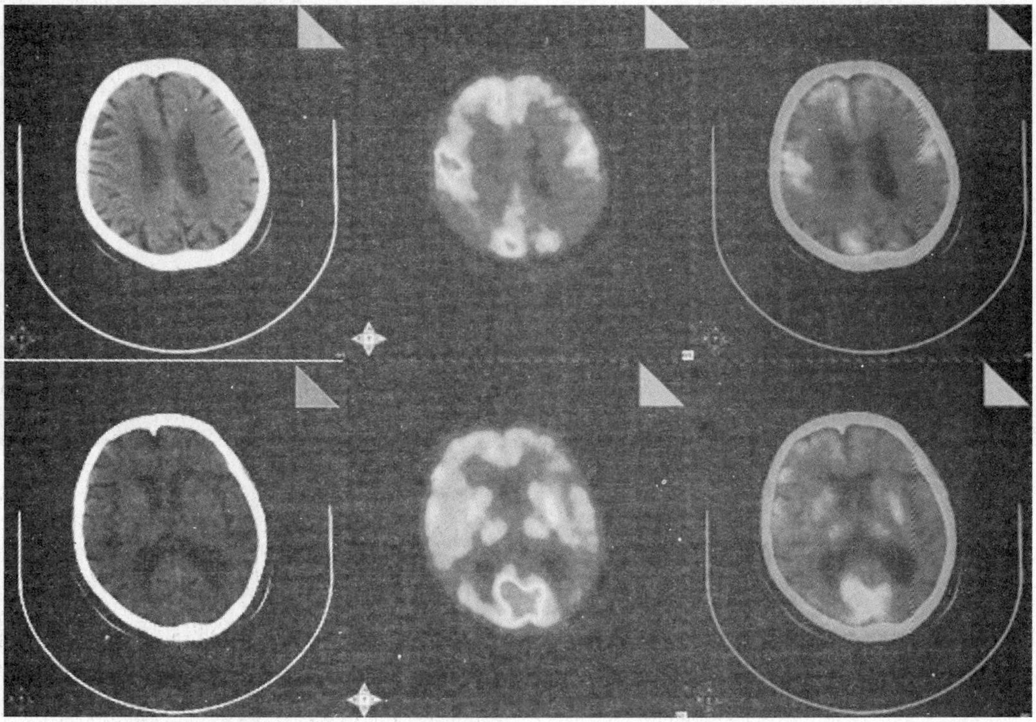

彩图 13-2-4　患者女性，69 岁，近 2 年来渐进性出现反应迟钝，记忆力下降。PET/CT 示脑萎缩，双侧顶叶、额叶、颞叶和枕叶代谢对称性减低，左侧更为明显，而基底节和丘脑代谢正常

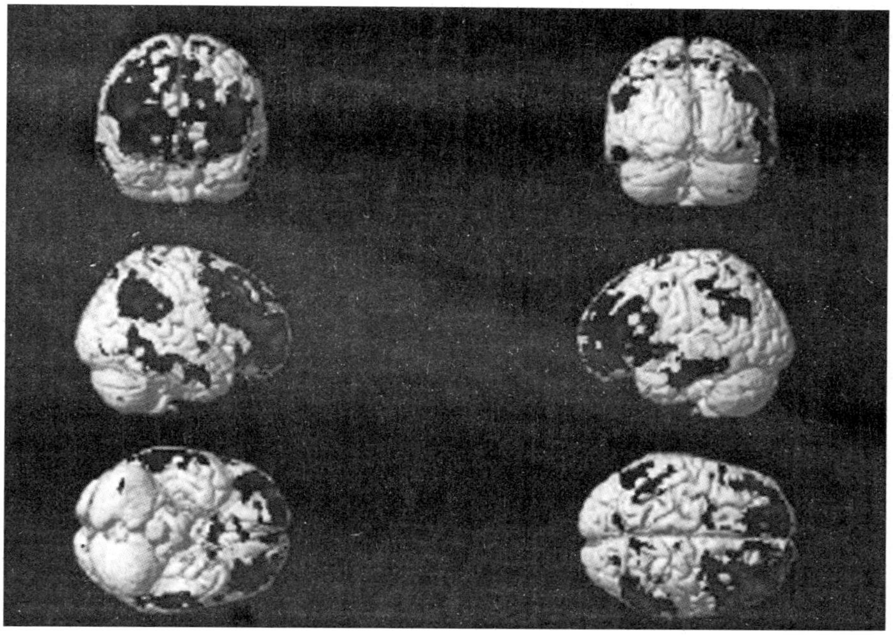

彩图 13-2-5　晚期 AD 组 SPM 分析结果

家族性 AD（FAD）和散发性 AD（SAD）可能由于遗传因素导致不同程度的脑代谢障碍，虽两者 FDG PET 都显示双侧颞叶、顶枕部、额叶前部皮质、后扣带回、颞叶中部的葡萄糖代谢率均明显降低，但 FAD 的双侧扣带回、海马旁回、枕部皮层下降更为明显。

二、淀粉样斑块显像

β-淀粉样蛋白（amyloid β-protein，Aβ）为 AD 老年斑的主要核心成分，被认为是神经退行性变的原因及重要的病理特征之一（表 13-2-1）。Glenner 和 Wong 等在 1984 年首次将其分离和序列化，其结构成分是由 APP 在加工修饰过程中，经不同的剪切方式形成的 39～43 个氨基酸残基所组成的疏水非糖基化多肽，在异常的神经轴突的周围以淀粉样纤维出现（多为 Aβ40 与 Aβ42），可在细胞内、外沉积，形成片层聚合物，常称为“Aβ 负载”。由于其具有一定的特异性，已成为研究 AD 的重要生物学指标。

表 13-2-1　AD 神经纤维缠结（NFT）与淀粉样斑块分布

痴呆严重程度	年龄（病例数）	NFT	斑块
正常人	＜75（9）	0.6/mm^2	均无斑块
正常人	＞75（21）	5～8/mm^2	7 例无斑块，9 例 0.6/mm^2，5 例 10.4/mm^2
轻度痴呆	78～95（10）	20/mm^2	20/mm^2
重度痴呆	62～95（9）	49/mm^2	22/mm^2

（一）单克隆抗体

在小分子淀粉样显像剂首次报道之前，Friedland 与 Majocha 等报道 Aβ 鼠单克隆抗体的制备并检测 AD 淀粉样血管病变，筛选出理想的抗体后，应用酶切方法制备 Fab 片段进行了^{99m}Tc SPECT 显像，在尸检组织标本中，可见放射性标记的 Fab 片段保持其活性并特异性结合淀粉样沉积的血管与老年斑。1997 年，Friedland 等进行了抗 Aβ 抗体的人脑显像，其研究小组经过筛选出特定的抗体片段（命名为 10H3），针对 Aβ 蛋白的单克隆抗体 Fab 段，可进行 SPECT 显像。6 例可疑 AD 注射后进行 0～24h 的动态显像，Fab 其半衰期为 2～3h，然而令人失望的是，SPECT 显像显示仅在脑周围摄取，颅骨与骨髓 6 例均见摄取，未见标记抗体在脑组织摄取。颅骨活检 6 例见颅骨的 10H3 弥散性滞留，与对照组不能鉴别，AD 颅骨的淀粉样沉积没有被其他抗 Aβ 抗体所证实，可能系 10H3 与另外一个蛋白之间的交叉反应。虽然初期的淀粉样斑块显像并没有成功，但为以后有关显像方法学的建立打下了基础，有关问题尚需进一步解决。其技术关键在于：对 Aβ 沉积具有高亲和力的放射性示踪剂，足够高的脑摄取，体内特异性结合好，非特异性结合快速清除等。近年来随着抗体工程的进展，设法使抗体的分子最小化及增加在机体内穿透能力，研究包括可与 Aβ 肽 N 末端的四个氨基酸（3～6 位）EFRH 特异性定位的抗体、重组的 Fab（1E8-4b）抗体、阳离子化 AMY33 抗体（kd＝3.1nM）等，这些抗体在特异性、脂溶性及穿透血脑屏障的能力得到提高。

（二）小分子显像

1. ^{18}F-FDDNP　1999 年，Barrio 等提出 AD 患者淀粉样显像的初步计划，2002 年 Shoghi-Jadid 等首次报道应用^{18}F-FDDNP 对 9 例轻-中度 AD 与 7 例正常人进行淀粉样斑块显像。DDNP 是一种荧光染料，在正常生理溶液中不带电荷，脂溶性和黏滞性强，易透过细胞膜，结合的部位可能在 Aβ1～40 纤维的疏水表面裂缝。^{18}F-FDDNP 时间活度曲线显示 AD 患者在注射后 60～120min 的平衡期，显像剂在额叶、顶叶、颞叶和枕叶的聚集超过参照区域（脑桥）的 10%～15%，其中最高的区域为海马、杏仁核和内鼻侧皮层（高于脑桥约 30%）。这与 AD 病理学显示神经纤维缠结的分布相一致。Agdeppa 等合成的^{18}F-FDDNP 和^{18}F-FENE 与 Aβ1～40 的高亲和部分结合的 kd 值均为 0.12nM，与低亲和力部分的 kd 值分别为 0.86nM，71.2nM。临床试验显示^{18}F-FDDNP 在产生 sPs 和 NFTs 的脑低代谢区和萎缩区呈现放射性高浓聚，局部显像与临床记忆功能方面的障碍密切相关。UCLA Kepe 等应用^{18}F-FDDNP 对 13 例可疑 AD 和 10 例正常人进行 PET 显像，AD 患者内颞叶、顶叶、前额叶 SUVs 高于正常对照，FDG PET 显像颞顶叶葡萄糖代谢平行性降低，与^{18}F-FDDNP 结合的增加相关。提示^{18}F-FDDNP 显像可以判定受累的脑区，更重要的是受累脑区影响的程度，有助于 AD 的早期诊断、监测和评价药物的治疗效果（彩图 13-2-6）。

2. 硫磺素 T 和 S 与其衍生物　硫磺素 T 和 S（thioflavin T and S）可特异性标记 AD 脑组织切片的淀粉样物质（Ki＝116nM），与 Aβ（1～40）结合的亲和力为 890nM，分子结构的噻唑环上氮原子带正电荷。其衍生物形成主要是在不影响苯丙噻唑的骨架前提下，对其结构进行修饰改造，

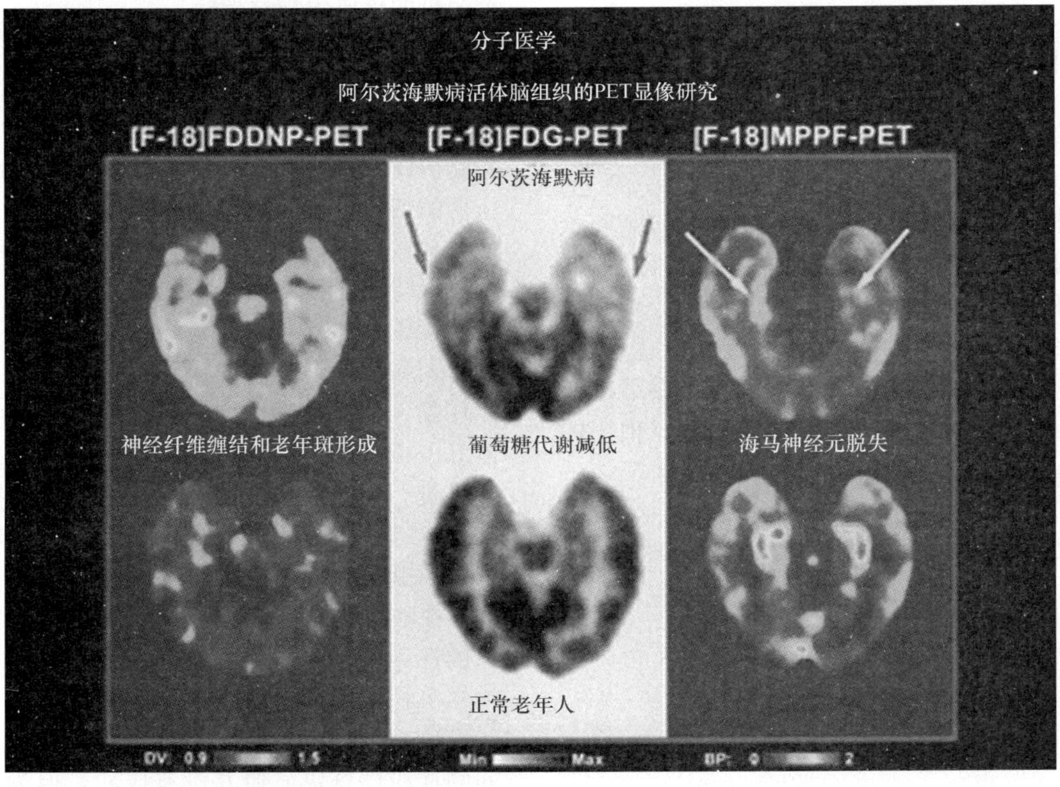

彩图 13-2-6　与正常对照比较，AD 患者皮层区^{18}F-FDDNP 结合增加，提示神经纤维缠结和老年斑的存在（左图）。双侧颞叶葡萄糖代谢下降 20%（中图），5 羟色胺受体（5-HT1A）密度降低 50%～60%（右图）

使其呈电中性，这些分子结构中包含一个 N-甲基胺基苯或 N，N-双甲基胺基苯，这与 Aβ 斑块的特异性结合有关。William 等合成了 6-Me-BTA-2、6-Me-BTA-0 和［N-Methyl-11C］6-Me-BTA-1 三种带中性衍生物，脂溶性是硫磺素 T 的 600 倍，与 Aβ（1～40）结合的亲和力为 20.2nM。经动物实验示 2min 脑摄取为 7.61% ID/g，脑血比值为 2，清除速率快（60min 清除非特异性的结合的 84%）。Klunk 等成功进行了首例人体活体的放射性药物 ^{11}C-*BTA-1*（或称 Pittsburgh Compound-B 简称 PIB）的 Aβ 分子 PET 显像，放射性药物明显滞留于淀粉样物沉积的相关区域，如额叶皮质最强，顶叶、颞叶、枕叶、纹状体均有放射性的摄取（彩图 13-2-7）。Price 等应用 ^{11}C-PIB 对 4 例 AD 和 3 例正常人进行 PET 显像，发现 ^{11}C-PIB 滞留于 AD 相应病变脑区，AD 皮层 DVR（侧颞叶 2.1±0.7 后扣带回 2.2±0.7）高于正常人（侧颞叶 1.3±0.1 后扣带回 1.3±0.2）。

对硫磺素分子结构中的苯基 4' 位进行改造后的衍生物包括 TZDM {2-[4'-(dimethylamino) phenyl]-6-iodobenzothiazole} 和 TZPI {2-[4'-(4''-methylpiperazin-1-yl)phenyl]-6-iodobenzothiazole}，与 Aβ（1～40）结合的 kd 值分别为 0.06nM、0.13nM，与 Aβ（1～42）结合的 kd 值分别为 0.14nM、0.15nM。由于可与脑白质结合使本底增加，不易得到满意的图像。用氧原子取代 TZDM 噻唑环的 3 位的硫原子形成的 IBOX，分子量降低，脂溶性增加，与 Aβ 斑块的亲和力 Ki＝0.8nM，放射性药物 ^{125}I-IBOX 放化纯度大于 98%，标记率 85%，脑摄取的速率和比率均明显高于 ^{125}I-TZDM，2min 达 1.4%dose/organ（^{125}I-TZDM 在 2min 摄取率 0.6%dose/organ），30min 达最高（2.08% dose/organ）。另外 Zhuang 等用咪唑基取代 TZDM 分子中的噻唑基形成的 IMPY {6-iodo-2-(4'-dimethylamino) phenl-imidazo [1,2]-pyridine}，具有稳定性好（室温可保存 6h，－20℃纯酒精可保存 8 周）、易穿透血脑屏障（2min 达高峰）、脑清除快（30min 仅为高峰的 1/10）的特点，明显优于 ^{125}I-TZDM 和 IBOX 等，但与 Aβ 的亲和力低于 TZDM。

三、受体显像

利用放射性核素标记受体配体与靶组织高亲和力受体相结合的原理，可显示受体的空间分布、密度、亲和力。与正常老年脑比较，AD 患者脑内多种受体系统发生改变，其中受体密度及分布减

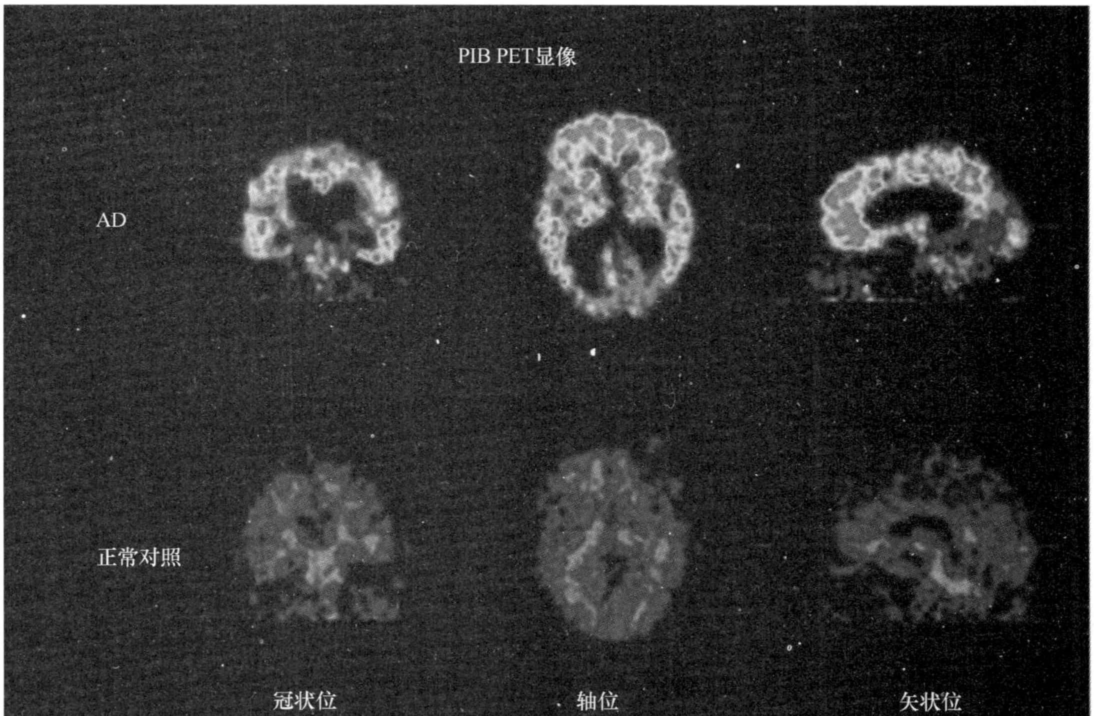

彩图 13-2-7　与正常对照比较，轻度 AD 患者可见相关皮层区 PIB 的浓聚增加；正常对照（CNTL）白质区可见少量的非特异性浓聚

低的有：毒蕈碱型 AchR、烟碱型 AchR、5-HTR（包括 5-HT_1R、5-HT_2R）、谷氨酰胺受体、N-甲基-D-天门冬氨酸（NMDA）受体、生长抑素受体、神经肽结合受体。而 CRF（促皮质素释放因子）受体和 kainic acid（藻氨酸）受体可能因神经损伤而呈代偿性增多。PET 或 SPECT 可在分子水平检测这些受体分布、密度的改变，可为 AD 诊断提供有价值的信息。毒蕈碱型 AchR 的 PET 受体显像剂主要有^{11}C-NMPB，^{11}C-NMPB PET 的 mAchR 显像发现轻中度 AD 患者的^{11}C-NMPB 结合严重减少，而局部脑血流量 rCBF 有下降却并不严重，提示了 mAchR 显像在 AD 早期诊断中的作用。烟碱型 AchR（nAchR）是一类递质-门控离子通道，在脑内分布广泛，^{11}C-尼古丁 PET 显像发现 nAchR 的丢失和认知功能减退有关，AD 早期基底节、额叶及顶叶 nAchR 减低，同时 PET 的 nAchR 显像可作为评估药物治疗疗效的非创伤性手段，如验证了治疗 AD 的药物——他克林在促进认知改善的同时，又可以增加脑 nAchR 的含量。现已证明 5-HT 与认知、情感、行为等方面有关，AD 皮层 5-HT 受体减少，其中 5-HT_{2A}受体减少较 5-HT_{1A}受体为著。另外多巴胺受体、N-甲基-D-天门冬氨酸（NMDA）受体、组胺受体显像也取得一定了进展。到目前为止，尚未发现与 AD 有关的特异性受体改变，因此 AD 受体显像尚需大量的基础及临床方面的探索。

第三节　临床应用价值

一、阿尔茨海默病的早期诊断

阿尔茨海默病（AD）于 1906 年由 Alzheimer 医生首次提出，是目前老年人口中引起痴呆最常见的原因。对痴呆的显像研究开始于 20 世纪 60 年代末，当初断层影像技术尚未出现。70 年代末 80 年代初，PET 开始用于痴呆病人的脑血流、氧代谢以及葡萄糖代谢的测定。AD 早期诊断的重要性已被人们所认识，尤其在临床前期诊断和早期干预治疗上，目前各国学者致力于寻找客观、可靠、特异、敏感的生物学标志，力求在临床前期诊断 AD 以便早期进行干预治疗。前已述及，在非常早期阶段的可能 AD，^{18}F-FDG PET 显像已经出现选择性脑区能量代谢的减低，此时患者临床症状、皮层萎缩和神经心理缺陷均尚未出现，表明在诊断 AD 的临床工作中合理应用 PET 可以提高诊断及预后的准确性，有助于临床早期诊断，以便及时采取治疗。^{18}F-FDG PET 对 AD 的诊断于 2005 年列入美国健康保健管理局支付的范围，将有助于提高和推动 AD 的临床诊治水平。表 13-3-1 总结了^{18}F-FDG PET 在 AD 应用中价值。

表 13-3-1　^{18}F-FDG PET 在 AD 中的应用价值

作者	年份	病例数	灵敏度（%）	特异性（%）
Azari	1993	19	95	95
Burdette	1996	39	85	88
Higuchi	2000	11	91	86
Ohyama	2000	21	86	90
Hoffman	2000	22	93	63
Minoshima	2001	40	88	62
Silverman	2001	97	94	73
Herholz	2003	639	93	93

2003 年，Herholz 等报道 10 个研究机构的多中心研究（其中欧洲 9 个，日本 1 个）结果，396 例 AD 病人和 110 例正常对照，FDG PET 对早期及中等程度的 AD 患者诊断的灵敏度为 93%，特异性为 93%，对非常轻度的 AD（MMSE≥24 分）诊断灵敏度为 83%，特异性为 93%。Cho 等报道早期 AD 双侧颞顶叶、后扣带回和额叶一些区域代谢显著降低，晚期病人双侧颞叶包括钩代谢降低。除去年龄因素的影响，早期组比晚期组有较广泛和严重的代谢异常，早期组 MMSE 评分与右半球下顶叶和中颞叶代谢显著正相关，而晚期组与左半球相关。

引起 AD 葡萄糖低代谢的原因，目前认识并不深入，可能包括：①导致脑低灌注的致病因子（如血管危险因子）长时间作用，使脑的低灌注达到一定的临界水平从而促进选择性变性退化，造成神经元和胶质细胞的能量危机，Terre 等认为这个“临界值”与持续时间、严重程度及病人年龄有关。AD 最易受损的皮质区域的 3 种酶（PDH、α-酮戊二酸和细胞色素氧化酶）活性降低，提示 AD 脑组织存在线粒体功能的缺陷。②AD 相关基因的作用：Lee 等发现 APOE-4 基因与轻度 AD 患者的下颞叶葡萄糖低代谢密切相关，而与中、重度 AD 患者无关，因此提出可能与 AD 的发病有关，而与病程进展无关。早老因子（presenilin）PS1、PS2 与家族性 AD 病人密切相关，是发生 AD 的危险因子。

日本滨松医学影像中心与美国华盛顿大学、密歇根大学报道应用 3D 定向表面投影（3D-SSP）分析 551 例正常人和 31 例 AD 患者的 FDG PET 图像，发现与年龄有关的最显著的下降脑区为内侧额叶、前扣带回、侧额叶相关皮层、上顶叶和前颞叶皮层，无症状患者常出现局灶性额叶低代谢，在 2004 年第 51 届美国核医学年会上获得最佳年度图像。

临床上统一 PET 图像分析的标准甚为重要。Grady 等设计的四种不同脑代谢模式在解释发病程度、发病年龄和持续时间上显示明显的欠缺。SPM 是针对于像素水平的图像统计分析方法，图像皆由像素所组成，以整个三维图像中的所有像素作为分析对象，并以像素作为最小的分析单位，获得每个像素所包含的信息大小，然后对每个像素的数值大小进行统计检验，将统计上有意义的像素提取出来得到统计推断图，可重复性强，被认为是国际上脑功能影像学研究的较为理想的方法，在脑功能性疾病以及脑功能研究中应予重视应用。

二、痴呆的鉴别诊断

^{18}F-FDG PET 显像显示不同类型的痴呆影响不同的脑部位的葡萄糖代谢；^{18}F-FDG PET 鉴别不同类型的痴呆特异性达到 70%左右。AD 早期可见双侧顶叶出现葡萄糖代谢对称性减低，晚期双侧颞叶出现减低，常累及额叶，最后导致全脑的代谢减低，而基底节、小脑相对不受累及。

（一）血管性痴呆（vascular dementia，VD）

血管性痴呆是由多种脑血管疾病引起的脑功能障碍而产生的获得性智能损害综合征，可分为多发性梗死性痴呆（multi-infarct dementia，MID）、大面积脑死性痴呆、皮质下动脉硬化性脑病、丘脑性痴呆、分水岭性梗死性痴呆、混合性痴呆。VD 的临床诊断目前尚无一种统一的方法，由于引起脑血管性痴呆的病灶多种多样，PET 可表现左右非对称性，梗死部位可见代谢（rCMR-glu）降低和血流灌注（CBF）减低（彩图 13-3-1）。多发性梗死性痴呆在基底节区或白质可见多发性梗死灶，且与基底神经节区结构相关联的正常皮质也出现 CBF 和脑氧代谢率（$CMRO_2$）低下，以额叶和顶叶最明显，其机制之一是大脑深部和皮质间的纤维离断所致。由于丘脑与大脑皮质有广泛的纤维联系，丘脑性痴呆时，丘脑上即使很小的病变也可出现相应颞叶皮质或颞叶、额叶皮质的代谢减低或者血流灌注低下。Nagata 等研究报道 AD、VD 相关脑区代谢、血流可为两者的鉴别诊断提供重要信息。VD 主要是额叶，包括扣带回、额上回呈明显低代谢或低血流，血管反应明显衰退，而 AD 则表现为颞顶叶的低血流与低代谢，氧摄取分数（OEF）增加，血管反应正常，

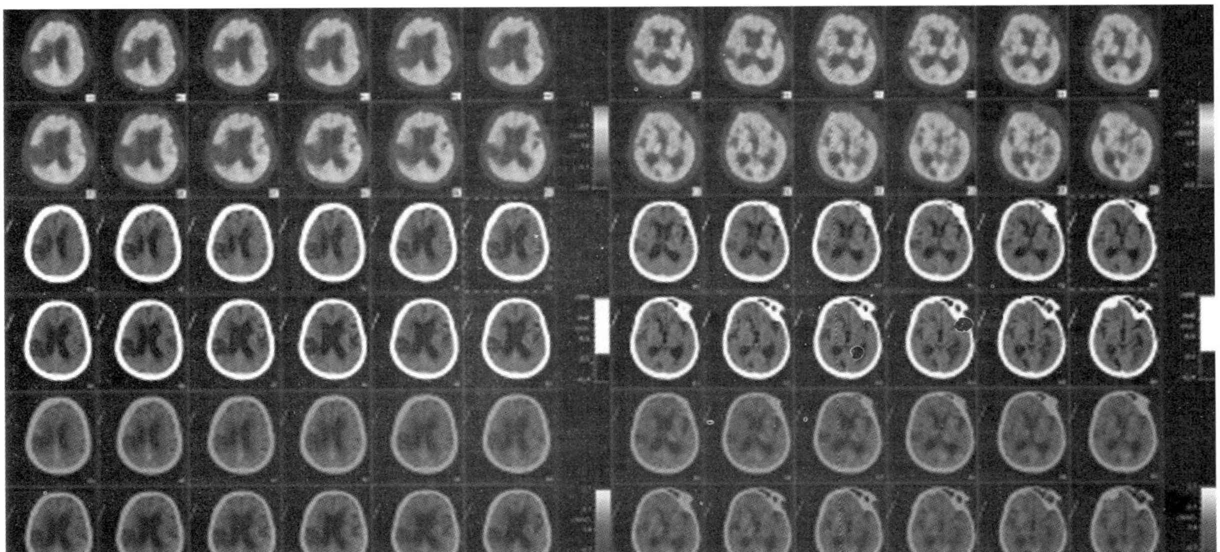

彩图 13-3-1　血管性痴呆^{18}F-FDG PET/CT 多发性不对称 FDG 代谢减低或缺损

但两者枕叶代谢与血流均正常。

（二）帕金森病（Parkinson's disease，PD）

PD是中老年常见的慢性、进行性黑质和黑质纹状体通路的神经系统变性疾病，50～60岁之间多发，部分病人可伴发痴呆，以静止性震颤、肌强直、运动徐缓和姿势反射障碍等为其主要临床表现。帕金森病病理为脑干含色素核团（黑质、蓝斑、迷走神经背核）神经元的变性、缺失，伴胶质增生及神经元内出现lewy小体，以黑质（尤其致密部）多巴胺能神经元以及黑质-纹状体通路变性为其特异性改变。

帕金森病的PET显像研究近几年取得了明显进展，显像方法主要包括：①葡萄糖代谢显像；②多巴胺能神经元突触前功能性显像，其又分为多巴类显像、多巴胺转运蛋白（dopamine transporter，DAT）显像和2型囊泡单胺转运体（type 2 vesicle monoamine transporter，VMAT2）显像；③多巴胺受体显像，主要为多巴胺D_1、D_2受体显像。

PD的^{18}F-FDG PET显像结果有着不同的报道，国外报道40%～75%的临床前期及早期PD患者PET显像示脑葡萄糖代谢减低，非对称性黑质、纹状体、丘脑代谢降低，以壳核减低明显，黑质、纹状体代谢下降与病情有关，重症患者降低更明显。也有报道早期未治疗的PD基底节区呈现高代谢，偏侧震颤麻痹与对侧基底节的高代谢有关，可能与纹状体多巴胺缺陷所导致的复杂反馈机制有关。PD患者除黑质、纹状体系统外，还可出现大脑皮质葡萄糖代谢下降，可能与皮质下及皮质结构功能障碍有关。^{18}F-FDG PET在PD合并痴呆者可见额叶、颞顶叶代谢的减低，其降低的幅度为28%～40%。而无痴呆PD患者颞顶叶和枕叶代谢的减低幅度较低（13%～23%），随病情进展和痴呆程度的加重，代谢减低主要位于顶叶和枕叶。多巴胺能PET显像有助于AD与PD合并痴呆的鉴别诊断。

目前PD的多巴类显像PET示踪剂主要为^{18}F、^{11}C标记的多巴（^{18}F-DOPA、^{11}C-DOPA），Hoehn-Yahr Ⅰ～Ⅱ级的帕金森病患者的纹状体^{18}F-DOPA代谢减低，以壳核最为明显，且壳核和尾状核对^{18}F-DOPA摄取随着Hoehn-Yahr分级和运动障碍、肌强直的评分增高而减低。

DAT是位于纹状体多巴胺能神经元突触前膜的一种膜蛋白，属于Na^+、Cl^-依赖性膜转运体基因家族。DAT在基底节和丘脑分布最多，其次为额中回，在小脑、黑质、红核中几乎未见分布。帕金森病时，DAT的变化要比受体的变化更为敏感、直接。DAT示踪剂多为可卡因系列衍生物，主要有^{18}F、^{11}C标记的IPCIT、βCIT、CFT等，示踪剂能特异性与DAT结合，具有非特异性摄取低、脑清除率慢的特点。笔者对18例偏侧PD患者行^{18}F-FP-βCIT显像，均可见症状对侧豆状核摄取减低，对6例患者同时进行FDG和^{18}F-FP-βCIT显像对比结果显示，FDG显像未见豆状核及尾状核代谢减低，而^{18}F-FP-βCIT显像6例患者均显示症状对侧豆状核特别是豆状核后部摄取明显减低，提示^{18}F-FP-βCIT显像可在临床症状出现之前发现病变，有助于PD的早期诊断（彩图13-3-2）。

（三）其他痴呆

不同类型的痴呆由于病变部位的不同，^{18}F-FDG PET显像可呈现不同的代谢特点。Huntington舞蹈病（HD）是基底节和大脑皮质变性的一种显性

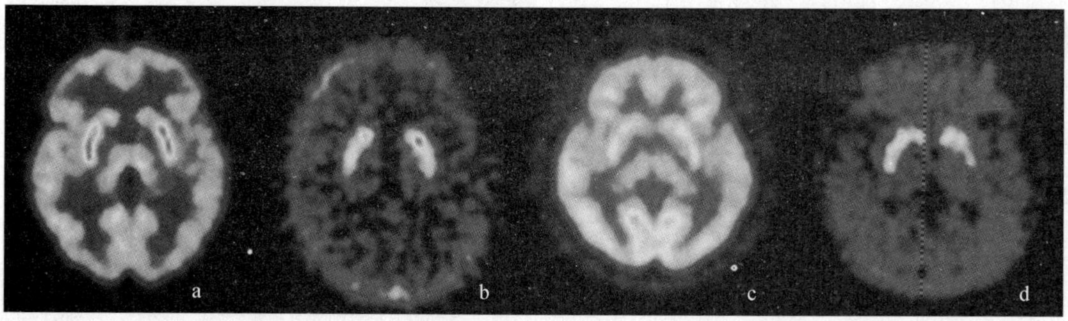

彩图13-3-2　正常人^{18}F-FDG PET示大脑皮层、豆状核、尾状核和丘脑两侧对称（a）；^{18}F-FP-βCIT显像示双侧豆状核和尾状核放射性明显浓聚，其余部位放射性低摄取（b）；右侧PD患者^{18}F-FDG PET示大脑皮层、豆状核、尾状核和丘脑两侧基本对称，未见明显放射性减低（c）；^{18}F-FP-βCIT显像示左侧豆状核后部放射性显著减低（d）

遗传性疾病，其特征为慢性、进行性舞蹈样动作和痴呆，主要侵犯基底节和大脑皮质，尾状核和壳核受累最严重。HD 早期，X 线、CT 示尾状核头部解剖结构完整，晚期则见尾状核头部明显萎缩，而^{18}F-FDG PET 显像早期即可见尾状核头部 rCMRglc 明显降低，有助于早期诊断。Mazziotta 等研究无症状的 HD 儿童，发现在部分携带疾病基因的病人的尾状核与豆状核有代谢缺陷，所有有症状病人的 PET 均显示代谢异常。PET 对 HD 与家族性 AD 两种疾病的研究表明，PET 可探测静止期、无症状的疾病。前瞻性研究结果提示代谢的异常可在临床症状出现之前大约 7 年被检测。

额颞叶痴呆（front temporal dementia，FTD）在临床上以性格和行为改变为主，如情感冷漠、进行性时空缺陷、进行性失歌症、失语韵和进行性失用，可能与局灶性皮层萎缩有关，无明显的组织病理学特征，在临床上与 AD 难以区分，很容易发生误诊。^{18}F-FDG PET 示 FTD 额叶或额颞叶代谢障碍，海马、眶回、前颞叶、前扣带回、基底节、丘脑等部位的功能减低均比痴呆程度相似的 AD 更为严重。但同时应注意的是进展性核上瘫、可卡因吸毒者也可引起额叶代谢减低，因此额颞叶痴呆的鉴别诊断仍需进一步研究。

肝豆状核变性（hepatolenticular degeneration，HLD）又称 Wilson 病，是一种以青少年为主、常染色体隐性遗传、铜代谢引起的家族性疾病，发病率约 1/3 万，主要病理改变是铜在肝、脑、肾、骨骼系统内沉积，引起豆状核变性、肝氧化等。Hermann 等报道肝豆状核变性脑 FDG 代谢与有无神经症状有关，具有神经症状的患者可出现两种不同的 FDG 代谢模式：尾状核头部、丘脑 FDG 代谢减低，而中脑、小脑 FDG 代谢增高；尾状核头部、丘脑 FDG 代谢增高，而中脑、小脑 FDG 代谢减低，其机制可能与临床症状的严重程度有关。无神经症状的患者则可呈正常脑代谢。

皮克病（Pick disease）是一种进行性皮质萎缩为主的神经系统退行性疾病，可归入早老性痴呆的范畴，发病年龄为 40～60 岁，女性多于男性。主要特点为脑萎缩，脑重量减轻，主要累及大脑前部，包括颞叶内下区及眶额皮质的前边缘区受累，以额叶、颞叶同时萎缩多见，亦可单独侵犯额叶或颞叶。^{18}F-FDG PET 可见病变累及的部位（额叶、颞叶）葡萄糖代谢低下。

（四）早期 AD 与抑郁症鉴别

现已报道一部分抑郁症是引起 AD 的重要原因。由于 AD 治疗与抑郁症治疗完全不同，因此早期 AD 与抑郁症的鉴别诊断应值得重视。许多研究者发现在双相情感性精神障碍的抑郁发作病人中，全脑的代谢率和血流均降低，而单相抑郁病人上述检查结果正常。双相情感性精神病人从抑郁过渡到躁狂状态前期，整个脑的代谢率增高。双相情感障碍的抑郁病人双侧前额皮质糖代谢均降低，单相抑郁病人的下额叶糖代谢也降低，且下额叶糖代谢的降低程度与 Hamilton 抑郁量表评分一致。

三、预测病程进展

前瞻性研究发现，PET 比临床诊断方法（包括血液学检查、反复性的神经心理测试、EEG 和结构影像）能提前 2.5 年检测 AD，其准确性在 90％以上。FDG PET 可对检查后一定时期记忆能力的减退作出预后评价，例如相关皮层的相对低代谢能够预测是否会发生认知功能的下降，而且有关记忆的标准测试 2 年期间下降的幅度发现与下顶叶、上颞叶及后扣带回初期的低代谢程度明显相关（$r=0.71$）。Silverman 等通过 8 个不同国家地区的研究中心 284 例病人轻度认知功能障碍和行为功能障碍进行平均 3.2 年的随访研究，预测灵敏度为 93％，特异性为 76％，准确性可达到 88％，而^{18}F-FDG PET 阴性者 3 年随访几乎没有发展为 AD。轻度认知障碍（mild cognitive impairment，MCI）现被认为老年期痴呆特别是 AD 的临床早期表现，因此越来越受到人们的重视（详见本章第 4 节）。FDG PET 可探测到早期脑代谢方面改变，局部脑皮质葡萄糖低代谢的程度与随后的局部脑变性和病程进展有关。^{18}F-FDG PET 提供了一种很好的预测 MCI 患者是否转换 AD 的手段。研究证实 60％～70％的可疑 AD 患者（MMSE 20 分或更高）已显示中度或严重程度的代谢障碍。FDG PET 能正确辨别可迅速转换为 AD 患者的 MCI，早期代谢影响的脑区是后扣带回，随后可能是颞顶叶后相关区皮层和海马旁回，迅速转换的患者示右侧颞顶叶皮质摄取 FDG 低下更为明显，18 个月的随访显示 40％转换成为 AD。

四、监测治疗效果

随着近年来AD治疗药物的发展，对早中期AD患者的治疗可以使患者的病程或转归得以改善，这使^{18}F-FDG PET对AD的早期诊断更具意义。^{18}F-FDG PET可观察AchE抑制剂治疗前后脑葡萄糖代谢的变化，应用利凡斯的明（rivastigmine）治疗后6个月，PET显像发现治疗有效者记忆相关皮层葡萄糖代谢显著增加，尤其是海马区比治疗前增加了32.5%，而治疗无效者和安慰剂组海马代谢率分别下降了6.4%和4.1%，表明该药能有效阻止临床恶化，显著增加病人的脑代谢活性。

五、代价与效益分析

AD已经成为家庭和社会的巨大的经济负担，美国每年与AD相关的费用（包括治疗、护理等方面）大于900亿美元，我国目前虽尚未进行这方面的统计，但从患病率、发病率分析也将是一笔不小的费用。虽然PET检查的费用较高，但适当应用PET将使痴呆患者得以早期诊断，较早得到临床医生、患者本人、家属的重视并采取适当的治疗及护理措施，可显著减少痴呆并发症的发生及提高患者的生存质量。Silverman等用决策分析比较常规诊断、治疗与^{18}F-FDG PET诊断、治疗的费用与效益之间关系，发现^{18}F-FDG PET提高早期诊断AD的准确率，未增加诊断和治疗的总花费（PET检查与治疗3433美元，常规诊断与治疗3564美元），且与常规诊断方法相比，PET检查可减少假阴性和假阳性率，并且每一例准确诊断可节省1138美元。

第四节　轻度认知障碍中^{18}F-FDG PET的显像

轻度认知障碍（mild cognitive impairment，MCI）是近年来在痴呆研究中出现的新术语。Petersen等提出的有关MCI概念现已被普遍接受，即患者有轻度记忆或认知损害，但无痴呆症状，其病因不能由已知的疾病和神经精神障碍解释，认为是正常衰老与轻度AD之间的过渡状态。有关其流行病学国内尚缺乏大规模的研究报道，国外有关流行病学的报道也不尽相同，可能与采取的诊断标准、研究方法有关。加拿大健康和老化研究机构（CSHA）一项大规模人群认知功能的研究表明，有16.8%的老年人存在认知障碍却没有痴呆，另有报道65岁老年人MCI患病率约4.7%～17%，发病原因与患者的年龄、颞叶萎缩程度及受教育程度有关，而与性别及apoEε4无关，也有报道认为与受教育程度无关。由于AD已经成为威胁老年人生命的第4位原因，是一个严重的社会和医疗卫生问题，因此研究者感兴趣的是哪些被诊断为MCI的患者将发展为痴呆，尤其是AD。国外的一组数据示1年内10%～15%、2年内40%、3年内20%～53%、4～5年内约55%MCI发展为AD（简称MCI_{AD}），但并非所有的MCI都发展为AD（简称MCI_{MCI}）。因此MCI的诊断变得愈来愈重要，MCI患者在一定程度上可成为预测AD是否发生的最适群体，尤其对MCI_{AD}诊断有助于临床上进行有效延缓或早期干预治疗，正如Petersen提出的MCI诊断应置于同痴呆或AD诊断同等重要的位置。

一、MCI脑^{18}F-FDG PET显像特点

近年来，功能性神经影像学的飞速发展为早期诊断AD及评估MCI的预后提供了重要的依据，尤其是PET、MRI、SPECT的MCI研究各具特色，优势互补。病理研究发现AD最早期改变不在海马而在内嗅皮质，MRI海马和内嗅区皮质体积的联合测量有助于MCI的诊断，但由于内嗅皮质难以正确勾划及尚不能明确MCI与正常衰老之间的界限，在临床早期诊断方面受到一定的限制。SPECT局部脑血流显像示后扣带回、额叶、颞叶、顶叶皮质局部脑血流明显下降，但缺点是SPECT空间分辨率低。FDG PET在MCI诊断方面有一定的优势，已成为研究脑局部葡萄糖代谢（rCMRglc）的标准方法，且许多研究报道其与MCI的认知功能密切相关。

现在研究已证实，MCI_{AD}与MCI_{MCI} FDG PET显示不同的脑葡萄糖代谢特点，MCI_{AD}示左侧眶回、右侧颞叶中回、右侧壳核、海马旁回前部、海马、额叶、顶叶、边缘系统、丘脑、杏仁核均有rCMRglc利用减低，而以海马、海马旁回前部rCMRglc减低尤为明显（$P<0.05$）。Nestor等报道MCI_{AD}最初表现为后扣带回及扣带回-顶叶皮质FDG代谢减低；典型表现是后扣带回及后顶叶区

（BA29/30）FDG 代谢减低，可能与 BA29/30 在额前部完成短暂记忆和海马完成长久记忆之间的关系密切相关；MCI 的 FDG 代谢减低的程度与认知功能缺陷的严重程度、年龄及受教育的程度有关。另外发现 MCI_{AD} 女性患者额外侧相关皮质 FDG 代谢率明显低于男性患者，额叶皮层内侧中部代谢率减低，其机制可能与神经纤维缠结、Alz50 免疫反应或雌激素作用有关；脑左半球 FDG 代谢低于右半球，可能左侧脑与运动性失语有关。而 MCI_{MCI} 与 MCI_{AD} 比较呈现不同的 FDG 代谢特点，前者右侧颞顶叶后侧相关皮质（PACx）FDG 代谢明显高于 MCI_{AD}，额前叶、额中叶 FDG 代谢轻度减低。Herholz 等报道诊断 FDG PET 非常轻度 MCI（MMSE 24 分以上）灵敏度为 84%，特异性为 93%。

二、^{18}F-FDG PET 在 MCI 病程预测中的应用

随着年龄增长，老年人多种认知功能逐渐退化，如何正确诊断 MCI 或预测 AD 病程等方面的信息，备受人们关注。多项研究表明 MCI 具有不同的转归。Ganguli 等对 1248 例 MCI 患者（平均 74.6 岁±5.3 岁）进行 10 年随访研究，2 年内 11.1%～16.7%发展为 AD，0～0.5%发展为其他类型的痴呆，11.1%～21.2%保持 MCI，33.3%～55.6%恢复正常，10 年内 27%发展为痴呆。MCI 患者的不同转归表明并非所有 MCI 都会发展为 AD，研究哪些 MCI 患者将来可能会发展为 AD 是一个急需解决的重要问题。^{18}F-FDG PET 已经证实局部脑葡萄糖低代谢程度与病程进展有关。Drzezga 等对 22 例 MCI 患者（平均 69.8 岁±5.8 岁）进行 ^{18}F-FDG PET 随访，研究其不同转归的 rCMRglc 变化规律。一个重要的发现是 MCI 最初脑皮质 FDG 代谢特点对预后有提示作用，1 年内发展为 AD 的 MCI 患者最初表现为双侧海马、海马旁回、顶颞叶、后扣带回 rCMRglc 下降，而 1 年后转换为 AD 的 MCI 患者表现为双侧下顶叶、双侧颞叶皮质 rCMRglc 轻度下降，尤其是后扣带回异常减低被认为是发生 AD 的一个危险因素，额前回腹外侧 FDG 代谢的明显减低是 MCI 转换为 AD 的特异性改变。ApoEε4 基因携带者还有前扣带回（ACC）、额下叶（IFC）FDG 代谢减低，结合 ACC 和 IFC 的 FDG 代谢可使预测的灵敏度达到 100%，特异性达到 90%，准确度达到 94%。由此可见 ^{18}F-FDG PET 在确定 MCI 的转归、临床决策及其疗效评价上提供了及时、有效的生物学信息，明显优于 CT 或 MRI 及神经心理学测验。

三、前景与展望

MCI 的 ^{18}F-FDG PET 研究目前尚处于初步阶段，PET 近年来发展较快，显像的技术越来越成熟，^{18}F-FDG PET 显像不仅可反映 MCI 葡萄糖代谢情况，应用动态采集还可获得糖代谢的各种速率常数、脑组织葡萄糖代谢率等定量参数，为 MCI 的研究创造了条件，尤其 PET/CT 融合、PET/MRI 融合技术的日益成熟促进了 MCI 脑局部的 ^{18}F-FDG 代谢的精确定位，利于临床诊断；前已述及 Petersen 等提出的 MCI 的概念现已被普遍接受，但在实际临床操作中尚缺乏严格的统一的诊断和排除标准，报道的 MCI 的 ^{18}F-FDG PET 研究的文献中，MCI 的筛选不尽相同，在研究设计和方法方面，MCI 的 ^{18}F-FDG PET 研究多数采用的是小样本资料，因此 MCI 的 ^{18}F-FDG PET 研究尚有大量的工作要做。疗效检测也将是 ^{18}F-FDG PET 优势之一，^{18}F-FDG PET 可通过局部脑区葡萄糖代谢变化反映其治疗效果。

目前 MCI 的研究大多集中于遗忘型 MCI（Amnestic MCI）研究，对其他 MCI 亚型的研究很少。根据加拿大健康和老年研究数据资料，血管认知障碍（vascular cognitive impairment，VCI）是 MCI 的一个高度流行亚型，约一半诊断为 VCI 患者 5 年内可发展为痴呆。其他类型的痴呆如额颞叶痴呆、帕金森病性痴呆等也有 MCI 阶段（如记忆损害型或非记忆损害型）。研究不同亚型的 ^{18}F-FDG PET 特点、转归对正确的临床治疗决策、病程预测及疗效监测将起重要的作用。MCI 的 ^{18}F-FDG PET 最终诊断标准，及由于老年人受躯体或其他精神疾病、受教育水平或高龄等因素影响所致的暂时性或“假阳性认知障碍”的 ^{18}F-FDG PET 显像特征都是今后工作面临的新课题。

（赵　军　董孟杰）

参考文献

[1] 赵军，董孟杰，林祥通. PET 在阿尔茨海默病中的应用价值. 中国计算机成像杂志，2004，10（5）：352-358.

[2] Leopez OL, Kuller LH, Fitzpatric A, et al. Evaluation of dementia in the cardiovascular health cognition study. Neuoepidemiology, 2003: 22: 1-12.

[3] John AF, Jolley D. The incidence of dementia: A meta-analysis. Neurology, 1998, 51: 728-733.

[4] Zhang M, Katzman R, YU E, et al. A preliminary analysis of incidence of dementia in Shanghai, China. Psychaitry Clin Neuosci, 1998, 52 (suppl): 291-294.

[5] 肖世富，张明园. 阿茨海默病的病因研究. //江开达主编. 精神医学新概念 . 上海：上海医科大学出版社，2000.

[6] 王世真，朴日阳，张春. 用正电子发射断层显像技术探讨阿尔茨海默病. //王世真主编. 分子核医学. 北京：中国协和医科大学出版社，2004.

[7] Hoffman JM, Welsh-Bohmer KA, Hanson M, et al. FDG PET imaging in patients with pathologically verified dementia. J Nucl Med, 2000, 41: 1920-1928.

[8] Patwardhan MB, McCrory DC, Matchar DB, et al. Alzheimer disease: operating characteristics of PET—A meta-analysis. Radiology, 2004, 231: 73-80.

[9] Silverman DHS, Small GW. Positron emission tomography in evaluation of dementia: regional brain metabolism and long-term outcome. JAMA, 2001, 286: 2120-2127.

[10] Chetelat G, Desgranges B, Sayette VDL, et al. Mild cognitive impairment: can FDG-PET predict who is to rapidly convert to Alzheimer's disease? Neurology, 2003, 60: 1374-1377.

[11] Kepe V, Shoghi-Jadid K, Wu HM, et al. Global and regional [F-18] FDDNP binding as in vivo measure of Alzheimer's disease neuropathology. J Nucl Med, 2004, 45 (suppl5): 126.

[12] Klunk WE, Engler H, Nordberg A, et al. Imaging the pathology of Alzheimer's disease: amyloid-imaging with positron emission tomography. Neuroimag Clin N Am, 2003, 13: 781-789.

[13] Klunk WE, Engler H, Nordberg A, et al. Imaging brain amyloid in Alzheimer's disease with Pittsburgh Compound-B. Annals of Neurology, 2004, 5: 306-319.

[14] Price JC, Klunk WE, Lopresti BJ, et al. In vivo quantitation of amyloid binding in humans using PET imaging and ^{11}C-labeled Pittsburch compound-B. J Nucl Med, 2004, 45 (suppl 5): 43.

[15] 董孟杰，林祥通，赵军. β-淀粉样蛋白的特异性显像剂及研究进展. 中华核医学杂志，2005, 25 (2): 125-127.

[16] 马云川，张新卿，李德鹏，等. ^{18}F-FDG PET 显像诊断老年性痴呆初步研究. 中华核医学杂志，2000, 20: 52-54.

[17] 王瑞民，田嘉禾，贾建军，等. 阿尔茨海默病与血管性痴呆的^{18}F-FDG PET 脑显像. 中华核医学杂志，2004, 24: 30-32.

[18] 王坚，蒋雨平，项景德，等. ^{18}F-FPβCIT PET 显像多巴胺转运体在早期诊断帕金森病中的意义. 中华核医学杂志，2003, 23: 216-218.

[19] 赵军，林祥通，管一晖，等. 偏侧帕金森病患者葡萄糖代谢与多巴胺转运蛋白 PET 显像. 中华核医学杂志，2003, 23: 219-221.

[20] Nordberg A. Neuroreceptor changes in Alzheimer disease. Cerebrovasc Brain Metab Rev, 1992, 4: 303-328.

[21] 王海峰. 阿尔茨海默病 PET/SPECT 受体显像的临床研究进展. 中华神经医学杂志，2003, 2: 465-467.

[22] Herholz K. PET studies in dementia. Annals of nuclear medicine, 2003, 17: 79-89.

[23] Herholz K, Salmon E, Perani JC, et al. Discrimination between Alzheimer dementia and controls by automated analysis of multicenter FDG PET. Neuoimage, 2002, 17: 302-316.

[24] Cho SS, Kim EJ, Na DL, et al. Differences in brain metabolism and regional metabolic correlates of cognitive dysfunction between early-and late-onset Alzheimer's disease. J Nucl Med, 2004, 45 (suppl 5): 277.

[25] Okada H, Minoshima S, Cross DJ, et al. Brain FDG PET imaging in a population-based cohort of asymptomatic subjects: initial findings. J Nucl Med, 2004, 45 (suppl 5): 12.

[26] Petersen RC, Doody R, Kurz A, et al. Current concepts in mild cognitive impairment. Arch Neurol, 2001, 58: 1985-1992.

[27] Kurz A, Diehl J, Riemenschneider M, et al. Mild cognitive disorder. Questions of definition, diagnosis, prognosis and therapy. Nervenarzt, 2004, 75: 6-15.

[28] Petersen RC, Smith GE, Waring SC, et al. Mild cognitive impairment: clinical characterization and outcome. Arch Neurol, 1999, 56: 303-308.

[29] Silverman DH, Gambhir SS, Huang HW, et al. Evaluating early dementia with and without assessment of regional cerebral metabolism by PET: A comparison of predicted costs and benefits. J Nucl Med, 2002, 43: 253-266.

[30] Petersen RC. Mild cognitive impairment as a diagnostic entity. J Intern Med, 2004, 256: 183-194.

[31] Cao QY, Jiang KD, Zhang MY, et al. Brain glucose

metabolism and neuropsychological test in patients with mild cognitive impairment. Chin Med J, 2003, 116: 1235-1238.

[32] Nestor PJ, Fryer TD, Ikeda M, et al. Retrosplenial cortex (BA 29/30) hypometabolism in mild cognitive impairment (prodromal Alzheimer's disease). Eur J Neurosci, 2003, 18: 2663-2667.

[33] Ganguli M, Dodge HH, Shen C, et al. Mild cognitive impairment, amnestic type: an epidemiologic study. Neurology, 2004, 63: 115-121.

[34] Drzezga A, Lautenschlager N, Siebner H, et al. Cerebral metabolic changes accompanying conversion of mild cognitive impairment into Alzheimer's disease: a PET follow-up study. Eur J Nucl Med Mol Imaging, 2003, 30: 1104-1113.

[35] Mosconi L, Perani D, Sorbi S, et al. MCI conversion to dementia and the APOE genotype: a prediction study with FDG-PET. Neurology, 2004, 63: 2332-2340.

[36] Luis CA, Loewenstein DA. Acevedo A, et al. Mild cognitive impairment: Directions for future research. Neurology, 2003, 61: 438-444.

[37] Nagata K, Maruya H, Yuya H, et al. Can PET data differentiate Alzheimer's disease from vascular dementia? Ann N Y Acad Sci, 2000, 903: 252-261.

[38] 董孟杰，林祥通，赵军. 轻度认知障碍^{18}F-FDG PET 显像的研究进展. 中国临床神经科学，2005，13 (2)：209-212，217.

第 14 章

PET/CT 在帕金森病中的应用

帕金森病（Parkinson's disease，PD）又称震颤麻痹，是一种中老年人中常见的缓慢进展性的、以运动障碍为主要表现的神经系统变性疾病。其患病率随年龄增加而递增，随着人口的老龄化，该病已成为严重影响人类健康的疾病之一。

近 30 年来，医学影像技术的进展促进了神经病学的发展。CT，特别是 MRI 可以清晰地显示基底节脑梗死、颅咽管瘤、硬膜下血肿等是能够引起继发性 PD 的病因，但绝大多数原发性 PD 患者的病变基础是锥体外系功能障碍，其结构并没有明显异常，因而 CT 和 MRI 对原发性 PD 的诊断价值不大。

近年来，功能影像技术日趋成熟，越来越多地应用于 PD 的诊断和研究工作中。特别是 PET 技术，它利用构成人体基本元素的同位素（^{11}C，^{13}N，^{15}O，^{18}F 等）标记代谢物质或配体作为示踪剂，进行代谢和受体显像，可以反映活体内生理过程和生化变化，在分子水平认识疾病，具有很高的灵敏性和特异性，对于 PD 的诊断和鉴别诊断等方面具有临床实用价值。随着 PET/CT 的问世，以及脑内不同受体显像剂的开发，功能成像在 PD 中正在发挥更大的作用。

对于 PD 发病机制、临床表现以及诊断治疗现状的认识与了解，是开展和理解 PET 功能显像在 PD 中应用的基础。

第一节　概　述

一、多巴胺神经系统

1958 年，瑞典科学家观察到纹状体内多巴胺（DA）含量占全脑 70％以上，此后发现帕金森患者黑质-纹状体中 DA 能神经元退变，DA 含量减少，锥体外系运动功能失调，以及 DA 系统与精神症状或疾病之间的关系。

脑内 DA 神经系统主要的通路有：黑质-纹状体 DA 神经通路，主要生理功能为调控锥体外系的运动，当黑质的 DA 神经元减少时，出现 PD 的运动障碍（图 14-1-1）。此外还有中脑-边缘 DA 神经通路和中脑-皮质 DA 神经通路，两者除参与调控锥体外系的运动功能外，还参与认知和意识活动的功能以及精神活动的过程，这可解释患者出现抑郁、记忆减退、思维迟钝等临床表现。

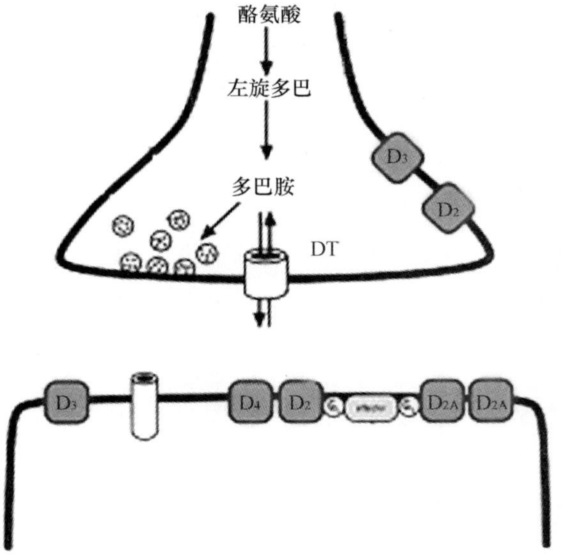

图 14-1-1　脑内多巴胺生成、转运示意图

与其他生物活性物质一样，DA 也是通过受体发挥功能的。目前已克隆出 5 种 DA 受体亚型，分别称 D_1～D_5，其中 D_1 和 D_5 在分子结构和信号传导上有共同之处，称为 D_1 样受体，D_2、D_3 和 D_4 亦有许多共同点，称为 D_2 样受体。目前临床上一些治疗药物或功能显像都是通过与受体结合发挥作用。用于治疗 PD 的多属于受体激动剂，而用于受体显像的多为拮抗剂。

DA 转运体（DAT）位于 DA 神经末梢，可重摄取进入突触间隙的 DA 返回突触前膜，是终止 DA 生理效应的主要方式，DAT 是调节 DA 神经系统功能的重要环节。PD 患者脑内 DAT 水平的降低与 DA 含量减少呈正相关。因此，选择 DAT 的抑制剂，对 PD 的治疗起到有益作用。应用核素标记的 DAT 配体进行 PET 或 SPECT 显像，可早期、特异地诊断 PD。

二、病因与发病机制

PD 的病因迄今尚未明了，发病机制也十分复杂，但目前的研究认为与以下学说有关。

1. 遗传因素　流行病学、遗传学研究发现 PD 存在某些遗传倾向。包括易感基因，基因缺陷、碱基丢失以及基因突变等。多数的 PD 发病是遗传易感性与一种或多种"致病因素"共同作用的结果，故可以认为遗传易感性是 PD 发病的基础。

2. 环境因素　神经毒物质 MPTP 制备的动物模型及误用 MPTP 造成的 PD 患者使得人们意识到环境因素与 PD 发病机制有关。MPTP 本身不具毒性，其进入黑质 DA 能神经元内，选择性抑制线粒体呼吸链，使 ATP 生成减少，同时使自由基生成增加，导致 DA 能神经元变性坏死。环境因素是 PD 发病的诱因。

3. 兴奋性毒性作用　兴奋性氨基酸（EAA）主要有谷氨酸和天门冬氨酸，如释放过多或灭活减少均导致 EAA 异常增高，对神经细胞有毒性作用，可能参与 PD 的发病机制。

4. 自由基生成与氧化应激学说　自由基可使不饱和脂肪酸发生脂质过氧化（LPO），后者对蛋白质和 DNA 产生氧化损伤，导致细胞变性死亡。正常情况下，体内（包括脑内）有足够的抗氧化物质，如谷胱甘肽（GSH）。由于 PD 患者遗传和环境因素的作用，黑质 DA 能细胞在氧化过程中产生大量的自由基，而 GSH 含量降低，进而导致黑质细胞变性死亡。

5. 免疫学异常　免疫学异常与 PD 发病机制有关，主要是在患者脑脊液中发现了抗 DA 能神经元抗体。

氧化应激、兴奋性毒性、免疫学异常是 PD 病变发展的过程。

6. 线粒体损伤　PD 患者存在的线粒体功能缺陷在 PD 发病中起一定作用，线粒体功能缺陷可能与遗传和（或）环境因素损伤有关。

7. 神经系统老化　随年龄增长，黑质 DA 能神经元开始出现退行性改变，但正常速度的老化是不会出现 PD 的。因此，PD 的发生是在此基础上的环境因素和遗传易感性等多因素作用的结果。

8. 细胞凋亡　近年研究发现 PD 发病过程存在细胞凋亡机制。

三、病理与神经生化

1. 病理　PD 的主要病理变化出现在黑质纹状体系统，主要集中在黑质的 DA 能神经元，其次是蓝斑的 NA 能神经元，脑干的中缝核 5-HT 能神经元等。当黑质中的神经元缺失 50%以上时，可能出现临床症状。正常人黑质细胞随年龄增长而减少，80 岁时减少 50%，而 PD 患者至少减少 70%。PD 的另一个病理特点是在残存的神经细胞浆内出现特征性的嗜酸性包涵体，称为 Lewy 小体。Lewy 小体的意义迄今未明，不能说是 PD 特异性表见。PD 可有多种不同的临床表现，与发生在不同部位的神经元脱失、损伤有关。

需要注意的是，某些疾病的临床表现与 PD 相似，而且病理改变也有雷同之处，如路易体痴呆（LBD）、进行性核上性麻痹（PSP）、皮质基底节变性（CBD），多系统萎缩（MSA）等。PET 脑功能成像对上述疾病的鉴别诊断有一定帮助。

2. 生化改变　脑内有数个 DA 能神经通路，最主要的是黑质-纹状体系统。在黑质致密区的神经元正常时，自血流摄入酪氨酸，经过细胞内酪氨酸羟化酶作用转化为多巴，再经过多巴脱羧酶的作用转化为 DA。作为神经递质，DA 通过黑质纹状体束作用于壳核和尾状核的细胞。DA 为纹状体内的抑制性递质，乙酰胆碱为兴奋性递质，正常时两者处于平衡状态。

PD 病人因黑质破坏，导致纹状体神经末梢处 DA 不足，当 DA 含量减少到 50%～70%时，患者开始出现临床症状。而在症状出现之前，病人处于代偿期，通过 ^{18}F-多巴 PET 显像，可以发现 DA 合成代谢的变化。

如前所述，DA 受体分为 D_1 样受体和 D_2 样受体，前者位于突触前末梢，而后者既是突触前，也是突触后受体。PD 的病理变化主要涉及 D_2 样受体，通过 PET 受体显像可以反映 DR 数量与功能的变化。

多巴胺转运体位于中枢 DA 能神经元突触前膜，通过 DA 释放后的再摄取，调节突触间隙内 DA 的有效浓度。由于 DAT 的变化与 PD 严重程度存在良好的正相关，因此 PET DAT 显像是 PD 早期诊断和病情检测的重要客观指标。

四、临床表现及诊断治疗

1. 发病年龄平均为 55 岁，大部分患者发生在 60 岁以上，男性略多于女性。在欧美 55 岁以上人群中 PD 的患病率为 1%。我国在 1997 年的一项调查显示 55 岁以上的人群中，PD 患病率为 10.2‰，接近西方国家的患病率。该病起病隐匿，缓慢发展，逐渐加剧。主要症状有静止性震颤（tremor）、肌强直（rigidity）、运动迟缓（bradykinesia）。初发症状以震颤最多，部分患者出现焦虑、忧郁、激动，14%～18%的患者逐渐出现痴呆，表现为认知功能障碍。

2. 诊断　主要依据发病年龄，隐匿起病、缓慢进展的特点，静止性震颤、肌强直、运动迟缓等临床表现，诊断一般不困难。然而这些表现的出现一般是中、晚期患者。对于早期患者，诊断并不容易。临床与病理的诊断符合率约 85%，可见仅凭临床诊断有其局限性，而功能显像可提高临床诊断的准确率。

3. 预后及治疗　目前尚无法治愈 PD，治疗主要是改善症状，目前仍以药物治疗为主要手段。DA 为纹状体内的抑制性递质，乙酰胆碱（Ach）为兴奋性递质，保持或尽量使两者处于平衡状态是药物治疗的基本原则。

（1）药物治疗：治疗原则是尽量推迟使用药物治疗。药物治疗首选金刚烷胺和（或）抗胆碱能制剂（主要用于早期以震颤为主的患者）。DA 替代疗法应从小剂量开始，常用 L-多巴，可通过血脑屏障，至今仍是治疗 PD 最有效的药物，但不良反应较明显。还可辅以 DR 激动剂，直接刺激纹状体突触后 DR，可延缓或减少使用 L-多巴，或辅以单胺氧化酶 B 抑制剂等。

（2）手术治疗：手术治疗不是首选，只有在药物控制效果不佳，或以一侧运动障碍为主的患者中才考虑使用。术后易复发，疗效不持久。

（3）细胞移植与基因治疗：神经细胞移植治疗 PD 的临床尝试已有报道。如进行胚胎黑质细胞移植后，用 ^{18}F-多巴 PET 显像观察到移植部位摄取增加，提示移植部位神经细胞存活。将有功能的基因转移到患者的细胞内，纠正缺陷或给予细胞新的功能，以达到治疗目的。目前，此类治疗尚处于临床研究阶段。

五、帕金森叠加综合征

很多疾病或因素可以产生类似 PD 的临床症状，临床称之为帕金森综合征。有明确病因者，如感染、药物、毒物、血管性和外伤性等因素导致的帕金森综合征，称继发性 PD。将同时伴有帕金森症状的其他中枢系统变性疾病称为帕金森叠加综合征（Parkinson-plus syndrome，PPS），其中最常见的是进行性核上性麻痹（progressive supranuclear palsy，PSP）。此外还包括 Shy-Drager 综合征（SDS）、纹状体黑质变性（striatonigral degeneration，SND）、橄榄体脑桥小脑萎缩（olivopontocerebellar atrophy，OPCA）等，目前称后三者为多系统萎缩（multi-system atrophy，MSA）。

由于 PD 与 PPS 的临床表现有一定的交叉，以致许多病例不能及时明确诊断或误诊，最容易引起误诊的疾病有 SND 和 PSP，PET 脑功能显像有助于疾病的鉴别诊断。

六、影像诊断的价值

影像学检查大体分为两大类，为结构影像学（CT、MRI）和功能影像学（PET，SPECT）。尽管普遍认为 PD 在 CT 和 MR 上的表现缺乏特征性，对本病的诊断帮助不大，但至少可以帮助除外继发性帕金森病。PD 的诊断主要依赖临床表现，但神经影像学对鉴别 PD 还是帕金森综合征，以及帕金森综合征的分型有较大价值。由于结构影像学反映的是病变区的信号、密度改变，而运动障碍性疾病只有在中晚期才会有明显的结构改变，所以结构影像学无法揭示 PD 在早期出现的代谢、生化改变。

第二节　PET/CT 影像学特征

既然 PD 是黑质-纹状体多巴胺能神经元及通路变性疾病，目前 PET 脑显像主要进行多巴胺合成、转运、受体密度、亲和力的检测，有助于 PD

的早期诊断和对治疗反应及发病机制的认识。脑葡萄糖代谢 PET 显像也可用于 PD 的诊断，特别是与 PPS 的鉴别诊断。PET/CT 的应用增强了对 PD 相关疾病鉴别诊断和对病变部位定位诊断的能力。

一、神经递质功能显像

1. 原理与方法　^{18}F-多巴 PET 是黑质纹状体突触前神经递质功能显像的一种方法，早在 20 世纪 80 年代就有报道静脉注射^{18}F-多巴可在纹状体区浓集。^{18}F-多巴透过血脑屏障进入脑内的方式与左旋多巴类似。显像机制是，基底节对^{18}F-多巴的摄取多少可以定量地反映突触前多巴脱羧酶的活性，该酶可将^{18}F-多巴转化为^{18}F-DA，它的活性与 PD 临床病情严重程度以及黑质多巴胺神经元数目密切关系。如果黑质细胞的数目减少 50%，纹状体区的^{18}F-多巴的摄取也下降了 50%，PD 患者症状对侧纹状体^{18}F-多巴积聚降低，是确诊早期患者及其病情严重程度的客观指标，亦可鉴别原发 PD 与继发 PD，了解多巴制剂的疗效。

2. 图像及主要临床价值　目前进行多巴类显像只能用 PET 来完成。静脉注射^{18}F-多巴会在纹状体区聚集，结果清晰（图 14-2-1A）。

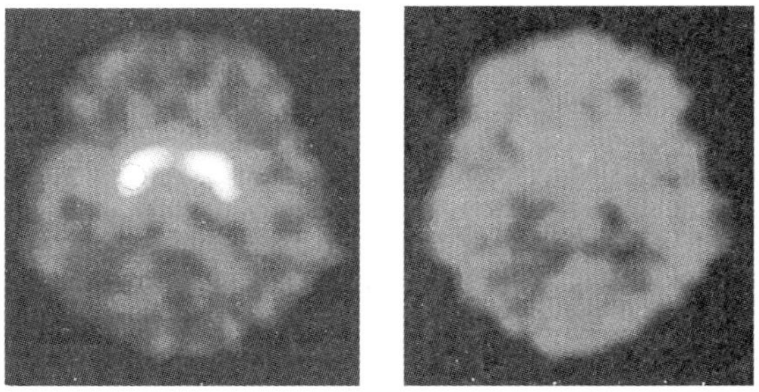

A　　B

图 14-2-1　正常（A）和 PD 患者（B）脑^{18}F-多巴 PET 显像

（1）早期诊断 PD 患者：早期患者即可见到纹状体摄取降低，在有 PD 家族史的高危人群中可发现出现症状前的患者。

（2）病情程度评估：纹状体的摄取程度随着临床分级程度增加而减少，壳核区减少程度比尾状核更明显（图 14-2-1B）。

（3）细胞移植的监测：在进行纹状体胚胎黑质细胞移植后，通过观察移植部位^{18}F-多巴的摄取情况，可了解神经细胞存活状况。

二、DAT 功能显像

1. 原理与方法　多巴胺转运蛋白（DAT）位于中枢多巴胺能神经元突触前膜，其主要功能是在多巴胺神经元发放冲动后，再摄取突触间隙的多巴胺，以终止神经细胞间的信息传递。DAT 是调节 DA 神经系统功能的重要环节。PD 患者脑内 DAT 水平的降低与 DA 含量减少呈正相关。曾经使用过的 PET 示踪剂如^{11}C-可卡因，目前使用较多的是^{11}C-β-CIT，^{11}C-和/或 ^{18}F-CFT，但两者分别存在药代动力学不理想和信号/本底比值不够高等缺点。近年来有报道^{11}C-和/或^{18}F-FP-CIT 具有较理想的显像结果（彩图 14-2-2A）。

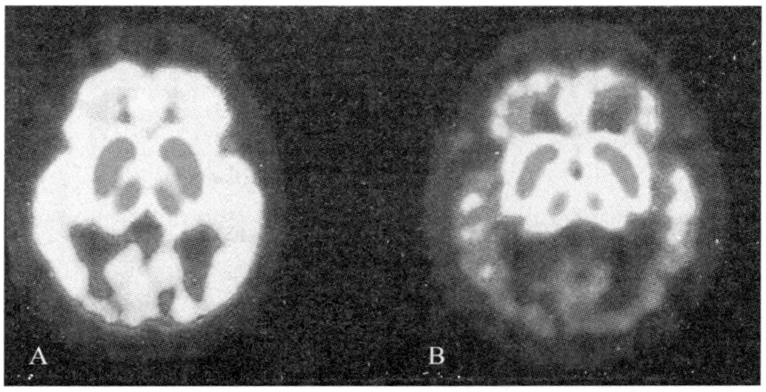

彩图 14-2-2　正常（A）和 PD 患者（B）脑^{11}C-β-CIT PET 显像图

2. 图像及主要临床价值　示踪剂进入脑内主要在纹状体摄取，而其他部位摄取较少，信号/本底比值较高。

（1）早期诊断 PD 患者：早期患者即可见到基底节区 DAT 较正常明显下降，可作为早期甚至亚临床期诊断 PD 的客观标准（彩图 14-2-2B）。

（2）病情程度评估：DAT 检测与 PD 的严重程度之间存在良好的相关性，可用于评价病情程度。

三、DA 受体功能显像

1. 原理与方法　目前使用的 DA 受体功能显像分为 D_1 或 D_2 受体显像剂，D_2 受体特异性较高，所以在 PD 中应用更多的是 D_2 受体显像。PET 最常使用的 D_2 受体显像剂为^{11}C-雷氯必利（^{11}C-RAC，选择性 D_2 受体拮抗剂），^{11}C 半衰期短，使用不便。其他显像剂有^{11}C-/^{18}F-甲基 spiroperidol。

2. 图像及主要临床价值　示踪剂进入脑内主

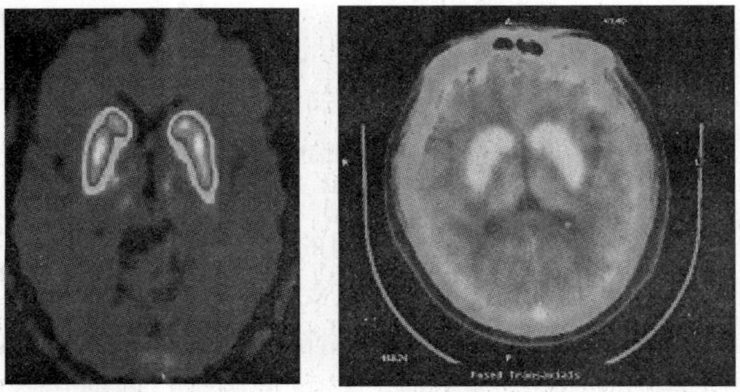

A　　　　　　　　B

彩图 14-2-3　正常（A）脑^{11}C-雷氯必利 PET 显像和 PET/CT 图像（B）

要分布于尾状核与壳核，其他部位较少，靶本比值较高。

（1）鉴别诊断：可帮助鉴别某些帕金森综合征与 PD，如早期帕金森叠加综合征的患者（PSP，MSD）即可见到基底节 DR 的减少，而早期未经治疗的 PD 患者 D_2 受体因代偿作用出现超敏（上调）效应，表现为 D_2 受体显像增高（彩图 14-2-4A、B）。

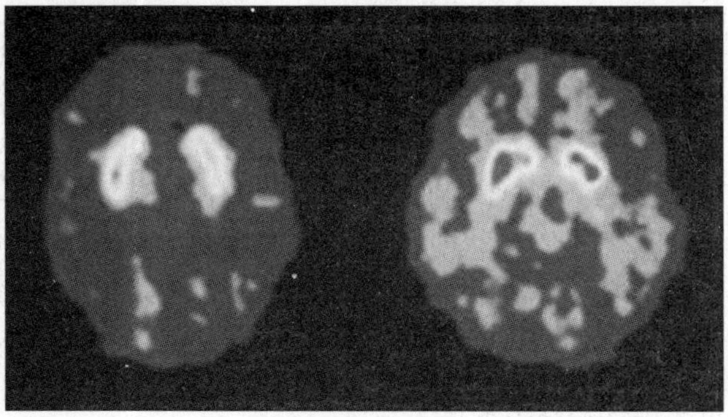

A　　　　　　　　B

彩图 14-2-4　正常（A）和早期未经治疗的 PD 患者^{11}C-Raclopride PET 显像

（2）疗效评价：在应用 DA 受体激动剂治疗 PD 前后，进行 D_2 受体显像可评价治疗的效果。如超敏（上调）现象趋于正常提示治疗有效。

四、葡萄糖代谢显像

1. 原理与方法　葡萄糖几乎是脑细胞能量代谢的惟一来源，脑内葡萄糖代谢情况可以反映脑功能的变化。^{18}F-FDG 为葡萄糖的类似物，具有与葡萄糖相同的细胞转运和己糖激酶磷酸化过程，但转化为^{18}F-FDG-6-P 后不再参与葡萄糖的进一步代谢而滞留于脑细胞内，所以应用^{18}F-FDG PET 进行脑显像不能完全代表天然葡萄糖在脑内代谢的过程，但可以了解葡萄糖在脑内分布情况和代谢状态。因为血糖水平影响脑对葡萄糖的摄取，受检者需禁食 4h 以上。由于脑功能代谢受多种因素影响，根据检查目的，可采用封闭视听，让患者避光、避声，安静休息，避免环境刺激对脑功能代谢结果的影响，静脉注射^{18}F-FDG 185～370MBq（5～10mCi）后 40～60min 进行脑葡萄糖代谢显像（彩图 14-2-5），图像分析多采用半大量分析法，利用一定的生理数学模式，可得到大脑葡萄糖代谢率。

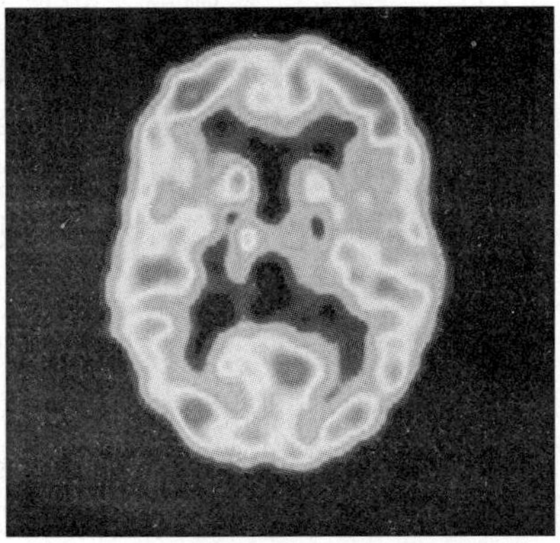

彩图 14-2-5　正常葡萄糖脑代谢显像

2. 图像及主要临床价值　突触是明显利用葡萄糖的部位，黑质纹状体变性导致纹状体葡萄糖摄取、代谢改变，但与多巴显像反映纹状体多巴胺合成、储存能力不一样，FDG 代谢显像只反映残存纹状体神经元的突触活性。大脑皮质也可出现不同程度葡萄糖代谢减低，伴有痴呆症状的 PD 可有 AD 类似的影像表现，提示两病之间存在某些联系。但与上述多巴胺受体等显像比较，葡萄糖代谢显像特异性较差。

（1）早期诊断：多数 PD 患者早期的 FDG 变化并不明显，但总的趋势为壳核的摄取呈现单侧升高，随着病情的进展，摄取又呈现下降，两侧纹状体和丘脑的葡萄糖代谢存在着差异可作为诊断特点。

（2）鉴别诊断：主要是与某些帕金森综合征鉴别，尽管两者均存在纹状体葡萄糖利用异常，但在帕金森综合征的患者更为明显，且多为对称性。还可进行 AD 与帕金森痴呆（PDD）的鉴别诊断。

第三节　临床应用价值

从事功能显像的工作人员，首先应当熟悉和掌握PD和帕金森综合征的临床特点、神经生化和神经病理，这是利用PET显像进行临床应用研究的基础。近年来，随着医学科学、神经科学的发展，对于PD等神经退行性疾病的认识不断发生变化，新的治疗手段和方法也在出现。功能影像学不断飞跃，特别是PET受体显像在神经领域的应用日趋增多，促进了对PD认识的深入。上述的PET功能成像方法，包括神经递质功能显像、DAT功能显像、DA受体功能显像、葡萄糖代谢显像，均可用于PD的诊断、鉴别诊断、治疗效果评价等方面。应根据临床的需求，需要达到的目的，不同方法的优势，以及实际工作所具备的条件进行方法的选择。

1. 早期诊断　动物实验和患者尸检结果表明黑质DA能神经元在丧失50%以上时才可能出现临床症状，神经元丢失＜50%的患者临床症状不明显。因此，单凭临床表现诊断早期PD较困难，易漏诊。^{18}F-多巴PET（FD PET）显像有助于尚未出现锥体外系症状而由于脑内的DA能神经元损伤导致DA减少的“临床前PD”的诊断，当然也包括在无症状的PD直系亲属中早期患者的筛查。FD的摄取与残存的黑质DA能神经元的数量有一定的比例关系，因此即使神经元的脱失轻微，FD摄取的量也会改变，即FD的摄取降低程度与DA能神经元丧失程度呈正相关。目前多巴类显像只能用PET来完成，^{18}F-多巴标记过程的复杂性及检查费用较高限制了它的临床应用。

PD的DAT显像是近年来研究热点。在早期偏侧PD患者中，对侧ST的摄取降低与临床症状的轻重程度呈良好的正相关，同时还可见到，即使是早期偏侧的PD患者，实际上双侧ST都出现了DAT降低，提示另外一侧处于“亚临床”状态。尽管此类显像剂存在同时与DAT和5-HTT（5-羟色胺转运蛋白）高度亲和、特异性稍差的缺陷，但示踪剂成熟，标记相对简单，成本较低，既可用PET也可用SPECT进行显像。因此，DAT显像是目前临床早期诊断PD最实用的功能显像方法。

在早期未经治疗的PD患者，D_2受体显像可以见到ST对示踪剂摄取增高，即出现超敏（上调）效应，这种现象是由于DA神经元退变导致D_2受体出现代偿。^{18}F-FDG PET脑显像在早期PD患者的ST及丘脑代谢变化不明显，部分患者可见单侧轻度升高。以上两种方法也可用于PD早期诊断，但无论灵敏性还是特异性均不如FD和DAT显像，一般不作为首选方法。

2. 鉴别诊断　首先应该明确的是，与PD的诊断问题相同，PD的鉴别诊断主要依据病史、发病特点、临床表现等。当然，影像学手段，包括结构和功能成像有助于PD和其他帕金森综合征的鉴别。

对于早期PD患者，症状轻微，或者年轻的患者，临床症状不典型，需除外心理性运动障碍，还应注意以震颤为主的患者与原发震颤患者的鉴别。此时，通过PET功能显像有助于鉴别诊断。但应选择灵敏性和特异性相对高的显像方法，如^{18}F-多巴PET显像特异性高，是PD诊断的标志；DAT PET显像具有很高的灵敏性，适用于表现轻微的患者。

在帕金森综合征中，经常需要与PD进行鉴别的是PSP和MSA，因为他们与PD的治疗和预后不同，临床必须加以区别。临床前和早期的PD患者主要是壳核，特别是壳核后部的DA神经元丧失最为显著，一般从一侧开始发病，而PSP和MSA患者双侧尾状核和壳核功能普遍减退，这为与PD鉴别提供了病理基础。当对早期患者进行^{18}F-多巴PET或DAT PET显像时，均表现为单侧壳核示踪剂摄取降低明显，而PSP和MSA患者显像特征是双侧尾状核和壳核摄取功能普遍减少。早期PD的D_2 PET受体功能显像因代偿作用出现上调现象，而早期PSP和MSA患者D_2 PET受体功能显像是降低的。

用^{18}F-FDG脑葡萄糖代谢显像进行鉴别诊断的价值报道不一，一般认为该方法简便，但特异性不高。部分早期PD患者一侧壳核的FDG摄取呈升高趋势，与PSP和MSA患者双侧尾状核和壳核功能减退不同。但随着PD病情的进展，在额叶、颞顶枕皮质联合区出现代谢降低，与AD表现类似，即PDD。但是PDD的中线结构如额叶内侧部及前扣带回等脑区受累相对于AD较严重而且受累脑区分布更为广泛，皮质下结构如基底节及丘脑代谢减低也更明显。认为这可能是由于PDD大多处于 PD 后期，基底节代谢可以明显减低。FDG-PET 显像具有整体观察大脑代谢的特点，从这个意义上说，具有提高鉴别诊断的意义。

3. 疗效评价　针对 PD 发病过程中的不同环节所开发的治疗药物和新的治疗方法，尽管尚无法治愈 PD，但可以改善患者症状，延缓疾病进展，PET 脑功能显像可以客观评价疗效，了解治疗药物的作用机制。

当给予 DR 激动剂后，可直接刺激纹状体突触后 DR，D_2 PET 受体显像可见纹状体上调现象下降，提示治疗有效；金刚烷胺可能具有促进 DA 在神经末梢的释放及抗胆碱能作用，但确切机制不详，应用 D_2 PET 受体显像同样可见纹状体上调现象的变化；在应用 *L*-多巴治疗有效后，可观察到 D_2 PET 受体显像趋于正常；给予 CMOT 抑制剂后，使更多的 *L*-多巴通过血脑屏障进入纹状体脱羧而增加 DA 含量，^{18}F-多巴 PET 显像可见纹状体摄取增加。

当长期应用药物特别是多巴类药物不能很好控制症状，出现症状波动、运动障碍、精神症状时，可以考虑外科治疗方法。主要目的是减慢病情进展，减少针对长期药物治疗引起的并发症。目前临床上比较成熟的方法是立体定向毁损丘脑腹外侧核（VL）和后腹苍白球（PVP）。苍白球手术似乎对大多数帕金森症状有效，而丘脑手术只能用来治疗震颤。FDG PET 显像可以观察到丘脑治疗前后侧前额叶和顶叶皮质代谢变化与治疗效果一致，而苍白球治疗前后也可见大脑皮质，特别是运动区代谢的变化。此外，D_2 PET 受体显像可以观察到治疗前后纹状体上调现象恢复正常。

随着病情的进展，PD 患者对 *L*-多巴的治疗反应将会越来越差，大部分病人很难控制病情。此时，胚胎黑质细胞移植是一种治疗方法，可以阻止病情的进展，改善临床症状，但目前仍属于临床实验性研究。如果用^{18}F-多巴 PET 或 DAT PET 显像观察到移植部位摄取量逐渐增加，与临床症状改善相一致，提示移植部位神经细胞存活，且 DA 神经元与宿主建立了突触联系。总之，PET 纹状体显像是移植细胞存活及 DA 神经元功能建立的重要指标。

（高　硕）

参考文献

[1] Herholz K，Herscovitch P，D. Heiss W. Neuro PET. Springer-Verlag Berlin Heidelberg，2004，32-63.

[2] 王荣福. 多巴胺能神经递质及受体显像的临床研究和应用进展. 国外医学放射医学核医学分册，2000，24（2）：59-61.

[3] 王荣福，刘萌. 活体核素示踪神经受体研究进展. 北京大学学报（医学版），2007，39（5）：550-554.

[4] 林岩松. 帕金森病. //王世真主编. 分子核医学. 第二版. 北京：中国协和医科大学出版社，2004，381-386.

[5] 陈生弟，赵迎春. 帕金森病. //陈生弟主编. 神经病学. 18 卷（神经变性性疾病）. 第一版. 北京：人民军医出版社，2002，43-55.

[6] Brooks D. J. PET studies on the function of dopamine in health and Parkinson's disease. Ann N Y Acad，2003，991：22-35.

[7] Kaasinen V，Routtinen HM，Nagren K，et al. Upregulation of putaminal dopamine D_2 receptors in early Parkinson's disease. J Nucl Med，2000，41：65-70.

[8] Parish CL，Stanic D，Drago J，et al. Effects of long-term treatment with dopamine receptor agonists and antagonists on terminal arbor size. Euro J Neuroscience，2002，16：787-790.

[9] 王荣福. 脑受体显像研究现状与进展. 中国医学影像技术杂志，2005，21（4）：495-497.

[10] 王荣福. 脑受体显像临床研究现状与进展. 中国医学影像技术杂志，2005，21（5）：663-665.

[11] Rascol O，Brooks DJ，Korczyn AD，et al. A five-year study of the incidence of dyskinesia in patients with early Parkinson's disease who were treated with ropinirole or levodopa. N. Engl. J. Med，2000，342：1484-1491.

[12] Hivonen J，Aaito S，Lumme V，et al. Measurement of striatal and thalamic dopamine D_2 receptor binding ^{11}C-Reclopride. Nucl Med Commun，2003，24：1207-1214.

[13] Goerendt IK，Messa C，Lawrence AD，et al. Dopamine release during sequential finger movements in health and Parkinson's disease：a PET study. Brain，2003，126：312-325.

[14] Aarsland D，Andersen K，Larsen JP，et al. Prevalence and characteristics of dementia in Parkinson disease：an 8-year prospective study. Arch Neurol，2003，60：387-392.

[15] Apaydin H，Ahlskog JE，Parisi JE，et al. Parkinson disease neuropathology：later-developing dementia and

loss of the levodopa response. Arch Neurol, 2002, 59: 102-112.

[16] Emre M. Dementia associated with Parkinson's disease. Lancet Neurol, 2003, 2: 229-237.

[17] Krack P, Poepping M, Weinert D, et al. Thalamic, pallidal, or subthalamic surgery for Parkinson's disease? J Neurol, 2000, 247: 122-134.

[18] Chou KL, Forman MS, Trojanowski JQ, et al. Subthalamic nucleus deep brain stimulation in a patient with levodopa-responsive multiple system atrophy, Case report. J Neurosurg, 2004, 100: 553-556.

[19] Jeong Y, Cho SS, Park JM, et al. ^{18}F-FDG PET findings in frontotemporal dementia: an SPM analysis of 29 patients. J Nucl Med, 2005, 46: 233-239.

[20] Jeong Y, Park KC, Cho SS, et al. Pattern of glucose hypometabolism in frontotemporal dementia with motor neuron disease. Neurology, 2005, 64: 734-736.

[21] Hilker R, Thomas AV, Klein JC, et al. Dementia in Parkinson disease functional imaging of cholinergic and dopaminergic pathways. Neurology, 2005, 65: 1716-1722.

[22] Ransmayr G, Seppi K, Donnemiller E, et al. Striatal dopamine transporter function in dementia with Lewy bodies and Parkinson's disease. Eur J Nucl Med, 2001, 28: 1523-1528.

[23] Eckert T, Barnes A, Dhawan V, et al. FDG-PET in the differential diagnosis of Parkinsonian disorders. Neuoimage, 2005, 26: 912-921.

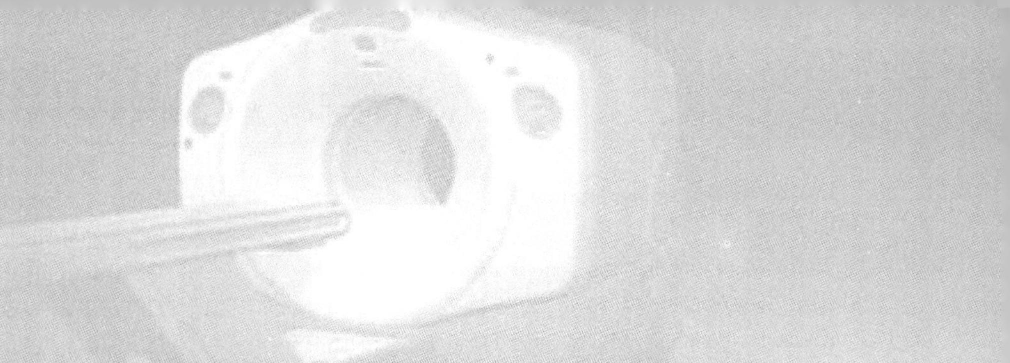

第 15 章 PET/CT 在戒毒与成瘾中的应用

随着药物成瘾、吸毒问题成为当今社会关注的重要问题，目前阿片受体研究更多是在关注阿片成瘾性研究上。Frost 等比较了 ^{11}C-DPN 和 ^{11}C-CFN 在活体人脑中枢阿片受体显像，发现前者在富有阿片受体基底节分布较后者均匀。Tafani 等报告用阿片受体显像在用于麻醉药成瘾病人或戒断药物治疗的观察和评价上也具有重要意义。

PET 或 PET/CT 进行活体断层显像对人脑特定解剖部位受体结合位点进行精确定位和获取受体功能代谢影像，借助生理数学模型，可以获得定量或半定量脑内受体与配体特异性结合浓度及其有关代谢参数，获得人脑阿片受体的分布、数目（密度）和功能（亲和力），从而对一些与阿片受体有关的疾病作出诊断，并用于指导、观察精神和神经性疾病合理用药以及疗效评价和预后判断；同时为神经生物学研究提供一种新方法，具有重要的理论和实用价值。

第一节　概　述

一、阿片药用和滥用的历史状况

（一）阿片的古代历史

从远古时代的史料中可以查阅到有关阿片类药物的记载。早在公元前 4000 年，苏美尔人的药中就含有罂粟汁浆。公元前 2737 年，中国人就知道大麻的药用价值。公元前 1552 年，古埃及西比斯人用莎草纸记载了阿片类植物。公元前 7 世纪，叙利亚人就知道罂粟的作用。公元前 2 世纪，埃及和波斯医生就使用阿片制剂为患者治疗疼痛。古代希腊人也把罂粟作为良药使用。古代希伯来人 Homer 在伟大史诗《奥德赛》中绘制了罂粟的草图。古罗马伟大诗人 Virgil 在一部诗中提及过阿片。古罗马普通商店可以自由销售阿片。后来阿拉伯商人将阿片传播到整个波斯、印度和中国广大的地区。在穆斯林 10 世纪和 11 世纪征服欧洲时期确立了阿片贸易。

（二）欧洲和西方国家阿片的近代历史

15 世纪阿片引入到欧洲，17 世纪末和 18 世纪初阿片在英国可以自由交易。在这一时期，阿片的初级产物可在普通商店自由出售。最初阿片只是自己吸食，后来阿片被制成各种产品出售并流行起来。1660 年，Thomas Sydenham 制成含酒的阿片制剂即止痛用的阿片酊，和含有樟脑的阿片制剂即止泻镇痛用的复方樟脑酊。由于这两种药物疗效迅速而被广为使用。当时这类药物和许多含有阿片的专利药品可以在一般商店出售，甚至在杂货店也能买到，几乎没有任何医药专业和政府的限制和控制。

19 世纪初，社会学界和医学界就鸦片的使用问题发生争执。用阿片类制剂治疗某些疾病疗效很好。例如，阿片治疗霍乱非常有效，确实任何其他药品无法和它比拟，但却造成了许多患者的成瘾问题。1858 年，第一版的《英国药典》收录了 14 种阿片制剂，那时阿片含量尚没有标准化定义。阿片曾被用于治疗酒精中毒、震颤性谵妄和作为酒的置换物。1880 年，阿片用于治疗精神疾病，在早期确实有助于减少精神疾病发病的数量。19 世纪初期，还出现了许多普遍用于儿童的阿片专利制剂，婴儿服用了阿片制剂后的确啼哭减少了，但回顾起来，这或许和当时婴儿频频死亡有关。

19 世纪，英国消费的阿片大多数由土耳其进口，其品质比从印度进口的差得多。英格兰和欧洲西部其他地区，尤其是法国和德国曾经尝试种植罂粟。或许最成功的英国种植者是白金汉郡 John Cowley 和 Staines。1823 年，他们的 11 英亩罂粟收获了 143 磅阿片，为了表彰他们的贡献，给他们颁发了英国园艺协会大奖。尽管他们率先获得成功，但是其他英国人和欧洲人种植阿片却从未很成功。整个 19 世纪和 20 世纪初，阿片的使用特许在英格兰东部低地，在那里阿片比其他国家更容易获得。

19 世纪前叶，许多浪漫作家和诗人使用阿片来激发创作灵感，尽管用量比药用剂量少得多，但是却引出许多趣味则事。Thomas de Quincy 和 Samuel Taylor Coleridge 变成了阿片成瘾者，后来他们写下了有关吸食阿片的特殊感觉。当时甚至认为，文学界人士只有吸食阿片才能获取安逸和欣快的创作灵感。

1816 年，德国汉诺威的 Frederick William Serturner 药剂师分离提纯了一种白色结晶物质，它比阿片的效力更强。最初命名为 Morphium，后改为 Morpheus，即睡梦之神。1818 年，制药协会的创始人 Thomas Morson 在巴黎展示了吗啡产品。1821 年，英国伦敦开始大规模生产吗啡，德国几乎同一时期开始生产吗啡。

（三）中国阿片的近代历史

1. 早期的阿片药用和滥用史料　罂粟并不原产于中国。据史料记载，公元 667 年，阿拉伯使者向中国唐代皇帝纳贡的“底也伽”中就含有大量的阿片。同时，阿拉伯人也将罂粟种子送给中国，不久中国人就开始种植罂粟了。公元 739 年，陈藏器所著的《本草拾遗》首次将罂粟写入中国的医药书籍中。公元 9 世纪前叶起，中国人尝试用罂粟来医治疾病。1432 年，王玺著的《医林集要》中记载了阿片的制作方法。1578 年，李时珍在《本草纲目》中对罂粟的功用、形态及其制品作了较全面、系统的描述。由此可见，中国人知道罂粟至少有 1 300 年的历史，懂得罂粟的药用价值有 1 000 多年的历史，而制作阿片至少有 500 多年的历史了。16 世纪 90 年代，中国明朝政府与西方有贸易往来，葡萄牙商人和英国商人主要向中国输入毛织品和金属器皿，中国出口丝绸和茶叶。17 世纪后，吸食阿片在中国开始流行，葡萄牙商人和英国商人开始大量从印度向中国贩卖阿片。当时中国明朝政府和社会各阶层对阿片的本质并不认识，只是知道它的有益性质而作为高尚的奖赏，而对阿片的成瘾性和毒性几乎没有认识。18 世纪后，中国各地民众普遍开展罂粟种植并开始阿片制作，并广为使用和滥用，这为后来英国对中国实施大规模的阿片走私奠定了市场基础。

2. 鸦片贸易与鸦片战争　中国的药物滥用历史不能回避鸦片战争这一国耻。1796 年，英国贩卖到中国的鸦片已经超过每年 1 000 箱。阿片贸易使英国政府和商人获得巨额利润，并换取大量的中国丝绸和茶叶。据不完全统计，截至到 19 世纪前叶，英国向中国输入和走私了 42 万 7 千箱阿片，从中国掠夺走了银元约 4 亿块。法国、美国、俄国等国也纷纷效仿英国，向中国大量走私阿片，牟取暴利。

当时的中国大约有 10% 的人口吸食阿片成瘾，本来就贫穷的中国，加上内外交困的状况，百姓民不聊生，处在水深火热之中。但直到 19 世纪后叶，当阿片在皇宫和军队中快速流行之后，中国清朝政府才认识到阿片的社会问题的严重性。阿片在中国滥用的实质是帝国主义强大和中国清朝政府无能与腐败的混合物。

1838 年，道光皇帝下诏，命湖广总督林则徐作为钦差大臣，前往广东禁烟。林则徐抵达广州，随即开展禁烟，处死了一批烟贩，整顿水师，晓谕英国不法商人上交走私的阿片。1839 年夏，在虎门海滩当众销毁走私的 2 万多箱阿片。中国的禁烟措施，遭到了英国政府的强烈反应。1840 年夏，由 48 艘舰船和 4 千多名官兵组成的英国远征军封锁了广州珠江口，爆发了震惊中外的“鸦片战争”。由于中国清朝政府的腐败和无能，鸦片战争以中国割地、赔偿 2 100 万两白银、签订了丧权辱国的《南京条约》而告终。鸦片战争改变了中国的历史，也改变中国人民的命运。从此，中国陷入半殖民地状态，遭受了五千年来从未受到的耻辱。

3. 民国和抗日战争时期　20 世纪前 50 年是中国近代史多灾多难的年代。中国清朝政府已经无法控制罂粟种植和阿片的生产，阿片滥用人口日益增多。自甲午战争以后，日本逐步取代英国成为向中国输入和走私阿片最多的国家。到了民国时期，因政令不一，割据盛行，中央和地方的军阀为扩大地盘，竞相纵容并鼓励种植罂粟，形成军阀武装割据，制造阿片的混乱局面，以致百业凋敝，田土荒芜，烟馆遍地，民不聊生。20 世纪 20 年代后，中国军阀混战，全国种植罂粟的面积达到 8 000 万亩，占全国耕地面积的 6.1%。产量最大的省份为四川、陕西、云南、甘肃。在这一时期，日本、印度、土耳其等国趁机大量走私阿片入境，仅1923年印度烟土走私入境就达700多吨，土耳其鸦片达600多吨。到20世纪30年代初，走私进入中国的阿片、吗啡、海洛因等麻醉药品和精神药品每年约达5 000吨，主要来自日本。抗日战争时期，阿片成为日本军国主义征服中国的武器，在东北和内蒙古各地种植罂粟制造阿片。据记载，日军统治区阿片产量达2万吨，约有3 200万中国人口滥用各类阿片制剂。抗战结束后，上海等地仍有大宗的阿片走私入境。直到1949年中华人民共和国成立阿片走私才得以停止。

4. 新中国成立和改革开放　1949年中华人民共和国成立后，中央人民政府即以高度的责任感和周密的部署，凭借对社会的有效控制，强大的军事力量和廉洁高效的干部队伍，动员社会各阶层的力量，封闭烟馆，收缴烟具、烟土，铲除烟田，归田种粮，依法惩办非法制售阿片类罪犯，处决罪大恶极者，挽救阿片类滥用者。1953年，中国政府庄严宣布，中国是“无毒”国家。

1978年，中国确立了改革开放的基本国策，国家在政治、经济、文化等各方面均取得了翻天覆地的变化。随着改革开放的深入、对外交往的增加，国际国内的一些不法分子也趁势而入，麻醉药品和精神药物非法流入渠道日益复杂和严重，药物滥用种类多样化的局面基本形成。目前中国已成为世界上药物滥用问题较为严重的国家之一。

中国海洛因的主要来源是缅甸和阿富汗。据2004年《缅甸鸦片问题调查报告》，缅甸罂粟种植面积为44 200公顷，阿片产量370吨，约提纯海洛因40吨，80%经云南等地走私到中国。据2004年《国际麻醉药品和精神药品控制战略报告》，阿富汗植罂粟的面积达206 700公顷，阿片产量4 950吨，约提纯海洛因500吨，10%经中国新疆走私入境转运或销往内地。

二、其他成瘾药物的药用和滥用的历史状况

（一）可卡因和大麻的药用和滥用史

1. 可卡因的药用和滥用史　早在5000年前，在南美洲安第斯山脉的古印第安人就认识绿色灌木古柯树，他们信奉这种植物为“圣草”，自古以来就有咀嚼古柯叶提神、醒脑、消除疲劳、增加力量；还用以御寒、治病、减轻胃痉挛、风湿、头痛等不适。早期咀嚼古柯叶是王族的特权，16世纪后得到流行和普及，包括西班牙的移民。现在依然是土著文化不可缺少的一个组成部分，90%的印第安人至今仍保持着这一嗜好，同时也逐渐成为阿根廷西北部、哥伦比亚、玻利维亚、秘鲁和亚马逊河谷等地约800万人口的日常习惯。

当美洲大陆被发现后，古柯叶被带回欧洲，但并没有像阿片那样进入到主流社会。1662年，英国药剂师Abraham Cowley撰写了有关古柯叶和其提高精力以及触发快乐思维的文章。1860年，德国化学家Alert Niemann从古柯叶中分离出来一种最主要的生物碱即可卡因（cocain）。可卡因的出现成为轰动一时的提高精力和改善耐力的物质。甚至医学界人士也撰写了有关可卡因如何增进爬山的能力等。Sigmund Freud和他的同事Karl Ko发现可卡因可以作为局部麻醉剂使用；1884年，他发表了有关可卡因的论文，描述了可卡因用于治疗的可能性。1885年，KoUer发现可卡因适合作为眼科手术的麻醉剂，当将可卡因滴在青蛙的眼睛上时产生有效的表面麻醉。由此，可卡因很快就成为眼科和耳鼻喉科手术的局部麻醉剂。

可卡因流行使用最为经典的是Marianis可卡因葡萄酒，它是一种刺激物的发明专利药品。1900年，可口可乐每瓶含有4.5mg可卡因。1868年，英国颁布了限制阿片和可卡因出售的法令。20世纪20年代，美国使用可卡因出现严重的问题，好莱坞关于可卡因的丑闻使得这一问题更为突出。20世纪30年代，可卡因滥用问题开始逐渐减弱，到20世纪60年代，没有再出现大的问题。在第一次世界大战期间，欧洲人关注可卡因的使用，许多欧洲国家制定法律控制可卡因的生产、使用和销售。许多迹象表明20世纪20年代以来美国流行的滥用可卡因，也发生在欧洲。由于地域关系以及可卡因类的兴奋作用和阿片类截然不同，可卡因滥用尚未在中国泛滥，但最近几年也偶见滥用可卡因的病例。中国大陆的可卡因来源主要是经中国香港走私入境的，应该引起足够的重视。

2. 大麻的药用和滥用史　大麻是桑科植物，是一种强韧、耐寒的一年生草本植物，遍及全球。据史料记载，早在公元前2737年中国人已经懂得食用大麻籽，利用大麻纤维作为衣服的原料，知道大麻可以治疗某些疾病。公元前221年，先秦时

期的著名医书《神农本草经》记载了大麻的药用价值。大麻能用于止痛、麻醉、止痉、抗抑郁、激发欲望、平喘以及抗菌消炎。至今临床仍常用中药麻仁丸治疗便秘。

19 世纪英国才有大麻作为药品的使用记载。1842 年，爱尔兰 William O'Shaunassy 医生发表了关于印度大麻及其药用价值的论文，这是他在印度工作期间获得的有关大麻的大量实质性知识的总结。很快，英国药典收录了大麻，英格兰也种植了几年大麻。1848 年开始使用大麻研究治疗精神错乱，后来发现大麻滥用者也可以发生精神错乱。19 世纪 80～90 年代，欧美文学和艺术娱乐圈滥用大麻成为普遍现象，大麻会产生超乎寻常的精神感受。

20 世纪 60 年代美国滥用大麻肆虐，形成举世震惊的社会问题。大麻制品像洪水般地倾入美国大、中、小学校园。据美国国家药物滥用研究所（National Institute on Drug Abuse，NIDA）1979 年的调查，12～17 岁的少年中用过大麻制品的占 31%，而用过海洛因的只占 5%；18～25 岁的青年中用大麻的占 68%，而用过海洛因的只占 4%；26 岁以上的成年人中用大麻的占 20%，用过海洛因的仅占 1%。这是因为大麻比海洛因便宜易得多，可以自行栽种，制作也不复杂，不产生严重的戒断症状，也容易戒掉。

（二）苯丙胺类兴奋剂和其他合成药品的滥用史

1. 苯丙胺类兴奋剂滥用史和现状　苯丙胺类兴奋剂（amphetamine type stimulants，ATS）是含有苯丙胺化学结构药物的总称，包括安非他明、甲基苯丙胺（methamphetamine）又称去氧麻黄素，俗称冰毒、亚甲二氧苯丙胺（methylenedioxy amphetamine，MDA）、亚甲二氧甲基苯丙胺（3,4-methylene dioxymethy-amphetamine，MDMA）俗称摇头丸等。ATS 类药物是拟交感生物胺药，具有典型的兴奋大脑、除倦怠、驱睡眠等作用。ATS 的发明和麻黄关系密切。

麻黄是灌木或草本状多年生蓄根植物。麻黄作为一种传统的中药材，已有 4 000 多年的药用历史。公元前 221 年先秦时期的著名医书《神农本草经》，205 年汉代名医张仲景著的《伤寒论》，652 年唐代孙思邈著的《备急千金要方》，1578 年李时珍著的《本草纲目》等各种医药古籍中都有用麻黄的方剂。麻黄作为解表第一药，自古以来就受到医家的重视，主要有发汗、止咳平喘、祛风寒等功效。

1887 年，日本的长井长吉从麻黄中提纯出有效成分麻黄碱或称麻黄素。1893 年日本首先合成出脱氧麻黄素，即甲基苯丙胺。1930 年后，甲基苯丙胺成为处方药，用于治疗哮喘、癫痫、肥胖症、精神分裂症和儿童多动症。1933 年，美国 Arens 合成出脱氧麻黄素的衍生物安非他明（amphetamine）。

在第二次世界大战期间，美国和日本曾将 ATS 用于军事人员，以提高战斗精神、维持不眠、提高生产力等。第二次世界大战后，ATS 由原来的军事用途进入市场，刺激了 ATS 的生产。1950 年后，ATS 的供应由于受到严格的管制，促发滥用者在秘密实验室非法生产。60 年代，出现甲基苯丙胺注射剂，明显地增加了滥用者。1970 年以后，ATS 在严格的法律控制下生产，但这却促进了 ATS 地下非法市场交易和秘密加工。目前临床较少使用这类药物。

20 世纪 50 年代后，日本、英国等国家流行服用 ATS，因为中小剂量可以提高人的心境和特殊感觉，表现出精神振奋、思维活跃、情绪高涨、注意力集中、工作能力提高，长时间工作或学习无疲劳感、无饥饿感。长途行车司机服用 ATS 可避免困倦，学生服用 ATS 挑灯夜战应付考试不累，运动员服用 ATS 增强耐力和速度，演员服用 ATS 增加精力和提高表演艺术。因此，ATS 成瘾者达约 300 万人口。到 20 世纪 70 年代之后，美国和西方各国相继出现 ATS 大流行，包括两度非法制造的高潮。

MDMA 是当前欢乐型 ATS 的代表药物。MDMA 具备 ATS 的兴奋性与致幻作用。MDMA 从 80 年代兴起，在北美广泛传播，更是西欧各大城市舞厅或一些学院狂欢舞会上广为滥用的药物。近几年我国一些城市的歌舞厅、卡拉 OK 厅娱乐场所也出现 MDMA。滥用 MDMA 后会使人亢奋不已，听到音乐后摇头不止，时间长达 6～8h，并出现幻觉和性冲动。

2. 氯胺酮和精神药物滥用现状和趋势　氯胺酮俗称 K 粉。1962 年，Calvin Stevens 首先合成了氯胺酮（ketamine），最初命名为 CI581。1965 年发现氯胺酮是一种很好的麻醉剂。同年，Edward Domino 首次将氯胺酮用于娱乐，描述了氯胺酮神奇的致幻作用，创造了分离麻醉剂（dissociative anesthetic）的术语，其含义是致幻性麻醉。1966年，氯胺酮获得人和动物麻醉药物的专利。越南战争时氯胺酮曾用于美国伤兵的麻醉。1969年以盐酸氯胺酮的形式作为药品上市。1970年以后氯胺酮作为娱乐品风靡全球，特别是在英国、瑞典、俄罗斯和澳大利亚。1978年出版了2本有关氯胺酮体验的书籍，一本是Marcia Moore和Howard Alltounian写的《旅程进入光明的世界》，另一本是John Lily写的《科学家》，加剧了氯胺酮的滥用。1999年，美国将氯胺酮列入管制药物，因为发现它可被利用作为强奸及性侵犯的药物。目前，全世界多数国家都将氯胺酮列为管制药物，无许可证和处方则为非法所有。1999年以来，氯胺酮开始流入日本、泰国、中国香港和大陆地区，主要是在一些通宵跳舞的娱乐场所非法销售，滥用者主要是一些青少年群体。2001年，中国国家药品监督管理局发布《关于氯胺酮管理问题的通知》，规定氯胺酮及其原料药按第二类精神药品管理。

地西泮（安定）属苯二氮䓬类镇静催眠药，是神经精神科临床的常用药，这一类药种类繁多，一般具有显著的稳定情绪、减轻焦虑、消除紧张和松弛肌肉的作用，其中不少品种还具有改善睡眠的作用。1995年以来，北京、重庆、广东和西安先后发生了多起青少年集体大量滥用安定类的事件。苯二氮䓬类药物都具有不同程度的中枢依赖性。服用量过大，会对中枢神经产生抑制麻痹作用，直接影响呼吸和心血管的活动，造成呼吸衰竭、血压下降及休克。

三、成瘾药物药用和滥用的政策演化历史

（一）欧美国家的政策历史

19世纪中叶，英国对流行滥用阿片的问题越来越担忧。由于阿片在医学和药学上具有重要的双重影响因素，因此，有关阿片的法案在英国国会几度激烈争论未获通过。1868年英国出台了药物法案，控制阿片的使用，在这项法令中限制了阿片和一些药物的使用范围，严格规定阿片类药物的标识。但是，这项法令并没有能取缔英格兰许多地方自由贩卖阿片的市场。对于成瘾问题持续和发展，医学界尤为担忧。19世纪80年代，含有阿片和吗啡的专利药物才受到严厉限制，并通过有关法案，使阿片和吗啡得以从法律上进行管理和控制。

19世纪中叶，美国也通过了类似的法律。例如，1860年宾夕法尼亚州通过控制阿片销售的法律。20世纪早期出现有关成瘾药物重要的立法转变，大多数政策、法律的出台都是经过极其激烈的争论，主要集中在医药专业，游说国会进行司法改革以及立法控制成瘾药物使用的提案。20世纪早期英格兰成瘾的人口并不多，主要是一些年长的成瘾者、中产阶级和医源性成瘾患者。美国问题十分严重，因此，公众极力促进立法机构出台更多的控制成瘾药物使用的法律。1914年，Harrison法案有效地维持了因医生违法使用造成成瘾的判决。由此，控制药物滥用由立法管理转变成刑事案件处罚。20世纪20年代，违法使用阿片治疗的诊所逐渐被查封，使用成瘾药物的医生需要遵守法律。

在英国医学界议员的努力下通过了一项法案，承认了医生在治疗成瘾中的角色，有效地建立了著名的“大不列颠制度”。1912年期间，在海牙会议上通过成瘾药物使用和贸易的国际公约，但是英国和荷兰采取拖延执行的策略，因为英国阿片贸易仍有很大的利益，而荷兰东印度群岛仍在进行大量成瘾药物的交易。由于菲律宾传教士和美国民众的压力以及禁止麻醉药关系到美国在菲律宾殖民地的利益，所以，美国极其反对阿片贸易。尽管最初制定的法律政策只是出于外交目的，但是不久就形成活跃的国内组织。

1914—1918年第一次世界大战期间，成瘾药物滥用发生了极其令人担忧的趋势，特别是在英国，前线作战士兵的可卡因消费已经成为严重的问题，为此，在国家防御法案中引入更为严厉的控制措施，以适合作战的需要。1920年危险药物法案涵盖了阿片的控制。1924年英国设立了Rolleston委员会评价成瘾是否是医学使用吗啡和海洛因造成，它是特别的决策，因为直到1968年之前所有医生都有海洛因和可卡因的处方权，尽管当时有严格的限制，但是仍然出现许多不规范的私家医生滥用的处方。

1818年，荷兰医疗法规定只有药剂师、内科医师、助产士和外科医师有权开具毒麻药的处方，并需在处方的下面作特殊的标记。1865年一个独

立的法律规定，只有药剂师和特许医师可以发放成瘾药物，而且每个处方限定阿片量为 50mg。1919 年荷兰颁布第一部《阿片法》，宣布在荷兰发放、买卖、进口、出口、制造阿片及其衍生物为违法，但是私有阿片自己使用不属于违法。1928 年的第二版《阿片法》规定私有阿片也属违法。1953 年这部法律又进行了修改，所有的大麻产物也被视为违法，任何非法制造、使用阿片、可卡因和大麻都将受到严厉的惩处。但实际上，仅在 1953—1976 年期间，荷兰成瘾药物滥用才被视为违法犯罪。随着 20 世纪 60 年代大麻用量的上升，荷兰政府指定了一个麻醉药操作机构即 Commissie Baan，并在 1976 年修订阿片法，增加了硬性成瘾药物（如海洛因、阿片、吗啡等）使用和交易的刑事制裁条款，减轻了大麻产品的法律制裁，对个人使用大麻重新进行了分类，从依法处罚的犯罪变更为过失行为。

然而，美国却采用更为严厉的措施，可能是针对庞大的成瘾人口和面对成瘾问题无能为力的医疗水平。早在 20 世纪 60—70 年代，福利机构和 Nyswander 就开始使用美沙酮治疗海洛因成瘾，一直延续至今。20 世纪 70—80 年代出现第二次流行滥用可卡因。1968 年英国脑委员会（the Brain Commission）对许多医师开具大量管制药物的问题作出反应，1969 年出台了危害药物法案的框架，在这个法案中设立了专家药物门诊部，强制性地登记成瘾者，限定特许医师才具有海洛因和可卡因的处方权。

大多数欧洲国家和大多数批准联合国条约的国家一样，在 20 世纪前 50 年通过了控制成瘾药物减轻非法的药物危害问题的法律。20 世纪 60—70 年代后期，伴随着海洛因快速地进入欧洲，观念发生了戏剧性的变化，荷兰、法国、德国、比利时、意大利、爱尔兰、英国和丹麦，后来又有西班牙和希腊相继出现专业性的成瘾药物服务机构。

（二）中国政策的历史变迁

近代中国是世界药物滥用人口最多的国家，危害之烈超过世界任何其他国家和地区。中国不仅是发布药物滥用禁令最早的国家，也是发布药物滥用禁令最多的国家。在长达 220 年的时间里，历届政府都为禁烟做了不懈努力。

1. 中国的第一次禁毒运动　1729 年雍正皇帝颁布了第一个禁烟法令，这是世界上首个禁止药物滥用的法令。1839 年在道光皇帝的推动下，颁布了中国历史上第一部禁止药物滥用的法典《严禁鸦片章程》。这部法典共 39 条，对阿片的种、运、售、吸各个环节的违法活动都有具体的惩处规定。这对当时各地开展的禁烟运动，起到极大的推动作用。1838 年道光帝指派林则徐为钦差大臣，赴广东禁烟。

1901 年慈禧太后以光绪帝的名义下诏变法。中国清朝政府将禁烟列为“新政”的主要内容，开展了颇具声势的禁烟运动。1906 年清朝政府发布谕令“著定十年以内，将洋土药之害一律革除净尽”。禁烟、禁种、禁止阿片的输入，取得了显著成绩，但还远未能彻底禁绝。

2. 中国的第二次禁毒运动　中国清朝末期和民国初期，中国政府又发动了第二次禁烟运动。1912 年临时大总统袁世凯连续签发了《新刑律》、《吗啡治罪条例》、《禁种罂粟条例》等法案，严令滥用者立即戒除，贩者分别停歇，劝令种烟者改种他种农作物。南京国民政府建立后，1935 年国民政府军事委员会公布《禁毒实施办法》与《禁烟实施办法》，开始实施“两年禁毒、六年禁烟”计划。提出“两年禁毒、六年禁烟”，规定 1935—1936 年为禁绝烈性麻醉药品和精神药品之期限。1935—1940 年的 6 年为禁烟期限。1936 年发布《禁毒治罪暂行条例》，对制造、运输、贩卖阿片者，意图营利为人施打吗啡，或以馆舍供人滥用阿片者均处死刑。1937 年起无论制、运、售、吸烟土者均处以死刑。两年禁毒至 1936 年底，共枪毙制毒贩毒罪犯 2 288 人，缉获和销毁大量阿片。

为配合“两年禁毒，六年禁烟”计划的实施，国民政府调整了禁烟组织机构，蒋介石兼任禁烟总监，下设军事委员会禁烟总会、行营禁烟督察处、各省市政府民政厅、警察厅、各省市禁烟特派员等机构的组织系统。到 1939 年，绝对禁种省份与缓禁省份基本实现禁种。“两年禁毒，六年禁烟”计划的实施期间共登记了烟民 360 万人。国民政府为禁烟作出了很大努力，取得了一定的成效。但是，由于日本军国主义侵华势力的不断扩张和毒化政策，致使“两年禁毒，六年禁烟”运动未能达到预期的目标。1940 年后烟毒再度泛滥起来，1949 年中国的罂粟种植面积达 100 万公顷，滥用阿片人口达 2 000 万，制贩阿片的现象普遍。

3. 中国的第三次禁毒运动　1949 年中华人民共和国成立后，中国共产党和中央人民政府十分重视禁烟禁毒工作，把禁烟禁毒作为当时社会改革的一项重要内容。1950 年中央人民政府发出了《关于严禁鸦片烟毒的通令》，1951 年中国已基本上实现了罂粟的禁种。1952 年中共中央发出《关于肃清毒品流行的指示》，明确指出运动的方针是严厉惩办与改造教育相结合，打击惩办少数，教育改造多数。同年，中国政府再次发布了《严禁鸦片烟毒通令》。截止到 1952 年 11 月，三年的中国全国性的禁烟禁毒运动基本结束，依法查处 369 705 人，逮捕 82 056 人，入狱服刑 51 627 人，依法处决了 880 名罪大恶极的制毒贩毒罪犯，缴获阿片等约 200 吨，挽救了 2 000 万药物滥用者，使新中国成为史无前例的"无毒国"。

4. 中国的第四次禁毒运动　1979 年以来，中国确立并实施了改革开放的基本国策，国家在政治、经济、文化等各方面均取得了翻天覆地的巨大变化。随着改革开放的深入，对外交住的增加，国际及国内的一些不法分子也趁势而入，从而使得麻醉药品和精神药品犯罪现象逐步增加，成为严重的社会问题。中国政府高度重视禁毒问题，1979 年的《中华人民共和国刑法》专门规定了制造、贩卖、运输麻醉药品和精神药品罪及其刑罚。1982 年的《关于严惩严重破坏经济的罪犯的决定》、1986 年的《中华人民共和国治安管理处罚条例》、1987 年《中华人民共和国海关法》和《关于惩治走私罪的补充规定》等法律，进一步对惩治麻醉药品和精神药品违法犯罪作出规定，并将严重麻醉药品和精神药品犯罪的法定最高刑提高到死刑。1990 年中国全国人大常委会通过《关于禁毒的决定》，中国专门成立了"国家禁毒委员会"负责中国的禁毒、缉毒、戒毒的工作。1997 年对《中华人民共和国刑法》进行了修订，在吸收、保留《关于禁毒的决定》主要内容的基础上，对麻醉药品和精神药品犯罪的法律规定作了重要修改和补充。

严格管理、禁止滥用麻醉药品和精神药品，是中国禁毒法制建设另一项重要的内容。1984 年中国全国人大常委会通过《中华人民共和国药品管理法》，国家对麻醉药品、精神药品实行特殊的管理办法。1987 年和 1988 年，中国政府先后发布《麻醉药品管理办法》和《精神药品管理办法》，分别对麻醉药品和精神药品的生产、供应、运输、使用、进出口的管理作出了明确规定。1995 年又发布《强制戒毒办法》，国家卫生部发布《戒毒药品管理办法》，使戒毒工作有法可依。为了防止易制毒化学品流入非法渠道，打击有关违法犯罪活动，中国立法机构和政府还发布了一系列严格管制易制毒化学品的法规和规章。《中华人民共和国刑法》、《中华人民共和国海关法》和《关于禁毒的决定》都对非法买卖、走私易制毒化学品和麻黄素等用于制造麻醉药品和精神药品的原料和配剂的犯罪行为，规定了严厉的处罚条款。《中华人民共和国禁毒法》于 2008 年 6 月 1 日颁布施行，共计七章十一条。

中国政府把禁毒作为一项基本政策纳入国民经济和社会发展规划，实行综合治理的禁毒战略，确定了"禁吸、禁贩、禁种、禁制并举，堵源截流，严格执法，标本兼治"的工作方针，并把预防青少年成瘾药物滥用作为禁毒工作的基础工程；同时，积极参与和开展国际禁毒合作，以期从根本上解决中国的药物滥用问题。作为世界上人口最多的国家，在这个问题上如果处理得不好，从某种角度上讲，中国有可能会成为世界上最具潜力的麻醉药品和精神药品传播地。中国政府一直高度重视麻醉药品和精神药品犯罪问题，并为国际禁毒事业做出了许多有益的贡献。

第二节　药物成瘾性脑病的认识及其探索

一、成瘾性药品的基本概念

（一）概念与分类

1. 成瘾性药品的定义　成瘾性药品是指国家实行管制的麻醉药品和精神药品。国家之所以对这类药品实行管制，是因为它们具有特殊性、依赖性（成瘾性），其毒副作用主要是作用于大脑，长期使用或者滥用会造成大脑的损害并产生一系列的病理性改变，并可能带来一系列的家庭和社会等问题，包括家庭破裂、社会治安、艾滋病传播等。

通俗地说，凡是能够对中枢神经系统，即脑，造成毒副作用的药品，都属于国家管制药品。麻醉药品和精神药品用量适宜是药品，如果滥用会产生毒副作用，对脑造成损害，造成运动功能障碍、认知丢失、精神紊乱、行为异常和药物依赖（成瘾），甚至被他人控制。因此，国家对这类特殊药品的种植、生产、运输、进出口、销售和使用都有相当严格的规定和防范措施。

全国人大常委会在 1990 年 12 月 28 日通过的《关于禁毒的决定》中给麻醉药品和精神药品下了这样的定义，即“麻醉药品和精神药品是指鸦片、海洛因、吗啡、大麻、可卡因以及国务院规定管制的其他能够使人形成瘾癖的麻醉药品和精神药品”。《中华人民共和国刑法》第三百五十七条规定：“本法所称的麻醉药品和精神药品，是指鸦片、海洛因、甲基苯丙胺（冰毒）、吗啡、大麻、可卡因以及国家规定管制的其他能够使人形成瘾癖的麻醉药品和精神药品”。这个定义语言简洁，反映了现今社会中人们所理解的麻醉药品和精神药品的本质。

2. 麻醉药品和精神药品又是毒品　麻醉药品和精神药品是临床用于治病救人、解除患者病痛不可缺少的药品。例如，某患者因某疾病动了手术，术后刀口剧痛。为了解除患者的这种痛苦，医生常常给患者注射一针吗啡或哌替啶。又如，广泛用于儿童多动症治疗的中枢兴奋药哌甲酯，用于平喘的麻黄碱，用于镇咳的复方可待因溶液，用于治疗失眠的安定类药品等都属于国家管制药品范畴。这类药品长期使用会使中枢神经系统发生一系列生理生化改变，致使产生躯体和心理依赖性。

因此，麻醉药品和精神药品用于医疗目的时就称为药品，它们必须由专业医生使用或者在专业医生严格监控、指导下有限度地使用。一些不法之徒利用这些药品对神经系统产生依赖（成瘾）或异常感觉的毒副作用，背离医疗目的，非法销售这类药品，控制和危害一部分人群。这时麻醉药品和精神药品失去了它原有治病救人的性质，不再具有药品的功能而成为毒品。所以，麻醉药品和精神药品具有两重性，即治病救人的益处和坑害人类的坏处。这就是国家对麻醉药品和精神药品实行管制的原因。

3. 药物滥用与吸毒行为　非医疗目的使用麻醉药品和精神药品在行为医学上称作药物滥用。但随着近年其他药品滥用事件的出现，使得药物滥用的概念不断扩大，例如，滥用抗生素、滥用中药等。因此，从广义上讲药物滥用包括滥用所有药品，这种滥用涵盖了医生不合理用药和患者自行滥用药的行为，以及麻醉药品和精神药品滥用行为。本章所用的药物滥用一词，是狭义概念，特指滥用麻醉药品和精神药品。

从社会和法学的观点来看，麻醉药品和精神药品是对个人和社会有严重危害的一种特殊化学物质，它能改变现存生物体的结构或功能，直接或间接影响大脑、机体、认知、精神和行为。因此，社会和法学将非医疗目的使用麻醉药品和精神药品的行为称作吸毒。

（二）常见滥用药物（毒品）的分类

1. 根据来源　天然药物如阿片、吗啡、海洛因、可待因、大麻、可卡因等，工业合成药物如苯丙胺、哌甲酯、美沙酮、哌替啶、苯巴比妥、地西泮等。

2. 根据对中枢神经系统的作用效应　镇静类药物如阿片、吗啡、海洛因、美沙酮、苯巴比妥、地西泮等，兴奋类药物如可卡因、苯丙胺、哌甲酯等，致幻剂类药物如仙人球毒碱、二甲色胺等。

3. 根据性质　硬性毒品如海洛因、吗啡、阿片、可卡因等，软性毒品如大麻、安定类、甲丙氨酯等。

4. 根据法律分类　非法毒品如鸦片、海洛因、大麻、可卡因等；合法毒品如烟、酒、安定类（地西泮）药物等。

二、药物成瘾的基本概念

（一）药物成瘾的定义

药物成瘾（drug addictive）是非医疗目的的滥用麻醉药品和精神药品，即成瘾药物（addictive drug）的毒副作用造成脑损害，产生以成瘾（addiction）或者依赖（dependence）为主要症状的一种慢性和间歇复发性脑病（chronic intercurrent relapsing brain disease）。1990 年《国际疾病分类》（第 10 版）（ICD-10）已将其纳入疾病分类之中。药物成瘾性脑病可以进行治疗，控制症状、减少痛苦和复发。

（二）药物成瘾性脑病的特征

药物成瘾性脑病的病因清楚，是成瘾药物的毒副作用所致。由于反复滥用成瘾药物，脑和身体受到广泛的损害，机体与药物相互作用形成的一些特殊的精神和神经系统症候群，包含认知、行为、心理等障碍。其主要特征是：

1. 身体依赖性 反复滥用药物，机体会发生一系列适应性改变，来维持机体的功能状态。这种机体适应性改变称为身体依赖性（physical dependence）或生理依赖性（physiological dependence）。在这种状态下，成瘾药物已经成为机体运转的必要条件，一旦停用，则会失去平衡，就会出现头昏、精神萎靡、全身不适、频繁打哈欠、涕泪俱下、瞳孔开大、发冷发热、肌肉震颤、大汗淋漓、汗毛竖起、皮肤起鸡皮疙瘩、虫爬感、烦躁不安、焦虑、失眠、胃肠痉挛、呕吐腹泻、气促、四肢抽搐、全身骨骼及肌肉酸痛等一系列临床症状，即戒断症状。无论戒断症状如何，只要再次给药症状立刻消失，恢复常态。

2. 心理依赖性 心理依赖性（psychologic dependence）也称精神依赖性（psychic dependence），俗称心瘾。反复滥用的成瘾药物通过血脑屏障，作用于以多巴胺能神经神经元（dopaminergic）为主的脑内奖赏系统，产生强烈的欣快感和松弛宁静感觉等。由于成瘾药物产生的强化刺激（reinforcer）比自然奖励刺激（natural reinforcer）（如食物和性交）强得多，自然奖励刺激逐渐被药物强化刺激所覆盖，形成强迫性记忆，产生反复用药的病理性渴求和强迫性用药行为。心理依赖是成瘾药物的基础，用药获得欣快、舒适和满足称为正性强化（positive reinforcement）。一旦停止用药会产生难以忍受的戒断症状，由于机体的耐受性增高，必须增加药物用量和次数才能达到欣快、舒适和满足，此时的现象称为负性强化（negative reinforcement）。即便药物滥用者深知成瘾药物的危害，但仍不顾任何后果反复用药，而且寻觅成瘾药物逐渐成为药物滥用者生活中的主要目的。

3. 慢性和间歇复发性 药物成瘾性脑病另一个重要特征是慢性和间歇复发性，社会学和法学称为复吸。药物成瘾性脑病发作有周期性趋势，发作的间隔时间短到几个小时、几天，长到几年甚至十几年。几乎所有患者在发作时都有一些先兆症状：①暂时性脑神经功能障碍：表现为激惹、烦躁、恐惧、焦虑、抑郁、无聊、悲观失望和注意力不集中；②自主神经功能紊乱：表现为视物模糊、面色苍白或灰暗、心动过速、呼吸急促、胃肠道不适或腹泻、失眠等；③暂时性行为失控和认知功能紊乱：表现破坏景物、攻击、偷盗、说谎等；④特殊幻觉：表现为梦幻成瘾药物、异常香味、甚至流口水。

4. 功能紊乱和认知丢失 药物成瘾性脑病可出现多种功能紊乱：①视力和听力下降、运动功能损害、认知能力下降，有时会发生痴呆，这是由于脑神经纤维保护性的髓壳脱落造成的；②可卡因反复引起脑微中风，导致脑神经传导出现死点；③甲基苯丙胺类药物损害5-羟色胺能神经元，造成神经冲动、情感、性功能、睡眠和痛觉障碍；④成瘾药物可以引起严重的脑破坏，造成残疾。例如，类似帕金森病的严重的震颤综合征；⑤学习和工作能力明显下降，原有的许多认知功能丢失。

5. 多脏器损害性 药物成瘾性脑病不仅会引起脑损害，全身各脏器也同样受到不同程度的损害，遭遇各种各样的健康问题。尼古丁成瘾会增加患心脏病、肺病、恶性肿瘤和脑卒中等疾病的风险。海洛因和阿片类药物可造成恶心、便秘、肾小球硬化症、肾功能障碍、牙齿坏损和面部结构变形等严重后果。致幻剂会使血压升高，引发暴力行为，肌肉过度收缩造成骨折。甲基苯丙胺类药物会导致心脏受损、心率加快和血压上升，甚至心肌痉挛；甲基苯丙胺类药物还能破坏人体温度调节机制，使体温升高，不眠和身体活动增多，出现痉挛和致命性高热。可卡因药物可减少脑血流灌注、加快心率、增加血液黏稠度，导致健康人出现痉挛和突发性心脏病。可卡因药物还可降低人的抗感染能力，使滥用者易患感冒、肝炎、性传播疾病和AIDS。MDMA可引发高热，导致肝肾损害；MDMA也作用于心脏瓣膜细胞的5-羟色胺（5-hydroxytryptamine or serotonin，5-HT）的受体位点，刺激细胞过度生长导致瓣膜病理性改变。大麻滥用增加了呼吸道疾病的风险，包括支气管炎、肺癌、头颈部癌的危险。

药物成瘾性脑病常见的并发症有：①肺部并发症有肺炎、肺脓肿、肺栓塞、肺肉芽肿病、肺结核等；②神经系统并发症有急性多发性神经炎、细菌性脑膜炎、视力损害、脑脓肿等；③血管损害有局部动脉闭塞、静脉炎、坏死性血管炎等；④消化系统并发症有胃炎、胃十二指肠溃疡等；⑤各种传染病有肝炎、梅毒、AIDS等；⑥各种继发感染有皮肤脓肿、蜂窝组织炎、败血症、破伤风等。

6. 中毒和死亡率高　药物成瘾性脑病的死亡率比一般人群高 15 倍。死亡的主要病因为：①成瘾药物使用过量致死：占药物成瘾性脑病死亡率的 50%以上；药物过量立刻引起中枢神经系统的过度抑制，使呼吸减慢、昏迷、呼吸停止而死亡。②多药滥用中毒致死：BADD 患者所滥用的成瘾药物多是从黑市得到。毒贩为了获得更高的利润，往往在麻醉药品和精神药品中掺杂大量其他化学品，成分复杂、纯度低、含量不详，容易中毒，也难于抢救。又如一直用的低含量成瘾药物，突然换用高含量的成瘾药物，也容易急性中毒。③药物成瘾性脑病并发症致死：药物滥用者常常缺少卫生常识，用普通水直接稀释未经药品检验的黑市海洛因药粉并静脉注射，因而导致循环系统并发症致死，常见的有细菌性心内膜炎、败血症等，这是静脉注射滥用者最常见的并发症。④精神障碍致死：滥用成瘾药物常常产生精神症状，如幻听、幻视、幻想或抑郁过度而自杀。⑤因戒断反应致死：突然中断成瘾药物，产生严重的戒断反应，引起各种并发症致死。

第三节　药物成瘾的解剖、生理与生化基础

一、大脑奖赏系统的解剖学基础

1956 年，Olds 和 Milner 发现了大鼠脑内存在奖赏系统。迄今为止，许多神经科学家利用神经解剖、神经药理、神经生化、分子生物学等技术对人类的奖赏原理进行了多方位的研究，揭示了大脑皮质和脑内多个皮质下核团在奖赏效应中的作用，这对探讨药物滥用的机制和成瘾的治疗意义重大。目前认为，大脑的奖赏系统主要由腹侧背盖区（ventral tegmental area，VTA）、杏仁核（amygdala，A）、伏隔核（nucleus accumbens，NA）、海马（hippocampus，HI）、腹侧苍白球（ventral pallidum，VP）、纹状体（striatum）、背侧丘脑（dorsal thalamus，DT）、内嗅皮质（entorhinal cortex，ENT）、胼胝体下皮质（subcallosal cortex）、眶额皮质（orbitofrontal cortex，OFC）、前额皮质（prefrontal cortex，PFC）、纹状皮质（striate cortex）等构成。

1. 腹侧背盖区　位于中脑黑质背内侧，脚间窝深面，富含多巴胺的神经元。此区亦投射至端脑的新纹状体，参与基底核对随意运动的调节；并到达边缘系统，如前额叶、海马结构、杏仁核和伏隔核等结构，参与构成中脑边缘系多巴胺能投射。该区与黑质致密部对于边缘系统的功能，如学习、记忆、情绪和动机性行为的调节有密切关系。不少精神抑制药是多巴胺受体阻断剂。

2. 杏仁核　杏仁核位于颞极背内侧部，居海马旁回钩、半月回及环回的深部，构成侧脑室下角尖的上壁、内侧壁及前壁。杏仁核与大脑的纹状体均起自胚胎时的纹状体嵴，因而与基底节关系密切。杏仁核背侧是豆状核，尾侧与尾状核的尾相续，嘴侧毗邻前穿质，外侧毗邻屏状核，内侧紧靠梨形皮质。杏仁核在哺乳类动物都能见到，在低于哺乳类动物的则称嗅纹体，属古纹体，主要与情绪和动机的产生有关。

3. 伏隔核　伏隔核是基底前脑的一个较大的核团。伏隔核位于基底核与边缘系统交界处，隔区的外下方，尾壳核的内下方，前方与嗅前核相连，后续终纹床核，腹侧为腹侧苍白球和嗅结节。伏隔核纤维联系广泛功能多样，主要参与自主活动和探究行为、性行为、奖赏强化行为、镇痛、参与药物成瘾、学习记忆等。

4. 海马　海马位于侧脑室下角底及内侧壁，形如海马而得名，全长约 5cm。海马是一条镰状隆嵴，自胼胝体压部向前到侧脑室的下角，在下托及海马旁回的内上方。海马前端较膨大称海马足，它被 2～3 个浅沟分开，沟间隆起称海马趾。海马表面被室管膜上皮覆盖，下方有一层有髓鞘纤维称为海马槽（alveus）。近代神经生理研究发现，海马在学习、记忆方面有特别重要的作用，被称为通向记忆的桥梁。

5. 腹侧苍白球　腹侧苍白球是锥体外系的重要结构，构成锥体外系主要神经环路的腹侧路径，同时腹侧基底节还将边缘皮质与中脑腹侧被盖、延髓网状结构联系起来，共同调节运动平衡，包括随意运动、肌张力调节、维持躯体的运动姿势等。

6. 纹状体　纹状体由尾状核和豆状核组成，其前端互相连接。尾状核（caudate nucleus）是由前向后弯曲的圆柱体，分为头、体、尾 3 部，位于丘脑背外侧，伸延于侧脑室前角、中央部和下角。豆状核（lentiform nucleus）位于岛叶深部，借内

囊与内侧的尾状核和丘脑分开，此核在水平切面上呈三角形，并被两个白质的板层分隔成三部，外侧最大的部分称壳（putamen），内侧两部分合称苍白球（globus pallidus）。在种系发生上，尾状核及壳是较新的结构，合称新纹状体。苍白球为较旧的结构，称旧纹状体。纹状体是锥体外系的重要组成部分，在调节躯体运动中起到重要作用，近年来发现苍白球作为基底前脑的一部分参与机体的学习记忆功能。

7. 背侧丘脑　背侧丘脑又称丘脑，由一对卵圆形的灰质团块组成，借丘脑间黏合相连，前端突起称前结节，后端膨大称丘脑枕，背面的外侧缘与端脑尾状核之间隔有终纹，内侧面有一自室间孔走向中脑水管的浅沟，称下丘脑沟（hypothalamic sulcus），它是背侧丘脑与下丘脑的分界线。在背侧丘脑灰质的内部有一由白质构成的内髓板（internal medullary lamina），在水平面上此板呈“Y”字形，它将背侧丘脑大致分为三大核群：前核、内侧核群和外侧核群。背侧丘脑外侧核群中的腹侧核群为特异性中继核团，腹前核和腹中间核接受黑质、苍白球、小脑和大脑运动区的纤维，发出纤维又投射到大脑运动区。背侧丘脑的腹后核和后丘脑都是感觉的中继核，也是感觉的整合中枢。丘脑水平对疼痛、温度和触觉有粗略的感知，而且伴有情绪反应。背侧丘脑损伤表现感觉缺失和紊乱，如自发痛、感觉过敏、感觉倒错等。

8. 内嗅皮质　嗅脑包括嗅球、嗅束、嗅纹和嗅皮质（entorhinal cortex）。内嗅皮质在人类最大，位于海马旁回的前部，相当于 Brodmann 28 区。视觉、听觉和感觉信号经顶枕颞交界、边缘系统和前额叶三处的联合皮质加工之后，传递到海马旁皮质与嗅周皮质，再到内嗅皮质、齿状回、海马、海马回下脚，最后回到内嗅皮质。内嗅皮质的损伤将导致严重的记忆障碍。早老性痴呆的早期病理改变即发生在内嗅皮质。

9. 前额区　前额区又称前额叶，是指运动区以前的额叶和扣带回膝部，与精神活动联系最重要的部分为眶额皮质和胼胝体下皮质。自前额区发出的纤维到丘脑的各核团、丘脑下部、纹状体、脑干、尾状核、苍白球等结构。传入纤维大多来自丘脑的一些核团，如丘脑背内侧核通过内囊前肢投射到前额区皮质。前额区的生理功能与精神活动有密切关系。

10. 纹状视皮质　初级视皮质区位于双侧枕叶，相当于 Brodmann 17 区。由于初级视皮质区具有与众不同的、由有髓鞘传入轴突所形成的、与表面呈平行的稠密的条纹，又称纹状皮质。距状沟上方的视皮质接受上部视网膜来的冲动，下方的视皮质接受下部视网膜来的冲动。距状沟后 1/3 上、下方接受黄斑区来的冲动。一侧视区接受双眼同侧半视网膜来的冲动。

二、奖赏系统的生理与生化基础

（一）大脑处于预备成瘾状态

人类所获得的愉悦和快感主要是脑的奖赏系统产生的。前期的研究得知，原来在吸食成瘾药物之前，人类的大脑就具备进入成瘾状态的基本条件。大脑的内部环境由遗传所控制的神经递质和其他生物活性物质等构成，为了适应内外环境的变化，脑内的各种环路正在运行，成瘾药物可启动潜在的吸毒成瘾者体内遗传性的异常系统导致发病。

1. 奖赏系统的基本功能　人类最基本的功能是维持生存和繁衍，主要受脑内的奖赏系统支配和控制。奖赏系统是由多个神经核团、大脑皮质和多种功能的神经元构成的极为复杂的神经环路（图 15-3-1）。人类两个最基本的欲望——食欲和性欲，就是脑内奖赏系统产生的化学反应，形成的记忆，也称自然奖励刺激。

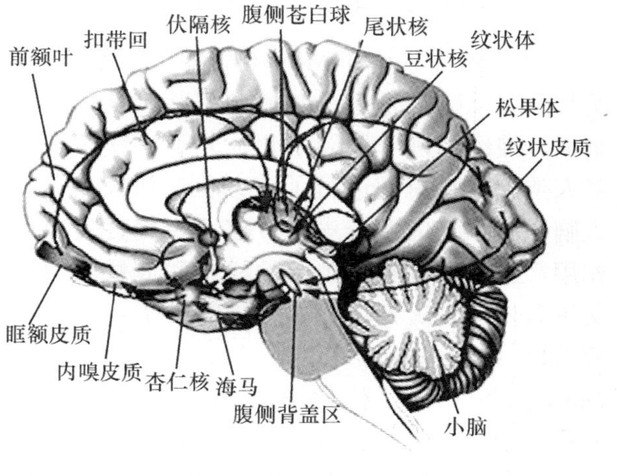

图 15-3-1　奖赏环路，精神和物质刺激的共同通路

2. 奖赏系统与药物滥用　人们几乎都知道毒品不好，那么为什么一些人还去吸食呢？原来，成瘾药物可以利用和刺激奖赏系统，发放比自然奖励刺激高上千倍的药物性强化刺激。在吸毒早期可以产生极为强烈的性交要求、极为逼真的性交欣快、舒适感和满足感，而且持续时间可以长达 30min 到 1h 以上。这就是青少年好奇尝试毒品最重要的原因。

由于多次滥用毒品使机体耐受性增高，因此必须增加用量和次数才能达到原有的欣快、舒适和满足。但是长期的滥用势必造成包括奖赏系统在内的、脑内多种神经元和脑组织的病理性改变、神经递质代谢紊乱，并伴有全身多个器官的衰竭。最终，性欲和食欲明显减弱或者丧失，认知功能和运动功能丢失，寻觅毒品逐渐成为吸毒成瘾者生活中的主要或者唯一目的，一旦停止吸毒，就会产生以疼痛为主的、难以忍受的、生不如死的戒断症状。这就是一旦吸毒，终生戒毒和复吸的根本原因。

（二）奖赏系统的生理与生化基础

1. 内源性阿片系统　在过去的 30 余年中，相继发现了三大内源性阿片肽家族，即脑啡肽、β-内啡肽和强啡肽。脑内脑啡肽能神经元分布广泛，位于尾核、壳核内的脑啡肽能神经元发出的纤维投射到苍白球，部分投射到中脑黑质。脑内 β-内啡肽能神经元起源于丘脑弓状核区，它们的纤维投射到下丘脑的正中隆起、视前区、终纹床核、室旁核、杏仁核及中隔，并沿第三脑室壁向前向上，然后投射到中脑导水管周围灰质、脑桥的蓝斑核、臂旁核。另外在延脑孤束核内也有 β-内啡肽能神经元。脑内强啡肽能神经元的分布与脑啡肽有相当程度的重叠，如杏仁核、尾核、中脑中央灰质等区都含有脑啡肽及强啡肽的神经元，但分布密度有差异，如中脑黑质、大脑皮质、海马等处的强啡肽多于脑啡肽。

内源性阿片肽储藏在突触体的大囊泡中，可与其他神经递质共存。例如，脑啡肽和肾上腺素共存于肾上腺髓质嗜铬细胞的嗜铬颗粒中，强啡肽与加压素共存于垂体后叶的细胞内，β-内啡肽与胃泌素共存于胃窦的分泌颗粒中。

脑内存在 5 种阿片受体及其多种亚型，其中与成瘾密切相关的是 μ、δ 和 κ 3 种受体及其亚型。μ 受体可能参与痛觉及感觉、运动的整合作用，广泛分布于前脑、中脑与脑干。分布密度最高的区域为新皮质、尾-壳核、NA、丘脑、海马、杏仁核、上丘与下丘、孤束核、三叉神经核、脊髓背角；其次为中央灰质、中缝核；而下丘脑、视前区及苍白球的受体密度相对较低。δ 受体的结合部位在脑内的分布相对集中，其分布密度最高的区域为与嗅觉有关的脑区、新皮质、尾-壳核、NA、杏仁核等，而在下丘脑、丘脑和脑干中的密度很低甚至没有。δ 受体可能参与运动整合、嗅觉与识别功能。κ 受体以尾-壳核、NA、杏仁核、下丘脑、神经垂体、正中隆起、孤束核内密度最高；中央皮质、中缝核、三叉神经核以及脊髓背角胶质为中等密度。这一分布特征可能与 κ 受体对水的平衡调节、摄食活动、痛觉以及神经内分泌功能有关。

不同的阿片受体在成瘾过程中所起的作用有所不同，μ、δ 受体激动剂可使机体产生精神依赖，其中 μ、δ_1 受体激动剂通过激活 NA 多巴胺系统产生奖赏效应，δ_2 受体激动剂可能通过非多巴胺系统产生奖赏效应。而 κ 受体的激活可引起 NA 区多巴胺释放的减少，并导致条件性位置厌恶，减弱奖赏效应而对抗药瘾的形成。μ 受体基因敲除小鼠对吗啡就不再产生依赖。长期应用外源性阿片类药物可反馈性地抑制体内的阿片受体，有报道称长期使用吗啡后，μ 受体数量减少，对吗啡的亲和力下降，这可能也是阿片依赖形成的原因。

2. 多巴胺是快感的主要物质基础　大量证据表明，大脑奖赏系统中多巴胺传导的兴奋是那些成瘾性药物产生奖赏效应和强化作用的基础。药物通过阻断多巴胺的重摄取或刺激多巴胺的释放而形成这些兴奋，并最终促成强化效应和药物的长期滥用。

近来的脑部透析研究表明，那些被人类偏爱的滥用药物可增加中脑边缘区域特别是 NA 的多巴胺释放，而那些无滥用特性的药物或与厌恶效应有关的药物却不产生此种效应。应用透析方法已经证明了阿片制剂、尼古丁、甲基苯丙胺、可卡因以及酒精等滥用性物质可影响 NA 和背侧尾状核的细胞外多巴胺的浓度。这些药物可增加这两个区域的细胞外多巴胺浓度，尤以 NA 处的增加显著。那些具有厌恶属性的药物则减少了 NA 和尾状核的多巴胺释放。而那些不被人类滥用的药物如丙咪嗪、阿托品和苯海拉明等不会改变多巴胺的浓度。

在一些其他研究中，应用类似的方法对酒精（采用强饲法或自主摄入的方式给入）是否影响脑部多巴胺代谢进行了研究。酒精的自主摄入可增加多巴胺的代谢产物，并使多巴胺水平降低，说明酒精的自主摄入促进了黑质-纹状体和中脑边缘多巴胺能神经元的多巴胺释放。VTA 是与多种滥用药物的强化属性有关的一个脑区，VTA 的脑组织切片标本已被用来研究酒精对多巴胺神经元的作用。在这些研究中，已经证明酒精可产生一种 VTA 多巴胺能神经元的剂量依赖性兴奋。在另一些相关研究中，多巴胺激动剂溴隐亭被证明可减少酒精的摄入，这可能是通过增强酒精的强化效应所引起的。同单纯的酒精摄入相比，加用溴隐亭可进一步增加多巴胺释放，使每单位的酒精摄入引起突触更高浓度的多巴胺，饮酒行为也就因此减少。

有人利用损伤技术和药理学控制的行为研究，解释了与精神兴奋剂的强化效应相关的可能的神经机制。可卡因类药物在其自主用药动物模型中的强化效应与它们对多巴胺转运体的影响有关，因此也与它们阻断中脑肢体皮层神经末梢对多巴胺摄取的效力有关。同样，这种脑部的损伤效应也支持中脑边缘多巴胺能神经元介导自主应用精神兴奋剂这一观点。在动物实验中，多巴胺能受体的选择性阻滞可增强可卡因和甲基苯丙胺的强化属性；与此相反，多巴胺能激动剂的应用则可取代可卡因和甲基苯丙胺的自主应用。迄今为止，D_1 或 D_2 多巴胺能受体是否特异性地介导精神兴奋剂的强化效应还不太清楚。

阿片制剂的强化效应也与脑奖赏环路中的多巴胺能神经元有关。例如，VTA 或 NA 的损伤可减少或消除阿片的强化作用而不影响耐受的发生。将阿片制剂微注射入 VTA 也可产生条件性位置偏爱。然而相关的研究发现表明，应用抑制多巴胺能神经传递的药物实际上并不能完成对自主应用阿片的调节。例如，已经证明应用高剂量的精神安定剂进行预处理可减少小鼠对海洛因的自主应用，而低至中等剂量的精神安定剂对海洛因的自主应用没有影响，即使这些低到中等剂量的精神安定剂在实际上可以减少可卡因的摄入。同样，多巴胺受体拮抗剂哌迷清（匹莫齐特）可改变自主应用海洛因的剂量反应功能，但却并不能减少海洛因的强化效应。这些现象可以部分地被阿片受体定位于奖赏通路中的相关脑区（特别是 VTA 和 NA）这一假说所解释。只有极少的阿片受体位于奖赏通路的多巴胺能神经元上，因此阿片制剂通常并不通过直接调节多巴胺能神经元来产生奖赏效应。

综上所述，边缘系统中多巴胺所传导的兴奋可能是那些滥用性药物产生强化效应的基本属性。这些多巴胺所传导的兴奋的产生机制是不同的：可卡因应用时可能是通过阻断多巴胺的重摄取，饮酒时可能是通过刺激多巴胺的释放，而在阿片类药物滥用时则可能是通过促进多巴胺对靶神经元的影响来发生的。

第四节　临床应用价值

一、^{15}O-H_2O 脑血流灌注显像的应用

（一）应用 rCBF 显像研究阿片渴望脑的通路

药物滥用是一种慢性的脑疾病，特点是常伴有缓解和复发。为什么戒断难以维持机体前期已经形成的依赖，其机制尚不清楚。渴求是“持久性渴望”（a persistent desire）或者“强烈渴望或强迫性感觉”（strong desire or sense of compulsion），暗示响应度（cue responsivity）和暗示接触（cue exposure）是渴求常用的研究方法。暗示响应度涉及情境能力（ability of situations）、药物滥用随身携带工具（drug paraphernalia）、情感状况、药物滥用先前形成的相关记忆。对于这些暗示应答反应可能是类似或者是相反的药物诱导，可以模拟药物戒断，引起主观性渴求，重新或者永久性保持药物寻觅行为。暗示响应度备受关注，因为任何体征或客观症状都为预防复吸提供了有益的线索。

用 PET 功能性成像技术可以评价调节暗示响应度和渴求的神经通路。例如，有关可卡因暗示和可卡因的渴求引起相关脑局部的功能活跃。这些应答关系的脑区包括背外侧额前皮质（dorsolateral prefrontal cortex）、前扣带皮质（anterior cingulate cortex）、杏仁核和眶额皮质。在海洛因相关暗示过程中，眶额皮质也被激活。药物依赖的动物模型显现了许多脑区存在药物正性强化作用（positive reinforcing effects of drugs）、戒断负性强化作用（negative reinforcing effects of withdrawal）和适应这两种效应刺激的环境刺激能力（ability of environmental stimuli）。已经发现，阿片依赖患者对阿片的渴求可用自转剧本（autobiographical scripts）录音带的暗示接触方法诱发出来，甚至对于持续戒断阿片达 1 年以上的患者仍可诱发出来。

67%（8/12）的阿片依赖患者通过暗示接触情景诱导出渴求。这些阿片依赖患者对非药物相关片断的应答比药物相关片断的应答的渴求模式和强制性使用药物的分值高得多，但是重复诱发时应答效应减弱。比较药物滥用相关和非药物相关刺激的局部脑血流量（regional cerebral blood flow，rCBF）的反应，同是左侧中额叶前部和左侧前扣带回皮质 rCBF 激活（图 15-4-1），而药物滥用相关刺激的应答是枕叶皮质，表现为 rCBF 减少。进而，用共性变量主观渴望等级进行统计分析，发现渴望与强迫用药和左侧眶额皮质的激活呈正相关，rCBF 显著增高（图 15-4-2）。

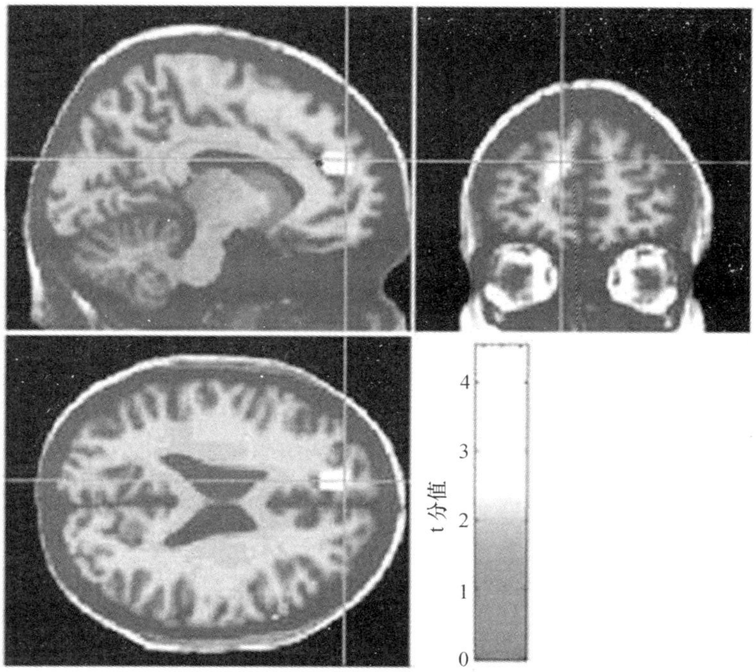

图 15-4-1 阿片依赖受试者听药物相关录音磁带和非药物相关录音磁带期间，左侧中前额叶和前扣带皮质的激活不同。影像融合在 MRI 膜板上，激活分值 t=3. 18

（引自 Mark RC，et al. Am J Psychiatry，2001，158：1680.）

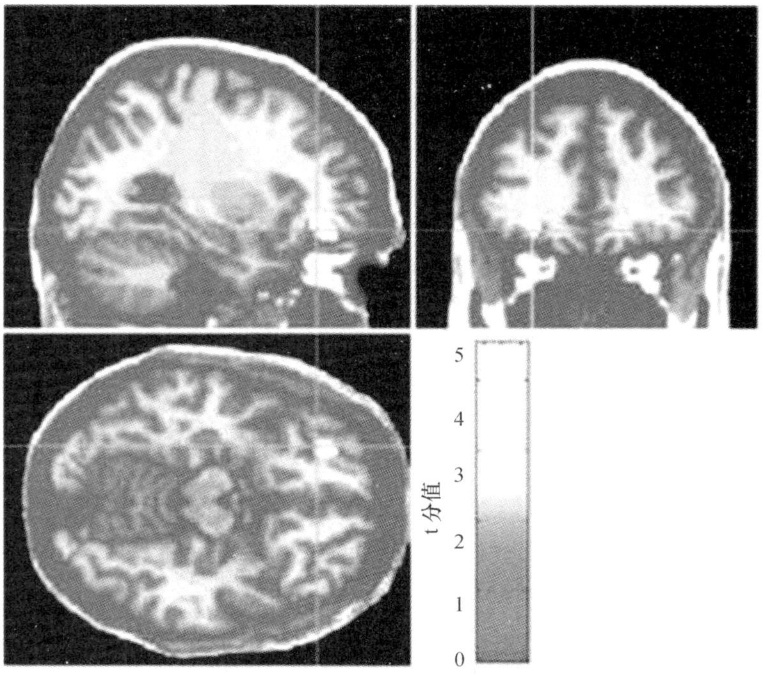

图 15-4-2 阿片依赖戒断患者的渴求与强迫用药和左侧眶额皮质被激活的脑区相关联。融合影像在 MRI 膜板上，色标为海洛因渴求与海洛因强迫用药的分值

（引自 Mark RC，et al. Am J Psychiatry，2001，158：1680.）

采用两种局部脑激活模式分析数据，渴求与强迫用药的分值和眶额皮质激活显著相关，但和阿片相关暗示却未见明显的相关。阿片相关刺激和非阿片相关刺激都激活前扣带皮质和中额前皮质局部脑区，和渴求与强迫用药的分值并无显著相关性。这些结果提示，脑对药物相关性刺激产生的应答是复杂的，可能动用不同或相同的脑通路。所有阿片依赖患者左侧前扣带和中前额叶rCBF皆增高，是对于海洛因相关性听觉刺激的应答发生激活。从理论上推断，随着戒断时间延长，对于阿片刺激所激惹的渴求应该减弱，任何适应或习惯于这种刺激的情况将逐渐消失，当遭遇到阿片刺激时，应该是更为清醒或者警觉。

（二）性别对可卡因暗示诱发的应答反应不同

在可卡因成瘾和恢复的某些方面，男女之间有些差别，包括重新觅药、对治疗的反应以及复吸。当发生情绪低落、治疗后维持戒断、人际关系的再度紧张和负面感觉时，女性更可能寻觅可卡因滥用。可卡因成瘾的女性对药物暗示产生的渴求应答反应比男性强烈得多。应用PET脑灌注显像研究可卡因成瘾女性的渴求，有可能证实男女区别的神经学原因。

应用PET测定美籍非洲女性（年龄35～46岁）药物渴求期间的rCBF，发现渴求和神经活动密切相关。让受试女性平卧于PET床上，听1min有关个人滥用可卡因和期待感觉的录音片段，其录音片段来自于她自己的自传调查表和讲述。例如，有一位患者是这样描述的：“我起初认为可卡因能够给我带来美妙的感觉，于是吸食了它……我睁大眼睛，从衣袋中掏出打火机，把可卡因放在烟斗中，当第一次吸入它时，一股狂热的感觉涌动……”在听录音片段时，注射$^{15}O-H_2O$进行PET脑血流灌注显像；显像之后评价可卡因的渴求、心理想象时活跃脑区以及情感。

受检的女性要经历三种不同状态下的显像，即休息、自然状态下听个人经历的录音片段和听有意激惹愤怒的录音片段。PET影像证实，有关可卡因片段诱导的渴求比自然或愤怒片段大得多。对比不同录音片段产生的rCBF的应答反应，可以评价可卡因渴求、自然状态和未思考成瘾药物状态下的rCBF。

为获得预期结果采取的一系列措施，以区别情感反应和渴求引起的改变。为了验证渴求神经应答反应的性别差异，选择男性和女性可卡因成瘾者各一组，其年龄、经历大致相同。PET显示，暗示诱导激活了男性和女性受试者的特定脑区，包括决定暗示奖赏值和奖赏有关的行为控制的脑区，其中右侧杏仁核最为明确，右侧杏仁核是药物渴求期间产生快感欲望的结构。右侧杏仁核的激活区别提示，男女两性之间可能处理可卡因滥用的记忆、心理想象、强烈情感和奖赏决策方面有些不同。男性和女性对于可卡因暗示也显示出一些不同的神经应答反应，最为显著的是杏仁核的活动（图15-4-3）。

对于可卡因暗示诱导渴求，PET显示：男性杏仁核rCBF增高，表明杏仁核神经应答反应性高，而女性的杏仁核神经应答反应较低，可能是由于额叶皮质过强的激活所致。额叶抑制一些脑结构的活性，包括对药物暗示的情感应答反应，这因为男性和女性额叶控制区有所不同。男性和女性关键脑区对可卡因渴求应答反应的差异，可能反映男性和女性滥用者渴求药物的不同应答或者期望达到吸食药物的不同结果。PET显示，药物渴求的特殊行为方面的性别差异，将为如何制订治疗方案以适应男性和女性的需求提供线索。

二、葡萄糖代谢显像的应用

（一）药物滥用患者的特性、期待和动机

^{18}F-FDG PET显像用于研究药物滥用成瘾问题有许多新的发现。脑葡萄糖代谢和功能异常是药物滥用成瘾的指标之一，这为药物滥用成瘾患者的治疗提供了依据。以20例多药滥用患者和10例健康对照者为研究对象，测定局部脑葡萄糖代谢率（regional cerebral metabolic rate of glucose, rCMRglc）。研究内容是可卡因短暂应答效应对rCMRglc的影响。多药滥用患者分成两组，一组给予可卡因（40mg），另一组给予安慰剂（生理盐水）；10名健康对照者只给予安慰剂，所有受试者都接受两次PET显像和rCMRglc定量测定。多药滥用患者组［6.91mg±0.17mg/(100g·min)］的全脑平均葡萄糖代谢率（mean global metabolic rate for glucose）与健康对照者组［7.27mg±0.21mg/(100g·min)］相比，并无显著差异。视觉分析见，健康对照者皮质葡萄糖代谢比多药滥用患者均匀。应用方差分析时，发现多药滥用患者的眶额皮质、额上回、颞中回和脑岛等的rCMRglc明显高于健康对照者（彩图15-4-4）。

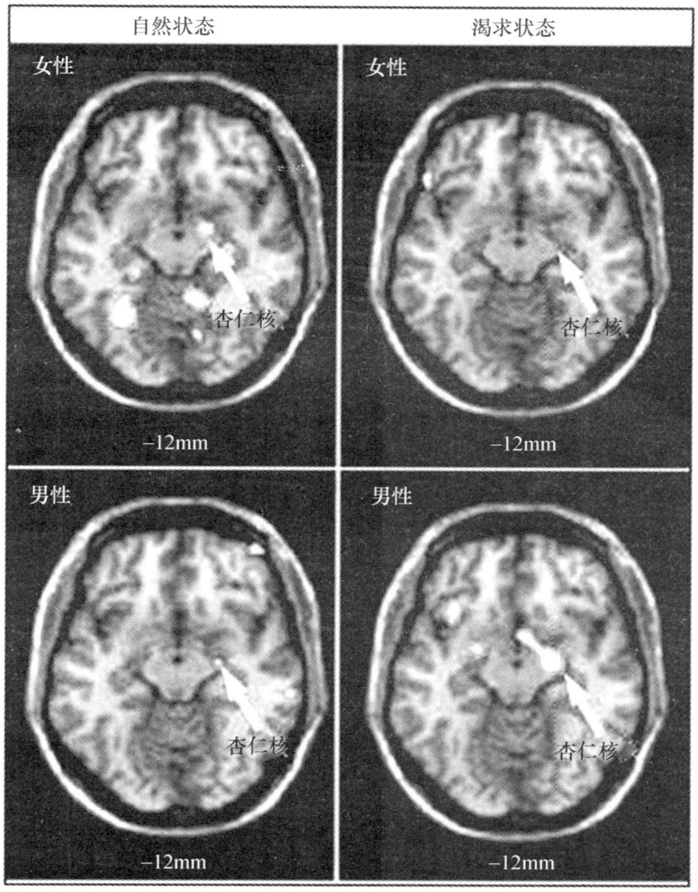

图 15-4-3　PET 显示，自然状态和可卡因渴求状态时 rCBF 显著不同。女性在渴求期间右侧杏仁核（上排）血流灌注减少；而男性在渴求期间右侧杏仁核血流灌注增高（下排）

（引自 Kilts CD，et al. American Journal of Psychiatry，2004，161：223.）

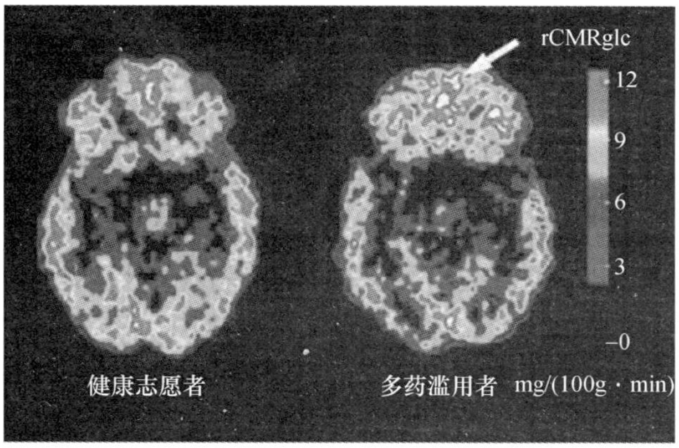

彩图 15-4-4　[18]F-FDG PET 影像。左侧为健康对照者，右侧为多药物滥用患者。箭头所示为眶额皮质，可见多药滥用患者 rCMRglc 明显增高，这是保证全脑平均葡萄糖代谢率稳定局部上调所致，此外，颞上回和颞中回处 rCMRglc 也出现上调

（引自 London ED，et al. Cerebral Cortex，2000，10：334.）

药物滥用患者眶额皮质 rCMRglc 升高还反映出与药物奖赏相关的期待情感状态。药物滥用患者接受双盲试验时，在试验中被注射安慰剂或可卡因。因此当他们意识到他们接受的是安慰剂时，可能会产生一种负性情绪反应（如失望等）；而与此相反，健康对照者却不会产生这种可能的情绪反应。在另一项研究中发现当给予非药物相关性视觉暗示时，眶额皮质的 rCMRglc 与自我报告情绪呈负相关，这一结果支持上述所见。药物滥用患者除眶额皮质外，脑岛、颞叶和额上回处 rCMRglc 亦升高，这是注射安慰剂同时也激活了与动机相关联的路径。对猴子的研究工作证明了眶额皮质和脑岛之间的联系，脑岛同时还接受来自颞极和其他侧边缘区域的反射。基于这一发现和一些其他研究工作的基础，目前认为在脑部边缘区域，特别是脑岛-眶颞极区域，具有整合机体外刺激和内环境之间的整合作用。眶额皮质和脑岛也包括颞区和前额皮质 rCMRglc 的升高与上述注射安慰剂产生药物奖赏期待应答的解释也相一致。这种整合作用对动机状态或驱使用药是决定性的。

尽管 PET 的研究条件与自主用药的典型条件有所不同，但是药物滥用患者仍然可以显示出习惯性的药物效应，因为药物滥用患者先前已经在测试条件下接受了可卡因的刺激，这与 PET 测试条件基本相似。因此，药物滥用患者 rCMRglc 比健康对照者对习惯性、药物相关性暗示（也就是先前在测试中注射可卡因适应所产生的激活性应答高。然而，药物滥用患者在没有药物相关暗示或用药期待条件下也出现较高水平的 rCMRglc。

（二）药物滥用患者对成瘾药物的渴求

用成瘾药物相关的刺激诱发渴求是神经生物学常用研究方法。充分的证据显示，将药物滥用者暴露成瘾药物相关的环境中，能够诱发药物滥用患者对成瘾性药物的渴求。PET 和 fMRI 影像显示，伴随着对可卡因渴求心理的生成，相关大脑皮质和皮质下核团被激活。尽管这种激活尚不能确切证明成瘾性药物渴求的发生机制，但是这些所见与相应脑区的功能相一致，神经解剖学支持这些相关脑区的相互联系，功能影像的研究结果，反映这些脑区相互联系的网络关系。环境（或体内）感觉信息在眶额皮质被整合，由于眶额皮质与杏仁核相联系，所以它们对动机刺激强度进行评估，并标识情感应答形成渴求。

将可卡因滥用者暴露在可卡因相关暗示环境下，当患者报告出现渴求时，PET 显示中眶额皮质、背外侧前额皮质、纹状体、颞叶、顶叶和后胼胝体压部被激活，rCMRglc 增高（彩图 15-4-5）。患者的渴求报告与背外侧前额叶皮质、中颞叶皮质、杏仁核和小脑的 rCMRglc 增高呈显著正相关。健康对照者却不会出现这些应答。

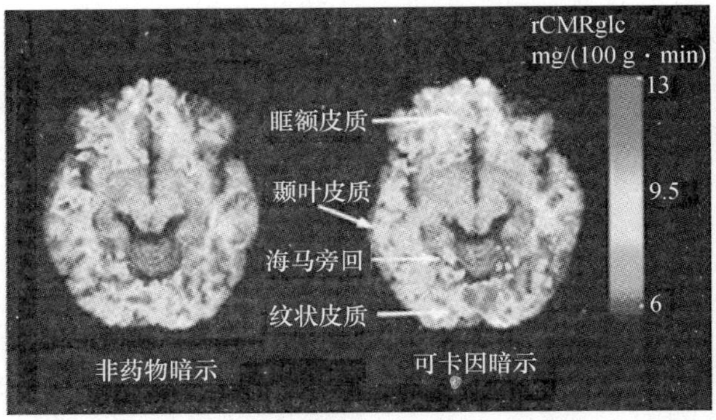

彩图 15-4-5 可卡因滥用患者 PET rCMRglc 定量测定和 MRI 融合影像。图左为非药物相关刺激，图右为可卡因相关刺激。当报告可卡因渴求时，可见眶额皮质、颞叶皮质、海马旁回和纹状皮质 rCMRglc 明显增高

（引自 London ED，et al. Cerebral Cortex，2000，10：334.）

^{15}O-H_2O PET 脑血流灌注显像也显示出和 ^{18}F-FDG 显像大致相同的所见。当观看可卡因相关暗示的录像带时，诱发了可卡因滥用患者的渴求反应，边缘系统（杏仁核和前扣带回）rCBF 明显增高，而基底节 rCBF 却降低，这些所见支持有关可卡因暗示诱发渴求时激活边缘系统的观点。然而，^{15}O-H_2O 脑血流灌注显像未能显示眶额皮质或背外侧前额叶皮质的活动。这是 ^{18}F-FDG 显像和 ^{15}O-H_2O 显像研究条件的差异。在时间分辨的特性上，rCBF 比 rCMRglc 有更好的瞬时清晰度；在空间分辨率上，^{18}F-FDG 显像比 ^{15}O-H_2O 显像更清晰；在刺激因素方面，rCMRglc 比 rCBF 观看录像时间短，而且重复性更好；在受试者的特性上，rCBF 可更早地显示可卡因滥用患者在暗示刺激时的应答，rCMRglc 却不能。

用抽象性的思维或者认知方法也可诱发对成瘾药物的渴求。在和可卡因滥用患者谈论有关可卡因和非可卡因话题时，进行 PET 对比显像发现，谈论有关可卡因话题的过程中，中眶额皮质和左侧脑岛的 rCMRglc 显著增加，而可卡因滥用患者报告出现渴求时和右侧脑岛 rCMRglc 相关联。海洛因依赖患者听到自述海洛因渴求的录音带时，PET 显示基底核、脑岛、小脑和左侧海马旁回 rCBF 增高。前扣带回的激活与渴求的自我报告呈正相关。

（三）药物滥用患者吸食成瘾药物的决策

几乎所有的药物滥用患者都知道或者体验到成瘾药物的危害，但是他们为什么会不顾一切地渴求和寻觅成瘾药物，甚至放弃所有生理需求、伦理和道德规范？随着近几年的研究发现，眶额皮质在影响期待状态和对药物的渴求等方面发挥作用，眶额皮质还影响认知过程，特别是在药物滥用者的吸食成瘾药物的决策形成过程中起着重要的作用。尽管行为异常和眶额皮质损伤相关联，但是在检测额叶功能的经典神经心理学测试中并未显示额叶功能受到损害。

要判断药物滥用患者眶额皮质是否存在功能

性缺损，可以采用一个精心设计的方案评价患者的腹正中部眶额皮质（ventromedial portion of the orbitofrontal cortex，VmOFC）功能。有 VmOFC 损伤的患者通常可表现出不负责任的行为，包括对事物和个人决策缺乏判断。为了在实验室的环境中捕捉到这些特征，研究人员开发了博彩作业(gambling task)，使受试者能够随机选择长期建立的奖赏与惩罚能力。用纸牌游戏实施这项作业，受试者在 4 副纸牌中选择几张，每一张纸牌代表不同的结果，包括奖励、惩罚的力度和次数。这种乏味选择可能在短期内获得大量的奖赏，也可能最终导致净亏空。的确 DSM Ⅳ药物依赖诊断标准的一项是“尽管认识到滥用成瘾药物引起或加重持久或反复发生的躯体或生理问题，但是仍然继续使用它”。世界卫生组织（the World Health Organization，WHO）利用这一标准来衡量精神活性物质持续性滥用。博彩作业反映药物滥用患者的行为特点，但在奖赏和惩罚结果之间平衡与药物滥用者的真实生活环境还有一些差异，即自我给药比抽一张牌获得的奖赏大得多。

比较多药物滥用患者与从未使用过违禁药物的对照者，几乎近 50%的药物滥用患者（$n=30$）博彩作业的得分低于对照者，VmOFC 受损的患者的得分更低。同样接受博彩作业结果却不同，药物滥用患者和对照者 Wisconsin 卡片分类测试（其对背外侧前额叶皮质的损害较敏感，而对眶额皮质的损害不敏感）没有差别。这些结果提示了初步的假设，与直接的损伤不同，药物滥用患者腹侧中前额叶皮质存在的功能性异常未必影响到全额叶。进而，在决策过程中药物滥用患者的眶额皮质和其能力相联系，保持短期和长期的逻辑关系平衡。其他研究也显示，当药物滥用患者面对短期与长期结果时，特别是在有风险和不确定因素时，可能做出不恰当的决策。

和对照受试者相比，阿片依赖者对拖后的金钱奖赏兴趣很低，而对即时奖赏极度偏爱，他们几乎不能评估其行为对未来产生的后果。在另一项研究中，苯丙胺滥用者、阿片滥用者、无药物滥用对照者和伴有 VmOFC 受损患者接受一项决策作业测试，类似于博彩作业。苯丙胺滥用患者和 VmOFC 受损患者都比其他各组完成得差得多，但是苯丙胺滥用患者还不像 VmOFC 受损患者那样差。此外，作业完成和刺激物质使用的年限之间存在负性相关。有趣的是，实验性色氨酸即神经递质 5-HT 的前体的缺乏，将会消弱无药物滥用对照者作业完成的能力。这些结果显示特殊种类的药物滥用可能对决策能力产生不同的影响，而这种影响可能是通过 5-HT 能神经元或许还有其他生物胺能神经元以及神经传递产生的药物效应。

为了证实药物滥用患者博彩作业能力的减弱是否是由 VmOFC 功能下降直接造成的，研究者进行了一系列的实验。第一组研究的目标是在博彩作业过程中进行 PET 显像，分析 rCMRglc。神经功能完整的受试者在执行博彩作业中，VmOFC 的活动错综复杂。初步研究结果表明，完成博彩作业的水平与 VmOFC 的激活呈正相关，成功地完成博彩作业需要 VmOFC 解剖完整性和足够的代谢活性。前期影像学研究显示，执行有关奖赏作业或经历违背期待意愿的受试者的腹正中侧前额叶皮质代谢明显不同。应该说明的是，影像研究并不排除其他脑区参与复杂的决策过程，特别是 VmOFC 的解剖联系，这一点是非常重要的。例如，杏仁核 rCMRglc 与博彩作业的执行之间呈显著正相关（$r=0.93$），并且与证实的杏仁核损害的患者其博彩作业完成减弱是一致的。在博彩作业执行过程中，药物滥用患者 VmOFC 和其他相关脑区（如杏仁核）rCMRglc 活性甚少或者根本无活性。

（四）甲基苯丙胺对脑皮质和皮质下功能的损害

甲基苯丙胺是一种具有较强成瘾性的药物，在我国和全球的滥用呈现上升趋势。实验动物研究显示，服用甲基苯丙胺后，脑部特定的细胞群发生持久的损害。因此，随着甲基苯丙胺滥用的增加，它对人类潜在的神经毒性效应日益受到关注。已证明甲基苯丙胺对 DA 能神经细胞有特异性的损害，包括引起 DA 神经细胞结构和功能指标的持续降低。而且，甲基苯丙胺的神经毒性效应对机体功能是持久的，特别是运动功能的缺失。还有证据表明甲基苯丙胺可引起 5-HT 能神经细胞功能指标的降低，并且影响非单胺能皮质神经元。

^{18}F-FDG PET 显像研究显示，甲基苯丙胺滥用患者（$n=15$）的全脑代谢率（global metabolic rate）的平均值=38.4μmol/(100g · min)，健康对照者（$n=21$）的平均值=33.6μmol/(100g · min)，甲基苯丙胺滥用患者的全脑代谢率明显高于健康对照者（$P<0.05$）（彩图 15-4-6）。rCMR-

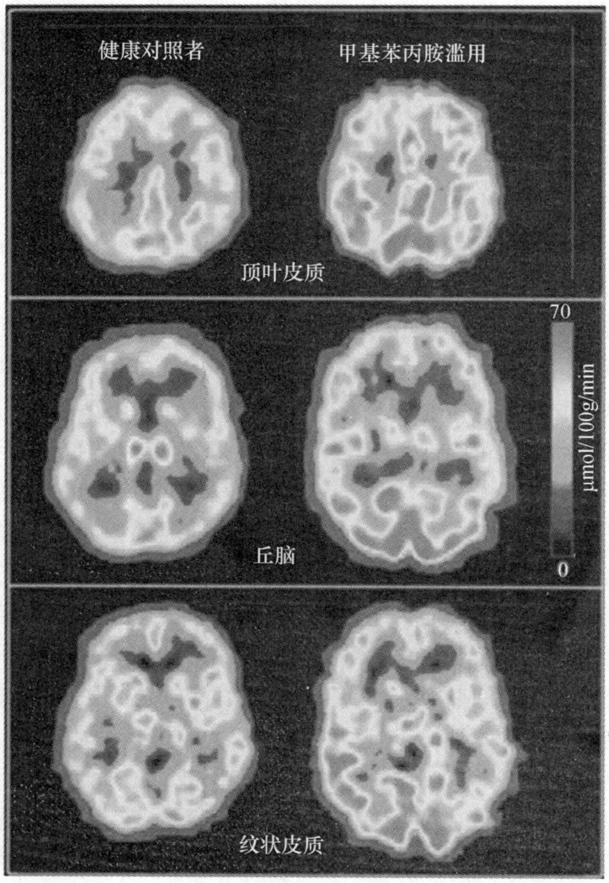

彩图 15-4-6　健康对照者和脱毒的甲基苯丙胺滥用患者的顶叶皮质、丘脑和纹状皮质的葡萄糖代谢影像。上排图为半卵圆中心水平横断面，在此横断水平顶叶皮质显现较为清楚。可见甲基苯丙胺滥用患者的大脑皮质葡萄糖代谢率较高，而丘脑和尾状核的葡萄糖代谢率较低

（引自 Volkow ND，et al. Am J Psychiatry，2001，158：383.）

glc 分析显示，和健康对照者相比，甲基苯丙胺滥用患者顶叶皮层的代谢率要高出 20%，统计学意义显著。甲基苯丙胺滥用患者的额叶皮层（$t=2.1$，$P<0.05$）、颞叶皮层（$t=2.0$，$P<0.05$）、枕叶纹状皮层（$t=2.4$，$P<0.05$）和海马（$t=2.2$，$P<0.05$）脑区的 rCMRglc 增高。甲基苯丙胺滥用患者的丘脑、尾状核和壳核的 rCMRglc 却明显降低，和健康对照者相差分别为 17%、12% 和 6%。方差分析显示，甲基苯丙胺滥用患者和健康对照者之间最主要的差异是尾状核和壳核。

为了评估甲基苯丙胺脱毒后是否能够恢复，对脱毒治疗 11 个月或更长时间的患者进行了独特的分析，得到以上类似的结果。和健康对照者相比，长期接受脱毒治疗的甲基苯丙胺滥用患者尾状核的 rCMRglc 仍然显著低下 12%（$t=3.6$，$P<0.002$），但丘脑的全脑代谢率升高 13%。

全脑代谢率与神经心理评分之间没有显著的相关性，但顶叶皮层的相对代谢率同开槽钉板作业（grooved pegboard task）的完成情况之间却显著相关；神经心理评分与丘脑或纹状体的代谢率也没有显著的相关性。全脑代谢率与甲基苯丙胺的使用年限之间存在负性相关（$r=-0.62$，$P<0.02$）。甲基苯丙胺滥用患者和健康对照者相比，顶叶皮层的代谢率显著增高，而丘脑、尾状核和壳状核的代谢率明显降低。

纹状体接受来自 DA 能神经细胞纤维的直接投射，DA 神经细胞对甲基苯丙胺的神经毒性效应表现得十分敏感，脑的葡萄糖代谢减少反映出甲基苯丙胺对这些细胞功能的破坏。丘脑主要接受来自纹状体的 DA 信号，丘脑葡萄糖代谢也反映 DA 相关通路的破坏。由此可见，甲基苯丙胺的滥用引起与 DA 通路直接或间接联系的脑区发生持久的代谢改变。多数研究显示，药物滥用患者（酒精、可卡因、海洛因）即便是脱毒治疗后，脑的葡萄糖代谢减退，而甲基苯丙胺滥用患者部分脑区代谢却增高，这是出乎意料的。动物实验研究证明，甲基苯丙胺可引起神经胶质增生。这一效应还没有在人脑中得到直接证实，但磁共振波谱学的研究显示，甲基苯丙胺滥用患者反映神经胶质指标的肌醇（myoinositol）浓度升高。由此推测，甲基苯丙胺滥用患者葡萄糖代谢增高反映神经胶质增生和炎症，这对今后研究工作有重要的启迪。

甲基苯丙胺滥用患者脑内葡萄糖代谢增高最活跃的区域是顶叶皮质（联想皮质），这一区域较少接受 DA 能神经末梢的支配。顶叶皮质葡萄糖代谢增高反映甲基苯丙胺也作用于其他神经结构和通路。动物实验显示，顶叶皮质对甲基苯丙胺的神经毒性特别敏感。甲基苯丙胺可引起顶叶皮质有髓鞘神经纤维退化，破坏 5-HT 能神经末梢和锥体谷氨酸酯能（glutamatergic）神经细胞。甲基苯丙胺刺激可增加顶叶皮质谷氨酸酯的受体，使得顶叶皮质对谷氨酸酯的兴奋毒性（excitotoxicity）更加敏感。目前还没有一个以顶叶皮质的功能为指标的神经心理测试方法来评估甲基苯丙胺滥用患者。但是，^{18}F-FDG PET 显像研究显示，甲基苯丙胺滥用患者顶叶皮质的代谢与开槽钉板作业的完成好坏有关。尽管开槽钉板试验被认为是一种运动测试，但它还是有一项空间成分在内。受试者必须判断在何处嵌入钉子，然后在某一确定通道上选定凹槽的方向，以便钉槽相匹配并能够嵌入孔中。尽管只是初步解释了顶叶皮质代谢与开槽钉板作业完成好坏之间的联系，但表明顶叶皮质在功能上过度活跃。

甲基苯丙胺滥用者丘脑和纹状体的葡萄糖代谢率明显降低，这和非典型性帕金森病（atypical Parkinson's disease，APD）的代谢异常很相似（丘脑和纹状体也表现出相对较低的代谢），有别于帕金森病（Parkinson's disease，PD）的异常模式（不是代谢率减少就是丘脑和纹状体的代谢率增高）。比较特发性（idiopathic）PD，甲基苯丙胺滥用患者脑内 DAT 显著减少的模式更加接近于 APD 的所见。APD 和甲基苯丙胺滥用患者一样，尾状核和壳核的 DAT 等量减少，而 PD 壳核的 DAT 比尾状核减少得更多。PET 所见和细胞水平是相辅相成的，APD 除了 DA 细胞损害外，还伴有苍白球传出纤维的退变；而特发性 PD 主要和 DA 细胞受累有关。而且认为 APD 皮质下代谢率的减退反映纹状体传出纤维的退行性变。由此推测，甲基苯丙胺滥用患者纹状体和丘脑的代谢异常，不仅反映甲基苯丙胺对 DA 能神经末梢的影响，也反映对纹状体传出纤维的影响。事实上动物的研究已经显示，甲基苯丙胺除了损害 DA 能神经末梢，也导致纹状体传出纤维的退变。临床医生应高度重视，甲基苯丙胺滥用患者脑内 DAT 的减少，是患神经退行性疾病的高危信号。

总而言之，滥用甲基苯丙胺将引起与 DA 通路在解剖学上相连接的脑区发生持久的代谢改变和损害，不受 DA 能神经支配的脑区也发生代谢改变和损害。这些损害否能康复？能否最终发生神经退行性疾病？还需要深入研究并由神经心理学评估来确定。

（五）甲基苯丙胺滥用患者的脑损害仅能部分康复

保持戒断状态达 9 个月或更长时间的甲基苯丙胺滥用者，在完成一些运动技能和记忆的测试中可表现出一定程度的改善。PET 显示，丘脑葡萄糖代谢增高，接近正常水平，表现出丘脑从药物危害中得到部分康复。丘脑是大脑皮层和其他脑下结构之间的信号传导的中继，和感觉、运动、情感信号相联系。

和健康对照者相比，甲基苯丙胺滥用者在短期戒断后，纹状体和丘脑的相对局部代谢活性下降。在稽延戒断 9 个月后，丘脑的代谢率大致恢复到正常水平。而纹状体的代谢率没有恢复，表现出持久的药物相关性损害。纹状体在与奖赏效应相联系的动机、计划和冲动控制中起着重要的作用，这将造成认知能力、学习和控制能力的下降。

在戒断 2 个月或不足 2 个月时间进行测试，尽管甲基苯丙胺滥用者的大体运动功能（走一定距离的直线并计时）、精细运动协调（斜孔嵌钉）、记忆（学习无关联的单词组，停顿并给予干扰后立即回忆）和注意力（鉴别数字和有关符号）的测试得分在正常范围内，但是低于健康对照者。戒断 9 个月后（平均戒断 17 个月）再次进行测试。在 5 项神经心理测试中，甲基苯丙胺滥用者的定时步态作业（timed gait test）、符号-数字联系（symbol-digit association）以及延迟文字回忆（delayed word recall）这 3 项测试的完成情况都有所改善。测试得分的变化与丘脑代谢功能的改善正相关。

短期戒断的评估中，甲基苯丙胺滥用者的丘脑代谢率明显低于健康对照者。然而，较长时间戒断之后，药物滥用者与健康对照者的丘脑代谢之间并无显著的差异。说明随着戒断时间的延长，丘脑的药物损害发生了逆转。

短期戒断后，甲基苯丙胺滥用者纹状体的代谢率比健康对照者的代谢率低得多。相对比丘脑的代谢发现，较长时间戒断之后药物滥用者纹状体的代谢率并无明显恢复。这显示，甲基苯丙胺滥用所导致的一些破坏性效应可部分性逆转。脑部可能通过改变一些连接路线应对药物造成的损害。

已经清楚，甲基苯丙胺可导致依赖神经递质 DA 的脑环路发生损害。丘脑代谢的恢复能够表明，通过增加从纹状体到丘脑的其他脑细胞的活性，可在一定程度上代偿性地适应 DA 细胞的减少。但是，纹状体代谢功能的长时间降低，反映 DA 神经元末梢的持久药物毒害作用。纹状体代谢功能的持续低下为了解其他甲基苯丙胺相关效应的发生原因提供了启迪。甲基苯丙胺滥用者报告自他们最后一次滥用甲基苯丙胺后 2 年内，存在着动机缺少和快感缺乏，这是为适应甲基苯丙胺滥用产生快感行为，快感阈值上调的结果。动机和快感应答反应部分位于纹状体内的一个特殊区域，即由伏膈核的活性所支配。伏膈核中存在着高密度的DA细胞，纹状体-伏膈核代谢的减少，说明一些戒断药物滥用者缺乏快感和动机，可能与伏隔核活性低下关系密切。

（六）间接地评估药物滥用患者脑内GABA的功能

尽管可卡因能够增加伏隔核内DA的数量，显示可卡因强化作用的意义，但是在失控和可卡因成瘾患者强迫性自身给药的过程中，DA系统受累使脑局部调控功能遭到破坏。DA调节行为的表达需要激活γ-氨基丁酸（γ-aminobutyric acid，GABA）通路，它是极易受到可卡因影响的药物靶点。事实上，PET显像已经证明，可卡因滥用患者的纹状体D_2受体的数量显著减少，反映GABA细胞突触后膜的成分紊乱，提示可卡因滥用患者DA异常累及GABA。目前尚无较好的GABA系统的直接评价方法，但是，可通过评价脑局部对GABA刺激的响应率和比较可卡因滥用患者和健康对照者的应答反应，间接地评估GABA系统。

BZ平行于脑BZ受体局部的密度，和局部脑葡萄糖代谢活性相辅相成，并可被BZ拮抗剂氟马西尼逆转。由于BZ类药物能够促进神经传导，一些特殊的受试者对BZ的代谢应答重复性很高，所以可用BZ类药物评价脑内GABA的应答。劳拉西泮（lorazepam）是BZ类药物，副作用少，安全。因此，可借助PET ^{18}F-FDG显像定量测定局部脑葡萄糖代谢对劳拉西泮的应答反应，以此来评价GABA对刺激的响应性。当脑对劳拉西泮的应答增高时，表明长期滥用可卡因患者的GABA功能和其受体的灵敏度下降。

^{18}F-FDG PET研究显示，健康对照者和可卡因滥用患者的脑葡萄糖代谢对镇静剂—劳拉西泮的应答是全脑性葡萄糖代谢减少，可卡因滥用患者更为明显，有些脑局部更为显著，这是局部之间相互作用的结果。更为特别的是，可卡因滥用患者和健康对照者相比，丘脑、纹状体、枕叶皮质和顶叶皮质局部脑葡萄糖代谢活性相当低，反映可卡因滥用患者对劳拉西泮的敏感性增高（彩图15-4-7）。

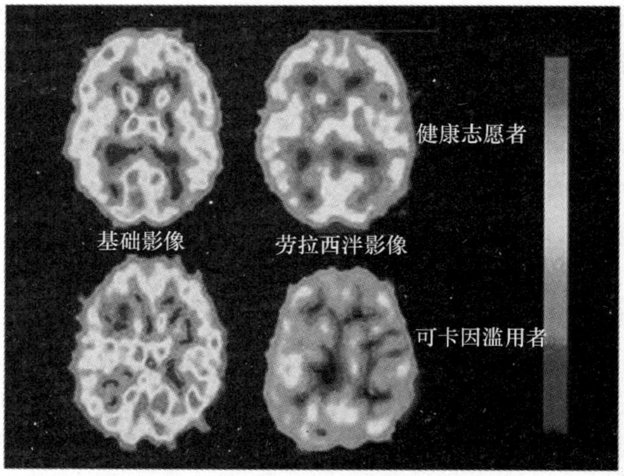

彩图15-4-7 健康对照者和可卡因滥用患者给予劳拉西泮后的脑葡萄糖代谢影像。劳拉西泮明显降低了全脑和局部葡萄糖的代谢，可卡因滥用患者比健康对照者更为明显

（引自Volkow ND，et al. Am J Psychiatry，1998，155：200.）

劳拉西泮引起的某些特定脑区葡萄糖代谢的变化清晰地反映出和GABA细胞相联系的应答关系。所以，若假设可卡因滥用患者丘脑对劳拉西泮葡萄糖代谢应答的增高，则苍白球和黑质GABA敏感性亦增高。尽管这些所见也反映其他GABA能神经元（例如，GABA中间神经元）的变化，但是更能反映继发于间歇性可卡因器质性脑综合征（特点为体内有外源性精神活动性物质存在，引起中枢神经系统特定的症状，如感觉、觉醒、注意、思维、判断、感情控制、精神运动性行为等紊乱，导致行为不端如好斗，或对其社会或职业活动的消极影响）造成GABA系统的紊乱。

可卡因滥用患者对劳拉西泮敏感性增高的局部葡萄糖代谢的特性反映有序与平行的GABA传出机构系统。对DA刺激应答的适应过程可能依赖脑局部和它们之间的平衡关系，以及分布于某些脑区GABA和/或DA受体的亚型。此外，对BZ的局部脑代谢的应答不仅反映和苯二氮草受体直接效应，也反映继发效应。动物实验研究证明，长期滥用可卡因影响GABA系统，包括GABA受体的改变（功能、密度、合成和转导成分），以及调节GABA合成的酶系统。总之，大多数研究显示，GABA能神经元应答反应性增高和长期滥用可卡因有关，包括对BZ镇静剂效应敏感性增高。多数研究发现纹状体GABA受体密度增高，但也有GABA受体密度减少的报道。同样，长期接受GABA离子电渗疗法（iontophoresis）治疗的动物对GABA的敏感性增高，也有降低敏感性的报道。不同的结果取决于GABA细胞直接或间接接受DA

投射，反映 GABA 细胞不同的适应性应答关系。当然也和可卡因滥用的方法以及戒断后检测的时间有关。尽管多数研究涉及 GABA 系统的变化促进敏感性的过程，但是 GABA 在可卡因成瘾中每一环节的作用尚不清楚。

和可卡因脱毒治疗以及戒断有关的征象也提示 GABA 受累，例如，可卡因脱毒治疗中出现抽搐是对 BZ 增效的应答，而不是对惊厥的苯妥英的应答。此外，可卡因脱毒治疗也可能产生忧郁、激动，偶见惊恐发作，这些都是对 BZ 的应答症状。在稽延症状之后，可卡因滥用患者的葡萄糖代谢仍低下时，提示需要测定患者是否对劳拉西泮的应答反应性增高。劳拉西泮诱导可卡因滥用的受试者睡眠是强烈的，而且，其作用明显比健康对照者大得多，这和劳拉西泮诱导丘脑代谢发生变化有关。

总之，可卡因滥用患者对劳拉西泮的灵敏度增高时，提示 GABA 路径的破坏，可以部分地反映可卡因戒断。一些滥用患者表现对劳拉西泮诱导的强烈睡眠现象，提示对可卡因滥用患者使用镇静催眠剂时，要考虑到可能出现强烈反应的潜在毒性。

三、DAT 显像的应用

（一）甲基苯丙胺滥用 DAT 减少和神经运动损伤

甲基苯丙胺是一种流行的、高成瘾性的、滥用的药物，无论是甲基苯丙胺成瘾者的尸检报告还是甲基苯丙胺成瘾者的影像研究，都证明了甲基苯丙胺对 DA 神经元末梢的神经毒作用。为了研究甲基苯丙胺对 DAT 的影响，应用 PET 和 DAT 的配体^{11}C-d-threo-哌甲酯（methylphenidate）研究甲基苯丙胺滥用者和健康对照者的 DAT 的分布、数量和活性。

甲基苯丙胺滥用者尾状核和壳核内的^{11}C-d-threo-哌甲酯分布明显低于健康对照者（彩图 15-4-8），而小脑没有明显差异。比较甲基苯丙胺滥用者 DAT 的活性（B_{max}/K_d）和健康对照者的差异，尾状核为 27.8%，壳核为 21.1%。健康对照者和甲基苯丙胺滥用者的 DAT 利用率（B_{max}/K_d）显示，尾状核 DAT 水平与滥用甲基苯丙胺的年限有显著相关性（$r=0.54$，df=14，$P<0.05$），壳核内相关性接近显著（$r=0.47$，df=14，$P<0.08$），但和甲基苯丙胺的滥用量无显著相关性（$r<0.37$，df=14，$P>0.17$）。DAT 与滥用甲基苯丙胺的戒断天数也无显著相关性（$r<0.11$，df=14，$P>0.70$）。

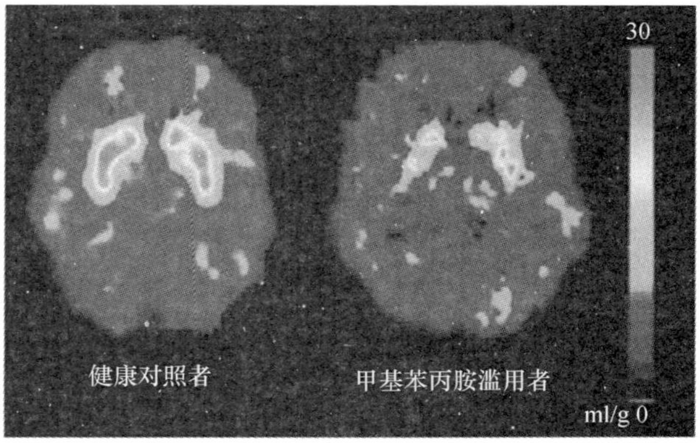

彩图 15-4-8　33 岁男性健康对照者和 33 岁男性甲基苯丙胺滥用者（脱毒后 80 天）的 DAT 配体^{11}C-d-threo-哌甲酯在纹状体内的分布

甲基苯丙胺滥用者 DAT 减少比 PD 患者多得多，PD 患者 DAT 的减少量与疾病的严重程度成正比，一般在 36%～71%范围内变化。一部分甲基苯丙胺滥用者的 DAT 水平已经降到了轻度 PD 患者的范围内。由于甲基苯丙胺滥用者相对年青，锥体外系的临床症状有时并不明显。然而，DAT 的减少常导致运动中枢损伤，DAT 水平越低，完成定时步态试验和开槽钉板作业的运动反应就越慢。因此，在甲基苯丙胺滥用者 DAT 减少尚未达到足以诱发 PD 症状的严重程度之前，实际上 DA 的减少已经导致了运动功能的损害。

既然 DAT 减少是由衰老（每 10 年减少 6%～7%）和滥用甲基苯丙胺引起，那么就有这样的可能，即由于滥用甲基苯丙胺作用和后半生自然衰老的两种因素的相互作用，使患 PD 的风险明显增高。甲基苯丙胺滥用者的 DAT 减少不同于 PD 患者，因为尾状核和壳核 DAT 减少的数量大致相似，而 PD 患者壳核 DAT 比尾状核更易受到破坏。由此可见，甲基苯丙胺滥用者和 PD 患者 DAT 减少的机制有所不同。这是因为尾状核与认知作业方面的关系比壳核更加密切，甲基苯丙胺滥用者的 DAT 的减少同样会导致认知和运动功能的丢失。动物实验已经证实，甲基苯丙胺确可引起运动、学习和记忆能力的丢失。甲基苯丙胺滥用者 DAT 减少的程度预示运动和记忆能力的改变，

DAT 水平越低，甲基苯丙胺滥用者的表现就越差。

甲基苯丙胺对人类 DAT 的损害比动物严重得多，甲基苯丙胺滥用者的 DAT 减少超过了 50%。听说学习测试发现，PD 患者的表现几乎和甲基苯丙胺滥用者的表现一样。还有更值得重视的事实，即大多数的甲基苯丙胺滥用者都吸烟。已经证明尼古丁对于甲基苯丙胺的神经毒作用具有防护作用，因此，在人类甲基苯丙胺滥用者 DAT 的损害比动物少，原因可能是吸烟有抵消甲基苯丙胺损害 DAT 的作用。

非人类的灵长类动物研究显示，滥用甲基苯丙胺引起的 DA 能神经元末梢的损伤有一定程度上的恢复。但是，人类滥用甲基苯丙胺戒断长达一年后，DAT 丢失仍未见恢复迹象。甲基苯丙胺滥用者的 DAT 减少反映 DAT 的表达减少，或者是 DA 能神经元末梢功能退化。人体尸检的研究显示 DAT 减少不是囊泡单胺（vesicular monoamine）转运体的减少。因为囊泡单胺转运体是比 DAT 更为稳定的标识物（marker），反映 DA 能神经元末梢的持续性。

虽然目前还不知道 DAT 减少是否反映了 DA 能神经元末梢受损或是 DAT 表达下调，也不清楚 DAT 减少最终是否会增加 PD 或其他神经退行性疾病的易感性，有必要对甲基苯丙胺滥用的后果加以提醒并展开治疗的研究，同样有必要采取预防性的措施，警告和教育公众甲基苯丙胺对于人脑的损害作用。

（二）口服治疗量哌甲酯占有 DAT 位点的研究

注意力缺陷多动障碍症（attention deficit hyperactivity disorder，ADHD）是儿童最常见的行为障碍，发病率约为总人口的 5%～10%。ADHD 的确诊率比过去 10 年有所增加，这反映了对 ADHD 认识的深化，同时使用哌甲酯即利他林（methylphenidate）药品治疗 ADHD 的用量也明显增加。哌甲酯治疗效果主要归因于它能够阻断 DAT 的作用，增加突触间隙 DA 的浓度。尽管哌甲酯用于治疗 ADHD 多年，但是，至今尚不清楚阻断 DAT 的剂量是多少。此外，虽然口服哌甲酯血的药代动力学已有较多报道，但是对于灵长类动物口服哌甲酯后脑的药代动力学研究还没有。由于 DAT 是可卡因强化效应的靶点，所以，评价口服哌甲酯阻断 DAT 水平也可以反映是否有滥用哌甲酯的倾向。DAT 阻断药物如可卡因和哌甲酯，可以增高包括伏膈核在内的不同脑区细胞外液 DA 的浓度。伏膈核是与药物滥用强化效应相关联的脑区之一。应用 PET 和 ^{11}C-可卡因可以测定 DAT 拮抗药物占有 DAT 的水平，并直接评价哌甲酯脑的药代动力学。

应用 PET ^{11}C-*d*-threo-哌甲酯的方法，证实了可卡因诱导的 DAT 阻断的数量与自我报告“爽”以及暂时性快感之间呈显著相关性；证实了 DAT 可卡因药代动力学和经历快感的短暂过程之间的显著相关性。因为获悉静脉注射可卡因诱导出“爽”的感觉，至少需要阻断 60% 的 DAT，给予患儿口服哌甲酯治疗量是否也能达到这种阻断程度？通过口服不同剂量哌甲酯评价脑内 DAT 的占有率，有助于选择符合治疗 ADHD 的用量范围。哌甲酯的常规用量为 0.3～0.6mg/kg。

PET ^{11}C-*d*-threo-哌甲酯研究显示，口服哌甲酯阻断 DAT 很有效。口服哌甲酯阻断 DAT 的 ED_{50} 约为 0.25mg/kg，这正是 ADHD 的治疗用量（单位体重剂量为 0.3～0.6mg/kg），哌甲酯占有 DAT 可能大于 50%。PET 也显示，口服哌甲酯之后在脑内峰时为 60min。该数值与哌甲酯血浆药代动力学的文献值相符合，也与口服治疗量哌甲酯后观察到行为效应的峰值时间过程相符。遗憾的是，由于 ^{11}C 的半衰期短，PET 不能监测完整的哌甲酯脑内清除率，这种监测将有助于测定在药物的行为效应与药物的脑内存留之间是否相关。血浆浓度和 DAT 的占有显著相关，^{11}C-*d*-threo-哌甲酯的血浆浓度（有活性的异构体）是一种较好的监测脑内哌甲酯分布的指示剂。给药 2h 后测定结果显示，6ng/ml ^{11}C-*d*-threo-哌甲酯的血浆浓度和阻断 50%DAT 正相关。ADHD 患儿服用哌甲酯临床有效量 2h 后吸收达高峰，其血浆浓度超过了 6ng/ml，这提示需要阻断 DAT 超过 50% 才有治疗效应。给药 2h 后测量血浆 ^{11}C-*d*-threo-哌甲酯的平均浓度为 6ng/ml，与 0.25mg/kg 剂量是一致的，也与文献报道成年人服用治疗剂量后的血浆浓度相符。

受试者哌甲酯的血浆浓度变异性反映了药物吸收、代谢之间的差异。假设口服哌甲酯强化效应较低是因为快速代谢转换成哌甲酯酸的缘故，即一种神经刺激活性很低的化合物。也假设口服治疗剂量的哌甲酯不能诱导“爽”的感觉，是因为它阻断 DAT 不够充分。PET 研究结果并不支持这种假设。在分析滥用药物的强化效应时，最值得考虑的是药物的药代动力学。因为摄取药物和感觉效应的间隔时间越短，药物的强化效应就越大，关键是给药的方式，因为它将影响药物在脑内的药代动力学。PET 研究证明了口服哌甲酯直至 60min 后，脑内的血浆浓度才达到峰值。这一所见和静脉注射哌甲酯（8～10min）或可卡因（4～6min）后脑内的快速摄取率呈鲜明的对比。

四、DA D_2 显像的应用

（一）甲基苯丙胺滥用者 DA D_2 受体分布与眶额皮质的代谢

甲基苯丙胺的强化效应和多神经递质系统有关。动物实验结果显示，甲基苯丙胺对 DA 能神经元产生深刻而持久的毁损。人类甲基苯丙胺滥用者尸检和 PET 显像研究已证明，DA 系统终端构件 DAT 显著减少。甲基苯丙胺滥用者中，DAT 的缺失与动机和认知的损害相联系。PET 显像研究已证明，包括酗酒者、可卡因滥用者、海洛因滥用者在内的药物滥用者的 DA D_2 受体活性水平低于正常。而且，可卡因滥用者纹状体 DA D_2 受体密度与其在眶额皮质中代谢率有关系。由于眶额皮质的破坏与强迫性及强制性的行为相关，提示可卡因成瘾者眶额皮质 DA 功能失调是其强迫性寻觅成瘾药物的基础。

^{11}C-雷氯必利（^{11}C-raclopride）PET 显像证实，甲基苯丙胺滥用者 DA D_2 受体的密度和活性明显低下（彩图 15-4-9），这些所见提供了甲基苯丙胺也影响 DA 能神经元突触后的依据。纹状体 DA 能神经元突触后的改变能够反映甲基苯丙胺对内源性 GABA 细胞所产生的作用。甲基苯丙胺滥用者 DA D_2 受体活性水平低，反映暴露于细胞外 DA 高浓度所致的受体数量下调，而细胞外 DA 高浓度继发于甲基苯丙胺的急性药理作用以及甲基苯丙胺诱导的 DAT 的缺失。尽管有研究证实滥用甲基苯丙胺后纹状体 DA 浓度降低，但伴随的 DAT 缺失可能仍然会导致细胞外 DA 的增加。DA D_2 受体活性水平低也可能先于甲基苯丙胺的滥用，这可能驱使滥用者寻觅成瘾药物。一项研究支持这种可能性，该研究表明，在非药物滥用对照者中，纹状体 DA D_2 受体水平对心理学刺激的施加产生预先反应。DA D_2 受体活性低下的受试者经历了一次“愉快”的反应，而 D_2 受体水平高的受试者经历了一次“不愉快”的反应。故推测 DA D_2 受体通过调节愉快的和不愉快的药物反应，可能成为导致药物滥用和成瘾的一个因素。

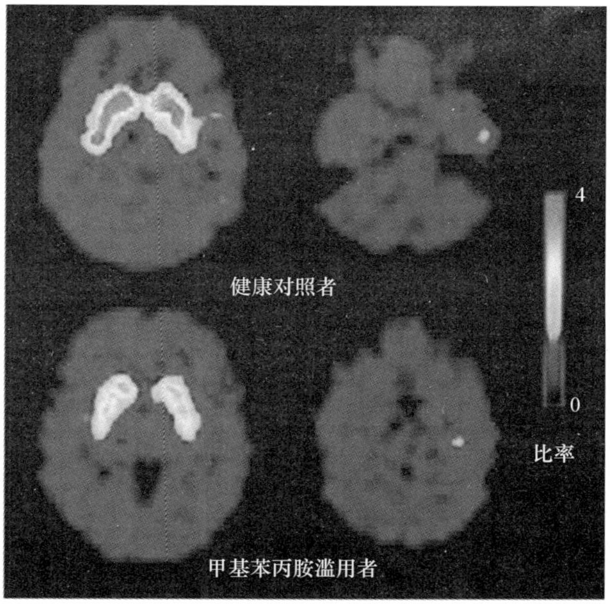

彩图 15-4-9　甲基苯丙胺滥用者与对照者^{11}C-雷氯必利从血浆到纹状体和小脑的转运速率参数（K_1）没有差异。甲基苯丙胺滥用者尾状核与壳核的分布容积较对照者显著低下，但小脑的分布容积并不低下

有较多研究报道，可卡因滥用者、酗酒者、海洛因滥用者以及其他药物滥用者的 DA D_2 受体的活性和数量皆见减少，提示 DA D_2 受体减少对不同药物滥用成瘾并不特异，这可能是药物滥用成瘾的普遍现象，和/或药物滥用成瘾的普遍诱因。近来已经证实，病理性肥胖症患者 DA D_2 受体水平低下。肥胖症患者与药物成瘾患者同样都有强迫性接受强化刺激的行为，但对于肥胖症患者而言，其强化刺激是食物而不是成瘾药物。

眶额皮质代谢活性与 DA D_2 受体测定的相关性反映眶额皮质活性对纹状体的调节，它依靠纹状体-丘脑-皮质通路。眶额皮质接受来自杏仁核与腹侧被盖区的神经投射，杏仁核是纹状体中的一个区域，一般认为与药物滥用的强化效应相关，腹侧被盖区主要是将 DA 信号投射到杏仁核。眶额皮质也将信号投射到杏仁核。因此，还不能推测这种联系是否反映纹状体 DA 活性与调节眶额皮质功能有关。眶额皮质与杏仁核之间互为作用的神经解剖联系，使眶额皮质成为成瘾药物效应发挥的直接靶位，并可能成为调节这些应答反应的区域。由于PET空间分辨率有限，目前仅能在壳核进行定量测定，杏仁核尚不能精确定量受体位点、数量和活性。随着PET更高空间分辨率与灵敏度的改善，有可能特异地评估眶额皮质DA D_2受体与杏仁核DA D_2受体位点、数量和活性之间的联系。

甲基苯丙胺滥用者与健康对照者眶额皮质代谢活性与DA D_2受体活性之间的关系显著；甲基苯丙胺滥用者眶额皮质的归一化代谢测定和DA D_2受体也显著相关，健康对照者眶额皮质的归一化代谢测定和DA D_2受体之间的联系却不显著。这是由于归一化测定比绝对测定对区域性改变更加灵敏，这一研究结果可能反映甲基苯丙胺滥用者眶额皮质对DA调节比健康对照者更加敏感。但是，需要进一步测定是否药物成瘾者存在眶额皮质对DA调节的灵敏性增高，和/或由眶额皮质作用提高纹状体DA调节的功能，这些都是和对非药物成瘾者比较而言。

眶额皮质DA调节可能通过多种方式导致成瘾行为。第一，眶额皮质与驱使行为的调节有关，继发于成瘾药物诱导的DA刺激强化作用可能导致甲基苯丙胺成瘾者强烈的自我给药的动机。由于眶额皮质处理关于刺激应答性质的信息，其受损后可能导致药物相关刺激显著增强。第二，眶额皮质与强迫性行为有关，不恰当的激活可能诱使甲基苯丙胺滥用者强迫性寻觅成瘾药物。实验动物眶额皮质被损害后可引起持续言语障碍（perseveration）和奖赏行为减弱的抗拒性。这些发现，使人联想起药物成瘾者的报告，他们声称一旦开始药物滥用便无法停止，即使当药物滥用已不再令他们产生愉快。第三，眶额皮质与学习刺激-强化有关，也与条件反应有关，可能参与暗示或药物诱导的渴求。暴露在滥用药物环境中的实验动物显示出眶额皮质激活，眶额皮质的损害有碍于成瘾药物诱导的条件位置偏爱。这些发现是有机联系的，因为成瘾药物诱导的条件反射已证实与人类通过药物相关刺激引出的渴求有关，这是致使药物滥用者复发（relapse）的原因之一。而且，药物滥用者由成瘾药物诱导的渴求与眶额皮质活性密切相关。

目前应用PET研究药物滥用群体尚存在一些局限性，主要是药物滥用群体临床研究中固有的问题，包括临床病史和受试者滥用药物史，以及来自研究组之间的差异（比如：尼古丁与酒精滥用的差异，多药滥用问题等）。因此，尚无法完全排除疾病因素和个体差异导致的影响。在解释PET研究结果时，仍需要考虑脑的其他功能区的重要性、其他DA受体亚型的重要性，以及眶额皮质调节中和甲基苯丙胺成瘾相关的其他神经递质系统的重要性。PET提供了甲基苯丙胺对DA神经传递的影响累及到突触后神经细胞的依据，揭示出甲基苯丙胺滥用者DA D_2受体活性水平比非药物滥用健康对照者低的事实。

（二）DA D_2受体水平预测强化刺激的应答

药物成瘾神经生物学中最具有挑战性的问题之一是弄清楚为什么有的人滥用药物，而其他人不滥用药物。有人推测DA D_2受体低水平令人倾向于药物滥用，作为对这些受体所激活的奖赏环路活性减低的一种补偿方式。然而，支持DA D_2受体水平涉及药物成瘾易患性的数据是有争议的，而且人类DA D_2受体水平与对药物强化刺激应答的关系尚未得到证实。

应用PET ^{11}C-雷氯必利显像，研究哌甲酯用后出现愉快与不愉快反应受试者的纹状体DA D_2受体活性是否存在差异，评估DA D_2受体活性是否能够预测对哌甲酯的行为应答反应（彩图15-4-10）。尽管雷氯必利与DA D_2和DA D_3受体均能结合，但纹状体DA D_3受体水平非常低（约为DA D_2受体的1%），因此PET显像主要反映雷氯必利与DA D_2受体结合的数量。

DA D_2受体活性高水平与活性低水平受试者对哌甲酯反应的差异，可以用以下假说来解释，即人脑内DA D_2受体有最佳的数量和活性范围，在此范围内可以感知强化刺激，太少可能不够，太多则可能会令人不适。因此，具有高活性DA D_2受体水平者，小剂量的哌甲酯可使他们感知愉快。假设DA D_2受体水平调节生理性强化刺激的灵敏度，那么DA D_2受体活性降低时，药物滥用者将偏向于使用成瘾药物以补偿减低的奖赏环路的活性。DA D_2受体活性水平将可预测未来的药物滥用。DA D_2受体活性水平降低时，促使药物滥用者通过偏爱最初愉快的药物反应，倾向于滥用心理刺激；而DA D_2受体活性水平增高时，通过偏爱不愉快的药物反应，可以防止药物滥用。

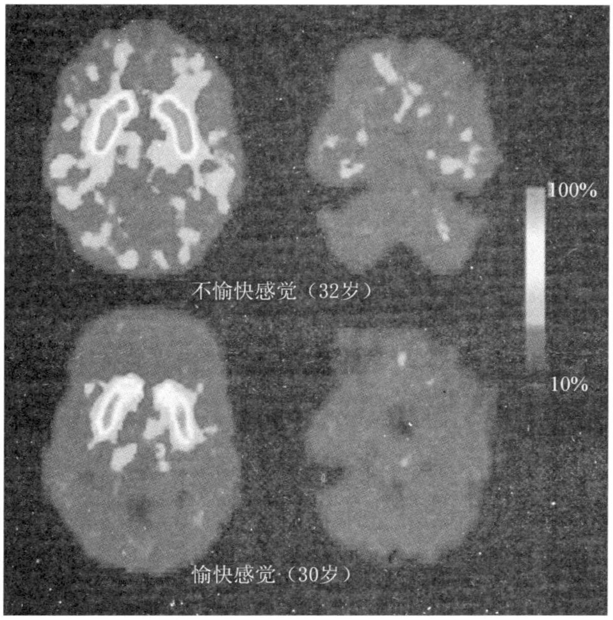

彩图 15-4-10　健康男性受试者对哌甲酯愉快感觉和不愉快感觉的¹¹C-雷氯必利 PET DA D_2 受体显像。上排为对哌甲酯不舒适感觉，下排为对哌甲酯愉快感觉。左为纹状体横断面，右侧为小脑横断面。每例受试者的影像都以小脑做了归一化处理，因为小脑反映与¹¹C-雷氯必利的非特异性结合

和大多数可卡因滥用者一样，报告哌甲酯产生愉快效应的受试者的 DA D_2 受体活性水平类似前期报道的可卡因滥用者。这些结果揭示了可卡因滥用者 DA D_2 受体活性水平降低的可能性，即可卡因滥用之前已经存在，或者为滥用可卡因所致。即便这一可能性是确切的，然而，除了偏爱哌甲酯的受试者的 DA D_2 受体活性水平类似可卡因成瘾者之外，未见与药物滥用易感性有关的其他差异。

这些结果高度提示 DA D_2 受体活性水平与心理强化刺激效应的感知有关，这和 DA D_2 受体活性水平调整药物滥用强化刺激应答反应的动物实验结果一致。这一结果是通过 DA D_2 受体缺失（DA D_2 受体敲失）的小鼠对酒精与吗啡强化刺激效应的减弱，和拮抗 DA D_2 受体的动物对可卡因强化刺激效应的减弱的实验加以证实的。虽然有关人类 DA D_2 受体效应拮抗心理刺激物的强化刺激效应的研究并不像实验动物那样确实，但是已经显示愉快感觉主观等级和可卡因诱导渴求的感觉主观等级下降。人类研究所见 DA D_2 受体拮抗效应较低，是因为人类的使用剂量比实验动物用药量小。

（贾少微）

参考文献

[1] Frost JJ, Mayberg HS, Sadzot B, et al. Comparison of [^{11}C] diprenorphine and [^{11}C] carfentanil binding to opiate receptors in humans by positron emission tomography [J]. J Cereb Blood Flow Metab, 1990, 10 (4): 484-492.

[2] Tafani JAM, Lazorthes Y, Danet B, et al. Human brain and spinal cord scans after intracerebroventricular administration of ^{123}I-morphine. Int J Rsd Appt Instrum-B, 1989, 16 (5): 505-509.

[3] 王荣福. 中枢神经递质和受体显像的研究现状. 同位素，2000，13 (4)：227-234.

[4] 王荣福. 脑受体显像. //丁虹，贾少微主编. 神经核医学进展. 吉林：吉林科技出版社，1999：137-155.

[5] 王荣福主编. 核医学. 北京：北京大学医学出版社，2003，22-35.

[6] 贾少微，谢雪娇，蔡志明，等. 药物滥用（吸毒）防治知识读本. 北京：北京大学医学出版社，2004：1-90.

[7] 贾少微. 分子核医学影像在禁吸、戒毒的理论与实践中的重要作用. 中国医学影像学杂志，2004，12 (5A)：50-52.

[8] 贾少微，吴子明，罗惠恩，等. ^{99m}Tc-TRODAT-1 显像在君复康胶囊防治毒品复吸中的应用. 中华核医学杂志，2004，24：155-157.

[9] 时杰，贾少微，李素民，等. 电针对摇头丸滥用者 ^{99m}Tc-ECD 脑灌注显像及脑功能活动的影响. 中国药物依赖性杂志，2002，11：15-28.

[10] Volkow ND. Beyond the brain: the medical consequences of abuse and addiction. NIDA NOTES Director's Column, 2004, 18 (6): 1. Available from: http://www.drugabuse.gov/NIDA_Notes/NNVol18N6/DirRepVol18N6.html.

[11] Volkow ND. Brain imaging: bringing drug abuse into focus. Director's column of NIDA, 2003, 18 (2): 3-5.

[12] Leshner AI. Treating the brain in drug abuse. NIDA Notes Director's Column, 2000, 15 (4). Available from: http://www.drugabuse.gov/NIDA_Notes/NNVol15N4/DirRepVol15N4.html.

[13] Zickler P. Methamphetamine Abuse Linked to Impaired Cognitive and Motor Skills Despite Recovery of Dopamine Transporters. NIDA NOTES, 2002, 17

(1): 5-6.

[14] London ED, Ernst M, Grant S, et al. Orbitofrontal Cortex and Human Drug Abuse: Functional Imaging. Cerebral Cortex, 2000, 10: 334-342.

[15] Volkow ND, Chang L, Wang GJ, et al. Higher Cortical and Lower Subcortical Metabolism in Detoxified Methamphetamine Abusers. Am J Psychiatry, 2001, 158: 383-389.

[16] Volkow ND, Wang GJ, Fowler JS, et al. Enhanced Sensitivity to Benzodiazepines in Active Cocaine-Abusing Subjects: A PET Study. Am J Psychiatry, 1998, 55: 200-206.

[17] Daglish MRC, Psych MRC, Weinstein A, et al. Changes in Regional Cerebral Blood Flow Elicited by Craving Memories in Abstinent Opiate-Dependent Subjects. Am J Psychiatry, 2001, 158: 1680-1686.

[18] Whitten L. Men and Women May Process Cocaine Cues Differently. NIDA NOTES, 2004, 19 (4): 4-5.

[19] Kilts CD, Gross RE, Ely TD, et al. K. P. G. The neural correlates of cue-induced craving in cocaine-dependent women. American Journal of Psychiatry, 2004, 161: 223-241.

[20] Volkow ND, Chang L, Wang GJ, et al. Association of Dopamine Transporter Reduction With Psychomotor Impairment in Methamphetamine Abusers. Am J Psychiatry, 2001, 158: 377-382.

[21] Volkow ND, Wang GJ, Fowler JS et al. Dopamine Transporter Occupancies in the Human Brain Induced by Therapeutic Doses of Oral Methylphenidate. Am J Psychiatry, 1998, 155: 1325-1331.

[22] Volkow ND, Chang L, Wang GJ, et al. Low Level of Brain Dopamine D_2 Receptors in Methamphetamine Abusers: Association With Metabolism in the Orbitofrontal Cortex. Am J Psychiatry, 2001, 158: 2015-2021.

[23] Volkow ND, Wang GJ, Fowler JS, et al. Prediction of Reinforcing Responses to Psychostimulants in Humans by Brain Dopamine D_2 Receptor Levels. Am J Psychiatry, 1999, 156: 1440-1443.

[24] Levin JM, Mendelson JH, Holman BL, et al. Improved regional cerebral blood flow in chronic cocaine polydrug users treated with buprenorphine. J Nucl Med, 1995, 36: 1211-1215.

[25] Hyman S. E. and Malenka R. C. Addiction and the brain: the neurobiology of compulsion and its persistence. Nature Reviews Neuroscience, 2001, 2: 695-703.

第 16 章

PET/CT 在精神疾病中的应用

精神疾病是一类功能性脑疾病，其发病率不断增加，受到日益关注。选择合适的研究方法对精神疾病进行发病机制、诊断治疗的研究已成为医学研究的热点课题。正电子发射型计算机断层显像以其反映组织细胞血流、代谢、受体密度等分子功能显像的特点，在精神疾病研究领域中发挥着独特的作用，尤其在脑神经递质和受体显像方面具有其他非侵入性影像学检查方法所无可比拟的优势。

第一节　概　述

在日益紧张的现代生活中，精神疾病的发病率呈上升的趋势，据世界卫生组织统计，在 10 种造成社会最严重负担的疾病中，精神疾病占了 4 种，其总负担占全部疾病负担的 1/4，如何进行明确诊断和对症治疗是目前亟待解决的问题。已有研究表明，精神疾病是一类“功能性疾病”（functional disease），而非“器质性疾病”（structural disease）。临床上曾应用 CT 和 MRI 对精神疾病患者进行检查，发现大多数患者呈现脑萎缩的征象，但是这种征象不具有确诊性意义，因为患者脑萎缩也可能是由于长期服用抗精神病药物等其他原因所致。因此，选择合适的研究方法进行精神疾病发病机制及诊断治疗的研究具有重要的意义。

PET 首次实现了在活体状态下研究脑功能、获取有用的临床信息的目标。它能够观察诸如脑血流变化、脑耗氧量、脑葡萄糖代谢、脑蛋白质合成和脑神经递质和受体变化特征，为精神疾病的研究开辟了新的途径，为神经生物学研究提供了一种新的技术或方法。荟萃近年来大量文献资料，本文将对 PET 在精神疾病中的研究应用和进展介绍如下。

第二节　精神疾病的脑代谢显像

大量的科学研究发现，人脑在静息和运动状态下，局部脑血流和葡萄糖代谢的变化与精神状态疾病有一定的关系。1974 年，Ingval 和 Frodazen 首次报道应用 PET 脑血流灌注显像对一组精神分裂症（一种典型的精神疾病）额叶功能减低的患者进行研究，观察到受试者额叶的血流灌注呈不同程度的减低。此后不少学者报道了 PET 在精神疾病方面的一系列应用研究。尽管 PET 影像上显示出精神分裂症患者的脑血流灌注或脑代谢存在异常，但是其与额叶功能异常的临床表现并非完全一致，有可能是与额叶皮质的复杂结构、精神分裂症的分期、药物治疗、认知激活和疾病症状等有关。

利用^{18}F-FDG PET 显像，不少研究发现精神疾病患者的额叶前部代谢减低，并且患者在持续从事各种工作或行为的过程中，额叶的代谢进一步下降。故有研究者提出这种变化是精神疾病的表现特点。但另外的一些研究经与对照组比较，没有发现精神病患者的额叶低代谢表现。Gur 等研究发现在安静状态下，精神病患者左侧大脑半球皮质的代谢较右侧高，增高的程度与患者精神症状的严重程度有关。另外，精神病患者基底神经节与大脑皮质的计数比值较正常人高。^{18}F-FDG 代谢显像还发现镇静剂治疗前后精神病患者的脑代谢状况没有明显改变。

精神分裂症是以基本个性改变，思维、情感、行为的分裂，精神活动与环境的不协调为主要特征的一类最常见的精神病。本病病因不清，多在青壮年发病，女性多于男性。^{18}F-FDG 显像发现精神分裂症患者额叶葡萄糖代谢减低最为常见，其次颞叶也可出现代谢减低；另一常见的影像特点是左侧颞叶代谢增高伴左侧基底神经节代谢减低。^{18}F-FDG 显像研究发现，进行高级神经功能活动刺激后，正常人额叶代谢增加，而精神分裂症患者额叶代谢增加不明显。

躁狂抑郁性精神病（躁郁症）是一种以显著而持久的情绪障碍为主要症状的精神病。临床特征为躁狂和抑郁交替发作。前者以情绪高涨、夸大、易激惹为主，伴有精神运动性兴奋，自我评价过高；后者以情绪低落，丧失兴趣和乐趣为主，伴有精神运动性亢进或迟滞，自我评价过低，食欲减退和失眠等症状。躁郁症的发病率不高，以青壮年居多。^{18}F-FDG 显像显示躁郁症患者抑郁相大脑皮质代谢呈普遍降低，躁狂期代谢多正常。躁郁症患者的代谢减低是全脑弥漫性的，以额叶和前扣带回更为明显。观察治疗前后脑代谢的变化有助于评价疗效和判断预后。

近年来，功能性 MRI（functional MRI，fMRI）的问世，对核医学 PET 在脑显像方面发生了新的挑战，因为 fMRI 不仅具有精确的时间和空间分辨率，而且无辐射危害。PET 用发射正电子的超短或短半衰期（$T_{1/2}$）的放射性核素，如：碳［^{11}C］、氮［^{13}N］、氧［^{15}O］和氟［^{18}F］等标记的显像剂可直接参与人体生物代谢，因此 PET 影像能更确切地表达人体生化、生理和病理的状况。在神经系统、肿瘤和心血管系统等领域的临床诊断中，PET 展现出其他医学影像技术无法替代的优点，受到越来越多的关注和重视。近两年来 PET 与 CT 的结合，将核医学功能代谢影像与解剖形态影像进行配准即图像融合（imaging fusion），成为医学影像学的热门研究课题。

放射性核素示踪技术具有其他非侵入性成像方法无可比拟的优势，如受体、蛋白转运体显像，酶和神经递质和受体等特异的生物活性大分子的显像等。这昭示着 PET 在精神疾病研究领域中将发挥独特的作用。它可能从分子水平上对精神疾病进行病因学研究、诊断方法学研究和抗精神病药物作用机制研究，尤其近年来动物 PET 的问世及新型正电子药物的研发成功，预测 PET 分子功能成像与正电子核素治疗有取代传统的精神疾病的诊断和治疗方法的可能。

第三节　精神疾病的脑受体显像

大量学者用 PET 对精神疾病进行神经生物学研究，结果表明与精神疾病的发生及其治疗有关的神经递质和受体主要包括：多巴胺（dopamine，DA）受体、乙酰胆碱受体，5-羟色胺（serotonin，5-HT）受体、γ-氨基丁酸（γ-aminobutyric acid，γ-GABA）或苯二氮䓬（benzodiazepine，BDZ）受体以及阿片受体（opiate systems）等。常用的放射性核素脑受体显像剂见表 16-3-1。

表 16-3-1　精神疾病研究中常用的 PET 受体和递质显像剂

受体或递质	受体亚型	正电子受体显像剂
多巴胺	D_2 受体	^{11}C-N-methylspiperone（^{11}C-NMSP），^{11}C-raclopride，^{18}F-fallypride，^{11}C-FLB-457，^{76}Br-bromospiperone，^{76}Br-lisuride
	D_1 受体	^{11}C-SCH-23390，^{11}C-NNC-112
	转运体（DATs）	^{11}C-cocaine，^{11}C-methylphenidate，^{11}C/^{18}F-CFT
DOPA 脱羧酶		^{11}C-DOPA，^{18}F-DOPA
单胺氧化酶		^{11}C-deprenyl，^{11}C-clorgyline
乙酰胆碱	M（毒蕈碱）	^{11}C-QNB
	N（烟碱）	^{11}C-nicotine
5-羟色胺	5-HT_2 受体	^{11}C-ketanserin，^{18}F-altanserin，^{18}F-setoperone，^{11}C-MDL-100907
	5-HT_{1A} 受体	^{11}C-WAY-100635
	5-HT 转运体	^{11}C-McN-5652，^{11}C-DASB
苯二氮䓬类		^{11}C-flumazenil［FMZ］
阿片类受体		^{11}C-carfentanil，^{11}C-diprenorphine，^{18}F-cyclofoxy

一、精神分裂症

精神分裂症（schizophrenia）是一组病因未明的精神疾病，具有思维、情感、行为等多方面的障碍，以精神活动和环境不协调为特征。患者通常意识清晰，智能尚好，部分患者可出现认知功能损害。多缓慢起病于青壮年，病情迁延，有慢性化倾向和衰退的可能。近年来，随着生物学技术的迅猛发展，精神分裂症已成为精神病研究领域的焦点。许多学者对精神分裂症的中枢机制提出不少假说，如多巴胺能系统活性亢进、5-HT 系统功能缺损、γ-氨基丁酸能神经元的退变等。

（一）多巴胺能神经递质、受体和转运蛋白显像

药理学和尸检结果印证多巴胺能活性增高与精神分裂症的发病有密切关系。然而，用 PET 研究精神分裂症的结果表明：精神分裂症患者的多巴胺 D_2 受体密度增加，有的提示不变，部分病人既有增加也有不变。分析这种差异，一方面可能与病例的选择有关；另一方面，临床上发现患者长期服用抗精神病药物在一定时期内可导致多巴胺 D_2 受体数量增加，而进行 PET 受体显像的患者，都曾长期服用抗精神病药物。因此，PET 检查发现精神分裂症患者的多巴胺 D_2 受体增加现象是疾病本身所致的，还是药源性导致的，尚无定论，有待于进一步深入研究。

目前，研究者已对精神分裂症患者的纹状体多巴胺传递进行广泛、深入的研究，包括突触后的 D_2 受体和 D_1 受体、突触前的多巴（DOPA）脱羧酶活性、兴奋性药物诱导多巴胺（DA）释放、正常状态下 DA 释放以及 DA 转运体（DA transporters，DAT）的研究。

研究者对 245 个精神分裂症患者（其中 112 个服用药物治疗，133 个未服用药物治疗）和 231 个正常志愿者进行 17 次 PET 显像研究，所使用的受体显像剂包括：以丁酰苯（butyrophenones）为配体的 ^{11}C 标记的甲基螺旋派啶酮（^{11}C-NMSP）（$n=4$）、溴［^{76}Br］标记的螺旋派啶酮（^{76}Br-bromospiperone）（$n=3$）、以苯甲酸胺酶（benzamides）为配体的 ^{11}C-标记的雷氯必利（^{11}C-raclopride）（$n=3$）、以麦角衍生物为配体的 ^{76}Br 标记的苯甲酰胺类（^{76}Br-lisuride）（$n=2$）；并与 SPECT 碘［^{123}I］标记的 N-(1-乙基-2-四氢吡咯基）甲基-5-碘-2-甲氧基苯酰胺（^{123}I-IBZM）（$n=5$）进行对比研究。研究发现：只有二次 PET 显像结果表明精神分裂症患者的 D_2 受体密度和亲和力显著升高，大多数结果均未提示明显升高。采用偏位分析方法，约 12%的精神分裂症患者的纹状体 D_2 受体有显著性升高。D_2 受体增加的临床相关性还有待于深入的研究。以丁酰苯为配体进行 PET 显像获得的摄取值为 0.96 ± 1.05（$n=7$），以其他配体如苯甲酸胺酶和麦角衍生物进行 PET 显像所得的摄取值为 0.20 ± 0.26（$n=10$），前者比后者的摄取值有显著性增高（$P=0.04$）。分析造成这种差异的原因，可能是不同的显像剂与内源性 DA 的竞争力不同所致；也可能是精神分裂症患者自身内源性 DA 水平升高的不一致性所造成的。应用 ^{11}C-FLB 457 为显像剂的 PET 研究表明，精神分裂症患者前回区域的 D_2 受体密度降低，这种现象和精神分裂症阳性症状的严重程度具有明显的相关性。

人类额叶前部皮质的 DA 受体大多数是多巴胺受体 D_1 亚型，^{11}C-SCH23390 PET 显像研究报道精神分裂症患者的 D_1 受体密度降低，而 ^{11}C-NNC112 PET 受体显像的研究报道精神分裂症患者的背外侧额叶前部皮质的 D_1 受体密度增加。造成上述结果不一的原因尚未清楚，但是这两种截然相反的结果都说明精神分裂症患者额叶前部的 DA 功能持续性受损。

^{11}C-raclopride PET 多巴胺 D_2 受体显像示纹状体与大脑皮质（特异性/非特异性）摄取比值很高。正常人中该配体在基底神经节呈现特异的局部摄取，而皮质和小脑中较少，以静脉注射后 2～4h 特异性最高，服用抗精神病药物者特异性结合较低。有人对帕金森病（PD）病人药物治疗期间连续进行受体显像发现，症状改善患者的纹状体正常，即放射性分布均称。因此，多巴胺 D_2 受体显像是一种有望作为诊断和鉴别诊断锥体外系疾病的方法，且可用于监测疗效和评价预后。

有研究报道应用 ^{18}F-DOPA 和 ^{11}C-DOPA 测定 DOPA 脱羧酶活性在精神分裂症患者中的水平，其中 4 例报道精神分裂症患者的 DOPA 升高，摄取比值为 0.92 ± 0.45（$P=0.01$）；另有几例报道类偏执狂患者的 DOPA 明显增加，而精神分裂症患者阴性和/或抑制症状及紧张性精神分裂症患者的 DOPA 呈低水平渐进性增高。尽管 DOPA 脱羧酶和 DA 合成率之间的关系尚未明了（DOPA 脱羧酶不是 DA 合成的限速酶），但以上观察结果还是与精神分裂症患者的神经元 DA 合成、活性增高是一致的。

苯丙胺是一种中枢兴奋药，它能诱导 DA 释放，从而更直接地评价 DA 突触前活性。在苯丙胺的作用下，突触 DA 浓度急剧增加，多巴胺 D_2 受体 ^{11}C-raclopride PET 显像或 SPECT ^{123}I-IBZM 显像均可见纹状体放射性摄取减低。这种竞争性抑制的相互作用已在啮齿类、非人类灵长类和人类实验中加以证实。运用 DA 合成抑制剂 AMPT 或 DAT 阻滞剂 GR12909 进行预治疗，可以抑制由于苯丙胺诱导 DA 释放所导致的[11]C-raclopride PET 或[123]I-IBZM SPECT 摄取降低。

苯丙胺诱导显像的一个不足之处，是在一个非生理性诱导之后测定突触 DA 转运的变化，并没有提供正常即在无诱导状态下的突触 DA 水平的信息。有研究报道，在啮齿类动物实验中，快速去除突触 DA 将会导致体内[11]C-raclopride 或[123]I-IBZM 与 D_2 受体特异性结合急剧增加，这种特异性结合增加现象仅在体内而非体外观察到，可能提示[11]C-raclopride 或[123]I-IBZM 摄取增加不是由于受体上调的缘故，而是内源性 DA 迁移和排除 D_2 受体被内源性 DA 提前占领的原因。

DA 转运体（DAT）位于 DA 终端，[18]F-CFT PET、[123]I-β-CIT 及[123]I-FP-CIT SPECT 的显像结果均提示精神分裂症患者和正常志愿者之间的 DAT 不存在差异性，另外观察结果还显示苯丙胺诱导 DA 释放和 DAT 密度二者间无相关性。

（二）5-HT 转运体

大量药理学实验和尸检结果发现 5-HT_{2A}受体在精神分裂症患者的病理生理中具有一定的作用。为了验证以上的结果，研究者选用[11]C-ketanserin、N_1-^{11}C-methyl-2-bromo-LSD、[11]C-methyl-ketanserin、[18]F-altanserin 和[18]F-setoperone 等显像剂对精神分裂症患者进行 PET 脑 5-HT_{2A}受体显像。然而，研究中观察到这些显像剂的靶/非靶比值低，没有明显的受体与配体结合的高亲和力和特异性，故不是理想的 5-HT_{2A} 受体的显像剂。目前研究发现 MDL100907 是 5-HT_{2A}受体的拮抗剂，具有高选择性，有望作为 5-HT_{2A}受体理想的显像剂。

另有研究者利用[123]I-β-CIT 为显像剂测定中脑 5-羟色胺的浓度，显像结果表明精神分裂症患者和正常志愿者之间无明显差别。Ngan 等用[18]F-setoperone 显像剂对精神分裂症患者进行 PET 显像，3 次显像结果表明服用抗精神病药物和未服用抗精神病药物治疗的精神分裂症患者的额叶前部皮质的 5-HT_{2A}受体摄取无差别；而 1 次显像发现服用抗精神病药物治疗的精神分裂症患者（$n=6$）的额叶前部皮质 5-HT_{2A}受体摄取显著降低。目前已有若干研究小组开始研制和评估[11]C-WAY-100635、WAY-100907 或锝［^{99m}Tc］标记 WAY 的衍生物等作为 5-HT_{2A}受体显像剂的可能性。

（三）γ-氨基丁酸转运体

大量研究表明，在精神分裂症患者的额叶前部皮质存在 γ-GABA 功能的缺陷。利用[11]C-iomazenil 为显像剂对精神分裂症患者进行 PET 显像，结果显示精神分裂症患者和正常志愿者之间的苯二氮䓬类受体密度无显著性差异。而在一些研究中，已有报道局域 BDZ 受体密度和患者症候群间存在显著相关性，遗憾的是这种结果还未被重复得到。

二、焦虑症

焦虑症（anxiety disorders）以广泛和持续性焦虑或反复发作的惊恐不安为主要特征，常伴有自主神经紊乱、肉紧张与运动性不安，临床分为广泛性焦虑障碍（generalized anxiety disorder，GAD）和惊恐障碍（panic disorder）两种主要形式。GAD 大多发病在 20～40 岁，而惊恐发作多发生于青春后期或成年早期。

PET 显像广泛运用在焦虑症的研究中，针对不同类型的焦虑症已有不同的显像剂研发成功。研究者以结合 BDZ 受体的显像剂进行 PET 显像，[11]C-flumazenil PET 在一组 GAD 患者未发现摄取有明显改变，而[123]I-NNC13-8241 SPECT 观察到 GAD 患者脑放射性摄取减低。在另一项研究中，研究者以[123]I-iomazenil 为 BDZ 受体显像剂对惊恐障碍患者进行显像，可见患者颞外侧区域的摄取降低，而右前眶皮质层区域的摄取增加。Malizia 等应用[11]C-flumazenil 对未服用药物治疗的惊恐障碍患者作 PET 显像研究，发现与正常志愿者相比较，患者的全脑 BDZ 受体结合降低，其中降低最明显的区域是右前眶皮质层区域和右脑岛叶。目前有关研究结果表明焦虑症的发生可能与 γ-GABA 系统的改变有关，然而这种相关性还有待于进一步的证实。

迄今为止，PET 在精神疾病的研究中已得到广泛应用，除外上述在精神分裂症和焦虑症中的应用，PET 还应用在其他精神疾病，如抑郁症、人格障碍和躁狂症等方面的研究，并且已成为研究精神疾病的一个不可缺少的先进手段。利用 PET 进行脑神经和递质显像可获取精神病患者脑受体的亲和力、密度及代谢功能等改变的信息，这将有助于阐明精神疾病发病机制，并可用于指导临床治疗和监控疗效及评价预后。

第四节　PET 在抗精神病药物研发中的应用

PET 技术不仅可以应用于生物医学科学研究和临床疾病诊断，而且它还是研究药物作用机制、药效动力学及代谢动力学的先进工具，对于新药研发具有重要意义。PET 显像可以动态、连续、无创伤地观察药物在体内的吸收、分布、排泄、代谢、靶器官浓聚、生理生化反应、药效和毒性作用等一系列变化，并能及时发现神经精神疾患早期或亚临床期的改变信息。

在新药开发研究领域，利用 PET 技术可获取许多重要信息，其中对药物筛选、节省经费具有重要意义。例如，有研究发现 BMY-14802 与 δ-结合位点有较高的亲和力，而与多巴胺 D_2 受体亲和力较低，曾被认为是一种有潜力的抗精神病药物；但用^{18}F 标记后，利用 PET 技术进行动物显像研究，发现^{18}F-BMY-14802 在脑中摄取迅速，但清除也快，给药 1h 后仅保留最高摄取剂量的 10%，这不利于临床应用。之后的活体应用研究结果也证实，BMY-14802 对精神分裂症患者无明显的临床疗效，故没有再进一步开展临床评估。

抗精神病药物和中枢神经递质受体的特异性结合能力或亲和力高低与临床是否获得满意疗效密切相关。PET 显像通过定量测定受体的结合位点数和亲和力，可在分子水平上观察治疗精神疾病的神经药物的药理机制和量效关系，用以筛选药物、调整药物剂量和指导临床用药，具有重要的临床实用意义。PET 技术可用于直接研究人脑多巴胺 D_2 受体、D_1 受体和 5-HT_{2A}受体对放射性核素受体显像剂（配体）的选择性，用于研发和受体有高亲和力的抗精神病新药。例如，抗精神病药物通常是与多巴胺 D_2 受体结合，利用 PET 技术可以测定治疗剂量下受体结合程度以及受体结合与给药剂量、血药浓度及治疗反应的相关性。^{18}F-NMSP PET 研究表明，其与受体结合达到饱和后，增加给药剂量不会导致受体结合率升高。

典型的抗精神病药物，如氟哌啶醇（haloperidol，一种强安定药）发生疗效的前提是 70%～80%的多巴胺 D_2 受体被结合，而更高的受体结合率（80%～90%）则会导致副反应的发生。最近研究结果发现，联合应用^{11}C-FLB457 和^{11}C-raclopride 分别对服用临床常规使用的或新研发的抗精神病药物的精神病患者的纹状体外 D_2 受体和纹状体 D_2 受体进行 PET 显像，可见这两个区域具有相同的 D_2 受体结合能力。另外，利用 PET 技术研究新的抗精神病药物，如利培酮和氯氮平，结果显示利培酮与多巴胺 D_2 受体的结合率仅达 20%～67%，但它与多巴胺 D_1 受体和 5-HT_{2A}受体有较高的结合率。

近年来，在活体内以分子或生物大分子作为靶目标的分子成像技术，即分子影像学，异军崛起。分子影像学能从分子水平上揭示人体的生理、生化及代谢变化，实现了分子水平上对人体内部生理或病理过程中进行无创、实时的功能成像，富有广阔的应用前景。分子核医学——放射免疫显像、代谢显像、受体显像和基因表达显像等在分子影像学中占据重要的地位。在分子识别基础上，研发各种特定分子结合部位的分子探针或显像剂（如放射性核素标记的多肽类药物、受体显像剂、基因表达显像剂）及研发高灵敏度和高分辨率的探测仪器等是分子影像学亟待解决的新课题。目前人们研发了有关专用的微型 PET 在医药应用研究中已有报道，并显示了巨大的潜在临床应用意义。

第五节　前景与展望

近几年来，PET 在精神疾病的研究应用中获得了令人瞩目的突破性进展，但是如同其他新技术一样，它也存在着不少有待解决的问题，其中最主要的一点就是在 PET 研究中所选取的样本量过少（通常每个实验组和对照组均不超过 20 个患者），这样很容易导致结果的不一致性。造成样本量少的原因一方面是由于资金投入的不足，因为 PET 检查昂贵；另一方面是由于病源和正常志愿者的选择也存在一定的难度。再者，由于采用技术方法的不同、获取资料方式的不同以及分析问题角度的不同常常造成结果评价的多样性。

在今后的 PET 研究和应用中，应对以上存在的问题予以重视和解决。首先是不断地研究、开发出更适合神经生物化学过程显像的分子探针；其次是合理地设计并选择最优化的实验方案，制订可行的评判标准，以保证最大程度上的结果分析一致性；第三，确保不间断地投入资金，结合工业、政府、私人企业和研究机构的财力、物力、人力，合理支配，以保证研究的顺利进行。第四，及时有效地将 PET 研究成果应用于临床，并转换为生产力，促进 PET 技术广泛应用于临床，形成良性循环，获取更大的社会和经济效益。

自从 1986 年，Wong 等发表了第一篇关于 PET 在精神疾病研究中的应用以来，PET 在这一领域中的开展应用如火如荼，呈现一派勃勃生机。毋庸置疑，PET 在分子显像学上具有得天独厚的优势，它能从分子水平上直观地描述脏器的功能变化，从而为疾病的诊断和治疗提供一种全新的思路。世界著名核医学专家 Wagner 教授曾评价到：正如核医学检查技术给临床引入生物过程一样，它同样给重新定义疾病提供了一个机会。可以预见 PET 在基础和临床医学研究领域中将会得到越来越广泛的应用，并有可能引发一场深刻的医学革命。

（王荣福）

参考文献

[1] 王荣福. PET：人体分子水平显像高新技术. 美国中华医学进展杂志，2003，2：19-20.

[2] Wahl RL. Positron emission tomography. Philadephia：Lippincott Williams & Wilkins，2003.

[3] 王荣福主编. 核医学. 第二版，北京：北京大学医学出版社，2009.

[4] 王荣福. PET 在脑神经精神疾病的应用. 福建医科大学学报，1992，26：274-278.

[5] Liddle PF，Friston KJ，Frith CD，et al. Patterns of cerebral blood flow in schizophrenia. Br Psychiatry，1992，160：179-186.

[6] 宋少莉. PET 在精神分裂症中的应用. 国外医学·放射医学核医学分册，1999，23：8-10.

[7] 林景辉，王荣福主编. 核医学. 北京：北京大学医学出版社，2004.

[8] 李立伟. PET/CT 技术与综合影像诊断. 中华核医学杂志，2003，23：371-373.

[9] 王荣福主编. 符合线路正电子探测成像与临床. 北京：北京大学医学出版社，2004.

[10] 王荣福. 核医学神经受体显像. 国外医学·放射医学核医学分册，1998，22：52-55.

[11] 王荣福. 脑受体显像. 当代医学，2001，7：49-53.

[12] Rossum V. The significance of dopamine receptor blockade for the mechanism of action of neuroleptic drugs. Arch. Int Pharmacodyn. Therapy，1966，160：492-494.

[13] Farde L，Nyberg S，Oxenstierna G，et al. Positron emission tomography studies on D_2 and 5-HT_2 receptor binding in risperidone-treated schizophrenic patients. J Clin Psychopharmacol，1995，15：19-23.

[14] Weinberger DR，Laruelle M. Neurochemical and neuropharmacological imaging in schizophrenia. // Nemeroff C. Neuropharmacology-the fifth generation of progress. Lippincott，Williams，and Wilkins，2001.

[15] Suhara T，Okubo Y，Yasuno F，et al. Decreased dopamine D_2 receptor binding in the anterior cingulate cortex in schizophrenia. Arch Gen Psychiatry，2002，59：25-30.

[16] Okubo Y，Suhara T，Suzuki K，et al. Decreased prefrontal dopamine D_1 receptors in schizophrenia revealed by PET. Nature，1997，385：634-636.

[17] Abi-Dargham A，Gil K，Mawlawi O，et al. Selective alteration in D_1 receptors in schizophrenia：a PET in vivo study. J Nucl Med，2001，42：17.

[18] 王荣福. 多巴胺能神经递质及受体显像的临床研究和应用进展. 国外医学·放射医学核医学分册，2000，24：59-61.

[19] Lindstrom LH，Gefvert O，Hagberg G，et al. Increased dopamine synthesis rate in medial prefrontal cortex and striatum in schizophrenia indicated by L-(beta-^{11}C) DOPA and PET. Biol Psychiatry，1999，46：681-688.

[20] Laruelle M. Imaging synaptic neurotransmission with in vivo binding competition techniques：a critical review. J Cereb Blood Flow Metab，2002，20：423-451.

[21] Villemagne VL，Wong DF，Yokoi F，et al. GBR12909 attenuates amphetamine-induced striatal dopamine release as measured by ^{11}C-raclopride continuous infusion PET scans. Synapse，1999，33：268-273.

[22] Fujita M，Verhoeff NP，Varrone A，et al. Imaging extrastriatal dopamine D_2 receptor occupancy by endogenous dopamine in healthy humans. Eur J Pharmacol，2000，387：179-188.

[23] Laakso A，Vilkman H，Alakare B，et al. Striatal dopamine transporter binding in neuroleptic-naïve patients with schizophrenia studied with positron emission tomography. Am J Psychiatry，2000，157：269-271.

[24] Laruelle M，Abi-Dargham A，Van Dyck C，et al. Dopamine and serotonin transporters in patients with schizophrenia：an imaging study with ^{123}I-beta-CIT. Biol Psychiatry，2000，47：371-379.

[25] Lavalaye J, Linsen DH, Booij J, et al. Dopamine transporter density in young patients with schizophrenia assessed with ^{123}I-FP-CIT SPECT. Schizophr Res, 2001, 47: 59-67.

[26] Ngan ET, Yatham LN, Ruth TJ, et al. Decreased serotonin 2A receptor densities in neuroleptic-naive patients with schizophrenia: A PET study using ^{18}F-setoperone. Am J Psychiatry, 2000, 157: 1016-1018.

[27] Ito H, Halldine C, Farde L, et al. Localization of 5-HT1A receptor in the living human brain using [Carbonyl-^{11}C] WAY-100635: PET with anatomic standardization technique. J Nucl Med, 1999, 40: 102-109.

[28] 刘飞，李洪玉，梁积新，等. 5-HT_{1A}受体显像剂 ^{99m}Tc O (MPMEP)(BMPDEEDA) 的研究. 中华核医学杂志，2003，23：110-113.

[29] Lewis DA. GAB Aergic local circuit neurous and prefrontal cortical dysfunction in schizophrenia. Brain Res Rev, 2000, 31: 270-276.

[30] Benes FM. Emerging principles of altered neural circuitry in schizophrenia. Brain Res Rev, 2000, 31: 251-269.

[31] Busatto GF, Pilowsky LS, Costa DC, et al. Correlation between reduced in vivo benzodiazepine receptor binding and severity of psychotic symptoms in schizophrenia. Am J Psychiatry, 1997, 154: 56-63.

[32] Verhoeff NP, Soares JC, D'souza CD, et al. ^{123}I-Iomazenil SPECT benzodiazepine receptor imaging in schizophrenia. Psychiatry Res, 1999, 91: 163-173.

[33] Abi-Dargham A, Laruelle M, Krystal J, et al. No evidence of altered in vivo benzodiazepine receptor binding in schizophrenia. Neuropsychopharmacology, 1999, 20: 650-661.

[34] Abadie P, Boulenger JP, Benali K, et al. Relationships between trait and state anxiety and the central benzodiazepine receptor: a PET study. Eur J Neuroscience, 1999, 11: 1470-1478.

[35] Tiihonen J, Kuikka J, Rasanen P, et al. Cerebral benzodiazepine receptor binding and distribution in generalized anxiety disorders: a fractal analysis. Molecular Psychiatry, 1997, 2: 463-471.

[36] Kaschka W, Feistel H, Ebert D. Reduced benzodiazepine receptor binding in panic disorders measured by iomazenil SPECT. J Psychiatric Res, 1995, 29: 427-434.

[37] Brandt CA, Meller J, Keweloh L, et al. Increased benzodiazepine receptor density in the prefrontal cortex in patients with panic disorder. J Neural Transmission (Budapest), 1998, 105: 1325-1333.

[38] Malizia AL, Cunningham VJ, Bell CJ, et al. Decreased brain GABA (A) benzodiazepine receptor binding in panic disorder: preliminary results from a quantitative PET study. Archives of General Psychiatry, 1998, 55: 715-720.

[39] 王荣福. 中枢神经递质和受体显像的研究现状. 同位素，2000，13：227-234.

[40] Phelps ME. Positron emission tomography provides molecular imaging of biological processes. Proc Nalt Acad Sci, 2000, 97: 9226-9233.

[41] 王世真主编. 分子核医学（第二版）. 北京：中国协和医科大学出版社，2004，422-426.

[42] Ding YS, Fowler JS, Dexvey SL, et al. Synthesis and PET studies of ^{18}F-BMY-14802, a potential antipsychotic drug. J Nucl Med, 1993, 34: 246-254.

[43] Talvik M, Nordstrom AL, Nyberg S. No support for regional selectivity in clozapine-treated patients: a PET study with ^{11}C-raclopride and ^{11}C-FLB457. Am J Psychiatry, 2001, 158: 926-930.

[44] Wagner HN Jr. Molecular nuclear medicine: from genotype to phenotype via chemrotype. J Nucl Med, 1995, 36 (Suppl): 2-4.

[45] 王荣福. 核医学现状与进展. 现代医学成像，2003，1：22-25.

[46] Warner RRP, O'Dorisio TM. Radiolabeled peptides in diagnosis and tumor imaging clinical overview. Semin Nucl Med, 2002, 32: 79-93.

[47] Ugur O, Kothari PJ, Finn RD, et al. ^{66}Ga labeled somatostatin anlogue DOTA-Dphe (1)-Tyr (3)-octreotide as a potential agent for positron emission tomography imaging and receptor mediated internal radiotheraphy of somatostatin receptor positive tumors. Nucl Med Biol, 2002, 29: 147-157.

[48] Araujo DM, Cherry SR, Tatsukawa KJ, et al. Deficits in striatal dopamine D2 receptors and enrgy metabolism detected by in vivo microPET imaging in a rat model of Huntington's disease. Exp Neurol, 2000, 166: 287-297.

[49] Cambhir SS, Bauer E, Black ME, et al. A mutant herpes simplex virus type I thymidine kinase receptor gene shows improved sensitivity for imaging receptor gene expression with positron emission tomography. Proc Natl Acad Sci, 2000, 97: 2785-2790.

[50] Chatziioannou AF, Cherry SR, Shao, Y, et al. Performance evaluation of microPET: a high-resolution lutetium oxyorthosilicate PET scanner for animal imaging. J Nucl Med, 1999, 40: 1164-1175.

[51] 马宏星，陈绍亮. 微型 PET 及其在医学研究中的应用. 中华核医学杂志，2003，23：184-186.

[52] Chatziioannou AF，Tai YC，Doshi N，et al. Detector development for microPET Ⅱ：a microl resolution PET scanner for small animal imaging. Phys Med Biol，2001，46：2899-2910.

[53] Wong DF，Wagner HN，Tune LE，et al. Positron emission tomography reveals elevated D_2 dopamine receptors in drug-naïve schizophrenics. Science，1986，234：1558-1563.

[54] Phelps ME. PET：The Merging of Biolory and Imaging into Molecular Imaging. J Nucl Med，2000，41：661-681.

[55] 王荣福. 正电子发射计算机断层显像在精神疾病中的应用研究及进展. 中国医学计算机成像杂志，2004，10（5）：225-227.

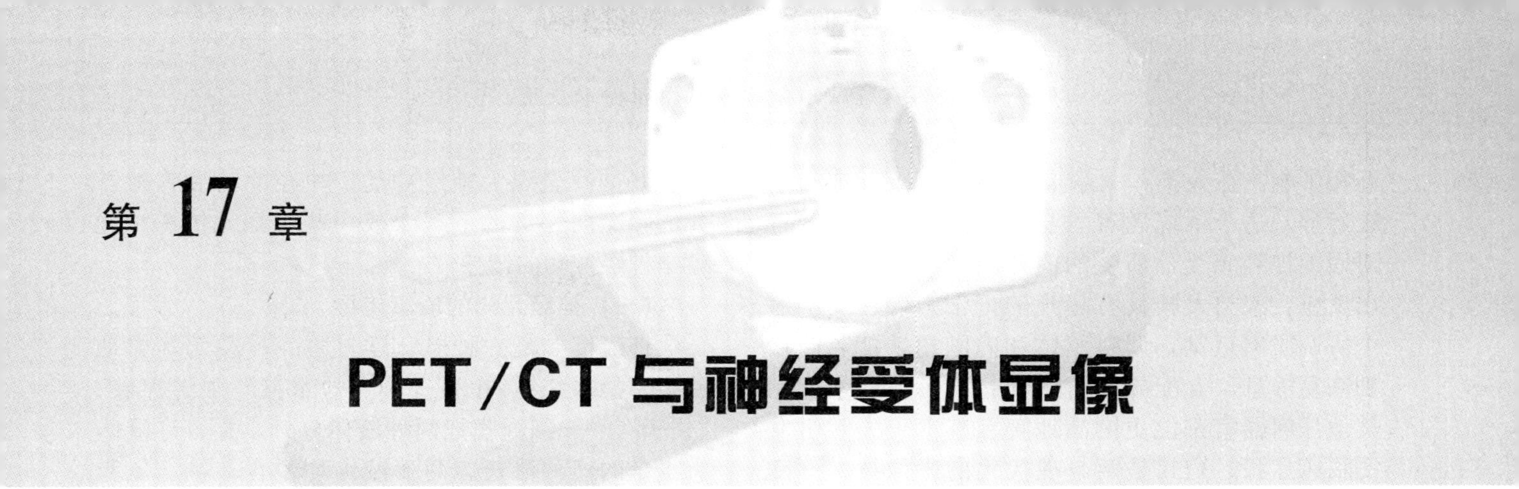

第 17 章

PET/CT 与神经受体显像

在分子水平上探讨受体功能及生物学作用，并用于诊断、治疗受体相关性疾病，是目前国际医学领域研究的前沿。受体的研究涉及细胞之间以及细胞与分子之间的识别，信息跨膜传递和细胞的生理、病理反应过程等生命基本现象。疾病往往反映为受体密度（数目）、亲和力（功能）的改变以及信息传递功能异常，而这些异常均与受体的基因缺陷或突变有关。受体显像是利用放射性核素标记的配体与高亲和力特异受体靶组织相结合的原理，揭示体内受体空间分布、密度和亲和力的一种方法，是集配体-受体结合的高特异性和放射性探测的高敏感性于一体的显像技术，是分子核医学开拓的又一精巧诊断领域。

第一节　概　述

随着分子医学迅速发展，放射性核素示踪技术在生物医学的应用越来越广泛。目前已成功地将放射性核素标记在完整的蛋白质或多肽分子的适宜功能基团上，实现生命科学中常常需要用放射性核素标记蛋白质及多肽分子以达到识别或追踪的目的。

1979 年，Eckelman 等人提出了放射性核素受体显像理论，揭开了核医学受体显像的新篇章。近年来，随着 SPECT 或 PET 探测技术日趋完善及新的理想显像剂不断开发应用，核医学受体显像越来越受到人们普遍重视和关注，这也是 21 世纪生命科学热门研究课题。因此，用放射性核素标记化合物，即放射性配体（radioligand），能特异地与相应受体结合，实现人类活体受体显像，从而在分子水平上对疾病的发生发展规律进行探讨，并对其进行早期诊断和有效治疗提供科学依据，具有重要临床意义。

对各类受体的认识是多学科、多种方法的研究结果。经典的药理分析，包括整体和离体分析，即用一种特异性药物或配体与靶分子进行体外分析，为受体的研究奠定了基础，但难用于整体动物中枢神经系统研究，尤其不能得到配体与受体相互作用瞬间的转运和代谢变化的信息。之后，利用很多新的配体和生物化学分析，为受体亚型研究提供了大量依据。其中放射受体结合分析（radioreceptor assay，RRA）利用放射性标记配体和受体的特异结合来分析受体或配体的性质和含量，其灵敏度高，已成为分析受体亚型的有力工具。不足之处是不能获得有关活体内受体与配体特异结合的代谢变化情况和直观的功能图像。放射自显影（autoradiography，AR）是研究受体分布的好方法，其优点是定位明确，准确性高。

1975 年，Kuhar 和 Yamamura 用^{3}H-二苯羟乙酸奎宁脂（^{3}H-quinuclidinyl-benzilate，^{3}H-QNB，一种 M 受体的配体），Pert 等用^{3}H-特培洛菲（^{3}H-diprenorphine，^{3}H-DPN，一种对 μ、δ、κ 三种吗啡受体都有亲和力的配体）引入动物体内，取出脑组织样品，用 AR 技术获得这些受体的特异性结合的精确定位图像；但该方法仍然不能用于活体动态显像。

近年来，核医学发射型计算机断层显像（emission computed tomography，ECT）对动物和人脑特定解剖部位受体结合位点进行精确定位和获取受体功能代谢影像，极惹人注目。其中发射正电子核素标记的放射性配体和 PET 用于受体显像的研究及应用十分活跃，可定量提供靶器官受体与配体特异性结合浓度及其有关代谢参数。

第二节　中枢神经传导与功能

神经系统包括中枢神经系统和周围神经系统，其结构是以双侧基本对称为特点。它们互相联结、互相影响。在人类，大脑支配着其他所有神经系统部分。这个系统凭着本身复杂的安排，使器官对周围神经感受器所受的内外刺激形成的信号做出反应。人类大脑具有超凡的记忆力，它发出命令协调肌肉运动，调整躯体和内脏的功能，储存和恢复信息，支配人的情感和行为。神经系统比其他任何器官都能更圆满地解释其本身失常引发的临床症状。尤其是两个现代化的影像技术（磁共振成像和正电子发射型计算机断层显像）大大推动了对活体人脑神经解剖结构、功能的非侵入性研究。

神经元是神经系统结构的基本单位，具有高度的特异性。典型的神经元有一个胞体、许多接受信息的树突，以及一个传递信息的轴突。神经元之间快速、准确的信息传递基于两种基本机制：轴索传递和突触传递（电或化学）。电传递是由缝隙连接介导的直接电流动，化学传递主要包括突触前膜的递质释放和突触后膜受体的激动或抑制。

一、神经递质

突触传递是通过突触前膜释放化学递质来完成的（非突触性化学传递的情况也是如此）。一个化学物质被确认为神经递质，应符合以下条件：①在突触前神经元内具有合成递质的前体物质和合成酶系；②递质贮存于突触小泡以防止被胞浆内其他酶系所破坏，当兴奋冲动抵达神经末梢时，小泡内递质能释放入突触间隙；③递质通过突触间隙作用于突触后膜的特殊受体，发挥其生理作用，用电生理微电泳方法将递质离子施加到神经元或效应细胞旁，模拟递质释放过程能引致相同的生理效应；④存在使这一递质失活的酶或其他环节（摄取回收）；⑤用递质拟似剂或受体阻断剂能加强或阻断这一递质的突触传递作用。在神经系统内存在许多化学物质，但不一定都是神经递质，只有符合或基本上符合以上条件的化学物质才能认为它是神经递质。

二、神经的传导过程

神经元不仅是神经系统的结构单位，也是功能单位。不同于身体细胞，神经元可被输入刺激所激活，引起神经冲动，进行冲动传导，这种传导也就是信息传递。神经细胞主要有两种功能，即冲动和传导。神经细胞受到刺激就产生兴奋。这种兴奋性表现为神经冲动。神经冲动沿着神经元的轴突向邻近的下一个或一些神经元传递，这就是神经冲动的传导。

（一）神经元内的信息传导

神经传导是一种电化学过程。神经元好像是一个“盐水袋”，在另一种“盐水液”中游浮着。“袋子”——细胞膜把两种液体分开，并容许液体有少量的互相渗透。两种液体均包含着钠、氯和钾离子。当神经元在静息状态下，钾离子的浓度在膜内比在膜外大 30 倍；而钠离子浓度膜外比膜内大 10 倍。为维持它们的浓度，膜内外电位差允许钾离子透入膜内，而不允许钠离子渗入。于是形成了膜内负电荷、膜外正电荷的电位差。这就是膜的极化现象。这种电位差称为静息电位。但实际上它不是静息的，而是处于瞬息间即放电的准备状态。当神经元胞体和树突受到足够强的刺激时，细胞膜的电离子通透性发生改变，钠离子迅速进入膜内，使膜内负电位消失，即去极化过程，形成了膜内为正、膜外为负的变化。神经元便由相对的静息状态进入活动状态，形成了神经冲动，称为动作电位。动作电位的持续时间很短，大约为 1 毫秒。但由于神经冲动沿着轴突一节一节地跳跃式传导，膜上电位差的变化是连续进行的，于是就形成了电脉冲，这就是我们所说的神经冲动。正是这种神经冲动负载着有关刺激的信息。神经元还具有对神经冲动的整合作用，它能使传递来的兴奋被加强或被抑制。这要由神经元之间的传导作用来说明。

（二）神经元之间的信息传递

神经元之间是以一个神经元的轴突与另一个神经元的树突或胞体相联系，神经元的这种联系方式叫作突触传递。它使神经冲动在神经元之间传导。

突触在构造上分突触小体、突触前膜、突触间隙、突触后膜四部分。神经元轴突末梢膨大呈球形者为突触小体（即终球）。突触小体内有许多囊泡和线粒体，内含神经化学递质和合成这些递质的酶。突触小体与另一个神经元的树突或胞体相联系。但这种联系不是两个细胞的直接连接，它们之间存在着一个微小的物理间隙，这就是突触间隙。在突触间隙两边的细胞各有一层膜，突触小体这一边的膜称为突触前膜，另一边树突或胞体的膜称为突触后膜。后膜里含有特殊的化学物质，称为受体。受体对前膜中的神经化学递质会起反应。在突触间隙部位，神经冲动是以神经化学递质为媒介而沟通的。

突触传递是通过神经化学递质和电变化两个过程完成的。当神经冲动传至轴突末梢时，膜的离子通渗性发生变化，大量的钙离子进入突触小体，使囊泡向突触前膜移动并与之接触。这时储存于囊泡中的神经递质被释放出来而进入突触间隙，并作用于突触后膜，与突触后膜的受体相结合。于是又引起突触后膜电位发生变化，产生突触后电位。突触后电位有两种类型，即兴奋性突触后电位（EPSP）和抑制性突触后电位（IPSP）。这是由轴突末梢所释放的神经递质不同，以及这些递质与突触后膜的不同受体相结合来决定的。EPSP 沿着轴突传导影响其他神经元，这就是神经冲动的传导。IPSP 使突触后膜的兴奋性降低，因而出现抑制效应。应当指出，任何一个神经元都同许多其他神经细胞的突触相联系。有些神经细胞只产生 EPSP，另一些则只产生 IPSP，还有一些可产生兴奋性和抑制性两种突触后电位。这种兴奋性和抑制性电位的相互影响决定着特定的神经元是否有可能在特定时刻发放动作电位——引起神经兴奋或抑制。特别是在中枢神经系统内，一个神经元的细胞体及树突上有成千上万个突触（据估计，一个脊髓前角运动神经元胞体可有 2 000 个突触，大脑皮层每个神经细胞可有 30 000 个突触），各种突触小体又分别来自不同的神经元，它们所释放的神经递质可以不同，对各突触后膜的影响也不相同。因此，一个神经元的活动产生兴奋或抑制，是由许多突触传递的活动共同决定的。

人类的中枢神经系统可以看做是由大量利用非常复杂和不同来源分子的化学性突触构成。这些突触在神经递质合成、释放、再摄取以及突触前后受体相互作用的各个水平受到调控。神经递质作用的特异性主要依赖受体；同一化学递质可以有不同的作用，这些作用依赖于与其相互作用的受体。

第三节　PET/CT 神经受体显像

在 1982 年巴黎第二届世界核医学和生物学联盟大会上，已有学者就受体显像问题进行了探索。1983 年，美国 Wagner 等成功进行了 ^{11}C-N-甲基-螺环哌啶酮（^{11}C-N-methyl-Spiperone，^{11}C-NMSP）人体中枢神经系统多巴胺 D_2 受体 PET 显像，相继报道了大量各种受体显像工作［用于正常对照研究、帕金森病（PD）、痴呆、癫痫（EP）、有关精神神经性疾病的诊断以及药物治疗病情观察等］。从此真正拉开了受体显像由实验室研究进入临床应用研究的序幕。近年来心脏神经递质和受体、肿瘤受体显像研究也非常活跃，国内外已有较多成功经验报道。本节就有关常用受体显像的临床应用研究分别介绍。

一、多巴胺神经递质显像

多巴胺受体显像剂是由多巴胺受体的激动剂或拮抗剂通过适当的结构改造或修饰，再标记上可供体外探测的放射性核素后所得的化合物。临床上根据配体与受体结合的选择性，多巴胺受体显像剂主要分为 D_1、D_2 受体显像剂。作为多巴胺受体显像，必须对多巴胺亚型具有高度的选择性和亲和力，并具有一定的可逆性、亲脂性和体内代谢性，同时还要求在靶组织和非靶组织之间受体密度比值高。在配体与受体结合后，能在靶组织中滞留较长时间，而在血液和非靶组织中代谢要快，使得靶组织显像较清晰，另外还必须有临床适用的安全性。

D_1 受体显像剂：如 ^{11}C-SCH23390，^{11}C-NNC756 和 ^{11}C-SKF82957，^{11}C-SCH23390 在临床上应用较为广泛。

D_2 受体显像剂：D_2 受体显像剂的研究最活跃，主要几种是螺环哌啶酮（spiperone）、苯甲酰胺（benzamides）和 lisuride 类衍生物。

在中枢神经递质和受体显像中，多巴胺受体显像是大家最为熟悉和应用最多的一种，并且近年来取得了较大的成功，这不仅因为多巴胺受体系统是脑功能活动最重要的系统，而且还可能是运动性疾病治疗药物或精神神经中枢抑制药物的主要作用部位。基于多巴胺受体对腺苷酸环化酶活力的不同影响和受体识别特征，以及用放射性配基结合分析方法将不同的配基与多巴胺受体结合表现不同作用特征，将其分为 D_1、D_2、D_3、D_4 和 D_5 等多种受体亚型。

多巴胺受体有五种亚型，可以归为两大类：使腺苷酸环化酶活力增强（D_1、D_5）和抑制腺苷酸环化酶活化（D_2、D_3、D_4）。

多巴胺受体显像有助于衰老、神经疾病、精神疾病的研究和精神抑制剂疗效的评价。应用PET探讨老年人与D_2受体关系的研究报道随着年龄的增加脑内D_2受体明显减少，大约每10年降低4%～8%，比死后尸检报道的每10年2%～5%略高。应用PET显像同样发现纹状体和额叶的多巴胺D_1受体随年龄的增加而减少。

现已发现目前临床上应用多巴胺D_2受体PET或SPECT显像研究的疾病主要见于各种运动性疾病、精神分裂症和认知功能研究。

(一) ^{18}F-多巴

^{18}F-多巴（^{18}F-DOPA）是在*L*-DOPA的6位上用^{18}F标记的示踪物，为*L*-多巴的类似物，它能透过血脑屏障进入脑内，在纹状体经摄取、储存、释放以及与多巴胺受体进行特异性结合而发挥生理效应。根据6-^{18}F-DOPA在纹状体摄取和清除的速率及其在中枢和外周血中代谢变化的规律，可直接或间接了解中枢神经系统多巴胺受体功能和活力，从而有助于对累及多巴胺系统脑功能活动疾患的诊断。在进行脑受体显像的同时，测定血浆未代谢放射性配基的变化，可获取更多有关脑受体特异性结合参数。

Wang等报道神经毒素1-甲基-4-苯基-1，2，3，6-四氢吡啶（MPTP，一种可损害多巴胺神经元的化学毒性物质）实验猴在不同时间点测定的血浆未代谢^{18}F-DOPA放射性均较对照组高，PET脑显像示MPTP猴纹状体放射性减淡缺损区。可见在多巴胺神经递质显像的同时，测定血浆未代谢放射性配基的变化，可获取更多有关神经递质及受体特异性结合参数，并提供附加信息。

^{18}F-DOPA多用于多巴胺代谢的体内测定。静注后达到脑血管的^{18}F-DOPA在存在于脑毛细血管壁的芳香*L*-氨基酸脱羧酶（aromatic 1-amino acid decarboxylase，AAD）的作用下脱羧变成^{18}F-多巴胺，它主要被摄取到黑质纹状体多巴胺能神经元神经末梢的突触小泡中储积起来。因此一定时间后发现主要在纹状体有^{18}F的高度储积。但到目前为止，应用PET放射性核素显像评价TH活性仍处于研究之中。

^{18}F-DOPA用于帕金森病的研究结果表明，帕金森病患者静注^{18}F-DOPA后纹状体中^{18}F的储积较低，壳核中^{18}F的储积显著降低，另外，在半身帕金森病患者的未发病侧的壳核中，^{18}F的储积很低。PET显像显示，^{18}F-DOPA摄取的增加反映了移植多巴胺组织的活力，同时伴有多巴胺脱羧酶活力的增强和神经储存多巴胺功能的增加，因此，^{18}F-DOPA PET显像可以作为疗效评价的标准。

PD和亨廷顿病（Huntington's disease，HD）是由于黑质纹状体多巴胺通路代谢功能紊乱，导致纹状体多巴胺受体数目、密度和功能减低。^{18}F-DOPA是临床应用最广泛的多巴胺神经递质显像的显像剂。用^{18}F-DOPA进行PET多巴胺神经递质显像，可见放射性摄取速率减少，清除加快，即特异性结合减少，从而可对PD和HD进行早期诊断，动态观察还能判断疗效和预后。

(二) ^{11}C-NMSP

1. 概述　甲基螺环哌啶酮（N-methyl-spiperone，NMSP）是一种重要的苯丙酮类治疗精神分裂症的精神抑制药物，在结构上与氟哌啶醇有关。^{11}C-NMSP对多巴胺D_2受体有较高的亲和力，是第一个成功显示多巴胺D_2受体的PET配体。研究发现^{11}C-NMSP对多巴胺D_2受体和5-羟色胺受体均可结合，后者亲和力仅占前者的1/5。这种缺乏完全特异性是一种优点，因为PET技术可以识别D_2受体和5-羟色胺受体位点，故在静脉注射^{11}C-NMSP前给予一定剂量的阻断D_2受体但并不阻断5-羟色胺受体的氟哌啶醇，就可获得完全性的多巴胺D_2受体特异性结合。体外受体结合分析表明，^{3}H-Spiperone和苯哌利多对受体有亲和力，而氯丙嗪和氟哌啶醇并无亲和力；在体外的解离常数K_d为0.5×10^{-4} μmol/L。体内受体结合分析亦表明，^{11}C-NMSP在富含多巴胺D_2受体的纹状体结合最高，在很少有多巴胺受体的小脑结合最少，因此常用小脑放射性作为非特异性结合。

2. 显像方法

（1）材料与标记方法：利用加速器生产的发射正电子核素^{11}C-二氧化物制备^{11}C-甲基碘化物，使酰胺氮甲烷化获得高比活度的^{11}C-NMSP（9990MBq/μmol）。

（2）显像方法：静脉注射740MBq（20mCi），^{11}C-NMSP后，即刻连续以120秒/帧，采集2帧；60秒/帧，6帧；120秒/帧，5帧和300秒/帧，14帧；采集图像经重建和处理，获得横断、矢状和冠状三个断面的影像。

3. 临床主要应用及意义　正常人于注射740MBq ^{11}C-NMSP后，即刻可见示踪剂积聚于最大血流量的大脑灰质，并迅速穿越血脑屏障与特异性和非特异性受体位点结合。此后，随血放射性下降，示踪剂以最快速度离开小脑非特异性结合部位，以中等速度离开额、颞、顶和枕叶皮质的 5-羟色胺受体结合部位，以低速率离开纹状体（尾状核和豆状核）的多巴胺 D_2 受体特异结合部位。静脉注射显像剂后 6min，PET 多巴胺受体显像的图像与局部脑血流灌注（regional cerebral blood flow perfusion，rCBF）影像相似，2h 后纹状体与小脑放射性有明显的区别，即纹状体多巴胺 D_2 受体结合明显，靶/非靶摄取比值高（图 17-3-1）。静脉注射后连续 2h PET 显像，借助尾状核和豆状核与小脑放射性比率（Aca/Acb 用平均计数/每个像素）和用注射显像剂后时间函数表示豆状核与小脑放射性比率估计多巴胺 D_2 受体的结合量，借助时间函数表示的额皮质与小脑放射性比率（Afr/Acb）估计 5-羟色胺受体的结合量。利用给予多次不同或相同质量的示踪剂量和血浆示踪剂浓度测定绝对受体密度和亲和力，发现某些脑疾患的特异脑受体数目和效力有明显的改变。研究中还观察到多巴胺 D_2 受体在尾状核和豆状核的数量随年龄增长而显著下降，男性比女性略为明显，而正常人的 X 线、CT 检查未显示尾状核和豆状核大小随年龄增长明显缩小。这一发现得到 Morgar 等尸解人脑时发现 D_2 受体随年龄增长而密度降低所证实，分析原因可能是随年龄增长，纹状体突轴后神经元细胞、传入神经和受体合成减少。研究同时发现这些病人的 D_2 受体结合能力降低比 rCBF 减少更为突出。

PET 动力学研究表明，正常人静脉给药后的早期，由于其在脑内的特异性结合和非特异性结合，可以浓集在血流量最大的灰质内。当血液中放射性下降，^{11}C-NMSP 以最快的速度离开非特异性结合部位，由于和 D_2 受体特异性结合力较强，因而以低速率离开特异性结合部位，数小时后可得到较好的特异性-非特异性结合比。因此，可根据^{11}C-NMSP 在脑内特异性结合部位和非特异性结合部位的放射性比值的半定量方法，来估计 D_2 受体数量，这为研究以多巴胺 D_2 受体变化为特征的疾病的诊断提供依据。PD 病变早期摄取 NMSP 轻度增加，随病情的发展，结合率下降，可能与受体下调机制有关。用多巴胺能类药物治疗后，由于药物与显像剂 NMSP 相互竞争受体结合点，致使受体下调。因此，应表现为基底神经节结合^{11}C-NMSP 减少，但事实是发现双侧受体结合增加，揭示可能为突触后 D_2 受体持续高敏感性或局部药代动力学改变。

总之，大量研究结果证明，PET ^{11}C-NMSP 多巴胺 D_2 受体显像对运动性疾病和神经精神病的病因诊断非常有价值。测量与多巴胺 D_2 受体结合药物如甲基螺环哌啶酮的直接应用，是监测受体在用神经药物治疗过程中的状态，使直接测量故意阻断受体药物的特异效应成为可能。同样，在精神分裂症病人以一种类似方式监测安定镇痛药对多巴胺 D_2 受体的阻断作用可能有益。

（三）^{123}I-IBZM

1. 引言　碘标记的（S)-2-羟基-3-碘-6-甲氧基-N-[(1-乙基-2-吡咯烷基)-甲基]-苯酰胺（^{123}I-IBZM）是一种苯甲酰胺类衍生物，具有良好的生物化学性质和体外受体结合特性，对多巴胺 D_2 受体具有良好的选择性。^{123}I-IBZM 是 20 世纪 80 年代以来研制的、临床应用研究较多的、高特异性和亲和

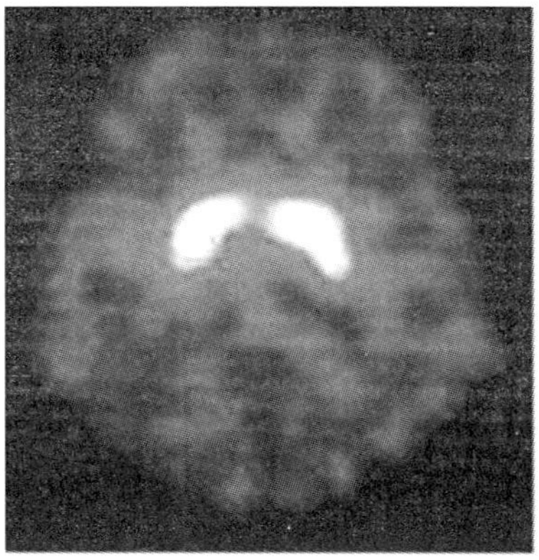

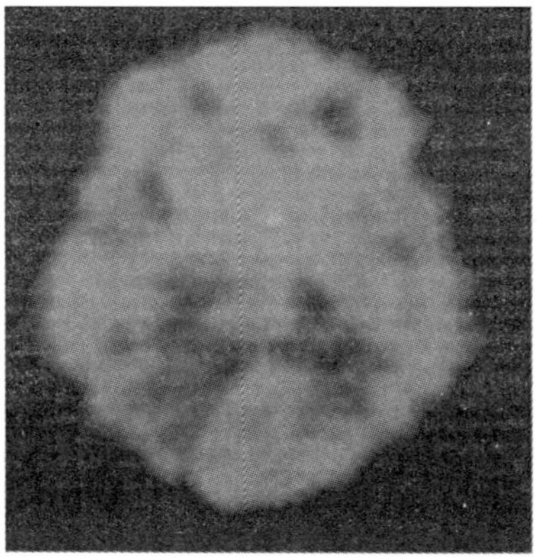

图 17-3-1　静脉注射^{11}C-NMSP 120min 后正常志愿者（左图）和帕金森病人（右图）的 PET 多巴胺受体显像图

力的多巴胺 D_2 受体显像剂。

它可以选择性地被富含 D_2 受体纹状体摄取，在纹状体上的放射性能反映生物活性的后突触神经元的存在。多巴胺摄取阻断剂安非他明、哌甲酯等均可取代 IBZM，表明 IBZM 反映 D_2 受体的生物学利用。国外报道 IBZM 体外结合实验，其 $K_d=0.426\times10^{-3}$ μmol/L，最大结合率 B_{max} 为 480fmol/mg 蛋白质。动物实验显示大鼠的纹状体/小脑（ST/CB）摄取比值为 13.5，猴的为 4.93。国内林岩松等报告^{125}I-IBZM 和^{131}I-IBZM 标记率分别为 84.18%±3.06% 和 78.50%±3.47%。前者的 Scatchard 作图示 $K_d=(0.53\pm0.06)\times10^{-3}$ μmol/L，最大结合率 $B_{max}=466.45\pm45.88$fmol/L。静脉注射显像剂 2h 后，大鼠脑放射自显影显示其在脑内 D_2 受体丰富的区域如纹状体呈明显的放射性浓聚，ST/CB 比值为 6.22±0.48；D_2 受体的特异性拮抗剂氟哌啶醇（haloperidol）能阻断^{125}I-IBZM 在脑内的浓聚。^{131}I-IBZM 全身、脑内分布及兔平面显像示其在脑内的摄取和滞留较好。研究结果表明，放射性碘标 IBZM 与大鼠、兔脑内多巴胺 D_2 受体的结合具有高亲和力、饱和性和特异性。动物研究结果提示^{125}I-AIBZM 是一个结合力强得多巴胺 D_2 受体配基，可望成为潜在的多巴胺受体显像剂。

2. 显像方法

（1）材料和标记方法：过氧乙酸标记法，BZM 4μg 和 100μl 醋酸胺缓冲液（pH 值 4.0，0.5mol/L）加入 3ml 尖底试管内，投入适量 $Na^{123}I$，摇匀，注入 1.8%过氧乙酸 10μl，室温下反应 15～20min，以 300mg/ml $Na_2S_2O_5$ 100μl 终止反应。过氧乙酸氧化碘标记制备^{123}I-IBZM 具有标记率较高、简便、快速等优点。由于它的氧化作用较温和，因此，与氯胺-T 等氧化剂相比，它的反应条件易于控制，很少产生副产物。

纯化标记物使用 HPLC 法：标记反应物以饱和 $NaHCO_3$ 调 pH 值至 8.0，醋酸乙酯萃取合并有机相，经 HPLC 洗脱分离，收集^{123}I-IBZM 的洗脱液，再萃取、浓缩，最后用无水乙醇溶解、过 0.22μm 滤膜备用；萃取法：标记好的反应物用醋酸乙酯萃取（3×1ml），合并有机相，过无水硫酸钠柱（5cm×0.5cm），氮气吹干，用无水乙醇溶解，备用。

（2）显像：通常静脉注射^{123}I-IBZM 185MBq。注射前口服 150mg 碘化钾封闭甲状腺。使用高分辨、低能、平行孔准直器，注药后 90min 开始采集图像，64×64 或 128×128 矩阵，每个探头采集 120 帧（30 秒/帧或 60 秒/帧）图像，旋转 360°，采集 64 帧，采集图像平面与眼外眦、外耳道连线（canthomeatal，CM）平行。

3. 临床主要应用及意义　突触部位的信息传递对于大脑机能活动有非常重要的意义。PD 时，不仅突触前 DA 能神经元发生退行性改变，导致 DA 神经递质显著降低，而且接受 DA 信息传递的 DA 能受体也受累，敏感地反映 PD 的病理生理变化。

用^{123}I-IBZM 对早期以及未经多巴类替代治疗、病程较短的患者进行 SPECT D_2 受体显像，证实其患侧肢体对侧的基底节 D_2 受体呈明显上调效应。SPECT 显像观察到多巴治疗 PD 病人的纹状体/小脑放射性摄取比值增高，同时发现临床症状改善，故可利用此技术早期诊断包括亚临床型的 PD，并可监测用 *L*-多巴治疗 PD 的疗效。静脉注射 2h 后，^{123}I-IBZM 脑（主要是纹状体）摄取可达 2.9%ID，SPECT 显像显示受体分布、代谢功能状态，计算纹状体的放射性或纹状体与其他部位（如小脑、前侧皮层等）的放射性比值，可以测定受体的密度。^{123}I-IBZM SPECT 显像可以定量或半定量地测定多巴胺 D_2 受体的密度，用于评价许多神经退化性疾病，包括常规鉴别 PD 及监测治疗用药、诊断抗治疗性 PD 如多系萎缩和进行性核上麻痹及初期的 HD、诊断神经分裂症病人、鉴别诊断带 Lewy 体的痴呆与 AD 等。此外，还可用于测定内源性多巴胺的释放和研究行为的神经化学。

^{123}I-IBZM SPECT 比较特发性 PD 病人和正常对照组，进行半定量摄取比值的分析，发现患者的基底节与额叶放射性比值明显低于对照组（图 17-3-2），与患 PD 神经机能障碍的病人的纹状体与枕叶的放射性比值明显减低结果相一致。SPECT 半定量研究发现，原发性 PD 基底节与额叶 IBZM 摄取比值较高，而 PD 综合征则较低。用^{123}I-IBZM 观察抗胆碱能药物对 PD 病人的疗效，结果发现长期服用此药会引起急性精神病和记忆失衡等副作用，同时发现痴呆的症状，停药后痴呆症状的好转和神经心理学检查结果都得到印证。^{123}I-IBZM SPECT 观察用 *L*-多巴治疗 PD 病人的 ST/CB 放射性摄取比值增高，同时发现临床症状改善。故利

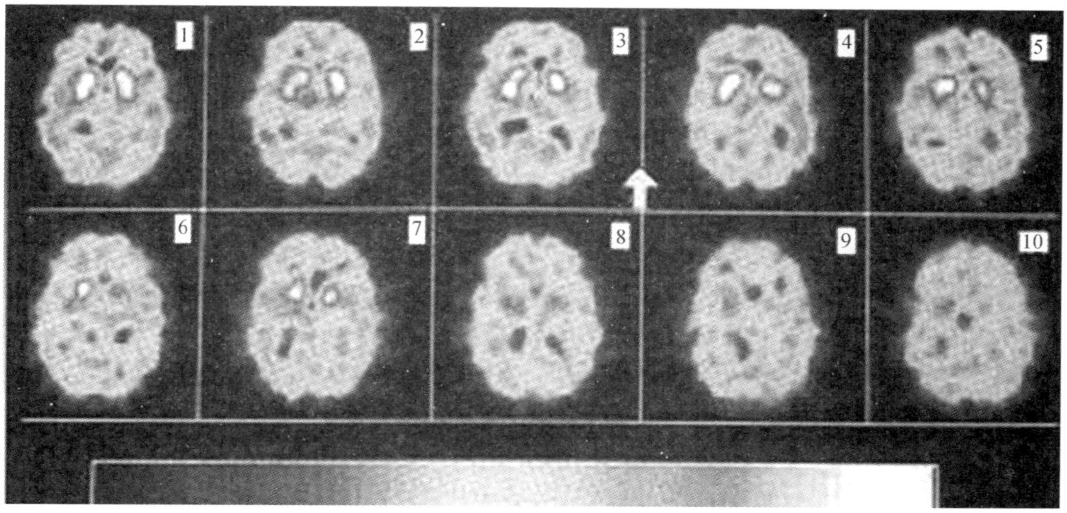

图 17-3-2　正常对照（上排：双侧纹状体放射性分布均匀、基本对称）和 PD（下排：双侧纹状体影小，放射性分布描写减低或缺损）的^{123}I-IBZM SPECT 显像

用此技术可早期诊断包括亚临床型 PD，并可监测临床上多用 *L*-多巴治疗 PD 病人的疗效。同时对神经精神药物的药理学研究和指导用药及研究影响多巴胺受体的生理性因素都具有重要意义。

二、乙酰胆碱受体显像

1. 引言　乙酰胆碱受体包括 M 受体（毒蕈碱）和 N 受体（烟碱）两种。毒蕈碱胆碱能受体有 M_1 和 M_2 两种亚型，主要分布在脑皮质和海马，在许多神经生理反应中具有重要作用。^{123}I 或^{11}C 标记的-奎丁环基苯甲酸（^{123}I-QNB、^{11}C-QNB）作为 M 受体显像剂已用于人体 SPECT 和 PET 乙酰胆碱受体显像，其临床应用价值已得到肯定。QNB 是一个比较好的、最早用于临床放射性核素受体显像的配体，对 M 受体有较高的亲和力（K_d = 0.2×10^{-4} μmol/L）和选择性。

阿尔茨海默病（AD）病人的这些受体的密度会发生变化。AD 又称早老性痴呆，是一种慢性、渐进性、退化性中枢神经系统疾患，主要病理改变为胆碱能神经元丧失或破坏导致乙酰胆碱合成障碍。本病的早期诊断有一定困难，但^{11}C-或^{123}I-QNB 显像可观察到 AD 患者的大脑皮质和海马 M 受体密度明显减低，因此，乙酰胆碱受体显像在研究 AD 的病因、病理变化以及与其他类型痴呆的鉴别诊断中具有重要意义。

2. 显像方法

（1）材料和标记方法：在一个密封的玻璃瓶里混合 50μl（80nmol）标记前体 tri-n-butylstannyl-QNB 溶液和 200μl 乙醇及 370～1 100MBq（10～30mCi）干燥、无载体的 Na^{123}I。为中和 pH 值，根据 Na^{123}I 小瓶中 NaOH 含量的不同，加入 40～300μl 1mol/L 的 HCl 溶液，并加入 100μl 过乙酸溶液（0.32%，w/v）开始标记反应。在室温下持续反应 5min，终止反应时加入 20mg $NaHSO_3$，并加入 25mg $NaHCO_3$，使反应混合物稳定。乙酸乙酯提取物（3×1ml）从反应混合物中分离[^{123}I] IQNB。结合的乙酸乙酯提取物用 1ml 水洗掉，然后用氮气吹干。干燥的反应产物溶于 200μl 乙醇，经高效液相（HPLC）在反相 C18 柱纯化。体外结合分析测定其 K_d=0.2×10^{-4} μmol/L。

（2）显像：静脉注射 370MBq（10mCi）[^{123}I] IQNB，注射前一天及注射后接下来的 3 天口服 Lugol's 液（每天 5 滴），阻断甲状腺的摄取。注射后 1h、2h、6h、24h 采集图像。图像采集包括能峰（145～175keV）和用于散射校正的两个窗宽（127～143keV 和 175～191keV）。图像经 FBP 重建，像素大小为 1.67mm，横断面矩阵为 64×128×128。

3. 临床主要应用及意义　^{123}I-QNB 与乙酰胆碱受体的结合具有高亲和力（K_d=0.2×10^{-4} μmol/L），此外由于^{123}I-QNB 是高度脂溶性的，为了得到高靶/非靶比值，有必要在注射 24h 后行 SPECT 延迟显像。鼠、犬的体内分布研究表明，^{123}I-QNB 在脑中有饱和摄取，结合于受体的已知分布部位，且这种摄取可被游离的 QNB 阻断。Weinberger 等用^{123}I-QNB 进行人 SPECT 显像表明，基底神经节、枕叶、脑岛皮质的放射性计数率高，而丘脑及小脑的放射性极低。在临床诊断为痴呆和 Pick's 病的患者中，颞叶的放射性浓集显著降低。这些研究结果表明，^{123}I-QNB 生物学分布是由受体介导的，可作为 M 受体的显像剂。^{123}I-QNB 能特异地结合 M_2 毒蕈碱乙酰胆碱受体，而 AD 主要为 M_2 受体显著减少，大部分病人行^{123}I-QNB 显像均可看见额叶或是后颞叶皮质病灶处的放射性分布缺损。因此，该显像剂为 AD 的鉴别诊断提供了新的途径，也是目前诊断 AD 最容易发现病变的一种神经递质 SPECT 显像剂。^{123}I-QNB 研究目前受限主要是由于 QNB 是一个非特异性受体，可以标记大多数甚至全部乙酰胆碱受体位置，而且无法区分是突触前还是突触后的结合。

三、γ-氨基丁酸受体显像

1. 引言　γ-氨基丁酸受体（γ-aminobutyric acid，GABA）是脑功能重要的控制因素，目前的研究结果表明 Huntington 病、阿尔茨海默病、躁狂症和原发性癫痫等神经精神疾病均与它的活性减低有关。GABA 受体可分为 $GABA_A$ 和 $GABA_B$ 两种亚型。其中亚型 $GABA_A$ 又称为苯二氮草受体（benzodiazepine，BZ），是神经和精神病研究的靶受体。BZ 受体有中央型和周围型两种亚型；中央型 BZ 受体对中枢神经系统的变化反应灵敏，而周围型即使有脑肿瘤或神经受到伤害仍表现为正常。BZ 受体配体可影响 GABA 受体而调节氯离子通道的开启功能，这对于研究 BZ 类药物的药效和药理学具有重要的作用。

^{123}I 标记的 Ro-16-0154，^{123}I-ethyl-5，6-dihydro-7-iodo-5-methyl-6-oxo-4H-imidazol［1，5-α］［1，4］-benzodiazepinecarboxylate（^{123}I-IMZ），为中枢苯二氮草受体显像剂，脑摄取相对稳定，并有较高的特异性/非特异性摄取比值，也是 $GABA_A$ 受体特有的示踪剂。中枢 BZ 受体被认为是存在于神经元膜上并与 GABA 偶联的受体，它在脑内具有重要的抑制功能（抑制性突触）。^{123}I-碘西尼（^{123}I-IMZ）有很好的显像属性用于体内评估苯二氮草受体，如高的脑摄取，较少的非特异性结合，以及高的受体亲和力，是一个用于评估中枢 BZD 受体重要的 SPECT 配体，在诊断局部癫痫和 AD 方面非常有用。

^{123}I-IMZ SPECT 显像可显示癫痫病灶，比^{18}F-FDG PET 或发作期 SPECT 灌注显像诊断更准确，对术前定位是有价值的；还可测出 AD 病人 BZ 受体结合减少；近年来，还用于测定人体病理状态如缺血、神经退化性疾病及精神病学的异常，方法简化，便于临床应用。

2. 显像方法

（1）材料与标记方法：在一个圆锥形的密闭反应瓶中，以特氟隆（聚四氟乙烯）分层硅隔膜，进行一种新的、非常简单的标记步骤。反应物包括 0.1mol/L NaOH，11.1GBq ^{123}I，小气流氮气蒸干（90℃）；将溶解于 100μl 冰醋酸的 1.5mg 溴的前体（RO 19-3797）加入，反应混合物被加热至 155℃ 1h。冷却后，将反应产物溶解于 5ml 水中，经 HPLC 纯化，^{123}I-Ro 16-0154 峰被收集、蒸干，备用。结果显示，^{123}I-IMZ 与人和猴的脑组织匀浆的结合可逆，可饱和，有高亲和力，K_d 值为 $0.5\times10^{-3}\mu mol/L$（37℃），同时有高的特异性/非特异性比值（40∶1）。

（2）显像方法：^{123}I-IMZ 显像平面与 OM 线平行。静脉注射 167～222MBq ^{123}I-IMZ 3h 后进行 SPECT 显像，采集 15min。扇型准直器（64×64 矩阵），每个探头设置在 3min 连续旋转 120°，改变顺时针和反时针方向。图像参数为 256×192 矩阵，23cm×17cm 视野，5mm 层厚，2.5mm 层厚。

3. 临床主要应用及意义　^{123}I-IMZ 为 BZ 受体的高亲和性放射性配体，BZD 受体密度即使是在低灌注的情况下也可反映神经细胞活力，SPECT 显像测定病灶受体分布，不反映神经元功能，而反映神经元细胞活性，可用作神经元损伤的探针。BZ 受体构造为含有 $GABA_A$ 受体的受体-离子载体配合物，也可以说，BZ 受体是含有 $GABA_A$ 受体的后突触膜受体-离子载体配合物的一部分。测定 BZ 受体的密度，就是间接指示 $GABA_A$ 受体的分布及其密度的变化。神经退化性疾病如 AD 的特征是皮层突触损失，影响所有类型的突触，包括许多以 GABA 为递质的抑制性突触。因此，本品可用于定量测定 $GABA_A$ 突触的浓度。IMZ 的分布体积与 BZR 密度，即 $GABA_A$ 突触数目成比例。本品给药后，静脉注射 Ro-16-0154、氟马尼尔、氯硝西泮、地西泮等非放射性药物，增加剂量产生取代曲线，由曲线估算各个药物的效价，以 Ro-16-0154 为最高。

^{123}I-IMZ 定位于癫痫灶，用动态 SPECT 显像

与^{123}I-IMZ PET 显像一样，可获得定量 BZ 受体信息。由于血浆清除快和对受体亲和性高，一次注药后 3.0～3.5h SPECT 扫描，可相对显示受体的结合图像。癫痫病人的 BZ 受体明显减少，癫痫发作间期，BZ 受体显像可见病灶部位受体密度减低；AD 病人可见^{123}I-IMZ 和 BZ 受体结合减少。因此，BZ 受体显像对癫痫灶的定位和 AD 诊断以及疗效监测有实用意义。

脑梗死的病人行^{123}I-IMZ SPECT 显像可见梗死区域的^{123}I-IMZ 摄取明显减少。癫痫发作间期的苯二氮䓬受体显像可见病灶部位受体分布密度减低，其在显示病变上较之^{99m}Tc-六甲基丙胺肟（^{99m}Tc-HMPAO）脑血流显像和 MRI 检查为优（图 17-3-3），联合其他医学影像学检查可进一步提高病灶检出率。AD 患者可见^{123}I-IMZ 与脑内苯二氮䓬受体结合减低，临床上苯二氮䓬受体研究对 EP 灶的定位和早老性痴呆诊断以及监测疗效有实用意义。

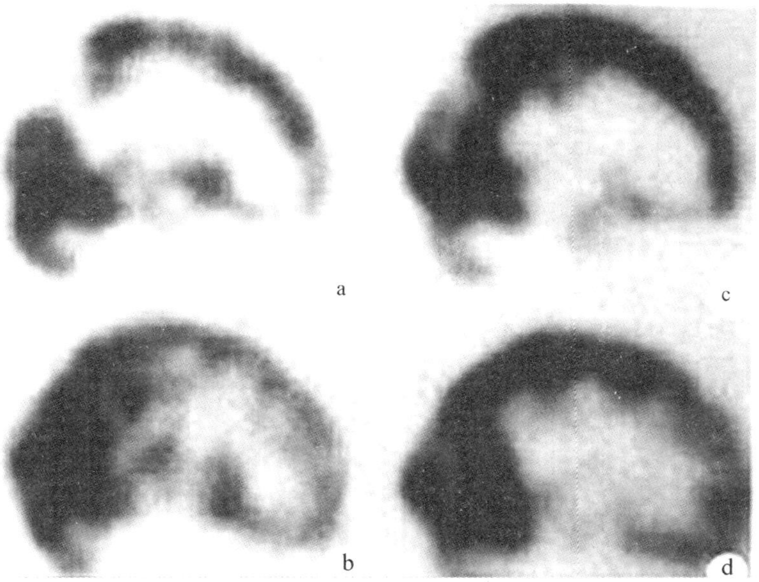

图 17-3-3　癫痫发作间期静脉注射^{123}I-IMZ 后（a：5min，c：90min）和^{99m}Tc-HMPAO（b：5min，d：90min）SPECT 显像

四、阿片受体显像

1. 引言　人的阿片受体主要分布在视丘、尾核、颞叶、额叶和顶叶皮质，而枕叶皮质较少。近年来，有研究报道应用医用加速器生产的短半衰期的正电子放射性核素碳-11（^{11}C）和氟-18（^{18}F）标记阿片拮抗剂 DPN（对 μ、δ 和 κ 3 种阿片受体具有高亲和力），进行活体人脑阿片受体显像。DPN 也表现有弱的部分激动剂，但注射剂量表现为拮抗剂，DPN 的 $K_d = 1.4 \times 10^{-4}$ μmol/L。实验研究表明，^{3}H-DPN 与鼠全脑细胞膜结合的亲和力很高，$K_d = 1.6 \times 10^{-4}$ μmol/L，蛋白结合饱和度 $B_{max} =$ 40pmol/g。^{125}I-7α-O-IA-DPN 的 $K_d = 0.4 \pm 0.03 \times 10^{-4}$ μmol/L，$B_{max} = 38$pmol/g。

^{11}C-标记的 DPN（^{11}C-DPN）是一种较为理想的 PET 阿片受体显像剂，比最早出现的碳-11 标记甲基芬太尼（^{11}C-Carfentanil，^{11}C-CFN；μ 激动剂）安全。目前大量的研究结果证明，DPN 是一种相对非选择性阿片受体配体；在对人类的小规模研究中发现其示踪剂量的副作用很小，很快被脑摄取；在动物体内研究发现其有高结合率（80%～90%）。研究显示^{11}C-DPN 在丘脑、尾状核、颞叶、额叶和顶叶有高摄取，而这些部位都是通过尸体研究证实是阿片受体密度高的区域。

2. 显像方法　受试者无需特殊准备，显像前调整采集图像平面与 OM 线平行，在安静状态下静脉注射 220～740MBq^{11}C-DPN 后，即刻行 PET 脑受体显像。采集条件依次是 0.5 分/帧，采集 6 帧；1 分/帧，采集 7 帧；2.5 分/帧，采集 4 帧；5 分/帧，采集 6 帧；10 分/帧，采集 4 帧。图像采集总时间为 1.5h。

3. 临床主要应用及意义　Jones 等报告用^{11}C-DPN 对脑阿片受体进行 PET 显像，证实人的脑阿片受体主要分布在视丘、尾核、颞叶、额叶和顶叶皮质，而枕叶及皮质较少。随着吸毒问题成为令人瞩目的社会问题，目前就阿片受体的研究更多是关注在阿片成瘾性研究上。阿片受体显像可观察美沙酮治疗阿片成瘾病人时美沙酮占据阿片受体位点的程度，从而提供一种监测美沙酮药效和合理用药的有效手段。注入 185～370MBq 的^{11}C-DPN 后 20～50min，尾状核和丘脑的放射性活度水平较稳定或下降了少许；相反，阿片受体浓度很低的视区皮质的放射性则很快被清除，预先注射纳洛酮可竞争结合最大结合的 80%～90%。

许多癫痫方面的研究观察到，颞叶癫痫灶对放射性配体的浓集明显增高，分析认为颞叶癫痫灶阿片受体密度增加，呈明显异常放射性浓聚灶。使用的显像剂为^{11}C-DPN 和^{11}C-CFN，通过对注射示踪剂后由过度换气引起的连续意识丧失的病人来研究原发性、非特发性意识丧失中内源性阿片的可能作用。与正常对照和没有诱导出发作的病人相比，在意识丧失过程中出现了^{11}C-DPN 从联合新皮质（额叶、顶叶和颞叶）清除速率的增加，这表明是内源性阿片对 DPN 的置换引起。这些变化是发作的诱因还是代偿，其机制目前尚不清楚。

Jones 等讨论过在疼痛调节时两侧和中央疼痛系统皮层投射的不同。他们发现^{11}C-DPN 在皮质结合水平高部分是由于中央疼痛系统（扣带回和前额叶皮质）；在正常志愿者则出现了与两侧疼痛系统（初级感觉皮质）有关皮质区域结合位置的低密度。进一步的研究是观察有类风湿性关节炎的 4 个病人，在以下两种情况下均用^{11}C-DPN 进行扫描，一个是在疼痛时，一个是在由于使用非类固醇抗炎药物和类固醇或由于自发性缓解之后的疼痛减轻时。结果显示，^{11}C-DPN 结合的增加和疼痛的减轻有明显的关联。整体上均有结合的增加，但在额叶，扣带回和颞叶皮质增加特别显著。这可能是由于在炎症引起疼痛时，内源性阿片占据位点的大量增加导致^{11}C-DPN 占据位点减少而致，也可能是由受体上调或^{11}C-DPN 和内源性阿片水平变化的共同作用来从理论上得到解释。

阿片神经元和多巴胺系统在尾状核和壳核的密切关系被用于协助区分三种不同的运动僵化综合征：帕金森病，纹状体黑质变性（striatonigral degeneration，SND）和斯-里-奥三综合征（Steele-Richardson-Olszewski，SRO；一种基底节其他变性疾病，特发性、进行核上性眠性麻痹，锥体外系肌强直、痴呆、球麻痹、凝视、头颈过伸、步态不协调。病变主要累及中脑、脑桥被盖、黑质、苍白球、锥体束等）。PET 能够区分纹状体的这两个区域及显示这三种综合征中^{11}C-DPN 与这些区域结合的明显不同。在帕金森病，与正常志愿者相比较，没有结合的明显改变；而在 SND，在壳核有结合的明显减低；在 SRO，则壳核和尾状核均出现结合的减低，所以这是一个有用的临床方法，因为尸检发现死前有 25%PD 被误诊。

第四节 前景与展望

近年来，在生物医学领域分子医学水平上探讨受体功能及其生物学作用，并用于诊断治疗与受体有关的疾病，是国际上医学科学领域研究的前沿，是 21 世纪神经核医学研究的一个开拓性的新领域，因而神经递质和受体显像富有广阔的前景。然而，脑内受体含量仅为皮摩尔（pmol）水平，因此神经递质和受体显像首要解决的问题是：

1. 制备具有高亲和力、高特异性、高比活度、理想的放射性配体　国内标记配基的研究尚以仿制为主，至今未有经国家药品监督管理局（state drug administration，SDA）批准投入临床前试验使用的放射性受体显像剂，有待于放射化学、药学、放射生物学和核医学专业人员共同努力，研制新的受体显像剂，包括研制放射性核素锝标记的配体。

2. 深入受体理论研究，基础紧密结合临床　受体及受体亚型种类繁多，表现在很多疾患中存在同一受体或一种疾患中存在几种受体密度、亲和力和效力发生变化，有交叉现象，给诊断带来困难。要充分发挥各大院校、研究所和具有科研条件的医院深入受体基础研究，弄清正常人和各种神经精神性疾患的神经受体分布、亲和力和效力的变化，并建立适合受体显像生理数学模型和方法等。

3. 发展标记配基的放射性核素　放射性标记首先要选择适中或理想的放射性核素，选用标记配体的放射性核素应根据研究目的和所在单位条件而定。体外研究和动物放射自显影宜选用^{125}I 或^{3}H，活体 SPECT 断层显像和功能探讨宜选用

^{123}I 和 ^{99m}Tc，^{131}I 由于其物理性能差（半衰期长，能量高，辐射损害大）已基本不用；^{123}I 物理性能很好，易于标记生物活性物质，是目前用以标记配体进行 SPECT 显像的最主要核素，^{123}I 标记的受体显像剂很多，应用广泛。^{111}In 标记的配基也是今后一个发展方向。^{11}C、^{18}F 和 ^{76}Br 等正电子核素标记配基的 PET 神经递质显像比 SPECT 具有绝对优势。国内北京、上海和广州等城市已有数台 PET 和 PET/CT，发展 ^{18}F 正电子核素标记配基是一个方向。根据我国国情，SPECT 神经递质和受体显像的临床应用更易于推广，因此，^{123}I 和 ^{111}In 是关键。这就要求同位素生产单位使加速器生产正规化、商品化，保证符合药典要求的 ^{123}I 和 ^{111}In 供货。鉴于 ^{99m}Tc 具有优良的放射性核素性质，研制和开发 ^{99m}Tc 标记的受体显像剂在临床上具有广泛的应用前景。

4. 提高图像质量　受仪器分辨率和注射放射性药物剂量限制，核医学功能成像方式获得图像不如 X 线 CT 和 MRI 解剖成像方式的图像清晰、直观，有时造成诊断上的困难。借助计算机技术将 X 线 CT、MRI 和 SPECT 和 PET 图像融合（fusion），即统计学参数成像（SPM）和融合成像，提高核医学图像质量，以获得更全面的解剖和功能代谢信息，并以指导立体定向手术是今后值得研究的课题。

5. 抓紧做好新药申报审批工作　一种新药从实验研究到批准上市使用长达数年，鉴于我国至今还未有上市的受体显像剂，因此，对已研究比较成熟的显像剂，务必抓紧申报审批手续，以便今后尽快投入临床研究使用。

6. 深入细致的临床研究　一旦有一个受体显像剂得到 SDA 批准上市使用，要积极组织全国多中心深入开展临床应用研究，成本高造成显像剂昂贵都有可能影响临床常规应用，要勇于克服困难和不断总结经验。

介于上述存在问题，导致目前神经递质和受体显像临床应用报道的病例数不太多，尚缺乏足够工作经验。神经递质和受体显像是一个复杂过程，涉及多学科知识，有待于解决面临如何研制合成理想的放射性配体直到真正能为临床诊疗解决问题等一系列问题，还要做相当大量的工作。

（王荣福　何晓坤）

参考文献

[1] Wagner HN, Burns HD, Dannals RF, et al. Imaging DA receptors in the human brain by PET. Science, 1983, 221: 1264-1266.

[2] 林景辉主编. 核医学. 北京：北京医科大学出版社，2002，1-4.

[3] 王荣福. 中枢神经递质和受体显像的研究现状. 同位素，2000，13（4）：227-234.

[4] 钟建国. 脑神经受体结合 PET 药物特点及质量控制. 国外医学放射医学核医学分册，1996，20（3）：133-135.

[5] Volkow ND, Fowler JS, Gatley SJ, et al. PET evaluation of the dopamine system of the human brain. J Nucl Med, 1996, 37: 1242-1256.

[6] 王荣福. 脑受体显像及其应用. //丁虹，贾少微主编. 神经核医学进展. 第一版. 吉林：吉林科技出版社，1999，137-155.

[7] Cohen R, Channing M, Nordahl T, et al. ^{18}F-Cyclofoxy: PET imaging in man. J Nucl Med, 1988, 29: 796.

[8] Frost JJ, Mayberg HS, Sadzot B, et al. Comparison of [^{11}C] diprenorphine and [^{11}C] carfentanil binding to opiate receptors in humans by positron emission tomography. J Cereb Blood Flow Metab, 1990, 10: 484-492.

[9] Willoch F, Tolle TR, Wester HJ, et al. Central pain after pontine infarction is associated with changes in opioid receptor binding: a PET study with ^{11}C-diprenorphine. Am J Neuroradiol, 1999, 20: 686-690.

[10] Wang RF, Tafani JAM, Bergon M, et al. Synthesis and Characterization of 7α-O-Iodoallyl diprenorphine: A New Ligand for Potential SPECT Imaging of Opioid Receptors. J Labeled Compds Radiopharma, 1995, 36: 611-623.

[11] 王荣福，Tafani JMA，Bergon M，等. 吗啡受体显像剂 7α-O-IA-DPN 的合成. 中华核医学杂志，1997，17：23-25.

[12] 王荣福，魏锦泉，Tafani JAM，等. 7α-O-* IA-DPN：特异性碘标吗啡配体的研制和评价. 北京医科大学学报，1998，30（3）：253-258.

[13] Wang RF, Tafani JAM, Zajac JM, et al. A radioiodinated 7α-O-iodoallyl diprenorphine for mapping opioid receptors. Neuropaptides, 1999, 33 (6): 498-502.

[14] Jones AK, Qi LY, Fujirawa T, et al. In vivo distribution of opioid receptors in man in relation to the cortical projections of the medial and lateral pain systems measured with positron emission tomography. Neu-

rosci Lett，1991，126：25-28.

[15] Jones AK，Friston KJ，Qi LY，et al. Sites of action of morphine in the brain. Lancet，1991，338：825.

[16] Jones AK，Cunningham VJ，Ha-Kawa S，et al. Changes in central opioid receptor binding in relation to inflammation and pain in patients with rheumatoid arthritis. B J Rheumatol，1994，33：909-916.

[17] Berman J. Imaging pain in humans. British J Anaesthesia，1995，75：209-215.

[18] Burn DJ，Rinne JO，Quinn NP，et al. Striatal opioid receptor binding in parkinson's disease，striatonigral degeneration and Steele-Richardson-Olszewski syndrome，A [^{11}C] diprenorphine PET study. Brain，1995，118：951-958.

[19] Chesis PL，Hwang DR，Welch MJ，et al. N-(3-[^{18}F] Fluoropropyl)-N-nordiprenorphine：Synthesis and Characterization of a new agent for imaging opioid receptors with PET. J Med Chem，1990，33：1483-1490.

[20] 王荣福. 脑受体显像研究现状与进展. 中国医学影像技术杂志，2005，21 (4)：495-497.

[21] 王荣福. 脑受体显像临床研究现状与进展. 中国医学影像技术杂志，2005，21 (5)：663-665.

[22] Jones AKP，Cunningham VJ，Ha-Kawa SK，et al. Quantitation of [^{11}C] diprenorphine cerebral kinetics in man acquired by PET using presaturation，pulse-chase and tracer-only protocols. J Neurosci Methods，1994，51：123-134.

[23] Wang RF，Tafani JAM，Frances B，et al. Evaluation of 7α-O-IA-DPN as a New Potential SPECT Opioid Receptor Imaging Agent. Nucl Med Biol，1997，24：553-558.

[24] 王荣福，刘红洁，张春丽. PET 受体显像的研究应用进展. 中国医学影像技术杂志，2006，22 (10)：1599-1603.

[25] 王淑霞，王荣福. PET 受体显像进展. 现代医学成像，2007，15 (3)：23-26.

[26] 王荣福，刘萌. 活体核素示踪神经受体研究进展. 北京大学学报（医学版），2007，39 (5)：550-554.

第 18 章

PET/CT 在心血管疾病中的应用概述

早在20世纪70年代末，PET显像技术就已应用于评价心肌血流灌注、心肌葡萄糖代谢，其后应用于脂肪酸代谢和心脏受体功能等方面。PET在冠状动脉心脏病（coronary artery disease，CAD）的诊断、存活心肌（myocardial viability）的评价和预后判断方面具有重要价值。其中，PET显像检测存活心肌被临床公认为金标准。CT特别是1998年多排螺旋CT（multidetector-row CT，MDCT）的发明，为CT在冠心病等心血管疾病的应用带来了新的机遇。PET/CT在心血管疾病的应用基础是将PET的功能、代谢显像与CT的解剖形态学显像结合，为心血管疾病的诊断提供更加全面的信息。因此，掌握PET和CT各自在心血管疾病应用的基础和特点才能更好地发挥PET/CT在心血管疾病诊治中的作用。

第一节　PET 心脏显像

一、心肌灌注显像

（一）PET 心肌灌注显像剂

1. ^{82}Rb（^{82}铷）　^{82}Rb的半衰期（$T_{1/2}$）为75s，不需要现场回旋加速器生产，是从$^{82}Sr/^{82}Rb$发生器产生的。^{82}Rb是单价K^+的类似物，通过Na^+-K^+-ATP酶泵以主动转运的机制被心肌细胞摄取。在正常血流情况下，^{82}Rb的首次通过心肌提取分数为65%～70%。由于它的短半衰期，因此，允许在30min内行静息和负荷显像。此外，$^{82}Sr/^{82}Rb$发生器半衰期长达25天，只需4～6周更换发生器，在国外有商业化提供的发生器，获取相对容易、价格相对低廉，对于用PET评价静息和负荷心肌灌注具有临床实用性。^{82}Rb是第一个通过美国医疗保险（CMS）支付的正电子类心肌灌注显像剂。

2. ^{13}N-氨　^{13}N的$T_{1/2}$为10min，需要现场加速器生产，主要通过加速器内^{13}C（p，n）^{13}N或^{16}O（p，α）^{13}N反应生成。应用氨（NH_3）行心肌灌注显像的机制与^{82}Rb不同，氨是一种高度脂溶性物质，可以自由通过细胞膜。^{13}N-NH_3在血液中以NH_4^+的形式存在，氨与铵在血液达到动态平衡，氨经细胞膜以被动扩散方式进入心肌细胞并滞留，整个过程非常迅速；氨具有很高的首次通过摄取分数（几乎为100%），即使在心肌血流量高时，心肌对^{13}N-NH_3的摄取也与心肌血流量成正比。

3. ^{15}O-水　^{15}O的$T_{1/2}$为2.0min，主要通过^{14}N（d，n）^{15}O反应生成。$H_2{}^{15}O$是通过$CO^{15}O$加到水中生成的。Bergmann等应用^{15}O-H_2O测定了狗的心肌血流量。在脑血流量为80～100ml/(min·100g)的情况下，^{15}O-和H_2O的心肌首次通过提取分数为96%，^{15}O-H_2O心肌PET显像测定心肌血流与微球法测定的结果相似。因为^{15}O-H_2O是自由弥散，心肌示踪剂的摄取与心肌血流呈线性相关。^{15}O-水适用于心肌血流的定量测量，但需要回旋加速器生产，而且生产、运送和给药之间的衔接仍有困难，限制了它的临床应用。

4. 其他

（1）^{11}碳-丁醇是较少应用的心肌血流显像剂，半衰期20min，需要现场回旋加速器生产。

（2）^{38}钾-氯化钾的$T_{1/2}$为7.6min，现场回旋加速器生产，首次通过心肌提取机制与氯化铊相似。

（3）^{62}铜-丙酮醛双（PTSM）由Zinc-62/Copper-62（锌-62/铜-62）发生器获得，有高的一次通过摄取分数；^{62}铜的$T_{1/2}$为9.7min，Zinc-62的$T_{1/2}$较短，仅9.3h，这意味着每天需要更换发生器，临床应用受限。

（二）显像方法

1. 图像采集和处理　目前，应用于临床的PET心肌灌注显像主要是^{82}Rb和^{13}N-氨的负荷、静息心肌灌注显像。由于两种显像剂的物理特征（如半衰期）和显像设备性能不同，为获得高质量的图像，应采用不同的图像采集和处理。美国核心脏病学会质量保证委员会（Quality Assurance Committee of the American Society of Nuclear Cardiology）推荐了相应的图像采集和处理方法（表18-1-1，表18-1-2，表18-1-3，表18-1-4），并对图像采集和处理参数作出四种评价："最佳"指该参数可以提供最好的结果；"标准"指该参数是标准的方法学；"接受"是相对于"标准"而言，是指同样有效的其他技术方法；"选择"指这个参数可以使用。

表18-1-1　^{13}N-NH_3心肌灌注显像

内容		评价
病人准备	禁食6小时以上	最佳
	禁食含咖啡因的物质12小时以上	接受
	禁食含茶碱的药物48小时以上	最佳
剂量	10～20mCi	标准
	静脉弹丸注射或30秒注射完毕	最佳
图像采集	静息方式	标准
	显像时间：药物注射后1.5～3分钟	标准
	图像采集时间：5～15分钟	标准
重建像素大小	2～3mm	最佳
	4mm	选择
衰减校正		
PET	衰减校正后即刻扫描	标准
	扫描后即刻行衰减校正	选择
PET/CT	扫描后即刻行CT衰减校正	标准
重建方式	滤波反投影或迭代重建法	标准
门控	心电图心肌门控法	最佳
病人体位	仰卧位、双手上举	最佳
	仰卧位、双手平放（适用于有肩周炎等疾患双手不能上举的受检者，但需确保在检查过程中不能运动）	选择
钙化积分	单独CT门控采集	选择

表18-1-2　Rb-82静息/负荷心肌灌注显像（适用于BGO晶体PET）

内容		评价
2D采集剂量	40～60mCi	标准
3D采集剂量	10～20mCi	选择
病人定位		
PET	预扫描：10～20mCi Rb-82	标准
	透射扫描	选择
PET/CT	CT预扫	标准
注射速率	弹丸注射30s内注射完毕	标准
显像时间	LVEF大于50%，药物注射后70～90s	接受
	LVEF小于50%，药物注射后90～130s	
	LVEF未知，药物注射后130～150s	选择
图像采集时间	3～6min	标准
采集方式	时相/动态（注射后即刻采集）	最佳
	门控采集（注射后间隔一段时间采集）	选择
静息衰减校正	扫描前或扫描后	标准
负荷试验	药物负荷	标准
负荷衰减校正		
PET	衰减校正在负荷之前或之后以确保图像对位良好	选择
PET/CT	负荷之后行衰减校正以确保图像对位良好	标准
重建方式	滤波反投影或迭代重建法	标准
重建滤波	确保得到良好的分辨率和平滑度并使负荷与静息显像匹配	标准
重建像素大小	2～3mm	最佳
冠脉钙化积分	单独CT门控采集	选择

2. 心肌血流量的绝对测量　心肌血流量的绝对测量需要采集动态的影像数据，将感兴趣区（ROI）分别放置在动态影像中相应的左室心肌和左室心血池区，产生心肌和血池的时间-放射性曲线，然后对时间-放射性曲线中因血池溢出至心肌的放射性和放射性衰减进行校正，根据示踪剂动力学模型获得每克心肌组织每分钟的心肌血流量（ml）。

表 18-1-3 Rb-82 静息/负荷心肌灌注显像指南（适用于 LSO 晶体 PET）

内容		评价
3D 采集剂量	30～40mCi	标准
2D 采集剂量	40～60mCi	选择
病人定位		
PET	预扫描：10～20mCi Rb-82	最佳
	透射扫描	选择
PET/CT	CT 预扫	标准
注射速率	弹丸注射 30s 内注射完毕	标准
显像时间	LVEF 大于 50%，药物注射后 70～90s	接受
	LVEF 小于 50%，药物注射后 90～130s	
	LVEF 未知，药物注射后 130～150s	选择
图像采集时间	3～6min	标准
采集方式	时相/动态（注射后即刻采集）	最佳
	门控采集（注射后间隔一段时间采集）	选择
静息衰减校正	扫描前或扫描后	标准
负荷试验	药物负荷	标准
负荷衰减校正		
PET	衰减校正在负荷之前或之后以确保图像对位良好	选择
PET/CT	负荷之后行衰减校正以确保图像对位良好	标准
重建方式	滤波反投影或迭代重建法	标准
重建滤波	确保得到良好的分辨率和平滑度并使负荷与静息显像匹配	标准
重建像素大小	2～3mm	最佳
冠脉钙化积分	单独 CT 门控采集	选择

表 18-1-4 Rb-82 静息/负荷心肌灌注显像指南（适用于 GSO 晶体 PET）

内容		评价
3D 采集剂量	20mCi	标准
病人定位		
PET	预扫描：10～20mCi Rb-82	标准
	透射扫描	选择
PET/CT	CT 预扫	标准
注射速率	弹丸式注射，30s 内注射完	标准
显像时间	注射后 2～3min	标准
图像采集时间	3～6min	
图像采集方式	时相/动态（药物注射后即刻采集）	标准
静息衰减校正	扫描前或扫描后	
负荷试验	药物负荷	标准
负荷衰减校正		
PET	负荷时行衰减校正以确保图像对位良好	选择
PET/CT	CT 透射扫描	选择
	负荷后行衰减校正以确保图像对位良好	标准
重建方式	迭代法（RAMLA 重建法）	标准
重建滤波	无	标准
重建像素大小	4mm	标准
冠脉钙化积分	单独 CT 门控采集	选择

（三）图像分析

PET 心肌灌注显像的正常和异常影像的肉眼分析与 SPECT 心肌灌注显像相似。在分析心肌灌注的同时，还应观察左、右心室的大小、肺摄取状况、右心室摄取和血池放射性等。心室扩大一般表明心室功能障碍，负荷试验后一过性左心室扩大则反映严重的冠心病；严重的肺摄取增加反映左室充盈压力增高；心血池放射性摄取增加，特别是在^{82}Rb 心肌灌注显像时出现常表明心脏收缩功能损害导致循环时间延长。通过对这些现象的观察和分析，有助于提供一些额外的诊断信息。美国核心脏病学会质量保证委员会推荐应用左室心肌 17 段分段法（图 18-1-1）和 5 分法对 PET 心肌灌注显像进行半定量分析。5 分法为：0 分＝放射性分布正常；1 分＝放射性分布轻度减低；2 分＝放射性分布中度减低；3 分＝放射性分布重度减低；4 分＝放射性缺损。分别计算负荷和静息心肌显像各节段的总积分，以负荷显像比静息显像高 1 分及 1 分以上诊断为心肌可逆性损害。

（四）临床应用

1. 冠心病的诊断　负荷和静息 PET 心肌灌注显像主要是明确有无心肌缺血和心肌梗死，同时判断心肌缺血和心肌梗死的部位、程度和范围。PET 心肌灌注显像诊断冠心病已有 20 多年的历

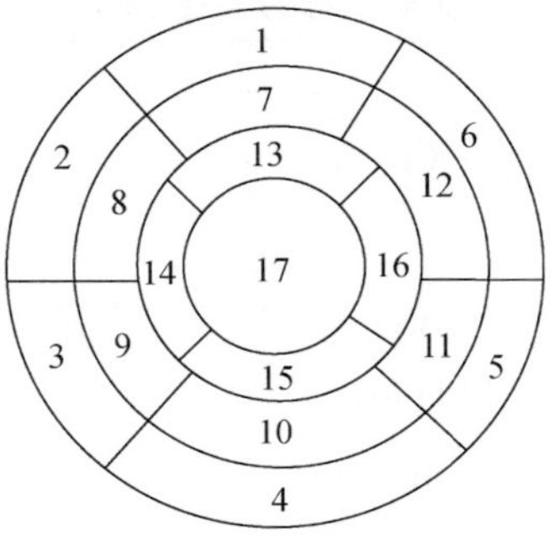

图 18-1-1　左心室心肌节段示意图

1. 前壁基底段；2. 前间隔基底段；3. 下间隔基底段；4. 下壁基底段；5. 下侧壁基底段；6. 前侧壁基底段；7. 前壁中段；8. 前间隔中段；9. 下间隔中段；10. 下壁中段；11. 下侧壁中段；12. 前侧壁中段；13. 前壁近心尖段；14. 间隔近心尖段；15. 下壁近心尖段；16. 侧壁心尖段；17. 心尖

史，大量研究显示无论在有或无症状的冠心病患者以及“平衡性”（balanced）三支病变的冠心病患者，PET心肌灌注显像对于冠心病的诊断均具有很高的灵敏度和特异性。与冠状动脉造影相比，各种PET心肌灌注显像剂检测的灵敏度和特异性相差不大，灵敏度介于79％～97％、特异性介于85％～100％。PET心肌灌注显像对于冠状动脉病变的早期诊断也有很高的价值，有研究显示在中度冠状动脉病变且定量冠状动脉造影测定狭窄血流储备小于3的患者，PET心肌灌注显像对冠状动脉病变的检出率为94％，而^{201}Tl（^{201}铊）为72％；狭窄血流储备在3～4之间的轻度病变患者，PET显像对冠状动脉病变的检出率为49％，而^{201}Tl为0。通过心肌灌注异常部位和范围还可推测冠状动脉病变的部位，如前壁心肌灌注缺损通常是前降支病变，下后壁心肌灌注缺损通常是右冠状动脉病变等。但是，冠状动脉树，如右优势型、左优势型、冠状动脉灌注床的重叠等限制了心肌灌注缺损区与冠状动脉病变部位匹配的可靠性。因此，PET心肌灌注显像的心肌灌注缺损区与病变冠状动脉供血区的对应并不完全一致，在利用PET心肌灌注显像判断冠状动脉病变的部位时一定要考虑这些因素的影响，不能将推测冠状动脉病变的部位绝对化。对于临床已明确诊断为冠心病的患者，PET心肌灌注显像可评价冠状动脉狭窄的生理意义，如冠状动脉临界病变（狭窄50％～70％）是否需要介入治疗，通过PET心肌灌注显像可提供治疗决策的依据，并提供有关预后的信息。

2. 评价冠状动脉微血管功能异常　已经证明心外膜下冠状动脉狭窄可引起最大血流与静息血流比（血流储备）减少，从而引发劳力性心绞痛。同样，冠状动脉微循环自我调节、扩张受损或内皮功能障碍也能引起冠状动脉血流储备减少，从而发生心肌缺血性损害。许多疾病如高血脂症、左心室肥厚、糖尿病和扩张性心肌病等存在冠状动脉微血管功能异常。此外，微血管功能异常也可能是某些疾病的早期表现，例如冠心病患者微血管功能异常早于冠状动脉造影异常。PET心肌灌注显像心肌血流量的绝对定量测定结合适当的负荷试验可判断冠状动脉微血管功能异常，如腺苷或双嘧达嗼药物负荷试验主要反映与内皮无关的血管扩张功能，冷-缩血管试验反映内皮依赖性的微血管功能。由于冠状动脉微血管功能异常多呈弥漫性，而SPECT心肌灌注显像仅反映心肌血流量的相对分布且无法进行心肌血流量的绝对定量，故在该领域的应用受限。PET心肌灌注显像可进行局部心肌绝对血流量的测量，敏感地反映出心肌血流灌注储备功能的变化，因此，在冠状动脉微血管功能异常的诊断、分型、预后评估和防治决策等方面可提供重要的信息。Fujiwara等研究了单支病变经球囊扩张术后冠状动脉造影正常的冠心病患者的心肌血流灌注状况，发现合并高血脂、高血压、糖尿病等危险因素者，^{13}N-ammoniaPET最大心肌灌注血流量（双嘧达嗼负荷）明显低于无高血脂等危险因素者，表明冠心病患者即使治疗后冠状动脉正常仍存在高血脂、高血压、糖尿病等危险因素造成的心肌微血管功能的异常，这些重要信息是冠状动脉造影无法提供的。研究证实冠状动脉血管反应性受损的患者比冠状动脉反应正常者预后差。还有研究显示，肥厚性心肌病患者定量PET心肌灌注显像测定的微血管异常的程度是预测临床恶化和死亡的因素。对于轻度到中度高胆固醇和轻微冠心病的患者，药物治疗后血脂的改善程度与心肌微血管功能的改善程度相平行。

3. 结合心肌代谢显像评价存活心肌　存活心肌的评价通常要将SPECT或PET的心肌灌注显像与PET FDG心肌代谢显像结合，通过两种显像的对比分析来判断功能障碍的心肌是否存活。缺乏心肌灌注显像和/或局部室壁运动的信息而单纯依靠 PET FDG 心肌显像的结果判断存活心肌是困难和不可靠的，比如无法根据心肌 FDG 摄取正常来鉴别心肌是正常还是缺血伴功能障碍。目前，临床实践中多用 SPECT 心肌灌注显像与 PET FDG 心肌代谢显像结合判断存活心肌，最理想的是利用 PET 心肌灌注显像和 PET FDG 心肌代谢显像结合，这是因为同一仪器的 PET 灌注和代谢显像具有相同的显示模式和参数、衰减校正和精确的部位配准，因此，能准确地判断存活心肌。SPECT 心肌灌注显像因难以进行光子衰减校正可产生下壁、前壁放射性稀疏（多见于肥胖或女性），造成假的灌注-代谢不匹配而高估存活心肌的存在。此外，SPECT 与 PET 因不同的仪器造成图像配准不佳，也影响对存活心肌的判断。

（五）PET 心肌灌注显像与 SPECT 心肌灌注显像的比较

1. 机器性能　PET 具有准确的衰减校正，减少了图像的伪影；具有高的空间分辨率，提高了小病灶的探测能力。此外，PET 心肌灌注显像可进行绝对心肌血流的定量测定，对冠心病“均衡性”三支病变和弥漫性小血管病的诊断有帮助。SPECT 很难进行光子衰减校正，虽然发展了利用外置透射源进行衰减校正，但技术仍不成熟；此外，SPECT 空间分辨率不及 PET，也不能行心肌血流量的绝对定量测定。

2. 临床应用　大多数的对比研究表明，对于冠心病的诊断，PET 心肌灌注显像的灵敏度、特异性和准确性略高于 SPECT 心肌灌注显像。PET 绝对心肌血流的定量测量在中度冠状动脉狭窄生理意义的评价、冠心病多支病变造成均衡性心肌血流减少的探测、发现弥漫性小血管病变等方面具有明显优势。对于确定局部狭窄的特征和血管损害范围，PET 比 SPECT 更敏感。Yoshinaga 等证实，对于冠状动脉狭窄小于 50%所致异常的发现，PET 血流储备测量机会高于 SPECT。但从性价比的角度，由于 PET 心肌灌注显像费用明显高于 SPECT 心肌灌注显像，在临床应用核素显像诊断冠心病时，多数情况下，SPECT 显像仍是心肌灌注显像的主要方法。

二、心肌代谢显像

（一）心肌代谢显像的种类

1. 心肌葡萄糖代谢显像　心肌葡萄糖代谢显像剂为 ^{18}F-FDG（^{18}氟-脱氧葡萄糖），^{18}F 的 $T_{1/2}$ 为 109.7min。静脉注射后，^{18}F-FDG 与葡萄糖的摄取、磷酸化的过程一致，FDG 在异位酶催化下磷酸化为 6-磷酸-FDG，由于 6-磷酸-FDG 不是糖酵解的底物，不能参与进一步的代谢，故滞留在心肌细胞内。

2. 心肌有氧代谢显像剂　^{11}C-Acetate（^{11}碳-乙酸盐）被用于心肌有氧代谢显像。在心肌细胞内，^{11}C-Acetate 迅速转化为二氧化碳和水，反映三羧酸循环的活性，因此，$^{11}C\text{-}CO_2$ 的清除反映心肌的血流和代谢，可评价心肌的有氧代谢。心肌梗死患者心肌对^{11}C-Acetate 的摄取和清除减慢，表明局部心肌耗氧量减低。

3. 心肌脂肪酸代谢显像　^{11}C-palmitate（^{11}碳-棕榈酸）可用于测定心肌的脂肪酸代谢。^{11}C-palmitate 以被动扩散方式被心肌摄取，在心肌细胞内，^{11}C-palmitate 从清蛋白转移到载体蛋白上，以原形或在细胞内被硫脂化。心肌^{11}C-palmitate PET 显像反映心肌的脂肪酸代谢。正常人心肌对^{11}C-palmitate 的摄取是均匀的；缺血心肌^{11}C-palmitate 的摄取减少，清除减慢。

4. 心肌氨基酸代谢显像　^{11}C-Methoionine（^{11}碳-谷氨酸）可用于测定蛋白质的合成。

（二）心肌葡萄糖代谢显像

1. 受检者的准备　心肌将葡萄糖作为能量底物，是获得高质量^{18}F-FDG 心肌代谢图像的基础。心肌以游离脂肪酸或葡萄糖作为能量来源，脂肪酸或葡萄糖在心肌的能量供应中是相互拮抗，相互影响的。禁食状态下，正常心肌利用游离脂肪酸作为能量底物，对葡萄糖及^{18}F-FDG 摄取很低。增加心肌细胞对^{18}F-FDG 的摄取可通过两种方法：增加血浆胰岛素水平或减低血浆游离脂肪酸水平。

（1）增加血浆胰岛素水平：无糖尿病的受检者在禁食状态下，口服葡萄糖 50 克，1h 后注射^{18}F-FDG，此时血浆胰岛素水平升高而血糖正常，从而有利于心肌对^{18}F-FDG 的摄取。糖尿病患者行^{18}F-FDG PET 显像是目前面临的一个挑战，这是由于糖尿病患者产生内源性胰岛素的能力受限以及细胞对胰岛素刺激的反应低下，利用单纯禁食及口服葡萄糖负荷方法通常效果不佳，因此，糖尿病患者提高心肌对^{18}F-FDG 的摄取有效方法是高胰岛素-葡萄糖夹法，也就是同时输入葡萄糖和胰岛素，输入比例调节至血糖在正常范围而血浆胰岛素在较高水平。需要注意的是，由于胰岛素的输入使血钾进入至细胞内，在利用葡萄糖夹法时必须同时输入氯化钾以防止低钾血症。

（2）降低血浆游离脂肪酸水平：胰岛素具有降低血浆游离脂肪酸的作用，提高血浆胰岛素水平的方法可降低血浆游离脂肪酸水平。另一降低血浆游离脂肪酸的方法是应用烟酸类药物法，如口服乐脂平（acipomox），乐脂平能抑制外周脂质水解、减少血浆游离脂肪酸水平，从而间接地刺激心肌对葡萄糖的利用。

2. 图像采集和处理　见表 18-1-5。

表 18-1-5　FDG 心脏 PET 显像（适用于专用的多晶体的 PET 扫描仪）

内容		技术评价
剂量	5～15mCi	标准
显像时间	药物注射后 45～60min	
图像采集时间	10～30min（决定于计数率及剂量）	标准
图像采集方式	2D	标准
	3D	标准
	静息	标准
	动态	选择
总计数	根据机器的性能	
重建像素大小	2～3mm	最佳
	4～5mm	接受
衰减校正	衰减校正：扫描之前或之后	最佳
	节段性衰减校正	接受
重建方式	滤波反投影或迭代重建法	标准
门控	心电图心肌门控	标准
病人体位	仰卧位、双手上举	最佳
	仰卧位、双手平放（适用于有肩周炎等疾患双手不能上举的受检者，但需确保在检查过程中不能运动）	选择

3. 图像分析和临床意义

（1）图像分析：首先观察有无移动造成的伪影。然后肉眼分析各断层图像的心肌^{18}F-FDG 摄取。对比血流灌注最好节段的 FDG 摄取状况，判断图像采集是在禁食条件下还是在葡萄糖负荷条件下进行。在禁食条件下，正常心肌显示较低的 FDG 摄取（因此时心肌主要摄取脂肪酸）；葡萄糖负荷后，正常心肌和功能障碍心肌的 FDG 摄取增加。其中，正常心肌可表现为 FDG 摄取最高。对于 FDG 摄取减低的心肌需要分析和描述部位、范围等。部位、范围和程度的分析以及描述方法同心肌灌注显像。半定量评价采用左室心肌 17 段分段法和 5 分法，以代谢显像比灌注显像高 1 分及 1 分以上判断为灌注-代谢不匹配，示该段心肌存活。

（2）临床意义：在对比分析心肌灌注和心肌代谢图像时，功能障碍的心肌可见四种不同的静息心肌灌注-代谢类型：①血流灌注和 FDG 摄取均正常；②血流灌注减少而 FDG 摄取增加［灌注-代谢不匹配（perfusion-metabolism mismatch）］；③血流灌注减少和 FDG 摄取减少相对应［灌注-代谢匹配（perfusion-metabolism match）］；④血流灌注正常或接近正常而 FDG 摄取减少［反向灌注-代谢不匹配（reversed perfusion-metabolism mismatch）］。上述四种静息心肌灌注-代谢类型中，血流灌注减少和 FDG 摄取减少相对应（灌注-代谢匹配）的患者在血运重建术后收缩功能很少改善，而心肌灌注正常或血流灌注和 FDG 摄取均正常或 FDG 摄取明显高于心肌血流灌注（灌注-代谢不匹配）的患者在血运重建术后收缩功能障碍多能改善。研究发现，如果 FDG 摄取明显高于心肌血流灌注（灌注-代谢不匹配）的范围等于或大于左室心肌的 20%，血运重建术后 LVEF 最少增加 5%。至于血流灌注正常或接近正常而 FDG 摄取减少即反向灌注-代谢不匹配，除技术因素外，还可见于冠心病多支病变、左束支传导阻滞、糖尿病患者或冠状动脉球囊扩张术和溶栓后，由于心肌血流灌注正常，故这些心肌仍然是存活的。

4. 临床应用

（1）评价存活心肌和预测冠心病患者心功能恢复：在大多数情况下，评价存活心肌的目的是为了预测冠心病患者局部和整体收缩功能的改善。心肌^{18}F-FDG 摄取结合心肌灌注有助于鉴别导致慢性左室功能障碍的不同组织类型的心肌（表 18-1-6），其中血流灌注减少而 FDG 摄取增加（灌注-代谢不匹配）是冬眠心肌特征性的影像表现。尽管多种影像技术可以对存活心肌进行评价，^{18}F-FDG 显像仍是公认的判断存活心肌的金标准。^{18}F-FDG 显像通过对存活心肌的评价，能准确预测冠心病患者血运重建术后局部和整体心功能恢复情况。文献报道，[18]F-FDG 显像预测冠心病患者血运重建术后局部和整体心功能恢复的灵敏度和特异性分别为 86%～93%、58%～73%。灵敏度和特异性变化较大的原因与不同的研究中病人的特征、病人的代谢状态（禁食，葡萄糖负荷）、血运重建术后评价左室功能的时间、再血管化完全性、确定心肌存活的标准等不完全一致有关。

表 18-1-6 导致左室功能障碍的不同组织类型心肌的灌注与代谢表现

组织类型	灌注	代谢（FDG）	血运重建术后心肌功能恢复
顿抑心肌	正常	正常到增加	是
冬眠心肌	中度减低	相对于灌注增加	常延迟恢复
透壁性梗死心肌	重度减低	重度减低	否
非透壁梗死心肌	部分减低	部分减低	如果透壁范围及相关缺血区域局限，可以恢复
重构心肌	正常或减低	部分减低至增加	如果负荷状况及整个左室的大小改善，功能可改善

注：重构心肌的灌注与代谢显像的特征是不确定的，室壁负荷的增加会导致代谢的增加。

（2）预测冠心病患者的预后：对于适宜行血运重建术的冠心病伴心功能障碍的患者，[18]F-FDG 显像评价存活心肌对这些患者的危险度分层具有重要价值。Eitzman 等研究发现，[18]F-FDG 显像表现为不匹配（有存活心肌）的冠心病患者分别采用药物治疗和血运重建术治疗，其中药物治疗者心脏事件发生率明显高于血运重建术者（50% *vs.* 12%）。此外，有研究显示，[18]F-FDG 显像不匹配的冠心病患者如果血运重建术延迟进行，死亡的危险性将增加。Beanlanda 等报道[18]F-FDG 显像显示不匹配（有存活心肌）的冠心病患者，血运重建术在 PET 显像 35 天后进行者的死亡率（24%）明显高于在 PET 显像 35 天内进行者（0）。对于合并糖尿病的冠心病患者的长期预后，[18]F-FDG 显像也有预测价值。有研究发现，[18]F-FDG 显像表现为不匹配的合并糖尿病且左室射血分数小于 30%的冠心病患者，采用药物治疗者 4 年生存率为 0，而行血运重建术者生存率为 90%。

三、心脏受体显像

心脏对血压变化或精神紧张的反应是通过自主神经系统和心脏的受体（如胆碱能和肾上腺素能受体）实现的。通过放射性核素标记激活剂或拮抗剂可以检测受体系统的功能。如[11]C-HED 反映心脏交感神经功能，其在交感神经末端被心肌细胞摄取，摄取的程度与心肌细胞的肾上腺素能神经的功能有关。[11]C-MQNB（[11]碳-螺旋哌啶酮）主要反映心肌毒蕈碱（M）受体的分布与功能状态。

交感神经功能异常在各种心血管疾病的发病中扮演着非常重要的角色，交感神经功能的评价对于心血管疾病的发病机制和预后判断有重要的临床价值。Mazzadi 等用[11]C-HED 研究了遗传型 QT 间期延长病人的心脏 PET 显像，结果显示大多数 QT 间期延长的病人表现为局部[11]C-HED 滞留降低；QT 间期延长的病人出现[11]C-HED 分布异常的比例明显高于正常对照组（$P<0.01$），提示该类心脏疾病患者存在交感神经功能异常。另有研究利用[11]C-HED 显像判断心脏疾病的预后，结果显示慢性心衰病人[11]C-HED 滞留降低者发生死亡和心脏移植的概率明显高于[11]C-HED 滞留正常者，表明[11]C-HED 心脏 PET 显像对慢性心衰的病人能提供独立的预后信息。此外，[11]C-HED 可用于评价心脏移植患者的心脏神经分布和去神经化。

四、存活心肌的评价及影像技术的比较

20 多年前，Diamond 和 Rahimtoola 发现冠心病心肌梗死患者的左心功能障碍并不是固定不变的，假如存在大量的冬眠心肌（hibernating myocardium），冠状动脉血运重建术能明显地改善局部和整体的收缩功能。冬眠心肌是指在氧供应减低的情况下，心肌细胞为维持细胞存活而降低其功能，是继发于冠心病的慢性、可逆性收缩功能障碍。大量研究表明，如果心室功能异常是由于局部心肌缺血或心肌冬眠引起，冠状动脉血运重建术可改善患者的心室室壁运动和整体功能；相反，如果心室功能异常是由于坏死心肌或瘢痕所引起，冠状动脉血运重建术不能改善患者的心室室壁运动和整体功能。因此，存活心肌是冠心病患者行冠状动脉血运重建术的重要条件。

（一）存活心肌的病理生理学

从冠状动脉搭桥术中获得的活检标本证实，冬眠心肌收缩蛋白减少而细胞膜和细胞代谢是完整的，收缩功能下调是冬眠心肌对心肌缺血的适

应性反应，这样可以避免心肌细胞发生不可逆的改变，通过冠状动脉血运重建术可使冬眠心肌的收缩功能恢复。冬眠心肌功能恢复的时间变化较大，这取决于心肌缺血的严重性和时间、心肌再血管化的完全性和时间、功能障碍的心肌超微结构发生改变的范围等多个因素。通常，损害较轻的心肌于血运重建术后 3 个月内功能可得到改善，而损害严重的心肌功能完全恢复要在血运重建术后 1 年甚至更长。缺血性心肌病的病人，可以是多种病理生理状态的心肌并存，即由于心肌细胞坏死而产生的不可逆瘢痕组织、冬眠心肌和顿抑心肌（stunned myocardium）。冬眠心肌表现为局部室壁运动减低、相应节段心肌血流灌注减低，而且心肌收缩的超微结构可能发生退变。顿抑心肌的特征是静息状态下血流正常，而收缩功能减低，是反复发生心肌缺血所致；顿抑心肌的心肌收缩超微结构保持完整，这也是它与冬眠心肌不同、能在血运重建后功能很快恢复的原因。

（二）评价存活心肌的影像学方法

评价存活心肌的影像学方法有心脏超声、SPECT、PET、MRI，这些影像学方法均是无创伤性技术，通过评价存活心肌的不同特征来鉴别瘢痕组织和功能障碍但存活的心肌。评价存活心肌的方法及存活心肌的标志见表 18-1-7。

表 18-1-7　评价存活心肌的方法及存活心肌的标志

特征	评价方法	存活标志
收缩储备	多巴酚丁胺心脏超声检查	在注入低量多巴酚丁胺期间
	多巴酚丁胺-MRI	收缩改善
细胞膜完整性	^{210}Tl SPECT 显像	示踪剂放射性摄取>50% 再分布放射性摄取>10%
线粒体完整性	^{99m}Tc SPECT 显像	示踪剂放射性摄取>50% 给予硝酸酯类药物后示踪剂摄取有改善
葡萄糖代谢	FDG 显像	示踪剂放射性摄取>50% 存在灌注/FDG 摄取 灌注-代谢不匹配

1. 心脏超声技术

（1）静息心脏超声：从静息影像可获得有关心肌存活性的初步信息，舒张末期显著的室壁变薄实际反映无存活心肌组织的存在。

（2）多巴酚丁胺负荷心脏超声：多巴酚丁胺负荷心脏超声是应用广泛且价格便宜的评价心肌存活的方法。功能障碍但存活的心肌在多巴酚丁胺负荷心脏超声显像时，表现为具有收缩功能储备。在运动减低或无运动区，低量多巴酚丁胺输入［5～10μg/(kg·min)］期间收缩功能改善表明心肌存活。为提高对存活心肌的检出，低量多巴酚丁胺负荷可与高剂量多巴酚丁胺负荷［剂量至 40μg/(kg·min) 并合用阿托品］结合，通过评价心肌收缩功能对双时相（低剂量和高剂量）多巴酚丁胺负荷的反应，即通过对低量多巴酚丁胺输入时收缩功能改善而高剂量多巴酚丁胺负荷时由于诱发心肌缺血收缩功能减低来判断存活心肌。这种方法对预测再血管化后功能的恢复有很高的价值。对于缺血性心肌病患者，多巴酚丁胺负荷心脏超声检查是安全的，主要副作用是低血压和心律失常。

（3）组织多普勒显像：组织多普勒显像结合低量多巴酚丁胺输入可评价心肌的存活性。对于功能障碍但存活的心肌，基础状态下心肌组织速率受损，而多巴酚丁胺输入期间心肌组织速率增加。组织多普勒显像主要的优势是有较高的空间和时间分辨率。Rambaldi 等比较了 40 名缺血性心肌病患者的脉冲波组织多普勒显像和多巴酚丁胺负荷心脏超声检查，以 FDG 显像作为评价心肌存活的金标准，结果显示在发现存活心肌方面，组织多普勒显像的敏感性明显高于多巴酚丁胺负荷心脏超声检查。

（4）对比心脏超声检查：二维超声结合静脉注射对比剂可实时地评价心肌功能和灌注。有学者比较了 20 例行搭桥术的冠心病左室功能障碍患者的对比心脏超声检查和多巴酚丁胺负荷心脏超声检查，结果显示对比心脏超声的灌注定量分析是鉴别存活心肌的较好的方法。

2. 核医学技术：SPECT 核素显像

（1）^{201}Tl 心肌显像：^{201}Tl 的早期摄取与局部血流成正比，延迟摄取反映钠-钾泵和细胞膜的完整性。主要方法有负荷-再分布-再注射法和静息-再分布法。研究证明再分布显像后再注射^{201}Tl 能够进一步提高对存活心肌的检出，但负荷-再分布-再注射法繁琐且费时，临床应用受限。

（2）^{99m}Tc 示踪剂：^{99m}Tc 标记的 MIBI 和 tetrofosmin 能用于评价心肌灌注和线粒体的完整性。研究表明，^{99m}Tc 标记的示踪剂低估存活心肌的存在，给予硝酸盐类药物可提高对存活心肌的检出。

3. 核医学技术：PET 显像

（1）FDG PET 显像评价葡萄糖的利用：通常，用葡萄糖类似物 FDG 评价心肌对葡萄糖的利用，并与^{13}N-氨水、^{82}Rb、^{15}O-H_2O 评价局部血流灌注相比较。血流灌注和 FDG 摄取正常，或血流灌注减低而 FDG 摄取增加（两者不匹配），均表明心肌存活；相反，血流灌注和 FDG 摄取均减低（两者匹配）表示瘢痕组织。FDG PET 显像被认为是评价存活心肌的金标准，因为它可进行定量，空间分辨率高且与冠状动脉血运重建术后的结果有很好的一致性。装备专用 511keV 准直器的 SPECT 和具有符合线路的 SPECT 也可进行心肌代谢显像（FDG），一些研究证实 FDG SPECT 显像和 FDG-PET 显像评价存活心肌的准确性是相似的。

（2）其他 PET 显像：除了 FDG 显像外，^{11}C-acetate（^{11}碳-乙酸盐）可评价残留氧代谢。^{11}C-acetate 从功能障碍心肌中的清除率反映氧化磷酸化率，已经证实氧代谢率与心肌再血管化后功能的恢复密切相关。Gropler 等比较了 34 名冠心病血运重建术患者的^{11}C-acetate PET 显像和^{18}F-FDG 显像预测术后功能恢复的优势，结果表明^{11}C-acetate PET 显像是预测术后心肌功能恢复的准确方法，其准确性略优于^{18}F-FDG 显像。^{82}Rb 可评价心肌灌注和细胞膜的完整性，研究发现慢性缺血性左室功能障碍患者的预后取决于^{82}Rb 心肌显像中梗死的大小和存活心肌的范围。

4. 核磁共振（MRI）　MRI 评价存活心肌主要应用三种技术：静息 MRI 测量舒张末期室壁厚度；多巴酚丁胺 MRI 评价收缩功能储备；对比增强 MRI 发现瘢痕组织的范围和透壁性。一些研究发现，静息 MRI 室壁厚度小于 6mm 的心肌节段多表示透壁性瘢痕形成且心肌血运重建术后收缩功能不能恢复。多巴酚丁胺 MRI 和多巴酚丁胺超声评价收缩功能储备方法相似。与超声相比，MRI 有以下优势：分辨率高，定量分析室壁运动，避免了超声主观分析引起的误差。Baer 等的初步研究表明，多巴酚丁胺 MRI 预测血运重建术后功能恢复与 FDG PET 显像有很好的一致性。用钆作为对比剂的增强 MRI 能准确发现心肌瘢痕组织。动物试验证明瘢痕组织的范围和透壁性与增强 MRI 的结果高度相关。由于增强 MRI 有很高的空间分辨率，它是目前区分心肌不同层面和探测心内膜下瘢痕组织的唯一手段。Klein 等比较了缺血性心肌病的增强 MRI 和 FDG-PET 显像，结果显示两种技术在探测瘢痕组织方面高度一致。

（三）影像技术的比较

临床研究和应用表明，各种影像方法在检测存活心肌的诊断效能方面各有优势，无创性技术检测存活心肌诊断效能的比较见表 18-1-8。

目前，多巴酚丁胺超声检查和核素显像是用于评价存活心肌的主要方法，其中 FDG PET 显像被公认为评价存活心肌的金标准，但其设备少且检查费用高。多巴酚丁胺超声检查评价存活心肌与核医学方法相比，灵敏度低但特异性高且费用低；装备专用 511keV 准直器的 SPECT 和具有符合线路的 SPECT 也可进行心肌代谢显像（FDG）。一些研究证实 FDG SPECT 显像和 FDG PET 显像评价存活心肌的准确性是相似的，表明性价比高的 SPECT 心肌代谢显像可有更为广泛的应用；高分辨率 MRI 不仅能准确判断透壁性心肌梗死的范围，而且能鉴别非透壁性瘢痕的部位，并可利用增强技术判断存活心肌，这预示 MRI 在评价心肌存活领域的应用也将进一步增加。

表 18-1-8　无创性技术检测存活心肌的诊断效能

检查技术	研究数量	病人例数	敏感性	特异性	阳性预测值（%）	阴性预测值（%）
多巴酚丁胺介入心脏超声	32	1090	81	80	77	85
^{201}Tl-静息再分布显像	22	557	86	59	69	80
^{201}Tl-静息再注射显像	11	301	88	50	57	83
MIBI 显像	20	488	81	66	71	77
FDG PET 显像	20	598	93	58	71	86

第二节　CT 在心血管疾病中的应用

心脏 CT 检查通过电子束 CT 和多排螺旋 CT 两种类型的设备来实施。随着人民生活水平的提高，中国人 CAD 的发病率逐年增加，对 CAD 的治疗和预后而言，亚临床阶段早期诊断 CAD 及发现冠状动脉粥样硬化和斑块具有重要的临床意义。

选择性 X 线冠状动脉造影术是检查诊断冠状

动脉狭窄的“金标准”，但冠状动脉造影为有创性检查，手术可能导致如心率失常、血管痉挛、血管破裂、血栓形成等并发症，极少数可能带来死亡；且冠状动脉造影费用高，操作复杂。

一、CT 在心血管疾病的应用的设备及技术

（一）电子束 CT

电子束 CT（electron beam CT，EBCT）又称超高速 CT，由美国 Boyd 博士于 1983 年发明并应用于临床。其原理是通过电子枪发射电子束轰击环靶，产生高速的 X 射线进行心脏扫描，单层扫描时间达到亚秒级，50～100ms，有较高的时间和空间分辨率。结合心电门控技术，一次屏气可完成整个心脏扫描，可以清楚地显示心脏及冠状动脉的解剖结构、病变情况。EBCT 对于冠心病的筛查、诊断，心肌缺血、梗死、冠心病介入和搭桥术后复查以及复杂先心病的诊断均有重要价值。由于扫描时间短，EBCT 的图像质量不及普通 CT，其次空间分辨率不足，对于细小远端冠状动脉显示较差；再者，设备昂贵，检查费用高，在我国难以普及应用，这些都限制了 EBCT 在心血管疾病的应用。

（二）多排螺旋 CT

多排螺旋 CT（multidetector-row CT，MDCT），也称多层螺旋 CT（multislice CT，MSCT）。20 世纪 70 年代，第一、第二代 CT，每扫描 360°耗时数分钟，不能捕获心动周期短暂的静止期，从而制约了 CT 在心脏的应用。1998 年 4 排螺旋 CT 和 2001 年 16 排螺旋 CT 的问世，开创了 CT 各向同性微体素时代；这种拥有多排探测器及锥形扫描线束的 CT 机在一次扫描旋转过程中可同时获得多层图像数据，实现了亚秒级扫描。64 排 CT 的出现（2004 年底，通用电器公司，即 GE 公司），使得心脏扫描时间分辨率大大提高，球管旋转一周可以覆盖 64×0.0625mm＝40mm 的区域，完成整个心脏扫描仅需要 5 个心动周期（5beat），为心血管病影像诊断带来了新的机遇。

美国心脏协会（AHA）最新推荐心脏检查使用至少 16 排 MDCT 扫描机、1mm 以下 X 线准直宽度、0.42s 旋转速度。重复扫描，使用回顾性心电门控技术，选择舒张末期心脏的相对静止期，即 R 波前的 200～100ms 的数据重建出整个心脏的图像。64 排 CT 机架旋转一周达到 330ms，相对 EBCT，MDCT 的分辨率和图像质量更好。MDCT 的软件功能更为强大，有最大密度投影（MIP）、多平面重建（MPR）、曲面重建（CPR）、容积再现（VR）、表面遮盖法重建（SSD）、虚拟内镜（VE）等，可直观、虚拟地再现心脏及冠状动脉的“真实”印象，这是有创性冠状动脉造影无法实现的功能。冠状动脉狭窄定量辅助诊断、心功能分析等功能的研发，更为冠状动脉 MSCT 造影成为临床常规检查创造了条件。

二、MDCT 在心血管疾病中的临床应用

（一）MDCT 在心血管疾病中的应用

心脏成像领域的主要研究方向是缺血性心脏病，因此心脏 CT 应该能够显示：

1. MDCT 对冠脉狭窄的显示　MDCT 在冠心病诊治中的应用是近年来影像研究的热点之一。MDCT 可进行冠状动脉疾患的筛选。冠状动脉造影（CT Angiography，CTA）为无创检查（图 18-2-1、图 18-2-2），可辨别冠状动脉和管壁情况，特别对低中度危险分层的患者，可排除冠状动脉硬化，显示了 CTA 的临床重要性。16 层 CT 的初步应用表明，在适当的心率下，可以较为准确地显示冠状动脉狭窄的部位、程度、范围及性质（图 18-2-3、图 18-2-4），这些信息有助于冠心病治疗方案的制

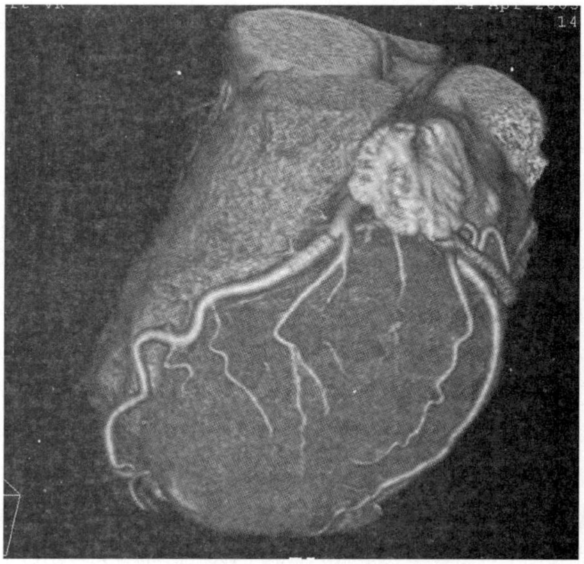

图 18-2-1　64 排 CT/3D 重建

显示左冠状动脉前降支和旋支及分支（3～4 级），前降支见支架，分辨率为 0.33mm×0.33mm×0.34mm，扫描时间为 5s

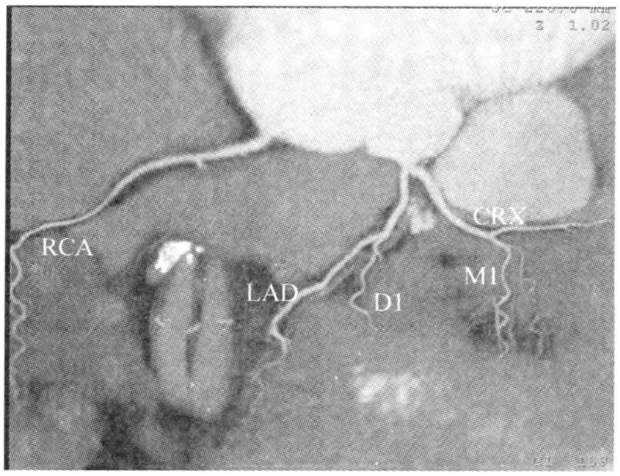

图 18-2-2　64 排 CT 曲面 MPR 重建，可在同一平面显示冠状动脉及其分支

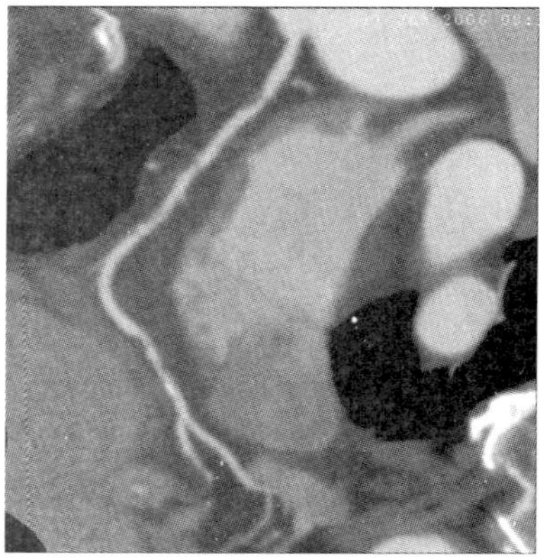

图 18-2-3　64 排 CT 图像，右冠状动脉显示多处狭窄及 NCP 和 CACP

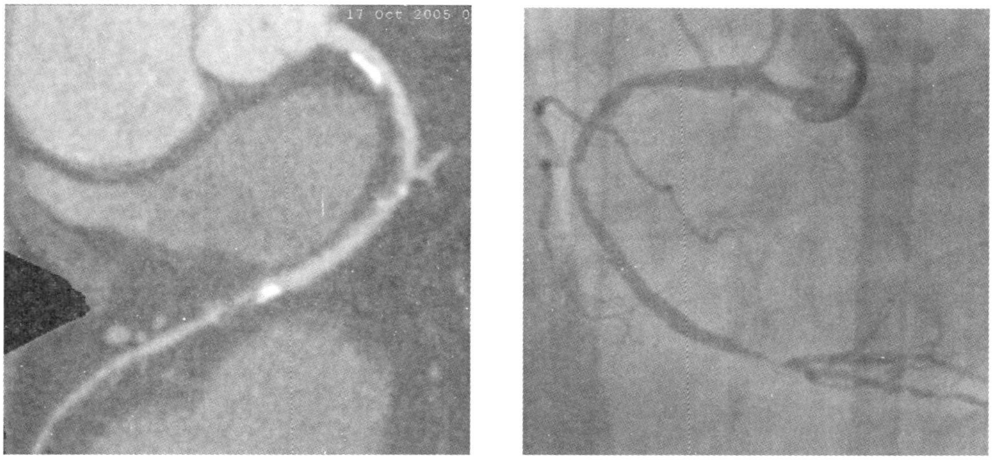

A　　　　B

图 18-2-4　64 排 CT（A）显示右冠状动脉狭窄及斑块的程度和位置，DSA（B）仅显示狭窄

订。国内学者分析评价了 55 例病人的直径>2mm 的冠脉节段，结果显示 86.6%（492/568）的冠脉节段可以满足评价要求，对中度以上狭窄的敏感度、特异度分别为 87.5%、97.2%，阳性预测值及阴性预测值分别为 82.4%和 98.1%。国外一组 59 例患者对比研究显示，16 排 CT 诊断对冠状动脉大血管（2mm 以上）中度以上狭窄的敏感度、特异度、阳性预测值及阴性预测值分别为 95%、86%、80%及 97%。

CTA 具有高的阴性预测值。CTA“正常”，临床上可以排除血流动力学引起的冠状动脉狭窄，减少不必要的创伤性检查，减轻病人痛苦及经济负担。64 排 CT 的敏感性和特异性高于 16 排 CT。心率较快及心率失常的患者不适于此项检查。另外冠脉严重钙化者，其管腔显示受限。AHA 不主张以对无症状的病人进行 CTA 扫描作为对阻塞性 CAD 的筛选。但是，对临床需要做 DSA 检查和治疗的病例进行 CTA 筛选，可避免更多的有创性检查。

2. CT 对粥样斑块性质的评价　冠状动脉钙化几乎代表了冠状动脉粥样硬化，其积分多采用 Agstston 方法。血管壁钙化只能说明血管粥样硬化并不代表血管狭窄，但钙化积分 > 400 者例外，后者常合并心肌灌注缺血和阻塞性 CAD。CT 对冠状动脉粥样硬化同样具有高敏感性和高阴性预测值，CACP 阴性，常常核素检查阴性，冠状动脉造影没有狭窄，因此可以排除不典型胸痛病人患阻塞性 CAD 的可能。

粥样斑块的性质是决定冠心病发生、发展及转归的重要因素。比造影剂密度高的为钙化斑块

(coronary artery calcium plaque，CACP)，比造影剂密度低的斑块定性为软斑块（noncalcium plaque，NCP)；冠状动脉造影无法显示冠状动脉管壁病变性质，而MSCT具有区分冠脉斑块性质成分的潜在能力，应用此项技术有望对易损的软斑块进行测量，从而预测冠脉事件的危险性。NCP（尤其含脂成分的斑块）易脱落，随时可能破裂或脱落，引发冠脉缺血病征。MSCT，特别是64排CT，对于斑块钙化及脂核的识别较好，但对斑块内部的细节显示，如纤维帽厚度等的评价尚有限度。

3. MDCT心肌灌注　显示有冠心病导致的心肌损伤。心肌壁的显示是基于心肌血管床、心肌间质空隙及心肌细胞。心肌血管床可以早期强化，心肌间质晚期强化，而心肌细胞不强化。早期强化是正常心肌灌注的指征，心肌缺血显示不强化和强化不明显，而晚期梗死的心肌由于造影剂弥散于心肌间质呈现明显强化。CT心肌灌注成像为冠心病的诊断及治疗前后对比提供了有价值的指征，正常心肌早期较晚期强化明显，而梗死心肌及严重缺血心肌晚期强化明显。还可通过分别测得早期和晚期增强心肌CT值与左室腔CT值之比（M/L）来判断是缺血心肌或梗死心肌，早期强化二者无显著差异，晚期梗死心肌强化明显高于缺血心肌。随着设备的进展，全心的心肌灌注将成为高效、全面的心脏成像手段。

4. MDCT对冠脉介入及搭桥术的评价　MDCT可为PTCA及冠脉搭桥术进行术前定位，明确病变部位、程度，观察其与周围结构的关系，为搭桥血管选择最佳位置及路径，减少手术的创伤性。对于术后病人，MDCT能直观和整体显示桥血管及其连接关系（图18-2-5），可靠地诊断桥血管开通和闭塞，其敏感度和特异度均为100%，对桥血管腔（包括吻合口）的评价具有一定的临床应用

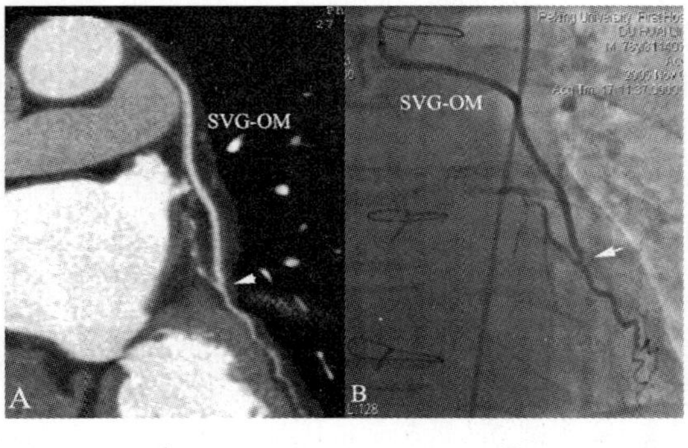

A　　B

图18-2-5　64排CT显示桥血管再通，分辨率可与DSA媲美

价值。MDCT可用于显示支架的位置、形态、近端及远端的血流状态（图18-2-6），综合分析上述信息对评价支架的开通及严重狭窄乃至闭塞有帮助。当支架部位的血管壁有广泛和/或严重钙化时，对支架形态结构的CT评价有一定影响。现在普遍采用的支架多为金属丝编织而成，由于空间分辨率的限制，支架内腔的显示有局限性，伪影可能影响血管再狭窄的显示，但64排CT评价支架的开通及严重狭窄，对再狭窄的敏感性较高，可达83%。

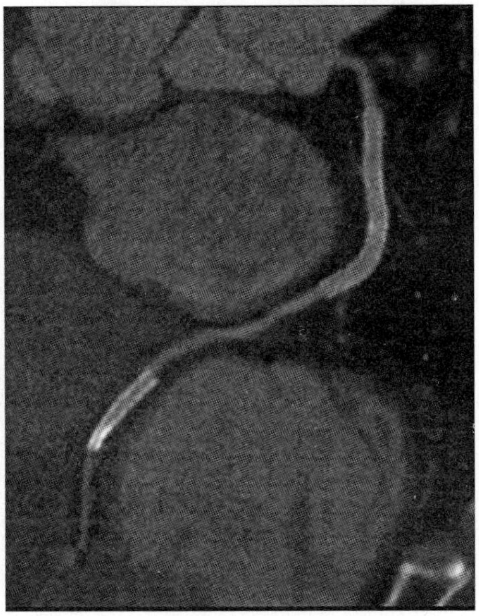

图18-2-6　64排CT显示右冠状动脉多个支架，血管再通良好

5. MDCT对其他心脏疾患的显示　MDCT能清晰显示心肌、心腔、心包及瓣膜疾病，发现冠脉畸形、起源变异、冠状动脉瘤等冠脉异常。收缩期及舒张期多期重建可评估心功能及室壁运动。这些功能使MDCT有望成为简便、易行的常规心脏检查项目。

（二）MDCT在心血管疾病中应用的注意事项

1. 评价CADP。对临床认为中度危险的病人可进行心脏CT检查动脉粥样硬化。

2. 心脏CT钙化积分对无症状病例的危险评估具有重要价值，因此钙化积分的提高可以更积极地改善生活习惯和药理学治疗，以便降低心血管病变的危险，而且CTA可以排除一部分有症状病例的冠状动脉狭窄。

3. 胸痛患者，如果ECGs正常或基本正常，心肌酶阴性时，可以进行心脏CT检查。

4. 对有症状的患者，如果平板或功能试验不能确定，可行心脏 CT 检查评估冠状动脉钙化。

5. 几乎所有 CAD 病人都有冠状动脉钙化，冠状动脉钙化只能说明血管粥样硬化并不代表血管狭窄，因此无症状的病人，CACP 不能作为再血管化的指征，血管腔被斑块蚕食的程度及其冠脉重塑有个体差异。

6. 心脏 CT 对于大量的用于筛选低度和高度危险的病人没有更大意义。

7. 文献关于 NCP 的明确报道较少，因此不主张 CTA 对 NCP 进行长期评估或追踪动脉粥样硬化或血管硬化。

8. 由于金属伪影和空间分辨率的限制，支架内腔的显示有局限性。因此不主张 MDCT 追踪冠状动脉放置支架后对支架的观察。

心脏 CT 检查和钙化积分的意义如下：

1. 钙化积分=0，表明高度不可能存在粥样硬化斑块，包括不稳定和易碎斑块。

2. 钙化积分=0，表示高度不可能存在冠状动脉阻塞性疾病（EBCT 的阴性预测值达 95%～99%）。

3. 多数冠状动脉造影检查正常的病人为阴性。

4. 阴性实验表示未来 2～5 年内患心血管疾病的危险性较低。

5. 阳性实验（CAC>0）表示存在冠状动脉粥样硬化。

6. 钙化越多，粥样硬化斑块越大，发生阻塞性 CAD 的可能性越大，但不成比例。

7. 动脉钙化总量与粥样硬化斑块总量成比例。

8. 钙化积分>100（Agstston 方法），表示未来 2～5 年内患心血管疾病的危险性较高。

9. 除了有助于危险分层，CACP 阳性的病人不能仅依据钙化积分来指导进一步检查，因为钙化积分与狭窄程度几无相关，而应该结合临床病史和其他临床标准。

（三）心脏 CT 未来

1. 双源 CT　即一套 CT 系统含两个球管，采用两套 X 线源和探测器进行 CT 图像采集，扫描速度更快，时间分辨率可达 83ms，无需使用 β-受体阻滞剂、不受心率影响，不需多扇区重建，甚至可在心脏收缩期采集，生成无运动伪影的图像。其特点为：①扫描速度快；②放射剂量减半；③双源 CT 尤其适合急症诊疗的需要。

2. 双能 CT　双能 CT 的研发成功，使得在 CT 领域开展双能量减影等技术的研究成为可能。同一球管或不同球管发出不同能量的 X 线，可将骨骼和血管分离成像，明确组织性质，区分斑块特性，利用双能量减影，还可以进一步区别组织类型和描述病变特征，包括心血管 CT 发现的粥样斑块和肿瘤检查中发现的肿块。

第三节　PET/CT 在心血管疾病中的应用现状和进展

PET/CT 发挥了 PET 和 CT 两种技术在心血管疾病诊断中的各自优势，使一次检查能够同时获得心肌灌注、代谢状况、心室功能和冠状动脉形态学及斑块形态学的评价，从功能代谢和形态两方面为心血管疾病的诊断提供生理和解剖的综合信息。

一、PET/CT 在心血管疾病应用的技术现状

（一）衰减校正、图像配准和图像显示

技术上，PET/CT 较 PET 最重要的方面是利用 CT 的信息进行衰减校正。用多排 CT 行胸部扫描仅需几秒的时间，即使用低计量曝光（如辐射计量低于 1mSv 时），仍能获得好的空间分辨率。

利用 CT 的信息对 PET 图像行衰减校正，值得注意的是利用 CT 数据与 PET 数据配准时，两者数据的错位将在 PET 图像上产生伪影，从而影响诊断。CT 和 PET 两种数据的采集，尽管时间上非常接近但并非同时。因此，采集过程中病人可能发生移动。此外，心脏跳动和呼吸运动的影响也要考虑，CT 采集图像只需几秒，受呼吸影响较小，而 PET 采集需要数分钟甚至更长。在 PET 采集期间，呼吸的影响贯穿整个图像采集。研究发现呼吸运动的影响可使 CT 和 PET 发生 5～20mm 的移位，呼吸门控和软件校正可减少这种影响或误差。

PET/CT 可显示心肌灌注和/或心肌代谢及心脏与冠状动脉形态学图像，显示心脏的融合图像。已经有 PET 和 CT 结合图像显示的新方式，即利用 CT 的容积再现、血管和心脏的三维显示等技术显示心脏、冠状动脉等解剖信息，将 PET 获得的功能信息用彩色编码，如心肌血流、心肌代谢等绘图标记到左心室室壁和冠状动脉造影的相应区域（如彩图 18-3-1）。

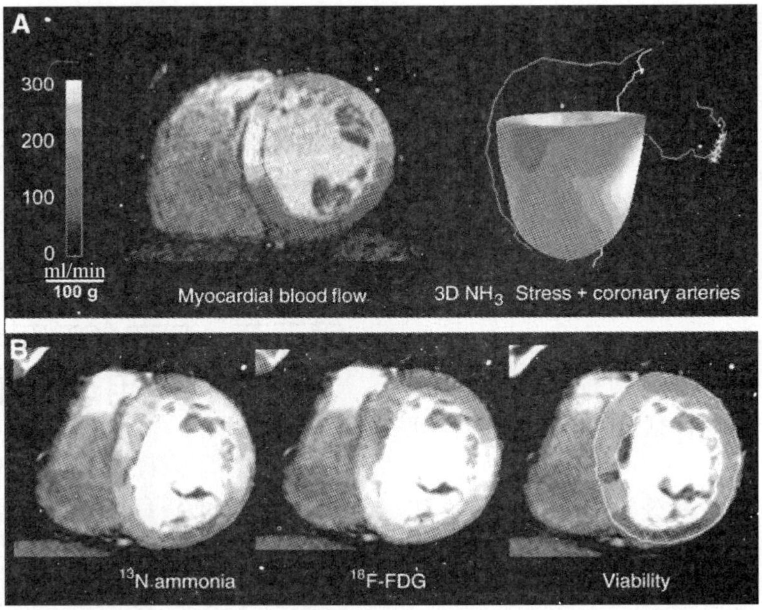

彩图 18-3-1 A 示 CTA 与 PET 结合的显示方式，将^{13}N-ammonia 心肌血流灌注局部血流量用彩色编码方式绘制到 CTA 冠状动脉造影所对应的室壁节段，也可以将冠状动脉树提取后添加到三维显示的心肌血流灌注上。B 示^{13}N-ammonia 和^{18}F-FDG 的存活心肌显示，将两种示踪剂的摄取状况对应在相应的室壁节段，提供心肌组织的分类。蓝色＝不匹配或冬眠心肌；绿色＝正常；LV＝左心室；RCA＝右冠状动脉；RV＝右心室。

（引自 Schwaiger M et al. J nucl med，2005，46：1670.）

（二）心脏 PET/CT 检查的辐射剂量

心脏 PET/CT 检查的辐射照射量是 PET 放射性示踪剂和 CT X 线有效辐射量的总和。以注射^{18}F-FDG 370MBq 为例，其有效辐射量是 7mSv，静息-负荷^{13}N-氨水（2×550MBq）或^{82}Rb（2×1 500MBq）的有效辐射量分别是 2.2mSv 和 5mSv。CT 扫描的有效辐射量取决于扫描时选择的电压、电流和扫描的范围。减少轴向扫描范围、改变 CT 球管电流可减少辐射照射量的 30%～40%。心脏 PET/CT 检查的辐射剂量见表 18-3-1。

表 18-3-1 心脏 PET-CT 检查的有效辐射剂量

检查项目	有效辐射剂量（mSv）
PET	
^{18}F-FDG（370MBq）	7.0
^{13}N-NH_3 静息/负荷（2×550MBq）	2.2
^{82}Rb 静息/负荷（2×740MBq）	5.0
$H_2{}^{15}O$ 静息/负荷（2×740MBq）	1.4
^{68}Ge 棒源透射扫描	0.08～0.13
多排 CT	
冠脉钙化	1.5～6.2
CT 血管造影	6.7～13.0
PET 中的 CT 衰减校正	0.23～5.66

二、PET/CT 在心血管疾病的临床应用

（一）冠心病的诊断、预后判断和治疗决策

冠状动脉造影是目前诊断冠心病的金标准，但随着对冠心病病理生理认识的深入，发现仅依靠冠状动脉造影诊断和评价冠心病是明显不够的。通常冠状动脉狭窄大于 50%被认为是阻塞性冠心病。越来越多的证据表明，根据冠状动脉造影不能预测病人的预后。有研究显示，许多急性心肌梗死的患者其血管狭窄小于 50%，用冠状动脉狭窄程度预测急性缺血综合征显然受限；另外已证实在有症状和无症状的冠心病患者中，预后取决于负荷状态下心肌血流灌注异常的范围和程度。对于已诊断为冠心病的患者，治疗策略的制订应根据疾病过程中的功能特征，如血运重建术应针对有明显心肌缺血的患者，以减少其心血管事件的危险性，而冠状动脉造影无法提供这些功能特征的信息。因此，对于冠心病诊断、预后判断和治疗决策而言，需要提供冠状动脉解剖和病理生理两方面的综合信息。

PET/CT 通过 PET 心肌灌注显像和 CT 的 CTA 技术行冠状动脉造影实现了一站式检查（One-Stop Shop），同时获得冠状动脉形态和心肌

血流灌注的综合信息，使无创伤性一次检查即可对冠心病患者行形态学和功能的综合评价。PET/CT 中 PET 和多排 CT 提供的诊断信息的比较见表 18-3-2。Namdar 等对 PET/CT 评价冠心病的可行性进行了研究，结果显示在诊断冠心病方面，25 例冠心病患者的 100 支冠状动脉中 CTA 冠状动脉造影无法判断的有 7 支（因血管快速移动使图像模糊）；PET 心肌灌注显像成功评价这 7 支血管相应区域的供血情况，而 PET 心肌灌注显像因多支病变造成的假阴性被 CTA 冠状动脉造影纠正。Amdar 等的研究还发现在冠心病治疗决策上，PET/CT 也有很高的准确性。以有创性冠状动脉造影有病变且 PET 显像有心肌缺血为行血运重建术的标准，PET/CT 通过 CTA 冠状动脉造影和 PET 心肌灌注显像对冠心病治疗决策的准确性达 97%。

表 18-3-2　PET 和多排 CT 的诊断信息的比较

参数	PET	多排 CT
左室功能	++	+++
冠脉钙化	−	++
冠脉血管成像	−	++
灌注	+++	+
代谢	+++	−
存活	+++	+(?)
斑块形态	−	+
分子影像	++	−

初步的临床应用表明，PET/CT 中 PET 的心肌灌注与 CT 的冠状动脉造影结合，两种信息相互验证、相互补充能增加冠心病诊断的准确性，并提供病人预后和治疗决策的依据。比如 CTA 冠状动脉造影异常，PET 心肌灌注也异常表明患者存在冠心病且心肌缺血（如彩图 18-3-2），在治疗上适宜行冠状动脉血运重建术；CTA 冠状动脉造影异常，PET 心肌灌注正常（除外多支病变造成的假阴性）表明患者存在冠心病但未造成心肌缺血，在治疗上可用药物保守治疗；而 CTA 冠状动脉造影和 PET 心肌灌注均正常可基本除外冠心病，且不需要进一步的有创性检查；CTA 冠状动脉造影正常而 PET 心肌灌注异常和/或心肌血流储备减低可能是心肌微血管功能障碍所致。对有早期冠心病危险的人群，如高血脂、高血压、糖尿病等，PET/CT 通过冠状动脉钙化积分的评价结合心肌血流储备测量，能增加对早期冠心病危险人群的识别并以此为依据改变他们的生活方式和进行药物治疗，以达到降低心血管病危险的目的。PET/CT 还可根据钙化、软斑块形式、内皮功能的变化来评价冠心病病程的进展或好转，并作为评价新的或已有治疗方法疗效的重要手段。

目前，PET/CT 在冠心病领域的临床应用处于起步阶段，显示了良好的应用前景，但其临床价值和潜能需要进一步的临床验证和开发。

（二）心力衰竭的评价

大量研究发现，50% 以上的心力衰竭患者系由冠心病所致，由于冠心病的治疗策略不同于其他导致心力衰竭的心脏病（如原发性扩张性心肌病），因此准确鉴别缺血性与非缺血性心脏病对于治疗方案的选择非常重要。PET/CT 联合应用 CT 冠状动脉造影可准确判断有无冠心病，用 PET 的

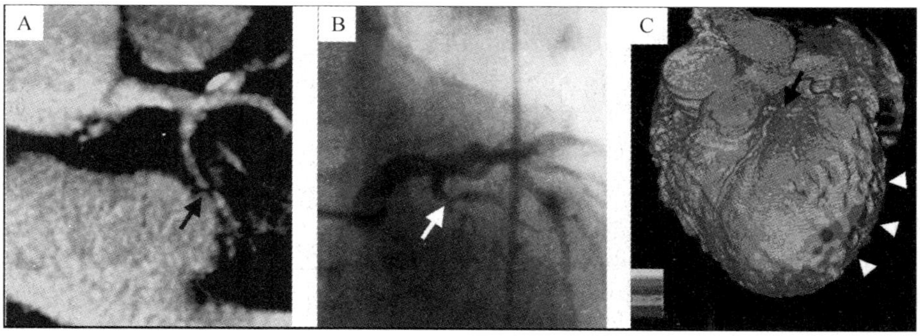

彩图 18-3-2　A 示 CTA 冠状动脉造影示左回旋支狭窄；B 示有创性冠状动脉造影示相同部位的狭窄；C 示 CT 三维重建后显示的冠状动脉树和心脏形态，PET 腺苷负荷 ^{13}N-ammonia 心肌灌注显像结果用彩色编码绘制到 CT 三维图像上，蓝色表示可逆性灌注缺损（缺血），缺血部位与冠状动脉造影狭窄血管的区域一致。

（引自 Namdar M et al. J nucl med，2005，46：932.）

心肌灌注、代谢显像可确定左心功能障碍的心肌是否为可逆性损害。对于心力衰竭的患者，尽管心输出量减低，多排 CT 仍能获得高质量的冠状动脉造影图像，从而准确诊断冠状动脉有无狭窄及狭窄的部位、范围和程度。PET 的 FDG 显像结合心肌灌注显像不仅能鉴别功能障碍心肌的存活性，还能通过门控技术获得局部和整体心室功能的信息。因此，PET/CT 对心力衰竭患者的无创性综合评价有助于病因诊断、危险分层、预后评估和治疗决策，而且能避免不必要的有创性检查。

（三）评价血管炎症、动脉粥样硬化及易损斑块

Takayasu 动脉炎是一种原因不明的、累及主动脉及其主要分支的慢性炎症，其症状通常是非特异性的，从首发症状出现到诊断建立需要数月到数年时间。Kobayashi 等用^{18}F-FDG PET 显像与增强 CT 配准评价 Takayasu 动脉炎，结果发现 11 例急性活动期患者中 2 例表现为血管系统^{18}F-FDG 明显积聚（SUV≥2.7），其他 9 例表现为血管系统^{18}F-FDG 轻度积聚（2.3≥SUV≥1.2），而 3 例非活动期患者（SUV≤1.2）和 6 例健康者血管系统无^{18}F-FDG 浓聚（SUV＜1.3）。以 SUV≥1.3 为界值，^{18}F-FDG PET 显像诊断 Takayasu 动脉炎的敏感性为 90.9%、特异性为 88.8%；通过与增强 CT 图像配准，定位^{18}F-FDG 浓聚位于升主动脉、主动脉弓、肺动脉等动脉壁上。由于临床上早期诊断 Takayasu 动脉炎的血管损害很困难，因此，^{18}F-FDG PET/CT 显像有助于动脉炎的早期诊断和病灶定位。Kobayashi 等还对 1 例急性活动期 Takayasu 动脉炎患者在治疗期间多次行^{18}F-FDG PET 显像，结果发现常规的炎症标志物 C-反应蛋白和血沉在治疗后 1 周内恢复正常，而^{18}F-FDG PET 显像显示在治疗 6 个月后病灶处的^{18}F-FDG 浓聚才消失（如彩图 18-3-3），提示常规的炎症标志物判断 Takayasu 动脉炎治疗后炎症的活动性可能并不可靠，而^{18}F-FDG PET 显像对动脉炎的疗效及病程变化的评价是有帮助的。

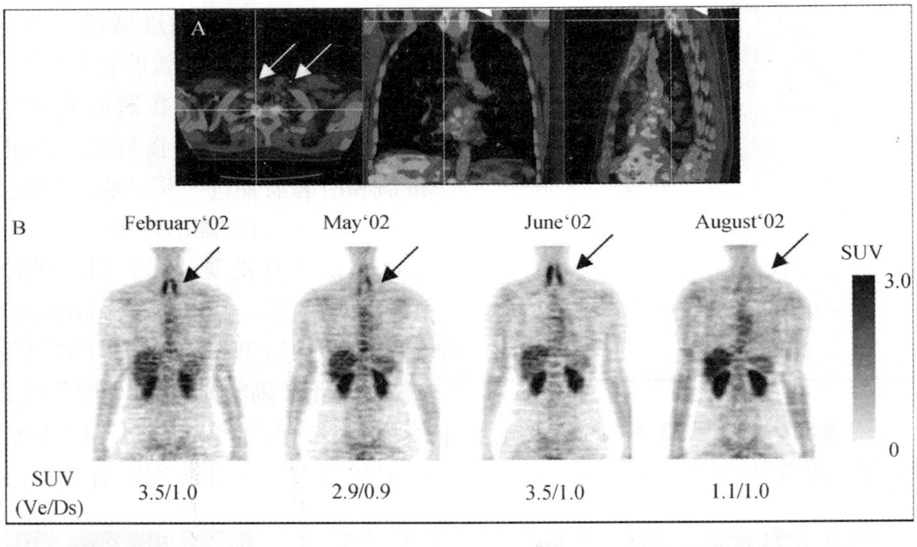

彩图 18-3-3 一例活动性 Takayasu 动脉炎患者的多次^{18}F-FDG PET 显像

A 示与 CT 配准后发现双侧椎动脉^{18}F-FDG 摄取增加；B 示先后四次^{18}F-FDG PET 显像经治疗 6 个月后双侧椎动脉^{18}F-FDG 浓聚消失，SUV（Ve/Ds）是有炎症的左侧椎动脉与无炎症的降主动脉的 SUV

（引自 Kobayashi Y et al. J nucl med，2005，46：920.）

动脉粥样硬化（atherosclerosis）是一种免疫炎症性疾病，其特征是内膜下脂质、单核细胞/巨噬细胞的堆积和血管钙化。研究发现^{18}F-FDG PET 可用于血管炎症显像，组织病理学证实^{18}F-FDG 显像阳性处含有较多的巨噬细胞，而^{18}F-FDG 阴性处多为钙化和纤维组织。Dunphy 等用 PET/CT 研究了血管^{18}F-FDG 摄取和血管钙化的关系，他们分析了 78 例用^{18}F-FDG PET/CT 行肿瘤分期患者的升主动脉、降主动脉、颈动脉、髂动脉和冠状动脉，应用融合图像判断^{18}F-FDG 摄取与钙化是否重叠并对^{18}F-FDG 浓聚灶定位，结果表明动脉的^{18}F-FDG 摄取与钙化在上述血管区域很常见，但两者很少重叠（重叠小于 2%），提示^{18}F-FDG PET/CT 显像可通过^{18}F-FDG 摄取反映血管炎症，并通过 CT

发现的钙化来判断动脉粥样硬化进程中的不同阶段。^{18}F-FDG 摄取反映血管炎症，是动脉粥样硬化的早期特征，而钙化是动脉粥样硬化的晚期表现。由此可见，^{18}F-FDG PET/CT 显像将解剖和代谢结合是评价动脉粥样硬化斑块有前途的无创伤性方法。

易损动脉粥样硬化斑块（vulnerable atherosclerosis plaque）破裂是导致急性心脏事件的重要原因，其中炎症是形成动脉粥样硬化的重要机制。炎症细胞（主要是巨噬细胞）的浸润和活化是造成动脉粥样硬化斑块不稳定最重要的原因。综合评价斑块的生物学（炎症反应，脂质沉积，平滑肌细胞凋亡等）和形态学（斑块容积，内膜中膜厚度）将有助于判断斑块的易损性并指导治疗，有效降低急性血管事件。PET/CT 利用 CT 可评价冠状动脉管腔形态及粥样硬化斑块密度和成分，应用 PET 放射性核素显像可显示动脉粥样硬化的生物学特征，包括局部的炎症反应活性和炎症细胞的聚集和活化等。因此，在易损动脉粥样硬化斑块的诊断领域显示了广阔的临床应用前景。

有研究表明在^{18}F-FDG PET/CT 显像中冠状动脉近端可见^{18}F-FDG 摄取，而^{18}F-FDG 摄取与冠状动脉钙化很少重叠，显示了 PET/CT 显像在探测易损斑块方面具有价值（如彩图 18-3-4）。杨敏福等利用外周型苯二氮䓬受体（peripheral benzodiazepine receptor，PBR）的拮抗剂^{11}C-PK11195 进行易损斑块的显像研究，结果显示兔主动脉粥样硬化有^{11}C-PK11195 的摄取，其摄取程度和斑块中巨噬细胞的数量正相关。目前的问题是，冠状动脉在心脏收缩和舒张期间移动 7～23mm，由于心脏运动和 PET 的空间分辨率（4～5mm）受限，使 PET 探测冠状动脉的敏感性较低。提高分辨率和利用更高特异性的显像剂是应用 PET/CT 探测易损斑块的关键，已有动物试验发现β-受体阻滞剂能减少心肌的^{18}F-FDG 摄取从而提高对冠状动脉的探测，门控心脏显像可能改善对冠状动脉^{18}F-FDG 摄取的探测。

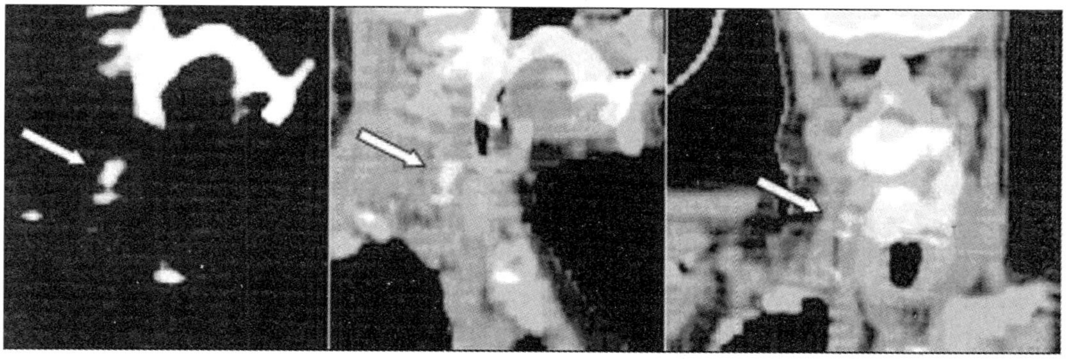

彩图 18-3-4　PET 和 PET/CT 显像示右侧颈总动脉炎症性^{18}F-FDG 浓聚，2 天后病人发生右侧脑血管事件

（引自 Dunphy M et al. J nucl med，2005，46：1282.）

总之，PET/CT 在心血管疾病的应用机遇与挑战并存，需要影像学科间及影像学科与临床学科间将专业知识相互结合，共同开发 PET/CT 的诊断潜力。

（王跃涛　胡春艾）

参考文献

[1] Schelbert HR，Phelps ME，Hoffman EJ，et al. Regional myocardial perfusion assessed with N-13 labled ammonia and positron emission computerized axial tomography. Am J Cardiol，1979，43：209-218.

[2] Phelps ME，HoffmanEJ，Selin C，et al. Investigation of [18F] 2-fluoro-2-deoxyglucose for the measure of myocardial glucose metabolism. J Nucl Med，1978，19：1311-1319.

[3] Jadvar H，Parker JA. Cardiology. //Jadvar H，Parker JA，editor. Clinical PET and PET/CT. London：Springer Publishing，2005，69-84.

[4] 何作祥. 心肌 PET 显像的种类、原理、方法和特点. //潘中允. PET 诊断学. 第一版. 北京：人民卫生出版社，2005，482-485.

[5] Jadvar H，Parker JA. PET radiotracers. //Jadvar H，Parker JA，editor. Clinical PET and PET/CT. London：Springer Publishing，2005，45-64.

[6] Bergmann SR，Fox KA，Rand AL，et al. Quantification of regional myocardial blood flow in vivo with $H_2{}^{15}O$. Circulation，1984，70：724-733.

[7] Machac J, Bacharach SL, Bateman TM, et al. Positron emission tomography myocardial perfusion and glucose metabolism imaging. J Nucl Cardiol, 2006, 13 (6): 121-151.

[8] Hutchins GD, Schwaiger M, Rosenspire KC, et al. Noninvasive quantification of regional blood-flow in the human heart using A-13 ammonia and dynamic positron emission tomographic imaging. J Am Coll Cardiol, 1990, 15: 1032-1042.

[9] Krivokapich J, Stevenson LW, Kobashigawa J, et al. Quantification of absolute myocardial perfusion at rest and during exercise with positron emission tomography after human cardiac transplantation. J Am Coll Cardiol, 1991, 18: 512-517.

[10] Muzik O, Beanlands RS, Hutchins GD, et al. Validation of nitrogen-13-ammonia tracer kinetic model for quantification of myocardial blood flow using PET. J Nucl Med, 1993, 34: 83-91.

[11] Klocke FJ, Baird MG, Lorell BH, et al. ACC/AHA/ASNC guidelines for the clinical use of cardiac radionuclide imaging-executive summary: a report of the American College of Cardiology/American Heart Association Task Force on Practice Guidelines (ACC/AHA/ASNC Committee to Revise the 1995 Guidelines for the Clinical Use of Cardiac Radionuclide Imaging). J Am Coll Cardiol, 2003, 42: 1318-1333.

[12] 何作祥. 心肌 PET 显像的临床应用. //潘中允. PET 诊断学. 第一版. 北京：人民卫生出版社，2005，495-513.

[13] 程旭，李殿富. 正电子显像在心血管疾病中的研究现状和进展. 第七届全国心血管核医学研讨会会议论文，2006，56-62.

[14] Fujiwara M, Tamura T, Yoshida K, et al. Coronary flow reserve in angiographically normal coronary arteries with one-vessel coronary artery disease without traditional risk factors. Eur Heart, 2001, 22: 479-487.

[15] Schachinger V, Zeiher AM. Prognostic implications of endothelial dysfunction: does it mean anything? Coron Artery Dis, 2001, 12: 435-443.

[16] Schindler TH, Horning B, Buser PT, et al. Prognostic value of abnormal vasoreactivity of epicardial coronary arteries to sympathetic stimulation in patients with normal coronary angiograms. Arterioscler Thromb Vasc Biol, 2003, 23: 495-501.

[17] Halcox JP, Schenke WH, Zalos G, et al. Prognostic value of coronary vascular endothelial dysfunction. Circulation, 2002, 106: 653-658.

[18] Cecchi F, Olivotto I, Gistri R, et al. Coronary microvascular dysfunction and prognosis in hypertrophic cardiomyopathy. N Engl J Med, 2003, 349: 1027-1035.

[19] Baller D, Notohamiprodjo G, Gleichmann U, et al. Improvement in coronary flow reserve determined by positron emission tomography after 6 months of cholesterol-lowering therapy in patients with early stages of coronary atherosclerosis. Circulation, 1999, 99: 2871-2875.

[20] Hendel RC, Attenuation correction: eternal dilemma or real improvement? J Nucl Med Mol Imaging, 2005, 49: 30-42.

[21] Yoshinaga K, Katoh C, Noriyasu K, et al. Reduction of coronary flow reserve in areas with and without ischemia on stress perfusion imaging in patients with coronary artery disease: a study using oxygen 15-labeled water PET. J Nucl Cardiol, 2003, 10: 275-283.

[22] Streeter J, Churchwell K, Sigman S, et al. Clinical glucose loading protocol for F-18 FDG myocardial viability imaging [abstract]. Mol Imaging Biol, 2002, 4: 192.

[23] Martin WH, Jones RC, Delbeke D, et al. A simplified intravenous glucose loading protocol for fluorine-18 fluorodeoxyglucose cardiac single-photon emission tomography. Eur J Nucl Med, 1997, 24: 1291-1297.

[24] Bax JJ, Veening MA, Visser FC, et al. Optimal metabolic conditions duing fluorine-18 fluorodeoxyglucose imaging; a comparative study using different protocols. Eur J Nucl Med, 1997, 24: 35-41.

[25] Schoder H, Campisi R, Ohtake T, et al. Blood flow-metabolism imaging with positron emission tomography in patients with diabetes mellitus for the assessment of reversible left ventricular contractile dysfunction. J Am Coll Cardiol, 1999, 33: 1328-1337.

[26] Gerber BL, Ordoubadi FF, Wijns W, et al. Positron emission tomography using (18) F-fluoro-deoxyglucose and euglycaemic hyperinsulinaemic glucose clamp: optimal criteria for the prediction of recovery of post-ischaemic left ventricular dysfunction. Results from the European Community Concerted Action Multicenter study on use of (18) F-fluoro-deoxyglucose positron emission tomography for the detection of myocardial viability. Eur Heart J, 2001, 22: 1691-1701.

[27] Bax JJ, Wijns W, Cornel JH, et al. Accuracy of cur-

rently available techniques for prediction of functional recovery after revascularization in patients with left ventricular dysfunction due to chronic coronary artery disease: comparison of pooled data. J Am Coll Cardiol, 1997, 30: 1451-1460.

[28] Bax JJ, Poldermans D, Elhendy A, et al. Sensitivity, specificity, and predictive accuracies of various noninvasive techniques for detecting hibernating myocardium. Curr Probl Cardiol, 2001, 26: 141-186.

[29] Knuuti J, Schelbert H, Bax JJ. The need for standardization of cardiac FDG PET imaging in the evaluation of myocardial viability in patients with chronic ischaemic left ventricular dysfunction. Eur J Med, 2002, 29: 1257-1266.

[30] Eitzman D, Ziad AZ, Kanter HL, et al. Clinical outcome of patients with advanced coronary artery disease after viability studies with positron emission tomography. J Am Coll Cardiol, 1992, 20: 559-565.

[31] Beanlands RSB, Hendry PJ, Masters RG, et al. Delay in revascularization is associated with increased mortality rate in patients with severe left ventricular dysfunction and viable myocardium on fluorine 18-fluorodeoxyglucose positron emission tomography imaging. Circulation, 1998, 19 (suppl.): 1151-1156.

[32] Sawada S, Hamoui O, Barclay J, et al. Usefulness of positron emission tomography in predicting long-term outcome in patients with diabetes mellitus and ischemic left ventricular dysfunction. Am J Cardiol, 2005, 96: 2-8.

[33] Mazzadi AN, Andre-Fouet X, Duisit J, et al. Cardiac retention of [11C] HED in genotyped long QT patients: a potential amplifier role for severity of the disease. Am J Physiol Heart Circ Physiol, 2003, 285 (3): 1286-1293.

[34] Pietila M, Malminiemi K, Ukkonen H, et al. Reduced myocardial carbon-11 hydroxyephedrine retention is associated with poor prognosis in chronic heart failure. Eur J Nucl Med, 2001, 28 (3): 373-376.

[35] Diamond GA, Forrester JS, deluz PL, et al. Post-extrasystolic potentiation of ischemic myocardium by atrial stimulation. Am Heart J, 1978, 95: 204-209.

[36] Rahimtoola SH. A perspective on the three large multicenter randomized clinical trials of coronary bypass surgery for chronic stable angina. Circulation, 1985, 72 (suppl V): 123-135.

[37] Borgers M, Thone F, Wouters L, et al. Structural correlates or regional myocardial dysfunction in patients with critical coronary artery stenosis: chronic hibernation? Cardiovasc Pathol, 1993, 2: 237-245.

[38] Schwarz ER, Schoendube FA, Kostin S, et al. Prolonged myocardial hibernation exacerbates cardiomyocyte degeneration and impairs recovery of function after revascularization. J Am Coll Cardiol, 1998, 31: 1018-1026.

[39] Schinkel AF, Bax JJ, Poldermans D. Clinical assessment of myocardial hibernation. Heart, 2005, 91: 111-117.

[40] Rambaldi R, Poldermans D, Bax JJ, et al. Doppler tissue velocity sampling improves diagnostic accuracy during dobutamine stress echocardiography for the assessment of viable myocardium in patients with severe left ventricular dysfunction. Eur Heart J, 2000, 21: 1091-1098.

[41] Shimoni S, Frangogiannis NG, Aggeli CJ, et al. Identification of hibernating myocardium with quantitative intravenous myocardial contrast echocardiography: comparison with dobutamine echocardiography and thallium-201 scintigraphy. Circulation, 2003, 107: 538-544.

[42] Dilzisian V, Rocco TP, Freedman NMT, et al. Enhanced detection of ischemic but viable myocardium by reinjection of thallium after stress redistribution imaging. N Engl J Med, 1991, 323: 141-146.

[43] Tillisch J, Brunken R, Marshall Reversibility of cardiac wall motion abnormalities predicted by positron tomography. N Engl J Med, 1986, 314: 884-888.

[44] Gropler RJ, Geltman EM, Sampathkumaran K, et al. Comparison of carbon-11-acetate with fluorine-18-fluorodeoxyglucose for delineating viable myocardium by positron emission tomography. J Am Coll Cardiol, 1993, 22: 1587-1597.

[45] Yoshida K, Gould KL. Quantitative relation of myocardial infarct size and myocardial viability by positron emission tomography to left ventricular ejection fraction and 3-year mortality with and without revascularization. J Am Coll Cardiol, 1993, 22: 984-997.

[46] Bax JJ, Fath-Ordoubadi F, Boersma E, et al. Accuracy of PET in predicting functional recovery after revascularisation in patients with chronic ischaemic dysfunction: head-to-head comparison between blood flow, glucose utilisation and water-perfusable tissue fraction. Eur J Nucl Med Mol Imaging, 2002, 29: 721-727.

[47] Srinivasan G, Kitsiou AN, Bacharach SL, et al. [18F] fluorodeoxyglucose single photon emission computed tomography: can it replace PET and thalli-

um SPECT for the assessment of myocardial viability? Circulation，1998，97：843-850.

[48] Baer FM，Voth E，Schneider CA，et al. Comparison of low-dose dobutamine-gradient-echo magnetic resonance imaging and positron emission tomography with [18F] fluorodeoxyglucose in patients with chronic coronary artery disease. A functional and morphological approach to the detection of residual myocardial viability. Circulation，1995，91：1006-1015.

[49] Klein C，Nekolla SG，Bengel FM，et al. Assessment of myocardial viability with contrast-enhanced magnetic resonance imaging：comparison with positron emission tomography. Circulation，2002，105：162-167.

[50] Budoff MJ，Achenbach S，Blunmanthal RS，et al. Assessment of Coronary Artery Disease by Cardiac Computed Tomography. Circulation，2006，114：1761-1791.

[51] 王照谦，夏昆，朱皓，等. 多层螺旋CT冠状动脉成像的初步临床应用. 中国临床医学影像杂志，2003，3：177-180.

[52] Nieman K，OudkerkM，RensingB，et al. Coronary Angiography with multislice computed tomography. Lancet，2001，357：599-603.

[53] O'Rourke R，Brundage B，Froelicher V，et al. American College of Cardiology/American Heart Association Expert Consensus document on electron-beam computed tomography for the diagnosis and prognosis of coronary artery disease. Circulation，2000，102：126-140.

[54] Agatston AS，Janowitz WR，Hildner FJ，et al. Quantification of coronary artery calcium using ultrafast computed tomography. Am Coll Cardiol，1990，15：827-832.

[55] Wexler L，Brundage B，Crouse J，et al. Coronary artery calcification：pathophysiology，epidemiology，imaging methods，and clinical implications-a statement for health professionals from the American Heart Association Writing Group. Circulation，1996，94：1175-1192.

[56] O'Malley PG，Feuerstein IM，Taylor AJ. Impact of electron beam tomography，with or without casemanagement，on motivation，behavioral change，and cardiovascular risk profile：a randomized controlled trial. JAMA，2003，289：2215-2223.

[57] Rumberger JA，Bell MR. Measurement of myocardial perfusion and cardiac output using intravenous injection methods by ultrafast（cine）computed tomography. Invest Radiol，1992，12：40-46.

[58] Leman LO，Siripornpitak S，Maffei N，et al. Measurement of in vivo. myocardial microcirculatory function with electron beam CT. JCJT，1999，2：390-398.

[59] Mohlenkamp S，Leman LO，Rumberger JA，et al. Minimally invasive evaluation of coronary microcirculatory function electron beam CT computed tomography. Circulation，2000，102：2411-2416.

[60] Mahnken AH，Buecker A，Wildberger JE，et al. Coronary artery stents in multislice computed tomography：in vitro artifact evaluation. Invest Radiol，2004，39：27-33.

[61] Maintz D，Seifarth H，Flohr T，et al. Improved coronary artery stent visualization and in-stent stenosis detection using 16-slice computed-tomography and dedicated image reconstruction technique. Invest Radiol，2003，38：790-795.

[62] Mahnken AH，Seyfarth T，Flohr T，et al. Flat-panel detector computed tomography for the assessment of coronary artery stents：phantom study in comparison with 16-slice spiral computed tomography. Invest Radiol，2005，40：8-13.

[63] Cademartiri F，Mollet N，Lemos PA，et al. Usefulness of multislice computed tomographic coronary angiography to assess in-stent restenosis. Am J Cardiol，2005，96：799-802.

[64] McLaughlin VV，Balogh T，Rich S. Utility of electron beam computed tomography to stratify patients presenting to the emergency room with chest pain. Am J Cardiol，1999，84：327-328.

[65] Shaw LJ，Raggi P，Berman DS，et al. Cost effectiveness of screening for cardiovascular disease with measures of coronary calcium. Prog Cardiovasc Dis，2003，46：171-184.

[66] Rumberger JA，Behrenbeck T，Breen JF，et al. Coronary calcification by electron beam computed tomography and obstructive coronary artery disease：a model for costs and effectiveness of diagnosis as compared with conventional cardiac testing methods. J Am Coll Cardiol，1999，33：453-462.

[67] Rifkin RD，Parisi AF，Folland E. Coronary calcification in the diagnosis of coronary artery disease. Am J Cardiol，1979，44：141-147.

[68] Detrano RC，Wong ND，Doherty TM，et al. Coronary calcium does not accurately predict near-term future coronary events in high-risk adults [published correction in Circulation. 2000；101：1355]. Circulation，1999，99：2633-2638.

[69] Budoff MJ, Georgiou D, Brody A, et al. Ultrafast computed tomography as a diagnostic modality in the detection of coronary artery disease: a multicenter study. Circulation, 1996, 93: 898-904.

[70] Budoff MJ, Diamond GA, Raggi P, et al. Continuous probabilistic prediction of angiographically significant coronary artery disease using electron beam tomography. Circulation, 2002, 105: 1791-1796.

[71] Haberl R, Becker A, Leber A, et al. Correlation of coronary calcification and angiographically documented stenoses in patients with suspected coronary artery disease: results of 1764 patients. J Am Coll Cardiol, 2001, 37: 451-457.

[72] Goerres GW, Kamel E, Heidelberg TN, et al. PET-CT imaging co-registration in the thorax: influence of respiration. Eur J Nucl Med Mol. Imaging, 2002, 29: 351-360.

[73] Schwaiger M, Ziegler S, Nekolla SG, et al. PET/CT: Challenge for Nuclear Cardiology. J Nucl Med, 2005, 46: 1664-1678.

[74] Kalender WA, Wolf H, Suess C. Dose reduction in CT by anatomically adapted tube current modulation Ⅱ Phantom measurements. Med phys, 1999, 26: 2248-2253.

[75] Valentin J. Annals of the ICRP: Publication 80. Stockholm. Sweden: Pergamon, 1998.

[76] Hunold P, Vogt FM, Schmermund A, et al. Radiation exposure during cardiac CT: effective doses at multi-detector row CT and electron-beam CT. Radiology, 2003, 226: 145-152.

[77] Wu TH, Huang YH, Lee JJ, et al. Radiation exposure during transmission measurements: comparison between CT-and germanium-based techniques with a current PET scanner. Eur J Nucl Med Mol Imaging, 2004, 31: 38-43.

[78] Hachamovitch R, Hayes SW, Friedman JD, et al. Stress myocardial perfusion single-photon emission computed tomography is clinically effective and cost effective in risk stratification of patients with a high likelihood of coronary artery disease (CAD) but no known CAD. J Am Coll Cardiol, 2004, 43: 200-208.

[79] Libby P. Current concepts of the pathogenesis of the acute coronary syndromes. Circulation, 2001, 104: 365-372.

[80] Iskandrian AS, Chae SC, Heo J, et al. Independent and incremental prognostic value of exercise single-photon emission computed tomographic (SPECT) thallium inaging in coronary artery disease. J Am Coll Cardiol, 1993, 22: 665-670.

[81] Wijins W. The diagnosis of coronary artery disease: in search of a 'one-stop shop'? J Nucl Med, 2005, 46: 930-935.

[82] Namdar M, Hany TF, Koepfli P, et al. Integrated PET/CT for the Assessment of Coronary Artery Disease: A Feasibility Study. J Nucl Med, 2005, 46: 904-905.

[83] Guethlin M, Kasel AM, Coppenrath K, et al. Delayed response of myocardial flow reserve to lipid-lowering therapy with fluvastatin. Circulation, 1999, 99: 475-481.

[84] Janatuinen T, Laaksonen R, Vesalainen R, et al. Effect of lipid-lowering therapy with pravastatin on myocardial blood flow in young mildly hypercholesterolemic adults. J Cardiovasc Pharmacol, 2001, 38: 561-568.

[85] Maniscalco BS, Taylor KA. Calcification in coronary artery disease can be reversed by EDTA-tetracycline long-term chemotherapy. Pathophysiology, 2004, 11: 95-101.

[86] Petronio AS, Amoroso G, Limbruno U, et al. Simvastatin does not inhibit intimal hyperplasia and restenosis but promotes plaque regression in normocholesterolemic patients undergoing coronary stenting: a randomized study with intravascular ultrasound. Am Heart J, 2005, 149: 520-526.

[87] Piccini JP, Klein L, Gheorghiade M, et al. New insights into diastolic heart failure: role of diabetes mellitus. Am J Med, 2004, 116 (suppl 5A): 64-75.

[88] Hundt W, Siebert K, Wintersperger BJ, et al. Assessment of global left ventricular function: comparison of cardiac multidetector-row computed tomography with angiocardiography. J Comput Assist Tomogr, 2005, 29: 373-381.

[89] Kobayashi Y, Ishii K, Oda K, et al. Aortic Wall Inflammation Due to Takayasu Arteritis Imaged with ^{18}F-FDG PET Coregistered with Enhanced CT. J Nucl Med, 2005, 46: 917-922.

[90] Libby P. Inflammation in atherosclerosis. Nature, 2002, 420: 868-874.

[91] MacNeill BD, Jang IK, Bouma BE, et al. Focal and multi-focal plaque macrophage distributions in patients with acute and stable presentations of coronary artery disease. J Am Coll Cardiol, 2004, 44: 972-979.

[92] Trion A, Laarse A. Vascular smooth muscle cells and calcification in atherosclerosis. Am Heart J, 2004,

147：808-814.

[93] Yun M，Jang S，Cucchiara A，et al. ^{18}F FDG uptake in the large arteries：a correlation study with the atherogenic risk factors. Semin Nucl Med，2002，32：70-76.

[94] Tatsumi M，Cohade C，Nakamoto Y，et al. Fluorodeoxyglucose uptake in the aortic wall at PET/CT：possible finding for active atherosclerosis. Radiology，2003，229：831-837.

[95] Dunphy MP，Freiman A，Larson SM，et al. Association of vascular ^{18}F-FDG uptake with vascular calcification. J Nucl Med，2005，46（8）：1278-1284.

[96] 杨敏福，何作祥. 易损动脉粥样硬化斑块放射性核素显像. 现代医学成像，2006，4（5）：31-33.

[97] Tokita N，Zanzonico P，Dunphy M，et al. Suppression of physiological myocardial fluorodeoxyglucose uptake［abstract］. J Am Coll Cardiol，2004，43（suppl A）：337.

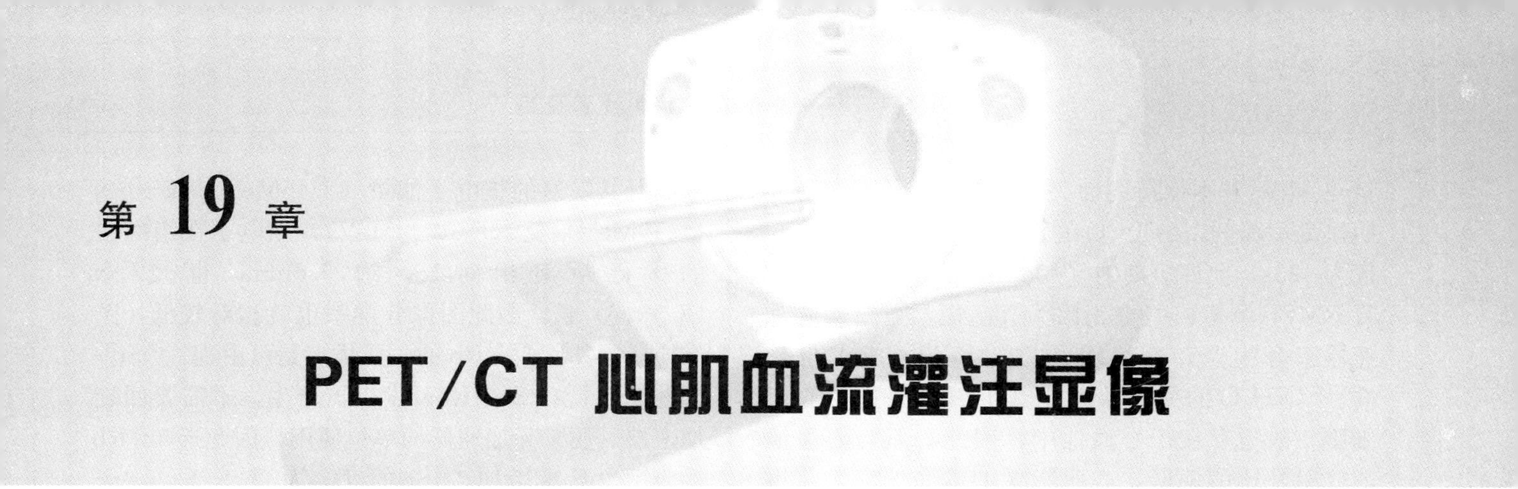

第 19 章 PET/CT 心肌血流灌注显像

第一节 概 述

心血管疾病是危害人类健康的重要疾病，是引起人类死亡的主要病因，而评价心肌血流灌注及定量测定心肌血流量（myocardial blood flow，MBF）及冠状动脉血流贮备力（coronary flow reserve，CFR）在心血管疾病（特别是冠心病）的诊断、临床治疗策略的制订、冠心病危险性分层，及预后判断上起重要作用，已成为核心脏病学的重要组成部分。

利用放射性微球技术测定 MBF 为有创法，且只能用于动物，一般作为验证各种无创法测定 MBF 的参考标准。心肌灌注显像（myocardial perfusion imaging）是评价心肌血流分布的主要方法。其他几种技术也可用于测量人体冠状动脉血流（coronary blood flow，CBF），包括多普勒导管法以及冠状动脉窦热稀释法，但这些技术均是有创性的。CBF 的单位是 ml/min，多普勒导管法通常以血流速度（cm/s）表示。目前临床上多用 SPECT 行心肌灌注显像评价心肌血流分布，但受仪器等物理条件限制，不能进行心肌血流量绝对定量测定，因此用无创性方法定量测定 MBF 一直是临床心脏学的研究热点之一。

PET 由于有高的空间分辨率（4.0～6.0mm）、较正确的衰减校正（AC）方法（特别是 PET/CT，能用 CT 进行 AC）及较高的时间分辨率，可进行快速系列动态采集，采用适合的正电子血流显像剂和合适的动力学数学模型，使正确地、绝对定量测定 MBF 成为可能，而且心肌影像质量好，图像更为清晰。目前公认 PET 是无创性测量 MBF 最正确的方法，MBF 的单位为 ml/(min・g 心肌组织)。但本法只能在有 PET 及回旋加速器设备，并能自行生产超短 $T_{1/2}$ 正电子显像剂的单位进行，且仪器及显像剂价格昂贵，因此限制了其在临床广泛应用。但 PET 是一个无创的、成熟的、重复性好的、能在活体测定 MBF 及 CFR 的技术，被保留作为测定 MBF 新技术的对照金标准。这一技术可提供大量有关心血管生理及病理生理领域的信息，越来越为临床医师及基础研究工作者所接受，在临床与基础研究工作中有广阔的应用前景。

第二节 心肌灌注显像的原理与方法

心肌细胞以不同机制摄取正电子显像剂使心肌显影，心肌各个部位聚集放射性的多少与该部位冠状动脉血流灌注量正相关，因此这种显像称作心肌灌注显像。如局部心肌缺血、细胞坏死或瘢痕形成表现为局部心肌血流量（regional myocardial blood flow，RMBF）减少，呈现放射性减低或缺损区，故又称“冷区”显像。

一、心肌灌注显像剂

心肌灌注显像剂包括单光子及正电子显像剂，本章主要论述 PET 所用的正电子显像剂及其显像原理。正电子心肌灌注显像剂主要是^{15}O-H_2O（^{15}O-水）、^{13}N-NH_3（^{13}N-氨）、和^{82}Rb-Cl，前二者是由加速器生产，后者由发生器产生。三种显像剂的共同优点是半衰期短、辐射量低、图像清晰、便于定量，能为临床提供更接近生理的心肌血流方面的信息；它们的物理性质和生化特性均适合临床 PET 显像要求，但生理特性明显不同。

（一）^{15}O-H_2O

^{15}O-H_2O 为惰性自由弥散型、代谢不活泼的显像剂，静脉注入后可以自由穿过毛细血管及细胞膜进入心肌细胞而使心肌显影，首次血流通过提取率接近于 100%，血流量改变对心肌细胞提取率的影响极小。在不同血流量条件下，心肌摄取

量与 MBF 基本保持线性关系，因此是较理想的心肌血流示踪剂。由于^{15}O的物理半衰期（$T_{1/2}$）短，仅为 123s，允许短期内（10min，约 5 个 $T_{1/2}$）重复 RMBF 测定；但也正因为 $T_{1/2}$ 短，需要回旋加速器床旁生产，连续输注方式给药，成本也较高。$^{15}O-H_2O$ 的另一缺点是其可以自由进出心肌细胞，故也存在于心血池中，因此心肌与心血池的放射性比值偏低，心肌影像的本底偏高，需再行^{15}O-CO 血池显像后进行减影，才能获得心肌血流影像。

（二）$^{13}N-NH_3$

$^{13}N-NH_3$ 为生理滞留（retain）型显像剂，静脉注入后能迅速穿过毛细血管及细胞膜被动扩散进入心肌细胞，其首次通过提取率接近 100%，并以^{13}N-谷酰胺形式滞留于心肌细胞内，形成高对比度的心肌影像。在休息状态的血流范围内纯提取率约为 80%，随着血流量增高纯提取率减少，表明$^{13}N-NH_3$ 在心肌内的浓度与 MBF 之间的相关性并不是真正的线性。MBF 在 0.4～2.0ml/(min·g) 范围内，$^{13}N-NH_3$ PET 测量的 MBF 和微球测量的血流呈线性相关。血流量在 2.0～3.2ml/(min·g) 即相当于充血（hyperemia）范围内，心肌$^{13}N-NH_3$ 的摄取-血流曲线逐渐变成平台，导致在高血流量时测定的 MBF 偏低。由于^{13}N 有相对长的 $T_{1/2}$（10.0min），允许采集血流影像的时间长于$^{15}O-H_2O$ 及^{82}Rb-Cl，可获得更高的计数密度，加之有相对高的提取率、较低的本底及正电子能量（1.19MeV），因此其影像质量在所有 PET 心肌血流影像中是相对最好的，也是二十年来在临床研究工作中应用较多的 PET 心肌血流显像剂。此外，心肌对$^{13}N-NH_3$ 的提取、滞留还受引入体内的时间及心肌细胞代谢状态、组织成分等因素影响。

（三）^{82}Rb-Cl

^{82}Rb 为钾的类似物，生物活性类似^{201}Tl，心肌对其摄取依赖 Na^+-K^+-ATP 酶，在心肌的放射性分布和微球的分布相关性非常好；其首次通过提取率更低，因此与血流量的相关性不如前二种显像剂。在动物，休息状态首次通过提取率约 50%～60%，在高峰血流时提取率减少到 25%～30%。在定量测定 MBF，或在心肌血流改变过大时，需要对^{82}Rb 的摄取进行校正。^{82}Rb 的 $T_{1/2}$ 短，仅为 75s，为使采集的计数达到统计要求，必须给较高的活度（1480～2220MBq）。^{82}Rb 的另外一个限制是其发射的正电子能量（3.15MeV）高于^{13}N（1.19MeV）及^{15}O（1.72MeV），正电子在组织中的移行距离相对长，约 7.5mm，也较^{13}N（2.5mm）长，因此图像分辨率也就相对较低，图像质量不如^{13}N。^{82}Rb 的主要优点是可由锶［^{82}Sr］-铷［^{82}Rb］（^{82}Sr-^{82}Rb）发生器产生，不需要回旋加速器，便于无加速器的单位使用，因此近年^{82}Rb 的应用也日见增加。^{82}Sr 的 $T_{1/2}$ 为 25.5 天，一个^{82}Sr-^{82}Rb 发生器可用 4～6 周。但由于^{82}Sr 需要高能加速器生产，所以^{82}Sr-^{82}Rb 发生器的价格较高。当严重酸中毒、缺氧及缺血时，^{82}Rb 心肌提取率可能改变，因此^{82}Rb 的吸收与血流及心肌细胞的完整性均有关。^{82}Rb 被心肌细胞摄取后在心肌内滞留并与钾池平衡，细胞膜破坏后快速从组织中消失，因此^{82}Rb 在心肌内的滞留情况可用于判断心肌存活。

其他正电子显像剂还有^{62}Cu-PTSM 及^{11}C-正丁醇。

^{62}Cu-丙酮醛-甲基巯基半缩二氨基脲（^{62}Cu-pyruvaldehyde-methylthiosemicarbazon，^{62}Cu-PTSM）是一种评价心肌与脑血流的有前途的显像剂，由锌［^{62}Zn］-铜［^{62}Cu］（^{62}Zn-^{62}Cu）发生器产生，$T_{1/2}$为 9.7min。静脉注入后，由于其亲脂性很快穿过细胞膜扩散入心肌细胞内而从血液清除，心肌对其摄取率高；在细胞内^{62}Cu-PTSM 与酶反应形成铜离子沉淀在细胞内，从而可以得到高质量的心肌影像。5%～10%注入的^{62}Cu-PTSM 与红细胞结合而停留于血循环内，因此在定量测定 RMBF 时必须进行校正。在高血流范围内可观察到提取率减低，绝对定量测定 MBF 时也需进行校正。由于^{62}Zn 可用中能加速器生产，^{62}Zn-^{62}Cu 发生器价格低于^{82}Sr-^{82}Rb 发生器。但^{62}Zn-^{62}Cu 发生器的母体^{62}Zn 的 $T_{1/2}$短，为 9.2h，所以每天要供应新的发生器。

^{11}C-正丁醇（^{11}C-butanol）为^{11}C 标记的脂肪醇，在寻找新的、更好的血流示踪剂中，发现它似乎接近最合适的血流示踪剂。因为与$^{15}O-H_2O$ 相比，^{11}C-正丁酯有更好的分配系数。^{11}C-正丁酯合成简单且产额高。但目前主要用于脑血流研究，用于测定 MBF 并不是很好。

目前临床上还没找到集全部优点于一身的显像剂，即 $T_{1/2}$较短、辐射量低、摄取量与血流量有关、不需要回旋加速器生产、价格合理等，使用单位可根据自身条件及要求选用相对合适的显像剂。

二、介入试验原理

心肌灌注显像的介入试验（interventional test）是检测冠状动脉血流贮备力，即冠状动脉血流量应机体需要而增加的能力。主要用于诊断心肌缺血（myocardial ischemia），通常包括运动负荷试验及药物负荷试验。用 PET 进行心肌灌注显像时，受显像条件的限制，负荷 PET 显像一般不采用运动试验，而是更多采用药物负荷试验。

（一）药物负荷试验的原理

心肌缺血时，虽然冠状动脉管腔已有狭窄，但由于冠状动脉的贮备能力和侧支循环的建立，在静息状态下可不出现心肌缺血，心肌灌注影像无异常表现。当给受试者静脉注入扩张冠状动脉的药物时，正常冠状动脉能自行扩张，血流量增加；然而已有病变的狭窄冠状动脉不能有效地扩张，该部位血液反逆流到扩张的冠状动脉内，造成“窃血”（steal），狭窄冠状动脉灌注区血流量明显低于正常心肌，造成心肌供血重新分布，以致心肌缺血充分暴露出来，此时心肌灌注影像上该区域出现局限性放射性减低、缺损区。这种负荷影像出现放射性减低、缺损区，静息影像减低缺损区消失或接近消失，称为可逆性缺损（reversible defect），为心肌缺血的特征性表现。急性与陈旧性心肌梗死病灶由于相应血管闭塞及心肌细胞坏死或瘢痕形成，静息及负荷影像均表现为放射性缺损区，称为不可逆缺损（nonreversible defect），用本法不能鉴别二者。

常用的冠状动脉扩张药物包括双嘧达莫（dipyridamole）、腺苷（adenosine）和多巴酚丁胺（dobutamine）等药物。双嘧达莫是一种有效的血管扩张剂，其作用是通过抑制内源性腺苷的降解使腺苷在组织和血液中的浓度增高，利用腺苷强有力的扩张冠状动脉的作用，可使正常冠状动脉血流量增加 3～5 倍，而狭窄的冠状动脉可出现上述“窃血”现象。外源性腺苷则直接通过激活嘌呤受体，松弛平滑肌和调节交感神经传递，减少血管张力而使血管扩张；和双嘧达莫相比，它的作用更直接且均匀性好。多巴酚丁胺主要作用于 β_1 受体，间接作用于 β_2 和 α_1 受体，使心率加快，心肌收缩力加强，心肌耗氧量增加，冠状动脉血流量增加，其血流动力学改变与运动试验相似，正常冠状动脉血流量可增加 2～3 倍，因此药物负荷试验可用于诊断心肌缺血。

（二）运动负荷试验的原理

运动负荷试验的基本原理与药物负荷试验相似，不同的是令受试者运动以使冠状动脉扩张，当患者进行运动时，心脏增加做功，以增加全身的血流量，运送足够的能源物质和加快清除氧化产物；此时正常冠状动脉能自行扩张，血流量增加 3～5 倍。然而已有病变的狭窄冠状动脉不能有效地扩张，其灌注区血流量乃明显低于正常心肌，此时心肌灌注影像上，在该区域出现局限性放射性减低、缺损区，结合静息影像该放射性减低、缺损区消失或接近消失，同样可用于诊断心肌缺血。

三、心肌灌注显像的方法

（一）患者准备

患者准备同 SPECT 心肌灌注显像。检查当日禁食 4h 以上，以减少消化道充血等因素对心脏的影响。行负荷显像时，患者于检查前二日停服 β 受体阻滞剂（如普萘洛尔）和钙通道阻滞剂（如维拉帕米）等，前一日停服长效硝酸盐类药物。行双嘧达莫及腺苷药物负荷试验前一日，还要停用双嘧达莫及氨茶碱类药物，当日忌用咖啡、茶等饮料。

（二）显像方法

1. 对位　PET 图像重建前无法看到视野内的实际图像，临床上可以先在心前区进行一次快速透射采集（采用 ^{68}Ge 棒源或 CT），根据重建的透射图像所显示的心脏位置再行对位，以保证发射采集时心脏完全在视野内，这对血流灌注显像特别重要。因为所用显像剂 $T_{1/2}$ 极短，对位误差将导致显像失败。现代 PET 特别是 PET/CT 的轴向视野多在 15cm 以上，因此除个别心腔极度扩张者，无需增加扫描床位。

2. 静息显像　不同显像剂由于其生理及物理特性不同，显像方案也不同，以下分别简介 $^{15}O\text{-}H_2O$、$^{13}N\text{-}NH_3$ 和 $^{82}Rb\text{-}Cl$ 显像方法。

（1）$^{15}O\text{-}H_2O$ 显像：患者平卧于 PET/CT 或 PET 床上，按上述对位方法将心脏置于视野中心。床旁快速静脉注入 $^{15}O\text{-}H_2O$ 1 850～3 700MBq，立即开始采集 40～120s，用于显示心肌静息影像；或立即进行动态采集，一般在 2～5min 内采集

12～38帧图像，形成动态的图像系列，用于MBF测定。前已述及行$^{15}O-H_2O$心肌血流显像时，为从心肌血流影像中扣除左心室血池内$^{15}O-H_2O$影像，必须进行$^{15}O-CO$显像，即在上述$^{15}O-H_2O$显像前或后，在受试者体位保持不变的情况下再行一次$^{15}O-CO$显像。

（2）$^{13}N-NH_3$显像：患者平卧于PET/CT或PET床上，按上述对位方法将心脏置于视野中心后，床旁快速静脉注射$^{13}N-NH_3$ 555～740MBq后，立即进行动态显像（10s×10帧、30s×20帧、60s×1帧），用于MBF测定；或于注射后3min开始采集15～30min，获得一帧图像，用于显示心肌静息影像。

（3）$^{82}Rb-Cl$显像：患者平卧于PET/CT或PET床上正确对位后，弹丸式静脉注入$^{82}Rb-Cl$ 1480～2220MBq后，立即开始动态采集约50帧（8min），形成动态的图像系列，用于MBF测定。由于^{82}Rb $T_{1/2}$仅75s，因此需在静息状态下再注射1480～2220MBq，2min后开始采集约6min，用于显示心肌灌注静息影像。

在上述采集过程中，受检者要保持体位不移动，以防止伪影产生。为减少软组织（左半膈及女性病人左乳房等）对心肌发射出的湮灭光子的衰减作用所致伪影及进行MBF绝对定量分析时必须进行AC，准确的AC是用PET进行定量分析的重要条件。PET常用^{68}Ge棒源进行AC，^{68}Ge棒源仅有低的光子流量，进行一个床位透射显像需要4～8min；PET/CT可直接用CT进行AC，通过CT透射数据资料可以计算出衰减校正系数，这些系数被用于PET发射数据的AC，一般CT透射显像在发射显像前进行（也可在发射显像之后进行），透射显像采集的时间短于^{68}Ge（用16排CT约4s）。透射显像与相对应的发射显像是一对配对显像，必须保证这两个显像期间受试者的体位是一样的，否则AC后的重建图像将会出现伪影。

PET心肌血流灌注影像重建按PET设备所用的软件系统，选择FORE/OSEM类型自动进行图像重建。由于心脏的轴向与人体躯干轴向不一致，故不能按人体长、短轴的方向进行断层影像重建，与SPECT轴位校正相似，沿着心脏本身的轴向，重建以下三个方向的断层影像（图19-2-1）：①短轴断层影像（short axis tomogram）：是垂直于心脏长轴，从心尖到心脏基底的依次断层影像；②水平长轴断层影像（horizontal long axis tomogram）：是平行于心脏长轴，由心脏膈面向上的依次断层影像；③垂直长轴断层影像（vertical long axis tomogram）：是垂直于上述两个轴面，由室间壁向侧壁的依次断层影像。

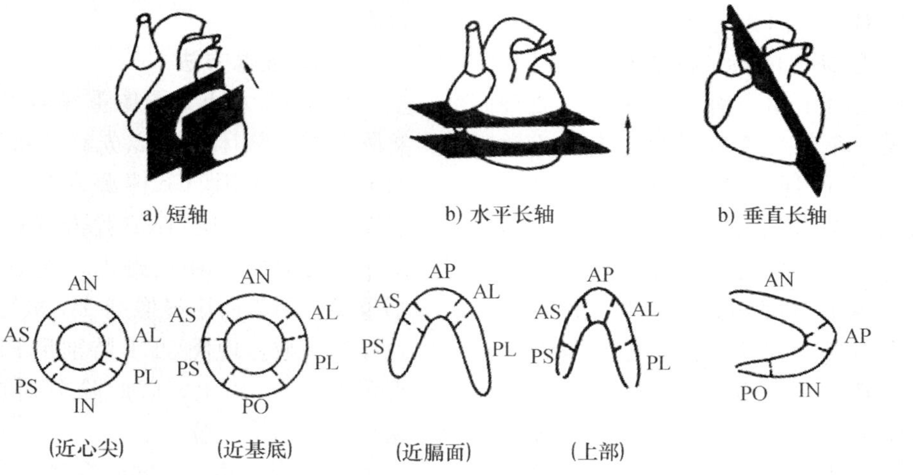

图19-2-1　心肌断层方向及断层影像模式图

AN：前壁　AL：前侧壁　PL：后侧壁　IN：下壁　AS：前间壁　PS：后间壁　PO：后壁　AP：心尖

3. 负荷显像　按“患者准备”要求进行准备。负荷系列显像时一般先行静息显像，经过一定时间后（不同显像剂由于$T_{1/2}$不同，要求的间隔时间不同）再行负荷显像。如$^{15}O-H_2O$需间隔10min以上；$^{13}N-NH_3$需间隔30～40min以上。

（1）药物负荷显像：用于负荷试验的药物有双嘧达莫、腺苷和多巴酚丁胺。①双嘧达莫：双嘧达莫为常用的药物，用量0.56mg/kg体重，加入5%葡萄糖溶液中，在静息状态下于4min内缓慢地静脉注入，注射双嘧达莫后2～4min静脉注入上述

PET 心肌血流显像剂，显像剂的活度、显像条件同静息显像；②腺苷：用量为 140μg/(kg·min)，总量为 840μg/kg，6min 匀速静脉泵入。当腺苷泵入 3min 时静脉注入显像剂，显像方案及显像条件同静息显像；③多巴酚丁胺：一般用输液泵以不断递增的浓度滴注多巴酚丁胺，起始剂量 5μg/(kg·min)，每间隔 3～5min 递增 5～10μg/(kg·min)，最大可达 40μg/(kg·min)。当达到预计的次极量运动心率或其他一项终止指标（ST 段水平或下斜型下移≥1mm；严重心绞痛；血压下降；严重心律失常）时，立即由预先建立好的静脉通道注入显像剂，并继续滴注多巴酚丁胺 1min。显像方案及显像条件同静息显像。上述药物负荷后的显像为药物负荷显像，药物负荷及静息显像的体位及采集等条件均要保持一致，以用于比较及定量分析。

应用双嘧达莫后，如病人出现严重心绞痛副作用时，可静脉缓慢注入氨茶碱使其缓解（氨茶碱 0.125～0.25g 加入 10ml 生理盐水中）。部分病人还可出现面部潮红、头痛、头昏、心悸、胸闷、恶心等症状，多为一时性，无需特殊处理。一般认为双嘧达莫负荷试验较运动负荷试验安全，但亦有报道在注射双嘧达莫过程中会出现严重反应，故在检查过程最好由心内科医师协同进行心电图、血压等各方面的监护。注射腺苷后，病人可出现类似双嘧达莫的副反应，但腺苷的作用持续时间短，减慢注射速度或停止注射后即可迅速缓解。其副作用有心悸、心前区闷痛、头痛、焦虑、呼吸急促和恶心等，一般较轻微，无需特殊处理。若出现较严重心绞痛及频发室性早搏，可将滴注速度减慢，必要时可给予硝酸甘油。

（2）运动负荷显像：常用的运动装置是带功量计的脚踏车或活动平板，采用次极量运动试验，运动方案同心电图运动试验。运动中遇以下之一情况者则终止运动：①ST 段水平或下斜型下移≥1mm；②严重心绞痛；③血压下降；④严重心律失常。达运动终点时，立即由预先建立好的静脉通道注入显像剂，其活度同静息显像，并继续运动 1min，以增加正常心肌与缺血区摄取显像剂浓度的差别。运动中也应由心内科医师协同进行心电图、血压等各方面的监护。注射显像剂后立即开始显像，此为运动负荷显像，运动显像的体位及采集条件同静息显像。上述运动及静息显像的体位及采集等条件要保持一致，以资比较及定量分析。

4. 门电路断层显像　门电路断层显像（gated tomography）并未常规应用于 PET 心肌血流显像，这与 PET 心肌血流显像剂 $T_{1/2}$ 超短，不易采集到满足统计学要求的计数有关。心脏门电路采集一般于动态采集后进行，采集与心动周期同步进行，将心动周期分割为 8～10 个时间段，构成一个采集周期，在受检者自身的心电图 R 波的触发下，采集周期与心动周期同步重复进行，并由计算机自动累加各时间段的计数，当每一帧的累加计数达到所需值时，采集停止。由累加数值重建各帧图像，与前述心肌血流非门电路断层影像相同，计算机重建短轴、水平及垂直长轴断层影像，每一轴向的每一层影像均可依次显示从舒张末到收缩末再到舒张末的系列心肌断层影像，将其快速而连续地显示即成为心室壁舒缩电影。

四、正常所见及影像分析

（一）正常所见

正常心肌灌注显像显示左心室壁（含间壁）心肌显影，影像清晰，放射性分布均匀。有报道正常志愿者 $^{13}N-NH_3$ 心肌灌注影像上，左心室侧壁放射性分布轻度减低，其机制尚不清楚。虽然右心室壁心肌较薄，且冠状动脉灌注血流量也较少，但由于 PET 分辨率较高，右心室壁仍可显影，而心房壁不显影。$^{15}O-H_2O$ 心肌影像的心室本底偏高，需再行 $C^{15}O$ 血池显像后进行减影，才能获得心肌血流影像。

1. 断层影像　图 19-2-2 为正常心肌三个轴向断层影像，左室壁每个节段都显示良好，没有重叠，因而对冠状动脉病变的定位较准确。各轴向断层影像所见如下：

（1）短轴断层影像：左心室壁成环形，中心空白区为心腔，其上部为前壁，下部为下壁，近基底的下部为后壁，左侧为前、后间壁，其基底部为膜部，呈放射性缺损区，右侧为前后侧壁。

（2）水平长轴断层影像：呈直立马蹄形，左侧为前、后间壁，右侧为前、后侧壁，上端为心尖。间壁放射性浓度低于侧壁，其长度亦短于侧壁。心尖部放射性减低。

（3）垂直长轴断层影像：呈横位马蹄形，上部为前壁，下部为下壁和后壁，前端为心尖。

未经 AC 的正常心肌血流 PET 影像上，左心

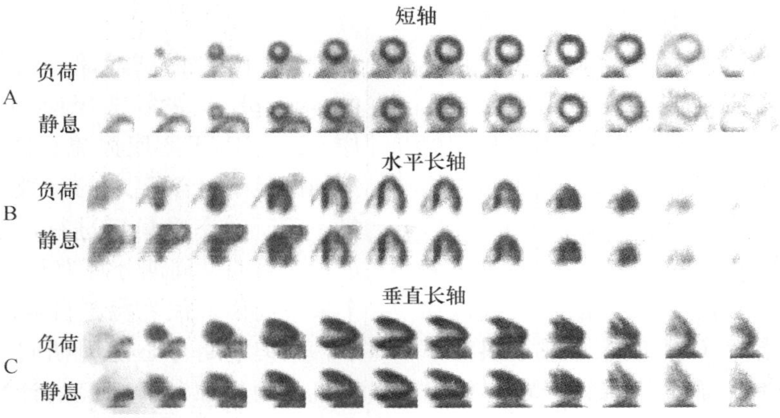

图 19-2-2　正常^{13}N-NH_3 PET 心肌灌注影像（双嘧达莫负荷）

A. 短轴断层影像（心尖→基底）；B. 水平长轴断层影像（由膈面向上）；C. 垂直长轴断层影像（间壁→侧壁）

（引自 Czernin J and Schelbert HR. // Valk PE，Bailey DL，Townsend DW，et al. Positron emission tomography：basic science and clinical practice. London：Springer-Verlag London Limited，2003，437.）

室下、后及间壁可出现放射性明显减低的软组织衰减伪影，因此心肌 PET 断层显像必须进行 AC，AC 后正常左心室壁各节段放射性分布趋向均匀。

2. 门电路断层影像　影像所见与一般断层影像相似，但门电路断层影像中心室壁收缩末与舒张末影像可分开显示，舒张末影像心腔扩大，室壁变薄，病变显示更加明显，诊断灵敏度有所提高。门电路断层影像还可以显示各断面室壁运动情况及运动中室壁增厚情况。正常各时段心肌灌注影像上，左心室壁放射性分布均匀，左心室壁收缩时，各节段同步地向着心室的几何中心做向心性的匀称运动，约 85%的左心室容积改变沿着短轴由心尖向心底进行，心动电影可清晰显示上述室壁运动情况，其运动幅度正常，无节段性运动异常。近年来发展的三维门电路断层影像显示可以观察整体室壁运动，并可进行 360°旋转直观各壁运动情况。

（二）影像分析

1. 定性（阅片）分析　一般将断层影像分为 8 个节段，即前壁、心尖、前间壁、后间壁、前侧壁、后侧壁、下壁和后壁（图 19-2-3）。放射性降低程度判断：用目测法分析心肌血流分布，将心肌内放射性分布分为 5 等，为临床常用的方法。0 分：放射性分布正常；1 分：放射性轻度减少；2 分：放射性中度减少；3 分：放射性明显减少；4 分：放射性缺损。

2000 年，Berman 在美国第 47 届核医学年会继续教育讲座上，推荐在分析心肌断层影像时将其分为 20 个节段。20 个节段分布如图 19-2-3 所示，心肌内放射性分布的 5 级评分标准同前。

（三）定量分析

1. 半定量分析　断层影像：多采用极坐标靶心图（polar bullseye plot，简称靶心图）分析法。该法是将短轴断层影像以心尖为中心，把从心尖到基底的各层影像作同心圆形式依次套排成为二维的靶心图。图的中心为心尖，周边为心脏的基底，右侧为前、后侧壁，左侧为前、后间壁，上部为前壁，下部为下壁和后壁（图 19-2-4A）。以不同颜色或色阶显示室壁各部位的相对放射性计数

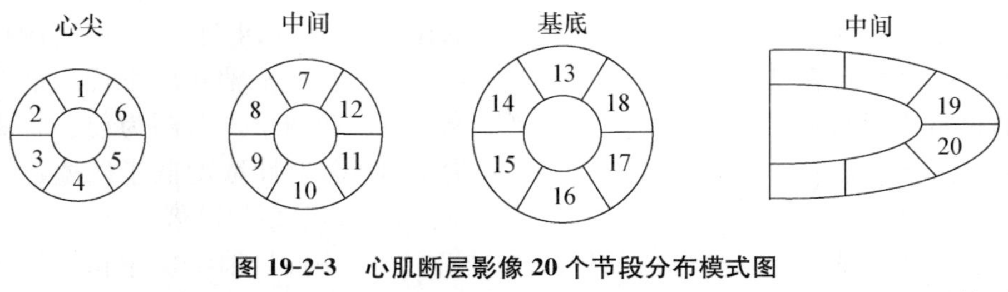

图 19-2-3　心肌断层影像 20 个节段分布模式图

前壁：1，7，13；前间壁：2，8，14；下间壁：3，9，15；下壁：4，10，16；下侧壁：5，11，17；前侧壁 6，12，18；前壁心尖：19；下壁心尖：20

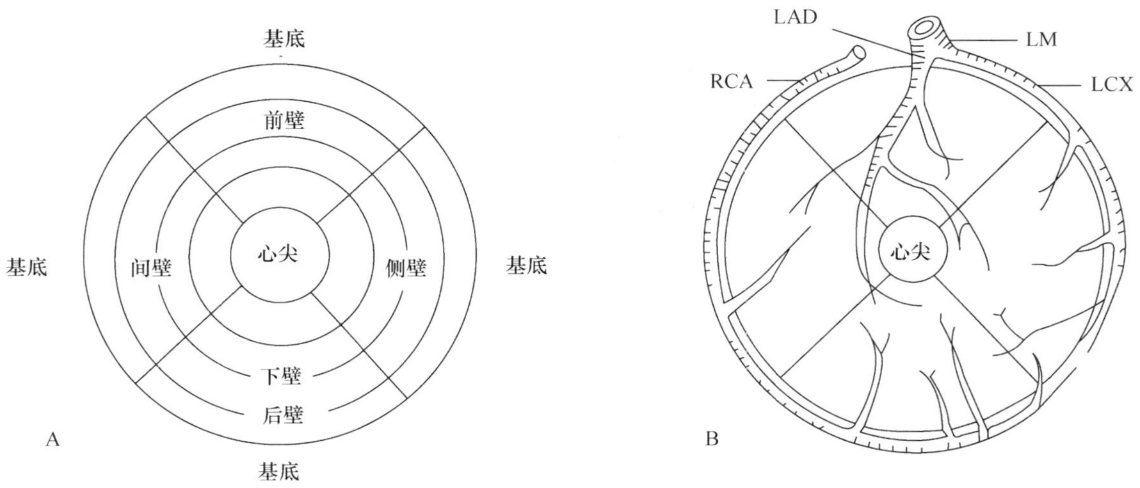

图 19-2-4　极坐标靶心图

A. 靶心图模式图；B. 靶心图上冠状动脉供血区模式图

值，构成一幅彩色或不同色阶的靶心图。计算机能自动把相对放射性计数值低于正常均值减 2.5 个标准差（或适当标准差数）的区域用黑色表示，为变黑靶心图（blackout bullseye plot）。黑区为放射性异常减低或缺损区，并可计算异常区占左心室壁体积的百分数，正常时变黑靶心图不出现黑区。靶心图上还能清楚地显示冠状动脉供血区（图 19-2-4B）。根据靶心图上变黑区所在心肌节段，可以对冠状动脉病变进行定位诊断。但因冠状动脉存在个体差异，有右优势、左优势和均势三型，另外侧支循环的形成也会使供血情况复杂化，因此根据心肌影像上灌注缺损区所在的心肌节段判断冠状动脉病变部位是有一定限度和误差的。

门电路断层影像的半定量分析：用与普通断层影像相似的方法可得到舒张末靶心图及反映室壁增厚、室壁运动靶心图。

2. 定量分析　断层影像：是进行心肌灌注影像的绝对定量分析，即测定 MBF 及 CFR。在机体能量需求增加时，心脏做功增加，能量与氧需求都大幅度上升，提供代谢底物和氧的 MBF 也会大幅度增加，CFR 为心肌冠状动脉血流量应机体需要而增加的能力，以负荷时充血 MBF 与静息、基础状态 MBF 的比值表示。

根据大量研究证实，正常人静息状态 MBF 约为 0.8～1.1ml/(min・g)；而在次极量运动时可增加到 3.5～4.6ml/(min・g)，增加幅度可达 400%～500%。Chareonthaitawee 报告 160 例健康志愿者（包括男性与女性，年龄 21～86 岁）静息状态下的基础 MBF 为 0.59～2.05ml/(min・g)，平均为 0.98ml/(min・g)±0.23ml/(min・g)；负荷后充血 MBF 为 1.85～5.99ml/(min・g)，平均为 3.77ml/(min・g) ±0.85ml/(min・g)。基础 MBF 随性别而不同，女性高于男性，且基础 MBF 随年龄增加而上升，而＞65 岁者充血 MBF 下降，以上二者联合导致 CFR 随年龄而下降。Chareonthaitawee 还认为充血 MBF 的个体间差异大于基础 MBF，并认为这个不同反映的是真实的生理现象而不是方法的伪像。Nitzsche 的研究发现 $^{15}O-H_2O$ 与 $^{13}N-NH_3$ 测定的 MBF 结果有可比性。几个研究者报道了健康志愿者双嘧达莫、腺苷负荷的平均 CFR 正常范围为 3.5～4.7，且没有发现局部不均匀；运动、多巴酚丁胺负荷的平均 CFR 正常值分别为 1.9±0.8 和 2.9±0.8。

定量测定可以得出整个左心室壁的平均 MBF，利用感兴趣区技术还可分别测量心室各壁的局部 MBF（regional myocardial blood flow，RMBF）。RMBF 的测定在临床上有重要的意义。心肌各壁 RMBF 的分布并不均匀，Beanlands 观察到正常志愿者 $^{13}N-NH_3$ 测定的 RMBF 轻度不均匀，侧壁比间壁低 10%，其机制不详，但认为在解释图像时应注意到此点。

门电路断层影像：除与断层影像相同可行心肌灌注影像的绝对定量分析外，将门电路断层影像上同一轴向各层的舒张末及收缩末影像分别叠加可计算左室舒张末及收缩末容量（EDV、ESV）、每搏出量（SV）及左室整体及局部射血分数（ejection fraction，EF）。

五、判断异常的标准

（一）阅片分析

放射性降低程度判断：如前所述，采用5级评分法。

局限性放射性分布异常的判断标准：断层影像上两个不同断层轴向的相应节段上，连续两层以上出现≥2分的放射性减低为局限性异常减低。

Berman提出的将心肌断层影像分为20个节段分析时，判断局部放射性分布异常的标准如下：

放射性分布	结论
所有节段0分	正常
少数节段1分	大致正常
数个节段可逆性1分；1个节段2分	可疑异常
2个节段2分	大致异常
≥3个节段2分；1个节段≥3分	肯定异常

（二）半定量分析

1. 靶心图　变黑靶心图上出现黑区为放射性异常减低。

2. 门电路室壁增厚及室壁运动靶心图　以不同色阶显示室壁增厚及运动异常的部位及程度。室壁运动分四个等级：正常、运动低下、无运动及反向运动。

（三）定量分析

目前尚无公认的判断RMBF及CFR异常的标准，各单位在临床应用时应自行测定判断异常的阈值。Muzik根据20例健康志愿者测定结果，提出RMBF、CFR诊断冠心病的阈值分别为1.52ml/(min·g)及2.74。以充血RMBF＜1.52ml/(min·g)、CFR＜2.74作为诊断阈值，冠状动脉狭窄＞90%时诊断正确性分别为86%及90%；狭窄＞70%时为82%及85%；狭窄＞50%时为76%及80%。Kaufmann提出CFR＜2.5为冠状动脉血管扩张容量受损。

六、心肌影像异常类型及其临床意义

（一）可逆性缺损

负荷影像出现呈节段分布的放射性异常减低、缺损区，静息显像原异常区消失或接近消失，见于心肌缺血（图19-2-5）。

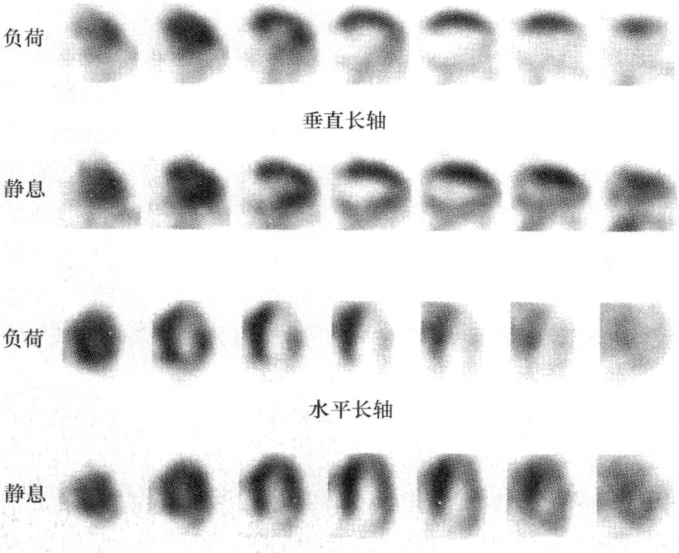

图19-2-5　双嘧达莫负荷心肌灌注PET影像（垂直长轴、水平长轴）示下壁、后壁、心尖及侧壁心肌缺血

（引自 Wahl RL. Principles and practice of position emission tomography. Philadelphia：Lippincott Williams &Wilkins，2002，323.）

（二）不可逆缺损

负荷影像出现按节段分布的放射性异常减低、缺损区；或静息显像异常区无变化，见于心肌梗死及严重心肌缺血。

（三）混合型

负荷影像异常所见同前二型，静息影像异常区部分消失，见于心肌梗死伴缺血。

（四）花斑型

心肌内放射性减低区和正常区相间，呈花斑（patch）状，见于心肌病变。

（五）室壁运动异常

进行门电路断层显像时可以观察室壁运动。弥漫性室壁运动低下伴左室 EF 值下降是广泛的冠状动脉病变、扩张性心肌病和不同原因所致心力衰竭的表现。局部室壁运动异常是诊断冠心病的主要依据，因为冠心病常因节段性心肌缺血或心肌梗死造成局部室壁运动障碍。局部反向运动表现为正常心肌收缩时病变部位向外扩张，正常心肌的舒张早期，病变部位反而收缩，这表明病变部位心肌已失去主动舒、缩功能，而只是受心腔内压力变化的影响而被动运动，是室壁瘤形成的特征。

（六）其他异常所见

心腔大小异常：负荷影像左心腔大于静息影像，即左心腔暂时性扩大，见于心肌缺血。静息时心腔明显扩大和心肌变薄见于扩张型和缺血性心肌病。肥厚性心肌病（非对称性心室间壁肥厚）室间壁增厚，其与左心室后壁厚度比值大于 1.3，同时伴心腔窄小、变形。

第三节　临床应用价值

PET 心肌灌注显像具有与 SPECT 心肌灌注显像相似的临床价值，但 PET 由于有高的空间分辨率、较正确的 AC 方法及较高的时间分辨率，能绝对定量测定 MBF，而且心肌影像质量更好，图像也更为清晰，因此有更高的临床应用价值。但由于仪器及显像剂价格昂贵，限制了其在临床的广泛应用。PET 作为一门先进的影像学技术，目前公认是无创性的、能在活体测量 MBF 及 CFR 最正确的方法，并保留作为测定 MBF 新技术的对照金标准。这一技术可无创地提供大量有关心血管生理及病理生理领域的信息，越来越为临床医师及基础研究工作者所认可，在临床与基础研究工作中有广阔的应用前景。

（一）冠心病的诊断

诊断冠心病特别是心肌缺血是心肌灌注显像的主要适应证，最适用于冠心病罹患率在 30%～70%的人群。冠状动脉造影是诊断冠心病的金标准，可以提供冠状动脉狭窄确切的解剖学位置和程度，但因是有创方法，技术和设备条件要求都较高，不易推广应用；并且它主要是一种形态学诊断方法，大量事实证明，冠状动脉狭窄的严重性并不能单纯依靠解剖标准判断。已经有资料证实，冠状动脉解剖上狭窄程度与其供应区心肌血流间的相关性并非线性，狭窄程度不能反映形态学改变所引起的后果——心肌血流灌注量的改变，其原因除目前冠状动脉造影所用的定量指标仅考虑了血管内径的变化，没有计算狭窄长度的影响之外，缺血区心肌建立侧支循环以及不同个体间血管反应性不同等也是必须考虑的因素。所以在评价冠状动脉狭窄时，必须同时采用形态学和生理性两类指标，如仅依据形态学改变，对指导治疗和评价疗效有局限性。

前已述及心肌灌注显像是一个公认的无创的评价心肌血流分布的可靠方法，目前临床上广泛应用 SPECT 心肌灌注显像来评价心肌血流分布，根据可逆性缺损型、不可逆缺损型、混合型缺损的影像可分别诊断心肌缺血、心肌梗死及心肌梗死伴缺血，并可直观缺血、梗死的部位、范围及严重程度，因此已广泛应用于临床，但受仪器等物理条件限制不能进行 MBF 绝对定量测定。用无创性方法定量测定 MBF 一直是临床心脏学的研究热点之一，PET 定量测定 MBF 及 CFR 提供了一个无创的方法来估计冠状动脉狭窄者冠状动脉功能受损的严重程度，因此 PET 心肌灌注显像在诊断冠心病上能提供更多、更准确的信息。

1. 诊断冠心病的灵敏度和特异性　Schelbert 于 1981 年首先报道了 ^{13}N-NH_3/PET 药物负荷心肌灌注显像诊断冠心病的临床价值。表 19-3-1 总结了 Schelbert 等一些研究者报道的 PET 负荷心肌灌注显像诊断冠心病的灵敏度、特异性与准确率，总计 737 例，诊断冠心病的灵敏度、特异性和准确率分别为 94%（82%～98%）、95%（82%～100%）和 92%（85%～98%）。临床上虽然大多数病例负荷灌注影像异常能用常规的 SPECT 证实，但 PET 负荷心肌灌注显像诊断冠心病的灵敏度和特异性比 SPECT 负荷心肌灌注显像有所提高（表 19-3-2），同时 PET 负荷心肌灌注影像的质量更好、图像清晰，因此对影像异常的判断更可靠，对冠心病的定位诊断也更准确。此外由于 PET 血流显像剂的 $T_{1/2}$ 短，可以在短期内重复测定，特别适合于在短时间内完成静息-负荷显像，更方便病人。

表 19-3-1　PET 负荷心肌灌注显像诊断冠心病的灵敏度、特异性与准确率

作者	年代	例数	显像剂	负荷类型	灵敏度（%）	特异性（%）	准确率（%）
Schelbert 等	1981	32	$^{13}N-NH_3$	药物	97	100	98
Yonekura 等	1987	49	$^{13}N-NH_3$	运动	97	100	
Tamaki 等	1988	51	$^{13}N-NH_3$	运动	98		
Gould 等	1989	50	^{82}Rb	药物	95	100	
William 等	1989	146	^{82}Rb	药物	98	100	96
Demer 等	1989	193	$^{13}N-NH_3$，^{82}Rb	药物	82	95	88
Go 等	1990	135	^{82}Rb	药物	95	82	95
Stewart 等	1991	81	^{82}Rb	药物	84	88	85
总计		737			94	95	92

表 19-3-2　PET 与 SPECT 负荷心肌灌注显像诊断冠心病价值的比较

作者	显像剂	年代	例数	灵敏度（%）		特异性（%）		准确性（%）	
				PET	SPECT	PET	SPECT	PET	SPECT
Tamaki	$^{13}N-NH_3/^{201}Tl$	1988	51	98	96	100	100	98	98
Go	$^{82}Rb/^{201}Tl$	1990	132	95	79	82	76	92	78
Stewart	$^{82}Rb/^{201}Tl$	1991	81	87	87	82	52	85	78
总计			264	93	85	82	67	91	81

PET 显像诊断冠心病的最大特点之一是能绝对定量分析 MBF。冠心病时 RMBF 减低及 CFR 减少，据此能判断病变范围及缺血严重程度，提高对冠心病的诊断能力。而且，绝对定量 MBF 还可用于冠状动脉病变比较平衡的多支病变患者，这些患者的显像剂心肌内分布虽然减低但比较均匀，用常规 SPECT 或 PET 定性分析时，因其诊断依据缺血与正常区域内的对比，可能出现假阴性结果；而 PET 测定 RMBF 及 CFR 可直接显示其低于正常，从而作出正确判断。

PET 定量测量 RMBF 证实冠心病患者存在冠状动脉“窃血”现象，Baliga 发现餐后心绞痛患者，血流出现再分布，血流从严重狭窄处流向轻度狭窄处或正常冠状动脉，异常血管支配区 RMBF 从餐前的 1.01±0.35ml/(g·min) 降到流食餐后的 0.76±0.27ml/(g·min)；而在正常血管支配区餐后血流增加，从餐前的 0.89±0.16ml/(g·min) 升到餐后的 1.34±0.25ml/(g·min)。

文献报道 PET 定量测定 MBF 在评价冠心病者冠状动脉血流动力学改变方面比冠状动脉造影可能更敏感、更正确。最近 Gould 提出“异常心肌血流”新概念，作者采用半定量分析法评价心肌血流分布时，发现一个纵向的、由基底到心尖的血流灌注成梯度减少。其原因是冠状动脉弥漫性狭窄引起冠状动脉压从近端到远端沿着冠状动脉树逐渐下降，导致远端冠状动脉支配的心肌组织血流灌注量减少。Hernandez 在一组没有临床冠心病表现但存在冠心病危险因素者的研究中，也发现相似的血流灌注成梯度减少的现象，但仅在用双嘧达莫负荷显像定量分析时出现，此现象可能与冠状动脉循环功能异常有关，而其冠状动脉壁仅有轻度病变，以上表明 PET 定量测定较冠状动脉造影更灵敏。但一些研究者探讨了冠状动脉造影定量测量冠状动脉狭窄的严重性与局部 CFR 的关系，发现狭窄的严重性与局部 CFR 成一曲线关系，直到狭窄达 70%充血血流仍保留正常；当狭窄达 75%时充血血流才陡然下降，似乎表明 PET 定量测定敏感性低于冠状动脉造影定量分析。总之，有关 PET 定量测定 RMBF 及 CFR 在冠心病诊断上的意义有待更多的临床研究去证实。

心肌灌注显像诊断心肌梗死的敏感性高于心肌缺血，在梗死的定位诊断上，心肌显像的敏感性高于心电图，特别是识别左心室后壁、后侧壁及后间壁心肌梗死的能力高于心电图。但本法不

能鉴别急性或陈旧性心肌梗死。在以下情况下本法特别有助于诊断或排除心肌梗死：①老年人症状和心电图改变都不典型时；②急性心肌梗死合并左束支传导阻滞和心室肥厚，心电图分析有困难时；③肺心病患者出现 Q 波时。

当心肌梗死合并室壁瘤时，由于室壁瘤好发于心尖，所以室壁瘤心肌影像的特点为短轴断层影像上近心尖的室腔内径大于基底部，长轴影像室壁瘤部位（一般为心尖）不显影，影像呈扩散形（正常呈聚合形）。门电路断层影像可见室壁瘤部位呈反向运动。

2. 检出冠状动脉病变（管腔直径狭窄≥50%）的灵敏度　冠状动脉的三个主要分支有其相应的供血区。根据心肌影像上异常节段的分布，可以推断是哪支冠状动脉狭窄。有报道 PET 心肌灌注显像确定病变部位的平均灵敏度为 92%，特异性为 88%。心肌灌注显像对 RCA 及 LAD 病变检出敏感性大于 LCX。

负荷心肌灌注显像检出病变血管的灵敏度与病变血管的支数有关，即对多支病变组检出灵敏度低于单支病变组。PET 定量测定 MBF 及 CFR 可以提高对多支病变血管的检出灵敏度。检出病变血管的灵敏度也与侧支循环是否建立有关。虽有管腔狭窄但侧支循环良好时，因侧支循环的代偿可影响对病变的检出。灵敏度还与血管狭窄的严重程度有密切关系，狭窄越严重检出灵敏度越高。

在多支病变时，确定“罪犯”血管（culprit vessel）有利于获得最佳治疗效果。有报道临床资料证实的“罪犯”血管并不一定是狭窄最严重的血管，因此冠状动脉造影并不能准确提供“罪犯”血管。一些研究表明通过负荷 PET 心肌血流显像，负荷前后改变最明显的心肌节段相对应的血管即为“罪犯”血管。

（二）冠心病危险性分层和预后估测

对于冠心病患者，治疗的主要目的是要降低心肌梗死、严重心律失常和心源性死亡的发生率，因此区分低危病人与易发生心脏事件（指心源性死亡或非致命性心肌梗死）的高危病人有助于临床医师决定最佳治疗方案。心肌灌注显像提供一个可对冠心病病人进行危险性分层和预后估测的无创性方法。

大量随访统计表明，心肌灌注显像正常者（即使冠状动脉造影显示存在狭窄）将来发生心脏事件的危险性低、预后良好，其心脏事件发生率每年<1.0%，接近于年龄相匹配的正常人群。对这类低危病人进行有创性介入治疗是不必要的，当以内科治疗为主。心肌影像显示多支病变、心肌缺血范围大、或有左心室功能低下征象（左心室 EF 值降低、节段性室壁运动异常、负荷试验左心室一过性扩大）等，是预后不良的表现，心脏事件年发生率较正常高 6～12 倍，提示患者处于高危状态。经多因素分析表明，可逆缺损的节段数最能预测患者日后发生心脏事件的危险性，可逆性缺损的节段数越多预后越不好。对于这种处于高危状态的冠心病患者，应及时给予积极介入治疗。

Marwick 报道了行 ^{82}Rb 心肌 PET 灌注显像的 685 例冠心病及可疑冠心病患者，平均随访 41 个月。PET 显像正常者，无心脏事件生存率 90%；PET 显像呈轻度缺损者无心脏事件生存率 87%；PET 显像呈严重缺损者无心脏事件生存率下降到 76%。Yoshinaga 也有类似的报道，一组 153 例行 ^{82}Rb 心肌 PET 显像的患者，在 3 年的随访期间，PET 显像正常者无心脏事件生存率为 94%，PET 灌注显像呈轻度、中度及严重缺损者，其无心脏事件生存率分别为 62%、58%及 45%。

（三）判断心肌梗死区内是否有心肌存活

心肌缺血性损伤是从可逆到不可逆的动态变化过程，可出现心肌冬眠（hibernation）、心肌顿抑（stun）和心肌梗死。存活心肌包括冬眠心肌与顿抑心肌，冬眠心肌是指由于冠状动脉血流长时间严重减少，造成持续性心功能不全，但仍有代谢功能，其细胞膜完整，经过冠状动脉血运重建恢复血流后心功能可以部分改善或恢复正常。顿抑心肌是指短暂心肌缺血后，引起心室功能严重障碍，血流再灌注后心肌功能延迟恢复。一般而言，存活心肌就是指冬眠心肌。而心肌梗死是指心肌坏死、纤维组织形成，心肌细胞的损害是不可逆的，即使血流重建心功能也不可能改善或恢复正常。因而冬眠心肌的检出对患者的临床处理、疗效观察及预后评价有重要意义。但是临床上区分可逆性和不可逆性心肌损伤并非易事，二者具有许多共性，如局部壁运动异常、局部 MBF 减少、ECG 异常等。目前的临床共识是 PET 血流-代谢显像是诊断存活心肌的“金标准”，其判断存活心肌依据是病灶局部心肌血流严重减少，但仍保存代谢功能。根据上述标准，文献报道 PET 诊断存活心肌的阳性预测和阴性预测的正确率可达到 80%～85%。

^{15}O-H_2O、^{13}N-NH_3 PET 血流灌注显像定量分析已用于测定冬眠心肌患者的 MBF，但局部 MBF 减少程度变化很大，一定意义上受到当时心肌缺血程度与范围的左右。有报道病灶部位 RMBF＜0.25ml/(min·g)，或＜30%正常心肌灌注水平提示该处不大可能有存活心肌。Camica 的研究得到以下结论：①大多数冬眠心肌节段静息 MBF 与同一患者远离病灶部位心肌或年龄相匹配的健康志愿者的心肌 MBF 不同；②与上述非冬眠心肌节段相比，冬眠心肌 MBF 减少约 20%；③CFR 严重受损的冬眠心肌经血运重建术后，CFR 改善情况与收缩功能改善平行。

文献报道也可以单从^{82}Rb-PET 血流灌注显像进行心肌存活检测。^{82}Rb 是正一价离子，与钾相似，被心肌细胞摄取后在心肌内滞留并与钾池平衡，细胞膜破坏后快速从组织中消失，因此^{82}Rb 在心肌内的滞留可以反映心肌存活。

（四）冠状动脉血运重建手术适应证的筛选及疗效观察

冠状动脉血运重建术主要是经皮冠状动脉腔内成型术（PTCA）加支架植入术以及冠状动脉旁路移植术（CABG）。近年我国开展血运重建术的进展很快，并且越来越多地为病人所接受。心肌灌注显像在此治疗过程的作用在于筛选适于手术的病人；确定术后狭窄是否解除；术后心功能是否改善；有无残存心肌缺血；有无再狭窄等。存在负荷试验诱发的心肌缺血，特别是处于高危状态的冠心病患者，或检出梗死区有存活心肌者是血运重建术的适应证；而对负荷心肌灌注显像正常的低危病人进行有创性介入治疗是不必要的，应当以内科治疗为主。负荷心肌灌注显像为无创检查，便于重复，与单独冠状动脉造影相比，PET 心肌灌注显像能同时提供心肌血流灌注、灌注贮备及心功能信息，是心脏事件的一个独立预测因子，因此是随访疗效的首选手段。术后心肌影像及心室功能恢复正常或改善说明血运重建术成功。手术后心肌影像及心室功能无变化，说明手术不成功。一般冠状动脉再狭窄发生在术后 3～6 个月，定期用心肌灌注显像随访可了解有无再狭窄的发生，以便采取进一步治疗方案。

有创检查证实冠状动脉血流量及血管扩张容量在冠状动脉成型术后呈现逐渐恢复，此可能是由于微血管顿抑所致。无创的 PET 定量分析也证实了这一点。Uren 用 PET 定量分析发现血管成型术后 MBF 呈逐渐增加，术后 24h、1 周、3 个月的 MBF 分别为 2.1±0.8ml/(g·min)、2.3±0.7ml/(g·min) 及 3.1±0.9ml/(g·min)。其他学者的 PET 定量分析研究也观察到 PTCA 后心肌梗死区血流贮备呈现时间依赖性恢复。由此说明，急性心肌梗死 PTCA 后，无创与有创法测量 MBF 提供的冠状动脉的功能信息是有可比性的。Uren 还测定了 13 例急性心肌梗死患者行冠状动脉内溶栓治疗 8 天及 6 个月后的 MBF，发现 CFR 也随时间逐渐改善，但未能达到正常水平。Campisi 报道 CABG 后移植血管供应的心肌节段充血血流量减少，但动脉及静脉移植血管相应的心肌充血血流量没有差别。Spyron 发现 CABG 后 CFR 逐渐改善。PET 定量测量证实通过血管成型术、溶栓治疗及 CABG 等血运再建术后 MBF 的改善是逐渐发生的。

（五）心肌病的鉴别诊断

扩张型心肌病（dilated cardiomyopathy）和某些以心力衰竭为突出表现的缺血性心肌病（ischemic cardiomyopathy）常有相似的临床表现，如心脏扩大和心功能减低，但二者的治疗不同，对其正确诊断很有必要。心肌灌注显像对二者的鉴别诊断有一定的价值。缺血性心肌病为冠状动脉多发严重粥样硬化所致，长期、反复发作的缺血引起心肌呈按血管分布的节段性纤维化，心肌影像除心腔扩大外，主要以节段性放射性减低缺损区为主。扩张型心肌病为心肌散在的退行性病变，间质内有灶性纤维化，因此心肌影像多呈泛发的、小片的、正常与减低相间的、和冠状动脉供血区无关的放射性分布，即“花斑”样改变，同时伴有心腔扩大和左心室壁普遍变薄，病变严重者亦可出现放射性减低、缺损区。

Parodi 用 PET 定量分析证实扩张型心肌病患者静息 MBF 及 CFR 受损，甚至在心肌病的亚临床期就可以出现 MBF 减少，这可能与扩张型心肌病患者存在冠状微循环功能不良有关。用 PET 定量分析评价冠状动脉扩张容量功能受损的严重程度，是一个独立预测随后发生心脏事件及心力衰竭加重的指征。慢性心肌炎（炎症性扩张性心肌病）由于大片心肌坏死亦可呈现放射性减低、缺损区伴心腔扩大。早期心肌病、心肌炎的心肌影像也可呈“花斑”样改变，但其敏感性不高(70%～80%)，同时单凭心肌“花斑”样改变不能区别心肌病或心肌炎。

肥厚型心肌病（hypertrophic cardiomyopathy）是一种遗传性疾病，发病率为 0.02%～0.2%，可出现心肌缺血症状而冠状动脉造影正常。心肌灌注影像可见心肌不对称增厚，尤以室间壁上部增厚为著，其厚度与后壁的比值大于 1.3，伴有心腔缩小。Camici 用 PET 定量分析研究 23 例肥厚型心肌病患者，发现肥厚的室间壁静息 MBF 增加，但双嘧达莫负荷引起间壁及左室游离壁 CFR 减少，而有心绞痛症状者 CFR 减少得更明显。这些患者冠状动脉并无狭窄，CFR 减少说明有弥漫性微循环功能不良，并引起心肌缺血症状。

Camici 还发现了肥厚型心肌病患者潘生丁负荷后出现心内膜下低灌注。通过 PET 评估 CFR 可能有助于评估其猝死的危险性，因为超过 2/3 的肥厚型心肌病患者猝死的原因可能是心内膜下的局部缺血。PET 还用于探索心肌部分切除治疗的机制，肥厚性梗阻型心肌病的最好治疗是外科手术，与用药物治疗相比，术后心脏猝死明显减少。虽然手术切除与药物治疗后 CFR 仍低于对照组，但间壁 CFR 在心肌局部切除后增高程度大于药物治疗组。心肌切除 CFR 受益是由于舒张松弛致血管外压缩力减少，因而减少了对冠状动脉的压缩力。Cecchi 的研究证明用 PET 定量分析评价冠状动脉微循环功能不良的严重程度，是一个独立预测肥厚型心肌病患者由于心血管原因所致的临床恶化及死亡的指征。

（六）川崎病心血管合并症的诊断

川崎病又名皮肤黏膜淋巴结综合征，好发于 2 个月～8 岁小儿，是以全身血管炎为主要病变的急性热性发疹性疾病，多侵犯冠状动脉，部分患儿形成冠状动脉瘤，其中少部分患儿冠状动脉可发生狭窄或血栓，甚至导致心肌梗死。心肌灌注显像可以检出川崎病所致的心肌缺血、心肌梗死以及存活心肌，并可用于疗效观察。Muzik 发现有川崎病病史但心外膜冠状动脉正常的患儿，静息 MBF 正常，而充血血流及 CFR 减低。其 CFR 减低可能是由于冠状动脉炎症所致。

（七）心肌血流量测定在其他心脏疾病方面的应用

近年不少文献报道了 PET 心肌血流量测定应用于研究其他心脏疾病的病理生理变化及其临床意义，这些报道普遍认为微血管疾病是许多心脏疾患的主要病理生理改变。

1. X 综合征　X 综合征是指具有心绞痛型胸痛，负荷 ECG 呈缺血样改变，但冠状动脉造影正常的一组病人。PET 定量测定已用于探讨其发病机制，但观察的结果尚无定论。Geltman 观察到 17 例 X 综合征患者中 8 例充血血流对双嘧达莫的反应减少，此与这些病人静息 MBF 较高有关，也可能是充血血流反应变异所致。Camici 用 $^{13}N\text{-}NH_3$ 研究 43 例 X 综合征患者，30% 患者 CFR 异常，平均 CFR 降至 2.5±0.9。BÖttcher 也用 $^{13}N\text{-}NH_3$ 研究了 25 例 X 综合征患者，双嘧达莫负荷后 MBF 降至 1.68±0.49ml/(g·min)　[正常对照组为 2.34±0.45ml/(g·min)，$P<0.05$]，因此认为引起心绞痛症状的原因可能是充血血流反应减少，冠状微循环功能异常所致。但与上述报道相反，Rosen 测定了 29 例 X 综合征和 20 例年龄匹配的正常对照组，经心率血压乘积校正后，二组 CFR 没有差异。

2. 冠心病高危险因素者心脏 MBF 及 CFR　冠心病的危险因素包括高脂血症、原发性高血压、糖尿病及吸烟等，这些患者冠状动脉内皮细胞及微循环功能不良。CFR 的测定提供了一个将危险因素转换成可测量的冠状动脉循环受损的方法，最广泛应用的方法是腺苷负荷心肌灌注显像测量 CFR。

(1) 吸烟：影响了冠状动脉与周围循环，长期抽烟可损伤冠状动脉内皮细胞。Kaufmann 研究发现，与不吸烟者相比，吸烟者腺苷引起的充血血流量减少 17%，CFR 降低 21%。短期给予抗氧化剂维生素 C 可以使吸烟者冠状微循环反应恢复，CFR 正常。而维生素 C 对不吸烟者无此作用，因而支持吸烟的损伤至少可以部分解释为增加了氧化负荷，维生素 C 能通过清除氧化自由基，减弱有血管痉挛性心绞痛者异常的冠状动脉舒缩反应。

(2) 高胆固醇血症：PET 研究发现冠状动脉造影正常的高胆固醇血症者与冠状动脉扩张有关的内皮细胞受损，CFR 降低，降胆固醇治疗上述变化可以逆转。Dayaniki 首先报道了在无症状但为冠心病高危险因素者冠状动脉血流与血清胆固醇水平有线性关系。Kaufmann 进一步发现总胆固醇与 MBF 或 CFR 不相关，但在高胆固醇血症者

LDL与CFR有相反的关系，说明在冠状动脉微循环功能不良的发展中，LDL起一个直接致病作用。

(3) 糖尿病：糖尿病患者冠状动脉功能受损，这可能是动脉硬化的早期标志。Di Carli最近用PET腺苷负荷心肌灌注显像研究发现，在年青、无合并症糖尿病患者中，冠状微循环功能明显受损，而且Ⅰ型与Ⅱ型糖尿病的结果相似，这支持高血糖在糖尿病血管功能不良的病因上起关键作用。

3. 高血压性心脏病　原发性高血压者尽管冠状动脉造影正常，但CFR减低。CFR减低主要是与冠状动脉阻力血管扩张容量减少有关，此可能是血管重构的结果，如血管中层增厚、血管周围纤维化或内皮细胞功能不良。高血压的持续时间及其严重性可能对CFR有重要影响。

(八) 测定心室功能、观察室壁运动

进行心肌门电路断层显像时，可以在得到心肌灌注显像的同时观察左心室壁运动及测定左心室功能。行心肌门电路负荷显像，可以测定负荷状态下的左心室功能及观察室壁运动。

第四节　存在的问题与对策

PET经历了漫长的研究应用阶段后，于20世纪90年代开始进入临床应用，目前公认PET是无创性测量MBF及CFR的最正确的方法，可提供大量的有关心血管生理及病理生理领域的信息，越来越为临床医师及基础研究工作者所接受，在临床与基础研究工作中有广阔的应用前景。但本法也存在一些问题，本节将作进一步探讨。

一、显像剂

前已述及，目前尚未找到集全部优点于一身的显像剂，即$T_{1/2}$较短、辐射量低、心肌摄取量与血流灌注量保持线性关系（即血流量改变对心肌细胞摄取效率的影响最低）、不需要加速器生产、价格合理等。目前常用的显像剂主要是$^{15}O\text{-}H_2O$、$^{13}N\text{-}NH_3$、和$^{82}Rb\text{-}Cl$。三种显像剂的共同优点是半衰期短、辐射量低、图像清晰、便于定量，但各自有其特点。$^{15}O\text{-}H_2O$在不同血流量条件下，其心肌摄取量与MBF基本保持线性关系，因此是较理想的心肌血流显像剂；由于$T_{1/2}$短允许短期内重复RMBF测定；但需要加速器生产，成本较高；同时心肌影像的本底偏高，需再行$^{15}O\text{-}CO$血池显像后进行减影才能获得心肌血流影像。$^{13}N\text{-}NH_3$的影像质量在所有PET心肌血流影像中是相对最好的；但其被心肌摄取量与MBF之间的相关性并不是真正的线性，随着血流量增高纯提取率减少；也需要加速器生产，成本较高。$^{82}Rb\text{-}Cl$的主要优点是可由$^{82}Sr\text{-}^{82}Rb$发生器产生，不需要回旋加速器，便于无加速器的单位使用；但其首次血流通过心肌提取率较低，因此与血流量的相关性不如前二种显像剂，在定量测定MBF，或在心肌血流改变过大时，需要对^{82}Rb的摄取进行校正；^{82}Rb的另外一个限制是其发射的正电子能量高，正电子在组织中的移行距离相对长，因此图像分辨率也就相对较低，图像质量不如$^{13}N\text{-}NH_3$。鉴于上述情况，使用单位可根据自身条件及要求选用相对合适的显像剂，并进行必要的校正，以满足临床要求。

二、MBF及CFR的正常参考值

目前公认PET是无创性测量RMBF及CFR最正确的方法，其测定结果的准确性直接影响到临床应用的价值及前景。但目前尚无公认的判断RMBF及CFR异常的标准，因此有必要在条件具备时联合多单位进行测定，在统一制订PET显像条件（采集及处理条件、衰减校正方法等）、显像剂和相应的数学模型、负荷试验类型等的条件下，测定RMBF及CFR，得出相对准确的正常参考值，而目前各单位在临床应用时只能自行测定正常参考值及判断异常的阈值。

三、在评价心肌血流与功能方面所面临的挑战

近年医学影像领域各种新技术（SPECT及PET心肌灌注显像、冠状动脉造影、X线CT、MRI、超声心动图等）发展迅速，在冠心病的诊断、危险性分层和预后估测、心肌存活的判断、冠状动脉血运重建术适应证的筛选及疗效观察等领域，可供临床选择的余地越来越大。如何选用最合适的技术来满足临床诊断和治疗要求，的确是当前心脏病学领域一个重要问题，而核心脏病学也面临挑战。下面将对各种技术在评价心肌血流与心功能领域的应用价值进行比较分析。

X线冠状动脉造影是诊断冠心病的“金标准”，

但因是有创方法，技术和设备条件要求都较高，不易推广应用。此外事实也证明冠状动脉解剖上狭窄程度与其供应区心肌血流间的相关性并非线性，狭窄程度不能完全反映心肌血流灌注量的改变，所以在评价冠状动脉狭窄时，必须同时采用形态学和生理性两类指标。如仅依据形态学改变，对指导治疗和评价疗效有局限性。

心肌灌注显像是一个无创的评价心肌血流分布的可靠方法，临床上广泛应用 SPECT 心肌灌注显像来评价心肌血流分布，诊断心肌缺血及心肌梗死，并可直观缺血、梗死的部位、范围及严重程度，但受仪器物理条件限制不能进行心肌血流量绝对定量测定。

目前公认 PET 是无创性测量 MBF 及 CFR 最正确的方法，可提供大量有关心血管生理及病理生理领域的信息，因此在诊断冠心病上能提供更多信息，有利于临床医师了解病理生理变化和病情发展，这是其他影像技术所不可比拟的。但本法只能在有 PET 及回旋加速器设备，并能自行生产超短 $T_{1/2}$ 正电子显像剂的单位进行，且仪器及显像剂价格昂贵，因此限制了其在临床广泛应用。此外，门电路心肌灌注断层显像还可同时提供左心功能、室壁运动与心肌血流灌注的双重信息。

然而，冠状动脉造影术已超出单纯诊断技术的范围，可对冠状动脉狭窄的部位进行球囊扩张（PTCA）、支架植入、激光消蚀或旋切和冠状动脉内溶栓等治疗，已经成为冠心病治疗的重要临床技术。

CT 血管造影（CTA）和 MRI 血管造影（MRA）已开始临床应用，与 X 线冠状动脉造影一样，主要是提供冠状动脉解剖信息，不能完全反映心肌血流灌注量，其显示的血管尚局限于冠状动脉主干，病变检出与上述 X 线冠状动脉造影有较好的一致性，但有部分假阳性结果。从目前临床应用的结果看，CTA 优于 MRA，也更为实用，主要用于冠状动脉病变的筛选和血运重建术后疗效判断。多层螺旋 CT、MRI 可行首过法和延迟法心肌灌注成像，配合药物负荷试验，可诊断 CAD，临床研究结果与核素心肌灌注显像有很好的相关性，且图像分辨率优于核素显像，但其不能进行心肌血流量绝对定量测定，已经开始在临床应用。

CT、MRI 心脏功能成像也可获得动态心脏形态和心功能定量参数。多数 CT、MRI 厂家均有心功能定量分析的软件包，与核素显像相比，其优势在于可以达到实时成像，同时、反复观察左、右心功能，但其心功能检查并非真正意义上的容积采集，结果可能不如核素心室显像可信。当前将 CTA、MRA 与放射性核素心功能测定、心肌灌注和代谢显像综合分析是冠心病影像学的发展方向之一。

多层 CT（8 排或 16 排以上）可检出冠状动脉钙化灶，后者是冠状动脉粥样硬化的标志。冠状动脉钙化积分是判断动脉硬化的主要指标，其与冠状动脉的狭窄程度和狭窄支数有相关关系。一般认为钙化积分越高，冠状动脉狭窄的发病率越高。但多层 CT 所见钙化程度与实际冠状动脉狭窄程度的关系尚在进一步研究中。多层 CT（64 层或 64 层以上）还可显示冠状动脉软斑块，8～16 层 CT 已可分辨动脉内壁 0.16mm 大小的软斑块。但多层 CT 不能显示冠状动脉远端分支或微小血管的病变状况，而放射性核素心肌灌注显像可反映心肌微血管的灌注情况，故二者结合则能互相补充，临床价值会更大。

在判断心肌存活上，目前公认心肌血流灌注显像与心肌代谢显像联合是判断心肌存活的金标准。

四、PET/CT 在心肌核素显像领域应用的优势

PET 血流灌注显像的临床价值已得到肯定，但用 PET/CT 行心脏核素显像的经验有限，尚无公认的最合适显像方案。Machac 提出 PET/CT 与 PET 相比，在心脏核素显像领域的优势是：可用于对位、AC、测定冠状动脉钙化、CTA、心室造影。

PET/CT 可直接用 CT 在心前区进行一次快速透射采集，根据重建的透射图像所显示的心脏位置再行对位，以保证发射采集时心脏完全在视野内。

PET 探测必须进行 AC，否则将出现衰减伪影影响诊断的正确性；AC 是绝对定量测定心肌血流灌注的关键因素。PET 有较准确的 AC 技术，一般 PET 采用旋转的 ^{68}Ge 源进行 AC，由于 ^{68}Ge 源仅有低的光子通量，需要较长的透射采集时间（约 4～8min），相对长的采集时间会使病人不舒

服，增加了体位移动所致伪影产生的机会，影响了心肌图像的质量，也影响了心肌 RMBF 测定的准确性；此外由于采集时间较长，病人流通量下降，直接影响 PET 的效益。PET/CT 可直接用 CT 进行 AC，允许透射显像采用很短的采集时间（<1min，当用 16 排 CT 时=4s），克服了^{68}Ge 源在这方面的不足。此外由于用 CT 行透射显像时间很短，在同日进行负荷、静息心肌血流灌注显像时，可分别进行负荷、静息透射显像采集，使透射与发射显像病人条件匹配得更好，提高 AC 的准确性。但 Nakamoto 报道，与^{68}Ge 相比，用 CT 行 AC 高估 4.3%～15.2%组织的放射性浓聚程度，即表现为过度校正，在高 CT 值的组织中这种过度校正更明显，故当对 PET/CT 与 PET 的定量结果进行比较时要考虑这方面的影响，有关过度校正对心肌定量测定的影响尚有待进一步验证。

PET/CT 还可同时用 CT（8 排、16 排、64 排以上）测定冠状动脉钙化灶、软斑块、CTA 及心室显影等。这样将 PET 与 CT 两种技术结合，将对冠心病的研究、诊断和治疗提供更有价值的信息。此外，实现心脏影像的解剖学、血流灌注、代谢状态和受体分布的三维信息融合，将会给冠心病领域的研究与临床工作带来新的面貌，但目前尚未见有关报道。

（林景辉）

参考文献

［1］ Kaufmann，PA，Camici，PG. Myocardial blood flow measurement by PET：Technical aspects and clinical applications. J Nucl Med，2005，46：75-88.

［2］ Valk PE，Bailey DL，Townsend DW，et al. Positron emission tomography：basic science and clinical practice. London：Springer-Verlag London Limited，2003，429-445.

［3］ 田嘉禾主编. 正电子发射体层显像（PET）图谱. 北京：中国协和医科大学出版社、科文（香港）出版有限公司，2002，161-172.

［4］ Wahl RL. Principles and practice of position emission tomography. Philadelphia：Lippincott Williams &Wilkins，2002，320-333.

［5］ Loghin C，Sdringola S，Gould K. Common artifacts in PET myocardial perfusion images due to attenuation emission. J Nucl Med，2004，45：1029-1039.

［6］ 林景辉、王荣福主编. 核医学. 北京：北京大学医学出版社，2004，98-106.

［7］ Machac J. Cardiac positron emission tomography imaging. Semin Nucl Med，2005，35：17-36.

［8］ Muzik O，Duvernoy C，Beanlands R，et al. Assessment of diagnostic performance of quantitative flow measurements in normal subjects and patients with angiographically documented coronary artery disease by means of nitrogen-13 ammonia and positron emission tomography. J Am Coll Cardiol，1998，31：534-540.

［9］ Marwick T，Shan K，Patel，et al. Incremental value of rubidium-82 positron emission tomography forprognostic assessment of known or suspected coronary artery disease. Am J Cardiol，1997，80：865-870.

［10］ Krivokapich J，Czernin J，Schelbert HR. Dobutamine positron emission tomography：absolute quantitation of rest and dobutamine myocardial blood flow and correlation with cardiac work and percent diameter stenosis in patients with and without coronary artery disease. J Am Coll Cardiol，1996，28：565-572.

［11］ 周前主编. 中华影像医学·影像核医学卷. 北京：人民卫生出版社，2002，54-62.

［12］ Hickey KT，Sciacca RR，Bokhari S，et al. Assesment of cardial wall motion and ejection fraction with gated PET using N-13 ammonia. Clin Nucl Med，2004，29：243-248.

［13］ Lee JS，Lee DS，Ahn JY，et al. Blind separation of cardiac components and extraction of input function from $H_2{}^{15}O$ dynamic myocardial PET using independent component analysis. J Nucl Med，2001，42：938-943.

［14］ Koskenvuo JW，Hartiala JJ，Knuuti J，et al. Assessing coronary sinus blood flow in patients with coronary artery disease：a comparison of phase-contrast MR imaging with positron emission tomography. AJR Am J Roentgenology，2001，177：1161-1166.

［15］ 潘中允主编. PET 诊断学. 北京：人民卫生出版社，2005，495-502.

［16］ Cecchi F，Olivotto I，Gistri R，et al. Coronary microvascular dysfunction and prognosis in hypertrophic cardiomyopathy. N Engl J Med，2003，349：1027-1035.

［17］ Chareonthaitawee P，Kaufmann PA，Rimoldi O，et al. Heterogeneity of resting and hyperemic myocardial blood flow in healthy healthy humans. Cardiovasc Res，2001，50：151-161.

［18］ 何作祥. 心脏放射性核素显像：从诊断、危险性分层到治疗决策. 中华核医学杂志，2005，25：5-6.

［19］ Di Carli MF，Janisse J，Grunberger G，et al. Role of

chronic hyperglycemia in the pathogenesis of coronary microvascular dysfunction in diabetes. J Am Coll Cardiol，2003，41：1387-1393.

［20］ Böttcher M，Botker H，Sonne H，et al. Endothelium-dependent and independent perfusion reserve and the effect of L-arginine on myocardial perfusion in patients with syndrome X. Circulation，1999，99：1795-1801.

［21］ 王荣福. 符合线路探测正电子成像与临床. 北京：北京大学医学出版社，2004，335-337.

［22］ Hernandez-Pampaloni M，Keng FYY，Kudo T，et al. Abnormal longitudinal base-to-apex myocardial perfusion gradient by quantitative blood flow measurements in patients with coronary risk factors. Circulation，2001，104：527-532.

［23］ Gould K，Nakagawa Y，Sdringola S，et al. Frequency and clinical implications of fluid dynamically significant diffuse coronary artery disease manifest as granded，longitudinal，base-to-apex myocardial perfusion abnormalities by noninvasive positron emission tomography. Circulation，2000，101：1931-1939.

［24］ 赵军，林祥通. 关于 PET/CT 临床应用的若干问题. 中华核医学杂志，2005，25：69-71.

［25］ 李殿富. 核素心肌显像在冠心病处理决策中的合理应用及其原理. 国外医学・放射医学核医学分册，2004，28：56-59.

［26］ Nakamoto Y，Osman M，Cohade C，et al. PET/CT：comparison of quantitative tracer uptake between germanium and transmission attenuation-corrected images. J Nucl Med，2002，43：1137-1143.

［27］ Berman DS，Hayes SW，Shaw LJ，et al. Recent advance in myocardial perfusion imaging. Curr Probl Cardiol，2001，26：1-140.

［28］ Sandler MP，Coleman RE，Patton JA，et al. Diagnostic Nuclear Medicine，Fourth Edition. Philadelphia：Lippincott Williams & Wilkins，2003，273-317.

第 20 章

PET/CT 心肌代谢显像

第一节 概 述

心肌代谢显像（myocardial metabolic imaging）是核心脏病学的热门研究课题，可在活体内显示心肌细胞代谢情况，其断层影像素有“生理断层”之称。近年随着计算机技术的日新月异和PET技术的应用以及新的放射性药物不断问世，心肌代谢显像有了很大的发展，已成为心血管疾病诊断和研究的重要手段之一。

心肌代谢极为活跃，心肌能量主要是由三磷腺苷（ATP）供给，而ATP的合成主要依靠能源物质的氧化磷酸化过程，因此需要能源物质和氧的充分供应。心肌细胞在长期进化过程中获得了可以选择多种能量底物进行能量代谢的能力：根据血浆中各种能量底物的浓度与激素水平以及局部血供状态不同，可选用脂肪酸、葡萄糖、乳酸、丙酮酸、氨基酸或酮体；因而脂肪酸、葡萄糖等物质参与心肌代谢的比例是不恒定的，其中脂肪酸和葡萄糖是心肌代谢的主要能量底物，心肌活动所需要的能量约2/3由脂肪酸供应，1/3由葡萄糖供应。空腹时血糖及血浆胰岛素水平较低，心肌细胞摄取葡萄糖减少，游离脂肪酸（FFA）成为心肌的主要能量底物，通过β氧化为心肌提供能量。进餐后，由于血糖增高刺激胰岛素的分泌，血浆胰岛素浓度升高，促进了心肌对葡萄糖的摄取利用，同时胰岛素是脂肪酸酯解的最重要的生理性抑制物，血浆胰岛素升高使血浆FFA水平下降，心肌脂肪酸代谢被抑制，从而使葡萄糖成为进餐后正常心肌细胞的主要代谢底物。缺血状态下，缺血区由于氧供随血流减少，耗氧量较大的FFA β氧化受抑制（不论进食或空腹），需氧量较低的葡萄糖氧化和不需氧的糖酵解仍可进行，因此葡萄糖成为缺血心肌唯一能源，与禁食状态下正常心肌以脂肪酸为主要能量底物形成反差。如果缺血进一步加重，心肌细胞坏死，则心肌的所有代谢活动均将停止。

将上述能量底物应用放射性核素进行标记，将其静脉注射后，将被心肌细胞摄取，应用显像仪器即可进行心肌代谢断层显像。心肌代谢显像最常用的放射性核素有两类：一类是发射正电子的放射性核素，主要为^{18}F、^{11}C和^{13}N等，需使用PET、PET/CT或符合线路SPECT（后者只适用于^{18}F）进行显像。另一类为发射单光子的放射性核素，如^{123}I等，可用SPECT进行显像。本章主要介绍正电子心肌代谢显像，包括葡萄糖代谢、脂肪酸代谢、有氧代谢、氨基酸代谢显像。

第二节 心肌代谢显像原理及方法

本节将分别介绍心肌葡萄糖代谢、脂肪酸代谢、有氧代谢、氨基酸代谢显像的原理和方法。

一、心肌葡萄糖代谢显像

（一）原理和方法

1. 原理 ^{18}F-FDG是最常用的葡萄糖代谢显像剂，其为葡萄糖类似物，静脉注射后在血液及组织中的转运与葡萄糖相似，两者通过相同的葡萄糖转运载体进入心肌细胞，进入细胞内的^{18}F-FDG与葡萄糖一样被己糖激酶催化，分别转化为^{18}F-FDG-6-磷酸（P）与葡萄糖-6-P。由于结构上的差异，^{18}F-FDG-6-P不能像葡萄糖-6-P一样参与进一步代谢，同时由于^{18}F-FDG-6-P带负电荷不能自由通过细胞膜，以及心肌细胞中缺乏葡萄糖-6-磷酸酶，使得^{18}F-FDG-6-P去磷酸变成^{18}F-FDG的速率极低，因此最终以^{18}F-FDG-6-P的形式滞留在心肌细胞内而使之显影。^{18}F-FDG心肌摄取量为注射量的1%～4%，心肌对^{18}F-FDG的代谢率在饱餐状态下比空腹状态下快 2.8 倍。^{18}F-FDG 的局部放射性浓度在一定意义上代表葡萄糖代谢的状态，但只反映了葡萄糖代谢的初始过程。心肌对^{18}F-FDG 的摄取与对葡萄糖的摄取一样皆取决于血糖浓度和胰岛素水平，同时受心肌本身状态的左右。血糖及胰岛素水平减低时，心肌摄取^{18}F-FDG 减少；血糖升高，胰岛素水平上调，心肌摄取^{18}F-FDG 就高；但血糖过高，又可能竞争性抑制心肌的摄取。

2. 病人的准备　心肌^{18}F-FDG 代谢显像前，应根据检查目的来控制血中代谢底物的浓度。

（1）判断存活心肌：常用葡萄糖负荷法，这是由于葡萄糖负荷后引发内源性胰岛素反应，胰岛素水平升高，进而促进存活心肌（viable myocardium）对^{18}F-FDG 的摄取利用。方法是于禁食状态下（空腹 6h 以上，如果禁食时间不够，上述生理性反应就会受到抑制）口服葡萄糖 25～100g（根据血糖水平调整葡萄糖口服量），当血糖浓度达到 7.2～8.9mmol/L（130～160mg/dl）时，静脉注射^{18}F-FDG，注射后 45～60min 用 PET/CT、PET 或 SPECT/PET 进行显像。如心肌显影不良（例如糖尿病患者或者高血糖受试者）可将显像开始时间延长到 90min，以利于心肌更多摄取^{18}F-FDG。也可采用注射^{18}F-FDG 的同时静脉推注 2～4 单位的胰岛素以提高心肌摄取^{18}F-FDG 的方法。正常血糖-胰岛素钳技术也是提高心肌摄取^{18}F-FDG 改善图像质量的有效方法，该方法通过检测血浆葡萄糖水平不断调整胰岛素与葡萄糖的输入速度，使胰岛素升高而血糖控制在正常水平（5mmol/L 左右），这样既可促进存活心肌摄取^{18}F-FDG，又因血糖水平正常或接近正常可以减少对^{18}F-FDG 的竞争抑制作用，达到改善影像质量的效果。但本法操作复杂，不适于临床常规使用，主要用于糖尿病或糖耐量异常患者及图像质量不好者。本法可获得比口服葡萄糖法更佳的图像质量。近来也有采用乐脂平法，即于静脉注射^{18}F-FDG 前 2.5h 口服乐脂平（阿昔莫司，acipimox，烟酸类药物）250mg，有助于提高影像质量。这是由于乐脂平通过抑制脂肪组织的分解，使血浆 FFA 浓度减低，从而解除了 FFA 对心肌摄取^{18}F-FDG 的抑制作用，使心肌^{18}F-FDG 摄取增加。也有人推荐口服乐脂平与葡萄糖负荷法同时进行，可进一步增加心肌对^{18}F-FDG 的摄取，提高影像质量。

（2）判断心肌缺血：直接于禁食状态下静脉注射^{18}F-FDG，同样于注射后 45～60min 进行显像。

3. 显像方法　静脉注射^{18}F-FDG 370～555MBq（PET）、111～185MBq（符合线路 SPECT）后 45～60min，用 PET/CT、PET 或符合线路 SPECT 于心前区显像，得到一帧静息影像。PET 特别是 PET/CT 的轴向视野多在 15cm 以上，所以心肌显像一般只用一个床位，个别心腔极度扩张者，须增加扫描床位。图像采集过程中，受检者应保持体位不变，以避免体位移动造成心肌影像上出现伪影。PET 检查时要求进行准确的衰减校正（attenuation correction，AC），一般用^{68}Ge 进行 AC，PET/CT 则可直接用 CT 进行 AC。经过透射及发射图像采集、处理，沿着心脏本身的轴向重建心肌短轴、水平长轴及垂直长轴的心肌断层影像，即心肌^{18}F-FDG 分布的断层影像。采用带超高能准直器的 SPECT 进行显像时，可行^{99m}Tc-MIBI 与^{18}F-FDG 双核素显像，同时获得心肌灌注及代谢显像，但其空间分辨率及灵敏度较低。

行心肌代谢显像时引入门电路采集技术（详见本书第十九章第二节），则在获得心肌代谢影像的同时可获得心功能参数（整体及局部 EF 值）及评价室壁运动情况。

为定量测定心肌葡萄糖代谢率（myocardial metabolic rate of glucose，MMRGlu），于静脉注射^{18}F-FDG 的同时，立即进行快速动态采集 60～70min（36 帧，12s×10s，6s×20s，6s×60s，12s×300s），根据系列动态影像，经 ROI 技术可获得局部组织中^{18}F-FDG 变化的数据，即血池及心肌的时间-活性资料，利用多点采集动脉血（或动脉化的静脉血）可获得血浆中^{18}F-FDG 浓度变化的数据，进而根据葡萄糖代谢生理数学模型计算出 MMRGlu，并以参数影像方式显示。由于本法需要快速动态采集，故需要具有较高时间分辨率的 PET/CT、PET 才能进行。用符合线路 SPECT 进行显像时，每个探头必须围绕身体作 180°旋转，以探测到体内各方向的射线投影，才能重建各轴向的断层影像，一般需 20～30min 才能完成图像采集，不可能进行快速动态采集及动态定量分析，故符合线路 SPECT 不能用于进行 MMRGlu 测定。

（二）正常所见及图像分析

1. 正常所见　心肌对^{18}F-FDG 摄取个体差异

较大，禁食状态下仅约50%的受检者有不同程度的心肌显影，且存在着生理性的^{18}F-FDG摄取不均一，表现为左心室后壁及侧壁心肌对^{18}F-FDG摄取大于前壁和间壁。糖负荷后绝大部分受检者心肌显影良好，左心室各壁放射性分布基本均匀，右心室壁一般不显影。正常左心室心肌短轴、水平长轴及垂直长轴断层影像所见同心肌灌注显像（图20-2-1）。

心肌PET、符合线路SPECT断层影像上左心室前、后间壁，下、后壁均可出现放射性明显减低的衰减伪影，非均匀性AC后衰减伪影明显改善，从而使左心室壁各节段放射性分布趋向均匀（图20-2-2）。因此心肌PET、符合线路SPECT断层影像必须进行AC。

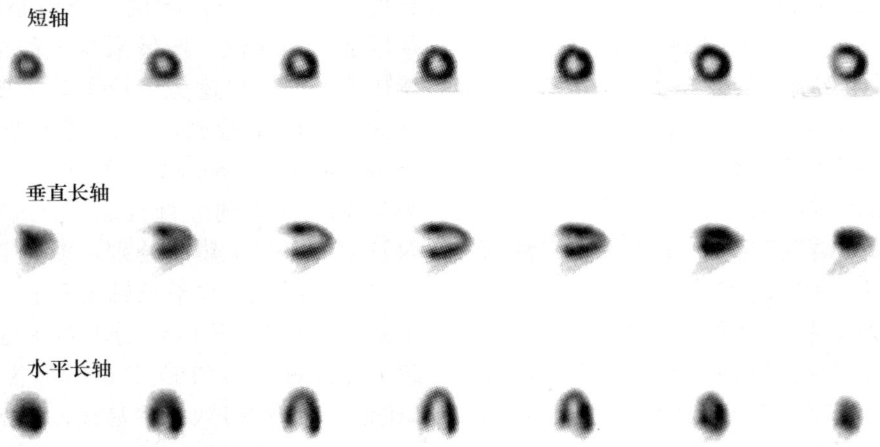

图20-2-1　正常心肌糖负荷后^{18}F-FDG代谢影像（AC）

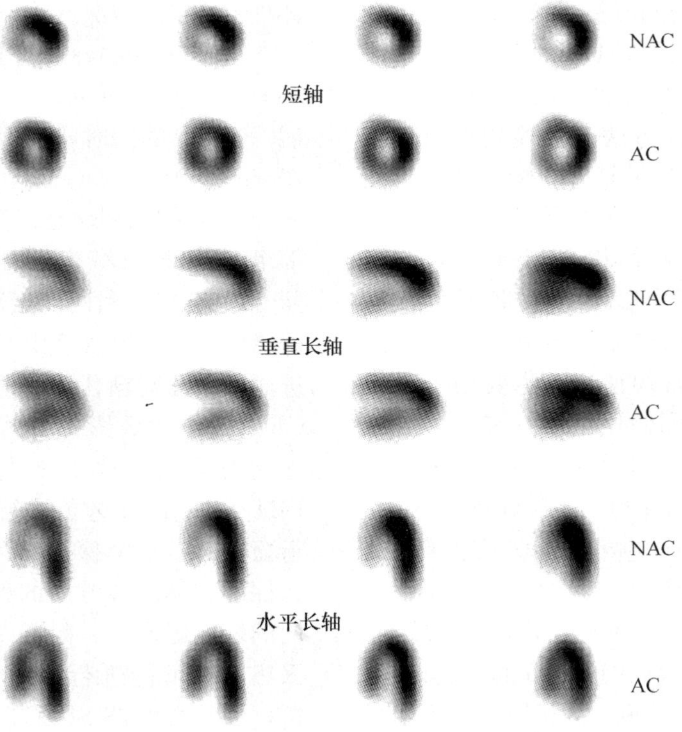

图20-2-2　正常心肌^{18}F-FDG影像

NAC：无衰减校正；AC：有衰减校正

2. 图像分析

（1）定性（阅片）分析：正常心肌^{18}F-FDG 断层影像如图 20-2-1 所示，断层及门电路断层影像所见及图像分析同心肌心流灌注影像（详见本书第十九章第二节），此处不再赘述。

（2）定量分析：根据系列动态影像及血浆中^{18}F-FDG 浓度变化的数据，进而根据葡萄糖代谢生理数学模型计算出 MMRGlu，并可获得参数影像。Schwaiger 等测得 8 例正常人的平均血浆葡萄糖浓度为 6.55±0.77mmol/L，MMRGlu 为 0.40±0.22μmol/(min·100g)。

行门电路心肌代谢显像时，可获得心功能参数（整体及局部 EF 值）及评价室壁运动情况。

（三）临床应用

1. 主要用于检测心肌存活　一般与心肌灌注显像结合应用，是判断心肌存活的金标准（详见本章第三节）。

2. 诊断心肌缺血　应在禁食条件下进行，在禁食状态下葡萄糖是缺血心肌的唯一能源物质，故静脉注射 ^{18}F-FDG 后缺血的心肌摄取^{18}F-FDG，与周围正常心肌在禁食状态下^{18}F-FDG 聚集量减低对比，成为“热区”，据此可诊断心肌缺血。有报道进行运动负荷介入后，运动诱发的心肌灌注缺损节段对^{18}F-FDG 的摄取明显增加，可提高诊断心肌缺血的敏感性，其价值尚待进一步研究。由于禁食状态下正常心肌^{18}F-FDG 摄取率低、个体差异大，对结果的判断有一定的影响。因此目前临床上诊断心肌缺血仍主要应用心肌灌注显像。

3. 测定心室功能、观察室壁运动　用 PET 进行心肌门电路代谢断层显像时，在获得心肌代谢影像的同时可以观察室壁运动及测定左心室功能，但其临床应用价值尚未被广泛接受；采用超高能准直器 SPECT 行^{99m}Tc-MIBI 与^{18}F-FDG 双核素门电路显像，还可同时观察心肌血流、代谢影像及观察室壁运动、测定左心室功能。

二、脂肪酸代谢显像

心肌利用脂肪酸的能力很强，心肌耗氧量几乎全部用于脂肪酸的氧化。一般情况下心肌主要利用 FFA，FFA 进入肌浆后，与线粒体外表面的酰基辅酶 A 形成复合体，经细胞膜的载体系统转运，使之转为膜内面的酰基辅酶 A 复合体，然后经 β 氧化产生乙烯辅酶 A 参加三羧循环产生 ATP。常用的 FFA 显像剂为^{11}C-棕榈酸（^{11}C-palmitic acid，^{11}C-PA）和^{123}I-β-甲基碘苯脂十五烷酸（^{123}I-β-methyl liodopheny pentadecanoic acid，^{123}I-BMIPP）。

棕榈酸是一种长链脂肪酸，占血液中循环脂肪酸的 25%～30%，它在血液中与白蛋白结合，是心肌能量代谢的主要底物。^{11}C-PA 为正电子显像剂，静脉注射后通过上述机制被心肌细胞吸收，很快经过 β 氧化，再被清除出去随血流离开心肌。用 PET 进行心肌动态断层显像不仅可以显示^{11}C-PA 在心肌内的分布影像，并且可以获得^{11}C-PA 的心肌清除曲线。曲线下降呈双指数方式，其快相代表进入三羧循环代谢供能部分，慢相代表进入细胞脂池的部分。两相的清除率以下降半时间（$T_{1/2}$）表示，据此清除曲线可计算出利用参数和早期清除率。早期清除率与心肌耗氧量成正相关，故可作为心肌能量代谢指标之一，用于心肌能量代谢研究。如前所述，SPECT/PET 因不能进行快速动态采集，故不能进行本检查。

^{123}I-BMIPP 是单光子显像剂，为 FFA 的类似物，静脉注射后被心肌细胞摄取，由于其分子中脂肪酸碳链 β 位上增加了一个甲基，受空间化学结构的影响，进入心肌细胞线粒体后进一步 β 氧化受阻，而以三酰甘油和磷脂形式较长时间储存于心肌细胞，因此不能用于观察游离脂肪酸完整的氧化代谢过程，但因其能停留在心肌细胞内，可满足 SPECT 断层采集时间的要求，用 SPECT 显像能显示^{123}I-BMIPP 在心肌内的分布影像。

由于禁食条件下心肌以脂肪酸代谢为主，所以一般选择禁食条件进行脂肪酸代谢显像。静脉注射^{11}C-PA 740～925MBq 后立即动态采集 15～30min，经过图像处理可获得心肌^{11}C-PA 分布的断层影像及心肌内^{11}C-PA 的清除曲线。用^{123}I-BMIPP 为显像剂时，静脉注射^{123}I-BMIPP 111MBq，20min 和 3h 分别用 SPECT 进行心肌断层显像，图像经处理、重建短轴、水平长轴和垂直长轴断层影像。

禁食条件下正常心肌对^{11}C-PA 和^{123}I-BMIPP 的摄取是均匀的，其影像同心肌灌注影像。当心肌缺血时不论进食或空腹，缺血区心肌脂肪酸代谢均被抑制，且在安静状态下其脂肪酸代谢障碍往往比心肌血流低下严重，故缺血区对显像剂的吸收减少，呈现放射性减低、缺损区，因此可用于心肌缺血的诊断，也适用于一些严重或急性心肌缺血而不宜行运动负荷检查的患者。本法还可用于心肌梗死范围及程度的估计，对扩张型和肥厚型心肌病的评价也有一定意义，扩张型心肌病患者心肌对^{11}C-PA的摄取和清除很不均匀。陈绍亮等对肥厚型心肌病患者进行^{123}I-BMIPP显像，结果显示肥厚型心肌病患者心肌中^{123}I-BMIPP分布不均匀，早期相肥厚部位^{123}I-BMIPP摄取明显减低，延迟相不均匀分布更明显。

三、^{11}C-乙酸代谢显像

^{11}C-乙酸（^{11}C-acetate）是心肌有氧代谢显像剂。^{11}C-乙酸被心肌细胞摄取后通过合成酶被转化为乙酰辅酶A，然后在线粒体内经三羧酸循环氧化为$^{11}C\text{-}CO_2$自心肌清除。因此^{11}C-乙酸的清除与心肌氧耗量紧密相关，可直接用于估价心肌有氧代谢。静脉注射^{11}C-乙酸555～740MBq的同时，用PET进行30min连续动态采集，即可测得^{11}C-乙酸的心肌清除曲线。^{11}C-乙酸心肌清除曲线可能是单指数型或双指数型，这取决于氧化代谢水平。在静息状态，当缺氧和缺血时，曲线通常呈单指数型；当要求代谢增加时，如给予多巴酚丁胺时，常呈双指数型。临床上^{11}C-乙酸PET显像主要是应用检测存活心肌，功能不良的心肌组织存在^{11}C-乙酸氧化代谢功能，则可认为有存活心肌。Gropler等报告^{11}C-乙酸PET显像测定存活心肌的正确性可能高于^{18}F-FDG心肌代谢显像，有待进一步临床研究证实。由于血浆能量底物变化不影响^{11}C-乙酸对心肌耗氧量的估计，故伴有糖尿病的慢性冠心病患者用本检查可能比^{18}F-FDG心肌代谢显像更有用。

四、氨基酸代谢显像

^{13}N-谷氨酸（^{13}N-glutamate）是常用的氨基酸代谢显像剂，静脉注射后可被心肌摄取，注射后用PET显像可以显示其在心肌内的分布，并可定量测定心肌摄取及清除情况。^{13}N-谷氨酸的心肌清除在缺血患者比正常人快，而且心肌摄取是不均匀的。心肌肥厚和瓣膜病患者心肌摄取^{13}N-谷氨酸增加。Krivokapich等在一组冠心病患者中，应用^{13}N-谷氨酸和$^{13}N\text{-}NH_3$、^{18}F-FDG进行心肌PET显像的对比研究，发现$^{13}N\text{-}NH_3$与^{18}F-FDG显像出现（血流与代谢）不匹配节段，心肌摄取^{13}N-谷氨酸平行于$^{13}N\text{-}NH_3$（血流）水平，而与^{18}F-FDG的摄取不平行，这提示^{13}N-谷氨酸可能反映的是心肌血流灌注，而不是心肌代谢的标志。目前有关心肌^{13}N-谷氨酸代谢显像的研究尚不多，不同作者的研究结果存在矛盾，相关资料较少。

^{11}C（$T_{1/2}$＝20.4min）、^{13}N（$T_{1/2}$＝10min）为超短$T_{1/2}$、发射正电子的放射性核素，使用单位必须具有加速器设备自行生产，并且必须用PET进行显像，因而限制了其标记物在临床上的应用。^{18}F-FDG的$T_{1/2}$（109.8min）相对长些，不一定要求使用单位自行生产，可由地区加速器中心供应，既可以用于PET/CT、PET，也可用价格相对低廉的符合线路SPECT或带超高能准直器的SPECT进行显像，因此临床上主要是进行^{18}F-FDG心肌代谢显像。

第三节　心肌存活检测及其临床应用价值

心肌缺血性损伤是从可逆到不可逆的动态变化过程，可出现心肌顿抑（myocardial stunning）、心肌冬眠（myocardial hibernation）和心肌梗死。顿抑心肌是指短暂心肌缺血后，引起心室功能严重障碍，血流再灌注后心肌功能延迟恢复的现象，恢复时间的长短主要依据缺血持续的时间和严重程度可持续数小时到数周。冬眠心肌是指由于冠状动脉血流长时间减少，造成休息状态下持续性心功能不全，其下调的心脏收缩功能与降低的心肌血流灌注达到新的平衡状态，以维持基本的代谢功能，呈“冬眠”状态，故称冬眠心肌。同时由于心肌未坏死，其细胞膜是完整的。总之无论是冬眠心肌还是顿抑心肌均属存活心肌，心肌细胞的损害是可逆性的，一旦供应这些心肌的血供改善或恢复，心肌的局部和整体功能可以部分改善或恢复正常。而心肌梗死是指心肌坏死、纤维组织形成，心肌细胞的损害是不可逆的，即使血流重建心功能也不可能改善。因而从临床角度出发，存活心肌的检出对治疗决策的制订有重大意义。

最近有些学者指出，冬眠心肌形成的病理生理过程可能更复杂，并不单纯是慢性低血流所致缺血，在一些研究中并未发现患者的心肌血流减低，而反复发作的心肌顿抑也可引起心肌冬眠。其机制可能是反复发作的心肌缺血导致心肌的反

复顿抑，继而引起心肌功能持续降低，形成冬眠心肌，但在发作间隙心肌血流量可以正常。

本章介绍的存活心肌的检测及其临床意义主要是指冬眠心肌。

一、判断心肌存活的原理、方法

以往认为负荷 3～5h 延迟（或静息）心肌灌注影像出现不可逆放射性减低缺损区或静息影像出现放射性减低缺损区为心肌梗死，但不少研究表明它可能低估 40%～50%的存活心肌。1983 年 Marshall 发现一些陈旧性心肌梗死患者的灌注减低节段存在对^{18}F-FDG 的摄取，Tamaki 发现^{201}Tl 3～5h 呈不可逆缺损的节段中 38%～47%节段的心肌摄取^{18}F-FDG，该结果后来被更多的研究所证实。Tillisch 更进一步发现这种血流灌注减低但能摄取^{18}F-FDG 的节段，其中 81%经血运重建术后局部室壁运动改善，说明这些心肌细胞仍保持代谢活动，是存活的，血运重建术后其功能可以改善。因此可用代谢显像（主要是^{18}F-FDG 代谢显像）测定心肌是否存活；存活心肌细胞膜完整，能摄取^{82}Rb、^{201}Tl、^{99m}Tc-MIBI 并存留于细胞内，故也可用^{201}Tl、^{99m}Tc-MIBI 等心肌灌注显像测定存活心肌；存活心肌功能虽然受损但仍保存收缩功能，因此也可通过心肌门电路断层显像检测局部收缩功能、室壁增厚率来检测存活心肌。

判断心肌存活的方法：

（一）^{18}F-FDG 心肌代谢显像

1. 判断存活心肌的原理　^{18}F-FDG 心肌代谢显像是判断心肌存活的敏感而可靠方法，前已述及心肌存活节段血流灌注明显减低，但仍保持代谢功能，特别是需氧量较低的葡萄糖氧化和不需氧的糖酵解仍可进行，因此能摄取^{18}F-FDG，一般公认的测定存活心肌的标准方案是联合应用^{18}F-FDG 代谢显像与血流灌注显像。凡血流灌注减低的心肌节段摄取^{18}F-FDG 表明心肌存活；反之，血流灌注降低的心肌节段不摄取^{18}F-FDG 表明为梗死或瘢痕组织。^{18}F-FDG 代谢显像采用葡萄糖负荷法（具体方法见本章第二节），血流灌注显像可采用^{13}N-NH_3 PET 或^{99m}Tc-MIBI（或^{210}Tl）/SPECT 血流灌注显像。^{13}N-NH_3 必须用 PET 进行显像，^{99m}Tc-MIBI 价格便宜临床极易得到，而^{201}Tl 价格相对较高，故临床上多采用^{18}F-FDG 心肌代谢显像和^{99m}Tc-MIBI SPECT 心肌血流灌注显像相结合的方法来评估存活心肌。

2. 影像类型　血流-代谢不匹配（mismatch）型：凡血流灌注减低的心肌节段摄取^{18}F-FDG 正常或相对增加为血流-代谢不匹配，表明心肌存活（图 20-3-1A）。检出存活心肌应及时进行冠状动脉血运重建术，以利于血流灌注和心室功能尽快改善或恢复。

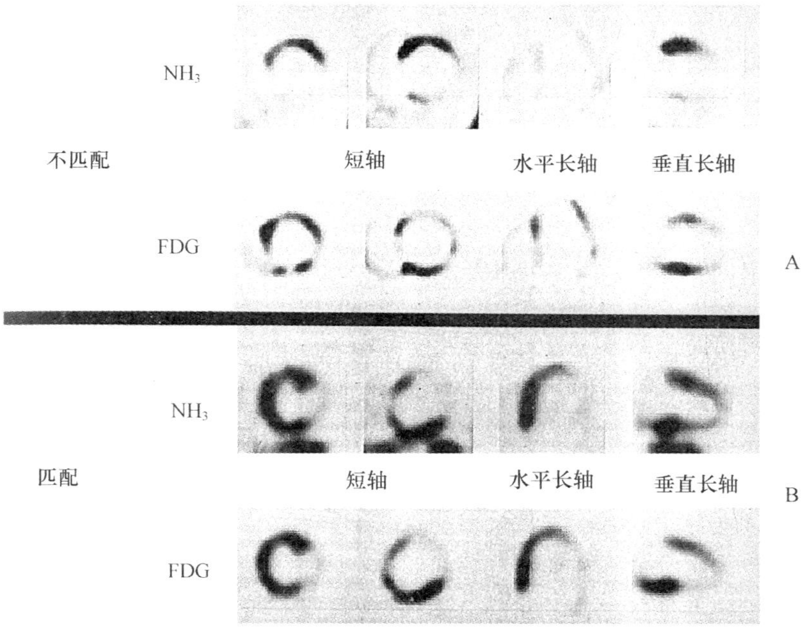

图 20-3-1　心肌存活与心肌梗死的灌注（^{13}N-NH_3）与代谢（^{18}F-FDG）断层影像

A. 下壁、前壁近心尖、和心尖血流灌注与代谢不匹配，提示心肌存活；B. 侧壁血流灌注与代谢匹配，提示心肌梗死

（1）血流-代谢匹配（match）型：血流灌注降低的心肌节段对^{18}F-FDG的摄取亦匹配受损，为血流-代谢匹配，表明为梗死或瘢痕组织（图20-3-1B）。当血流灌注和^{18}F-FDG摄取均严重降低时（示踪剂活性<50%），为严重和穿透性的梗死或瘢痕组织；当血流灌注和^{18}F-FDG摄取均为轻度降低时（示踪剂活性为50%～60%），可能为非穿透性梗死或瘢痕。

（2）血流-代谢部分不匹配（partial mismatch）型：血流灌注降低的心肌节段对^{18}F-FDG摄取部分增加（即^{18}F-FDG摄取减少的程度及范围不如血流灌注减低严重），这种部分不匹配的表现可能为梗死或瘢痕组织与存活心肌并存。

（3）正常型：静息状态下血流灌注与^{18}F-FDG摄取均正常，表明不存在梗死、瘢痕组织或存活心肌。至于是否存在负荷引起的心肌缺血，则必须进行负荷心肌灌注显像并结合临床进行分析。

（4）血流-代谢反向不匹配型：血流灌注正常的心肌节段对^{18}F-FDG摄取减低（或^{18}F-FDG摄取减低比血流灌注减低更严重）。这种反向不匹配影像在血流灌注/代谢显像中常可观察到，但其发生机制尚不是很清楚。Schwaiger认为此种影像的出现可能是技术因素也可能是生物因素。常见的原因是与图像的圆周剖面分析（circumferential profile analysis）未标准化有关，作者提出在分析^{18}F-FDG代谢影像的圆周剖面图时，放射性最大的100%活性区应归一到血流灌注的100%区，否则容易出现人为的反向不匹配图形；当用没有衰减校正装置的PET进行心肌血流/代谢显像时，代谢影像上间壁与下、后壁常出现明显的衰减伪影，而血流灌注SPECT影像衰减伪影不明显，因而出现反向不匹配；Schwaiger的研究还发现急性心肌梗死病人反向不匹配的发生率相对高，其临床及病理生理意义尚不能肯定；糖尿病患者由于葡萄糖转运功能受损，^{18}F-FDG摄取可能相对减低，而血流灌注并未发生变化，出现了反向不匹配；心肌摄取^{18}F-FDG量与能量底物环境有关，当底物环境改变时可能使^{18}F-FDG摄取减少，但血流灌注并未改变，因而可出现反向不匹配；禁食条件下正常心肌内^{18}F-FDG可呈现生理性不均匀分布，如侧壁及后壁放射性高于间壁和前壁，而其血流灌注保持正常，致^{18}F-FDG摄取减少节段呈现反向不匹配，采用葡萄糖负荷或正常血糖高胰岛素钳技术可使心肌摄取^{18}F-FDG增加，心肌内放射性分布均匀，减少反向不匹配的发生；Beanlands提出当左束支传导阻滞（LBBB）时，间壁可能出现反向不匹配，这是由于在静息状态间壁血流灌注仍保持，但工作负荷减少致代谢减低；外科搭桥术后也可能出现反向不匹配，可能是由于非透壁瘢痕区于术后血流灌注恢复所致。鉴于以上情况，进行^{18}F-FDG代谢显像时一定要进行严格质量控制，当出现血流-代谢反向不匹配时，要进一步分析其出现的原因，以免作出错误的判断。

右心室摄取^{18}F-FDG：由于肺动脉高压右心室肥厚致右心室摄取^{18}F-FDG增加而显影，临床上常可观察到由于左心室功能严重受损继发肺动脉高压致右心室显影。最近的研究认为^{18}F-FDG代谢显像右心室显影有独立的预后意义。

Grandin提出用^{13}N-NH_3 PET和^{18}F-FDG PET分别进行心肌血流量、葡萄糖代谢率绝对定量法评估心肌存活优于上述血流、代谢相对匹配法。绝对心肌血流量单位为ml/(min·g)，绝对心肌局部葡萄糖代谢率单位为μmol/(min·100g)。但绝对定量法只能用PET测定，SPECT/PET或超高能准直器SPECT不能进行本检查，因此不能在临床推广应用。

3. 判断存活心肌的标准　心肌灌注断层影像及^{18}F-FDG心肌代谢断层影像节段分布及评分标准同前（详见十九章及本章第二节），仍以5级评分法判断心肌放射性分布。以≥2分作为判断心肌灌注影像放射性分布异常减低的标准。心肌灌注影像上的放射性异常减低、缺损区，在^{18}F-FDG心肌代谢断层影像上减低≥1分视为有^{18}F-FDG摄取，降至0分为^{18}F-FDG摄取正常，均为不匹配影像，判断为存活心肌。有些研究者以血流灌注减低的节段^{18}F-FDG摄取>正常心肌摄取的50%～70%判断为存活心肌。血管重建术后，常规心肌灌注显像放射性缺损区较术前降低≥1分者为血流灌注改善；降低≥2分者为明显改善；降至0分者为血流灌注恢复正常。门电路核素心室显像、门电路心肌断层显像也常规用于判断血管重建术后局部室壁运动及左心室功能的恢复情况。

（二）^{11}C-乙酸PET显像

^{11}C-乙酸PET显像也可用于检测存活心肌，功能受损的心肌节段存在^{11}C-乙酸氧化代谢功能则可认为有存活心肌，初步研究表明存活心肌与正常心肌之间对^{11}C-乙酸的清除率无明显差异，但不

可逆损害的心肌对^{11}C-乙酸的清除率明显降低。Gropler 等报告一组 34 例冠心病伴左心室壁运动异常患者，同时对比进行^{11}C-乙酸及^{18}F-FDG 心肌 PET 显像，该组结果显示^{11}C-乙酸 PET 显像测定存活心肌的灵敏度高于^{18}F-FDG 心肌代谢显像，此结论有待进一步临床研究证实。此外由于本法只能在有 PET 及回旋加速器设备、并具有化学合成能力的单位进行，其应用受到限制。

（三）^{82}RbPET 显像

^{82}Rb（^{82}Rb-Cl）为钾的类似物，生物活性类似^{201}Tl，^{82}Rb 被心肌细胞摄取后在心肌内滞留并与钾池平衡，只有具有完整细胞膜的、存活的心肌才能主动潴留 Rb^+ 离子，当细胞膜破坏后则快速从组织中消失，因此^{82}Rb 在心肌内的滞留情况可用于判断心肌存活。可以通过比较注射^{82}Rb-Cl 后早期（15～110s）和晚期（120～360s）的心肌灌注影像，观察^{82}Rb 在局部心肌的滞留情况，与早期相比，晚期局部放射性不变为存活心肌；晚期局部放射性清除说明局部心肌坏死。目前这种方法尚未广泛应用。

（四）心肌 SPECT 灌注显像

^{18}F-FDG 心肌代谢断层显像是判断心肌存活的金标准，但使用单位必须配备 PET 或 SPECT/PET 并同时配备回旋加速器或能由地区加速器中心获得^{18}F-FDG 才能进行，价格昂贵影响了在临床推广应用，临床上应用较多的是心肌 SPECT 灌注显像。前已述及^{201}Tl 负荷 3～5h 延迟显像出现不可逆缺损区及^{201}Tl、^{99m}Tc-MIBI 静息显像出现放射性减低缺损区包括了心肌梗死及严重缺血但仍存活的冬眠心肌，研究表明行^{201}Tl 延迟显像或再注射显像以及硝酸酯类介入^{201}Tl 及^{99m}Tc-MIBI 心肌显像能进一步鉴别心肌存活与心肌梗死，提高对心肌存活的判断能力。

1. ^{201}Tl 24h 延迟显像　运动达高峰时，静脉注射^{201}Tl 74～111MBq，5～10min 及 3～5h 分别用 SPECT 行常规运动负荷及延迟显像，断层影像上出现不可逆缺损节段时，延长至注射^{201}Tl 24h 后再行延迟显像，这是由于冠状动脉狭窄越严重，^{201}Tl 完成再分布时间越长，故延长至 24h 显像，以保证^{201}Tl 充分再分布，如 24h 影像上缺损区内出现再分布则表明该处心肌细胞仍然存活。本法可同时测定运动负荷引起的缺血及存活心肌，但 24h 显像时^{201}Tl 浓度低，24h 的影像质量欠佳。

2. ^{201}Tl 再注射显像　按上述方法行常规负荷及 3～5h 延迟显像并进行图像处理，凡出现不可逆缺损的节段时，立即在静息状态下再注射^{201}Tl 37MBq，15～30min 后再显像，上述缺损区出现放射性填充，表明该处心肌细胞存活（图 20-3-2）；上述缺损区未出现放射性填充，呈不可逆缺损，表明该处为心肌梗死（图 20-3-3）。再注射^{201}Tl 的目的是使血液中^{201}Tl 浓度增加，以利于再分布到不可逆缺损区。1990 年 Dilsizian 等报道运动负荷-再分布影像上，49%的不可逆缺损区在再注射显像时出现正常的^{201}Tl 摄取证实有存活心肌，其中 87%的节段在接受血运重建术后有局部室壁运动。与 24h 延迟显像法相同，本法影像质量好，而且可同时测定运动负荷引起的缺血及存活心肌。目前^{201}Tl 再注射显像法是心肌灌注显像测定存活心肌中最常用的方法。

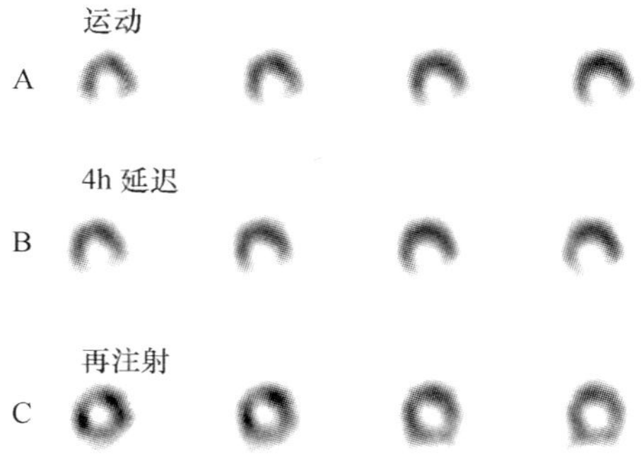

图 20-3-2　^{201}Tl 再注射心肌短轴断层影像示下壁心肌存活

A. 运动负荷影像　B. 4h 影像　C. 再注射影像

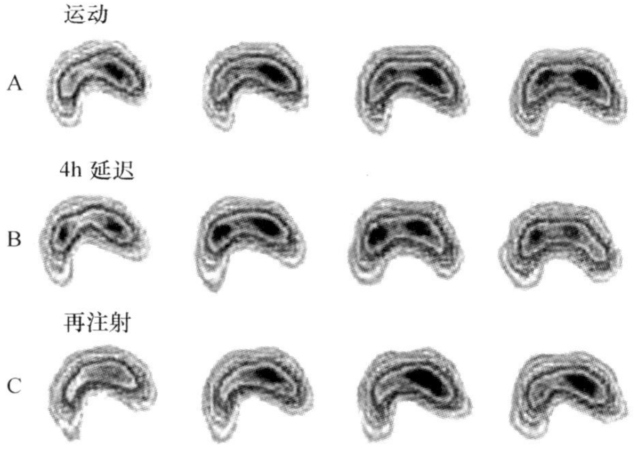

图 20-3-3　^{201}Tl 再注射心肌短轴断层影像示下壁心肌梗死

A. 运动负荷影像　B. 4h 延迟影像　C. 再注射影像

3. ^{201}Tl 静息-延迟显像　静息状态下静脉注射^{201}Tl 74～111MBq，注射后 10～20min 用 SPECT 行心肌断层显像，如心肌影像出现放射性缺损区，则 4h 再行延迟显像，原缺损区出现放射性填充，表明该处心肌存活。由于本法不进行负荷试验，因此对严重心功能不全、运动禁忌且治疗前需要进行存活心肌评价者可优选本法。但本法不能同时检测负荷试验引起的缺血。

4. 硝酸酯类介入显像　静息^{99m}Tc-MIBI影像出现放射性缺损节段者，24h后舌下含服硝酸甘油0.6mg，5min后静脉注射^{99m}Tc-MIBI 740MBq，1h后再用SPECT行心肌显像，原缺损区出现填充，则表明心肌存活。也可用硝酸异山梨酯静脉滴注介入法，用微量输液泵静脉给药，初始剂量为60μg/min，维持3min，递增剂量为60μg/min，最大剂量为600μg/min，最大剂量维持10min后静脉注射^{99m}Tc-MIBI 740MBq，1h后再用SPECT行心肌显像，与静息影像相比，滴注硝酸异山梨酯后原缺损区出现填充说明心肌存活。其机制可能为硝酸酯类可改善心肌的局部灌注，降低心脏前、后负荷，改善心内膜的血流灌注，因而能提高对心肌存活的检出灵敏度。

^{201}Tl再注射显像中介入硝酸酯类药物，亦能在一定程度上提高检测存活心肌的能力，He等发现与单纯^{201}Tl再注射显像相比，硝酸酯介入可多检测出24%的存活心肌。

此外，也有报告将小剂量多巴酚丁胺10μg/(kg·min)静脉滴注介入^{201}Tl静息-再注射显像、^{99m}Tc-MIBI硝酸甘油介入显像，以进一步提高存活心肌的检出率。小剂量多巴酚丁胺的作用机制一方面是正性肌力作用，主要作用于β_1受体使部分冬眠心肌收缩力增加；另一方面使冠状动脉血管扩张，冠状动脉血流量增加。

判断存活心肌标准：心肌SPECT灌注断层影像节段分布及评分标准同心肌PET断层影像，仍以5级评分法判断心肌放射性分布，以≥2分作为判断放射性分布异常减低的标准。再注射、延迟、硝酸酯类或多巴酚丁胺介入后原不可逆缺损区降低≥1分视为有填充（或有再分布）；降低≥2分为明显填充（或有明显再分布）；降至0分为填充正常，均判断为存活心肌。有研究者提出以再注射、延迟、硝酸酯类、多巴酚丁胺介入后原缺损区心肌摄取放射性值≥正常心肌的50%～75%，或放射性摄取值较前增加5%～10%，或二者相结合，作为判断存活心肌的标准。血管重建术后，常规心肌灌注显像放射性缺损区较术前降低≥1分者为改善；降低≥2分者为明显改善；降至0分者为恢复正常。

（五）门电路断层显像

存活心肌仍保存受损程度不同的收缩功能，而梗死心肌不存在收缩功能，通过心肌灌注或代谢门电路断层显像检测局部收缩功能可用来鉴别存活与梗死的心肌。放射性缺损节段或不可逆缺损节段存在室壁运动和/或收缩期出现室壁增厚，表明该处心肌存活。

二、检测心肌存活方法的比较

（一）各种检查方法的符合率

用心肌PET灌注和^{18}F-FDG PET联合进行心肌血流、代谢断层显像是判断心肌存活的金标准，但由于价格昂贵不易普及。用SPECT心肌灌注显像联合SPECT/PET或超高能准直器SPECT行^{18}F-FDG代谢显像与PET有较好的一致性，符合率可达75%～94%（表20-3-1），由于可用SPECT进行显像更易推广。与PET相比，超高能准直器SPECT法相对简单、费用低、采用双核素技术可一次显像同时得到心肌灌注与代谢影像（图20-3-4），其主要缺点是空间分辨率及灵敏度较低；SPECT/PET有较高的灵敏度及分辨率，影像质量优于超高能准直器SPECT（图20-3-5）。表20-3-1示^{18}F-FDG SPECT/PET与^{18}F-FDG PET的一致性并不高于超高能准直器SPECT，这可能是由于表中所列研究者在进行对比研究时，其SPECT/PET显像未进行非均匀性AC，导致在其断层影像上，左心室前、后间壁，下、后壁均可出现放射性明显减低的衰减伪影，其被衰减的程度较超高能准直器SPECT明显；而各研究者在作为金标准的^{18}F-FDG

表20-3-1　不同显像方法测定存活心肌与^{18}F-FDG/PET显像法的符合率比较（%）

作者	年代	例数	显像方法			
			符合线路SPECT(1)	超高能准直器SPECT	^{201}Tl静息-延迟	^{201}Tl再注射
Sutter	2000	19	79%			
Tian	2003	21	87%(2)			
			75%(3)			
Bax	1996	20		76%		
Srinivasan	1998	28		88%		90%
田月琴	2001	75		91%		
Dilsizian	1993	20			94%	
Bonow	1991	16				88%

(1) 未行衰减校正；(2) 前壁、侧壁及心尖；(3) 下壁及间壁

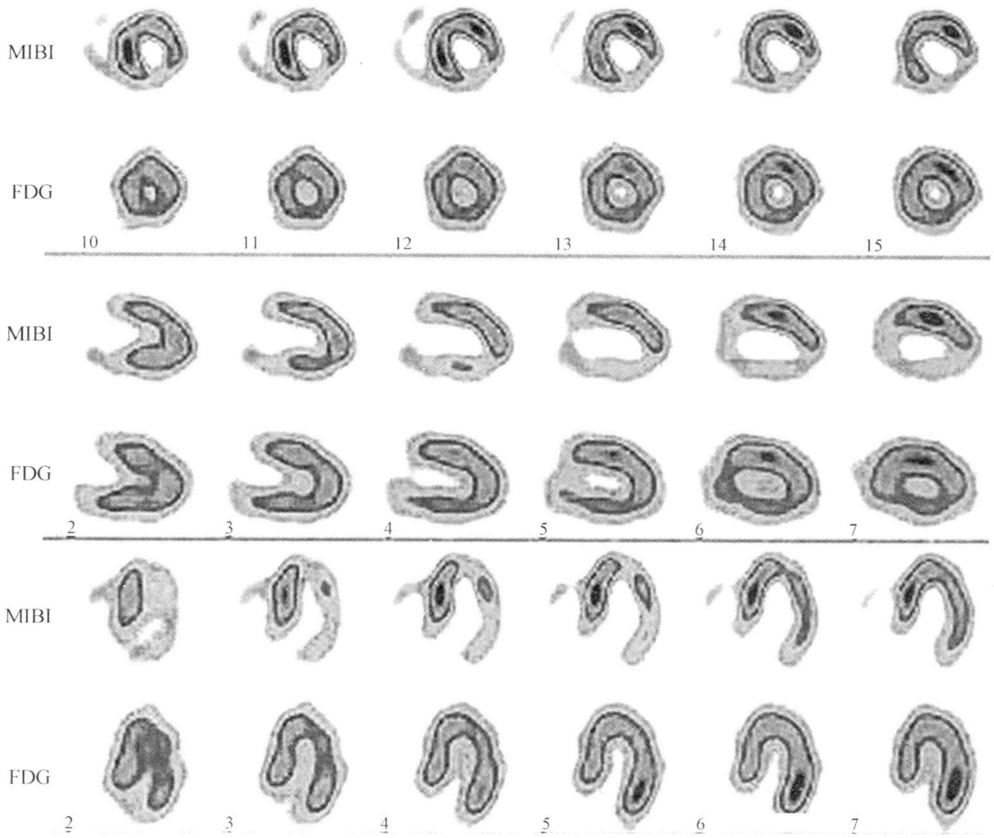

图 20-3-4　用超高能准直器行双核素显像示存活心肌（下壁、后壁及后侧壁）

（本图由北京阜外医院核医学科提供）

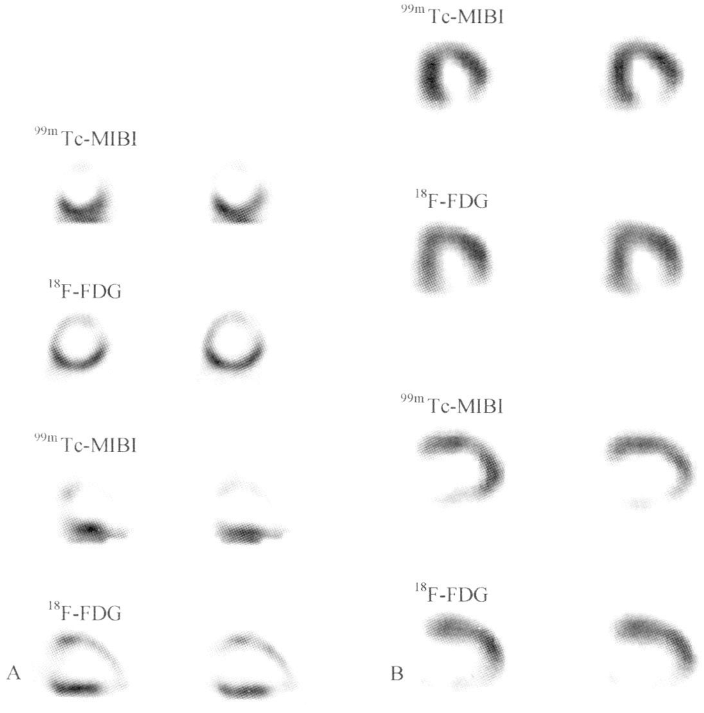

图 20-3-5　^{99m}Tc-MIBI SPECT 心肌血流联合^{18}F-FDG　SPECT/PET 代谢断层显像（AC）

A. 前壁、前间壁、前侧壁和心尖血流灌注与代谢不匹配，提示心肌存活；B. 下壁、后壁血流灌注与代谢匹配，提示心肌梗死

PET 显像时均进行了非均匀性 AC，AC 后衰减伪影明显改善，由此造成 SPECT/PET 和 PET 的符合率下降。这也可以由 Tian 报告（表 20-3-1）的 PET 和 SPECT/PET 二种显像下壁、间壁的符合率低于前壁、心尖和侧壁所证实，相信进行非均匀性 AC 将能进一步提高符合率。此外，从表 20-3-1 亦可看出^{201}Tl 静息-延迟、^{201}Tl 再注射显像与^{18}F-FDG 代谢显像检测心肌存活也有良好的一致性。

（二）检查方法的灵敏度、特异性及准确性

由于方法与标准不同，文献上报道的检测存活心肌的灵敏度和特异性也不尽相同。以^{18}F-FDG PET 心肌代谢断层显像作为判断心肌存活的标准，Tian 及 Sutter 等分别报道用^{18}F-FDG 符合线路 SPECT（未行非均匀性 AC）检出心肌存活的灵敏度为 92%及 81.3%、特异性为 63%及 68.3%；Chen 等报道 43 例患者用超高能准直器 SPECT 检出心肌存活的灵敏度为 86%。

多数研究以血运重建术后局部室壁运动以及左心室功能的改善和恢复正常来验证检测心肌存活方法的准确性；也有以术后心肌灌注的改善为标准，采用的方法是血运重建术后行核素门电路心室显像、心肌灌注显像（包括门电路心肌灌注方法）以及超声心动图，并与术前结果对比（图 20-3-6）。由于方法学与标准不同，各家报道的阳性预测值（PPV）、阴性预测值（NPV）不尽相同，其预测局部室壁运动、左心室功能或血流灌注改善的 PPV、NPV 见表 20-3-2。各方法对血运重建术后室壁运动、左心室功能及血流灌注改善的 PPV 及 NPV 分别为 71%～92%和 70%～92%。由于术后左心室功能及室壁运动的改善不仅与是否存在存活心肌有关，也与存活心肌的节段数有关。当存活心肌节段<1 时，术后心功能往往无改善，致 PPV 降低；急性心肌梗死后早期，坏死区内 WBC 糖酵解活动增强，摄取^{18}F-FDG 增加，从而高估该处对^{18}F-FDG 的摄取，引起 PPV 下降；相反，一些技术因素如^{18}F-FDG/PET 显像时未行 AC，致下壁和间壁^{18}F-FDG 摄取下降，降低了该处存活心肌的检出，使 NPV 下降。因此用术后 PPV、NPV 来判断检出存活心肌的准确性也有一定限度。

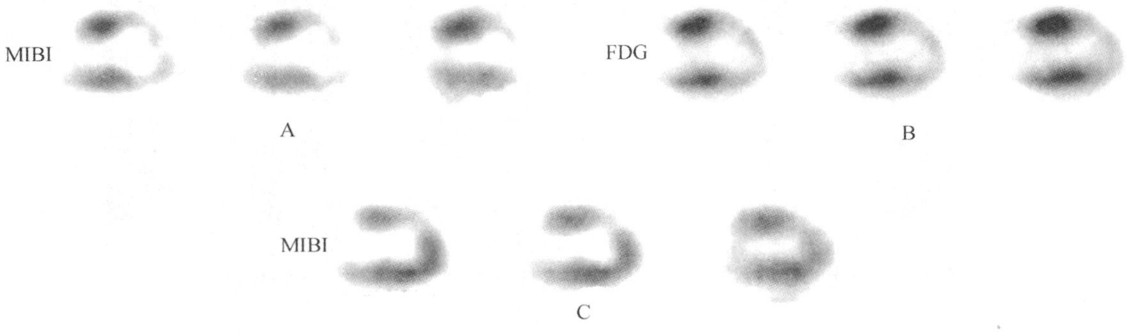

图 20-3-6　前壁、心尖有存活心肌患者，PTCA 术后血流灌注明显改善（垂直长轴）

A. ^{99m}Tc-MIBI 血流灌注影像（静息）示前壁、心尖血流灌注明显减低；B. ^{18}F-FDG 影像示前壁、心尖有存活心肌；C. PTCA 术后^{99m}Tc-MIBI 血流灌注影像（静息）示前壁、心尖血流灌注明显改善

表 20-3-2　预测血运重建术后局部室壁运动、左心室功能或血流灌注改善的准确性

作者	例数	测定存活心肌的方法	预测准确性	
			PPV (%)	NPV (%)
Maddahi[(1)]	135	心肌灌注-^{18}F-FDG PET	83	84
Tamaki	43	心肌灌注-^{18}F-FDG PET	76	92
Bax[(2)]	598	心肌灌注-^{18}F-FDG PET	78	83
张晓丽	36	心肌灌注-^{18}F-FDG PET	88	71
Maddahi[(3)]	51	^{201}Tl 静息-延迟	72	70
Udelson	18	^{201}Tl 静息-延迟	92	75
林景辉	15	^{201}Tl 再注射	71	82
柴晓峰	22	^{201}Tl 再注射	83	82
Ohtani	24	^{201}Tl 再注射	92	

[(1)]作者汇总 7 位研究者的资料；[(2)]作者汇总 20 位研究者的资料；[(3)]作者汇总 3 位研究者的资料。

三、检测心肌存活的临床意义

继发于冠心病左心室功能不全的心衰患者的数量在不断快速增加。据报道，这些心衰患者的心脏事件（指心源性死亡或非致命性心肌梗死）发生率高达 70%，年死亡率达 10%～60%。近年随着药物治疗的进展，心衰病人的转归有所改善，但心功不全Ⅳ级患者死亡率仍达 11%～36%，外科搭桥术等血运重建术可改善某些病人的预后，但这种病人行搭桥术有较高的手术期危险性，因此术前预测术后心功能改善的可能性有重要意义。术前检出有存活心肌的高危病人经过冠状动脉血运重建术可以受益，术后心肌血流灌注、局部室壁运动和心室功能会得到不同程度的改善，而梗死灶或瘢痕组织即使经过血运重建，在心室功能也不可能恢复，因此存活心肌的检出对临床决策的制定有重大意义。

（一）预测左心室功能和血流灌注改善

前已述及，本法对预测血运重建术后血流灌注、局部室壁运动及左心室整体功能的改善有较高的 PPV 及 NPV（表 20-3-2）。从患者的整体考虑，本法对左心室整体功能改善的预测更重要。从表 20-3-3 可以看出，凡存在血流-代谢不匹配的患者，血运重建术后 LVEF 有明显改善；相反，血流-代谢匹配患者，术后 LVEV 变化不大甚至下降，而且功能的恢复与心肌存活的节段数有关，存活的心肌节段数越多，术后功能的改善越明显。究竟有多少存活心肌血运经重建术后心功能才能恢复，文献报道不完全一致，有些学者认为相应梗死区内至少应有 20%～42%的存活心肌，术后心功能才能改善；也有报道心功能不良者存活心肌节段≥2 个时，血运重建术后心功能才能得到改善。Di Carli 对 36 例缺血性心肌病（平均 LVEF 28%±5%）并接受血运重建术的患者，用 ^{13}N-NH_3 及 ^{18}F-FDG/PET 显像定量分析其术前血流-代谢不匹配的范围及程度，结果表明术前不匹配的范围与血运重建术后功能改善成线性关系（$r=0.87$，$P<0.0001$），术后心衰症状的改善也与不匹配范围成线性关系，以不匹配范围＞左心室壁 18%为标准，预测血运重建术后功能改善的灵敏度为 76%，特异性为 78%。因此心肌存活及其范围的测定对是否应作冠状动脉血运重建术能提出指导性意见。

表 20-3-3　心肌存活检测预测血运重建术后 LVEF（%）改善的价值

作者	病例数	心肌存活检测法	不匹配组		匹配组	
			术前	术后	术前	术后
Tillish	17	血流-^{18}F-FDG PET	30±11	45±14	30±11	31±12
Besozzi	56	血流-^{18}F-FDG PET	29±12	41±11	43±10	39±16
Depre	23	血流-^{18}F-FDG PET	43±18	52±15	35±9	24±8
Di Carli⁽¹⁾	93	血流-^{18}F-FDG PET	32	45		
柴晓峰	22	^{201}Tl 再注射	49±8	55±10		

(1) 作者汇总 4 个研究者的资料

（二）预后估测

冠心病左心室功能不全心衰患者的心脏事件发生率高，无创方法测定这种严重心衰病人的存活心肌可以评估预后，及评价从某一治疗计划病人的生存能否受益，预后能否改善。

Petretta 等报告血流-代谢不匹配的存活心肌的节段数，是预测日后发生猝死等严重心脏事件的重要指标。Basu 等观察到硝酸酯介入显像证实有和无存活心肌的两组患者的心脏事件发生率分别为 49%和 13%。张晓丽等对 107 例陈旧性心肌梗死患者随访 22 个月，发现存活心肌组接受药物治疗后其心脏事件发生率为 44.8%，明显高于血运重建组（2.9%）；而血流-代谢匹配（未检出存活心肌）组接受血运重建术及药物治疗后心脏事件发生率差别不大，分别为 12.5% 和 21.2%（$P>0.05$），即血运重建术并未明显降低未检出存活心肌组心脏事件发生率。Yang 等对 76 例心功能不全的冠心病患者行心肌存活测定并随访 22±13 个月，发现有存活心肌的患者，接受血运重建术要比接受药物治疗的心脏发生率低（6% *vs.* 71%，$P<0.01$）；而未检出存活心肌的患者接受血运重建术并未减低心脏事件发生率，血运重建术和药物治疗的心脏事件发生率分别为 7%和 15%（$P>0.05$）。不少研究者也有类似的报道，说明血运重建术只能改善有存活心肌患者的预后，提高生存率；对没有存活心肌的患者，手术治疗与药物治疗间无明显差异。因此，检出存活心肌的患者及时接受血运重建术，心脏功能及心肌血流灌注将得到改善，心脏事件发生率将减低，预后得到改善。可见，对患者进行存活心肌评价是优化治疗方案、估计预后的有效手段。

（三）对病人治疗决策的影响

冠心病严重左心衰竭患者最终的治疗是心脏移植，然而心脏供体的数量远远不能满足需要，病人要长期等待，而且在我国心脏移植尚未能普及，病人在等待心脏供体过程中可能发生心脏事件；而在这些病人中可能存在存活心肌，可用冠状动脉血运重建术来取代心脏移植。Duong 在 112 例因缺血性心脏病（LVEF≤35%）被划为心脏移植候选病人中，用灌注-^{18}F-FDG PET 显像检出 30 例（27%）有两个节段以上的存活心肌，这些病人转而进行外科搭桥术，其长期生存率与心脏移植相似。Beanlands 等报道了 87 例 LVEF 降低病人，由于进行灌注-^{18}F-FDG PET 显像检测存活心肌，医生改变了治疗决策：11 例显像前拟行心脏移植，显像后 7 例（63%）改为血运重建术；18 例原决定行药物治疗，显像后 8 例（44%）改为行血运重建术；8 例原拟行血运重建术，显像后 16 例（42%）转为药物治疗。总之 87 例中，有 50 例（57%）由于显像影响了治疗方案。因此在决定治疗方案前先行血流灌注-^{18}F-FDG PET 显像，将有助于医生制订正确的治疗决策，使患者得到最大受益。

第四节　存在的问题及对策

PET 于 20 世纪 90 年代开始进入临床应用，近年随着计算机技术的日新月异和 PET 技术的不断改进以及新的放射性药物的不断问世，心肌代谢显像有了较大的发展，已成为心血管疾病诊断和研究的重要手段之一。但在心肌代谢显像领域还有些问题有待进一步探讨，其中有关 PET/CT 在心肌核素显像领域应用的优势已在本书第十九章第四节讨论，此处不再赘述。本节将对下述问题进行探讨。

一、能量底物环境的影响

血糖浓度直接影响心肌对^{18}F-FDG 的摄取。在葡萄糖负荷情况下，血浆胰岛素水平升高，心肌摄取^{18}F-FDG 增加，影像质量提高，故检测存活心肌常用葡萄糖负荷法。但临床上，即使在葡萄糖负荷状态，有时仍会出现心肌不显影或者影像质量差，特别是糖尿病患者。多年来许多研究者采用了不同方法来提高^{18}F-FDG 代谢影像的质量：①血糖-胰岛素钳技术，是提高心肌摄取^{18}F-FDG 改善图像质量的有效方法。本法可使糖耐量异常，即使糖尿病患者也可得到高质量的图像。糖尿病患者产生内源性胰岛素能力有限，而且他们的细胞对胰岛素刺激反应的能力也较差，所以简单的糖负荷法通常无效；通过检测血浆葡萄糖水平不断调整胰岛素与葡萄糖的输入速度，使胰岛素升高而血糖控制在正常水平，这样既可促进存活心肌摄取^{18}F-FDG，又因血糖水平正常或接近正常可以减少对^{18}F-FDG 的竞争抑制作用，达到改善影像质量的效果。但血糖-胰岛素钳法非常费时，操作又复杂，必须分别在患者双臂肘前静脉建立两个通道，一个用于输入葡萄糖和胰岛素，另一个用于取血测定葡萄糖及胰岛素浓度，整个过程要持续到心肌显像采集结束，患者往往不能耐受，不适于常规应用，一般只用于口服葡萄糖负荷显像失败的患者，特别是糖尿病患者；②注射^{18}F-FDG 的同时静脉推注 2～4 单位的胰岛素，有利于心肌对^{18}F-FDG 的摄取（特别是当血糖水平过高时）；③于静脉注射^{18}F-FDG 前 2.5h 口服烟酸衍生物（如乐脂平）250mg，也有助于提高影像质量。乐脂平能抑制脂肪组织的分解，使血浆 FFA 浓度减低，从而解除了 FFA 对心肌摄取^{18}F-FDG 的抑制作用，使心肌摄取^{18}F-FDG 增加。Stone 等发现正常人在服用烟酸后与空腹情况相比，心肌对葡萄糖的摄取增加了 2～3 倍。北京大学第一医院核医学科同时采用口服乐脂平、静脉注入胰岛素与葡萄糖负荷法，进一步增加了心肌对^{18}F-FDG 的摄取，大多数受试者影像质量较好。经过上述控制能量底物环境手段，大多数患者均能得到影像质量良好或能满足临床要求的图像，但尚有少数患者影像质量仍然很差，不能用于判断存活心肌，其原因有待进一步探讨。

二、在评价心肌存活方面所面临的挑战

近年医学功能影像领域各种新技术发展迅速，但目前在检测心肌存活上仍公认^{18}F-FDG PET 显像是判断心肌存活的“金标准”。心肌 MR 波谱分析（MRS）也开始应用于心肌存活的研究，根据心肌高能磷酸代谢产物的变化，特别是局部有无 ATP 的存在来判断心肌是否存活或梗死。该法是很有前途的检测心肌存活的方法，但目前尚处于临床试用阶段，其临床价值有待进一步验证。MRI 法可通过药物介入评估心肌收缩储备、计算室壁增厚的程度来判断存活心肌。MRI 定义的室壁厚度为 5.5mm，药物介入后收缩末室壁增厚到 ＞

5.5～6mm 为存活心肌，其与核素显像法评价存活心肌有相关性；MRI 法还可用造影增强剂探测心肌细胞膜的完整性来评价心肌存活，但目前这些方法尚在临床研究阶段，更进一步与核素显像法的对比研究尚待进行。多巴酚丁胺超声心动图也是常用的评估心肌存活的有效方法，根据小剂量多巴酚丁胺介入前后患者局部室壁运动的变化来判断存活心肌。Keiichiro 等研究表明多巴酚丁胺超声心动图预测血运重建术后心室功能恢复的灵敏度是 81%，特异性是 80%，阳性及阴性预测值分别是 77%和 85%。超声心动法简单、便宜，临床使用方便，但易受操作者经验和技术熟练程度的影响。

在无创性检测心肌存活的技术中，其他功能影像学的发展对核素显像的传统优势带来一定程度的冲击或挑战，作为核医学工作者应主动适应相关影像设备、技术发展带来的机遇和挑战，学习有关影像学的知识，不断丰富和拓展核素显像的特色和应用范围，使核素显像能够与其他影像技术形成优势互补，取得共同发展，才能更好地为临床服务。

三、经济效益分析

冠心病左心室功能不全的心衰患者的数量在不断增加，这些患者的心脏事件发生率高，年死亡率达 11%～36%，外科搭桥术等血运重建术可改善某些病人的预后，但这种病人行搭桥术有一定的手术期危险性，费用又高，因此术前预测术后心功能改善的可能性有重要意义。此外，冠心病严重左心衰竭患者最终的治疗是心脏移植，但在一些心脏移植候选人中可能存在存活心肌，检出存活心肌者可用血运重建术来取代心脏移植，其长期生存率与心脏移植相似。故对患者进行存活心肌评价是优化治疗方案的有效手段，对临床决策的制订有重大意义。从经济与效益结合的角度分析，虽然用 PET 检测心肌存活价格高，但可指导需行血运重建术者进行受益的手术，并可避免对一些病人进行无益、费用高又有风险的手术。因此，就整个疾病群体而言，术前进行心肌存活测定的效-价比是高的。

PET 血流灌注联合 ^{18}F-FDG PET 代谢显像是判断心肌存活的“金标准”，但本法只能在有 PET 及回旋加速器设备，并能自行生产超短 $T_{1/2}$ 正电子显像剂的单位进行，且仪器及显像剂价格昂贵，因此限制了其在临床广泛应用。用 SPECT 心肌灌注显像联合符合线路 SPECT 或超高能准直器 SPECT 行 ^{18}F-FDG 代谢显像，检测存活心肌的灵敏度、特异性虽逊于 PET，但二者有较好的一致性。由于可用价格相对低廉的 SPECT/PET 进行显像，^{18}F-FDG 又可由地区加速器中心供应，便于普及，故其在临床上可以在一定程度上取代 PET。与 PET 相比，超高能准直器 SPECT 法相对简单、费用低、采用双核素技术可一次显像同时得到心肌灌注与代谢影像，其主要缺点是空间分辨率及灵敏度较低；符合线路 SPECT 的空间分辨率、灵敏度及影像质量虽高于超高能准直器 SPECT，但低于 PET；有报道存活心肌的节段数<1 时，血运重建术后左心功能往往无改善，故提高灵敏度检出少量存活心肌在临床上可能意义不大。此外在没有 PET、符合线路 SPECT 设备，又得不到 ^{18}F-FDG 供应的单位，还可用 ^{201}Tl 再注射或 24h 延迟显像、^{99m}Tc-MIBI 硝酸酯类介入显像测定存活心肌。这些方法价格相对低廉，与 ^{18}F-FDG 代谢显像检测心肌存活也有良好的一致性。

总之，在经济条件允许的情况下，测定存活心肌首选 PET 血流灌注联合 ^{18}F-FDG/PET 代谢显像；否则，可选用 SPECT 心肌灌注显像联合 SPECT/PET 或超高能准直器 SPECT 行 ^{18}F-FDG 代谢显像；或行 ^{201}Tl 再注射、24h 延迟显像、^{99m}Tc-MIBI 硝酸酯类介入显像测定存活心肌。

（林景辉）

参考文献

[1] Wahl RL. Principles and practice of position emission tomography. Philadelphia: Lippincott Williams &Wilkins, 2002, 334-365.

[2] Travin MI and Bregmann SR. Assessment of myocardial viability. Semin Nucl Med, 2005, 35: 2-16.

[3] Machac J. Cardiac positron emission tomography imaging. Semin Nucl Med, 2005, 35: 17-36.

[4] Tian M, Koyama K, Zhang H, et al. Assessment of myocardial viability with a positron coincidenc gamma camera using fluorodeoxyglucose in comparison with dedicated PET. Nucl Med commun, 2003, 24: 367-374.

[5] Bax JJ, Wijns W. Fluorodeoxyglucose imaging to assess myocardial viability: PET, SPECT or gamma camera coincidence imaging? J Nucl Med, 1999, 40: 1893-

1895.
[6] 潘中允. PET 诊断学. 北京：人民卫生出版社，2005，483-510.
[7] Saha GB, Maclntyre WZ, Bruken RC, et al. Present assement of myocardial viability by nuclear imaging. Semin Nucl Med, 1996, 26: 315-334.
[8] 田嘉禾. 正电子发射体层显像（PET）图谱. 北京：中国协和医科大学出版社、科文（香港）出版有限公司，2002，161-168.
[9] Knuuti MJ, Nuutila P, Ruotsalainen U, et al. Euglycemic hyperinsulinemic clamp and oral glucose load stimulating myocardial glucose utilization during positron emission tomography. J Nucl Med, 1992, 33: 1255-1262.
[10] Valk PE, Bailey DL, Townsend DW, et al. Positron emission tomography: basic science and clinical practice. London: Springer-Verlag London Limited, 2003, 447-463.
[11] 周前主编. 中华影像医学·影像核医学卷. 北京：人民卫生出版社，2002，71-76.
[12] Grandin C, Wijins W, Melin JA, et al. Delineation of myocardial viability with PET . J Nucl Med, 1995, 36: 1543-1552.
[13] 张晓丽，刘秀杰，吴清玉等. ^{18}F-FDG 心肌 PET 显像检测存活心肌的临床评价. 中华核医学杂志，1998，18：196-198.
[14] Hör G, Kranert WT, Maul FD, et al. Gated metabolic positron emission tomography (GAPET) of the myocardium: ^{18}F-FDG-PET to optimize recognition of myocardial hibernation. Nucl Med Commun, 1998, 19: 535-545.
[15] 王荣福主编. 符合线路探测正电子成像与临床. 北京：北京大学医学出版社，2004，335-337.
[16] Maddahi J, Schelbert H, Brunken R, et al. Role of Thallium-201 and PET imaging in evaluation of myocardial viability and management of patients with coronary artery disease and left ventricular dysfunction. J Nucl Med, 1994, 35: 701-715.
[17] 许长德. 探测心肌活力的技术进展. 国外医学·放射医学核医学分册，2002，26：263-267.
[18] Gropler RJ, Geltman EM, Sampathkumaran K, et al. Comparison of carbon-11-acetate with fluorine-fluorodeoxyglucose for delineating viable myocardium by positron emission tomography. J Am Coll Cardiol, 1993, 22: 1587-1597.
[19] Schwaiger M, Pirich C. Reverse flow-metabolism mismatch: what dose it mean? J Nucl Med, 1999, 40: 1499-1502.
[20] Duong TH, Hendi P, Fonarow G, et al. Role of position emission tomographic assessment of myocardial viability in the management of patients who are referred for cardiac transplanntation. Circulation, 1995, 8: 582-585.
[21] 赵军，林祥通. 关于 PET/CT 临床应用的若干问题. 中华核医学杂志，2005，25：69-71.
[22] Di Carli MF, Asgarzadie F, Schelbert HR, et al. Quantitative relation between myocardial viability and improvement in heart falure symptoms after revascularization in patients with ischemic cardiomyopathy. Circulation, 1995, 92: 3436-3444.
[23] 余丹青，周颖玲，陈津，等. 心肌灌注及代谢显像检测存活心肌及对心肌梗死伴左室功能不全患者治疗策略的影响. 中华核医学杂志，2005，25：229-231.
[24] 张永学主编. 核医学. 北京：人民卫生出版社，2005，133-177.
[25] Sandler MP, Coleman RE, Patton JA, et al. Diagnostic Nuclear Medicine, Fourth Edition, Philadelphia: Lippincott Williams & Wilkins, 2003, 319-332.

第 21 章

PET/CT 动脉粥样硬化斑块显像

第一节　概　述

随着人们对动脉粥样硬化的进一步研究和深入认识，目前认为，动脉粥样硬化的临床表现和预后主要取决于斑块类型而不是其大小。急性冠状动脉综合征（acute coronary syndrome，ACS）包括不稳定心绞痛、心肌梗死和心源性猝死，是导致冠心病患者死亡的主要因素；而不稳定斑块破裂、血栓形成则是导致急性冠状动脉综合征的关键机制。因此，对不稳定斑块的显像研究成为目前备受关注的热点，人们尝试着应用一系列显像技术进行动脉粥样硬化斑块的检测，以求早期采取必要而有效的措施控制动脉粥样硬化的进一步发展。现有的各种检测手段在显示血管腔狭窄、管壁增厚、斑块体积以及斑块成分方面各自具有其独特价值。

血管内超声、光学相干体层扫描（OCT）、血管内超声弹性图、温度测量法和拉曼光谱学检查（RS）在一定程度上可以判断斑块的大致成分，但均为创伤性检查，且检测时间长，在随访研究、疗效观察以及筛查上应用受限；超高速电子束CT、多层螺旋CT在显示钙化斑块上具有显著优势，但是不能显示中等病变和无钙化的斑块；多普勒成像在显示颈动脉粥样硬化斑块成分上具有显著意义；MRI技术的发展大大提高了检测的分辨率，使得其在早期辨别粥样硬化成分上的优势日益突出。但是，这些检测手段是在粥样病变达到一定程度而发生形态学改变时才能发挥作用，对发现以代谢紊乱为特征而尚未出现形态异常的动脉粥样硬化病变仍有一定的局限性。

放射性核素显像诊断与其他影像学诊断具有本质的区别，其成像取决于脏器或组织的血流、细胞功能、细胞数量、代谢活性和排泄引流情况等因素，在定性、定量反映组织器官血流、代谢及功能改变方面具有其他影像学方法不可替代的优势。利用放射性核素标记参与动脉粥样硬化的中间物质来进行显像，可以精确、定量地反映斑块成分和代谢情况，在疾病筛选、治疗决策、疗效观察以及随访研究上具有广阔的应用前景。随着PET/CT的发展，其在动脉粥样硬化斑块显像中的应用价值也逐渐显现出优势。

第二节　动脉粥样硬化斑块显像原理与方法

一、动脉粥样硬化的病理及发病机制

（一）动脉粥样硬化的经典分型

动脉内膜的慢性微小病变，通常是由于血管在转折处或近分叉处的血液涡流所导致。除高血压导致的局部切力增加，高血脂、高血糖代谢产物的增多、吸烟的化学刺激、血液内儿茶酚胺、免疫复合物或感染，都会产生慢性微小内皮损伤或功能障碍，导致脂质和巨噬细胞的沉积。

公认的经典分型为脂质条纹、纤维斑块和复合病变三种（图21-2-1）。正常动脉的内膜附有一层内皮细胞，是非常光滑的，在动脉粥样硬化发生之前，常见有内皮细胞损伤或剥脱，内膜通透性增加，少量脂质得以入侵，在动脉内膜形成数毫米大小的黄色脂点或长度达数厘米的黄色脂肪条纹，此期称脂质条纹期。这是动脉粥样硬化的早期表现，常见于青年人，其特征是内膜的平滑肌细胞呈灶性积聚，细胞内外有脂质沉积。脂质成分主要是胆固醇和胆固醇酯。由于脂质条纹属平坦或稍高出内膜的病变，故不引起临床症状，但在机体内外多种因素的作用下，脂质条纹可自然消退、稳定不变或发展为斑块。随着病情进展，

单核细胞和平滑肌细胞大量增生，吞噬脂质增多，吞噬细胞或泡沫样细胞也增多，并逐渐崩解，形成细胞之间脂质的较多集聚，随着脂质的不断沉积和结缔组织的大量增生，脂点、条纹逐渐融合成片，更加明显地向内膜表面隆起，形成黄色的粥样斑块，周围纤维组织也逐渐增多，并在斑块表面形成纤维帽，此期即纤维斑块期，为进行性动脉粥样硬化最具特征性的病变。粥样斑块突入管腔可引起狭窄，脂质池内聚集的大量脂质，逐渐坏死、崩解。其中除胆固醇外，还有胆固醇结晶、中性脂肪、磷脂和崩解的细胞碎片。这些坏死物质可刺激周围组织引起结缔组织增生和炎症，使纤维膜增厚，也可向深部发展累及内弹力板及中膜，或被吸收，或为纤维组织所代替，形成纤维斑块。此期也可在一定时期内保持斑块的相对稳定。若病情进一步发展，纤维斑块发生溃疡、出血、附壁血栓形成、钙化等，此期称为复合病变期。由于溃疡和血栓的形成，可加重管腔的狭窄甚至闭塞，引起心绞痛和心肌梗死。一般认为病变发展到此期是无法逆转的。

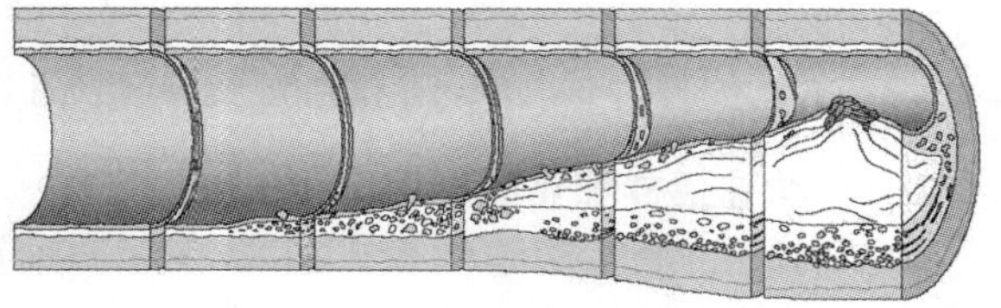

图 21-2-1 动脉粥样硬化的分型

（二）美国心脏病协会动脉粥样硬化分型

美国心脏协会（American Heart Association，AHA）将动脉粥样硬化的组织形态学变化分为六型：Ⅰ型为早期病变；Ⅱ型为脂质条纹；Ⅲ型为斑块前期；Ⅳ型为斑块期；Ⅴ型分为三个亚型，Ⅴa 为纤维脂质斑块；Ⅴb 为以钙化为主的斑块，Ⅴc 为以胶原为主的斑块；Ⅵ型为复合病变，分为三个亚型，Ⅵa 为破裂或溃疡，Ⅵb 为壁内血肿或出血，Ⅵc 为血栓形成。

（三）不稳定动脉粥样硬化斑块和斑块的破裂

1. 典型的动脉粥样硬化斑块由富含脂质的柔软粥样物质即脂质核与覆盖其上的纤维帽组成。分为稳定、不稳定斑块（又称脆弱斑块）两种。①稳定斑块：纤维帽厚，纤维含量 70%，脂质坏死核心小或无，平滑肌多、炎细胞少。②不稳定斑块：纤维帽薄，大脂质核心发生坏死（体积 40%），平滑肌细胞少、炎性细胞多。不稳定斑块易破裂、糜烂，且最常发生于纤维帽最薄弱处，特别是斑块与正常组织交界处，因为该部位巨噬细胞浸润严重。发生急性冠脉综合征的病人 90% 以上为不稳定斑块破溃所致。

目前认为，动脉粥样硬化的临床表现和预后主要取决于斑块类型而不是其大小。ACS 是导致冠心病患者死亡的主要因素，而不稳定斑块破裂、血栓形成则是导致急性冠状动脉综合征的关键机制。Ⅴ型和Ⅵ型病变常伴随有冠状动脉事件。因此，对不稳定斑块的显像研究成为当前研究关注的热点，试图早期采取必要的措施控制动脉粥样硬化的进一步发展。

2. 动脉粥样硬化斑块的结构及其不稳定的内在特征

（1）稳定性动脉粥样硬化斑块的结构特点：典型成熟的斑块主要由脂核、纤维帽两部分组成。一般晚期斑块中，纤维帽成分超过 70%，脂核仅占 20%左右，但不同患者、不同斑块的两种成分所占比例差异很大。稳定型心绞痛患者冠状动脉中可见各种类型的斑块。

多数 ACS 患者的“罪犯”血管斑块中脂核含量明显增加。尸检研究发现，破裂的冠状动脉斑块中脂核比例占 32%～40%，而未破裂者占 5%～12%，可见脂核的大小影响斑块的稳定性。另外，脂核的坚固程度也影响斑块的稳定，当脂核中脂质以胆固醇结晶形式存在时，正常体温下呈胶状，斑块不易破裂；而以胆固醇酯形式存在时，正常体温下呈液态，斑块易破裂。

纤维帽主要由细胞外基质及平滑肌细胞（SMC）构成。斑块的稳定性与纤维帽的厚度、强度及其胶原组织含量密切相关。纤维帽的肩部最薄，胶原组织含量少，抗破裂能力最差，故最易破裂。斑块发生破裂、糜烂病理变化时，在破裂和糜烂部都有巨噬细胞及 T 细胞等炎症性细胞的高度浸润，也有中性粒细胞的浸润。说明急性、慢性炎症过程参与以破裂和糜烂为代表的斑块病变的不稳定性。

（2）动脉粥样硬化斑块不稳定的内在特征：大量研究表明，不稳定性动脉粥样硬化斑块在形态学、细胞学及分子生物学方面有以下特征：①脂核大；②纤维帽薄；③细胞外基质胶原含量少；④局部炎性胞浸润明显；⑤巨噬细胞、T 淋巴细胞、肥大细胞数及活性增加；⑥SMC 数量减少；⑦新生微血管增加；⑧炎症标志物表达增加；⑨组织因子表达增加；⑩基质金属蛋白酶表达。

（3）粥样硬化斑块的破裂方式：动脉粥样硬化斑块的破裂方式分为被动斑块破裂和主动斑块破裂。

1）被动斑块破裂：斑块破裂取决于：①周围血管壁的压力或纤维帽对压力的耐受程度；②动脉粥样硬化核（即脂质核）的位置、大小及坚固程度；③血流特点，尤其血细胞流对斑块近端的冲击程度（如斑块的形状和角度）。

2）主动斑块破裂：斑块内，尤其是斑块与正常组织交界处，富含巨噬细胞，可通过吞噬作用或分泌蛋白水解酶、裂解纤维帽使之变薄，处于易破裂状态。巨噬细胞可能承担防止血管壁过量沉积脂蛋白的任务，并最终凋亡，凋亡时的粒子释放，几乎可以解释所有斑块内的活动变化，也可能是斑块破溃后凝血连锁反应的主要启动因子。

氧化低密度脂蛋白（LDL）除使巨噬细胞泡沫化外，还可促进单核或巨噬细胞向血管壁聚集，促进内皮细胞损害和 T 细胞激活。强烈提示氧化 LDL 通过内皮细胞损害和炎性细胞聚集、激活、巨噬细胞泡沫化，参与动脉粥样硬化斑块的不稳定。小密度 LDL（small dense LDL）比一般 LDL 对 LDL 受体的亲和力低；在末梢容易被代谢，易被血管壁摄入，这样与血管内皮接触时间长，通过血管内皮及血流中氧自由基的作用，易被氧化变性。且小密度 LDL 会使预防氧化作用的维生素 E 及辅酶 Q10 缺乏。可以认为：小密度 LDL 是导致粥样动脉硬化的主要物质——氧化 LDL（oxLDL）的原料。三酰甘油作为冠心病的危险因子，也许是通过小密度 LDL 导致动脉硬化，特别是载脂蛋白 B 增高时。同时，炎症细胞介导的斑块破裂是发生 ACS 的重要机制。

二、动脉粥样硬化斑块及不稳定性斑块的识别手段

1. 血管镜　冠状动脉内血管镜（intravascular endoscopy）可以直接观察管腔表面，显示粥样斑块的表面特征，有助于发现即将破裂的斑块。稳定的斑块表面呈白色，质地光滑：不稳定的斑块表面呈黄色，质地粗糙、松脆。但血管镜是一种创伤性检查，多与血管内超声结合应用，临床应用价值有限。

2. 血管造影　高清晰度的血管造影（angiography）可以显示血管直径和度量狭窄程度，长期以来被当作对冠状动脉、颈动脉以及周围动脉病变进行解剖学诊断的“金标准”。血管造影可以显示粥样斑块晚期病变，如斑块破裂、腔内血栓以及钙化，但是由于其灵敏度低，不能显示Ⅰ型、Ⅱ型和Ⅲ型组织学病变，亦不能显示具有光滑腔面的圆形管腔的Ⅳ型和Ⅴ型组织学病变；同时由于其特异性差，不能显示富含脂质的粥样斑块以及其他病理组织学成分。基于以上原因，加上这种检查手段具有一定的损伤性，限制了其在病例随访及疾病监测中的应用。

3. 血管内超声　血管内超声（intravascular ultrasound，IVUS）可以获得血管的切面影像，提供粥样硬化斑块的组织特征和细节，并可以识别可逆性的脂质沉积和不可逆性的纤维性粥样硬化斑块，具有区分钙化性的粥样硬化斑块和血栓、溃疡性斑块的能力。许多学者将斑块的图像分为软斑块（脂质为主）、硬斑块（纤维化为主）以及钙化性斑块（有钙化的斑块）。尽管 IVUS 能反映血管壁的细节，但是斑块组成的判断必须依赖于回声强度；由于不同斑块回声图像可重叠，使得斑块性质难以准确判断，低回声区域可以代表血栓，也可能是富含脂质成分的斑块。Prati 等用高频超声来识别脂池，灵敏度为 65%，特异性为 95%。因此 IVUS 不能提供实际组织学特点。另外，IVUS 不能通过比导管小的病变，也不能评估血管弯曲及病灶的角度，且检查持续时间长，常常难以在疗效观察以及病例随访中得到广泛应用；作为一种损伤性检查方法，该项检查可能导致冠状动脉痉挛、急性闭塞和血管内膜剥离。

4. 多普勒声像图　颅外颈动脉粥样硬化是缺血性脑血管病的主要原因，脑卒中和短暂性脑缺血发作与颈动脉分叉处的晚期粥样硬化斑块密切相关。对狭窄程度和斑块形态的准确描述对于治疗决策极为重要。伴随多普勒血流显像的高清晰度，实时 B 型超声显像已成为最好的颈动脉显像手段。多普勒声像图（Doppler ultrasound）技术可以测定血管壁厚度，对斑块的质量和面积进行定量分析，根据回声性质可以判断斑块性质。由

于该技术为非损伤性，可以用于药效评价和对粥样硬化高危人群进行随访研究。但是在对冠状动脉和下肢周围动脉的检测方面，多普勒扫描不如传统的血管造影适用。

5. 电子束 CT　电子束 CT 又称超高速电子束 CT（ultrafast electron beam CT，EBCT），扫描时间短（每帧图像的扫描时间仅约为 100ms），整个采集过程仅需 30～45s，故消除了心脏的运动伪影。EBCT 可对动脉钙化进行定量分析，是动脉钙化检查的最佳方法，这是它优于其他检查的重要方面。但是由于 EBCT 检测动脉粥样硬化斑块中其他成分的特异性和灵敏度均较差，往往忽略一些不稳定斑块。

6. 多层螺旋 CT（MSCT，multislice spiral CT）　传统的 CT 由于采集时间长，在对冠状血管检测时受呼吸运动干扰，难以消除心脏伪影，且仅能在轴向层面进行采集，血管重建能力差。多层螺旋 CT 大大缩短了采集时间和减少了扫描层厚，并可多层面进行扫描，因而其血管重建性好。有人应用 MSCT 对 14 例病人进行了对比增强的虚拟冠状动脉造影显像 VCA，以 IVUS 作为金标准，结果表明，MSCT 能清楚显示所有严重病变和所有钙化斑块，但是不能显示无钙化的中等程度病变。而钙化仅仅是动脉粥样硬化斑块负荷的一个标志，不能直接用来预测斑块的脆弱程度。现有的 PET/CT 多配有 4 层甚至 16 层的螺旋 CT，可以与 PET 代谢显像结合提高病变的空间定位能力。结合心电门控扫描冠状动脉造影和三维重建，16 层螺旋 CT 可以显示冠状动脉中度和中度以上的部分狭窄。在国内已有超高速 320 排 640 层螺旋 CT 投入使用，将原来需 5～10 秒的检查缩短至 0.35 秒，大大缩短了检查的时间。

7. 核磁共振显像（MRI）　近年来，随着核磁共振显像（MRI）技术的发展，消除了血流和心肺运动的伪影，快速自旋回波的应用使分辨率提高至 400μm，高分辨率的 MRI 开始用于血管壁结构的检测。Shinnar 等通过对人体颈动脉切除术后内膜标本的 MRI 研究，建立了识别各种成分的 MRI 标准，并经组织学证实显示出较高的灵敏度和特异性。Chan 等应用心电门控 T_2 加权的自旋回波 MRI 首次对患者腹主动脉和胸主动脉进行了检测，并显示出良好的再现性。而血管内 MRI 技术则进一步提高了显像的分辨率，并能精确检测斑块成分。

8. 光学相干体层扫描　光学相干体层扫描（optical coherence tomography，OCT）是一种高分辨率的血管内影像技术，也称为光电子计算机体层扫描，其原理与 IVUS 相似，只是用光代替了声波。研究表明，OCT 对组织截面的检测清晰度可达 10μm。结合病理组织学检查，Yabushita 等通过对 357 例动脉粥样硬化尸检标本进行 OCT 研究，建立了识别斑块各种成分的 OCT 标准，为临床应用 OCT 评估斑块性质进行了有益的尝试。最近，Tearney 等对离体人动脉粥样硬化斑块标本的研究表明，OCT 能通过检测纤维帽中的巨噬细胞来显示斑块的不稳定性。

9. 拉曼光谱学检查　拉曼光谱学检查（Raman spectroscopy，RS）的原理是物理学上的“拉曼效应”，当物质接受单色光照射时，入射光使分子的旋转和振动发生变化，产生光的散射，散射光与入射光的频率有差异，而这种差异有高度的分子特异性。通过 RS 检查可以识别组织中的各种化学成分，并估测它们的相对含量，作出定性判断。Romer 等通过对离体人冠状动脉中七种化学成分相对含量的定量分析，将冠脉分为三种类型并指定了分类标准，且在前瞻性研究中得到了验证，显示出了良好的病理组织学相关性。最近，紧密型拉曼系统和特制拉曼导管使得 RS 在血管内检测粥样硬化斑块的应用成为可能，但 RS 的缺点在于无法提供冠脉内斑块的形态学资料。

10. 血管内超声弹性图　血管内超声弹性图（intravenous ultrasound elastrography，IVUS elastrography）的原理在于不同组织对于机械刺激的反应不同，坚硬的组织（如钙化和纤维组织）受压和被牵拉的程度小于柔软组织（如脂质），由此判断组织的组成成分。De Korte 等应用血管内超声弹性图对猪冠状动脉粥样硬化模型进行了研究，并将检查结果与病理组织学检查进行了对比，研究表明其识别脂质斑块的灵敏性和特异性分别为 100%和 80%，而识别富含巨噬细胞斑块的灵敏度和特异性均达 92%。

11. 温度测量法，pH 值及乳酸生成量测定　在急性冠脉综合征中，炎症起着十分重要的作用，因此人们试图通过检测炎症反应情况来预测不良临床事件的发生。1996 年，Cassecells W 等通过人体颈动脉粥样斑块的温度检测（thermometry）

指出，根据斑块温度的多样性可以识别不稳定性斑块。Stefanadis 等对人冠状动脉粥样硬化斑块的研究表明，与稳定性心绞痛患者相比，急性心肌梗死患者和不稳定性心绞痛患者病变处动脉的温度明显升高，血浆中急性期反应物 C 反应蛋白（C reactive protein，CRP）的水平也明显升高，两者间存在良好的相关性。结果表明，该法有助于斑块性质的评估和对粥样硬化病变进行动态监测。斑块内的 pH 值反映了炎性细胞的代谢增强和酸性代谢产物的积聚。Naghavi 等发现冠状动脉管壁中富含脂质区域的 pH 值不仅低于钙化性区域，而且显著低于不受动脉粥样硬化影响的脐动脉管壁，因此推论易损斑块是一个酸性环境。Khan 等在人颈动脉斑块体外实验中证实，斑块的 pH 值及乳酸生成量在易损斑块与稳定性斑块之间存在显著差异。

此外，CRP 是一种急性时相反应蛋白，是机体非特异炎症反应的敏感标志物之一。研究显示，血清 CRP 水平增高是冠心病患者日后发生急性冠脉事件的独立危险因素：不稳定型心绞痛或非 Q 波心肌梗死患者入院时血清 CRP 水平明显增高，其增高程度与发病后半年内主要心脏病事件密切相关；CRP 水平与粥样斑块总负荷密切相关。因此 CRP 可以作为斑块不稳定性的一个血清学标记物。

第三节　PET/CT 动脉粥样硬化斑块显像原理与方法

一、动脉粥样硬化显像对仪器和放射性药物的要求

动脉粥样硬化显像是一项具有挑战性的工作，尤其对于冠状动脉。动脉粥样硬化发生在血管壁内，从而使得病变很薄，病变通常占满血管节段的整个周长并且延续 1～2cm，病灶的总容积通常为 0.1ml。因为单光子的核医学显像设备平面图像的空间分辨率在准直器的表面大概为 3～4mm，物体中央大概为 8～10mm，计算机断层图像采集大概为 10～15mm。所以小病灶的大小和成像空间分辨率的关系使显示粥样硬化异常困难。然而 PET 具有显著的优势，其空间分辨率在视野的中心为 4～6mm，在边缘降低为 7～8mm。

尽管显像设备不能具有足够高的空间分辨率来显示病灶的细微特征，但是如果病灶具有异常高的靶/本底比值，仍然可以探测到病灶。不幸的是，大多数显像剂的靶/本底比值太小，无法在活体内可靠地显示病灶。血池中的残留活性以及邻近靶部位的非血管组织中的显像剂也使得病灶更加难以探测。如果病灶增大，接近显像设备可以分辨的尺寸，则检测所必须的靶/本底比值可以降低；如果病灶大于设备的分辨率，图像中靶/本底比值达 1.5：1（在组织中大约为 3：1）则可以识别。炎症标记物如 Fc 片断、IgG 可以达到 6：1。LDL 显像的靶/本底比值同样可以达到 6：1，足够可以供颈动脉成像，因为这里的病灶较大；但不够供主动脉成像，因为主动脉部位的病灶更远离探头，降低了空间分辨率。冠状动脉也是如此，因为病灶更小。

由于放射性核素显像仪器无法在短期内取得明显的突破，寻找其他手段用于动脉粥样硬化显像可能更有成果。严重的炎症是脆弱斑块的一个标志，这类病灶内有大量的炎性细胞，可以刺激吞噬 LDL、氧化 LDL、胆固醇以及细胞碎片。病灶内巨噬细胞的数量足以允许通过受体激动剂单核细胞趋化肽-1（monocyte chemoattractant peptide-1，MCP-1）来显像。每个细胞在静息时表达大概 5 000 个受体，活化后表达 50 000 个受体，在细胞显著增加时其效应可以明显增加，所以核素标记 MCP-1 可以探测到损伤后主动脉的粥样硬化。但即使是通过这些显像剂，活体最大的靶/本底比值也只是 6：1。

二、放射性核素动脉粥样硬化斑块显像的显像剂

利用放射性核素标记参与粥样硬化的中间物质来进行显像，可以早期发现动脉粥样硬化。动脉粥样硬化的主要环节包括脂质渗透、细胞浸润与增殖、血栓形成。粥样硬化斑块的主要成分有三种：①细胞成分，包括平滑肌细胞、巨噬细胞和淋巴细胞；②结缔组织，包括胶原、弹力纤维和糖蛋白；③细胞外沉积的脂质，主要为 LDL（低密度脂蛋白）。20 多年来，国内外许多学者已根据动脉粥样硬化形成过程的某些分子和细胞进行了放射性核素显像研究（表 21-3-1）。

表 21-3-1 主要动脉粥样硬化斑块显像剂

分类	显像剂	结合斑块成分
LDL	^{125}I或^{123}I-LDL，^{111}In-LDL，^{99m}Tc-LDL	LDL受体
	^{99m}Tc-ox-LDL	巨噬细胞清道夫受体
ox-LDL抗体	^{125}I-MDA$_2$、IK17	泡沫细胞
巨噬细胞因子	^{125}I-MCP-1	巨噬细胞
免疫球蛋白		
非特异性	^{111}In-DTPA-人多克隆IgG	巨噬细胞Fc受体
特异性单克隆	^{111}In-(DTPA-PL)-Z_2D_3F (ab')$_2$ IgM	平滑肌细胞
	^{99m}Tc-T2G1S Fab	纤维蛋白
多肽	^{123}I-SP-4，^{99m}Tc-P199，^{99m}Tc-P215（基于Apo-B）	泡沫细胞
	^{99m}Tc-内皮素衍生多肽	平滑肌细胞内皮素A、B受体
	^{99m}Tc-TRF1	D-二聚体
	^{99m}Tc-P748，P280，DMP-444	血小板
血小板	^{111}In-自身血小板	血小板
ADP类似物	^{99m}Tc-Ap4A，^{99m}Tc-AppCHClppA	血小板、巨噬细胞、平滑肌细胞、单核细胞上的P_2受体
MMP抑制剂	^{123}I-HO-CGS 27023A ^{11}C或^{18}F标记MMP抑制物	斑块基质金属蛋白酶（MMP）
凋亡显像剂	^{99m}Tc-Annexin V	凋亡巨噬细胞
反义显像剂	^{99m}Tc-反义核酸 ^{99m}Tc-ASON、^{99m}Tc-PCNA-ASON	增殖平滑肌细胞
代谢示踪剂	^{18}F-FDG	巨噬细胞

其中新兴的、有希望的动脉粥样硬化斑块显像方式有动脉粥样硬化斑块基质金属蛋白酶活性显像、动脉粥样硬化斑块的反义显像、动脉粥样硬化斑块的凋亡显像和动脉粥样硬化斑块的代谢显像。

1. 动脉粥样硬化斑块基质金属蛋白酶活性（matrix metalloproteinase，MMP）显像　基质金属蛋白酶是一系列涉及细胞外基质水解的酶。在许多疾病过程，如炎症、肿瘤、动脉粥样硬化的发生过程中，发挥重要的作用。MMP活性可以反映动脉粥样硬化斑块内的炎症活跃程度。通过了解斑块内的炎症活跃程度，就有可能发现脆弱斑块。Kopka等合成了非肽类的广谱基质金属蛋白酶抑制剂（non-peptidyl broad-spectrum MMP inhibitor，MMPI），通过^{123}I-HO-CGS 27023A活体显像，显示富含MMP的颈动脉剥脱术后高脂饮食的ApoE缺陷鼠的血管粥样硬化病变，结果通过病变组织的放射性计数分析及体外实验证实，显像剂在病灶部位结合具有高度特异性。

2. 动脉粥样硬化斑块的反义显像　有研究表明，在多种因素刺激下，不同的信号传导通路开通并激活各种细胞转录因子，包括细胞核转录因子κB（NF-κB）和原癌基因如 *c-fos*、*c-myc* 等，通过细胞转录因子调节与细胞增殖有关的基因表达，引起包括内皮细胞、血管平滑肌细胞在内的细胞增殖和凋亡的一系列复杂病变过程，从而导致动脉粥样硬化。原癌基因激活导致相应的mRNA水平增高，使其可以作为反义显像的靶序列。为探讨反义探针是否具有应用于动脉粥样硬化斑块和再狭窄的体内显像基础，华中科技大学同济医学院协和医院的张永学等先后进行了一系列的动脉粥样硬化斑块的反义显像研究。以MAG_3作为双功能螯合剂进行了^{99m}Tc标记反义c-myc核酸，并在细胞水平和动物模型上进行了可行性探讨。研究证实斑块内增殖平滑肌细胞内过度表达的mRNA可以在体外通过反义探针检测到；针对增殖细胞核抗原（proliferating cell nucleus antigen，PCNA）mRNA的^{99m}Tc-MAG_3-反义核酸（ASON）细胞摄取动力学实验也表明^{99m}Tc-MAG_3-ASON可以显著抑制细胞增殖。与^{99m}Tc-MAG_3-SON相比，^{99m}Tc-MAG_3-ASON可以显著减低PCNA mRNA的表达；对数生长期细胞对^{99m}Tc-MAG_3-ASON和^{99m}Tc-MAG_3-SON的摄取峰时均为90min，峰值分别为15.2%±0.58%和5.6%±0.42%；平台期细胞对^{99m}Tc-MAG_3-ASON和^{99m}Tc-MAG_3-SON的摄取峰时为60min，峰值分别为1.54%±0.26%和1.52%±0.28%；对数期和平台期细胞对^{99m}Tc-MAG_3-ASON的摄取峰值有显著差异。240min时，^{99m}Tc-MAG_3-ASON和^{99m}Tc-MAG_3-SON在对数生长期细胞内滞留率分别为79.6%±0.96%和59.8%±0.75%；平台期细胞对^{99m}Tc-MAG_3-ASON较^{99m}Tc-MAG_3-SON清除缓慢。这一结果为进一步将PCNA反义探针应用于动脉粥样硬化斑块和再狭窄的体内显像研究奠定了充分的基础。

3. 动脉粥样硬化斑块的凋亡显像　利用膜联

蛋白（Annexin）V 与凋亡细胞的高亲和力，将 Annexin V 以 ^{99m}Tc 标记后可检测斑块中的细胞凋亡情况，研究发现斑块的膜联蛋白摄取量是正常管壁的 9.3 倍，这种差异与斑块内巨噬细胞的含量正相关。结果提示凋亡显像也可以用于动脉粥样硬化斑块显像的研究。

三、动脉粥样硬化斑块的正电子/代谢显像

1. 原理　ACS 病人斑块中的代谢活性之高足以使组织的温度升高。斑块中的细胞代谢急剧增加，产生了大量热量。短期内巨噬细胞利用自身的能量来源可以产生，但随着时间延长，需要大量的外源性底物。主要的外源性底物是葡萄糖、谷氨酸盐和脂肪酸。首选的底物依赖于局部环境的改变。脂肪酸代谢需要氧来转化成三磷腺苷，但是无氧环境下，将葡萄糖转化成乳酸伴随有 ADP 的产生。动脉粥样硬化病变部位氧供应有限，使得局部环境偏酸性和乏氧。结果是葡萄糖成为粥样硬化部位的主要底物。颈动脉病变、泛发性血管炎和冠心病病人的病变部位 FDG 浓度明显增加。

2. 动脉粥样硬化斑块的正电子/代谢显像的动物实验研究　由于动脉粥样硬化斑块很小，而 PET 的空间分辨率又较低，能够满足要求的诊断新型显像设备必须精确地显示脆弱动脉粥样硬化斑块。另外一个有效的途径就是将 PET 和 CT 或者 MRI 结合起来，克服 PET 解剖信息不足的缺点。目前大量使用的 PET/CT 实验研究就是基于这个思路。

曾有人通过 ^{57}Co-oxine 标记血小板来研究正电子显像核素 ^{55}Co 标记血小板的可行性。结果显示，^{57}Co-oxine 标记血小板并不适于动脉粥样硬化斑块 PET 显像。

Ogawa 等采用 11 只 Watanabe 家族遗传性高脂血症家兔（Watanabe heritable hyperlipidemic rabbits，WHHL 家兔）为实验对象，3 只新西兰白兔为正常对照组，至少禁食 4h 后，静脉注射 ^{18}F-FDG；注射显像剂 4h 后，取胸主动脉和腹主动脉测量放射性活度，切片行兔巨噬细胞特异性单核细胞抗体 RAM-11 免疫组化染色，行巨噬细胞计数，观察内膜区域。在注射后 210min，采集 PET 和 CT 图像。结果表明，WHHL 家兔主动脉的 ^{18}F-FDG 浓聚（摄取差异比 differential uptake ratio，DUR 1.47±0.90）明显高于正常对照组（DUR 0.44±0.15）。摄取差异比＝（组织放射性活度/组织重量）/（注射显像剂活度/动物体重），活度单位为 Bq，体重单位为 kg（表 21-3-2）。在 WHHL 家兔，胸主动脉比腹主动脉摄取 ^{18}F-FDG 高，这是因为胸主动脉的巨噬细胞密度要高于腹主动脉。WHHL 家兔动脉粥样硬化斑块内 ^{18}F-FDG 摄取和巨噬细胞数量密切相关（r=0.81）。

表 21-3-2　大动脉 ^{18}F-FDG 浓聚和巨噬细胞数目

参数	兔大动脉部位有关结果以均数±标准差表示*			
	对照组（n=3）		WHHL 家兔（n=11）	
	腹部	胸部	腹部	胸部
^{18}F-FDG 摄取（DUR）	0.40±0.11	0.44±0.15	0.72±0.37#	1.47±0.90※
大动脉节段与血液放射性之比	1.06±0.35	1.23±0.34	1.77±0.86§	3.18±1.19※
巨噬细胞数目	没有检测到	没有检测到	254±257	737±486

* ^{18}F-FDG 注射后 4h 测量；# 与对照组比较 P<0.01；※ 与对照组比较 P<0.0001；§ 与对照组比较 P<0.005

PET 图像显示 WHHL 家兔主动脉壁有大量 ^{18}F-FDG 聚集（彩图 21-3-1），而对照组没有发现。WHHL 家兔的粥样硬化斑块/血液比值明显高于

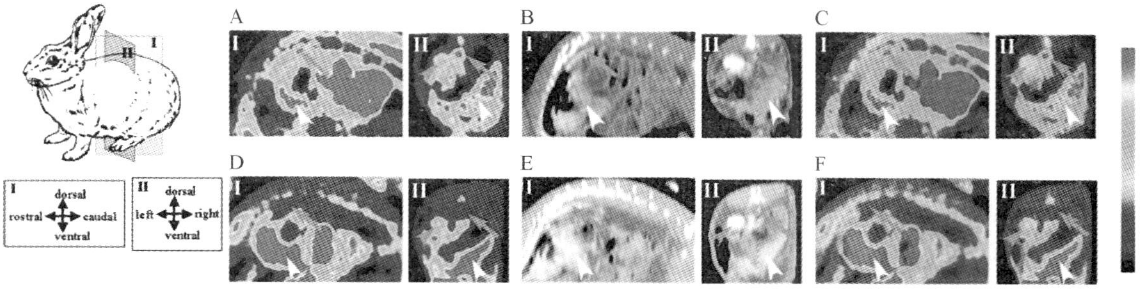

彩图 21-3-1　矢状面（Ⅰ）的 PET 图像（A 和 D），CT 图像（B 和 E），PET/CT 叠加图像（C 和 F）。冠状面（Ⅱ）的 WHHL 兔（A、B 和 C）和对照兔（D、E 和 F）。橙色箭、橙色箭头和白色箭头分别是主动脉、肾和肝。

对照组，而两组的血液放射性活度没有明显区别。这些结果显示，PET 发现的 WHHL 家兔强烈^{18}F-FDG 摄取位于脆弱斑块而不是血液。实际上，通过体外井形γ计数器和 PET 测得的 WHHL 家兔胸主动脉放射活性都显著高于正常对照组。但是 PET 测得的放射活性明显要低于井形γ计数器。这是由于 PET 的空间分辨率较低（FWHM 为 6mm）导致的低估。由于兔主动脉的直径小于空间分辨率，WHHL 家兔的直径为 5mm，正常只有 2.5mm，所以可以观察到部分容积效应。正常新西兰白兔可能要低估得更多，因为它们的管壁要比 WHHL 家兔的管壁更薄。

WHHL 家兔主动脉^{18}F-FDG 显著浓聚，是由于巨噬细胞数量增加和其所引起的葡萄糖利用的增加。结果显示，动脉粥样硬化斑块内主要是巨噬细胞浓聚^{18}F-FDG。巨噬细胞在斑块的炎症发生过程中具有重要作用，同时由于脆弱斑块富含巨噬细胞，代谢显像所探测的是将导致急性冠脉综合征的斑块。所以^{18}F-FDG 显像具有探测脆弱斑块的价值。

3. ^{18}F-FDG 血管内成像　PET/CT 可以使探测动脉粥样硬化斑块内^{18}F-FDG 浓聚成为可能。^{18}F-FDG PET 显像检查主动脉粥样硬化斑块相对较容易，而对颈动脉、冠状动脉等细小血管上的脉粥样硬化斑块的检测难度较大。

炎症在动脉粥样硬化斑块的重塑、扩大和破溃过程中起重要的作用。无创性显像冠状动脉炎症可以帮助脆弱动脉粥样硬化斑块的靶向性治疗，但由于组织细小和动脉活动的缘故，其应用受到限制。检测冠状动脉粥样硬化可能由于心脏的高放射性本底和心脏搏动更为困难。局部放射性药物显像可以帮助突破这些局限性。难点可能需要通过使用可以插入冠状动脉内与病灶密切接触的微型正电子敏感探头来解决。

一种轻便的正电子敏感探头已经被开发出来，并利用到引导术中^{18}F-FDG 浓聚的肿瘤手术切除。探头的结构是一个直径 3.0mm，长度 2mm 的圆柱形塑料闪烁体，通过光导纤维束连接到光电倍增管及放大分析器。探头的表面用 0.5 千分之一英寸的铝窗覆盖。Lederman 等采用了这种正电子敏感光导纤维探头，区分正电子（可以在组织中穿透几个毫米）和湮灭光子（可以穿透较长距离）。它探测正电子药物的浓聚可以达到毫米级的分辨率，从而在粥样硬化动物模型上把病变部位从正常血管内皮区分开来。

对采用 Fogarty 导管损伤髂动脉的新西兰白兔给予 3 周高脂饮食。动物禁食至少 4h 后，注射 90～180MBq ^{18}F-FDG，2～4h 后处死，取损伤及未损伤的髂动脉。纵向切开动脉探头放置在动脉内膜表面。以 1cm 为一个动脉节段，60s 的时间间隔采集多项测量参数，同时扣除本底并行^{18}F 衰减校正。测量并记录 11 个动物的 93 个损伤和正常的动脉节段。损伤髂动脉的平均探头 Z 评分（计数-本底/本底计数的标准差）比正常动脉高 4.8 倍（CI 3.4～6.3）($P<0.001$)。γ计数证实损伤动脉节段每克组织的 FDG 聚集量要比正常节段多，0.203% ID/g，*vs*. 0.042% ID/g，（$P<0.001$）。非动脉组织也大量聚集 FDG，尤其是网状内皮组织和血液。注射 FDG 后延迟处死的动物中，注射后 4h 比 2h 时本底计数降低，从而提高了信噪比。组织病理检查证实，与正常未损伤动脉相比，损伤髂动脉的内膜和中层断面的面积要大。损伤动脉也具有较大的巨噬细胞和平滑肌细胞密度。正电子敏感探头计数与内膜与中层之比正相关（$r=0.63$，$P=0.03$）。正电子敏感探头可以在无血液的区域区分动脉粥样硬化和正常健康动脉。因此通过正电子敏感探头和^{18}F-FDG 联合检测血管内的斑块生物学改变是可行的。

Lederman 等研究显示，^{18}F-FDG 在实验性动脉粥样硬化斑块内有显著的浓聚，并且组织病理数据显示，斑块内^{18}F-FDG 的摄取量与巨噬细胞和血管平滑肌细胞数有良好的相关性。研究表明，粥样硬化斑块破裂与斑块内炎症细胞的活动度密切相关。

第四节　临床应用研究

一、^{18}F-FDG PET/CT 动脉粥样硬化斑块显像临床研究

与 SPECT 相比，PET 的较高分辨率（4～5mm）为人动脉粥样硬化斑块显像提供了更好的技术条件。采用^{18}F-FDG PET/CT 进行动脉粥样硬化斑块显像，研究部位目前多为主动脉和颈动脉。由于动脉粥样硬化斑块钙化的动物模型难以复制，而且体积小不利于成像，所以直接针对病人进行钙化的研究。现在已经基本了解了^{18}F-FDG 在人斑块的结合部位，^{18}F-FDG 摄取和斑块炎症、

钙化之间的关系。

（一）^{18}F-FDG 在动脉粥样硬化斑块的聚集部位

Rudd 等人进行放射自显影研究，选取有症状病人的 3 个颈动脉斑块，将其与 1.85MBq，5ml 的氚标脱氧葡萄糖（^{18}F-FDG 的体外类似物）在 37℃ 条件下，于 Medium 199 培养液（Sigma）中孵育 60min。石蜡包埋 5μm 切片，包裹放射自显影核乳胶（LM-1，Amersham），曝光 6 周，HE 染色显影。对照组不采用放射性核素处理。组织学分析结果显示，有症状的病人斑块切片都有大量巨噬细胞渗入。氚标脱氧葡萄糖颈动脉斑块放射自显影结果提示，斑块富含巨噬细胞，并且巨噬细胞以在脂核/纤维帽部位占绝对优势，而在斑块的其他区域极少或没有。对照的切片没有出现银粒显影。离体斑块放射自显影证实，^{18}F-FDG 的聚集部位是富含巨噬细胞的斑块部位。

（二）^{18}F-FDG 摄取和动脉粥样硬化斑块炎症的关系

Rudd 等人观察了 8 例有症状的颈动脉粥样硬化病人，注射^{18}F-FDG 3h 后分别采集 PET 和 CT 图像，再通过体表和体内标记融合 PET 和 CT 的图像分析发现，有症状的颈动脉粥样硬化斑块可以清晰显示（彩图 21-4-1），其^{18}F-FDG 净聚集率（斑块/血浆积分）较对侧无症状病灶高 27%，正常颈动脉无可测量的^{18}F-FDG 摄取。该研究证实病人动脉粥样硬化斑块的炎症改变可以通过^{18}F-FDG PET 显示，并且有症状的不稳定性斑块的^{18}F-FDG 聚集高于无症状的病灶。对切除斑块进行的放射自显影表明，^{18}F-FDG 聚集于富含巨噬细胞的病变处。研究证实，动脉粥样硬化斑块的炎症改变可以通过^{18}F-FDG PET 显示，并且有症状的不稳定性斑块的^{18}F-FDG 聚集高于无症状的病灶，这说明动脉粥样硬化斑块 PET/CT 显像可以反映疾病过程中的细胞病理变化，而不仅仅是解剖结构上的一个病变结果。

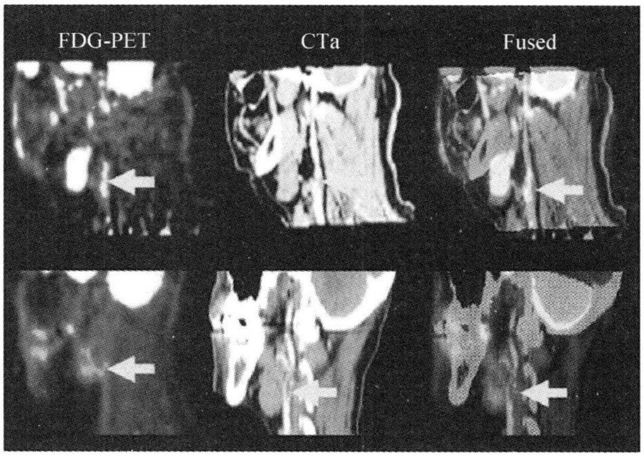

彩图 21-4-1　病人颈部的^{18}F-FDG-PET 图像（左），CT 造影（中）和融合图像（右）。有颈动脉狭窄症状的病人一侧颈部图像（上排），对侧无症状的颈动脉狭窄（下排）。箭头所指部位为^{18}F-FDG 高摄取的颈动脉狭窄斑块

以上研究还证实^{18}F-FDG PET 具有发现富含巨噬细胞的不稳定性斑块的潜力，同时也意味着较少炎症、纤维化的稳定斑块会较少或者不摄取^{18}F-FDG。

（三）^{18}F-FDG 摄取和斑块炎症、钙化之间的关系

Ben 等人回顾分析曾连续进行 PET/CT 全身肿瘤检查的 122 例病人（男 75 例，女 46 例，年龄均超过 50 岁，平均 66.9 岁）。复习 PET、CT、PET/CT 的断层影像，规定胸部、腹部大血管的异常发现被分为 PET（－），PET（＋），CT（－），CT（＋）。将形态相符的^{18}F-FDG 摄取与 CT 发现的钙化在 PET/CT 融合图像上分析，异常部位进一步分类为 PET（＋）/CT（＋）、PET（＋）/CT（－）、PET（－）/CT（＋）。将 CT 发现的血管钙化和管壁^{18}F-FDG 摄取与年龄、性别、心血管危险因子和心血管疾病进行相关分析。结果发现 349 个异常部位。在 100 个病人（82%）中发现 320 个部位（92%）CT 钙化，在男性（$P<0.03$）、老年病例（$P<0.001$）、高血压病人（$P<0.003$）、高脂血症病人（$P<0.04$）、吸烟者（$P<0.008$）更为常见。在 38 例病人中发现管壁^{18}F-FDG 异常摄取 PET（＋）部位 52 个（15%），在男性（$P<0.02$）、老年病例（$P<0.0001$）、高血压病人（$P<0.02$）中更为常见；心血管病人处于临界值（$P=0.057$）。PET（＋）/CT（＋）12 例，PET（＋）/CT（－）18 例，PET（＋）/CT（＋和/或－）8 例，PET（－）/CT（－）22 例（18%）。见表 21-4-1、表 21-4-2 和彩图 21-4-2 和彩图 21-4-3。

表 21-4-1　血管壁^{18}F-FDG 摄取和 CT 发现钙化的分布

部位	异常部位数量			
	PET＋/CT＋	PET＋/CT－	PET－/CT＋	总计
胸主动脉	12（3%）	19（5%）	123（35%）	154（44%）
腹主动脉	10（3%）	10（3%）	164（53%）	184（53%）
颈动脉	1（0%）	0（0%）	10（3%）	11（3%）
总计	23（7%）	29（8%）	297（85%）	349（100%）

表 21-4-2　异常部位数目：有心脑血管事件病史的病人与总体病例的比较

显像结果	有心脑血管事件病史的病人*		总病例	
	病例数	部位数	病例数	部位数
PET＋/CT＋	5	5	20	23
PET＋/CT－	6	9	26	29
PET－/CT－	16	60	62	297
PET＋/CT＋或－	8	14	38	52

* 心肌梗死或脑血管事件

研究结果显示，PET/CT 可以探测并且准确定位血管壁^{18}F-FDG 的活性。15％异常部位发现^{18}F-FDG 摄取活度增高，92％异常部位发现 CT 钙化。二者都为阳性者仅为 7％。血管壁^{18}F-FDG 摄取和 CT 发现钙化之间关系的临床意义还有待进一步长期的前瞻性研究。

Tatsumi 通过 PET/CT 评估^{18}F-FDG 在胸主动脉粥样硬化血管壁的摄取，并且与主动脉壁的钙化对比。回顾性调查 85 例连续进行 PET/CT 检查的肿瘤病人。注射^{18}F-FDG 后 1h，先采集 PET 图像，然后 CT 扫描从耳部到大腿中部，分别产生

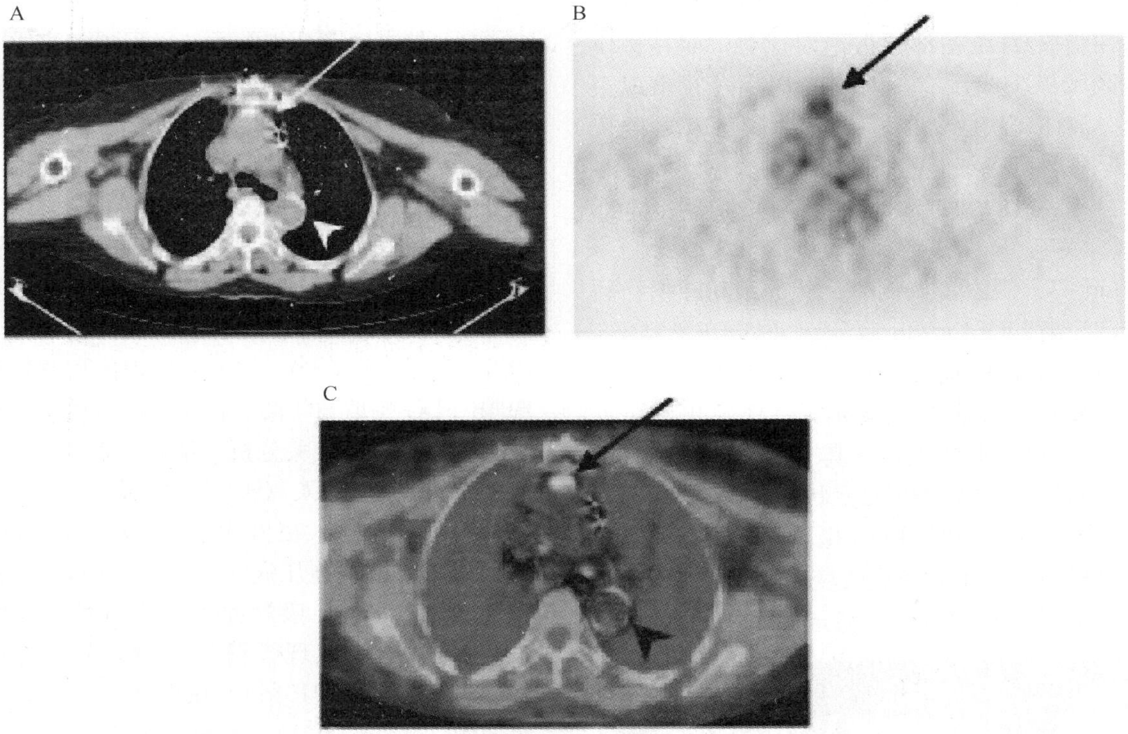

彩图 21-4-2　一例有乳腺癌、结肠癌和高血压病史的 71 岁女性病人。CT 图像（A），^{18}F-FDG PET 图像（B），PET/CT 融合图像（C），其中 CT 显示胸主动脉壁钙化（粗箭头）不伴有^{18}F-FDG 浓聚

CT、PET 以及 PET/CT 融合图像，通过肉眼及半定量的方法评估^{18}F-FDG 摄取以及钙化。FDG 摄取根据浓聚程度分级（经净体重和 SUL 修正的 SUV），钙化根据厚度分级（1 级：≤4mm，2 级：4～8mm，3 级：＞8mm）。采用非配对 t 检验比较不同年龄组病人有或无 FDG 摄取以及有无钙化。将 FDG 摄取阳性的评分（沿主动脉节段的分级和）、钙化、病人年龄之间的关系进行 Spearman 秩和相关性分析。将 FDG 摄取和钙化的发生率与年龄、性别、冠心病风险因子、冠心病史进行比较，进行 χ^2 分析。结果发现，50 例病人在胸主动脉至少有一处 FDG 摄取，14 例显示灶性摄取。中度到重度 FDG 摄取趋向于出现在升主动脉。45 例病人有至少一处的可测量主动脉钙化。厚钙化通常出现在主动脉弓。12 例病人有 13 处钙化灶。有阳性发现的病人平均年龄偏高（同时 FDG 摄取增高和钙化 $P<0.05$）；老年病人组具有更多同时主动脉壁 FDG 高摄取（$P<0.005$）和钙化（$P<0.001$）。钙化评分与年龄（$\rho=0.60$，$P<0.001$）相关，与 FDG 摄取评分无相关。妇女、高脂血症病人、有冠心病史病人趋向于 FDG 摄取增加（P 分别为 0.073，0.080，和 0.068）。然而，糖尿病

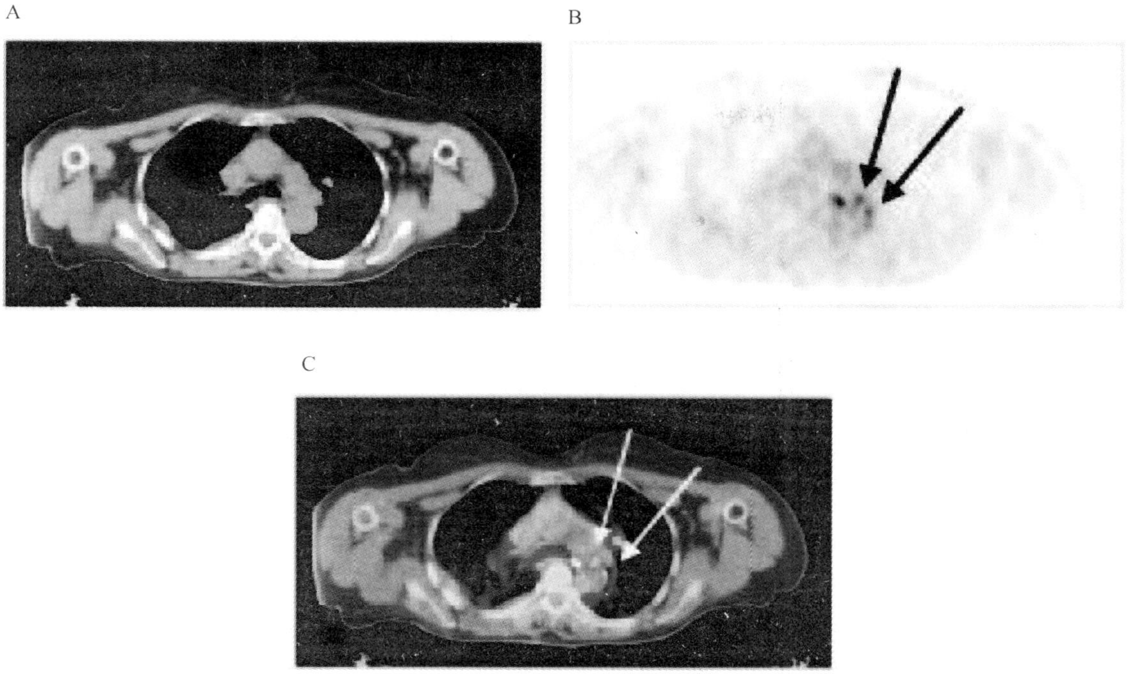

彩图 21-4-3　一例有结肠癌和已知缺血性心脏病的 72 岁男性病人，13 年前曾行冠状动脉搭桥手术。CT 图像（A），^{18}F-FDG PET 图像（B），PET/CT 融合图像（C），显示胸主动脉壁^{18}F-FDG 浓聚（箭头）不伴有 CT 钙化表现

病人钙化明显增多（$P<0.05$）。通过 PET/CT 显像发现，有普遍性胸主动脉壁 FDG 摄取发生，FDG 摄取大多与钙化并不在同一部位出现。FDG 摄取在 55 岁及以上年龄病人趋向于在妇女、合并高脂血症、有冠心病病史的病人高发，并且定位可能是在动脉粥样硬化改变过程中的高代谢活性区域。

上述两个报道对怀疑恶性病变的病人进行 CT、^{18}F-FDG PET 联合检查，结果表明大动脉的 CT 阳性斑块和 PET 阳性斑块有着根本的不同。两个研究都证实有相当数量通过鉴定钙化发现的动脉粥样硬化斑块并不摄取^{18}F-FDG，反之亦然。

这些发现与动脉粥样硬化发生的细胞生物学过程完全相符。炎症是动脉粥样硬化的起始事件，可以是短暂的，也可以是长期存在的，然而钙化沉积是炎症导致细胞死亡的结果并长期存在。钙化的存在并不能提示现在发生的炎症；^{18}F-FDG 摄取则提示活动性的炎症存在。这些证据显示，^{18}F-FDG PET 可以在发现不稳定性斑块的工作中发挥重要的作用，并且可能用于监测自发的及药物诱导的斑块炎症改变。

然而，有些问题必须在 PET 推广到大规模的临床应用之前加以强调。PET 的解剖分辨率意味着它必须和其他能够判断斑块形态学的影像手段结合使用，如 CT。有些影像学方法如血管造影，并不能提供足够的信息分辨 FDG 摄取阳性的血管壁。联合高分辨的 MRI 可以在不提高病人电离辐射吸收剂量的前提下，提供所有可以分辨斑块稳定性的解剖和功能信息（彩图 21-4-4）。目前已有供临床使用的 PET/MR 生产。进一步来说，目前的临床研究主要集中在大动脉的粥样硬化上，还没有哪一种影像学手段非常适于显示冠状动脉。因为，首先，冠脉直径小于目前的 MR 和 PET 的分辨率。其次，大量的^{18}F-FDG 被相邻的心肌摄取，会掩盖冠脉的图像信息。

二、^{18}F-FDG 显像诊断动脉粥样硬化的鉴别诊断

1. 动脉粥样硬化被误认为是恶性病变　在目前的临床应用中，PET/CT 的首要适应证是恶性肿瘤，所以经常在检查肿瘤时发现动脉粥样硬化，而动脉粥样硬化又容易被误认为是恶性病变。

动脉管壁粥样硬化^{18}F-FDG 摄取一般是可以区别的，通常表现为线性、连续性的中度活性。然而有时动脉粥样硬化斑块表现为“热区”浓聚，更容易被误认为是恶性病变。Hanif 报道一个病例在^{18}F-FDG 显像中动脉粥样硬化斑块出现了这种伪影。一个 67 岁的老年妇女，有吸烟、高血压、肾功能不全以及 TIA（短暂性脑缺血发作）病史，被转诊来进一步了解 CT 平扫发现的右肺中叶直径

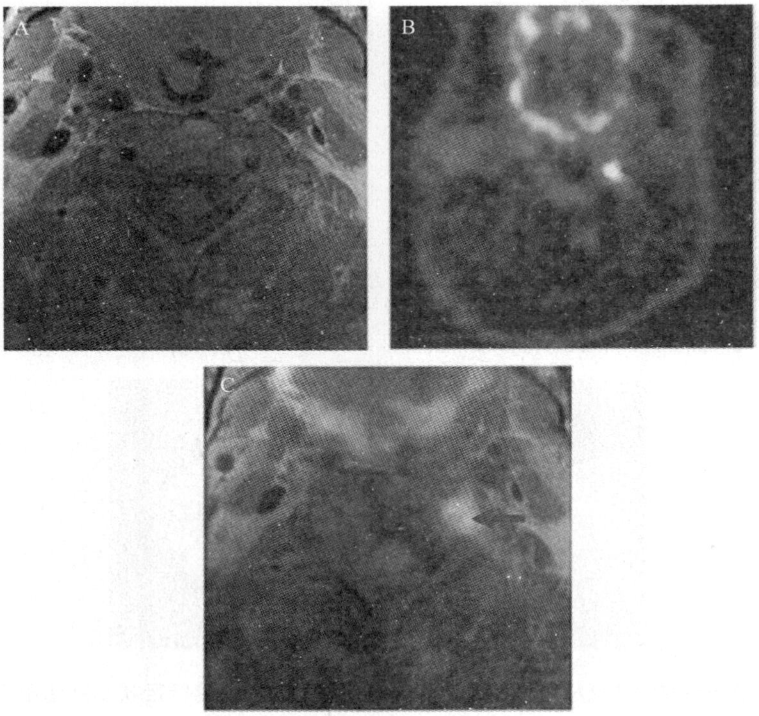

彩图 21-4-4　左侧短暂性脑缺血发作的病人颈部 MR 断层及^{18}F-FDG PET 图像

A. 高分辨 MR 断层图像，左侧椎动脉用蓝色箭头指示；B. ^{18}F-FDG PET 图像，蓝色箭头所指处为病理性的^{18}F-FDG 高摄取灶。脊髓、腮腺和口腔黏膜都可见到^{18}F-FDG 高摄取；C. MR 和^{18}F-FDG PET 的融合图像证实^{18}F-FDG 病变局限于左侧椎动脉（箭头所指处）

5mm 结节以及肝脏的两个低密度病灶。注射 463MBq（12.5mCi）^{18}F-FDG 后 1h 行 PET 显像。发现在肺和肝的上述部位没有发现 FDG 的浓聚增强。然而，在主动脉肺窗区域可以见到一个摄取增强的浓聚灶（图 21-4-5），SUV 为 3.0，有可能是恶性淋巴瘤。因为患者有肾功能不全，所以胸部 MRI 就成了优于 CT 增强的选择。MRI 未能在主动脉肺窗区域发现信号增强的肿块或者淋巴结。然而，一个 2cm×1cm 的低信号斑块在主动脉弓的顶部被发现（图 21-4-6），是增厚的主动脉壁上的一个病灶，与 PET 发现的灶性浓聚基本一致。

除了采用 PET/CT 以及结合 MRI 图像，从形态上加以区分以外，还可以采用双时点法鉴别恶性和炎性病变。在延迟显像中，一般恶性病变的

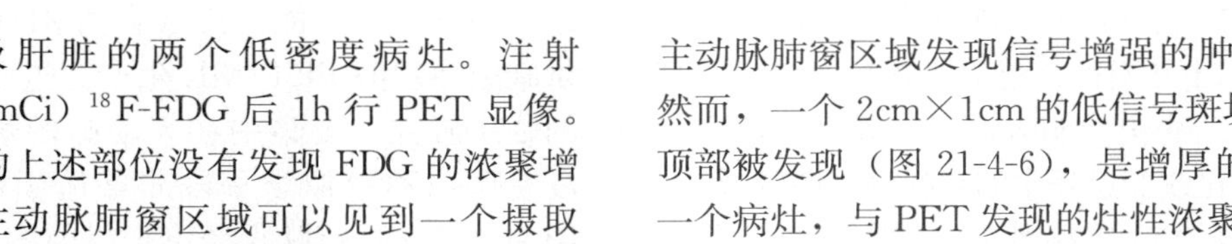

图 21-4-5　PET 图像冠状面显示主动脉弓部位^{18}F-FDG 摄取增加（箭头）为动脉粥样硬化斑块

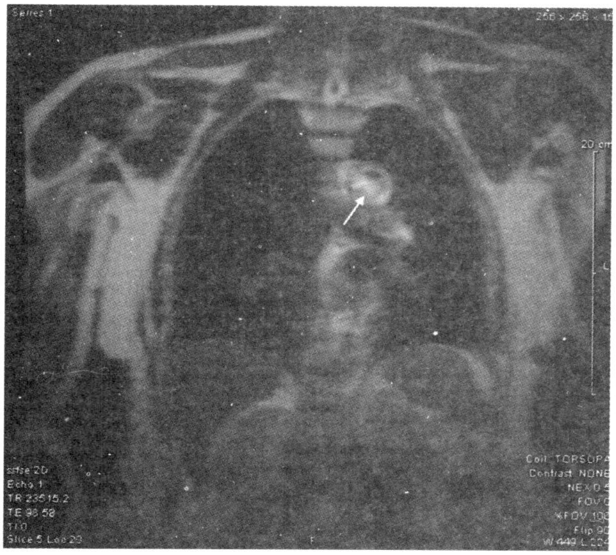

彩图 21-4-6 MRI 显示的主动脉弓部位为动脉粥样硬化斑块（箭头）

SUV 会升高，而良性病变 SUV 多会降低。

2. ^{18}F-FDG 显像中动脉粥样硬化和大动脉炎的鉴别诊断　大动脉炎，如巨细胞动脉炎、Takayasu 动脉炎，也可以表现为动脉壁^{18}F-FDG 浓聚。要结合临床表现、病史加以鉴别。

第五节　前景与展望

动脉粥样硬化是一个复杂的过程，不同的显像剂显示的是不同的过程或者环节，目前普遍认为早期发现容易破溃的不稳定斑块具有更重要的意义。所以发现斑块的不稳定性也就成了动脉粥样硬化显像研究的一个方向。

动脉粥样硬化显像的一个主要挑战就是核素成像的低分辨率的问题，必然要采用整合 CT、超声或者 MRI 的技术来提高解剖分辨率。核医学显像技术由于可以提供其他方法所不能提供的功能数据，仍然是其他手段所无法替代的。尽管显示冠状动脉粥样硬化具有其独特的困难，如几何尺寸小、心脏运动和心肌干扰等问题。但目前的方法是可以清晰显示颈动脉病变的。

^{18}F-FDG PET/CT 显像识别不稳定性动脉粥样硬化斑块还需要大规模的长期临床试验来证实；从基础研究角度来讲，还需要应用动脉粥样硬化破溃的动物模型来进行深入的研究。人类动脉粥样硬化的发生是多年复杂因素作用的结果，制作此类动物模型具有相当大的难度。Watanabe 家族遗传性高脂血症家兔是被广泛用来制作动脉粥样硬化的动物模型。尽管有报道其粥样硬化病理特征与人类相似，但是 Watanabe 家族遗传性高脂血症家兔的动脉粥样硬化斑块不会破溃。因此，目前尚无理想的斑块破溃动物模型。Rekhter 兔模型和 p53 硅胶圈载脂蛋白 E 基因敲除小鼠模型都需要进行大胆处理，创造斑块破裂的证据。

尽管还存在着诸多的困难和未知，上述研究结果仍然为我们描绘了一个乐观的远景，在不久的将来，可以通过放射性核素显像发现具有破溃风险的斑块，从而指导临床治疗和进行疗效观察。随着对动脉粥样硬化斑块进展过程中细胞和分子机制的了解不断深入，将不断会有新的靶点被发现，不断有新型的显像剂被开发出来。

（曹　卫）

参考文献

[1] Zaman AG, Helft G, Worthley SG, et al. The role of plaque rupture and thrombosis in coronary artery disease. Atherosclerosis, 2000, 149 (2): 251-266.

[2] Prediman K, Shah MD. Plaque disruption and thrombosis: potential role of inflammation and infection. Cardiolin Rev, 2000, 8: 3239.

[3] Zaman AG, Helft G, Worthley SG, et al. The role of plaque rupture and thrombosis in coronary artery disease. Atherosclerosis, 2000, 149 (2): 251-266.

[4] Iftikhar J k, William DE, Robert SS. Vulnerable plaque: pathobiological and clinical implications. Ann Intern Med, 1998, 129: 1050-1060.

[5] Prati F, Arbustini E, Labellarte A, et al. Correlation between high frequency intravascular ultrasound and histomorphology in human coronary arteries. Heart, 2001, 85 (5): 567-570.

[6] Gronholdt ML. B-mode ultrasound and spiral CT for the assessment of carotid atherosclerosis. *Neuroimaging* Clin N Am, 2002, 12 (3): 421-435.

[7] Budoff MJ, Raggi P. Coronary artery disease progression assessed by electron-beam computed tomography. Am J Cardiol, 2001, 88 (2A): 46-50.

[8] Prigent FM, Steingart RM. Clinical value of electron-beam computed tomography in the diagnosis ang prognosis of coronary artery disease. Curr Opin Cardiol, 1997, 12 (6): 561-565.

[9] Schroeder S, Kopp AF, Ohnesorge B, et al. Virtual

coronary angioscopy using multislice computed tomography. Heart, 2002, 87 (3): 205-209.

[10] Shinnar M, Fallon JT, Wehrli S, et al. The diagnostic accuracy of ex vivo MRI for human atherosclerotic plaque characterization. Arterioscler Thromb Vasc Biol, 1999, 19 (11): 2756-2761.

[11] Chan SK, Jaffer FA, Botnar RM, et al. Scan reproducibility of magnetic resonance imaging assessment of aortic atherosclerosis burden. J Cardiovasc Magn Reson, 2001, 3 (4): 331-338.

[12] Yuan C, Kerwin WS, Ferguson MS, et al. Contrast-enhanced high resolution MRI for atherosclerotic carotid artery tissue characterization. J Magn Reson Imaging, 2002, 15 (1): 62-67.

[13] Yabushita H, Bouma BE, Houser SL, et al. Characterization of human atherosclerosis by optical coherence tomography. Circulation, 2002, 106 (13): 1640-1645.

[14] Tearney GJ, Yabushita H, Houser SL, et al. Quantification of macrophage content in atherosclerotic plaques by optical coherence tomography. Circulation, 2003, 107 (1): 113-119.

[15] Romer TJ, Brennan JF 3rd, Fitzmaurice M, et al. Histopathology of human coronary atherosclerosis by quantifying its chemical composition with Raman spectroscopy. Circulation, 1998, 97 (9): 878-885.

[16] van de Poll SW, Romer TJ, Puppels GJ, et al. Imaging of atherosclerosis. Raman spectroscopy of atherosclerosis. J Cardiovasc Risk, 2002, 9 (5): 255-261.

[17] de Korte CL, Sierevogel MJ, Mastik F, et al. Identification of atherosclerotic plaque components with intravascular ultrasound elastography in vivo: a Yucatan pig study. Circulation, 2002, 105 (14): 1627-1630.

[18] Stefanadis C, Diamantopoulos L, Dernellis J, et al. Heart production of atherosclerotic plaques and inflammation assessed by the acute phase proteins in acute coronary syndromes. J Mol Cell Cardiol, 2000, 32 (1): 43-52.

[19] Naghavi M, John R, Naguib S, et al. pH heterogeneity of human and rabbit atherosclerotic plaques: a new insight into detection of vulnerable plaque. Atherosclerosis, 2002, 164: 27-35.

[20] Khan T, Soller B, Madjid M, et al. Visible/near-infrared optical catheter prototype accurately determines pH and lactate of atherosclerotic plaques. Am J Cardiol, 2002, 90: 23.

[21] De Winter RJ, Bholastic R, Lijmer JG, et al. Independent prognostic value of C reactive protein and troponin In patients with unstabal angina or non Q wave myocardial infarction. Cardiovasc Res, 1999, 42: 240-245.

[22] Strauss HW, Blankenberg FG: Small is beautiful: Specialty imaging devices and the growth of nuclear cardiology. J Nucl Cardiol, 2000, 7: 175-179.

[23] Humm JL, Rozenfeld A, Del Guerra A: PET Detectors to PET scanners: A review. Eur J Nucl Med Mol Imaging, 2003, 30: 1574-1597.

[24] Kopka K, Breyholz HJ, Wagner S, et al. Synthesis and preliminary biological evaluation of new radioiodinated MMP inhibitors for imaging MMP activity in vivo. Nucl Med Biol, 2004, 31 (2): 257-267.

[25] Schafers M, Riemann B, Kopka K, et al. Scintigraphic imaging of matrix metalloproteinase activity in the arterial wall in vivo. Circulation, 2004, 109 (21): 2554-2559.

[26] Qin G, Zhang Y, Cao W, et al. Molecular imaging of atherosclerotic plaques with technetium-99m-labelled antisense oligonucleotides. Eur J Nucl Med Mol Imaging, 2005, 32 (1): 6-14.

[27] Zhang YR, Zhang YX, Cao W, et al. Uptake kinetics of ^{99m}Tc-MAG_3-antisense oligonucleotide to PCNA and effect on gene expression in vascular smooth muscle cells. J Nucl Med, 2005, 46 (6): 1052-1058.

[28] Kolodgie FD, Petrov A, Virmani R, et al. Targeting of apoptotic macrophages and experimental atheroma with radiolabeled annexin V. A technique with potential for noninvasive imaging of vulnerable plaque. Circulation, 2003, 108: 3134-3139.

[29] Naghavi M, Madjid M, Gul K, et al: Thermography basket catheter: In vivo measurement of the temperature of atherosclerotic plaques for detection of vulnerable plaques. Catheter Cardiovasc Interv, 2003, 59: 52-59.

[30] Stefanadis C, Toutouzas K, Tsiamis E, et al: Thermal heterogeneity in stable human coronary atherosclerotic plaques is underestimated in vivo: The "cooling effect" of blood flow. J Am Coll Cardiol, 2003, 41: 403-408.

[31] Rudd JH, Warburton EA, Fryer TD, et al: Imaging atherosclerotic plaque inflammation with [18F]-fluorodeoxyglucose positron emission tomography. Circulation, 2002, 105: 2708-2711.

[32] Meller J, Strutz F, Siefker U, et al: Early diagnosis and follow-up of aortitis with ^{18}F-FDG PET and MRI. Eur J Nucl Med Mol Imaging, 2003, 30: 730-736.

[33] Karanikas G, Schmaljohann J, Rodrigues M, et al.

Examination of co-complexes for radiolabeling of platelets in positron emission tomographic studies. Thromb Res, 1999, 94 (2): 111-115.

[34] Mikako Ogawa, Seigo Ishino, Takahiro Mukai, et al. ^{18}F-FDG Accumulation in Atherosclerotic Plaques: Immunohistochemical and PET Imaging Study. J Nucl Med, 2004, 45: 1245-1250.

[35] Lederman RJ, Raylman RR, Fisher SJ, et al. Detection of atherosclerosis using a novel positron-sensitive probe and 18-fluorodeoxyglucose (FDG). Nucl Med Commun, 2001, 22 (7): 747-753.

[36] Janecek M, Patt BE, Iwanczyk JS, et al. Intravascular probe for detection of vulnerable plaque. Mol Imaging Biol, 2004, 6 (3): 131-138.

[37] Rudd JH, Warburton EA, Fryer TD, et al. Imaging atherosclerotic plaque inflammation with [^{18}F]-fluorodeoxyglucose positron emission tomography. Circulation, 2002, 105 (23): 2708-2711.

[38] Ben Haim S, Kupzov E, Tamir A, Israel O. Evaluation of ^{18}F-FDG uptake and arterial wall calcifications using ^{18}F-FDG PET/CT. J Nucl Med, 2004, 45: 1816-1821.

[39] Tatsumi M, Cohade C, Nakamoto Y, Wahl RL. Fluorodeoxyglucose uptake in the aortic wall at PET/CT: possible finding for active atherosclerosis. Radiology, 2003, 229: 831-837.

[40] Weissberg PL. Noninvasive imaging of atherosclerosis: the biology behind the pictures. J Nucl Med, 2004, 45: 1794-1795.

[41] Hanif MZ, Ghesani M, Shah AA, et al. F-18 fluorodeoxyglucose uptake in atherosclerotic plaque in the mediastinum mimicking malignancy: another potential for error. Clin Nucl Med, 2004, 29 (2): 93-95.

[42] Hongming Z, Michael P, Eric S, et al. Dual time point ^{18}F-FDG PET imaging for differentiating malignant from inflammatory processes. J Nucl Med, 2001, 42: 1412.

[43] Belhocine T, Blockmans D, Hustinx R, et al. Imaging of large vessel vasculitis with (18) FDG PET: illusion or reality? A critical review of the literature data. Eur J Nucl Med Mol Imaging, 2003, 30 (9): 1305-1313.

第 22 章 PET/CT 在心脏神经递质受体显像中的应用

PET 是当今核医学领域最先进的显像仪器，它能提供发生在组织结构改变之前的生理、生化代谢信息，有助于疾病的早期诊断。为此，有人称之为人体分子水平显像。迄今利用 PET 和发射正电子放射性核素标记的配基进行神经递质和受体显像最为活跃，并取得了令人瞩目的成就。近几年来随着 PET/CT 的问世，一次成像就能同时得到靶器官组织受体密度、功能代谢和精细解剖定位等多方面信息，这无疑对实现活体神经递质和受体显像应用研究起到重要作用，为人类健康的预防保健和临床疾病的诊治决策提供客观依据。

PET/CT 的特点是具有高的探测灵敏度、较高的系统分辨率和精确的受体定量分析功能，其显像剂多为人体内生命元素的同位素如碳［^{11}C］、氧［^{15}O］、氮［^{13}N］以及氢类似物氟［^{18}F］等正电子核素及其标记的放射性配基，符合人体生理条件并能较准确反映人体生理病理过程的代谢状况。现在正电子放射性药物发展迅速，目前已经能够采用全自动化方法快速合成有关 PET/CT 神经递质和受体显像的放射性配基（radioligand），即受体显像剂。因此 PET/CT 比 SPECT（或 SPECT/CT）受体显像具有明显的优势。

近年来，有研究报道磁共振频谱分析（magnetic resonance spectroscopy，MRS）能够检测 γ-氨基丁酸（GABA）等神经递质和 N-乙酰天门冬氨盐酸、胆碱及磷脂酸类化学物质等，但 MRS 由于仅仅能够提供粗略的化学组分分析，目前尚无法进行精确的神经递质和受体成像。因此，在受体显像应用研究中，MRS 远逊于 PET/CT。PET/CT 已经成为目前人体生命科学研究的重要工具。本章主要介绍 PET/CT 心脏神经递质和受体显像的原理及其主要临床应用研究与进展。

第一节　概　述

在分子水平上探讨受体功能及生物学作用，并用于诊断、治疗受体相关性疾病，是目前国际医学领域研究的前沿。受体的研究涉及细胞之间和细胞与分子之间的识别、信息跨膜传递和细胞的生理、病理反应过程等生命基本现象。有些疾病表现为受体密度（数目）、亲和力（功能）的改变以及信息传递功能的异常，而这些异常与受体的基因缺陷或突变有关。

受体显像是利用放射性核素标记的配体与高亲和力特异受体相结合的原理，揭示体内受体空间分布、密度和亲和力的一种方法，是集配体-受体结合的高特异性和放射性探测的高敏感性于一体的显像技术，是分子医学和分子影像学开拓的又一精确诊断领域。

随着分子医学的迅速发展，放射性核素示踪技术在生物医学的应用越来越广泛。目前已成功地将放射性核素标记在完整的蛋白质或多肽分子的适宜功能基团上，实现生命科学中常常需要用放射性核素标记蛋白质及多肽分子以达到识别或追踪的目的。

1979 年，Eckelman 等人提出了放射性核素受体显像理论，揭开了核医学受体显像的新篇章。近年来，SPECT、PET、PET/CT 探测技术日趋完善并逐渐被人们熟悉，新的受体显像剂也在不断开发应用，使得核医学受体显像越来越受到关注，成为 21 世纪生命科学热门的研究课题。因此，用放射性配基特异地与相应的受体结合，实现人类活体受体显像，在分子水平上对疾病的发生发展规律进行探讨，并对其进行早期诊断和有效治疗提供科学依据具有重要临床意义。

对各类受体的认识是多学科、多种方法的研

究结果。经典的药理分析，包括整体和离体分析，即用一种特异性药物或配体与靶分子进行体外分析，为受体的研究奠定了基础，但难用于整体动物中枢神经系统研究，尤其不能得到配体与受体相互作用瞬间的转运和代谢变化的信息。以后利用了很多新的配体和生物化学分析，为受体亚型研究提供了大量依据。其中放射受体结合分析（radioreceptor assay，RRA）利用放射性标记配体和受体的特异结合来分析受体或配体的性质和含量，其灵敏度高，已成为分析受体亚型的有力工具。不足之处是不能获得有关活体内受体与配体特异结合的代谢变化情况和直观的功能图像。放射自显影（autoradiography，AR）是研究受体分布的好方法，其优点是定位明确，准确性高。1975 年，Kuhar 和 Yamamura 用 ^{3}H-二苯羟乙酸奎宁脂（^{3}H-quinuclidinyl-benzilate，^{3}H-QNB，一种 M 受体的配体）、Pert 等用 ^{3}H-特培洛菲（^{3}H-diprenorphine，^{3}H-DPN，一种对 μ，δ，κ 三种吗啡受体都有亲和力的配体）引入动物体内，取出脑组织样品，用 AR 技术获得这些受体的特异性结合的精确定位图像，但仍然不能用于活体动态显像。

近年来，核医学发射型计算机断层显像（emission computed tomography，ECT）对动物和人脑特定解剖部位的受体结合位点进行精确定位和获取受体功能代谢影像极惹人注目，其中发射正电子核素标记的放射性配基和 PET、PET/CT 用于受体显像研究及应用更为活跃，它可定量提供靶器官受体与配体特异性结合浓度及其有关代谢参数。

第二节　心脏的神经支配与生理功能

支配心脏的自主神经系统（autonomic nervous system，ANS）是由交感神经和副交感神经两部分组成，二者通过分泌不同的神经递质：去甲肾上腺素（norepinephrine，NE）和乙酰胆碱（acetyl choline，ACh），来完成对心脏的兴奋和抑制性调节。ANS 的调节中枢位于中脑、下丘脑、脑桥以及延髓。调节中枢通过整合来自外周化学和压力感受器以及脑其他部位的传入信号来调控自主神经冲动的释放。

一、交感神经系统

交感神经的传出信号由 ANS 调节中枢沿脊髓侧索下行至脊髓的中间外侧细胞柱和中间内侧细胞柱，在此更换神经元后沿白交通支（交感神经节前纤维）经脊神经前根出脊髓，在脊柱旁交感神经节再次更换神经元后，经灰交通支（交感神经节后纤维）重新沿脊神经前根下传，最后支配相应的内脏器官。支配心脏的交感神经节后纤维起自左、右星形交感神经节，其中来自左侧星形交感神经节的神经纤维支配右心室，来自右侧星形交感神经节的神经纤维支配左心室的前壁和侧壁。交感神经沿冠状动脉自心脏基底向心尖走行于心外膜，然后逐渐分支深入到心肌内层。

NE 作为心脏交感神经的主要神经递质，是由酪氨酸经过一系列酶促反应最终合成的，其中由酪氨酸到多巴（DOPA）的羟化反应是儿茶酚胺生物合成的限速步骤。DOPA 经多巴脱羧酶转变成多巴胺，后者经囊泡单胺转运体（vesicular monoamine transporter，VMAT）主动转运至储存囊泡，在囊泡内经多巴胺 β-羟化酶（DBH）的作用最终合成 NE。

每个交感神经元平均大约含有 25 000 个储存囊泡，每个囊泡大约包含 250pg 的 NE。在神经冲动的刺激下，NE 通过 Ca^{2+} 介导的出胞作用（囊泡与突触前膜融合）释放到突触间隙。每次神经冲动只是引起交感神经末梢很少一部分储存囊泡的释放。除神经冲动刺激外，NE 的释放还受到一些受体系统的调节：如位于突触前膜的 α_2 受体对出胞作用具有负反馈调节，因此可乐定、胍那苄、胍法辛等突触前膜 α_2 受体兴奋剂可抑制 NE 的释放；而位于突触前膜的血管紧张素Ⅱ受体和 β 受体对出胞作用具有正反馈调节，因此某些抗高血压药物，如血管紧张素酶抑制剂和非选择性 β 受体阻滞剂可抑制去甲肾上腺素的过度释放。此外，极少量 NE 还可通过非出胞作用弥散到突触间隙。

释放到突触间隙的 NE 主要与位于突触后膜的 β_1 受体结合而发挥生理作用。β 受体与 G 蛋白偶联，通过调节细胞内的 cAMP、细胞内蛋白的磷酸化以及钙离子的内流，来发挥对心脏的正性变时（chronotropic）、变力（inotropic）和变传导（dromotropic）作用。长时间过度交感神经刺激将首先引起受体的钝化，随后通过加速受体降解、减少受体合成使受体密度下调，最后还可通过过度表达抑制性G蛋白和β-ARK以及下调腺苷酸环化酶活性而使受体脱偶联。

释放到突触间隙的NE绝大部分通过摄取-1机制（uptake-1 mechanism）由位于突触前膜的去甲肾上腺素转运体（NET）重新摄取回神经元的胞浆，从而消除NE的生理作用。回胞浆内的NE再经VMAT摄取回储存囊泡；VMAT的功能可被利舍平所抑制；未被摄取回储存囊泡内的NE，则在胞浆内被位于线粒体上的神经单胺氧化酶（monoamine oxidase，MAO）降解为二羟苯乙醇。摄取-1机制具有可饱和性，以及钠离子、温度、能量依赖性，并可被可卡因（cocaine）及去甲丙咪嗪（DMI）所抑制。许多与NE结构类似的胺类，如肾上腺素、胍乙啶、间羟胺等也可通过该机制被交感神经末梢摄取。还有一小部分释放到突触间隙内的NE可通过摄取-2机制（uptake-2 mechanism）被非神经组织所摄取，并在这些组织中被MAO和儿茶酚氧位甲基转移酶（catechol-O-methyltransferase，COMT）所灭活。第二摄取机制无可饱和性及钠离子、温度、能量依赖性，但可被皮质激素和可乐定所抑制。另有极少量NE可弥散入血，从冠状静脉窦血中检出，称为NE溢出。

二、副交感神经系统

副交感神经起自延髓，经左、右迷走神经发出的上、下心神经支支配心脏。副交感神经纤维主要调节窦房结和房室结的功能，并支配心房。与交感神经不同，心室的副交感神经分布不仅稀疏而且是沿心内膜走行，相对于左室其他各壁，分布于下壁的副交感神经纤维最丰富。

ACh合成于副交感神经末梢。首先，胆碱被高亲和胆碱摄取系统（high-affinity choline uptake system，HAChU）摄取入胞浆，随后在胆碱乙酰转移酶（AChT）的作用下与乙酰辅酶A反应合成Ach，最后Ach被囊泡乙酰胆碱转运体（vesicular acetylcholine transporter，VAChT）迅速从胞浆转运到储存囊泡。VAChT与交感神经末梢内的VMAT同属于一个家族。

副交感神经兴奋所释放的ACh与位于突触后膜的MD毒蕈碱受体结合后，通过与其偶联的G_i蛋白使腺苷酸环化酶的催化亚单位失活而降低细胞内cAMP的水平，从而达到抗肾上腺素能的作用，并最终实现对心脏的负性变时、变传导作用。MD毒蕈碱受体有M_1、M_2和M_3亚型，其中哌仑西平能选择性阻断M_1亚型，但对M_2和M_3亚型亲和力较低，而阿托品对三种M受体亚型都能阻断。

释放到突触间隙内的ACh迅速被胆碱酯酶（AChE）水解灭活而失去作用。

根据心脏受交感神经和副交感神经双重支配的特点，心肌细胞膜上主要有肾上腺素能β受体和乙酰胆碱M受体。心交感神经对心脏的作用是刺激交感神经纤维释放去甲肾上腺素或外源性其他儿茶酚胺β受体激动剂，与心肌细胞膜上的肾上腺素能β_1受体特异性结合，从而产生一系列生物效应，即心率加快、心肌收缩加强和冠脉血管扩张，其作用可被β受体拮抗剂如普萘洛尔等药物阻断；相反，迷走神经兴奋时，抑制了交感神经兴奋性，而与突轴后膜乙酰胆碱M受体结合，导致心跳减慢和心肌收缩功能减低，其作用可被胆碱能M型受体拮抗剂如阿托品等药物阻断。

第三节　PET/CT心脏神经递质受体显像原理

心血管系统正常功能的发挥有赖于其完整的神经支配。心脏对机体在生理及病理状态下血流动力学需求的适应性，特别是心脏的节律、传导和收缩力等，在很大程度上受到ANS的调节。在许多疾病情况下，心脏ANS的改变可能发生于心脏出现明显结构和功能异常之前。因此，心脏ANS在各种心脏疾患（如充血性心力衰竭、心律失常）中的病理生理改变正逐步引起人们的重视，但过去对心脏ANS的在体评价主要局限于一些有创的检查方法。随着放射性核素示踪技术的发展，使利用SPECT、PET和PET/CT无创性评价心脏ANS的功能、进而获取疾病状态下心脏ANS的病理生理信息成为可能。

心脏神经递质显像（cardiac neurotransmission imaging）就是通过对SPECT、PET或PET/CT影像进行视觉或定量分析的方法，来评价发生在心脏神经末梢、突触间隙以及突触后受体位点的病理生理过程。碘［^{123}I］标记的儿茶酚胺类似物间碘苄胍（metaiodobenzyl-guanidine，MIBG）的应用，使临床利用 SPECT 显像无创性评价心脏突触前功能成为现实。与 SPECT 相比，PET 有着良好的空间分辨率，并能进行局部定量分析，因此正逐步成为心脏神经支配显像的主要手段。近年来 PET/CT 的出现，使同时评价心脏的解剖结构、功能、灌注、代谢以及神经支配成为可能，因此更有利于揭示各种心脏疾患的病理生理过程。

第四节　心脏自主神经系统显像剂

目前已经合成出一系列针对心脏交感和副交感神经末梢神经递质的合成、转运以及与受体结合等不同环节的正电子显像剂，以求从不同角度反映心脏 ANS 的完整性，从而揭示不同疾病状态下心脏 ANS 的病理生理改变（图 22-4-1）。心脏交感和副交感神经显像剂基本可分为两大类：突触前功能显像剂和突触后受体显像剂。

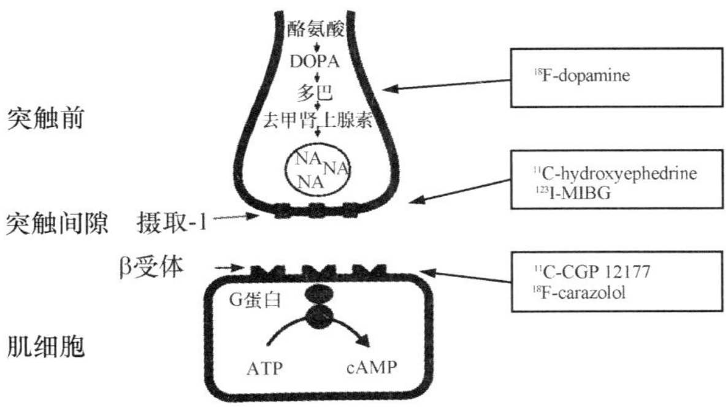

图 22-4-1　心脏神经支配末梢突轴前、突轴间隙和突轴后结构及其显像剂示意图

一、交感神经系统显像剂

（一）突触前功能显像剂

突触前功能显像剂显像剂主要是一些能够通过 NET 转运而聚集于心脏交感神经元内的放射性标记化合物。由于它们能像内源性神经递质一样被摄取并储存，因此可反映交感神经突触前功能的完整性；此外，由于不同显像剂对不同突触前过程的亲和力不同，因此可用来评价突触前功能的不同方面，如转运机制的完整性、酶活性的完整性等。

突触前功能显像剂显像剂通常可分为两类：①儿茶酚胺类，如多巴胺（dopamine，DA）、NE、肾上腺素（epinephrine，EPI），它们在体内产生的放射性代谢产物会使心脏影像的动态分析变的复杂；②儿茶酚胺类似物，即通常所说的假性神经递质，它们与内源性肾上腺素能递质有着相同的摄取、储存和释放机制，但代谢稳定性好而受体亲和力低，因而不具有生理活性。此类显像剂中有些是 NE 的衍生物，如间羟去甲麻黄素（metaraminol，MR）、间羟麻黄碱（metahydroxyephedrine，MHED）、苯肾上腺素（phenylephrine，PHEN），有些则是抗高血压药物胍乙啶的衍生物，如 MIBG 及其类似物。此外，还有一类正在研制开发中的以 NET 作为靶点的显像剂，主要是一些放射性标记 NE 摄取抑制剂。

1. 儿茶酚胺类显像剂

（1）DA 类：DA 不仅对多巴胺转运体（dopamine transporter，DAT）有很高的亲和力，对 NET 的亲和力也很强。事实上，DA 对 NET 的亲和力比 NE 还高，前者的米氏常数（Michealis-Menten constant）为 0.14μM，而后者只有 0.46μM。这就奠定了放射性标记的 DA 作为交感神经突触前功能显像剂的基础。

^{11}C-DA 是最早合成的 DA 类显像剂，但目前尚缺乏其在心脏显像方面的完整资料。通过分别对 DA 芳香环上的 2、5、6 位进行的一系列氟化取代，人们合成了许多氟化 DA（FDA）。研究表明，FDA 在体内有着与 DA 相似的生物学过程，其在心脏的摄取与滞留主要是经 NET 转运，并随后在囊泡内进行 β-羟化转化成氟化去甲肾上腺素。其中研究和应用最多的是 6-^{18}F-FDA，近几年已被用于评价多种疾病状态下心脏交感神经支配的改变，如家族性自主神经功能异常、心肌梗死、肥厚性心肌病和帕金森病。

（2）NE 类：人们很早就发现，静脉注入动物体内的放射性标记 NE 被迅速从血循环中清除，并聚集在交感神经分布丰富的器官，如心、脾、肾上腺等。后来证实，这种器官特异性的 NE 摄取和滞留是由第一摄取机制完成的，即经过 NET 的摄取并随后被 VMAT 转运到储存囊泡。

^{11}C 标记的外消旋 NE［（±）-^{11}C-NE］最早合成于 1974 年，后续的 PET 显像研究证实其在心脏

中的摄取是经过第一摄取机制。

在NE芳香环的6位上引入氟原子后（6-FNE），其对肾上腺素能受体的选择性结合会显著增强（6-FNE为功能强大的选择性α受体激动剂），但其在突触前的生物学过程与NE无明显差异。初步的PET动物显像证实，（±）-^{18}F-FNE在心脏有着较高的摄取和滞留；进一步研究还发现，（+）-^{18}F-FNE在心脏的清除速度比（－）-^{18}F-FNE快，推测可能是由于（+）-和（－）-^{18}F-FNE都能通过NET被摄入胞浆，但VMAT在胞浆内对二者的转运具有立体选择性，VMAT对后者的转运效率较前者高，从而使前者易被胞浆内的MAO所代谢。二者的这种差别和放射性标记的（+）-NE与（－）-NE类似。因此可以看出，（－）-^{18}F-FNE可以更好地反映内源性（－）-NE的体内过程。

（3）EPI类：（－）-^{11}C-EPI（^{11}C-EPI）的选择摄取与滞留机制与NE相似。^{11}C-EPI在胞浆内易受到MAO的代谢，但其放射性代谢产物并不在细胞内滞留，因此与那些不被MAO代谢的假性神经递质类显像剂相比，^{11}C-EPI可更好地反映交感神经内储存囊泡的功能。已有研究表明，^{11}C-EPI对检测交感神经病变比^{11}C-HED（假性神经递质）更敏感。

2. 儿茶酚胺类似物类显像剂

（1）MIBG类：MIBG是抗高血压药胍乙啶的类似物，属假性神经递质，不能被MAO和COMT所代谢。由于^{123}I-MIBG单光子显像不能进行严格意义上的定量分析，为此开发其正电子显像剂，如：^{18}F-对氟苯胍啶（^{18}F-fluorobenzylguanidine，^{18}F-PFBG）、4-^{18}F-氟-3-碘-苯胍啶（4-^{18}F-fluoro-3-iodobenzylguanidine，^{18}F-FIBG）和^{76}Br-间苯胍啶（^{76}Br-metabromobenzylguanidine，^{76}Br-MBBG）。

^{18}F-PFBG的非神经摄取（摄取-2）较高（50%），但由于其在神经元的摄取较低且清除较快，因此与^{123}I-MIBG相比，其在神经元内的滞留对血流的依赖性较小。

考虑到^{18}F-PFBG在心脏的低滞留可能是由于其脂溶性较低所致，随后又合成了脂溶性与MIBG相似的^{18}F-FIBG。^{18}F-FIBG在小鼠体内的分布与^{125}I-MIBG相似，经DMI预处理后，其在小鼠心肌的摄取下降了43%。

^{76}Br-MBBG在大鼠离体做功心脏的摄取机制与MIBG非常相似。PET显像表明其在狗的心脏有较高的摄取和长时间的滞留，经DMI预处理、酪胺置换、6-羟多巴胺去神经等预处理后，其在心脏的清除速度明显加快，提示其在心脏的摄取与滞留有交感神经特异性。

（2）MR类：与NE比较，MR由于增加了一个α-甲基而缺乏儿茶酚的某些特性，使其能抵抗MAO和COMT的代谢，但其在交感神经的摄取与储存与NE相似。目前合成的此类显像剂主要有1R，2S-6-^{18}F-间羟去甲麻黄素（1R，2S-6-^{18}F-fluorometaraminol，1R，2S-6-^{18}F-FMR）和1R，2S-4-^{18}F-间羟去甲麻黄素（1R，2S-4-^{18}F-fluorometaraminol，1R，2S-4-^{18}F-FMR）。

研究表明，6-^{18}F-FMR和4-^{18}F-FMR在大鼠心脏有着相同的高摄取，且被DMI和利舍平所抑制的程度相似，表明二者有着相同的交感神经选择性。

（3）羟基麻黄素类：羟基麻黄素（hydroxyephedrine，HED）（1R，2S构形）为MR的N-甲基衍生物，和MR一样不被MAO和COMT所代谢。^{11}C-HED主要由NET摄取入心脏心肌，但在其清除阶段加入DMI或NE后，^{11}C-HED的消除速度明显加快，提示^{11}C-HED被神经元摄取后，可能通过被动扩散而持续释放到神经元外，并不断被NET再摄取，这可能是由于^{11}C-HED的脂溶性较高而使其在囊泡内的结合力较低所致。此外，^{11}C-HED在体内的放射性代谢产物会出现在血浆，在精确计算动脉输入函数时需对此进行校正。

（4）苯肾上腺素类：（－）-苯肾上腺素（PHEN）与HED的差别在于其缺少α-甲基而使其能被MAO所代谢。^{11}C-PHEN在体内被NET摄取到神经元，但速率比^{11}C-HED慢，进入神经元后被VMAT快速转运入囊泡。由于^{11}C-PHEN脂溶性低，其弥散出囊泡和神经元的速率也较^{11}C-HED慢。弥散出囊泡的^{11}C-PHEN很快被MAO降解为甲胺而扩散出神经元。在正常情况下，^{11}C-PHEN在心脏的清除速率对囊泡储存功能的改变比对MAO活性的改变更为敏感。

3. NE摄取抑制剂类　NET是交感神经突触前膜的特异性蛋白，NE摄取抑制剂能与NET结合但不为其转运，故此类显像剂可用于NET的显像和定量。在此类显像剂中，^{11}C标记的莨菪烷类似物β-CIT 和抗抑郁药尼索西汀（nisoxetine）的动物试验结果尚不理想；已合成的[11]C 标记的 DMI 及其代谢产物 2-羟去甲丙咪嗪也尚无体内研究报道。

（二）突触后受体显像剂

此类显像剂不仅能显示位于突触后膜上的神经受体，还能同时显示那些位于突触外的心肌细胞膜上的体液受体，因此突触后受体显像可能并非真正意义上的神经支配显像。

1. β受体显像剂　CGP-12177 是一种非选择性、水溶性β受体阻滞剂，对β受体有着很高的亲和力（0.3nmol/L）。由于其水溶性高，可选择性地与那些位于心肌细胞表面的β受体结合。[11]C-CGP-12177 是目前应用最广泛的心脏β受体显像剂，但由于要使用[11]C-碳酸氯（光气）作为前体来合成，合成条件较苛刻，临床常规应用尚有一定困难。

卡拉洛尔（carazolol）是一种脂溶性、非选择性β受体阻滞剂，采用[18]F 标记相对较容易，且半衰期较长，临床初步研究也表明其具有一定的应用前景。

2. α受体显像剂　[11]C-N-甲基-GB67（[11]C-GB67）是在 α_1 受体阻滞剂哌唑嗪基础上开发的一种 α_1 受体显像剂。人体研究表明，[11]C-GB67 在体内不被代谢，血浆清除速率快、心肌滞留时间长，因此可获得高质量的心肌影像。

二、副交感神经系统显像剂

（一）突触前显像剂

目前 PET 心脏副交感神经突触前显像还有一定困难，这主要是因为：①心脏的副交感神经分布较稀疏，并主要分布在一些不连续的区域，如心房、窦房结、房室结，目前的 PET 分辨率尚不能清晰显示这些结构；②HAChT 和 VAChT 对各自内源性的底物有着高度专一性，从而使胆碱能显像剂合成困难；③静脉注射的 ACh 及其类似物在体内高度不稳定，很快被血和组织中的假性胆碱酯酶和 AChE 所水解。尽管存在上述困难，人们还是作了一些尝试。

ACh 储存囊泡膜上的 VAChT 有一个独特的结合位点，因其能够与 vesamicol 高亲和力结合（非 ACh 竞争性）而抑制 ACh 的储存，故称 vesamicol 受体（VR）。由于 VR 可作为胆碱能神经元的标志性蛋白，针对 VR，人们合成了许多正电子核素标记的 vesamicol 衍生物用于 PET 显像，其中用于心脏副交感神经显像研究的有（一）-^{18}F-fluoroethoxybenzovesamicol（[18]F-FEOBV），但研究发现[18]F-FEOBV 在心脏的非特异性结合较高，而特异性较低，这可能与心脏胆碱能神经元密度低有关。

（二）突触后受体显像

Methylquinuclidinyl benzilate（MQNB）是一种高度特异性的水溶性 M 受体阻滞剂，经[11]C 标记后（[11]C-MQNB）用于 M 受体显像。尽管心肌内副交感神经分布稀疏，但[11]C-MQNB 显像却可获得清晰的左、右室影像，表明心肌内有着较高的 M 受体密度。Delforge 等报告用[11]C-MQNB 成功地进行了正常人心肌 M_2 受体显像，心肌 MQNB 放射性分布均匀，影像轮廓清晰，受体密度（B_{max}）为 26.0±7.0pmol/ml，平衡解离常数（K_D）为 2.0±0.5pmol/ml，为各种原因引起的心脏副交感神经支配完整性或功能受损导致心功能变化提供了诊断依据。

第五节　显像方法与结果分析

一、显像方法

受检者需停服影响心脏神经递质受体显像的药物，一般取仰卧位平躺在检查床上，心脏处于 PET 探测器视野内，充分暴露双侧肘静脉并放置插管备用。由一侧肘静脉快速注入显像剂后即刻连续动态显像，然后进行特定时相的静态断层显像。另一侧肘静脉分别在注药后不同时间点采集动脉化静脉血，血样经处理、测量、数据归一化，通过计算获取动脉输入功能参数，为定量分析提供依据。进行竞争抑制试验时，可预先（注射显像剂前 30min）将拮抗剂引入活体后，注入受体显像剂或显像剂和拮抗剂混合后注射，是计算放射性配体的抑制常数和受体亲和常数等功能参数的常用方法。

PET、PET/CT 影像采集程序根据所使用的仪器、显像剂以及最终需要获得的生理参数不同而异。一般需要连续动态采集，观察显像剂在心肌以及心腔（血液）内的动态变化过程，从而计算所需的各种生理参数。静脉注射显像剂早期，动脉血浆及心肌内显像剂浓度变化迅速，因此需要快速动态采集，随时间延长，动脉血浆及心肌内显像剂浓度变化趋缓，动态采集速度可相应减慢。静态显示心肌内的显像剂分布，则需按心脏标准轴向（短轴、垂直长轴和水平长轴）重建其相应的断层影像。

二、影像处理

断层影像采用计算机提供的软件处理，一般常用滤波反投影法及迭代法，并需要进行衰减校正。影像经计算机重建，获得放射性配基与心脏富有受体的特异结合分布区域的横断层、冠状断层和矢状断层三个断面和三维立体影像。利用计算机 ROI 技术和采用一定的生理数学模型，可计算有关心脏受体显像定量分析的各项功能参数，如受体与配体的结合能力（binding potential，BP）、最大受体密度（Bmax）、平衡解离常数（K_D），定量反映受体数量（密度）和功能（亲和力）；常在富有受体分布区域与参考区分别设置 ROI，计算靶/本底（T/B）摄取比值，进行半定量分析。

计算心肌滞留分数（retention fraction，L/min）是突触前神经功能最常用的定量分析方法。心肌滞留分数为某一时间点的心肌内放射性活度与在此期间内动脉血浆内显像剂浓度积分的比值。

$$滞留分数 = Ct(T_1:T_2)/\int_0^{T_2} Cb(t)\,d(t)$$

$Ct(T_1:T_2)$：为自 T_1 至 T_2 时间内所采集图像中心肌的放射性活度（MBq/ml 组织）。

$Cb(t)$：为 t 时间血浆内显像剂活度，可通过心腔内设置 ROI 以及测量血细胞压积获得。

当显像剂在体内有代谢，并且其放射性代谢产物出现在血液中时，需要对 Cb(t) 进行代谢校正。由于儿茶酚胺类似物类显像剂在神经元内的摄取率很高，在计算滞留分数时需进行血流校正。

三、结果分析

心脏神经递质受体显像反映了受体的密度和亲合力。正常心脏受体影像左、右心室显影清晰，放射性分布均匀，心尖部略稀疏。由于与心脏受体特异结合的放射性配基几乎全部浓聚在心脏自主神经内，因此反映了心脏自主神经系统功能的完整性；而心肌内放射性的清除则反映了神经元的分泌功能。因此，根据心肌内的放射性分布状况和心脏受体显像定量分析有关参数可对心肌神经支配作用是否正常进行判断（彩图 22-5-1，彩图 22-5-2）。

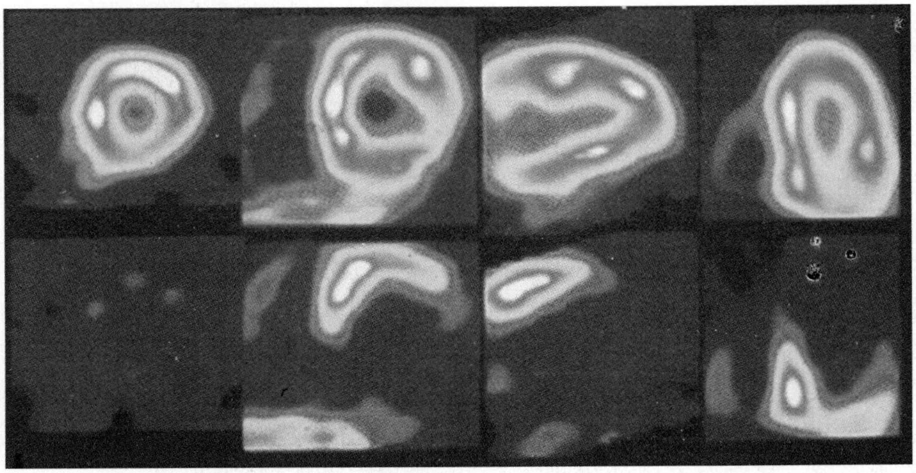

彩图 22-5-1 冠心病患者 PET $^{13}NH_3 \cdot H_2O$ 心肌血流灌注和 ^{11}C-HED 心肌受体断层显像

上排 $^{13}NH_3 \cdot H_2O$ PET 心肌血流灌注显像；下排 ^{11}C-HED PET 心肌受体显像，可见心尖、间壁、侧壁、下壁减低

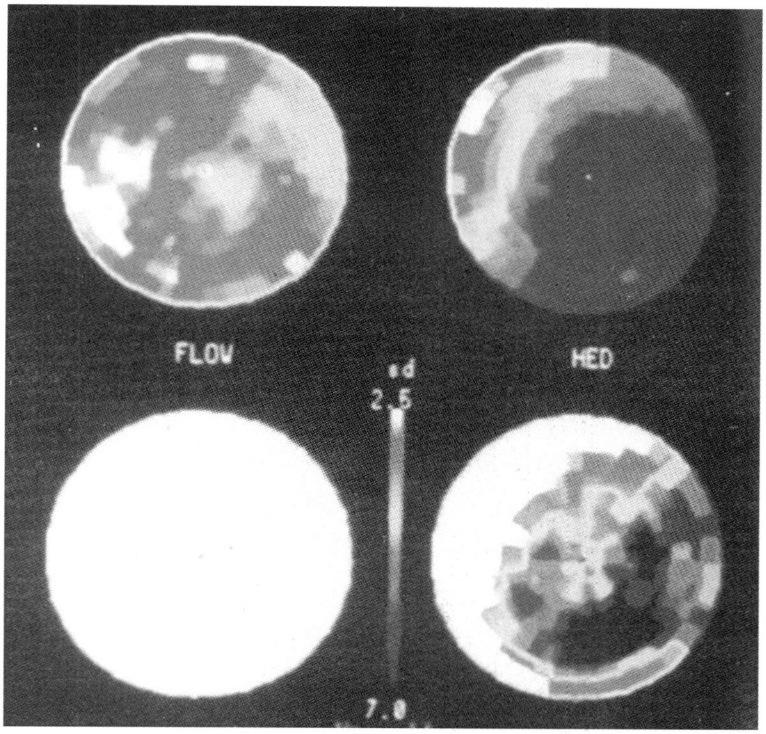

彩图 22-5-2　同一冠心病患者的[13]NH_3·H_2O PET 心肌血流灌注（左侧）和[11]C-HED PET 心肌受体显像（右侧）靶心图

血流灌注影像中，运动负荷状态下（上图）可见心尖、间壁、侧壁、下壁放射性分布减低或缺损；静息状态下（下图）各壁均有填充；提示心肌缺血即可导致交感神经完整性受损，也表明心脏交感神经比心肌对缺血更敏感

第六节　临床应用

心脏神经支配显像的早期经验主要来自[123]I-MIBG SPECT 显像，近年来随着 PET、PET/CT 的广泛临床应用、心脏自主神经显像剂的开发，以及 PET/CT 显像的固有优势（较高的空间和时间分辨率、可定量），PET/CT 心脏神经支配显像的临床研究日趋增多，在某些方面已取得了一定的共识。尽管相关研究还不多或临床研究结果尚存在争议，但已显示出良好的临床应用前景。

一、冠心病

研究发现，冠心病患者静息状态下的心肌 MIBG 缺损范围与负荷状态下的灌注缺损范围一致，提示轻度缺血即可导致交感神经完整性受损，也表明心脏交感神经比心肌对缺血更敏感；急性心肌梗死（AMI）后心肌交感神经缺失的范围大于心肌坏死的范围，也支持这一结论。心肌梗死（MI）早期的上述改变，会造成交感神经在心肌内失衡，使那些失神经支配（denervation）而又存活的心肌可能成为致自发性室性心律失常的重要原因，因为这部分心肌存在对交感神经刺激的超敏感；但有关心脏交感神经显像的上述发现在 MI 患者预后判断中的价值，目前尚不能作出明确结论，还需临床大样本的前瞻性研究。

MI 后有部分交感神经再生（regeneration）的最早报道是来自于动物试验，但在人体的研究结果还不很一致。Mitrani 等报道，在 MI 后 1～8 个月有部分交感神经再生；Hartikainen 等也发现，MI 后 3～12 个月在梗死区周围有交感神经再生。但也有研究表明，最长至 MI 后 30 个月，MIBG 显像都未见明显变化；Allman 等用[11]C-HED PET 系列显像观察到，AMI 的[11]C-HED 异常较血流灌注异常范围更广泛，特别是在那些非 Q 波 MI 的患者，但在 MI 后 8 个月±3 个月，无论是[11]C-HED 异常的范围还是滞留分数，均未见明显变化，表明交感神经损害持续存在而无再支配的证据。

二、心律失常

人们很早就发现了交感神经在致心律失常中的作用，并提出了许多不同的致心律失常理论，但在体研究不多。神经支配显像可为致心律失常性心脏病的病理生理提供独特的信息。

特发性室性心动过速和室颤患者的常规影像技术检查显示，目前尚无发现有心肌结构或功能的异常，但经生理负荷（体力或脑力）或应用儿茶酚胺刺激后可诱发出典型的心律失常。由于室颤是心律失常患者猝死的主要原因，因此对该病的早期诊断和治疗有着重要临床意义。Schafers 等应用^{15}O-H_2O、^{11}C-HED、^{11}C-CGP-12177 研究发现，在右室流出道性室性心动过速的患者中，尽管其血儿茶酚胺水平正常，心肌血流灌注未见明显异常，但已有突触前儿茶酚胺的摄取下降和突触后β受体密度的减低，因此推测该病可能是由于突触前儿茶酚胺摄取障碍，造成局部突触间隙内儿茶酚胺水平升高，继而引发β受体下调。

Calkins 等利用^{11}C-HED PET 研究了一组有过持续性室性心动过速病史的患者，并比较了^{11}C-HED 摄取减低与心室不应期的关系，发现失神经支配心肌节段的相对不应期显著延长，提示这种局部心肌电生理差别可通过^{11}C-HED PET 显像来发现，也表明这种失神经支配而存活的心肌可能是导致室性心动过速的一个主要原因。

致心律失常性右室心肌病（ARVC）的主要病理改变是右室心肌的纤维脂肪变性，由于该病患者的室性心动过速和室颤可被运动或紧张诱发，以及对儿茶酚胺的高度敏感，均表明交感神经系统在该病的致心律失常作用中起着重要作用。尽管心肌病变未累及左室，但交感神经显像已发现有左室整体或局部的突触前和突触后异常。Wichter 等对 48 例 AVRC 患者进行了^{123}I-MIBG 显像研究，发现 83%的患者有^{123}I-MIBG 摄取减低而^{201}Tl 分布正常，且^{123}I-MIBG 缺损的部位与电生理标测的室性心动过速起源位置一致。同一作者的另外 8 例 AVRC 患者的^{11}C-HED、^{11}C-CGP-12177 PET 显像发现，AVRC 患者同时存在左室整体β受体密度的下降，但^{11}C-HED 的分布却未见异常，后者与以前^{123}I-MIBG 的显像结果相矛盾，因此有必要对^{123}I-MIBG 和^{11}C-HED 的药代动力学差异作进一步深入研究。

三、心脏移植

原位心脏移植时，受者的心脏几乎被完全切除，仅保留部分心房后壁与供体心脏在原位吻合，因此移植后的心脏在完全失神经支配状态下，心脏自主神经的各种功能完全缺失。

^{123}I-MIBG 和^{11}C-HED 系列显像发现，心脏移植后存在自发性交感神经再生，再生由心底向心尖缓慢进行，而且主要发生在左室的前壁、前侧壁和间壁，下壁、后壁出现再生的概率很低。目前最长观察至移植术后 12 年，仍未见有左室交感神经的完全再生，最大的再生区域只占到了左室的 66%。

移植心脏的交感神经再生还可能与移植前受者的原发病有关。研究发现，与风湿性和缺血性心脏病相比，扩张性心肌病患者心脏移植后发生交感神经再生的较低，提示移植前受者的整体交感神经情况可能决定着再生出现的概率和进程。

对于心脏移植后再生交感神经末梢的功能完整性，有人进行了^{11}C-HED PET 显像和 NE 药物激发释放试验的对比研究，发现心脏^{11}C-HED 的摄取与 NE 释放之间存在显著相关性，表明再生的交感神经末梢对酪氨酸刺激存在充分的反应。

Bengel 等利用^{11}C-乙酸和^{18}F-FDG PET 显像研究了交感神经再生与能量代谢底物间的关系，发现无交感神经再生的心肌节段有着很高的葡萄糖代谢率，而有再生的心肌节段则主要依赖氧化游离脂肪酸来提供能量，表明交感神经再生情况对心肌能量底物的选择有着重要影响。

Di Carli 等研究发现，无论有无交感神经再生，移植心脏各节段心肌的血流灌注无明显差异，但有^{11}C-HED 摄取的心肌节段在交感神经刺激后，局部心肌血流显著增加，表明心脏交感神经对心肌血流灌注的调节起着重要作用。

有关交感神经再生对移植心脏功能和血流动力学的影响，Schwaiblmair 等研究发现，^{11}C-HED PET 显像提示有交感神经再生的患者的运动负荷耐受时间比无再生患者显著延长，运动负荷时的左室整体射血分数（LVEF）显著增加，左室局部心肌节段对运动负荷的反应也与^{11}C-HED 的分布情况相一致，提示心脏交感神经再生对移植后心脏功能的恢复起着重要作用。

四、充血性心力衰竭

Ungerer 等研究了一组因终末期心衰准备进行心脏移植的患者，发现术前^{11}C-HED PET 显像结果与术后切除心脏的 NE 含量、NET 密度有着很好的相关性，而与β受体密度无相关，表明^{11}C-HED PET是一种研究和观察心衰患者交感神经功能的有效方法。

PET显像发现心衰患者的心肌^{11}C-HED滞留减少，但减少的程度不一，以远端节段受累最为严重，且减少的程度和范围与心衰的严重程度相关（彩图 22-6-1）；研究还表明，心衰患者的这种交感神经受损是非血流依赖性的。

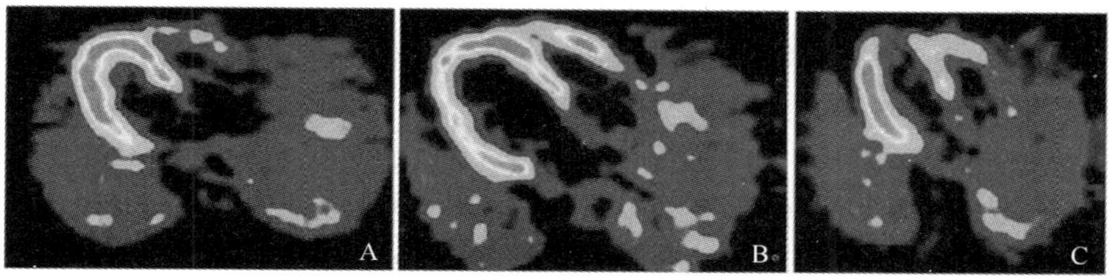

彩图 22-6-1　正常志愿者和不同心脏病心衰病人的 PET ^{11}C-HED 心肌显像

A. 正常志愿者　B. 扩张性心肌病病人　C. 前间壁心肌梗死病人

心衰患者不仅有β受体下调，^{11}C-MQNB PET显像还发现有M受体的上调。LeGuludel等研究了一组22例左室功能严重受损的患者（平均LVEF为22%），发现其心肌对^{11}C-MQNB的结合率较正常对照组增加了30%，但有关心衰后M受体上调的病理生理意义尚有待进一步研究。

Pietila等研究了^{11}C-HED PET显像对终末期心衰患者的预后价值，46例左室功能受损的患者（LVEF），在^{11}C-HED PET显像后进行了55±19个月的随访观察，以心肌^{11}C-HED滞留分数大于或小于0.184将患者分为两组，发现滞留分数小于0.184组患者的心脏事件（死亡或心脏移植）发生率显著高于滞留分数大于0.184组，且滞留分数是一个不依赖高峰氧摄取率和左室舒张末容积的独立预后因素。该研究初步显示出^{11}C-HED PET显像有可能成为判断心衰患者预后的有力工具。

五、心肌肥厚及肥厚性心肌病

研究发现，主动脉瓣狭窄、原发性高血压等由于左室后负荷过重所致的心肌肥厚患者，^{123}I-MIBG显像均存在左室心肌MIBG的摄取减少和清除加快。肺动脉高压患者的左室心肌MIBG摄取降低与清除加快的幅度与右室负荷过重的程度呈正相关。研究还发现，当高血压得到控制，心肌肥厚消退时，^{123}I-MIBG显像异常明显好转，表明该病的交感神经功能损害是可逆的。

Li等利用^{13}N-NH_3·H_2O和^{18}F-DOPA PET显像研究发现，肥厚型心肌病患者的肥厚心肌节段^{18}F/^{13}N比值较正常节段降低，提示病变心肌的交感神经末梢存在儿茶酚胺摄取障碍。^{11}C-HED和^{11}C-CGP-12177 PET显像发现，肥厚型心肌病患者不仅存在心肌^{11}C-HED的减低，而且心肌β受体密度也相应减低，提示该病可能由于存在突触前NE摄取障碍，致使突触间隙内NE浓度升高，从而造成β受体的下调。

六、糖尿病

^{11}C-HED PET显像发现糖尿病自主神经病变（diabetic autonomic neuropathy，DAN）患者心肌^{11}C-HED滞留减少，主要累及左室下壁、侧壁和心尖，且异常的范围与DAN的严重程度相关（图 22-6-2）。^{11}C-HED PET显像对DAN的诊断可能比临床自主神经功能检查敏感，因为约有40%临床DAN检测阴性的患者存在^{11}C-HED PET显像异常。PET显像还发现，糖尿病失神经支配心肌节段的血流灌注增加，但心肌血流灌注储备降低，提示冠状动脉舒张功能受损。

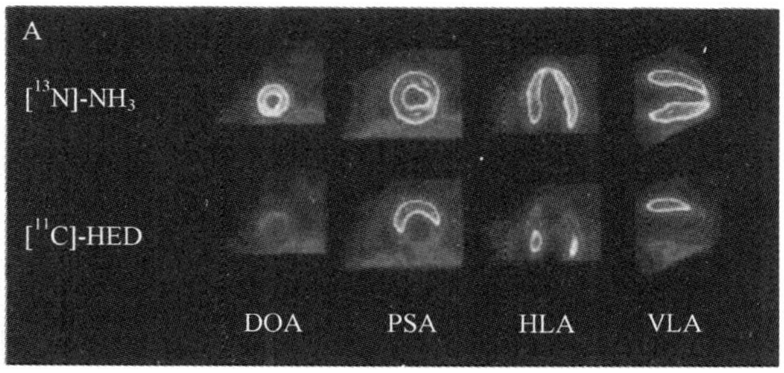

图 22-6-2　女性，35岁，严重DAN。^{13}NH_3·H_2O心肌血流灌注影像正常（上排）；^{11}C-HED心肌受体显像除近心尖段可见HED摄取增高外，其余各段心肌呈大范围放射性减淡缺损区（下排）

第七节　前景与展望

通过利用放射性核素标记的配基或类似物与心脏神经受体特异性结合，PET/CT 能够进行无创的心脏神经递质和受体显像，实现直视心脏神经末梢、突触间隙和突触后神经递质传导过程和显示心脏受体密度、亲和力和活性，能够对心肌神经支配作用是否正常进行判断，为心血管疾病患者是否存在心脏神经支配和/或心肌细胞神经递质和受体分布异常提供客观依据。PET/CT 在神经递质和受体功能的研究及进行活体内动态观察方面的应用，对促进受体研究从实验室进入临床具有重要的意义。

今后，各方面还要加大力量提高 PET、PET/CT 的仪器性能；研发更强大的计算机软件；制备具有高亲和力、高特异性、高比活度的放射性配基，研发^{11}C、^{18}F 和^{76}Br 等正电子核素标记配基的、新的、更具有生理意义的、反映心脏自主神经不同方面功能的 PET/CT 心脏神经递质显像剂，进一步拓宽 PET 心脏神经支配显像的临床研究和应用范围；充分发挥各大院校、研究所和具有科研条件的医院的优势，深入受体基础研究，弄清正常人和各种心脏疾患的神经受体分布、亲和力和效力的变化，并建立适合受体显像的生理数学模型和方法；抓紧做好新药申报审批工作，对已研究比较成熟的显像剂，务必抓紧申报审批手续，获得国家新药证书，以便尽快进行临床研究；组织开展全国范围的多中心受体临床研究，不断总结经验。

虽然目前 PET、PET/CT 心脏神经支配显像的临床研究大多数还只是一些孤立、零散的报道，但是其临床地位的确立还有待于大样本、多中心、前瞻性的研究。PET、PET/CT 为无创性、定量研究心脏自主神经突触前、突触后功能提供了有力手段，无论是在灵敏度还是生物学特异性方面，目前尚无一种显像方法与之匹敌。

（王荣福）

参考文献

[1] 王荣福. 核医学现状与进展. 现代医学成像，2003，1：22-25.

[2] 王荣福. PET：人体分子水平显像高新技术. 美国中华医学进展杂志，2003，2：19-20.

[3] 王荣福. 核医学常用仪器. //李少林主编. 核医学. 第六版. 北京：人民卫生出版社，2004，21-28.

[4] 王荣福. 中枢神经递质和受体显像的研究现状. 同位素，2000，13：227-234.

[5] Wieland DM，Brown LE，Rogers WL，et al. Myocardial imaging with a radioiodinated norepinephrine storage analog. J Nucl Med，1981，22：22-31.

[6] Kline Rc，Swanson DP，Wieland DM，et al. Myocardial imaging in man with I-123 metaiodobenzylguanidine. J Nucl Med，1981，22：129-132.

[7] 王荣福. 符合线路探测正电子成像与临床. 北京：北京大学医学出版社，2004，36-39.

[8] Barker EL，Blakely RD. Norepinephrine and serotonin transporters：molecular targets of antidepressant drugs. // Bloom FE，Kupfer DJ，eds. Psychopharmacology：the fourth generation of progress. New York：Raven Press，1995，321-333.

[9] Christman DR，Hayte RM，Wolf AP. Organic radiopharmaceuticals labeled with isotopes of short half-life I：^{11}C-l-dopamine hydrochloride. J Nucl Med，1970，11：474-478.

[10] Fowler JS，Ansari AN，Atkins HL，et al. Synthesis and preliminary evaluation in animals of carrier-free ^{11}C-l-dopamine hydrochloride：X. J Nucl Med，1973，14：867-869.

[11] Goldberg LI，Kohli JD，Cantacuzene D，et al. Effects of ring fluorination on the cardiovascular actions of dopamine and norepinephrine in the dog. J Pharmacol Exp Ther，1980，213：509-513.

[12] Goldstein DS，Holmes C，Cannon RO，et al. Sympathetic cardioneuropathy in dysautonomias. N Engl J Med，1997，336：696-702.

[13] Fallen EL，Coates G，Nahmias C，et al. Recovery rates of regional sympathetic reinnervation and myocardial blood flow after myocardial infarction. Am Heart J，1999，137：863-869.

[14] Li ST，Tack CJ，Fananapazir L，et al. Myocardial perfusion and sympathetic innervation in patients with hypertrophic cardiomyopathy. J Am Coll Cardiol，2000，35：1867-1873.

[15] Goldstein DS，Holmes C，Li ST，et al. Cardiac sympathetic denervation in Parkinson disease. Ann Intern Med，2000，133：338-347.

[16] Whitby IG，Axelrod J，Weil-Malherbe H. The fate of H^3-norepinephrine in animals. J Pharmacol Exp Ther，1961，132：193-201.

[17] Fowler JS，MacGregor RR，Ansari AN. A new rapid

synthesis of carbon-11 labeled norepinephrine hydrochloride. J Med Chem, 1974, 17: 246-248.
[18] Farde L, Halldin C, Någren K, et al. Positron emission tomography shows high specific uptake of racemic carbon-11 labelled norepinephrine in the primate heart. Eur J Nucl Med, 1994, 21: 345-347.
[19] Suhara T, Farde L, Halldin C, et al. Effects of cocaine on [^{11}C] norepinephrine and [^{11}C] β-CIT uptake in the primate peripheral organs measured by PET. Ann Nucl Med, 1996, 10: 85-88.
[20] Kirk KL, Cantacuzene D, Nimitkitpaisan Y, et al. Synthesis and biological properties of 2-, 5-, and 6-fluoronorepinephrines. J Med Chem, 1979, 22: 1493-1497.
[21] Chiueh CC, Zukowska-Grojec Z, Kirk KL, et al. 6-Fluorocatecholamines as false adrenergic neurotransmitters. J Pharmacol Exp Ther, 1983, 225: 529-533.
[22] Ding YS, Fowler JS, Gatley SJ, et al. Synthesis of high specific activity (+)-and (−)-6-[^{18}F] fluoronorepinephrine via the nucleophilic aromatic substitution reaction. J Med Chem, 1991, 34: 767-771.
[23] Ding YS, Fowler JS, Dewey SL, et al. Comparison of high specific activity (−)-and (+)-6-[^{18}F] fluoronorepinephrine and 6-[^{18}F] fluorodopamine in baboons: heart uptake, metabolism and the effect of desipramine. J Nucl Med, 1993, 34: 619-629.
[24] Nguyen NTB, DeGrado T, Chakraborty P, et al. Myocardial kinetics of carbon-11-epinephrine in the isolated working rat heart. J Nucl Med, 1997, 38: 780-785.
[25] Münch G, Nguyen NTB, Nekolla S, et al. Evaluation of sympathetic nerve terminals with [^{11}C] hydroxyephedrine and positron emission tomography. Circulation, 2000, 101: 516-523.
[26] Berry CR, Garg PK, Zalutsky MR, et al. Uptake and retention of para-fluorine-18-fluorobenzylguanidine in isolated rat heart. J Nucl Med, 1996, 37: 2011-2016.
[27] Vaidyanathan G, Affleck DJ, Zalutsky MR. (4-[^{18}F] Fluoro-3-iodobenzyl) guanidine, a potential MIBG analogue for positron emission tomography. J Med Chem, 1994, 37: 3655-3662.
[28] Vaidyanathan G, Affleck DJ, Zalutsky MR. Validation of 4-[fluorine-18] fluoro-3-iodobenzylguanidine as a position-emitting analog of MIBG. J Nucl Med, 1995, 36: 644-650.
[29] Raffel D, Loc'h C, Mardon K, et al. Kinetics of the norepinephrine analog [^{76}Br]-meta-bromobenzylguanidine in isolated working rat heart. Nucl Med, 1998, 25: 1-16.
[30] Valette H, Loc'h C, Mardon K, et al. Bromine-76-metabromobenzylguanidine: a PET radiotracer for mapping sympathetic nerves of the heart. J Nucl Med, 1993, 34: 1739-1744.
[31] Langer O, Valette H, Dollé F, et al. High specific radioactivity (1R, 2S)-4-[^{18}F] fluorometaraminol: a PET radiotracer for mapping sympathetic nerves of the heart. Nucl Med Biol, 2000, 27: 233-238.
[32] 王荣福主编. 符合线路探测正电子成像与临床. 北京：北京大学医学出版社，2004，67-68.
[33] DeGrado TR, Hutchins GD, Toorongiant SA, et al. Myocardial kinetics of carbon-11-metahydroxyephedirne: retention mechanisms and effects of norepinephrine. J Nucl Med, 1993, 34: 1287-1293.
[34] Rosenspire KC, Haka MS, Van Dort ME, et al. Synthesis and preliminary evaluation of carbon-11-meta-hydroxyephedrine: a false transmitter agent for heart neuronal imaging. J Nucl Med, 1990, 31: 1328-1334.
[35] Law MP, Osman S, Davenport RJ, et al. Biodistribution and metabolism of [N-methyl-^{11}C]-m-hydroxyephedrine in the rat. Nucl Med Biol, 1997, 24: 417-424.
[36] Raffel DM, Wieland DM. Influence of vesicular storage and monoamine oxidase activity on [^{11}C] phenylephrine kinetics: studies in isolated rat heart. J Nucl Med, 1999, 40: 323-330.
[37] Raffel DM, Corbett JR, del Rosario RB, et al. Sensitivity of [C-11] phenylephrine kinetics to monoamine oxidase activity in normal human heart. J Nucl Med, 1999, 40: 232-238.
[38] Haka MS, Kilbourn MR. Synthesis and regional mouse brain distribution of [^{11}C] nisoxetine, a norepinephrine uptake inhibitor. Nucl Med Biol, 1989, 16: 771-774.
[39] Van Dort ME, Kim JH, Tluczek L, et al. Synthesis of ^{11}C-labeled desipramine and its metabolite 2-hydroxydesipramine: potential radiotracers for PET studies of the norepinephrine transporter. Nucl Med Biol, 1997, 24: 707-711.
[40] Delforge J, Syrota A, Lancon JP. Cardiac beta-adrenergic receptor density measured in vivo using PET, CGP 12177, and a new graphical method. J Nucl Med, 1991, 32: 739-748.
[41] Visser T, vanWaarde A, van der Mark T, et al. Characterization of pulmonary and myocardial beta-ad-

renoceptors with S-1'-(fluorine-18) fluorocarazolol. J Nucl Med, 1997, 38: 169-174.

[42] 林景辉，王荣福主编. 核医学. 北京：北京大学医学出版社，2004，169-170.

[43] Law MP, Osman S, Pike VW, et al. Evaluation of [^{11}C] GB67, a novel radioligand for imaging myocardial alpha 1-adrenoceptors with positron emission tomography. Eur J Nucl Med, 2000, 27: 7-17.

[44] affel DM, Wieland DM. Assessment of cardiac sympathetic nerve integrity with positron emission tomography. Nucl Med Biol, 2001, 28: 541-559.

[45] DeGrado TR, Mulholland GK, Wieland DM, et al. Evaluation of (-) [^{18}F] fluoroethoxybenzovesamicol as a new PET tracer of cholinergic neurons of the heart. Nucl Med Biol, 1994, 21: 189-195.

[46] Delforge J, Leguludec D, Syrota A, et al. Quantification of myocardial muscarinic receptors with PET in humans. J Nucl Med, 1993, 34: 981-991.

[47] 王荣福. PET神经受体显像. //中华医学会编著. 北京：人民军医出版社，2004，94-96.

[48] 付占立，王荣福. 受体显像的定量分析. 同位素，2004，17：108-116.

[49] 付占立，王荣福. FDG PET显像的定量及半定量分析. 中华核医学杂志，2004，24：313-317.

[50] Schwaiger M, Kalff V, Rosenspire K, et al. Noninvasive evaluation of sympathetic nervous system in human heart by positron emission tomography. Circulation, 1990, 82: 457-464.

[51] 王荣福主编. 核医学. 北京：北京大学医学出版社，2003，57-58.

[52] Nakata T, Nagao K, Tsuchihashi K, et al. Regional cardiac sympathetic nerve dysfuncion and the diagnostic efficacy of metaiodobenzylguanidine tomography in stable coronary artery disease. Am J Cardiol, 1996, 78: 292-297.

[53] McGhie AI, Corbett JR, Akers MS, et al. Regional cardiac adrenergic function using ^{123}I meta-iodobenzylguanidine tomographic imaging after acute myocardial infarction. Am J Cardiol, 1991, 67: 236-242.

[54] Hartikainen J, Mäntysaari M, Kuikka J, et al. Extent of cardiac autonomic denervation in relation to angina on exercise test in patients with recent acute myocardial infarction. Am J Cardiol, 1994, 74: 760-763.

[55] Minardo JD, Tuli MM, Moch BH, et al. Scintigraphic and electrophysiological evidence of canine myocardial sympathetic denervation and reinnervation produced by myocardial infarction or phenol application. Circulation, 1988, 78: 1008-1019.

[56] Nishimura T, Oka H, Sago M, et al. Serial assessment of denervated but viable myocardium following acute myocardial infarction in dogs using iodine-123 metoiodobenzylguanidine and thallium-201 chloride myocardial single photon emission tomography. Eur J Nucl Med, 1992, 19: 25-29.

[57] Mitrani R, Burt RW, Klein LS, et al. Regional cardiac sympathetic denervation and reinnervatioon following myocardial infarction in humans. Circulation, 1992, 86 [Suppl 1]: 247.

[58] Hartikainen J, Kuikka J, Mantysaari M, et al. Sympathetic reinnervation after acute myocardial infarction. Am J Cardiol, 1996, 77: 5-9.

[59] Allman KC, Wieland DM, Muzik O, et al. Carbon-11 hydroxyephedrine with positron emission tomography for serial assessment of cardiac adrenergic neuronal function after acute myocardial infarction in humans. J Am Coll Cardiol, 1993, 22: 368-375.

[60] Schafers M, Lerch H, Wichter T, et al. Cardiac sympathetic innervation in patients with idiopathic right ventricular outflow tract tachycardia. J Am Coll Cardiol, 1998, 32: 181-186.

[61] Calkins H, Allman K, Bolling S, et al. Correlation between scintigraphic evidence of regional sympathetic neuronal dysfunction and ventricular refractoriness in the human heart. Circulation, 1993, 88: 172-179.

[62] Wichter T, Hindricks G, Lerch H, et al. Regional myocardial sympathetic dysinnervation in arrhythmogenic right ventricular cardiomyopathy. An analysis using ^{123}I-meta-iodobenzylguanidine scintigraphy. Circulation, 1994, 89: 667-683.

[63] Wichter T, Schafers M, Rhodes C, et al. Abnormalities of cardiac sympathetic innervation in arrhythmogenic right ventricular cardiomyopathy: quantitative assessment of presynaptic norepinephrine reuptake and postsynaptic beta-adrenergic receptor density with positron emisstion tomography. Circulation, 2000, 101: 1552-1558.

[64] DeMarco T, Dae M, Yuen-Green MS, et al. Iodine-123 metaiodobenzylguanidine scintigraphic assesssment of the transplanted human heart: evidence for late reinnervation. J Am Coll Cardiol, 1995, 25: 927-931.

[65] Ziegler SI, überfuhr P, Frey A, et al. Incidence and time course of reinnervation in the orthotopic transplanted human heart. J Nucl Med, 1996, 37: 70.

[66] Bengel F, Permanetter B, Ungerer M, et al. Non-invasive estimation of myocardial efficiency using posi-

tron emission tomography and carbon-11 acetate-comparison between the normal and failing human heart. J Nucl Med, 2000, 41: 837-844.

[67] Kaye DM, Esler M, Kingwell B, et al. Functional and neurochemical evidence for partial cardiac sympathetic reinnervation after cardiac transplantation in humans. Circulation, 1993, 88: 1110-1118.

[68] Odaka K, von Scheidt W, Ziegler S, et al. Reappearance of cardiac presynaptic sympathetic nerve terminals in the transplanted heart: correlation between PET using ^{11}C-hydroxyephedrine and invasively measured norepinephrine release. J Nucl Med, 2001, 42: 1011-1016.

[69] Di Carli MF, Tobes MC, Mangner T, et al. Effects of cardiac sympathetic innervation on coronary blood flow. N Engl J Med, 1997, 336: 1208-1215.

[70] Bengel F, Ueberfuhr P, Schiepel N, et al. Effect of sympathetic reinnervation on allograft performance after orthotopic heart transplantation. N Engl J Med, 2001, 345: 731-738.

[71] Ungerer M, Hartmann F, Karoglan M, et al. Regional in vivo and in vitro characterization of autonomic innervation in cardiomyopathic human heart. Circulation, 1998, 97: 174-180.

[72] Schwaiger M, Beanlands R, vom Dahl J. Metabolic tissue characterization in the failing heart by positron emission tomography. Eur Heart J, 1994, 15: 14-19.

[73] Vesalainen R, Pietila M, Tahvanainen K, et al. Cardiac positron emission tomography imaging with (^{11}C) hydroxyephedrine, a specific tracer for sympathetic nerve endings, and its functional correlates in congestive heart failure. Am J Cardiol, 1999, 84: 568-574.

[74] Hartmann F, Ziegler S, Nekolla S, et al. Regional patterns of myocardial sympathetic denervation in dilated cardiomyopathy: an analysis using carbon-11 hydroxyephedrine and positron emission tomography. Heart, 1999, 81: 262-270.

[75] LeGuludec, Cohen-Solal A, Delforge J, et al. Increased myocardial muscarinic receptor density in idiopathic dilated cardiomyopathy: an in vivo PET study. Circulation, 1997, 96: 3416-3422.

[76] Pietila M, Malminiemi K, Ukkonen H, et al. Reduced myocardial carbon-11 hydroxyephedrine retention is associated with poor prognosis in chronic heart failure. Eur J Nucl Med, 2001, 28: 373-376.

[77] Rabinovitch MA, Rose CP, Schwab AJ, et al. A method of dynamic analysis of iodine-123-metaiodobenzylguanidine scintigraphy in cardiac mechanical overload hypertrophy and failure. J Nucl Med, 1993, 34: 589-600.

[78] Morimoto S, Terada K, Keira N, et al. Investigation of the relationship between regression of hypertensive cardiac hypertrophy and improvement of cardiac sympathetic nervous dysfunction using iodine-123 metaiodobenzylguanidine myocardial imaging. Eur J Nucl Med, 1996, 23: 756-761.

[79] Morisitsu T, Miyahara Y, Sinboku H, et al. Iodine-123-metaiodobenzylguanidine myocardial imaging in patients with right ventricular pressure overload. J Nucl Med, 1996, 37: 1343-1346.

[80] Sakamaki F, Satoh T, Nagaya N, et al. Correlation between severity of pulmonary arterial hypertension and ^{123}I-metaiodobenzylguanidine left ventricular imaging. J Nucl Med, 2000, 41: 1127-1133.

[81] Li ST, Tack CJ, Fananapazir L, et al. Myocardial perfusion and sympathetic innervation in patients with hypertrophic cardiomyopathy. Circ Res, 1998, 82: 56-62.

[82] Lefroy DC, deSilva R, Choudury L, et al. Diffuse reduction of myocardial beta-adrenoceptors in hypertrophic cardiomyopathy: a study with positron emission tomography. J Am Coll Cardiol, 1993, 22: 1653-1660.

[83] Allman KC, Stevens MJ, Wieland DM, et al. Noninvasive assessment of cardiac diabetic neuropathy by carbon-11 hydroxyephedrine and positron emission tomography. J Am Coll Cardial, 1993, 22: 1425-1432.

[84] Stevens M, Raffel D, Allman K, et al. Cardiac sympathetic dysinnervation in diabetic: implications for enhanced cardiovascular risk. Circulation, 1998, 98: 961-968.

[85] 王荣福，何晓坤. 临床放射性核素受体显像应用研究. //贺师鹏，胡亚儿，夏宗勤主编. 受体研究技术. 北京：北京大学医学出版社，2003，185-210.

第三篇

应用研究篇

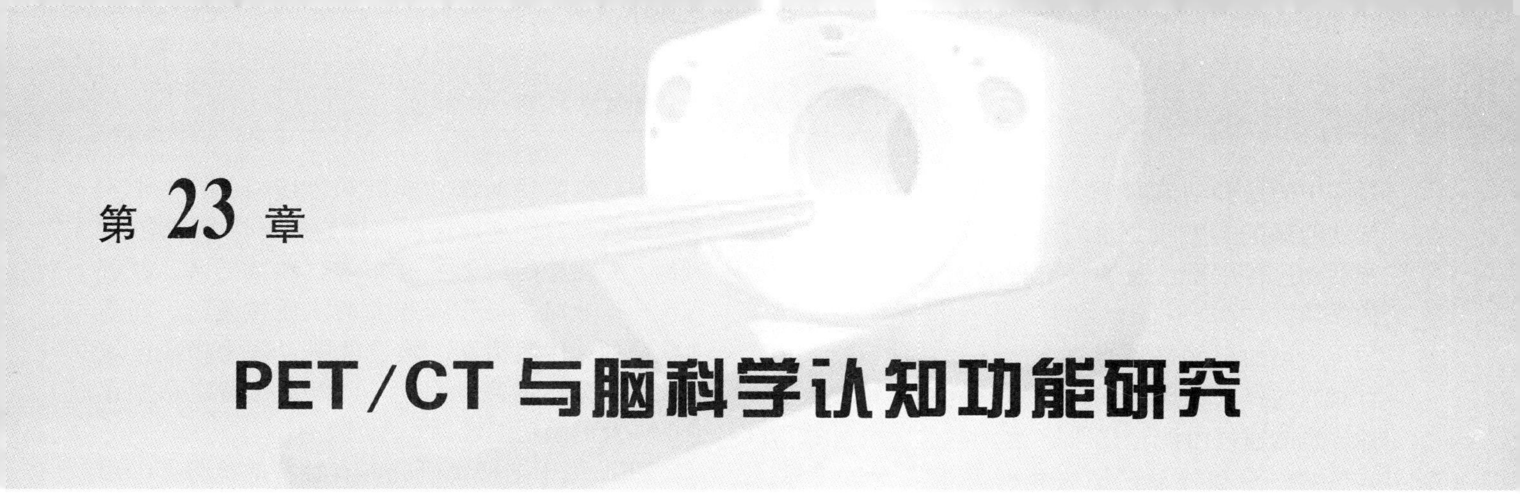

第 23 章

PET/CT 与脑科学认知功能研究

随着核医学显像仪器的不断更新换代和大量新的放射性药物研制及开发利用，近年来脑认知功能研究显像发展迅速，目前已从大量基础研究进入临床研究和应用，其临床应用和科学价值已得到肯定，且越来越受到人们的关注和重视。

随着现代影像核医学的迅速发展，SPECT/CT和PET/CT这一具有同时反映解剖结构和功能代谢的最先进核医学仪器的问世，神经核医学有望通过与CT、MRI技术的融合得到更加迅速发展，以其反映组织脏器的血流、功能代谢和受体密度为独特优势，实现更精确的定位和准确的定量，从分子水平上展示脑内生理、病理变化状态，揭示人类大脑认知功能的奥秘。

第一节　概　述

脑是神经系统中最重要的部分。神经系统的产生是动物为了更有效地适应自然界、为了自身的生存和繁衍，在激烈的生存竞争中进化的结果。神经系统越是进化，脑的功能就越是高级，而生物体适应自然和利用自然的本领也就越大。本质上讲，脑是一个实施信息处理的器官。自然界的信息对于动物的生存和繁衍非常重要，越是能够充分利用外界信息的动物，在生存和繁衍上就越是有利。这里极端的例子就是人。人类的大脑除了具有和基本生存相关的功能以外，还具有发现和利用自然界基本规律的能力。而认知功能是人脑功能活动的产物，是包括记忆力、注意力、理解力、分析综合能力和运动操作等一系列综合信息的加工处理过程，是人们正确感知周围环境、判断及处理解决问题的基础。

脑科学研究的目的，就是要发现生物的大脑、尤其是人的大脑处理和利用信息的机制。而这些机制的发现，将为人类更充分地利用各种信息资源、提高生产效率和生活水平，提供前所未有的、更为广泛有效的解决办法。

脑科学研究以前属于生物基础科学研究，但随着数理科学大量地渗透进这个领域，现在的脑科学研究已经不再是先前孤立的生物学基础研究。在脑的生物学研究的基础上，对生物学实验数据的分析大量使用数学和物理学的方法，是为了更精确和深入地了解大脑活动的原理。而对于大脑活动原理的了解，又促进了信息技术和自动化技术的进步，进而对人类社会的经济和生活产生重大的影响。

脑科学基础研究对社会经济和生活的影响并不都是一定要通过信息科学和自动化技术才能得以实现，通过医学也可以对社会产生影响。如精神分裂症和帕金森病，脑科学研究发现了疾病的发病机制，然后通过药物或手术的方法使病人的健康状况得以改善。行为学和心理学领域（也属于脑科学研究范畴）的研究进展，对人们的心理卫生来说也有相当大的影响。

综合起来说，脑科学基础研究对于社会经济生活各方面都会产生持久而强烈的影响。计算机技术和自动化技术除了在经济领域有提高生产效率的结果之外，在军事上，可以表现为武器装备的智能化、军事决策系统的自动化以及作战反应的快速化等。因此，无论从什么角度来看，脑科学基础研究都是目前非常重要的领域。但正如一个离开大脑的单独的细胞不再具备它特有的功能一样，脑科学基础研究只有和其他科学（如信息科学和自动化技术）紧密结合而不是孤立地进行，才会对社会产生巨大的影响。

通常神经心理学被认为是用来研究脑功能和行为关系的。传统上认知功能的评定致力于确定特定部位脑病灶所引起的特定精神变化。用这种方式，临床神经心理学可确定病灶以及了解治疗过程中的认知功能状况，对特定部位脑病灶和认知功能缺陷类型间关系的研究，对了解正常人精神活动过程中所涉及的特定神经解剖区域有很大的作用。

人类的记忆是相当复杂的认知功能，过去事件对当前经验的影响不仅能够通过外显记忆来表达，也能通过内隐记忆来表达。当前国内外研究人员对内隐和外显记忆的差别进行了大量研究，包括：正常被试者的认知学习，记忆受损者的神经心理学研究，以及电生理学与脑成像研究。大多数证据支持了这样的假设，即记忆的内隐和外显形式依赖于不同的记忆系统，而这些记忆系统与大脑的不同区域相联系。

长期以来，人们对脑与精神间的关系所知甚少，然而脑影像技术如 PET、SPECT、MRI 和事件相关电位（event related potentials，ERP）等提高了观察脑工作的能力，发现了完成认知作业所涉及的脑区域。认知科学的进展使得人们对完成精神活动的脑功能结构有了更好的了解。通过脑影像技术研究精神功能可更好地理解认知和脑结构的关系。

21 世纪是生命科学的年代，脑科学成为当今生命科学蓬勃发展的重要领域。核医学分子功能成像是脑科学中令人瞩目的前沿和新兴学科，成为当今的热门研究和攻关课题。

随着现代医学影像技术不断开发应用，神经核医学发展迅速，其在神经精神疾病临床诊治中的地位已得到肯定，并取得令人瞩目的成就。如脑神经受体和/或递质显像在显示受体局部代谢和空间分布的定位和定量变化，为探索神经精神疾病的发病机制、鉴别诊断、指导治疗、观察疗效和判断预后及在脑认知功能研究等方面提供了一种新方法和新技术。

第二节　研究方法学比较

一、SPECT、PET 或 PET/CT

核医学显像包括 PET 和 SPECT，二者均能提供功能定位影像，可提供活体内生理、病理状况下的脑血流灌注、脑代谢和中枢神经递质与受体、功能的信息，是沟通基础研究与临床诊断、治疗间的一座“桥梁”。

脑血流灌注与脑功能活动密切相关。正常人在基础状态时，脑显像图表现为放射性分布均匀、对称，无明显的放射性分布增高和减低区。在进行认知作业时，与作业相关的皮质被激活，局部血流增加，代谢活跃，脑显像图表现为相应区域的放射性分布增高。因此，可以定位特定认知作业所涉及的脑功能区。

PET 用于脑科学研究具有独特的优势：①用于 PET 研究的正电子核素多为构成人体基本元素的同位素，化学性质相同，符合生理示踪的要求，适宜对人体生理功能的研究；②所用正电子核素为超短半衰期，因此 PET 检查可在短时间内重复多次进行，非常适宜于认知激活显像；③在所有认知激活显像中，PET 是最早用于对认知功能研究的手段。迄今为止，PET 仍是认知激活显像的金标准。SPECT 血流灌注显像空间分辨率和灵敏度不及 PET，但是因其使用的脑灌注显像剂半衰期相对较长，使用方便，价格低廉，因此也广泛应用于认知科学的研究。SPECT/CT 和 PET/CT 能同时反映脑脏器的解剖结构和功能代谢，是目前最先进核医学仪器，也有望于广泛应用在神经功能研究和脑科学研究领域。

二、功能磁共振

功能磁共振（functional MRI，fMRI）是近年出现的影像技术，可在 1.0T、1.5T 和 3.0T 的 MRI 仪上进行功能性磁共振成像，能以高的空间分辨率和时间分辨率提供人脑功能定位。主要采用血氧水平依赖法（BOLD）进行测量，利用内源性脱氧血红蛋白在高磁场体中的磁化敏感效应，显示视觉、躯体运动、听觉、语言、认知和情绪等的脑功能区及其功能活动情况。fMRI 脑功能性成像取决于检测局部血流动力学变化（局部脱氧血红蛋白浓度和血流的变化）引起的相应部位的信号强度增加。BOLD 效应基于 $rCMRO_2$ 和 rCBF 间的差异，因此信号强度的增强率与 rCBF 的增加呈线性相关。

目前，fMRI 虽然可以重现部分 PET 认知激活显像的结果，但因其成像原理不同于 PET，有其自身的局限性，尚不能取代 PET 认知激活显像的地位。

三、其他

将两种或两种以上的影像学检查方法结合起

来对神经功能和脑功能进行研究，可以提供更多有用的信息。PET 和 SPECT 能反映血流灌注及代谢变化，fMRI 定位准确，ERP 时间分辨率较高，这些影像学检查方法在神经功能和脑功能研究中各有千秋。

将功能定位的 SPECT、PET 与时间分辨率高的 ERP 相结合。ERP 是以作业相关的某种事件出现的时间为准，对信号进行认知加工时，运用平均叠加技术在头皮记录脑生物电变化，其内源性成分 N_2 和 P300 是判断认知功能的客观指标。

PET、SPECT 以及 MRI 结合了解认知过程涉及的脑机制。PET 和 SPECT 认知激活显像对认知科学的研究起到了很大作用，具有一定临床使用价值，但空间分辨率总是不尽如人意，应用影像融合技术，将 PET、SPECT 以及 MRI 图像叠加，可使定位更准确、更精细。

第三节　临床应用价值

一、局部脑血流灌注断层显像

rCBF 状况在一定程度上反映人脑功能活动，因此应用局部脑血流断层显像与各种生理刺激试验结合可直视活体人脑化学和生化改变，深入开展人的主观意识对各种不同生理刺激的反应和解剖学基础的关系研究是一项非常有意义的重要课题。运用视觉、听觉、语言等刺激可分别在 rCBF 影像上显示枕叶视觉中枢、颞叶听觉中枢以及额叶语言中枢或精神活动区脑血流量增加。定量分析右上肢和右下肢负重随意运动时，可见对侧中央前回和中央后回的运动感觉支配中枢放射性浓聚，rCBF 较对侧增加 5.8%～13.5%，比安静状态增加 9%～12.9%，同时双侧颞叶皮质、视皮质、丘脑、基底节和小脑的 rCBF 也增高 5%～15%。

二、脑代谢显像

人脑代谢非常活跃，功能活动极其复杂。脑代谢显像在研究中枢神经系统功能代谢活动的变化规律以及探讨脑部疾患的有效诊治方法等方面具有重要意义，包括脑葡萄糖代谢显像、脑氧代谢显像和脑蛋白质代谢显像。

脑代谢显像用于人脑生理功能和智能研究，包括智力的神经学基础，如语言、数学、记忆、注意力、计划、比较、思维、判断等，涉及认知功能相关活动的影像学（大脑功能区）分布、定量，特定刺激下上述活动与能量代谢有密切关系，研究表明人脑活动与特定区域的 LCMRGlu 水平有直接关系。尽管 fMRI（功能磁共振成像）依靠血氧合水平（BOLD）成像近年在脑功能研究和指导临床治疗方面成绩斐然，但核医学脑代谢显像这种无创性和符合人体生理条件环境进行人类活体脑功能探索和智力开发的研究具有广阔的应用前景。

三、神经受体功能显像

神经受体显像是利用发射正电子或单光子的放射性核素标记特定的配基，鉴于受体-配体特异性结合性能，通过核医学显像仪器对活体人脑特定受体结合位点进行精确定位，并获得受体的分布、密度与亲和力影像。利用放射性核素标记的合成神经递质的前体物质尚可观察特定中枢神经递质的合成、释放与突触后膜受体结合以及再摄取情况，称为神经递质显像。借助生理数学模型，可以获得中枢神经递质或受体的定量或半定量参数，从而对某些神经递质或受体相关性疾病作出诊断、治疗决策、疗效评价和预后判断，从活体分子水平上探测神经受体，为洞悉特异神经传导通路的生理活动提供一种独特的方法，并对与脑功能活动有关的科学研究、疾患的病因学探讨、早期诊断和指导治疗具有重要的应用价值。

实现脑受体显像的关键是设计、合成和研制出优秀的脑受体配体，并对新的配体进行体内、体外的选择性、亲和力、特异性、饱和性、药物学和体内药代动力学等方面系统研究，此外还要对配体进行放射性标记、放射自显影、体内外竞争性结合分析，用 PET 或 SPECT 做脑受体断层显像定位和定量等技术方法的研究，并对检查结果的正确分析。

脑受体显像是一个极其复杂的生物医学工程，涉及多学科知识，有待于解决如何研制、合成理想的放射性配体直到真正能为临床诊疗服务等一系列问题。这就要求我们核医学工作者加强继续教育，不断更新知识，努力做到 1994 年美国核医学重新公布的有关从事核医学工作要求，具备专业知识和掌握相关学科知识；加强同国内外相关学科专业人员的协作或合作；充分发挥核医学放射性核素功能、代谢显像的独特优势，熟练掌握本专业的基础理论和基本技能，紧密结合临床，深入开展科学研究，不断培养严谨的科研态度和提高科研能力水平。

四、PET在神经功能研究与脑科学研究中的临床应用

Pittsburgh应用^{15}O标记水，研究志愿者吸入20%N_2O和吸入20%N_2O的同时给予热伤害刺激时脑葡萄糖代谢率的变化。研究发现，神经元激活的变化方式和定位与N_2O的行为效应一致，吸入20%N_2O后大脑皮质活性降低与疼痛感觉区（丘脑、副运动区和扣带前回）密切相关，同时受试对象主观感觉疼痛程度减轻。他们还研究了单独应用芬太尼和芬太尼复合热伤害性疼痛刺激时，与非伤害性刺激有关脑区rCBF增加，而其他脑区rCBF下降，芬太尼应用后不同脑区rCBF的变化不同，难以解释芬太尼的镇痛作用。

Veselis等人使用$^{15}H_2O$作为放射活性追踪剂，发现咪达唑仑减少多处皮质区的血流，选择性减少丘脑的血流，以剂量依赖性方式改变与觉醒、记忆和信息加工有关的角回、扣带前区、顶叶和颞叶皮质脑功能区的rCBF。

Ketter等将普鲁卡因快速注入人体，用PET ^{15}O-H_2O观察大脑皮质的血流变化。他们发现全脑的血供都能增加，尤其是在边缘系统前部；另外，普鲁卡因诱导产生恐惧感和产生愉快感的两组人群的脑血流也不相同，产生恐惧感组的左侧杏仁体的血流量显著增加。普鲁卡因诱导的幻视可能与全脑和枕叶血流增加有关，枕叶血流的增加程度与幻视的强度成正比。

PET为我们探索与神经传递有关的麻醉作用开拓了另一新的视角。文献报道，胆碱酯酶拮抗药毒扁豆碱能透过血脑屏障逆转麻醉作用。抗毒蕈碱药东莨菪碱也可透过血脑屏障产生镇静和麻醉药协同作用。研究表明中枢胆碱能系统在麻醉效应产生中发挥一定作用。Fiset已经应用非特异性M_1和M_2受体拮抗药^{11}C-苯扎托品研究异丙酚诱导的意识丧失状态下毒蕈碱受体的占据情况。

PET不仅从形态学角度描述了麻醉药作用的神经解剖位点还可用于特异性受体研究。PET显像受体亚型的区域分布变化结合CBF或CMRgluc的改变有助于进一步明确麻醉药物的脑内作用位点。Alkire等认为异氟醚和异丙酚的脑内代谢效应（^{18}F-FDG PET研究）与脑内选择性神经递质系统的区域分布有关（死后经免疫组化分析明确受体密度）。在理论上这种方法正确有效，而且研究显示异氟醚和异丙酚麻醉的脑内代谢抑制模式不同。异丙酚的脑区域代谢抑制与局域氚［^3H］-地西泮和氚［^3H］-氟硝西泮结合存在相关，提示$GABA_A$复合体的地西泮结合位点，极有可能是异丙酚的脑内作用位点。异氟醚减少CMRgluc的现象，考虑原因是：一方面与苯二氮䓬结合不存在相关，提示异氟醚的作用机制较复杂，可能作用于脑内多个受体位点，用通俗的语言说，异氟醚是脑内“污染剂”（dirtier）；另一方面与毒蕈碱受体密度呈负相关，而毒蕈碱受体系统与唤醒作用有关，提示异氟醚以毒蕈碱受体局部密度减少的方式，抑制唤醒系统。

脑成像用于麻醉作用机制的研究是以血流和葡萄糖代谢的增加指示区域神经元的激活，这与生理上的激活一致，而与药理学失活的关系仍不清楚。药物引起脑区代谢降低在某些情况下是药物调节该脑区突触活性所致，但也不完全是，因为神经通路的抑制可影响其投射区的代谢活性。例如：丘脑体感传入抑制可减少体感皮质的神经活性。

1993年，Angel及其同事报道丘脑激活是某些麻醉药物的一个重要作用位点，当然也包括主要作用于$GABA_A$复合体。这些电生理研究与1997年Antognini应用fMRI的研究结果一致，即给予麻醉药物后皮质体感激活缺如，尽管丘脑活性依然完整，提示在丘脑“门”的皮质感觉传入夺获。此时，可见皮质功能失活，但麻醉作用位点仍在丘脑。

总之，脑成像为在体脑功能研究提供新的手段，有助于理解不同意识水平的神经加工过程。麻醉医生掌握麻醉药物的药理学知识、积累了大量临床经验，可以在安全和可调控模式下调节志愿者的意识状态，这使得麻醉医生在神经科学领域研究中发挥重要作用。

1992年，Squirre等人在PET扫描开始之前，让被试者先学习一个词表，几分钟后进行词干补笔。有两种扫描条件：词干可以用学过的词补笔（启动的条件下）；词干不能用学过的词补笔（基准条件下）。他们比较了基准条件和启动条件下的

血流估计值，发现启动与外纹状体皮质区的血流降低有关（双边的，右侧降低的程度比左侧更大）。

1998 年，在 Buckner 等人的 fMRI 研究中，给被试者呈现一幅单色客体的图画，要求被试者判断这个客体是运动（如 bike）还是保持静止（如 tree）。结果表明：对比由新项目和重复项目中得到的激活模式，发现重复项目在外纹状体皮质区的激活降低了。

以上两项研究表明：内隐记忆启动与外纹状体皮质的活性降低有关。外显记忆提取是被试者积极、有意地努力获得学习过的信息。大量的 PET 研究已经发现，当要求被试者有意识地回忆所学过的信息时，前额叶皮质区，最重要的是，右背侧前额皮质“点亮”了。Buckner 等人利用 fMRI 研究认为，被试者的不成功提取和成功提取都引起显著的右前额激活，结果在两种实验类型间没有差异。这两项研究结果可解释为：前额叶皮质（右>左）由许多外显提取任务所激活，并在本质上与提取成功无关。

第四节　问题对策及前景

在进行神经功能和脑科学核医学成像研究中，也存在若干问题：

1. 是否所有的脑功能都能“区域定位”？目前可以对许多脑功能进行定位，但有些部位，尤其是与非感觉运动区相关的大脑皮质的定位有困难。部分原因是以脑血流为基础的功能显像并不能直接反映神经生理学；另外原因是现有脑显像方法本身存在问题，如信噪比是否合适、原始资料处理采用哪种统计分析方法等。

2. 对“阴性结果”如何解释？“不激活区”的意义何在？在生理和病理状况下，对信号的反应可能采取不同的神经生理学途径，但具体途径不清楚，因此在分析功能性脑显像时，要考虑到被研究系统已知的解剖学和生理学特征，在没有出现预期结果时，解释要慎重。

3. ROI 技术是否能准确反映不同区域脑功能的差异？ROI 的勾画费时，受不同操作者的主观因素影响，除非在研究之前对激活的部位和类型有比较深入的了解，在预先的特定区域进行比较，否则在系列影像的比较中，ROI 分析缺乏准确区分局部变化的能力。采用以像素为基础的统计分析，将脑区有效地分解为单一像素可以解决 ROI 技术所不能解决的问题。自动的、以像素为基础的统计分析对 PET、SPECT 和 fMRI 检查是一个革命。

4. rCBF 的增高程度是否一定反映该部分脑区对完成认知作业的作用？一般来讲可以，但是具体解释时要考虑到研究对象对认知作业的熟悉情况，如研究对象对操作熟悉，观察到的激活可能相对不明显。

5. 认知激活核医学影像结果的相对性。核医学影像对神经元活动的测定是时间综合性的，PET 和 SPECT 时间分辨率较低，难以评价激活区时间和功能的联系。在实验设计的正确性上有时很难把握。而且在认知作业时，并不是所有被激活的脑区都是完成该功能所必需的，但是目前的影像学技术并不能对必需的和非必需的脑区进行区别。

尽管还存在不少问题，但是毋庸置疑，核医学成像技术尤其是 PET 对于神经功能和脑科学的研究发挥重要的作用。而且，将 PET、SPECT 的功能定位与 ERP 的时间分辨结合起来，将 PET、SPECT 的功能定位与 MRI 的解剖定位结合起来，可帮助我们更好地了解神经功能和脑功能。

（王荣福）

参考文献

[1] 林景辉，王荣福. 核医学. 北京：北京大学医学出版社，2004，80-89.

[2] 王荣福. 核医学. 北京：北京大学医学出版社，2003，27-40.

[3] 王荣福. 核医学要点与自测. 北京：北京大学医学出版社，2003，23-34.

[4] 张永学. 核医学. 北京：科学出版社，2003，65-80.

[5] 张永学. 实验核医学. 北京：人民卫生出版社，2002，236-252.

[6] 丁虹，贾少微. 神经核医学进展. 吉林：吉林科技出版社，1999.

[7] 王荣福. 符合线路探测正电子成像与临床. 北京：北京大学医学出版社，2004，221-235.

[8] 中华医学会. 临床技术操作规范・核医学分册. 北京：人民军医出版社，2004，88-96.

[9] 金大鹏，朱宗涵. 全科医师实用手册. 北京：中央广播电视大学出版社，1999，1153-1160.

[10] 裴著果. 影像核医学. 第二版. 北京：人民卫生出版社，2000，94-135.

[11] 孙达. 放射性核素脑显像. 杭州：杭州大学出版社，1997.
[12] 王荣福. 分子符合探测成像. 引进国外医药技术与设备，1999，5：40-44.
[13] Catafau AM. Brain SPECT in clinical practice. Part I：Perfusion. J Nucl Med，2001，42：259-271.
[14] Jager PL，Vaalburg W，Pruim J，et al. Radiolabeled amino acids：basic aspects and clinical applications in oncology. J Nucl Med，2001，42：432-445.
[15] 王荣福. PET 在脑神经精神疾病的应用. 福建医科大学学报，1992，26：274-278.
[16] Camargo E. Brain SPECT in neurology and psychiatry. J Nucl Med，2001，42：611-623.
[17] Langleben D，Segall GM. PET in differentiation of recurrent brain tumor from radiation injury. J Nncl Med，2000，41：1861-1867.
[18] 王世真. 受体学是核医学研究的重要方向. 中华核医学杂志，1997，17：197.
[19] 王荣福. 核医学神经受体显像. 国外医学. 放射医学核医学分册，1998，22：52-54.
[20] 王荣福. 脑受体显像及其应用前景. //丁虹，贾少微. 神经核医学进展. 吉林：吉林科技出版社，1999，137-155.
[21] 王荣福. 中枢神经递质和受体显像的研究现状. 同位素，2000，13：227-234.
[22] 王荣福. 脑受体显像. 当代医学，2001，6：49-55.
[23] Wang R F. Mise au point et évaluation d'un nouveau radioligand iodéspécifique pour l'imagerie tomoscintigraphique des neuro-récepteurs aux opioïdes. Thesis edited by Service Central de Reprographie et D'imprimerie (UniversitéPaul Sabatier-Toulouse Ⅲ，France)，1995.
[24] Volkow ND，Fowler JS，Gatley SJ，et al. PET evaluation of the dopamine system of the human brain. J Nucl Med，1996，37：1242-1256.
[25] Ichise M，Ballinger JR. SPECT imaging of dopamine receptors. J Nucl Med，1996，37：1591-1595.
[26] Atcheson R，Lansect DG. Uptake on opioid receptors. B J Anaesthesia，1994，73：132-134.
[27] Fisher RS，Frost JJ. Epilepsy. J Nucl Med，1991，32：651-659.
[28] Clarkson ED，Freed C. Development of fetal neural transplantation as a treatment for Parkinson's disease. Life Science，1999，65：2427-2437.

第 24 章

PET/CT 在心脏干细胞治疗监测中的应用

统计学资料表明，在英美国家，由于心脏病造成的死亡率处于第一位，心脏疾病引发的经济损失极为巨大。例如，美国心血管协会估计，2007 年美国在心血管疾病方面的经济损耗达到 431.8 亿美元，包括由于心血管疾病所导致的直接与间接花费。因此，寻求和探索心脏病有效的诊治方法是当前世界医学研究的热点课题之一。

干细胞是一类具有自我更新能力、高度增殖和多项分化潜能的细胞群体。成熟组织诸如心脏的自我再生能力有限。一种有希望的治疗方法就是向受损心肌注射干细胞；后者能促进心肌细胞的再生，诱导新生血管生成，并且显著改善心脏功能。目前，心脏干细胞移植大部分是使用骨髓间充质干细胞；但也有研究者发现心脏本身也有干细胞存在。美国马萨诸塞州波士顿儿童医院儿科心脏病专家在 *Nature* 周刊网站上发表研究报告，首次指出一种基因编号为 *Wt1* 的心外膜干细胞能够分化出新的心脏干细胞；这种心外膜不但能形成心肌细胞，而且能转化成平滑肌细胞、血管内皮细胞和纤维原细胞。

已有大量动物和临床研究均表明，心脏干细胞移植治疗的确能改善心功能，是一种具有发展潜力的治疗缺血性心血管疾病和心力衰竭的有效新方法。然而，要评价干细胞治疗方法在临床试验中的效果或作用，必须对移植干细胞进行定量与定性的活体动态监控；即在对患者进行干细胞治疗时，需要同时提供某种技术，以用于无创性评价干细胞的存活情况、分布以及分化水平。

第一节 概 述

据统计到 2005 年，全球每年就约有 1 700 万人死于心血管疾病；《中国心血管病报告 2005》指出，我国现有心肌梗死近 200 万人，每年新发心肌梗死 50 万人，每年用于心血管病的医疗费用高达 1 300 多亿元人民币，并以每年 31.4% 的速度递增，给我国带来沉重的医疗和社会负担。因此，有效防治心肌梗死是当前我国面临的重大公共卫生问题之一。

长期以来，临床缺乏再生和修复梗死心肌的根本性治疗方法。但 20 世纪 90 年代末到 21 世纪初所取得的一些令人鼓舞的动物实验结果，已经促成若干人类临床试验的开始或完成；这些临床试验包括将骨髓干细胞、骨骼肌成纤维细胞或循环远祖细胞等移植至心肌梗死部位，促使心肌细胞再生，改善心肌收缩功能。1999 年，Makino 等利用 5-氮胞苷（5-Aza）体外成功诱导小鼠骨髓间充质干细胞（BMSCs）分化为心肌样细胞。2001 年，美国 Orlic 首次在 *Nature* 上发表文章报道将骨髓干细胞移植应用到心肌梗死的小鼠中。大量研究证实多种来源的干细胞可以诱导分化为心肌细胞，新生的心肌细胞能够修复病变组织、减少心肌纤维化、维持心脏的自稳态和改善心脏功能，为冠心病治疗带来了新的希望。

但是目前干细胞研究和应用领域中出现的问题远比其能够解决的问题多，关于移植的不同来源干细胞以及不同的干细胞移植方式对心脏功能改善的研究结果最近出现了相互矛盾的结论。Janssens 等发现向梗死心肌部位注射单核骨髓细胞 4 个月后，心室收缩功能并没有得到显著改善。Lunde 等观察到将单核骨髓细胞经冠状动脉移植到损伤心肌 6 个月之后，左心室射血分数也没有明显提高。但是，Schachinger 等观察了 59 位急性心肌梗死患者的干细胞移植效果，发现经过远祖细胞或骨髓源性远祖细胞直接冠脉内灌注之后，左心室射血分数与舒张末期容积显著增大。

综合干细胞对心肌梗死的治疗效果研究，学术界普遍认为应强调对干细胞如何分化为心肌细胞的分子机制方面的深入研究，在此基础上再进一步讨论、客观评价干细胞对心肌重建的作用。

理想的活体示踪心脏干细胞的影像学方法对于干细胞分化机制基础研究和临床应用研究是非常重要的，其研发的困难在于目前已发现的干细胞特异性标志物比较少，适合作为核素显像靶分子的标志物更少。示踪的困难严重制约了干细胞移植监测和疗效评价以及干细胞分子机制的研究。鉴于干细胞在心脏功能重建方面的广泛应用，急需进一步的深入研究来解释临床试验所存在的不确定性，并且有效评价利用干细胞修复心脏功能的可行性和有效性，研发活体示踪移植于心肌梗死区域干细胞的新方法，解决干细胞移植后在体内定量与定性的活体动态监控这个瓶颈问题。

目前正在研究的干细胞移植后在体监测技术有核素示踪和磁共振显像技术等。非侵入性的核素示踪技术很适合动态示踪移植干细胞在体内的生物分布及性能。

第二节　研究方法学比较

目前用于移植到心肌梗死部位的干细胞主要包括胚胎干细胞、骨髓间充质干细胞、造血干细胞、胚胎心肌细胞、骨骼肌干细胞和脂肪组织干细胞等。最新研究发现在心肌组织内也存在少量的心脏干细胞。国内示踪移植到心脏的干细胞技术的研究主要停留在整体水平，多使用^{99m}Tc-MIBI心肌灌注显像，通过心功能的改善、梗死面积的缩小间接评价移植心脏干细胞的治疗效果。也有用双核素铊（^{201}TI）和^{18}F-脱氧葡萄糖（^{18}F-FDG）SPECT显像评价干细胞移植对心肌梗死的疗效。国外示踪移植干细胞的示踪技术达到细胞分子水平的特异性显像：包括用三氧化二铁颗粒和全聚氟（perfluoropolyether）直接标记干细胞通过MRI显像；用^{18}F-六氟苯（^{18}F-hexafluorobenzene）和^{18}F-FDG PET显像示踪有活力心肌细胞间接评价干细胞移植疗效；使用^{111}In羟基喹啉（^{111}In-oxine）和^{111}In托酚酮（^{111}In-tropolone）SPECT显像直接示踪干细胞。还有研究者用荧光素标记报告基因显示移植到心脏的干细胞，如单纯疱疹病毒胸腺嘧啶激酶（herpes simplex virus type 1 thymidine kinase gene，HSV1-tk）标记报告基因PET显像，转铁蛋白受体基因（TfR）的核素显像或MRI成像。也有研究者将绿色、红色荧光蛋白及HSV1-tk三个基因（fluc-mrfp-ttk）同时标记于报告基因，显像人间充质干细胞。心脏移植干细胞监测技术领域的研究是干细胞研究的重要组成部分，也是近年研究的热点（如图24-2-1示）。

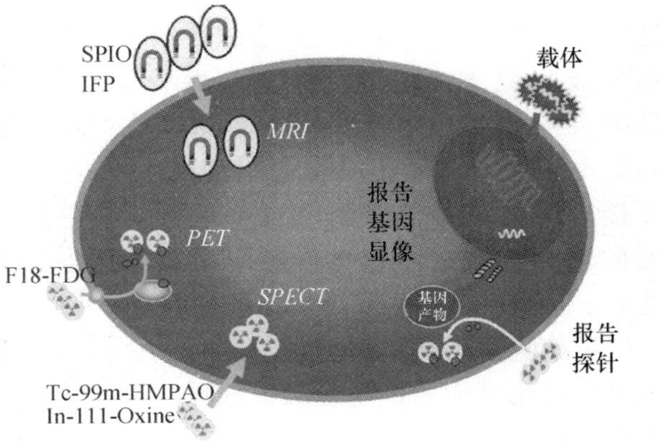

图 24-2-1

一、干细胞监测技术

在对患者进行干细胞治疗时，需要同时提供某种技术，以用于无创性评价干细胞的存活情况、分布以及分化水平。分子显像是一个多学科交叉的新领域，涵盖了细胞分子生物学、监测示踪技术以及分子医学等多门学科、技术；能在活体细胞水平上对感兴趣的特定分子提供完整信息；因此极有希望运用于有效追踪移植细胞。从分子显像技术所获得的独有信息，对评价细胞移植功能疗效特别有用，并且能清楚地解释心血管干细胞治疗所产生的各种结果。目前用于在体追踪干细胞的非侵入性显像方法包括核磁微粒成像、核素显像、量子点显像以及报告基因显像。理想的干细胞示踪方法要求示踪剂无毒、可生物降解，并且与靶细胞具有高特异性以降低干扰效果。另外，理想的示踪剂还必须能探测单个细胞，显示细胞减少或增生时所出现的减低或加强信号。从这点上来说，目前还未有一种示踪方式能具备以上所说的所有特点（如表24-2-1）。

表 24-2-1　移植干细胞的体内示踪显像技术比较

方法	示踪剂	优点	缺点
MRI	SPIO	分辨率高；没有放射性	灵敏度低；间接示踪活细胞
核素标记显像	^{111}In-oxine ^{99m}Tc-HMPAO ^{18}F-FDG	灵敏度高；示踪剂种类丰富	有放射性；间接示踪活细胞
报告基因核素标记显像	多种报告基因及探针	生物特异性高；细胞分子水平示踪	信号强度弱；存在基因修饰
光学显像	荧光素/荧光素酶 NIRF 探针	灵敏度高；没有放射性	目前仅限于小动物成像；没有临床应用价值

（一）核磁微粒标记

MRI 是一种在临床前与临床试验中广泛应用的在体示踪细胞的成像方法。传统的 MRI 是在静止磁场中操纵流体中的氢核运动；根据质子密度、流速或生化结构的不同，获取区域对比度。为了示踪梗死心肌中的干细胞，必须使干细胞连接对比剂；这样才能产生足够的阳性或阴性信号，以区别于本底。目前主要有两类对比显像剂：一种是应用 Cd^{3+} 在 T_1 加权对比增强图像中产生信号；另一种是应用超顺磁离子氧颗粒在 T_2 加权图像上产生信号。若干研究表明，采用干细胞与 Cd^{3+} 对比剂相结合的方法，可以使核磁标记细胞的示踪时间达到 6 周。

然而，目前超顺磁离子氧颗粒（superparamagnetic iron oxide particles，SPIO）在细胞示踪中更受欢迎，因为它能在低浓度（5～10μm/L）情况下实现三维成像。SPIO 敏感度是由于颗粒附近的质子所导致的巨大二极磁场梯度；同时，标记细胞的探测灵敏度也取决于注射入心脏的细胞数量。例如，10^7～10^8 个 SPIO 标记干细胞注射入心肌后，能轻易被 MRI 探测到。有研究者应用 SPIO 对比剂，成功地在心肌梗死动物模型上对磁标干细胞进行长期评价。后来，该实验组应用 SPIO 同时标记^{111}In-oxine；比较 MRI 与核素显像的灵敏度，结果发现在探测心脏干细胞定位方面，SPECT/CT 的灵敏度高于 MRI。MRI 对比剂的一个内在问题是，在细胞分裂的定量上存在困难。对比剂可能会转运到邻近细胞中。MRI 应用的另一个局限性在于那些携带外在装置（如起搏器、除颤器等）的患者是不能做 MRI 检查的；而这些患者通常恰恰是有心肌梗死症状而需要进行干细胞治疗的。

（二）核素示踪

放射性核素示踪技术用于生物医学基础和临床应用研究历史悠久，尤其是心肌显像在冠心病诊治的临床应用价值得到充分肯定。与 MRI 相比，PET 与 SPECT 在心脏干细胞治疗监测应用中更有优势（如表 24-2-2）。随着 SPECT、PET 仪器在空间分辨率上的提高（1～2mm），使得核素显像技术尤其适用于细胞示踪。临床实践中，应用放射性核素直接标记细胞的有^{111}In-oxyquinoline 与^{99m}Tc-hexamethylpropylene amine oxine。

^{111}In-oxyquinoline 标记细胞的方法已相当成熟，应用于内皮远祖细胞、血液干细胞与骨髓干细胞。例如，Aicher 等运用^{111}In 放射性示踪剂观察到仅有 4.7%注射量的内皮与血液远祖细胞滞留在梗死心肌中。应用^{99m}Tc 标记骨髓干细胞进行细胞示踪发现了相似结果。而且，在第一例人体研究中，研究者应用^{18}F-FDG PET 观察心梗患者在冠脉注射骨髓细胞后的情况；结果发现在冠脉内注射后约 1h，大约有 14%～39%的 CD_{34} 阳性细胞聚集在梗死心肌中。Bai 等应用分子显像的方法比较了从人脂肪组织分离得到的细胞与体外培养的脂肪组织来源的干细胞对梗死心肌组织的修复作用，发现在移植后第四周心肌功能有明显的改善，通过检测 CX_{43} 蛋白的表达，证实移植的这两种细胞都能够进入梗死的心肌组织，存活并改善心脏的收缩功能。

表 24-2-2　核素显像与 MRI 在心脏干细胞治疗中监测作用比较

方法	MRI	核素显像
细胞定位及分布	＋＋	＋＋＋
活细胞显像	?	＋/－
细胞融合及分化	?	报告基因显像
分子效应	＋	＋
组织结构及重构	＋＋	－
灌注及代谢显像	＋＋	＋＋＋

尽管核素显像技术具有若干优点，但仍具有局限性。例如，放射性示踪剂可能转运至非靶细

胞，以及可能对干细胞的活力、功能与分化能力产生潜在的不良影响。例如，已发现^{111}In标记显像剂对CD_{34}阳性血液远祖细胞的增殖与分化产生损害。因此，需要进一步的研究观察放射性标记对不同来源干细胞分化能力的影响情况。

（三）微粒标记

近几年，半导体量子点（quantum dots，QDs）是一类新的荧光探针，用于非侵入性成像。该技术是应用荧光半导体纳米晶体探测感兴趣的膜分子，QDs的激发波长范围可从紫外波长到近红外波长。根据大小与成分的不同，这些探针会发射不同的波长。QDs具有光稳定性、光漏阻抗性以及持续发光性，因此适用于在体示踪干细胞。然而，QDs对干细胞增殖与分化的影响效应仍未明了；因为针对不同来源干细胞的各种研究结果很不一致。在QDs运用于临床显像充分发挥其潜能之前，还必须解决如下问题，包括在晶体中QDs聚集的倾向性、QDs转运入细胞的效率，以及大量的分子非特异性结合等等。

（四）报告基因标记

报告基因显像作为一种独特工具，用于在活体中定位特异性感兴趣分子。感兴趣报告基因通常编码一种特异蛋白；当该蛋白与显像剂相互作用时，会产生一些信号；这些信号能被显像仪器如MRI、PET、SPECT或视光装置捕捉到，并且进行定量分析。除生物发光法与荧光报告基因之外，还有包括用于PET的单纯病毒胸腺激酶、用于SPECT的钠碘转运体以及用于MRI的转运素受体。

报告基因显像在阐明干细胞治疗机制方面具有重要意义。例如，应用可诱导启动子能够操纵报告基因与治疗基因的表达水平；组织特异性启动子可作为细胞分化状态的传感器。在该方法中，心脏特异性启动子——α心肌素重链启动子——启动抗生素抵抗基因的表达，用于在混合培养细胞中选择心肌细胞。构建一种相似的系统，例如果蝇发光酶（用于生物发光法）或者单纯疱疹病毒胸腺激酶（用于PET显像），在体监测干细胞分化情况，也能获得相似结果。

Li等从体外分离得到心脏干细胞，同时标记荧光素酶和绿色荧光蛋白报告基因之后植入心肌缺血动物模型，应用多种非侵入性的显像方法示踪心脏干细胞的分布及观察其对心肌梗死的治疗效果。生物发光显像观察到移植8周后，存活的心脏干细胞已经很少，超声显像、侵入性血流动力学压力容积分析、^{18}F-PET显像以及MRI显像均证实心脏干细胞移植没有明确改善缺血心肌的收缩力及增加存活心肌的数目，最后通过病理证实移植的大多数心肌干细胞被自身的免疫系统清除。

在将报告基因显像成功、安全应用于临床之前，必须研发一种引发最低或无免疫应答效应的适合探针、提高转染稳定性、降低载体转染或转导所导致的对干细胞功能与分化的潜在干扰。

（五）其他

若干研究结果表明，在小鼠或大鼠动物模型中，应用生物发光显像方法能够示踪干细胞的分布与摄取情况。尽管在小动物中，荧光酶所产生的信号比其他显像方式更灵敏，但是荧光酶蛋白与其底物在血红蛋白中具有很高的吸收率，并且在深部组织中容易散射。迄今为止，该方法在精确定量细胞深度方面仍有较大的局限性。

荧光显像是另一种广泛应用的光学成像方法；它是应用荧光蛋白进行在体显像。与生物发光方法相比较，近红外荧光显像降低了质子在700～1 000nm处的吸收与散射。然而，与生物发光相比，近红外荧光显像在测量组织深度上具有局限性（4～10cm）。

二、放射性核素示踪常用策略

（一）代谢显像

理论上，代谢显像可以反映干细胞的增殖，但是实际上体内的代谢是多通路、多水平调节的，使得其特异性极低，而且干细胞的增殖远低于肿瘤细胞，故无法区别正常心肌细胞和移植的干细胞。

（二）抗体显像

利用抗原抗体特异性结合检测干细胞表面抗原的存在，虽然反应的特异性很强，但是同源抗体的获得困难，而异源抗体非常容易引起免疫反应；且大分子蛋白在血液的清除慢，故显像时图像的本底高影响其应用。但是目前基因工程技术开发的ScFv抗体有希望用于干细胞显像。

（三）受体显像

机体很多生理功能是通过受体介导的信息传递过程完成的，核素示踪在活体显像心脏移植干细胞特异受体的表达方面具有绝对的优势。但是由于一方面干细胞表面特异性受体表达较少，而适合核素标记的受体更少；另一方面心脏干细胞移植到心肌梗死区后，经微环境诱导分化，其表面表达的受体与心肌细胞相似，特异显像干细胞就比较困难。如果能够找到不同于成熟心肌细胞的特异受体，且能够稳定表达于干细胞表面，不受细胞分化的影响，受体显像就有可能成为心脏干细胞理想的显像方法。

（四）反义显像

与其他方法相比，反义显像起步晚，技术要求高，但是现阶段反义显像的主要困难在于寡核苷酸不容易透过细胞膜而且容易被体内大量存在的核酸酶水解。

（五）报告基因显像

虽然是一种间接显像方法，但近年来研究较多。报告基因显像是指通过将报告基因与靶基因相偶联，以报告基因的显像间接反映靶基因的表达。由于显像的是翻译后的蛋白质，具有较高的灵敏度。目前报告基因显像主要应用在基因治疗领域。单纯以显像为目的的对干细胞基因的修饰是不可取的。

第三节　临床应用价值

一、^{18}F-FDG 标记干细胞临床应用

^{18}F-FDG 是葡萄糖的类似物，静脉注入后与葡萄糖一样，能被心肌细胞摄取，经己糖激酶作用转变为^{18}F-FDG-6-P 后不能被进一步代谢而滞留在心肌细胞内，通过^{18}F-FDG 正电子显像即可间接了解葡萄糖在心肌内的摄取和分布情况。局部心肌摄取^{18}F-FDG 是心肌存活的可靠标志，是判断存活心肌的“金标准”（gold standard）。

^{18}F-FDG 也可用于标记干细胞，示踪干细胞移植后在体内的分布及代谢情况。在室温下，将^{18}F-FDG 与分离培养的干细胞共同孵育在无菌、无血清培养基上 30min，冲洗离心后就得到了具有可探测到的^{18}F-FDG 标记的干细胞。有研究者应用^{18}F-FDG 标记人类骨髓干细胞，将其经冠状动脉注入梗死的心肌后，用 3D-PET 示踪干细胞的分布情况，发现在梗死心肌内有 14%～39%干细胞聚集，而且这些干细胞优先聚集于边缘地区。但是经静脉注射方式移植干细胞，在梗死区却观察不到干细胞聚集。

将^{18}F-FDG 应用于临床心肌梗死患者的外周造血干细胞的标记，其标记效率为 46%～95%。PET 检测到有 1.5%的移植干细胞分布于梗死的心肌，本方法很好地反映了干细胞的分布和定量。^{18}F-FDG 是临床上使用量最大的正电子药物，但是它在体内的半衰期较短，只有 109min。^{18}F-FDG 示踪心脏干细胞主要存在的问题是放射性的衰减快和存在非特异性摄取。Terrovitis 等应用^{18}F-FDG PET 显像比较了不同方式的心脏干细胞的移植方式，发现在心脏干细胞移植的早期，PET 显像能准确地检测心脏梗死部位停留的心脏干细胞数目，通过降低心室率等方法能够促使移植后心脏干细胞向梗死心肌部位聚集。

二、铟 [^{111}In]-羟基喹啉（^{111}In-oxine）标记干细胞临床应用

^{111}In-羟基喹啉（^{111}In-oxine）是标记干细胞使用较多的放射性核素，它可以用于标记不同种类和不同类型的细胞。与^{18}F-FDG 的标记方法一样，也是采用与所要标记的干细胞共同孵育的方法标记干细胞。在国外^{111}In-oxine 广泛用于临床，主要用于标记白细胞进行炎症显像。^{111}In-oxine 最突出的优点在于半衰期较长，达到 67.3h，能够进行延迟显像及动态显像。用特殊的 SPECT 重建技术可以示踪生物分布小于 444kMq（12μCi）的标记干细胞，而在移植 1 周后，70%以上的标记干细胞仍然可以检测。但也有研究者将^{111}In-oxine 标记的间充质干细胞，通过静脉注射移植入体内，发现干细胞主要聚居在肺，可能是由于间充质干细胞较大的缘故。Aicher 等人使用较间充质干细胞小的内皮祖细胞后，发现肺摄取的干细胞较少。

尽管^{111}In-oxine 也有辐射损伤，Gao 和他的同事经实验证实每百万个干细胞标记小于 1.48MBq（40μCi）的^{111}In-oxine 不会对细胞的活力及增殖能力造成损害，标记小于 185kBq（5μCi）的^{111}In-oxine 不会对细胞的迁移活性造成损害。通过体内注射法，^{111}In-oxine 在所有间充质干细胞的标记效率都很高，达到 84.7%±11%，在注射前干细胞的生存率平均可达到 73.9%±16%。大约有 1.13×10^{8} ± 3.6 × 10^{7} 个活的间充质干细胞（≈5×

10^6 MSCs/kg）通过静脉注射移植入体内，平均放射性活度达到（186.85±51.80）kMq［（5.05±1.4）μCi］每百万间充质干细胞，也就是说每个动物的总放射性可达到（24.901±13.616）MBq［（673±368）μCi］。这个结果同样被另一组研究人员在大鼠身上用^{99m}Tc-六甲基丙二胺肟（^{99m}Tc-hexamethylpropylene amine oxime，^{99m}Tc-HMPAO）标记骨髓来源的心肌干细胞证实，他们发现干细胞主要聚集在肺。但也有研究者在狗的心肌梗死区观察到了病变部位的^{111}In-oxine 标记的心脏干细胞。

应用^{111}In-oxine 标记外周血单核细胞并结合 PET 显像技术，通过冠状动脉、心肌、逆行冠状静脉 3 种注射途径对细胞的分布和滞留情况进行比较，证实心肌注射组的心肌较其余两组有较多的干细胞滞留（图 24-3-1）。Stodilka 等提出^{111}In-oxine 标记细胞定量的精确性随细胞的克隆生长而提高，SPECT 在示踪细胞方面很大程度受到生物变量的影响。经脑室内注射，大鼠梗死的心肌内有^{111}In-oxine 标记的内皮及造血干细胞聚集，但是心肌内的放射活性只占注射剂量的 4.7%。这一方面说明注射的心脏干细胞只有少量能够到达梗死区的心肌，另一方面说明了核素示踪干细胞的灵敏性很高。

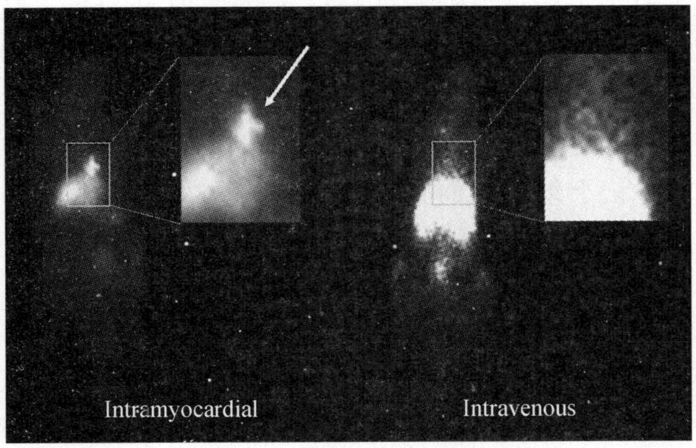

图 24-3-1　^{111}In-oxine 标记

心肌注射组与静脉注射组

三、^{99m}Tc-HMPAO 标记干细胞临床应用研究

^{99m}Tc-HMPAO 可用于标记心脏移植的干细胞；其标记方法也是采用示踪剂与待标记的干细胞共同孵育的方法。^{99m}Tc-HMPAO 因具有良好的物理特性而且来源方便，成为较理想的示踪剂；但其半衰期短，仅为 6.02h，对移植的干细胞有潜在的放射性影响。^{99m}Tc-HMPAO 常用于心肌灌注显像，在一例急性心肌梗死患者，置入冠状动脉支架后注射^{99m}Tc-HMPAO 标记的自体骨髓单核细胞，证实心脏干细胞向梗死心肌迁移是一个动态过程，心脏放射性摄取在 2h 达到 5%，18h 仅为 1%。用^{99m}Tc-HMPAO 显像证实，向梗死的左心室内移植入骨髓干细胞后，可以明显改善心肌的再生、左心室的再灌注和心肌收缩性能。

第四节　前景与展望

尽管核素示踪技术对细胞有辐射损害，也可能引起细胞的基因突变；同时放射性核素显像的观察时间受核素衰减的制约，不能对细胞进行较长时间的示踪，且空间分辨率较低。但是核素示踪仍然是极具研究潜力、非侵入性心脏干细胞示踪技术的可靠显像方法。^{111}In-oxine 由于有较长的半衰期，可以对移植干细胞进行较长时间示踪，同时也可以利用核素的放射性标记特异的报告基因进行特异性显像。从而避免核素示踪的局限性，使核素示踪技术在干细胞移植基础研究领域和临床实践方面发挥其应有价值。

一个心血管系统中理想的干细胞示踪剂应该满足以下标准：①生物相容性好，安全无毒；②不会引起细胞基因改变；③可以在任何解剖部位检测到单个细胞；④可以准确定量细胞数目；⑤随着细胞分裂，标记物不会或极少被稀释；⑥所用造影剂不会被干细胞吸收；⑦可以满足长期随访要求，在不追加造影剂的情况下可以长期示踪，对人体无损害，这也将是未来心血管疾病干细胞治疗研究在体显像的研究方向。

近年来，新型分子影像设备如 SPECT/CT、PET/CT 迅速推出，并广泛用于临床；此外，PET/MRI 问世，并在国外进行临床前应用研究。这些影像设备分别利用单光子、正电子核素，并借助 CT 和 MRI 的功能，一次显像同时能提供脏器、组织精细的形态解剖和功能代谢信息。这无疑弥补和克服了以往由于仪器的空间分辨率限制的单独 SPECT、PET 核素示踪技术的不足，且为心血管疾病诊治、心脏干细胞治疗决策、疗效评价和预后判断提供了客观依据，具有重要的临床应用价值。

（王荣福 刘 萌 卢 霞）

参考文献

[1] Zhang SJ, Wu JC. Comparison of imaging techniques for tracking cardiac stem cell therapy. J Nucl Med, 2007, 48 (12): 1916-1919.

[2] Bengel FM, Schachinger V, Dimmeler S. Cell-based therapies and imaging in cardiology. Eur Jnucl Med Mol Imaging, 2005, 32: 404-416.

[3] Corti R, Badimon J, Mizsei G, et al. Real time magnetic resonance guided endomyocardial local delivery. Heart, 2005, 91: 348-353.

[4] Bulte JWM, Kraitchman DL, Mackay AM, et al. Chondrogenic differentiation of mesenchymal stem cells is inhibited after magnetic labeling with ferumoxides. Blood, 2004, 104: 3410-3413.

[5] Bengel FM. Nuclear imaging in cardiac cell therapy. Heart Fail Rev, 2006, 11 (4): 325-332.

[6] Hofmann M, Wollert KC, Meyer GP, et al. Monitoring of bone marrow cell homing into the infarcted human myocardium. Circulation, 2005, 111: 2198-2202.

[7] Saskia L. M. A, Beeres MD, Bengel FM. Role of imaging in cardiac stem cell therapy. J Am Coll Cardiol, 2007, 49: 1137-1148.

[8] Hou Dongming, Youssef Eyas Al-Shaykh, Brinton Todd J, et al. Radiolabeled cell distribution after intramyocardial, intracoronary, and interstitial retrograde coronary venous Delivery. Circulation, 2005, 112: 150-156.

[9] Kraitchman DL, Tatsumi M, Gilson WD, et al. Dynamic imaging of allogeneic mesenchymal stem cells trafficking to myocardial infarction. Circulation, 2005, 112: 1451-1461.

[10] Brenner W, Aicher A, Eckey T, et al. ^{111}In-labeled CD^{34+} hematopoietic progenitor cells in a rat myocardial infarction model. J Nucl Med, 2004, 45: 512-518.

[11] Kuyama J, McCormack A, George AJ, et al. Indium-111 labeled lymphocytes: isotope distribution and cell division. Eur J Nucl Med, 1997, 24: 488-496.

[12] Gao J, Dennis JE, Muzic RF, et al. The dynamic in vivo distribution of bone marrow-derived mesenchymal stem cells after infusion. Cell Tissues Organs, 2001, 169: 12-20.

[13] Chin BB, Nakamoto Y, Bulte JW, et al. ^{111}In oxine labelled mesenchymal stem cell SPECT after intravenous administration in myocardial infarction. Nucl Med Commun, 2003, 24: 1149-1154.

[14] Aicher A, Brenner W, Zuhayra M, et al. Assessment of the tissue distribution of transplanted human endothelial progenitor cells by radioactive labeling. Circulation, 2003, 107: 2134-2139.

[15] Xiaowen Bai, Yasheng Yan, Yao-Hua Song, et al. Both cultured and freshly isolated adipose tissuederived stem cells enhance cardiac function after acute myocardial infarction. European Heart Journal, 2010, (31): 489-501.

[16] Barbash IM, Chouraqui P, Baron J, et al. Systemic delivery of bone marrow-derived mesenchymal stem cells to the infarcted myocardium: feasibility, cell migration, and body distribution. Circulation, 2003, 108: 863-868.

[17] Zongjin Li, Andrew Lee, Mei Huang, et al. Imaging survival and function of transplanted cardiac resident stem cells. J. Am. Coll. Cardiol, 2009, 53: 1229-1240.

[18] John Terrovitis, Riikka Lautamäki, Michael Bonios, et al. Noninvasive quantification and optimization of acute cell retention by in vivo positron emission tomography after intramyocardial cardiac-derived stem cell delivery. J Am Coll Cardiol, 2009, 54: 1619-1626.

[19] Stodilka RZ, Blackwood KJ and Prato FS. Tracking transplanted cells using dual-radionuclide SPECT. Phys Med Biol, 2006, 51 (10): 2619-2632.

[20] Penicka M, Widimsky P, Kobylka P, et al. Images in cardiovascular medicine. Early tissue distribution of bone marrow mononuclear cells after transcoronary transplantation in a patient with acute myocardial infarction. Circulation, 2005, 112: 63-65.

[21] Rakhmat-Zade TM, Skridlevskaia EA, Samoilenko LA, et al. Study of the impact of intramyocardial implantation of stem cells on myocardial perfusion and contractility in patients with coronary heart disease concurrent with postinfarct cardiosclerosis and chronic heart failure. Vestn Rentgenol Radiol, 2006, (5): 9-14.

[22] Krishnan M, Park JM, Cao F, et al. Effects of epigenetic modulation on reporter gene expression: implications for stem cell imaging. FASEB, 2006, 20: 106-108.

[23] Chemaly ER, Yoneyama R, Frangioni JV, et al. Tracking stem cells in the cardiovascular system. Trends Cardiovasc Med, 2005, 15 (8): 297-302.

[24] Ferro-Flores G, de Murphy CA. Current developments in SPECT/CT systems using ^{99m}Tc-radiopharmaceuticals. Rev Invest Clin, 2007, 59 (5): 373-381.

[25] 王荣福，李险峰，张春丽. PET/CT 的新进展及临床应用. 中国医疗器械信息，2007，13 (7)：1-4.

[26] Judenhofer MS, Wehrl HF, Newport DF, et al. Simultaneous PET-MRI: a new approach for functional and morphological imaging. Nat Med, 2008, 14 (4): 459-465.

[27] Shcherbinin S, Celler A, Belhocine T, et al. Accuracy of quantitative reconstructions in SPECT/CT imaging. Phys Med Biol, 2008, 53 (17): 4595-4604.

第 25 章

PET/CT 在细胞凋亡显像研究中的应用

细胞凋亡（cell apoptosis）是细胞生命的一种基本特征和细胞死亡的一种特殊形式，是人类生命活动中器官、组织、细胞内在的，决定生物体发育和组织平衡的一个重要生理现象，在机体发育和保持体内平衡稳定、防御机制以及衰老等三种生理状况中发挥重要作用。一旦这个受到严密监控的细胞“自杀机制”发生功能障碍或失去正常机体调节控制时，将会导致疾病的产生。

近年来，细胞凋亡研究取得了重大进展。国内外大量研究证实，细胞凋亡不但参与疾病的发生与发展，还对疾病的治疗起着重要作用。人类许多疾患都与细胞凋亡异常有关；凋亡是心肌缺血/再灌注损伤、器官移植排斥反应等诸多病理过程的主要特征变化；化学药物治疗与放射治疗后肿瘤细胞死亡的主要方式也是细胞凋亡，诱导细胞凋亡已成为目前治疗肿瘤的一种新策略。

因此，深入细胞凋亡的基础理论和临床应用研究具有重要意义，探索和建立检测或监测活体细胞凋亡动态过程的技术方法是目前国际医学科学研究领域的前沿热点课题。

第一节　细胞凋亡概述

一、细胞凋亡概念

1972 年，Kerr 等首次提出生物学“细胞凋亡”概念；但是由于受到当时各种条件的限制，这一多细胞机体生存所必需的基本生物学现象在很长一段时间被忽视，直至十余年前才被学术界所重新关注。随着分子生物学的迅猛发展，对细胞凋亡研究的不断深入，其在疾病的发病机制、诊断治疗方面的重要作用受到生命科学和临床研究工作者的日益重视。

细胞凋亡，又称为程序性细胞死亡（programmed cell death，PCD），是一种区别于细胞坏死、由多种基因调控的主动性细胞死亡过程，可见于胚胎发育、组织发生、细胞分化、免疫调节等诸多生理现象和恶性肿瘤、自身免疫性疾病、病毒感染性疾病、艾滋病等多种病理情况。

细胞凋亡的发生是在凋亡形态学改变（图 25-1-1）之前。在各种原因的外界刺激下，凋亡细胞经过复杂的信号转导系统进入细胞核，激活了相关基因的表达，启动了细胞凋亡程序，并由内源性核酸酶沿核小体切断 DNA 链，最终导致：①细胞染色质边缘化（margination），细胞核高度凝聚（condensation）；②胞浆浓缩，胞质气泡（cytoplasmic vacuoles）形成；③核酸内切酶激活，于染色质上核小体连接区切断 DNA 链，使其降解为规则的 180～200 碱基对的 DNA 片段；④胞膜包裹 DNA 片段、细胞器和胞质形成凋亡小体（apoptotic body），被单核吞噬细胞系统或巨噬细胞吞噬，最后在溶酶体内降解；⑤细胞内 Ca^{2+} 含量增加；⑥caspases 家族蛋白酶活化；⑦连锁反

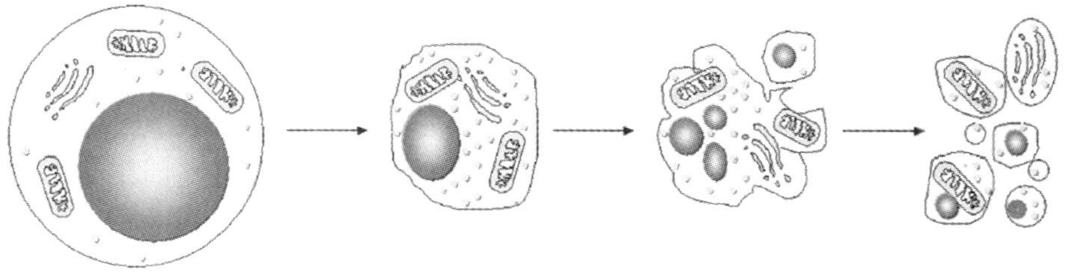

图 25-1-1　细胞凋亡形态学的改变

应到与胞浆蛋白质交联有关的转谷氨酸酰胺酶活性增加；⑧细胞膜内层的磷脂酰丝氨酸（phosphatidylserine，PS）外翻至膜外，便于单核吞噬细胞系统或巨噬细胞的识别和吞噬。与细胞死亡不同的是，在细胞凋亡过程中，细胞膜始终保持完整，无细胞内容物溢出，故一般不引起炎症反应。

二、磷脂酰丝氨酸

在正常生理状况下，细胞膜脂质双分子层中磷脂的分布是不对称的，即磷脂酰胆碱或卵磷脂（phosphatidylcholine，PC）和鞘磷脂主要分布在细胞膜外层，磷脂酰丝氨酸（phosphatidylserine，PS）、磷脂酰乙醇胺（phosphatidylethanol，PE）和磷脂酰肌醇主要分布在细胞膜内层。磷脂不对称分布主要是受三种转运蛋白共同调节作用：①ATP依赖性氨基磷脂特异性移位酶（translocase），能迅速将PS和PE从细胞膜外层转运到细胞膜内层；②ATP依赖性非特异性脂质翻转酶（flippase），能缓慢地将磷脂从细胞膜内层转送到细胞膜外层；③Ca^{2+}依赖性非特异性脂质爬行酶（scramblase），能调控磷脂在细胞膜双层之间任意移动。

PS是细胞膜脂质双分子层的固有磷脂成分，带负电荷，在正常生理性Ca^{2+}浓度下，受到有活性的移位酶和翻转酶两种转运蛋白共同调节，维持细胞膜脂质呈不对称分布的动态平衡，爬行酶则处于失活状态。细胞凋亡发生早期，由于细胞内Ca^{2+}浓度增加，爬行酶被激活，而移位酶活性受到抑制，导致PS由细胞膜内层迁移至外层，暴露于细胞膜表面，发出可被单核吞噬细胞系统或巨噬细胞吞噬的信号。细胞凋亡早期细胞膜的变化如图25-1-2所示。

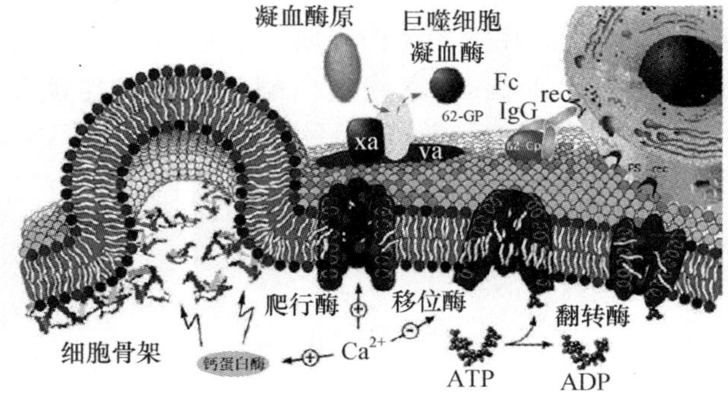

图 25-1-2　细胞凋亡早期细胞膜的变化

三、膜联蛋白Ⅴ

膜联蛋白Ⅴ（AnnexinV）是一种人体内源性蛋白，属于Ca^{2+}依赖性磷脂结合蛋白家族中一分子，最早是从胎盘中分离出来，已知具有一些抗凝固及抗炎的作用，曾经被作为一种抗凝剂进行研究，其他具体功能尚未清楚。在各种文献报道中，AnnexinⅤ曾有多种命名：例如，PAP-I（placental anticoagulant protein I），IBC（inhibitor of blood coagulation），Lipocortin V，35K Calelectrin，Endonexin Ⅱ，PP4（placental protein 4），VAC-α（vascular anticoagulant-alpha），35-γ Calcimedin，Calphobind Ⅰ，Anchrorin CⅡ等。1990年，Crumpton和Dedman两位教授共同倡导统一命名为AnnexinⅤ。

经过染色体定位分析，AnnexinⅤ是由位于人第4条染色体4q26～q28上的AnnexinⅤ基因编码，含有319个氨基酸，包括4个70～80氨基酸重复单元，分子量约为35 806。研究证实，AnnexinⅤ能与PS特异性结合，具有高亲和力（10^{-9}mol/L），作用位点是第187位的色氨酸，这为建立细胞凋亡检测方法奠定了理论基础（图25-1-3）。

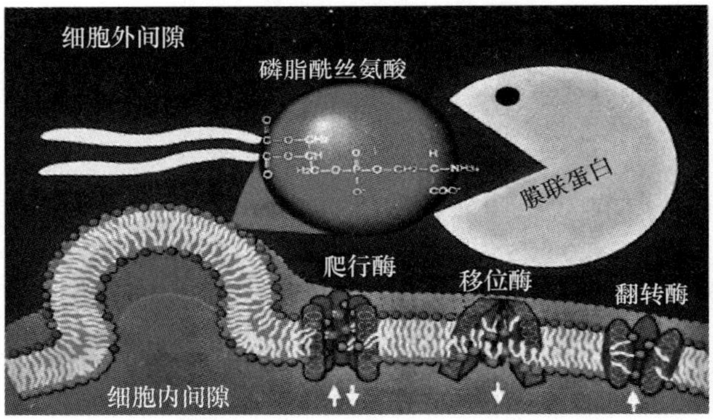

图 25-1-3　AnnexinⅤ与PS的特异性结合

AnnexinⅤ在正常人血浆水平中仅有0～5ng/ml，羊水中约有12～107ng/ml；细胞内AnnexinⅤ含量相对比较高：经培养的脐静脉内皮细胞达4080±2568ng/ml，血小板为178±107ng/ml，白细胞为564±384ng/ml，红细胞为8.4±4.3ng/ml。AnnexinⅤ可从胎盘提取，也可在大肠埃希菌中利用DNA重组技术通过基因工程技术大量制备纯化。在AnnexinⅤ的生物结构中寻找活性区域进行克隆，可以得到保持或超过AnnexinⅤ生物活性的多肽，这将会极大推动基于AnnexinⅤ的细胞凋亡检测技术的发展。

第二节 细胞凋亡检测技术

近年来，有关细胞凋亡的分子学基础，包括分子机制、信号传导、基因调控等方面研究及其临床应用研究已取得了重大进展，细胞凋亡体内、外各种检测技术不胜枚举。

一、细胞凋亡的体外检测方法

细胞凋亡的体外或实验室检测方法主要是侧重于细胞凋亡形态学和生物化学特征，对其进行定性和/或定量研究。早期主要是通过采集组织制作标本，借助光学显微镜、电子显微镜观察和采用琼脂糖凝胶电泳技术进行检测；20 世纪 80 年代，主要是利用流式细胞检测技术分析凋亡细胞的染色体。

在细胞凋亡体外检测技术发展过程中，利用细胞凋亡前后细胞膜中脂质成分 PS 的变化而建立的技术广泛开展。PS 从细胞膜内层迁移至外层是细胞凋亡级联反应的初始事件，利用 AnnexinⅤ和 PS 的高度亲和作用可以早期检测细胞凋亡的发生，具有较高的时效性。例如，将 AnnexinⅤ进行荧光素或生物素标记作为荧光探针，利用流式细胞仪或荧光显微镜检测细胞凋亡现象，这是一种灵敏、高效的检测方法，但是需要对组织进行活检，具有创伤性。因此，研究者开始探索新的活体检测细胞凋亡的方法。迄今为止，以细胞凋亡研究为基础的体外检测技术、方法主要有以下几种，其优缺点见表 25-2-1 总结。

表 25-2-1 细胞凋亡体外检测方法比较

方法	优点	缺点
形态学观察		
光学显微镜观察	简便易行	缺乏较为特征性的指标，具有较强的主观性，重复性差
视频时差显微技术	动态观察，可判定培养中的凋亡细胞	不能用于病理组织
电子显微镜观察	检测“凋亡小体”，金标准	不能定量分析；样品制作过程较复杂，费用昂贵，较难广泛、大量开展
细胞化学测定		
流式细胞仪定量分析 包括碘化丙啶（PI）检测和膜联蛋白标记	适于大批量、定量检测	易漏检、错检
酶联免疫吸附法（ELISA）核小体测定	灵敏度高，检测细胞数达 500 个/ml	不能精确定量
DNA 琼脂凝胶电泳法	特异性“阶梯小带”（ladder）；方法简便	敏感性不高，只能用于细胞群体，不能用于组织的原位检测；只能半定量分析
DNA 裂解的原位检测（TUNEL）	用于原位标记，可用于病理组织；进行定量分析；灵敏度较高	非特异性，易受坏死细胞干扰

二、活体细胞凋亡的现代影像学探测技术

传统的细胞凋亡研究对象几乎都是疾病动物模型，或穿刺活检组织以及手术标本等。这些方法属于体外研究手段，对活体器官、组织的凋亡研究具有创伤性，且通常只能在某一特定时间点进行研究，不能连续、动态检测或监测细胞凋亡现象在活体内的发生、发展全过程，同时受到多种因素的影响。

近年来，随着分子影像学的异军崛起，包括特异性分子探针和高灵敏度探测仪器的研发应用，活体细胞凋亡检测技术受到日益关注和重视，取得了令人瞩目的一系列研究成果。可以认为，活体细胞凋亡检测技术为与细胞凋亡相关的动物研究和/或人类医学临床研究开创了一种全新、无创的研究手段。

目前，在活体水平上探测细胞凋亡的现代影像学技术发展迅速，主要包括有磁共振成像技术、超声成像技术、光学与生物发光成像技术以及放射性核素示踪技术等。

（一）磁共振成像技术

磁共振成像技术包括核磁共振（MR）脂类（lipide）波谱学、弥散加权（diffusion-weighted）MR 显像、核磁共振成像（nuclear magnetic resonance imaging，NMRI)、核磁共振波谱（nuclear magnetic resonance spectroscopy，NMRS）等。

除了放射性核素标记 AnnexinⅤ体内凋亡显像以外，NMRS 分析技术是另一种能够用于无创性探测早期细胞凋亡现象，并可对凋亡细胞进行定量分析的方法。研究显示，水抑制 ^{1}H-NMRS 技术能直接探测细胞凋亡过程中由于膜脂质结构和流动性变化而产生的许多小分子物质（胞浆脂质体，胆碱代谢产物等）；^{31}P-MRS、^{13}C-MRS 也可用于间接探测细胞凋亡，主要是基于凋亡细胞高能磷酸盐代谢障碍的原理。但是，由于 NMRS 的灵敏度相对较低，时间和空间分辨率差，因此不太适合常规临床应用。目前，活体内探测细胞凋亡最为成功的 NMRS 方法是应用 AnnexinⅤ或 Synaptotagmin Ⅰ（突触结合蛋白Ⅰ）与暴露在细胞膜表面的 PS 特异性结合的原理。

与 NMRS 相比，^{1}H-MRI 具有较高的时间、空间分辨率以及灵敏度。但是，该检测方法的原理是凋亡细胞形态学特征性改变使组织弛豫时间 T_2 和 T_1 以及弥散系数（ADC）发生改变，因此只能检测晚期凋亡细胞。

（二）高频超声成像技术

在细胞发生凋亡时，细胞核发生染色质固缩和 DNA 断裂，此时凋亡组织会在高频超声图像上表现为回声增强，从而检测到细胞凋亡的现象。目前已有不少研究成功应用了高频超声成像技术检测细胞凋亡，但是一般是在体外培养细胞或动物浅表组织上得以实现的。由于高频超声（40～50MHz）的探测深度一般为 9mm，远小于人体内各种实质器官厚度，故不适于临床活体内细胞凋亡成像。然而，亦有研究者提出能否将这种技术用于探测一些细胞凋亡发生率较低的肿瘤或病理情况，这还有待于进一步研究。

（三）光学成像与生物发光成像技术

光学成像具有较高的空间分辨率、显像剂无辐射性、标记后化合物稳定、适合在同一活体内一次注射后反复成像等优点，受到广泛关注。特别是随着光学信号探测仪器的发展和新型的、组织穿透力更强的荧光素研制成功，荧光显像已成为分子显像的一个重要分支。有研究将一种近红外荧光染料 Cyanine-5.5（Cy 5.5）连接于 AnnexinⅤ上，用于探测细胞凋亡。这种荧光染料的稳定性很高，允许在 10 天内反复探测，以连续、实时监测细胞凋亡，有望成为一种新的用于细胞凋亡荧光成像的配体。此外，该荧光染料的信号不需作任何处理，可进行直接观察，这有利于研究运动器官（如心脏）的细胞凋亡现象。研究表明，近红外线标记物的穿透深度可达 1.5cm，可用于对头颈部肿瘤及乳腺肿瘤的凋亡探测。

生物发光成像（bioluminescence imaging，BLI）技术近来发展较快；它是采用在报告基因研究中应用的萤火虫荧光素酶（firefly luciferase）监测肿瘤细胞的生长和治疗疗效。研究显示，应用荧光素酶报告基因的方法，可以对放化疗后肿瘤细胞的减少进行监测；生物素和荧光素标记的 AnnexinⅤ也可用于心肌缺血细胞和脑缺血细胞的凋亡探测。但是，荧光在生物组织内的穿透深度最多只能是 1～2mm，因此所标记的 AnnexinⅤ并不适合进行体内凋亡成像。

三、放射性核素示踪技术

近年来，各种以细胞凋亡研究为基础的体内、体外检测技术迅速发展；其中放射性核素标记 AnnexinⅤ体内凋亡显像技术以其无创性、早期、定性、定量等优势独树一帜。随着各种放射性标记物的研发以及更高性能显像仪器的应用，放射性核素标记 AnnexinⅤ体内凋亡显像技术有望在临床上得到广泛发展。

放射性核素标记生物大分子（如多肽、蛋白质、抗体、基因片段等）主要用于单光子发射计算机断层显像（single photon emission tomography，SPECT)、正电子发射计算机断层显像（positron emission tomography，PET）或放射性核素治疗。根据放射性药物的不同用途，可选用不同的放射性核素（单光子核素或正电子核素）进行标记。在标记方法上，可采用直接标记法，也可通过双功能螯合剂［二硫二氮（diamide dimervaptide，N_2S_2)、(hydrazino-nicotinamide，HYNIC)、BTAP 等］进行标记。不同放射性核素标记的化合物在生物体内的生物学行为具有明显的差异性。下文将重点介绍一些具有代表性的放射性核素标记 AnnexinⅤ。

（一）^{99m}Tc

鉴于放射性核素 ^{99m}Tc 具有优良的物理性质（$T_{1/2}$＝6.02h，发射 γ 射线，E_{max}＝141keV)、方便的获取通道、相对廉价等诸多优点，受到研究者的广泛青睐。^{99m}Tc 标记生物大分子（蛋白质）的方法有两类：直接法和间接法。直接法是将蛋白质与 $Na^{99m}TcO_4$ 混合，用亚锡还原，可使^{99m}Tc 直接连接到蛋白质上。例如，一些天然蛋白质的氨基酸骨架或氨基酸侧链提供可以螯合的原子，以利于^{99m}Tc 进行直接标记。但是这样的标记不牢固，易脱落。改进的方法是将蛋白质预先与适量的还原剂反应，使蛋白质分子中的-S-S-还原成-SH，以增加蛋白质分子中的-SH 数量，从而提高蛋白质与^{99m}Tc 结合的稳定性。常用的还原剂有氯化亚锡（$SnCl_2$）、2-巯基乙醇、抗坏血酸等。间接法是通过双功能螯合剂将蛋白质与^{99m}Tc 连接；双功能螯合剂的作用犹如一座桥梁，一端连接蛋白质，另一端络合连接^{99m}Tc。标记蛋白质可用的双功能螯合剂有 N_2S_2、HYNIC、金属硫蛋白等。

1. ^{99m}Tc-BTAP-AnnexinⅤ［^{99m}Tc-4，5-bis-(thioacetamido) pentanoyl-AnnexinⅤ］ ^{99m}Tc-BTAP-AnnexinⅤ是第一种由^{99m}Tc 标记 AnnexinⅤ的放射性化合物，通过 PD-10 柱纯化后，可获得 25%～30%的产率，比活度达 58.3GBq/μmol。一期临床试验表明该显像剂主要聚集在肾、肝以及膀胱，随着时相延长从肠道快速排泄，有望用于腹部脏器的凋亡显像。然而，^{99m}Tc-BTAP-AnnexinⅤ的制备相当繁琐与耗时（整个过程需要 75min），而且需要高活度的^{99m}Tc 参与反应（4.4～5.5GBq），产量却相对较低，因此已被其他标记方法所取代。

2. ^{99m}Tc-HYNIC-AnnexinⅤ（^{99m}Tc-hydrazionicotinamide-AnnexinⅤ） 1998 年，Blankenberg 及其同事首次提出以 HYNIC 为双功能螯合剂制备凋亡显像剂^{99m}Tc-HYNIC-AnnexinⅤ。通过多年来的不断发展，“一步法”制备^{99m}Tc-HYNIC-AnnexinⅤ已能获得 92%～95%的产率，且不需要额外的纯化步骤，比活度可达 198～265GBq/μmol。与^{99m}Tc-BTAP-AnnexinⅤ相比较，^{99m}Tc-HYNIC-AnnexinⅤ能在室温下完成简单而快速的制备，而且^{99m}Tc 的初始反应活度只需 1.11～1.48GBq。^{99m}Tc-HYNIC-AnnexinⅤ的发展可视为细胞凋亡核素显像领域的一个里程碑，已被广泛用于临床研究。然而，有研究认为^{99m}Tc-HYNIC-AnnexinⅤ主要是聚集于肾、肝以及膀胱，生物半衰期较长，不利于临床显像的应用。

3. ^{99m}Tc-i-AnnexinⅤ［^{99m}Tc-(n-1-imino-4-mercapto-butyl)-AnnexinⅤ］ ^{99m}Tc-i-AnnexinⅤ的制备方法快速而简便，但是放射性化学纯度相对较低，为 79%～82%。另外，^{99m}Tc-i-AnnexinⅤ的有效生物半衰期长达 62h±13h，从体内大多数器官的清除相当缓慢，导致对膀胱与大肠壁的辐射剂量高出 2～3 倍。然而，有研究报道该显像剂已成功应用于接受再灌注治疗的急性心肌梗死（AMI）患者的细胞凋亡显像。

4. ^{99m}Tc-EC-AnnexinⅤ（^{99m}Tc-Ethylenedicysteine-AnnexinⅤ） ^{99m}Tc-EC-AnnexinⅤ的制备是通过 EC 的连接，在 $SnCl_2$ 的还原作用下实现的，产率可达 65%～70%，放射性化学纯度接近 100%，比活度高达 185GBq/μmol。Kurihara H 等应用^{99m}Tc-EC-AnnexinⅤ进行一项针对 10 例乳腺癌患者的乳腺肿瘤细胞凋亡显像临床研究，结果显示，其中 9 例患者的肿瘤部位出现明显的^{99m}Tc-EC-AnnexinⅤ浓聚，而且肿瘤-非肿瘤（tumor-to-nontumor，T/N）比值与患者的预后有相关性；这说明^{99m}Tc-EC-AnnexinⅤ有望作为一种 SPECT 显像剂，用于评估与治疗疗效相关的细胞凋亡情况。

5. ^{99m}Tc-MAG3-AnnexinⅤ［^{99m}Tc-(mercaptoacetyl-glycyl-glycine)-AnnexinⅤ］ 在室温下，通过简单的“一步法”将 NHS-MAG3 连接到 AnnexinⅤ上，然后进行^{99m}Tc 标记，得到标记物产率为 90%。与^{99m}Tc-HYNIC-AnnexinⅤ相比较，^{99m}Tc-MAG3-AnnexinⅤ在肾与肝中的放射性分布显著减少。体内放射性滞留少是^{99m}Tc-MAG3-AnnexinⅤ的一大特点，至少有助于在对肾脏疾病进行细胞凋亡显像时获得质量更好的图像。

6. ^{99m}Tc-AnnexinⅤ突变体（^{99m}Tc-AnnexinⅤ mutants） AnnexinⅤ突变体分子 AnnexinⅤ-116，AnnexinⅤ-117 以及 AnnexinⅤ-118，均可进行放射性核素^{99m}Tc 标记，最大放射性化学纯度接近 93%，比活度至少达到 66～132GBq/μmol；体内生物分布结果显示^{99m}Tc-AnnexinⅤ突变体主要聚集于肝与肾中。另两种 AnnexinⅤ突变体分子 AnnexinⅤ-122 与 AnnexinⅤ-123 在进行^{99m}Tc 标记后，比活度为 3.7～7.4MBq/μg。近来研究报道一种新的^{99m}Tc-Annexin 突变体分子（^{99m}Tc-AnnexinⅤ-128），其在肾中的摄取相对较低，有利于从泌尿系统快速清除。

（二）正电子核素标记

被誉为“核医学先驱者”的著名美国核医学

家 Wagner 教授曾经指出："PET 是继高能物理及基因工程之后 20 世纪第三个最伟大的成就"。随着 PET 仪器的广泛使用，PET 药物研发工作的蓬勃发展，实验研究及临床工作表明应用正电子放射性药物进行 PET 显像可以提高影像的质量。与 SPECT 显像比较，PET 显像不仅能提高探测灵敏度与空间分辨率，而且能对细胞凋亡区域进行更好的定位与定量分析。应用正电子核素标记 AnnexinⅤ的研究主要有以下几方面：

1. ^{18}F　^{18}F 标记的化合物是临床上最为广泛应用的 PET 显像剂。相对于其他正电子核素，^{18}F 的半衰期较长（$T_{1/2}$=110min），适合应用于临床显像；但是，在进行 AnnexinⅤ标记时，也常常需要较高的初始放射性活度，以满足显像的要求。目前，^{18}F 标记 AnnexinⅤ的方法很成熟，^{18}F-AnnexinⅤ在动物水平上得到广泛研究，且已进入临床试验阶段。Murakami Y 及其同事比较^{18}F-AnnexinⅤ和^{99m}Tc-AnnexinⅤ在正常小鼠体内的生物分布情况，结果显示^{18}F-AnnexinⅤ在肝、脾和肾的放射性分布低于^{99m}Tc-AnnexinⅤ，可见^{18}F-AnnexinⅤ在显像方面比^{99m}Tc-AnnexinⅤ更具有优势。Yagle KJ 等在细胞凋亡动物模型上评价^{18}F-AnnexinⅤ作为 PET 显像剂的应用价值；研究显示，无论是 PET 显像结果与体内生物分布数据，还是细胞凋亡形态学检测与 TUNEL 测定结果，均提示^{18}F-AnnexinⅤ能特异性聚集在由化学诱导所产生的凋亡细胞上。Li X 等报道了一种新的^{18}F 标记 AnnexinⅤ化合物，即^{18}F-AnnexinⅤ-128，其平均产率为 23%±4%，比活度约 6 000Ci/mmol。

2. ^{11}C　Ito M 等应用^{11}C 标记 AnnexinⅤ，所得化合物产率为 10%～15%，经 HPLC 纯化后放射性化学纯度达到 95%以上。然而，由于^{11}C 物理半衰期短（$T_{1/2}$=20.4min），无法满足在一较长时间内在体反复监测细胞凋亡的过程，不适合用于细胞凋亡 PET 显像。此外，^{11}C-AnnexinⅤ的制备过程相当复杂并且耗时，产率却很低。更值得注意的是，制备过程中的加热步骤会导致 AnnexinⅤ蛋白质变性，从而丧失生物学活性。

3. ^{64}Cu　由于具有相对较长的物理半衰期（$T_{1/2}$ = 12.7h）以及较低的 β^+ 能量（0.578，0.65MeV），^{64}Cu-AnnexinⅤ有望用于细胞凋亡 PET 显像，尤其是应用于临床。因此，利用^{64}Cu 标记 AnnexinⅤ进行细胞凋亡显像研究吸引了越来越多研究者的兴趣。McQuade P 等应用 ^{64}Cu 标记 AnnexinⅤ，所获产物的比活度高达 106～132GBq/μmol，放射性化学纯度可达 90%～94%。Cauchon N 等先以生物素连接 AnnexinⅤ（biotinylated AnnexinⅤ）在凋亡细胞上进行预定位，然后应用^{64}Cu 标记链霉素（streptavidin，SAv），通过 PET 显像观察治疗后肿瘤细胞的凋亡情况；结果显示，在注射 ^{64}Cu-DOTA-biotin-SAv 后 30min，PET 图像上即可表现治疗后发生凋亡的肿瘤细胞，在注射后 3h，T/NT 比值达到最高。该研究表明"三步法^{64}Cu 标记-预定位"方法可适用于细胞凋亡 PET 显像；同时该研究也肯定了小动物 PET（microPET）在评价肿瘤治疗疗效方面的应用价值。

4. ^{94m}Tc　McQuade P 等应用正电子核素 ^{94m}Tc（$T_{1/2}$=52min）标记 AnnexinⅤ，所获标记物的产率与放射性化学纯度均>90%。目前，有研究者在抗-Fas 单克隆抗体诱导肝脏细胞凋亡的小鼠模型上，评价^{94m}Tc-HYNIC-AnnexinⅤ的应用价值，获得了较为成功的研究结果。考虑到 PET 的显像分辨率明显高于 SPECT，^{94m}Tc-HYNIC-AnnexinⅤ有望作为一种有价值的生物显像剂用于在体细胞凋亡检测。

5. ^{124}I　有研究者尝试应用直接法或间接法进行^{124}I 标记 AnnexinⅤ，以获得一种新的 PET 显像剂（^{124}I-AnnexinⅤ）。Keen HG 等首次报道了关于^{124}I-AnnexinⅤ的代谢分析，以及其细胞摄取与细胞凋亡密度相关性的研究；结果显示，^{124}I-AnnexinⅤ能特异性定位在由抗-Fas 所诱导的凋亡细胞上。单纯从^{124}I 的长半衰期（$T_{1/2}$=4.18d）方面考虑，^{124}I-AnnexinⅤ更适合用于体外实验以及动物水平上的细胞凋亡研究。然而，从临床应用角度来看，由于^{124}I 的物理半衰期较长，标记化合物的体内稳定性较高，清除速度较慢，容易给患者带来额外的辐射负担，不适合应用于临床。

6. ^{68}Ga　亦有不少应用正电子核素^{68}Ga（$T_{1/2}$=68.1min）标记 AnnexinⅤ进行细胞凋亡显像的研究。但是，有报道显示由于^{68}Ga 的正电子发射能量较高，^{68}Ga-AnnexinⅤ并不适合用于临床显像研究。

（三）其他核素标记

1. ^{123}I/^{125}I　实际上，关于 AnnexinⅤ放射性核素标记的首篇研究报道是采用碘珠法（Iodo-

Gen）进行^{125}I 标记（接着是^{123}I 标记），这是因为碘标记方法相对简单易行。Lahorte 等对^{123}I-AnnexinⅤ的标记过程不断优化（包括 IodoGen 法与 IodoBead 法），获得标记物产率达 75%～85%，放射性化学纯度>98%。近来研究报道，^{123}I 标记的重组 AnnexinⅤ（^{123}I-rh-AnnexinⅤ）具有快速的血相清除速率，主要分布在肾、肝以及胃肠部位，并能从泌尿系统迅速排泄，是一种较理想的细胞凋亡显像剂。

2. ^{111}In　细胞凋亡展示的是一种动态、连续的过程。从理论上讲，凋亡显像剂在血液循环中存在时间越长，越有利于对凋亡细胞状态的观察。由于^{99m}Tc-AnnexinⅤ的半衰期短，为了捕捉到细胞凋亡活动的高峰期，要求多次注射显像剂，不利于临床实际操作。Ke S 等选用半衰期较长的放射性核素^{111}In（$T_{1/2}=67h$）标记 AnnexinⅤ，获得标记产物^{111}In-DTPA-PEG-AnnexinⅤ，进行荷人乳腺肿瘤（MDA-MB-468）小鼠体内生物分布和显像实验，结果提示此放射性药物性质优良，适合进行肿瘤化疗疗效的评估。然而，目前还未有有关^{111}In 标记 AnnexinⅤ的人体试验报道。

3. ^{67}Ga　研究者尝试应用^{67}Ga 标记 AnnexinⅤ，初步的体内生物分布实验显示，^{67}Ga-AnnexinⅤ具有较高的信噪比值（signal-to-noise ratios），适合用于在体观察细胞凋亡。与^{99m}Tc-AnnexinⅤ相比，^{67}Ga-AnnexinⅤ在血相中的分布时间较长，更有利于被肿瘤组织缓慢摄取而滞留其中，从而在一段更长的时间范围内进行细胞凋亡过程的监测。

第三节　细胞凋亡显像临床应用研究

大量研究结果表明，细胞凋亡涉及生命活动的诸多重要领域，包括人类胚胎发育、造血、免疫、抑癌和/或致癌等。细胞凋亡作为生理性细胞死亡的一种方式，在机体的胚胎发育和器官生成过程中，与细胞增殖具有同样重要的作用。细胞凋亡的真正生物学意义在于不断清除机体衰老的、多余的、无用的、异常的和有害的细胞，维持机体器官、组织、细胞数目和适应体内外环境变化能力的相对平衡。越来越多证据显示，多种临床疾病的发生、发展也与细胞凋亡机制的调控失调有关，如表 25-3-1 所示。

表 25-3-1　细胞凋亡机制调控失调与临床疾病的发生

细胞凋亡抑制	细胞凋亡增加
恶性肿瘤	神经退变性疾病
前列腺癌	帕金森病
囊泡淋巴瘤	阿尔茨海默病
乳腺癌	肌肉萎缩性侧索硬化症
卵巢癌	视网膜色素沉着症
自身免疫性疾病	脊髓肌萎缩症
SLE	再生障碍性贫血
糖尿病	器官及骨髓移植排斥反应
银屑病	缺血性损伤
免疫介导的肾小球肾炎	心肌梗死
类风湿性关节炎	脑卒中
病毒感染	再灌注性损伤
疱疹病毒	青光眼
痘病毒	病毒性肝炎
腺病毒	AIDS

近年来，国内外学者力图通过对细胞凋亡的基础和临床研究，研发抑制或诱导细胞凋亡的方法，对人类相关疾患进行诊断和治疗。因此，定性、定量和可视化检测细胞凋亡并监测其变化，对进一步认识疾病的发生、发展变化规律，探讨疾病病因、指导疾病治疗和评价疾病预后以及开发新药等都具有重要意义。

一、肿瘤细胞凋亡显像

放射性 AnnexinⅤ体内凋亡显像最有潜力的应用领域之一是肿瘤研究。肿瘤细胞凋亡显像的原理在于：肿瘤治疗的目的之一是诱导肿瘤细胞凋亡；在细胞凋亡早期，由于 PS 暴露在细胞表面，导致与其有高特异性结合的放射性 AnnexinⅤ摄取增加。放射性核素标记 AnnexinⅤ体内凋亡显像具有无创性、早期预警和定位、定性、定量的特点，在肿瘤科学研究和临床诊治中发挥重要作用。它可以监测肿瘤患者的治疗疗效、评价肿瘤患者的预后、指导肿瘤患者的治疗方案，同时在抗肿瘤新药研发领域也具有重要意义。

Blankenberg FG 等通过大量的细胞凋亡显像实验揭示，恶性肿瘤在治疗后 48h 与治疗前比较，如果病变部位的放射性 AnnexinⅤ摄取增加低于 50%，可判断治疗效果不佳，提示需要改变治疗方案。

Mochizuki T 等构建荷肝癌 KDH-8 细胞大鼠

模型，应用^{99m}Tc-HYNIC-AnnexinⅤ监测大鼠化疗前后（实验组大鼠于腹膜内注射化疗药物环磷酰胺，20h后注射显像剂）肿瘤细胞的凋亡情况，并同时以TUNEL法作比较。结果发现，实验组肿瘤组织中的^{99m}Tc-HYNIC-AnnexinⅤ摄取值和TUNEL法检测阳性细胞数均明显高于对照组（$P<0.01$），且两者相关性好（$r=0.712$，$P<0.001$）。为了排除化疗药物可能改变大鼠肿瘤组织的血流情况，从而影响肿瘤组织对^{99m}Tc-HYNIC-AnnexinⅤ的摄取，研究者用^{14}C标记的碘化安替比林（^{14}C-IAP）摄取来评价肿瘤血流情况，结果提示实验组和对照组对^{14}C-IAP的摄取无明显差异（$P=0.10$）；这表明在单次化疗后，肿瘤对^{99m}Tc-HYNIC-AnnexinⅤ的摄取增加与其血流变化无关。

Takei T等应用显像剂（^{99m}Tc-AnnexinⅤ与^{18}F-FDG）以及组织学评价方法，发现在进行细胞毒性化疗之后，肿瘤细胞凋亡发生增强与肿瘤组织葡萄糖利用抑制之间具有相关性；肿瘤组织中^{99m}Tc-AnnexinⅤ摄取增加而^{18}F-FDG摄取降低这一生物标志有助于预测治疗疗效，并在化疗早期阶段做出预后评估。

在临床实践中，为评价治疗疗效，患者于治疗前后均需进行放射性AnnexinⅤ显像，并将两次显像结果进行分析。因此，可能存在一个问题，即治疗前显像所遗留在肿瘤组织中的^{99m}Tc-AnnexinⅤ是否会影响到治疗后显像的结果？为解答这一疑问，Kuge YJ等构建荷肝癌大鼠模型进行研究，结果证明（表25-3-2），化疗前后，^{99m}Tc-AnnexinⅤ在大鼠肿瘤组织中的积聚不会显著影响到其在肿瘤组织中的再次摄取；换言之，放射性AnnexinⅤ可应用于多次显像而不会对显像结果造成显著影响，即多次注射放射性AnnexinⅤ不会影响到其对肿瘤治疗疗效的评估。

研究证实，AnnexinⅤ与PS的高亲和力见于几乎所有的哺乳动物；且在所有多细胞生物中，AnnexinⅤ与PS结合部位的结构均相同；另一方面，编码AnnexinⅤ的基因已被克隆，纯化的重组AnnexinⅤ蛋白可以通过基因工程技术大量制备获得。因此，有研究者尝试将动物模型凋亡显像实验推及到人类临床试验，并已取得较为乐观的结果，初步评价了放射性AnnexinⅤ应用到临床的巨大潜在可能性。

表25-3-2 荷肝癌大鼠放射性AnnexinⅤ体内凋亡显像实验方案

	接种肿瘤细胞天数（天）			
组别	10	11	12	13
A（$n=7$）	cold AnnexinⅤ	CP	^{99m}Tc-AnnexinⅤ	
B（$n=7$）	NT	CP	^{99m}Tc-AnnexinⅤ	
C（$n=6$）	NT	NT	^{99m}Tc-AnnexinⅤ	
D（$n=7$）	NT	CP	cold AnnexinⅤ	^{99m}Tc-AnnexinⅤ
E（$n=7$）	NT	CP	NT	^{99m}Tc-AnnexinⅤ
F（$n=6$）	NT	NT	NT	^{99m}Tc-AnnexinⅤ

注：cold AnnexinⅤ：未进行放射性标记的AnnexinⅤ，20μg/kg，静脉注射

CP：环磷酰胺，150mg/kg，腹膜内注射

^{99m}Tc-AnnexinⅤ：5～23MBq/kg，20μg/kg，静脉注射

NT：未进行化疗

Verbeke K等首次进行^{99m}Tc-HYNIC-AnnexinⅤ体内凋亡显像的临床试验，观察到该显像剂主要分布于肾，其次为肝，大部分从泌尿系统排泄，肠道的摄取较低，不会影响到腹部肿块的显像。在试验的整个过程中，所有患者和志愿者的生命征以及心电图均显示稳定，提示^{99m}Tc-HYNIC-AnnexinⅤ生物学分布和辐射剂量理想，是安全的放射性药物，可应用于临床。

Belhocine T等选择15例已确诊为肿瘤的患者（肺癌10例，乳腺癌2例，淋巴癌3例）进行试验。所有患者在第一个化疗疗程结束后注射^{99m}Tc-AnnexinⅤ，显像结果显示：有8例肺癌和淋巴癌患者在化疗后肿瘤部位出现^{99m}Tc-AnnexinⅤ摄取增加，另5例患者肿瘤部位未见显像剂摄取。临床随访证实前8例患者病情改善，治疗有效；后5例患者病情恶化，化疗效果不好。2例乳腺癌患者经化疗后临床症状有所缓解，但是显像剂在病灶部位摄取未见显著增加。该试验结果提示，肿瘤对化疗的反应与^{99m}Tc-AnnexinⅤ在肿瘤部位的摄取情况具有相关性。

滤泡性淋巴瘤患者通常在放疗后，淋巴瘤细胞发生凋亡。为评估^{99m}Tc-AnnexinⅤ监测细胞凋亡的能力，Haas KL等选取11例患者（女士7

例，男士 4 例，年龄 42～80 岁，平均 58 岁）开展临床试验。在放疗前后，每例患者各接受一次 ^{99m}Tc-AnnexinⅤ SPECT 显像，并辅以针刺细胞学检查为对照。结果显示：在放疗前注射^{99m}Tc-AnnexinⅤ后，6 例患者的病灶处无明显放射性摄取，5 例患者的病灶处有少量放射性摄取；经过一个放疗疗程后，10 例患者的病灶处可见^{99m}Tc-AnnexinⅤ摄取显著增加。在放疗前后所进行的针刺细胞学检查结果与显像结果一致，提示^{99m}Tc-AnnexinⅤ能应用于淋巴瘤患者的治疗监测。

此外，Hoebers FJ 等应用^{99m}Tc-HYNIC-rh-AnnexinⅤ评价头颈部恶性肿瘤在放化疗之后的细胞凋亡情况，结果显示其具有一定的临床应用价值。迄今为止，^{99m}Tc-HYNIC-AnnexinⅤ是唯一一种用于非小细胞肺癌临床Ⅱ/Ⅲ期试验的细胞凋亡显像剂。最近，Coppola JM 等报道一种杂交多聚肽——ANLucBCLuc，研究显示 ANLucBCLuc 报告子能应用于动态、无创的细胞凋亡显像。

二、心血管系统细胞凋亡显像

在过去 30 年间，促进人们进一步了解复杂的心血管系统疾病的病理生理过程的创新性显像技术屈指可数；关于心血管系统疾病的显像研究，侧重点在于研发能检测心肌存活情况的显像剂。如今，越来越多的研究倾向于开发出针对心肌损伤或死亡标记物的显像剂，放射性核素标记 AnnexinⅤ是翘楚之一。细胞凋亡显像技术是一种有效、非侵入性的潜在手段，在心血管系统疾病诸如心肌炎、心肌病、心脏移植排斥反应、心肌梗死的周围梗死区以及再灌注损伤中均具有不可忽视的作用。

例如，通过对动脉粥样硬化病理生理过程的充分了解，研究者可利用病灶代谢特征或细胞凋亡异常征象来识别脆弱性斑块，即软斑（vulnerable plaque）的存在。由于软斑的代谢或凋亡异常的表现信号相当强大，因此采用细胞凋亡显像技术（如^{99m}Tc-AnnexinⅤ）可检测到微小病灶，极大地提高了病变组织的检出率。

Peker C 等构建实验性亚急性心肌炎大鼠模型，以正常 Wistar 大鼠为对照，在注射^{99m}Tc-AnnexinⅤ后 1h、4h，分别将两组大鼠进行显像，观察^{99m}Tc-AnnexinⅤ在病灶处的摄取情况。结果显示：与对照组大鼠比较，心肌炎大鼠的病灶部位对 ^{99m}Tc-AnnexinⅤ的摄取明显增加。

蒽环类抗生素广泛应用于恶性肿瘤的治疗，但是大剂量应用时会产生心肌毒性等副作用，因此监测心肌损害情况，有效确定该类药物（如阿霉素等）的治疗剂量十分必要。Bennink RJ 等通过动物实验证明，^{99m}Tc-AnnexinⅤ可用于早期评估阿霉素诱导的急性心肌病，从而指导抗肿瘤抗生素的用药剂量。

Tokita N 等利用 ^{99m}Tc-HYNIC-AnnexinⅤ和^{14}C-DG 在自身免疫性心肌炎大鼠模型上评价心肌细胞的炎症和细胞凋亡情况；Taki J 及其同事利用^{99m}Tc-AnnexinⅤ在心肌缺血及再灌注损伤大鼠模型上检测心肌细胞的凋亡情况，均获得了令人满意的阳性结果。

Sarai M 等应用^{99m}Tc-AnnexinⅤ评价凋亡抑制剂对动脉粥样硬化病灶的作用。研究发现，在未经治疗的动脉粥样硬化动物模型上能最清晰显示出病灶。通过^{99m}Tc-AnnexinⅤ摄取定量分析显示，未经治疗的动脉粥样硬化动物模型病灶上所摄取的^{99m}Tc-AnnexinⅤ显著增高（0.0515±0.0099），而正常的为 0.0065±0.0008（$P<0.0001$），接受突变体 AnnexinⅤ的为 0.014±0.0024（$P<0.0001$）。所有经过凋亡抑制剂治疗的动脉粥样硬化病灶所摄取的^{99m}Tc-AnnexinⅤ比未经治疗的低 39%。在接受广谱凋亡抑制剂或者 caspase-1、caspase-3、caspase-9 凋亡抑制剂治疗后，动脉粥样硬化病灶对^{99m}Tc-AnnexinⅤ的摄取均显著降低。经组织学定性可见，应用凋亡抑制剂治疗的动脉粥样硬化病灶上，巨噬细胞凋亡现象明显减少。

Ishino S 等应用^{99m}Tc-AnnexinⅤ作为显像剂，在遗传性高脂血症心肌梗死动物模型（myocardial infarction-prone Watanabe heritable hyperlipidemic，WHHLMI）上观察自发性动脉粥样硬化的发生情况。结果表明，与其他稳定性病灶比较，在Ⅳ期动脉粥样硬化斑块上可见到更高的^{99m}Tc-AnnexinⅤ浓聚。

Zhao Y 等报道了对两种显像剂（^{99m}Tc-AnnexinⅤ与^{18}F-FDG）在 ApoE-/-小鼠病灶内分布的比较研究；结果显示，^{99m}Tc-AnnexinⅤ与^{18}F-FDG 均倾向于聚集在动脉粥样硬化病灶上，^{18}F-FDG 的浓聚程度高于^{99m}Tc-AnnexinⅤ。然而，比较两种显像剂在进展期病灶与早期病灶上的浓聚程度比值时，^{99m}Tc-AnnexinⅤ显著高于^{18}F-FDG。该研究提示，^{18}F-FDG由于具有更高的病灶绝对摄取值，在探测病灶上具有更大的优势；但是，^{99m}Tc-AnnexinⅤ倾向聚集于进展期病灶中，更适用于对晚期病灶或者脆弱性斑块转变进行显像。

Thimister PW等选取9例确诊的心肌梗死患者进行临床试验，结果表明在发生急性心梗时，患者病灶处的^{99m}Tc-AnnexinⅤ放射性摄取增加，提示细胞凋亡体内显像技术在心肌梗死病灶的检查中具有一定应用价值。

三、神经系统细胞凋亡显像

脑部缺氧造成的伤害与心脏缺氧病变类似，缺氧较严重部位的细胞可能直接产生坏死，而缺氧较轻微的区域如半暗区（penumbral region）或再灌注区则会逐渐产生细胞凋亡。例如，脑组织缺血乏氧性损伤后细胞凋亡所致的细胞死亡是新生儿脑瘫的主要原因。

结扎幼龄兔颈总动脉诱导的实验性脑组织缺血乏氧性损伤研究发现，再灌注后尽管脑组织的血流恢复正常，血脑屏障也没有受到破坏，但大脑半球可见多灶性的^{99m}Tc-AnnexinⅤ浓聚区，其中以小脑的放射性摄取最为显著。这提示缺血乏氧的脑组织在再灌注后出现了脑细胞凋亡，其中小脑（对缺血乏氧最敏感）摄取^{99m}Tc-AnnexinⅤ最为明显。

神经退行性病变中，远端神经末梢常常发生早期突触丢失以及细胞凋亡事件。为了在突触部位检测细胞凋亡现象，Gylys KH等建立神经退行性病变大鼠模型，以^{99m}Tc-AnnexinⅤ为显像剂进行实验，结果显示在大鼠突触体部位，^{99m}Tc-AnnexinⅤ快速摄取；这表明在神经病变早期，神经细胞膜上的PS外翻，caspase级联反应激活，从而被放射性核素标记的AnnexinⅤ检测到。

另外，阿尔茨海默病（Alzheimer's disease，AD）、帕金森病（Parkinson's disease，PD）、脑膜炎以及获得性免疫缺陷综合征（acquired immunology deficient syndrome，AIDS）引发的脑膜疾病等，都与脑部细胞的凋亡有关，可运用放射性核素标记AnnexinⅤ进行显像。

Tang XN等应用^{99m}Tc-AnnexinⅤ进行SPECT显像，监测二甲胺四环素的抗凋亡疗效。结果显示，在二甲胺四环素治疗后任一时相，损伤脑半球对^{99m}Tc-AnnexinⅤ的摄取显著降低2～3倍。组织学方法所观察到的脑梗死区域大小与SPECT显像上的^{99m}Tc-AnnexinⅤ摄取多少具有相关性。原位荧光显微镜观察提示，二甲胺四环素治疗1～3天时，^{99m}Tc-AnnexinⅤ主要聚集在神经元上；7～30天时，放射性AnnexinⅤ主要聚集在小胶质细胞中。

在一项临床研究中，Lorberboym M等对12例急性脑卒中患者进行试验，观察放射性核素标记AnnexinⅤ在脑缺血损伤区域的浓聚能力，分析AnnexinⅤ显像与血脑屏障（blood-brain barrier，BBB）损坏程度之间的相关性。结果发现，8例患者脑部有异常的放射性AnnexinⅤ摄取，尤其是那些脑皮质卒中患者；但是放射性AnnexinⅤ摄取浓度与中风面积大小之间没有显著相关性。由此可见，放射性AnnexinⅤ显像对脑卒中患者初始阶段的治疗选择具有重要作用。另一项相似的研究报道认为，放射性AnnexinⅤ显像在急性卒中患者的缺血损伤区表现为病灶放射性摄取增加，能用于评价治疗效果。

四、其他细胞凋亡显像

类风湿性关节炎是一种自身免疫性疾病，临床表现主要为周围、对称性的多关节、慢性、炎症性疾病，并可伴有关节外的系统性损害征象；病理表现为关节的滑膜炎，当累及软骨和骨质时，可出现关节畸形。据统计，70%的患者血清中会出现类风湿因子。Post AM等建立DBA/1小鼠类风湿性关节炎模型，通过静脉注射^{99m}Tc-AnnexinⅤ检测受累关节部位的细胞凋亡情况；结果显示，实验组小鼠对^{99m}Tc-AnnexinⅤ的摄取值是对照组的近3倍，说明^{99m}Tc-AnnexinⅤ能够检测到胶原诱导的免疫关节炎。

器官移植所产生的急性排斥现象，主要是由于活化的T-淋巴细胞对移植器官的毒性作用。经外来抗原活化的T-淋巴细胞会与移植器官细胞的Fas受体结合引发细胞凋亡过程；活化的T-淋巴细胞还会分泌Perforin以及Granzyme B等活性物质诱发细胞产生凋亡；另外，活化的T-淋巴细胞所分泌的淋巴因子（lymphokines）以及细胞因子（cytokines）等物质会激活巨噬细胞等炎症细胞，造成炎症反应。在一项大鼠肝脏移植实验中，5只同型移植（免疫学上匹配）和6只同种移植（免疫学上不匹配）大鼠在接受正位肝移植之后2d、4d、

7d，分别静脉注射^{99m}Tc-AnnexinⅤ，1h 后进行 SPECT 显像。结果显示，在肝移植后的 4d 及 7d，所有同种移植大鼠的肝脏部位对^{99m}Tc-AnnexinⅤ的摄取值比同型移植的分别增加 55%与 97%。在移植后 7d，对同种移植大鼠的组织学检测发现有严重的急性排斥表现，而在同型移植大鼠中未有排斥表现的组织学证据。

第四节　细胞凋亡显像的应用前景与展望

在细胞凋亡早期，PS 暴露于细胞膜表面，与 AnnexinⅤ特异性、高亲和力结合，这一特征使得以 AnnexinⅤ为基础的检测技术日益突显重要性；尤其是放射性核素标记 AnnexinⅤ的体内凋亡显像异军突起，具有诸多其他检测技术无可比拟的优势：①AnnexinⅤ为人体内源性蛋白，不具有抗原性，静脉注射入体内不会产生免疫反应，且显像剂量的 AnnexinⅤ无抗凝血性。②AnnexinⅤ分子量较小，渗透力强，血液清除速度快，因此靶与本底比值（target-to-background ratio）高，显像质量较好。③放射性核素标记 AnnexinⅤ能用于检测几乎所有类型细胞的凋亡情况，具有普遍性。④放射性 AnnexinⅤ体内凋亡显像不需要活检组织，具有无创性的优点；而且，通过相关计算机软件分析，可以定量、精确地检测细胞凋亡情况。⑤随着 PET 仪器的不断改进和相关 PET 显像剂的不断研发，放射性 AnnexinⅤ在成像方面将更具有竞争力。

尽管放射性核素标记 AnnexinⅤ显像技术研究方兴未艾，但是其在体内被靶组织摄取的精确机制仍未十分明了。还有另一些与细胞凋亡机制有关的分子显像正处于基础研究阶段，包括放射性核素标记 Z-VAD. fmk，后者是一种与凋亡密切相关的酶联反应潜在抑制剂。

细胞凋亡显像研究存在以下主要问题：①放射性 AnnexinⅤ的制备相对还比较复杂，有必要针对 AnnexinⅤ的结构-功能关系（构效关系），通过药物设计与蛋白质功能分析方法，筛选出能与 PS 具有更高亲和力的多肽序列，从而研发更加有效、方便的显像剂。②当细胞发生死亡时，细胞膜受到破坏，其膜内层的 PS 亦会暴露，并与 AnnexinⅤ非特异性结合，因此如何精确区别细胞凋亡和细胞死亡，从而降低凋亡显像结果的假阳性率，也是亟待解决的一大问题。③目前常用的凋亡显像剂^{99m}Tc-HYNIC-AnnexinⅤ主要是聚集在肾、肝等腹腔脏器，从泌尿系统清除，不宜用于腹部显像；因此有必要研发更加适合于 SPECT、PET 与 PET/CT 等分子功能显像的显像剂，提高显像灵敏度，并且降低非特异性摄取。④患者在治疗后进行放射性 AnnexinⅤ显像的最佳显像时间、放射性 AnnexinⅤ的最佳显像剂量和显像时间等都有待于进一步确定。⑤当前研究大多是处于动物实验阶段，临床试验常常因为样本选择的局限性以及实际运作时存在的困难，结果往往不具有统计学意义，尚需进一步合理设计试验方案并予以实施。

尽管存在上述种种问题，但是毋庸置疑，放射性核素标记 AnnexinⅤ体内凋亡显像在肿瘤科学研究、临床诊疗和抗肿瘤新药研发中具有广阔的应用前景。

（刘　萌　王荣福）

参考文献

[1] Narula J, Strauss HW. Implications of phosphatidylserine (PS) reversal in acute ischemic syndromes [J]. J Nucl Med, 2003, 44 (3): 397-399.

[2] Van Heerde WL, de groot PG, Reutelingsperger CPM. The complexity of the phospholipid binding protein Annexin Ⅴ [J]. Thromb Haemost, 1995, 73 (2): 172-179.

[3] Tait JF. Clinical application of Annexins [A]. In: seton BA, Annexins: molecular structure to cellular function. NewYork, RG, Landes: 1996: 213-220.

[4] 罗全勇，朱瑞森. 活体内探测细胞凋亡的影像学技术[J]. 中国医学影像技术，2004，20（10）：1620-1623.

[5] Kurihara H, Yang DJ, Cristofanilli M, et al. Imaging and dosimetry of ^{99m}Tc EC annexin V: preliminary clinical study targeting apoptosis in breast tumor [J]. Appl Radiat Isot, 2008, 66 (9): 1175-1182.

[6] 王世真主编. 分子核医学. 北京：中国协和医科大学出版社，2001：300-301.

[7] Blankenberg FG, Tait JF, Strauss HW. Apoptotic cell death: its implications for imaging in the next millennium [J]. Eur J Nucl Med, 2000, 27 (3): 359-367.

[8] Murakami Y, Takamatsu H, Taki J et al. ^{18}F-labelled AnnexinⅤ: a PET tracer for apoptosis imaging [J]. Eur J Nucl Med Mol Imaging, 2004, 31 (4): 469-

474.

[9] Yagle KJ, Eary JF, Tait JF, et al. Evaluation of 18F-annexin V as a PET imaging agent in an animal model of apoptosis [J]. J Nucl Med, 2005, 46 (4): 658-666.

[10] Li X, Link JM, Stekhova S, et al. Site-specific labeling of annexin V with F-18 for apoptosis imaging [J]. Bioconjug Chem, 2008, 19 (8): 1684-1688.

[11] Ito M, Tomiyosh K, Takahashi N et al. Development of a new ligand, ^{11}C-Annexin Ⅴ, for PET imaging of apoptosis [J]. J Nucl Med, 2002, 43 (5): supplement: 362.

[12] McQuade P, Jones LA, Vanderheyden JL, et al. 94mTc AND 64Cu labeled annexin-V, positron emitting radiopharmaceuticals to study apoptosis [abstract]. J Labelled Cpd Radiopharm, 2003, 46 (Suppl 1): S335.

[13] Cauchon N, Langlois R, Rousseau JA, et al. PET imaging of apoptosis with (64) Cu-labeled streptavidin following pretargeting of phosphatidylserine with biotinylated annexin-V [J]. Eur J Nucl Med Mol Imaging, 2007, 34 (2): 247-258.

[14] Keen HG, Dekker BA, Disley L, et al. Imaging apoptosis in vivo using ^{124}I-annexin V and PET [J]. Nucl Med Biol, 2005, 32 (4): 395-402.

[15] Ke S, Wen X, Wu QP et al. Imaging taxane-induced tumor apoptosis using PEGylated, ^{111}In-labeled AnnexinⅤ [J]. J Nucl Med, 2004, 45 (1): 108-115.

[16] Blankenberg FG, Tait JF, Ohtsuki K te al. Apoptosis: the importance of nuclear medicine [J]. Nucl Med Commun, 2000, 21 (3): 241-250.

[17] Mochizuki T, Kuge Y, Zhao SJ et al. Detection of apoptotic tumor response in vivo after a single dose of chemotherapy with ^{99m}Tc-Annexin Ⅴ [J]. J Nucl Med, 2003, 44 (1): 92-97.

[18] Takei T, Kuge Y, Zhao S, et al. Enhanced apoptotic reaction correlates with suppressed tumor glucose utilization after cytotoxic chemotherapy: use of 99mTc-Annexin V, ^{18}F-FDG, and histologic evaluation [J]. J Nucl Med, 2005, 46 (5): 794-799.

[19] Kuge YJ, Sato MY, Zhao SJ et al. Feasibility of ^{99m}Tc-AnnexinⅤ for repetitive detection of apoptotic tumor response to chemotherapy: an experimental study using a rat tumor model [J]. J Nucl Med, 2004, 45 (2): 309-312.

[20] Verbeke K, Kemerink G, Lin X et al. First human evaluation of ^{99m}Tc-HYNEXIN, a novel RH-Annexin Ⅴ radiopharmaceutical [J]. J Nucl Med, 2002, 43 (5): 70-71.

[21] Belhocine T, Steinmetz N, Green A, Rigo P. In vivo imaging of chemotherapy-induced apoptosis in human cancers [J]. Ann N Y Acad Sci, 2003, 1010: 525-529.

[22] Haas KL, de Jong D, valeds olmos RA et al. In vivo imaging of radiation-induced apoptosis in follicular lymphoma patients [J]. Int J Radiat Oncol Biol Phys, 2004, 59 (3): 782-787.

[23] Hoebers FJ, Kartachova M, de Bois J, et al. 99mTc Hynic-rh-Annexin V scintigraphy for in vivo imaging of apoptosis in patients with head and neck cancer treated with chemoradiotherapy [J]. Eur J Nucl Med Mol Imaging, 2008, 35 (3): 509-518.

[24] Coppola JM, Ross BD, Rehemtulla A. Noninvasive imaging of apoptosis and its application in cancer therapeutics [J]. Clin Cancer Res, 2008, 14 (8): 2492-2501.

[25] Leppo J. Imaging cell injury and death [J]. Current cardiology reports, 2003, 5 (1): 40-44.

[26] Blankenberg FG, Narula J, Strauss HW. In vivo detection of apoptotic cell death: a necessary measurement for evaluating therapy for myocarditis, ischemia, and heatfailure [J]. J Nucl Cardiol, 1999, 6 (5): 531-539.

[27] Strauss HW, Grewal PK, Pandit-Taskar N. Molecular imaging in nuclear cardiology [J]. Semin Nucl Med, 2004, 34 (1): 47-55.

[28] Peker C, Sarda-Mantel L, Loiseau P et al. Imaging apoptosis with ^{99m}Tc-AnnexinⅤ in experimental subacute myocarditis [J]. J Nucl Med, 2004, 45 (6): 1081-1086.

[29] Bennink RJ, vanden Hoff MJ, van Hemert FJ et al. AnnexinⅤ imaging of acute doxorubicin cardiotoxicity (apoptosis) in rats [J]. J Nucl Med, 2004, 45 (5): 842-848.

[30] Tokita N, Hasegawa S, Maruyama K et al. ^{99m}Tc-HYNIC-AnnexinⅤ imaging to evaluate inflammation and apoptosis in rats with autoimmune myocarditis [J]. Eur J Nucl Med Mol Imaging, 2003, 30 (2): 232-238.

[31] Taki J, Higuchi T, Kawashima A et al. Detection of cardiomyocyte death in a rat model of ischemia and reperfusion using ^{99m}Tc-labeled AnnexinⅤ [J]. J Nucl Med, 2004, 45 (9): 1536-1541.

[32] Sarai M, Hartung D, Petrov A, et al. Broad and specific caspase inhibitor-induced acute repression of apoptosis in atherosclerotic lesions evaluated by radiola-

beled annexin A5 imaging [J]. J Am Coll Cardiol, 2007, 50 (24): 2305-2312.

[33] Ishino S, Kuge Y, Takai N, et al. ^{99m}Tc-Annexin A5 for noninvasive characterization of atherosclerotic lesions: imaging and histological studies in myocardial infarction-prone Watanabe heritable hyperlipidemic rabbits [J]. Eur J Nucl Med Mol Imaging, 2007, 34 (6): 889-899.

[34] Zhao Y, Kuge Y, Zhao S, et al. Comparison of ^{99m}Tc-annexin A5 with ^{18}F-FDG for the detection of atherosclerosis in ApoE-/-mice [J]. Eur J Nucl Med Mol Imaging, 2007, 34 (11): 1747-1755.

[35] Thimister PW, Hofstra L, Liem IH et al. In vivo detection of cell death in the area at risk in acute myocardial infarction [J]. J Nucl Med, 2003, 44 (3): 391-396.

[36] Aroeuil HD, Rhine W, de Crespigny A, et al. ^{99m}Tc-AnnexinⅤ imaging of neonatal hypoxic brain injury [J]. Stroke, 2000, 31 (11): 2692-2698.

[37] Gylys KH, Fein JA, Wiley DJ, Cole GM. Rapid AnnexinⅤ labeling in synaptosomes [J]. Neurochemistry international, 2004, 44 (3): 125-131.

[38] Tang XN, Wang Q, Koike MA, et al. Monitoring the protective effects of minocycline treatment with radiolabeled annexin V in an experimental model of focal cerebral ischemia [J]. J Nucl Med, 2007, 48 (11): 1822-1828.

[39] Lorberboym M, Blankenberg FG, Sadeh M, et al. In vivo imaging of apoptosis in patients with acute stroke: correlation with blood-brain barrier permeability [J]. Brain Res, 2006, 1103 (1): 13-19.

[40] Blankenberg FG, Kalinyak J, Liu L, et al. 99mTc-HYNIC-annexin V SPECT imaging of acute stroke and its response to neuroprotective therapy with anti-Fas ligand antibody [J]. Eur J Nucl Med Mol Imaging, 2006, 33 (5): 566-574.

[41] Post AM, Katsikis PD, Jait JF et al. Imaging cell death with radiolabeled AnnexinⅤ in an experimental model of rheumatoid arthritis [J]. J Nucl Med, 2002, 43 (10): 1359-1365.

[42] Blankenberg FG, Katsikis PD, Tait JF et al. In vivo detection and imaging of phosphatidylserine expression during programmed cell death [J]. Proc Natl Acad Sci USA, 1998, 95 (8): 6349-6354.

[43] Ogura Y, Krams SM, Martinez OM et al. Radiolabeled AnnexinⅤ imaging: diagnosis of allograft rejection in an experimental rodent model of liver transplantation [J]. Radiology, 2000, 214 (3): 795-800.

[44] Blankenberg FG, Mari C, Strauss HW. Imaging cell death in vivo [J]. Q J Nucl Med, 2003, 47 (4): 337-348.

[45] Tait JF. Imaging of apoptosis. J Nucl Med, 2008, 49 (10): 1573-1576.

[46] Wang RF. Progress in imaging agents of cell apoptosis. Anti-Cancer Agents in Medical Chemistry, 2009, 9 (9): 996-1002.

第 26 章

PET/CT 在药物研究和开发中的应用

在新药研制过程中，对于药物进入人体后所发生的吸收、分布、代谢、排泄等药物代谢动力学，简称药动学（pharmacokinetics，PK）和靶器官反应、生化系统反应、机体生理反应、药物疗效等药物效应动力学，简称药效学（pharmacodynamics，PD）的一系列研究中，放射性核素技术发挥着重要的作用，贯穿并渗透于其中的每一个环节和步骤；尤其是 PET/CT 的出现，给药物研发以及生命科学研究提供了崭新的检测手段，并且有效地加快新药研发的步伐，成为现代创新药物研究中的高端技术。

本章主要从以下四个方面阐述 PET/CT 在新药研发中的应用：①简要介绍有关新药研发的一些基本情况和应用于该领域的核技术；②提出新药研发过程中存在的一些问题，指出 PET/CT 在其中发挥的作用和优势；③具体阐明 PET/CT 在新药研发中的应用（包括潜在应用），以及目前已取得的一些成果；④总结及展望 PET/CT 应用于药物研发领域的前景。

第一节　概　述

药物研究和开发的基本目标是研制具有高特异性、高效性、低毒副作用、并且适合人体应用的新药。新药来源包括天然产物、半合成及全合成化学物质。药物研发包括药物研究（其直接的实践形态称为药物发现）和药物开发应用。在药物研究阶段，研究者在药理模型上，对大量合成的有机化合物以及经分离得到的天然产物的有效成分进行随机筛选，发现具有进一步研究价值的候选药物（drug candidate）。候选药物经过进一步的优化或随后直接进入药物开发阶段，再经过药效学研究、药物代谢动力学研究、毒理学研究、临床前研究和临床试验等步骤，并且通过国家有关部门的审核批准，才最终作为新药得以推广应用。

据统计，当前研制一个一类新药的过程从药物研究到临床前试验需要 6 年左右的时间。临床Ⅰ、Ⅱ期研究平均需要 2 年左右。临床Ⅲ期研究则可能需要更长的时间。得到国家有关部门的批准正式投入市场应用又将花上大约 1 年的时间。由此看来，研制新药需耗时十余年时间，耗资 1～2 亿美元甚至更多。这是一个纷繁复杂、漫长而又存在许多不确定性的过程。

为了加速研发过程、提高新药研发效率以及增加年批准新药的数量，药物化学家发展了诸如结合化学法（combinatorial chemistry）和平行合成法（parallel synthesis）等多种方法，生物学家则利用高通量筛选法（high-throughput screening methods）在体外对各种各样的候选药物进行检测，初步筛选出有价值的药物，以开展进一步实验研究乃至临床应用。体外高通量筛选的内容包括药物理化性质（电离常数负对数 PKa、溶解度、溶解速率、结晶度和化学稳定性）、药物代谢（drug metabolism）、药代动力学、药效学、药物亲和力（与细胞膜、结合蛋白、转运体和酶的相互作用）、器官血流量、肾小球滤过率（glomerular filtration rate，GFR）、组织摄取、血脑屏障穿透能力、代谢稳定性等。

在新药研发的每一个环节中，放射性核素技术都具有极大的应用价值，如研究药物的体内过程（药物的吸收、分布、代谢和排泄规律）；了解药物的体内变化（代谢途径和代谢产物）以及药物作用机制等药效学和毒理学方面等。

一、核技术在新药研发中的应用

（一）新药发现

运用放射性配基探针技术，研究人员可以从

大量的化合物中筛选到能与受体特异结合的化合物，它们可能作为受体的激动剂或拮抗剂而具有某些药理作用。将这些化合物列为候选药物，即新药开发的目标化合物（或称有效化合物）以开展进一步研究。这样可以有效地提高开发新药的效率。

受体结合方法研究通常涉及以下两方面：

1. 确定候选药物与一个所期望结合位点（a desired binding site）如受体或酶的相互作用。首先，在对一个候选药物进行放射性标记时，必须保证不破坏该药物的各项生化参数，然后根据竞争性抑制原理进行筛选。例如，应用正电子核素^{11}C 标记多巴胺受体拮抗剂，即^{11}C-raclopride，可以间接测定多巴胺神经递质的变化情况，从而筛选苯丙胺样的潜在候选药物。

2. 通过测定神经递质的浓度间接测定相关神经递质酶的兴奋或抑制作用。例如，胆碱能神经末梢释放乙酰胆碱，后者在突触间隙被胆碱酯酶破坏而失去活性。胆碱酯酶抑制剂可以抑制胆碱酯酶对乙酰胆碱的破坏，从而提高突触间隙中乙酰胆碱的浓度。应用放射性核素标记毒蕈碱样受体激动剂，通过测定乙酰胆碱的浓度变化，可以间接测定胆碱酯酶抑制剂对乙酰胆碱浓度的增加作用。

虽然，应用放射性配基探针技术筛选药物具有高效率、高特异性的特点，但也存在不足之处，即在应用该技术时，需要能够直接利用高特异性、高灵敏度的放射性探针，而在一般情况下，缺乏针对新药靶点的特异性探针。

（二）确定药物分子结构

药物的性质取决于药物的化学结构，因此确定药物分子结构是进行药物研发的前提。核磁共振波谱（nuclear magnetic resonance spectroscopy，NMR spectroscopy）分析技术是核技术在新药研发中的重要应用方法之一。该分析技术可以测定药物的化学构成及立体结构（构型、构象），研究有机药物的互变异构现象，还可作为药物定性及定量分析的方法。

质子核磁共振谱（proton magnetic resonance spectrum，PMR）也称氢核共振谱，简称氢谱（^{1}H-NMR），是目前最普及的核磁共振谱，能够提供质子类型及质子的化学环境、氢分布和核间关系等三方面的药物结构信息。碳-13 核磁共振谱（^{13}C-NMR spectrum，CNMR），简称碳谱，可以弥补氢谱难以鉴别含碳较多的有机物的不足，在应用方面与氢谱互为补充。另外，氟共振谱（^{19}F-NMR）、磷共振谱（^{31}P-NMR）等用于研究含氟、含磷的化合物。

（三）药代动力学研究

药代动力学是应用动力学原理与数学模式定量地描述药物通过各种途径进入体内的吸收、分布、代谢和排泄过程的“量-时”变化或“血药浓度”随时间变化动态规律的一门科学。核素示踪技术是研究药代动力学和药物生物转化的重要手段之一，包括放射性核素与稳定性核素两类示踪技术，具有灵敏度高、特异性强、精确度佳、操作简便等优点。应用核素示踪技术测定药物的体液浓度，可以了解药物的吸收、体内分布（全身、特定组织器官）和排泄情况（尿、粪、呼出气体、胆汁等）；了解药物的体内变化、代谢过程和代谢产物；研究反复给药时特定组织器官内的蓄积以及合并用药时的相互影响，为药物的药理作用、药效出现过程及其毒性提供重要资料。目前，在研究药代动力学中最常用的示踪技术是放射免疫分析法。

（四）药理学研究

药理学的任务是要为阐明药物作用机制、改善药物质量、提高药物疗效、开发新药、发现药物新用途，并为探索细胞生理生化及病理过程提供实验资料，即在严格控制的条件下，观察药物对机体及其组成部分的作用规律并分析其客观作用原理。药物的药理评价包括疗效评价和毒理评价。核素示踪技术在研究药物的作用机制及作用位点方面应用广泛，具有特殊的重要作用。诸多药物的作用机制依靠核技术予以揭示然后阐明，特别是在抗肿瘤、抗艾滋病病毒（HIV）等新药研发的靶点选择中，核素示踪技术发挥着不可或缺的重要作用。

新药的研发流程与核技术在其中各环节、步骤中的应用归纳，如图 26-1-1 所示。

二、核技术运用于新药研发的优势

放射性核素示踪技术研究深入到分子层面，在符合生理状态下，动态、定量地探索体内细胞新陈代谢的奥秘，目前该技术已渗透到多学科的研究。放射性核素示踪技术运用于新药研发领域，

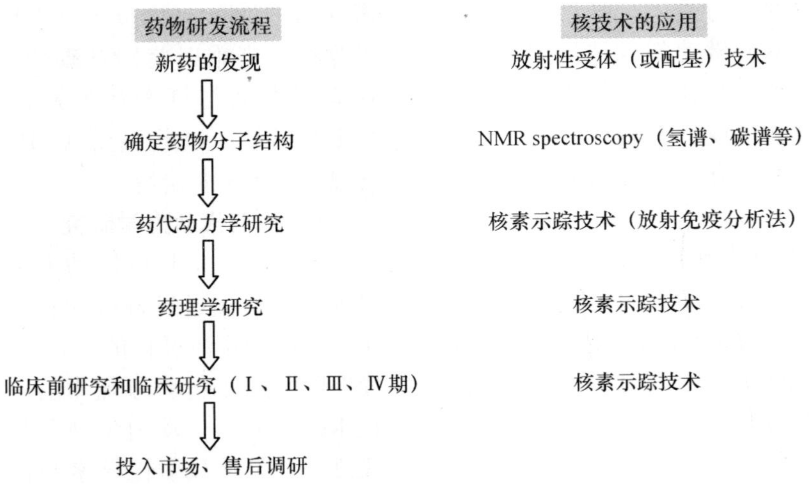

图 26-1-1　核技术在新药研发中的应用

具有极大优势，表现在：操作简便、快速、试验效率高；灵敏度高，可定量检测 ng 级以下浓度的药物；特异性强；可用于区别人体内某些固有物质与药物及其代谢产物；确定药物的代谢途径，利用核素效应改变药物的代谢途径等。此外，采用稳定核素技术进行人体内药物代谢的研究可避免放射性损伤的危险。

第二节　新药研发领域存在问题及解决途径

新药研发是一个耗时、耗资、耗人力的复杂、漫长过程，往往面临许多不确定性因素。特别是在新药研究的后期，人体试用阶段，有时会出现难以克服的困难。在这种情况下，该药物研发方案必须进行大笔修改，或者暂时搁置，甚至直接淘汰试验药物，从而造成极大的财力、物力和人力的损失。另外，在药物研发过程中，大量的研究首先在动物身上实施，成功后方可转移、应用到人类。动物和人类之间的种属差异性在很大程度上给药物的成功研发造成障碍。因此，能够尽早掌握一些来自人体的信息指导新药研发，并且及时在人体上进行无害的试验研究，已成为新药研发的迫切需求。

1990 年，来自美国一些高等院校、研究机构、药物工业的学者、专家发起成立了“非侵入性显像在药物研发中应用协会”（the Society of Noninvasive Imaging in Drug Development，SNIDD）。该协会成员一致认为非侵入性显像技术如 PET/CT、SPECT 等是新药研发及药物工业生产的有利研究工具，它们能有效地筛选候选药物，缩短从新药研发到市场投入的时程并减少费用，提高新药在临床前和临床研究的效率。

一、PET 在新药研发领域中的用途及优势

PET/CT 应用于新药研发中，可以解决药代动力学、定量研究、药理作用、药物作用机制等方面的问题，也可用于比较药物药效，以及不同外加条件或给药方式对药物作用的影响。

PET/CT 在新药研发各过程中的具体应用如图 26-2-1 所示。可以看到，PET/CT 在新药研发的各个环节、步骤都发挥重要的作用，其优势在于：①PET/CT 不仅能显示放射性示踪剂在体内的分布部位，还能精细测出在分布部位中示踪剂的浓度及随时间进程的动态消长情况，即给出显示事件进程的、含有时间变数的四维信息。②PET/CT 可对活体组织中的生理生化过程做出定量分析，如血流量、神经递质合成速度、受体密度等。③在药理学研究中，PET/CT 可以测试药物对生理生化过程的影响。④ PET/CT 可用于验证动物模型是否反映人体的真实性，即将动物实验结果外推至人体时能否适用。⑤用于 PET/CT 显像的正电子核素如碳、氮、氧等，与药物组成分子相近或一致，在应用中不会改变药物的化学性质，适于新药研发应用。⑥目前，PET/CT 已用于新药研发的各个过程，其最有效地应用在于临床前研究。临床前研究在药物研发过程中进展最缓慢，是过渡到

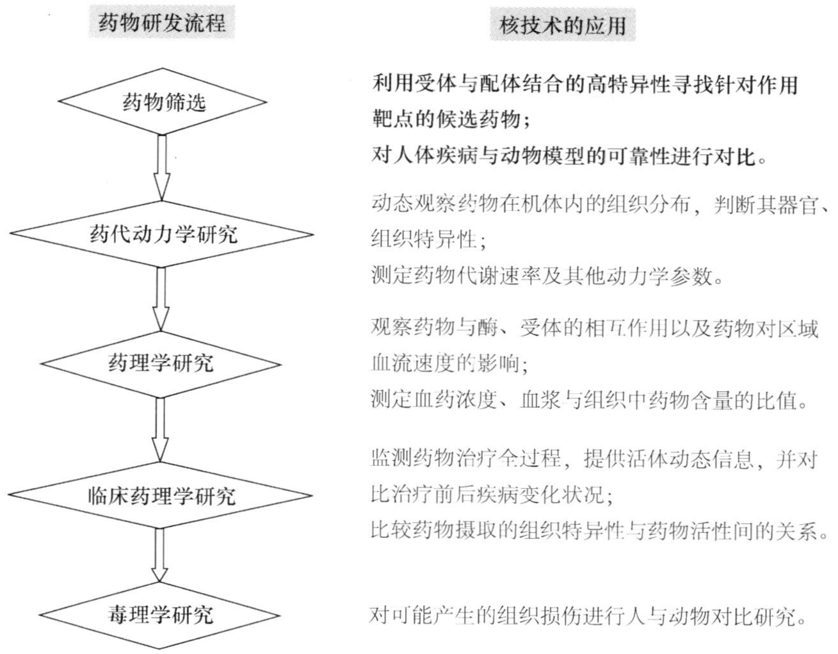

图 26-2-1　PET 在药物研究与开发中的用途

临床研究阶段的最重要环节，PET/CT 恰恰能在这个时候充分发挥优势。

二、microPET

大部分新药研发首先要在动物体上实施，成功后方可进行临床试验直至应用于人体。但是，传统的研究方法和现有的显像设备应用于小动物研究具有很大的局限性。首先，传统的计数或显像方法不能提供生物体内的动态信息，多时间流程的研究不能在同一动物上实现。需要在解剖动物后进行离体放射性计数测定，因而所获得的数据很难准确估计应该反映的真实情况，即时效作用差。其次，现有的临床 PET 或 SPECT 显像装置虽然可以对同一动物进行不同时间的动态测量，但那只是根据人体器官显像要求所设置的，应用于小动物显像不仅在人力、物力、财力上是极大的浪费，而且在效果上也与所要达到的目的相去甚远，其原因在于探测效率不理想，空间分辨率低。

Simon Cherry 博士领导的研究小组经过多年的努力，研制成功专门用于小动物实验研究的断层显像装置——microPET。与目前临床上所使用的 PET 系统相比较，microPET 显著改善了显像的空间分辨率，大大降低了整个系统的造价，而且具有体积小，结构紧凑等优点。该系统提供二种模式，一种是为啮齿类动物设计，另一种是为猴等较大动物设计，适合用于动物实验。关于该方面的研究应用和最新进展，本书将有专门章节介绍。

第三节　PET/CT 在新药研发领域中的应用研究

通过特异性的放射性药物参与活体代谢过程进行显像，PET/CT 技术能够从分子水平上提供活体的重要信息。PET/CT 是当今核医学诊断和研究的最先进方法，在新药研发领域，发挥着独特、不可估量的重要作用。

一、PET/CT 放射性药物

在新药研发中，可以使用多种正电子核素，如^{11}C、^{13}N、^{15}O、^{18}F、^{68}Ga、^{64}Cu、^{82}Rb 等。其中氟的同位素可取代化合物中的氢原子，碳、氮、氧的同位素可以直接掺入生物活性分子（如药物、水、糖、氨基酸、核苷酸等），而保留生物活性分子原有的生化性质及生物活性。

目前，用于新药研发的 PET/CT 放射性药物可以分为四类：

1. 放射性标记药物底物（radiolabeled drug substance）　利用^{11}C、^{13}N、^{15}O、^{18}F 等代替药物中

的同位素原子，在体内观察待研究药物的特性，包括生物分布以及其他动力学参数。

2. 放射性标记配体（radioligand） 根据受体-配体结合的高特异性、高亲和力和竞争性抑制的原理，评价在靶部位其他未标记化合物的效应。

3. 通路标记物（pathway marker） 与一系列相关生物分子中的某一成分相互作用，从而反映整个系统的状态，如中枢神经系统的多巴胺能通路。

4. 生物标记物或替代标记物（biomarker or surrogate marker） 在细胞或器官水平上更为深入地解读分子所携带的信息。

PET/CT在新药研发中的使用主要有两种方式：①直接法：用正电子核素直接标记药物，观察其在活体中的药物分布和代谢情况；测量生理性刺激及病理学过程中药物分布与代谢的变化；对药物使用剂量、作用部位、可能发生的毒副作用等作出前瞻性判断；观察药物和药物之间的相互作用、药物与营养物质之间的相互作用、药物与受体之间的相互作用以及药物与酶之间的相互作用等。②间接法：用正电子核素标记示踪剂，观察药物对示踪剂的影响，间接推断药物的作用。所使用的示踪剂一般都是生物活性物质，如氟代脱氧葡萄糖（^{18}F-fluorodeoxyglucose，^{18}F-FDG）研究脑区能量代谢情况，^{15}O-H_2O研究区域性脑血流速度，标记配体研究药物与特异性受体结合的作用等。

二、PET/CT在多种药物研发领域中的应用研究

多种新药的研发，包括抗肿瘤药物、抗神经精神疾病药物、抗心血管疾病药物等，PET/CT都具有重要的应用价值。

（一）抗肿瘤药物

目前，抗肿瘤治疗手段、方法正在发生变化。随着对肿瘤分子生物学的深入认识和了解，研究者开发出更能针对特异性靶分子的抗肿瘤新药，并以此直接改变肿瘤的恶性表型。

对于抗肿瘤新药研发过程中所出现的一系列问题，PET/CT显像技术能够给予独一无二的回答：①选定的治疗靶目标是否能有效地在体内新生组织中表达？②药物是否能完全地分布到肿瘤组织中？又有多少药物会分布到正常组织中，从而导致潜在毒性的危险？③药物在肿瘤组织和正常组织间的分布动力学是否存在差别？④药物是否能在可预期的方式上对靶目标进行调制？或者药物能否根据“分子生化缺陷”（molecular biochemical defects）预期自身在体内的各种反应表现？⑤所研发的新药是否存在确切的疗效性？

通过研究以及实践，肿瘤分子显像向PET/CT方法学提出了改进的要求。因为在肿瘤组织中的PET/CT信号很微弱，接近于正常组织的接受信号，而且肿瘤的异质性和血流的多变性会导致放射性示踪剂的腔室分布发生错误定位。另外，放射性核素的放射性代谢也会污染到肿瘤组织中的PET/CT信号。鉴于以上多方面原因，PET/CT方法学必须从以下几方面予以改进：①开发适合体内显像的配体和示踪剂；②放射性化学合成；③代谢分析；④通过高灵敏的PET/CT扫描，优化资料信息；⑤应用包括复杂动力学模型等先进方法来分析PET/CT所收集到的资料。

1. 药物动力学的研究 PET/CT在抗肿瘤药物的药物动力学评价方面发挥重要作用：利用血浆清除药物的特性，示踪剂能够在体内追踪、提供药物在肿瘤组织和正常组织间的转运信息；PET/CT将获得的信息资讯通过数学建模（mathematical modeling）方式设定出动力学参数（kinetic parameters），用于描述药物在体内的摄取、分布和排泄情况。在进行研究时，研究者可以单独使用放射性核素标记示踪剂，也可以联合使用放射性示踪剂与非放射性示踪剂，前者具有很高的特异性，而后者的特异性较低。

2. 药效学的研究 在评价抗肿瘤治疗疗效（药效学）方面，PET/CT具有得天独厚的优势，将大大缩短临床早期试验的时间，并且提供更为客观的药物评估。

（1）肿瘤代谢测定（measurement of tumor metabolism）：^{18}F-FDG是目前临床上应用最多的肿瘤代谢显像剂。^{18}F-FDG与天然葡萄糖的化学结构相似，在已糖激酶的作用下，^{18}F-FDG磷酸化成6-磷酸氟代脱氧葡萄糖（^{18}F-FDG-6-PO_4）。与葡萄糖代谢不同的是，^{18}F-FDG-6-PO_4不是磷酸己糖变构酶的底物，不能继续进一步的代谢反应；而且^{18}F-FDG-6-PO_4带负电荷，不能反向通过细胞膜离开细胞；另外，肿瘤细胞内使^{18}F-FDG-6-PO_4去磷酸化的葡萄糖-6-磷酸酶活性极低，所以^{18}F-FDG-6-PO_4最后滞留在肿瘤细胞内，其滞留率与葡萄糖

在体内的代谢率有一定的比例关系。

通常，肿瘤组织对^{18}F-FDG 的摄取能够反映线粒体磷酸化活性、乏氧程度以及葡萄糖转运体水平等多方面因素。因而^{18}F-FDG 运用于诊断肿瘤时，能够根据摄取活性对肿瘤进行分级、分期。目前，^{18}F-FDG 摄取还被运用于监控肿瘤进行单独化疗或联合治疗后的疗效。在肿瘤患者进行治疗前，行一次^{18}F-FDG 摄取，其测定值作为基线水平，当一到二个药物治疗疗程结束后，再进行一次 FDG 摄取测定，从而对抗肿瘤药物的药效学进行评价。

（2）肿瘤细胞凋亡测定（measurement of tumor cell apoptosis）：细胞凋亡（cell apoptosis）是一种区别于细胞坏死、由多种基因调控的主动性细胞死亡过程，又称为程序性细胞死亡（programmed cell death，PCD）。Kerr 等人在提出凋亡概念的同时预测：肿瘤细胞中的自发凋亡是机体抗肿瘤的一种保护机制，是细胞受损后机体将有害细胞清除的生理途径。恶性肿瘤的自发凋亡可能涉及导致肿瘤消退的治疗作用。研究证实，肿瘤治疗的一个有效途径就是诱导肿瘤细胞的凋亡。在细胞凋亡早期，由于磷脂酰丝氨酸（phosphatidylserine，PS）暴露在细胞表面，导致与其有高特异性结合的放射性 AnnexinⅤ的摄取增加。放射性核素标记 AnnexinⅤ体内凋亡显像具有无创性、早期性、定量性的特点，在肿瘤科学研究和临床诊治中发挥重要作用，包括监测治疗疗效、指导治疗方案、评价患者预后，研发抗肿瘤新药。

迄今为止，研究者已尝试应用多种放射性核素标记 AnnexinⅤ，包括直接运用^{123}I、^{125}I、^{131}I 及^{99m}Tc 标记，或通过双功能螯合剂［如 N_2S_2（diamide dimervaptide）、HYNIC（hydrazino-nicotinamide）、BTAP 等］进行^{99m}Tc 标记。鉴于放射性核素^{99m}Tc 具有优良的物理性质、方便的获取通道、相对低廉的价格等诸多优点，日益受到研究者青睐。目前临床前研究大多采用 HYNIC 为螯合剂进行^{99m}Tc 标记 AnnexinⅤ，得到的凋亡显像剂^{99m}Tc-HYNIC-AnnexinⅤ具有较高的比活度，放射性化学纯度大于 90%，已在凋亡动物模型中获得良好的评估，并且部分进入临床试验阶段。

随着 PET 仪器的广泛使用，PET 药物的研发工作蓬勃发展，实验研究及临床工作表明，用正电子核素标记 AnnexinⅤ所获得的产物进行 PET 显像可以提高影像的质量。Ito 等应用^{11}C 标记 AnnexinⅤ进行 PET 凋亡显像，结果表明^{11}C-AnnexinⅤ是具有应用前景的检测细胞凋亡的 PET 显像剂。Murakami 及其同事应用^{18}F 标记 AnnexinⅤ，并比较^{18}F-AnnexinⅤ和^{99m}Tc-AnnexinⅤ在正常小鼠体内的生物分布，结果显示^{18}F-AnnexinⅤ在小鼠肝、脾和肾的摄取较^{99m}Tc-AnnexinⅤ低，这提示^{18}F-AnnexinⅤ在显像方面比^{99m}Tc-AnnexinⅤ更具有优势。毋庸置疑，正电子核素标记 AnnexinⅤ的成功应用，将极大地推动抗肿瘤新药的研发。关于细胞凋亡显像的研究进展在本书的第二十五章中有专门介绍，此处不予赘述。

（3）基因表达监测（monitoring of gene expression）：PET/CT 在基因表达调控研究领域所作出的重要贡献主要有两方面：报告基因表达和体内组织杂交。前者是研究热点，报道较多。目前正在研究的相互匹配的标记基因和标记基质有单纯疱疹病毒胸腺嘧啶核苷激酶基因（HSV-tk）/核苷衍生物，及大肠埃希菌胞嘧啶脱氨基酶基因/FFSP 等，其中关于 HSV-tk/核苷衍生物的研究最多。

阿昔洛韦（acyclovir，ACV）是单纯疱疹病毒（herpes simplex virus）的抑制剂，对宿主细胞毒性很低。这种选择性产生的机制是：HSV-tk 所编码的病毒胸腺嘧啶核苷激酶（HSV-tk）能使 ACV 转变成 acyclo-GMP，后者在细胞激酶作用下，转变成 acyclo-GDP 和 acyclo-GTP；acyclo-GTP 在聚合酶作用下，代替 dGTP 掺入 DNA，从而抑制或终止细胞 DNA 的合成。因此，在 $HSV-tk^+$ 的肿瘤细胞内，ACV 比在未转染的细胞内高 400～1 000 倍。应用^{18}F 或^{124}I 等正电子核素标记 ACV 作为放射性探针，注射入构建携带 HSV_1-tk 基因腺病毒载体的动物体内，进行 PET/CT 或 microPET 基因表达显像，在体监测基因治疗时的基因表达情况。

另外，PET 还应用于药物药效学研究的其他方面，包括肿瘤乏氧测定（measurement of tumor hypoxia）、信号转导评价（assessment of signal transduction）、药物-受体相互作用评价（assessment of drug-receptor interaction）、血管源性生长因子和血流评价（assessment of angiogenic growth factors and blood flow）、肿瘤增殖测定（measurement of tumor proliferation）、药物耐药机制评估（assessment of drug resistance mechanism）等。

总之，PET/CT 在抗肿瘤新药研发过程中，从分子、细胞等水平上发挥多方面的作用，有效地促进抗肿瘤新药的研发。最近，基因显像技术悄然兴起，针对基因药物的研发，PET/CT 也将展示其分子显像的独特优势。

（二）抗神经精神疾病药物

PET/CT 能在活体状态下研究脑功能，获取有用的临床信息。换而言之，对活体人脑各个小区的能量变化进行检测，并且将解剖定位和生化反应相对应地进行分析，是 PET/CT 技术独有的优势。PET/CT 能够动态观察诸如脑血流变化、脑耗氧量、脑葡萄糖代谢、脑蛋白质合成和脑神经递质变化特征等现象，为神经精神疾病的研究和抗神经精神疾病药物的研发开辟新途径。

PET/CT 应用于抗神经精神疾病药物的研发主要基于受体-配体特异性结合的原理。用正电子核素标记特定的配体，通过 PET/CT 对活体人脑特定解剖部位的受体结合位点进行精确定位和获取受体功能代谢显像，借助生理数学模型，获得定量或半定量的脑内受体与配体特异性结合浓度及其相关代谢参数，如受体的分布、数目（密度）和功能（亲和力）等，从而为抗神经精神疾病药物的研发提供客观依据和指导。目前神经递质和受体显像的主要放射性配体如表 26-3-1 所示：

表 26-3-1　神经精神疾病研究中常用的 PET/CT 显像示踪剂

靶分子	示踪剂
多巴胺 D_2 受体	^{11}C-N-methylspiperone，^{11}C-raclopride，^{123}I-epidipride，^{123}I-iodobenzamide［IBZM］，^{18}F-fallypride，^{11}C-FLB-457
D_1 受体	^{11}C-SCH-23390，^{11}C-NNC-112
转运体（DATs）	^{11}C-cocaine，^{11}C-methylphenidate，^{123}I-β-CIT，^{11}C/^{18}F-CFT，^{99m}Tc-TRODAT-1
DOPA 脱羧酶	^{11}C/^{18}F-DOPA
单胺氧化酶	^{11}C-deprenyl，^{11}C-clorgyline
5-羟色胺 5-HT_2 受体	^{18}F-altanserin，^{18}F-setoperone，^{11}C-MDL-100907
5-HT_{1A}受体	^{11}C-WAY-100635
5-HT 转运体	^{123}I-β-CIT，^{11}C-McN-5652，^{11}C-DASB
苯二氮䓬类受体	^{123}I-iomazenil，^{11}C-flumazenil［FMZ］
阿片类受体	^{11}C-carfentanil，^{18}F-cyclofoxy

1. 抗精神疾病药物的研究　精神疾病是一类功能性脑疾病，其发病率的不断攀升受到医学界乃至整个社会的关注。据世界卫生组织统计，在 10 种造成社会最沉重负担的疾病中，精神疾病占了 4 种，其总负担占全部疾病负担的 1/4。于是选择合适的研究方法进行精神疾病发病机制、诊断治疗的研究成为一个极重要的医学课题。PET/CT 以其功能性显像的特点在精神疾病研究领域中发挥着独特的作用，尤其在脑受体显像方面，具有其他非侵入性显像方法所无可比拟的优势。

在新药研发领域，利用 PET/CT 技术可获取许多重要信息，对药物筛选、节省经费具有重要意义。例如，有研究发现 BMY-14802 与 δ-结合位点有较高的亲和力，而与多巴胺 D_2 受体亲和力较低，曾被认为是一种有潜力的抗精神病药物，但用^{18}F 标记后，利用 PET 技术进行动物显像研究发现：^{18}F-BMY-14802 在脑中摄取迅速，清除也快，1h 后仅保留最高摄取剂量的 10%，不利于临床应用。后来的人体实验结果也证实 BMY-14802 对精神分裂症患者无明显的临床疗效，故没有再进一步开展临床评估。

研究表明，抗精神病药物和中枢神经递质受体的结合亲和力与临床效应密切相关。通过定量测定受体的结合位点数和亲和力，可在分子水平上观察治疗精神疾病的神经药物的药理机制和量效关系，用以筛选药物、调整药物剂量和指导临床用药。PET/CT 技术可用于直接研究人脑中多巴胺 D_2 受体、D_1 受体和 5-HT_{2A}受体对放射性示踪剂的选择性，以用于开发和受体有高亲和力的抗精神病新药。例如，抗精神病药物通常是与多巴胺 D_2 受体结合，利用 PET/CT 技术可以测定治疗剂量下，受体结合程度以及受体结合与给药剂量、血药浓度及治疗反应的相关性。^{18}F-N-methylspiroperidol 的 PET 研究表明，其与受体结合能达到饱和，当达到饱和后，给药剂量增加不会导致受体结合率升高。

典型的抗精神病药物（如 haloperidol）发生疗效的前提是 70%～80%的多巴胺 D_2 受体被占领，而更高的受体占领率（80%～90%）则会导致不良反应的发生。最近研究结果显示，联合 PET 显像剂^{11}C-FLB457 和^{11}C-raclopride 分别对精神病患者的纹状体外 D_2 受体和纹状体 D_2 受体进行显像，发现无论患者是服用典型抗精神病药物还是服用非典型抗精神病药物，这两个区域都具有相同的

D_2 受体占领。另外，利用 PET 技术研究非经典的抗精神病药物，如利培酮和氯氮平，结果显示：利培酮与多巴胺 D_2 受体的结合率仅达 20%～67%，但它与多巴胺 D_1 受体和 5-HT_{2A}受体有较高的结合率。

2. 抗阿尔茨海病疾病药物的研究　阿尔茨海默病（Alzheimer disease，AD），也称早老性痴呆，是一种以认知能力下降以及个性改变为特征的神经退行性变疾病。患者脑中与记忆和认知功能密切相关的大脑皮质和海马里的胆碱能神经元缺失，可以通过应用乙酰胆碱酯酶抑制剂如石杉碱甲等，或胆碱能激动剂缓解症状。

用 PET 分析 AD 患者不同脑区能量代谢的状况，可以得到明确的结果：AD 患者大脑皮层一些脑区的糖代谢能力与正常人相比明显减弱，以顶叶皮层为最，其次为颞叶皮层、额叶皮层和扣带皮层。

目前，已经用^{11}C 成功标记乙酰胆碱酯酶抑制剂（acetylcholinesterase inhibitors，AchE inhibitors）进行 PET 显像分析。AchE 抑制剂显像适用于监测 AchE 抑制剂对 AD 的治疗疗效，指导临床用药，从而在一定程度上促进抗 AD 新药的研发。

近年来，对中枢神经递质和受体显像的研究，使得在活体内从分子水平上探讨不同生理病理状态下脑受体的密度与功能活动成为可能。因此，PET/CT 技术在神经精神疾病的临床诊治、脑生理生化功能与病理机制的探讨、人脑认知功能的研究以及抗神经精神疾病的药物研发方面都具有独特的优势。

（三）PET/CT 在中草药研究方面的应用

中草药是祖国医学防病治病的物质基础，是中华民族几千年来的珍贵遗产，也是现代文明的重要组成部分。核素技术对传统中草药的研究和发展作出了特有的贡献，主要表现在以下几方面：

1. 对中草药质量实行有效控制　应用核素标记中草药的有效成分，可以定量测定有效成分的含量，为炮制、储存、运输中草药提供科学客观依据，并且指导临床用药。

2. 研究中草药有效成分的分布　在生物合成的基础上，通过对中草药各部分的放射性自显影，可以了解有效成分的分布，从而选择有用的药物部分。另外，还可以指导中草药的种植、栽培等，以确保有效成分在入药部位的含量要求。

3. 研究中草药在体内的吸收、分布和排泄情况　利用核素标记中草药有效成分，观察其在体内的动态变化情况，可以有效了解中草药治疗疾病的机理，为中草药功效的发挥提供科学的理论依据，揭开中草药的神秘面纱，使其更为世界所广泛接受。

4. 研究中草药体内代谢产物　研究中草药的代谢产物有利于了解药物体内的作用机制，也有利于对新药先导物的发现。

5. 研究中草药药代动力学及作用机制　这与一般药物的研究方法相同，前面已经谈及，不予赘述。

PET/CT 用于评价中草药在疾病不同阶段所发挥的疗效和研究药物的作用机理方面，是非常有用的，而且符合中医药学统一性、整体性和相互作用、相互制约的特点。中药复方治疗疾病注重辨证论治，从整体出发，进行多途径、多靶点综合治疗。PET/CT 不仅可以在活体上观察体内不同部位多种代谢分子的生化变化，而且可以从整体上观察机体的生理、生化变化。可以说，用 PET/CT 研究中药复方作用机制和疗效，具有其他研究手段无可比拟的优越性。PET/CT 可以大力推动中医药研究的发展，使其真正走出国门，走向世界，为人类健康作出贡献。

（四）其他方面

目前，PET/CT 技术在新药研发领域的应用主要集中在抗肿瘤药物、抗神经精神疾病药物等。但是，随着分子生物学以及分子核医学的迅猛发展，多种疾病（如心血管疾病、呼吸系统疾病、内分泌系统疾病、肾脏疾病等）的药物生物靶点及药理作用机制得以阐明，在这些疾病的药物研发中，PET/CT 也将发挥重要的作用。另外，PET/CT 技术在药物多药耐药机制方面的研究也逐步得到开展。

三、PET/CT 和基因敲除小鼠在新药研发中的联合应用

尽管^{15}O-H_2O、^{18}F-FDG 等多种 PET 示踪剂在新药研发中发挥重要作用，但是日益增长的新药研发市场要求具备更为高效的研发技术。顺应这一潮流，PET/CT 联合基因操作动物模型（gene-manipulated animal models）技术应运而生。

人类的大多数基因是和小鼠的基因相似，这就引发研究者的思考：利用基因敲除（knock-out）

或基因植入（knock-in）等基因技术构建模拟人类疾病的小鼠模型，是否可在早期研究阶段替代人类？答案是肯定的。于是，PET/CT 技术和基因敲除小鼠模型的联合运用在新药研发中越来越受到重视。该技术具有将 PET/CT 分子显像和基因工程技术巧妙融合的特点，大大加快了新药研发的进程，并节省花费。当前，这一联合技术尚处于起步阶段，正尝试应用于抗肿瘤药物、抗神经精神疾病药物、药物多药耐药机制研究等多方面，呈现蓬勃的生机。

第四节　总结与展望

人类基因测序的成功，成千上万个基因序列和蛋白质结构的确定，提供了一系列潜在的药物干预的生物靶点，带动了现代药业的飞速发展。然而，在基因序列中所蕴藏的无数问题以及继基因组学之后的蛋白质组学、系统生物学等新兴学科的兴起，使科学家们面临的研究课题越来越多。从分子水平上探讨生命的本质，揭开机体和谐的奥妙，这无疑是体内分子显像的独特魅力所在，并因此备受重视。PET/CT 显像是分子显像中最为引人瞩目的一朵“奇葩”。

PET/CT 具有高灵敏度、高分辨率，适合运用在新药研发过程中监控药物在体内的生化反应。它的一大优点是能在不干扰、不破坏整体系统生化反应的前提下，测定低密度的结合位点（low-density binding sites）。尽管 SPECT 等仪器也具有高特异性的放射性活性，但是相较于 PET/CT，其灵敏度和分辨率较低。另外，在药物研发过程中，在体外实验各个层次上尽可能地采用人源性标本和模型是筛选、评价药物的有效途径，可以大大起到节约的目的。PET/CT 活体动态示踪是加速这一“人源化”进程的重要手段。

不过，我们也应该清醒地看到，PET/CT 技术真正广泛应用于新药研发领域，还存在许多亟待解决的瓶颈问题，主要是以下几方面：

1. 运用于 PET/CT 技术的放射性药物是正电子核素及其标记的化合物，半衰期（$T_{1/2}$）都较短，如^{11}C（$T_{1/2}=20.4\text{min}$）、^{18}F（$T_{1/2}=109.7\text{min}$）、^{68}Ga（$T_{1/2}=68.1\text{min}$）、^{13}N（$T_{1/2}=9.96\text{min}$）、^{15}O（$T_{1/2}=2.04\text{min}$）等。这些短半衰期的正电子核素是由回旋加速器生产的。这就要求置备 PET/CT 仪器的单位必须同时配备回旋加速器，从而相应提高了新药研发成本，并非是一般的新药研发单位所能承担的。这种情况极大制约了 PET/CT 技术的应用。

2. 放射性药物（或称为放射性探针）的制备是 PET/CT 技术应用于新药研发的先决条件。制备特异的、针对新药靶点的放射性药物本身就是一个困难重重的课题，需要药物学家和放射性药物学家的通力协作。

3. 药物的毒性作用是在超过一般治疗剂量的情况下才会产生的，那么由于 PET/CT 技术的高灵敏度，即它在极微量条件下的监测能力，使其不宜适用于探测药物的潜在毒性作用。因此，在应用 PET/CT 技术的同时需要结合其他的药物分析技术。

4. 受到空间分辨率的限制，在需要得到精确解剖定位的时候，PET/CT 的应用存在一定困难，这一方面的问题正在逐步得到解决。例如 micro-PET 和 microPET/CT 的出现，就是极好的例子。

5. PET/CT 技术刚刚起步，尤其在中国，更是一门新兴的技术，精通 PET/CT、熟练操作 PET/CT 的人才紧缺，培养 PET/CT 方面的专业人才，应用于各领域包括新药研发领域，是当前刻不容缓的任务。

PET/CT 技术与新药研发，二者相互促进，密不可分，前者的成果不断推动后者的发展，而后者在应用实践中又不断地向前者提出新的研究课题，在这种良性循环促进下，二者都得以飞速发展。鉴于 PET/CT 在临床药物开发中有广阔的应用前景和确切的应用价值，美国食品与药物管理局（FDA）已正式推荐将药物在人体中的 PET 信息作为新药开发的一项研究内容。可以预见，PET/CT 技术的应用必然越来越广泛，影响也将越来越重大。

（刘　萌）

参考文献

[1] Eckelman WC. PET in drug discovery and development. // Valk PE, Bailey DL, Townsend DW and Maisey MN. Positron Emission Tomography-Basic Science and Clinical Practice. Springer, 2002, 815-828.

[2] Price P, Saleem A and Aboagye E. PET in development and use of anticancer drugs. // Valk PE, Bailey

DL, Townsend DW and Maisey MN. Positron Emission Tomography-Basic Science and Clinical Practice. Springer, 2002, 829-841.

[3] Eckelman WC. The use of PET and knockout mice in the drug discovery process. Drug Discov Today, 2003, 8 (9): 404-410.

[4] Maclean D, Northrop JP, Padgett HC, Walsh JC. Drugs and probes: the symbiotic relationship between pharmaceutical discovery and imaging science. Mol Imaging Biol, 2003, 5 (5): 304-311.

[5] Perkins AC, Frier M. Radionuclide imaging in drug development. Curr Pharm Des, 2004, 10 (24): 2907-2921.

[6] Roselt P, Meikle S, Kassiou M. The role of positron emission tomography in the discovery and development of new drugs; as studied in laboratory animals. Eur J Drug Metab Pharmacokinet, 2004, 29 (1): 1-6.

[7] Shinotoh H, Fukushi K, Nagatsuka S, Irie T. Acetylcholinesterase imaging: its use in therapy evaluation and drug design. Curr Pharm Des, 2004, 10 (13): 1505-1517.

[8] Bergström M, Grahnén A, Långström B. Positron emission tomography microdosing: a new concept with application in tracer and early clinical drug development. Eur J Clin Pharmacol, 2003, 59 (5-6): 357-366.

[9] Aboagye EO, Price PM. Use of positron emission tomography in anticancer drug development. Invest New Drugs, 2003, 21 (2): 169-181.

[10] Gee AD. Neuropharmacology and drug development. Br Med Bull, 2003, 65: 169-177.

[11] Hutchinson OC, Collingridge DR, Barthel H, et al. Pharmacokinetics of radiolabelled anticancer drugs for positron emission tomography. Curr Pharm Des, 2003, 9 (11): 917-929.

[12] Bailey DL, Adamson KL. Nuclear medicine: from photons to physiology. Curr Pharm Des, 2003, 9 (11): 903-916.

[13] Hutchinson OC, Collingridge DR, Barthel H, et al. Pharmacodynamics of radiolabelled anticancer drugs for positron emission tomography. Curr Pharm Des, 2003, 9 (11): 931-944.

[14] Hume SP, Myers R. Dedicated small animal scanners: a new tool for drug development? Curr Pharm Des, 2002, 8 (16): 1497-1511.

[15] Duatti A. In vivo imaging of oligonucleotides with nuclear tomography. Curr Drug Targets, 2004, 5 (8): 753-760.

[16] Weber S, Bauer A. Small animal PET: aspects of performance assessment. Eur J Nucl Med Mol Imaging, 2004, 31 (11): 1545-1555.

[17] Gibson RE, Burns HD, Hamill TG, et al. Non-invasive radiotracer imaging as a tool for drug development. Curr Pharm Des, 2000, 6 (10): 973-989.

[18] Coleman RE, Bednarczyk EM, Chilton H. Positron emission tomography: from production and distribution to drug research and clinical applications. J Am Pharm Assoc, 2000, 40 (5) Suppl 1: S66-S67.

[19] Paans AM, Vaalburg W. Positron emission tomography in drug development and drug evaluation. Curr Pharm Des, 2000, 6 (16): 1583-1591.

[20] Brady F, Luthra SK, Brown GD, et al. Radiolabelled tracers and anticancer drugs for assessment of therapeutic efficacy using PET. Curr Pharm Des, 2001, 7 (18): 1863-1892.

[21] Halldin C, Gulyás B, Farde L. PET studies with carbon-11 radioligands in neuropsychopharmacological drug development. Curr Pharm Des, 2001, 7 (18): 1907-1929.

[22] 刘新泳，姜国辉. 核技术在药物研究中的应用//王世真主编. 分子核医学. 北京：中国协和医科大学出版社，2001：369-391.

[23] 孙曼霁. 创新药物的非侵入性活体动态失踪研究//王世真主编. 分子核医学. 北京：中国协和医科大学出版社，2001：394-398.

[24] 王荣福、刘萌. 放射性 Annexin V 活体细胞凋亡显像在肿瘤研究中的应用及进展. 中国医学影像技术，2004，20 (10)：1616-1619.

[25] 王荣福. 正电子发射计算机断层显像在精神疾病中的应用研究及进展. 中国医学计算机成像杂志，2004，10 (5)：338-344.

第 27 章

动物 PET 在生物医学应用研究中的作用

第一节　概　述

分子生物学近年来的发展主要致力于机体功能的分子基础研究，因此分子显像成为当前影像学发展的热点，对分子显像仪器的要求也逐步提高。临床医学影像技术，如 X 线、CT、MRI、超声、SPECT、PET 已应用于实验室小动物显像，其中 PET 显像是热点。

临床 PET 应用于小动物显像，不仅价格昂贵，而且空间分辨率和灵敏度也欠佳。随着传统探测技术的不断改进和新技术的不断出现，专门为小动物设计的 PET 扫描仪已经出现，而且越来越多地应用于现代生物学研究，称之为动物 PET。动物 PET 的研究是一个逐渐完善发展的过程，是与实际需要密切结合的。动物 PET 已成为药物的研究和开发、以动物模型模拟人类疾病揭示疾病的生化过程、研究活体动物基因表达显像等生物学领域的重要方法。随着动物 PET 技术的进步，其应用前景将越来越广泛。

第二节　动物 PET 结构及特点

一、动物 PET 产生的背景

传统的动物实验为了研究药物的分布随时间的变化，需要在注射药物后，按时间段分批处死动物，然后用放射性计数或放射自显影等方法对各组织和器官中的药物分布进行分析。这种方法不能提供生物体内的动态信息，多时间流程的研究也不能在同一动物身上实现，因此有很大的局限性。由于测定需要在动物解剖后离体进行，测定数据反映的时效作用有时很难估计准确，组间和组内偏差有时很大，因此没有足够的实验动物例数很难得出可信的结果。而“活体”生物学研究可以克服这些缺点，在同一动物体内可以连续观察疾病的进展、功能器官的退化表现以及干预和治疗的效果，只需少量的动物实验研究就可以获得更多、更准确的信息。利用这一技术，生物学家已发展了多种活体方法来显示和测量内源或移植基因的转录和翻译，各种底物的转运、代谢和合成，以及器官系统内细胞信息交流过程中配体和受体的相互作用。

为了活体研究的需要，影像科学家使用了各种技术，如 PET、光学成像、MRI 等，其中 PET 技术是最灵敏、适用性最广的方法。PET 显像相对于其他方法有以下几个明显的优势：①PET 是动态显像，可以相对较快地采集动态数据，因此有能力进行快速的生理、药理学过程显像。②PET 非常敏感，对敏感组织中配体的兆分之一甚至千万亿分之一摩尔的浓度变化都可以检测到。③PET 可以进行定量，最好的是可以测定生理或生化的绝对数值，但是更常用的是产生半定量数据。④相对来说 PET 是一种无创性检查，无需更多的血管接入口注射示踪剂。

但是，用于人的 PET 装置是基于人体器官显像而设计的，用于小动物研究往往达不到预期的效果，这主要在于探测效率和空间分辨率低。临床用的 PET 最高空间分辨率为 4～5mm，这样的分辨率无法清晰识别小动物器官的精细结构。对小动物而言，临床病人所用的探测系统半径过大，探测距离过远，造成相对探测效率低，无法实现快速动态扫描。同时，用造价昂贵的人 PET 做动物实验也是一种浪费。

随着现代医学在基因表达、基因治疗等领域的拓展以及医药业的高速发展，迫切需要一种新型的、小动物专用的科学仪器，将 PET 技术从临床应用延伸到对小动物的科学实验领域。动物

PET 就是在这种背景下产生的，利用它可以在整个时间进程中，对单个小动物体内的放射性示踪剂浓度进行动态跟踪和反复多次测量，提供高质量的图像和定量分析结果，从而达到在动物身上进行人类疾病综合研究的目的。这种技术应特别有利于展示高变异的或有独特价值的动物生理生化信息，以研究动物模型以及人类的遗传和进化。

动物 PET 的发展是伴随着以下两方面而发展起来的：①随着^{18}F-FDG 葡萄糖代谢 PET 显像在肿瘤诊断的广泛应用，PET 的应用前景越来越为大家所认识；②基因学的发展促使基因修饰小鼠的构建，可进行高分辨率的小动物体内显像。

二、动物 PET 原理

动物 PET 显像的基本原理与临床型 PET 类似，主要是利用医用回旋加速器发生的核反应，生产正电子核素如^{13}N、^{11}C、^{15}O、^{18}F 等，通过有机合成、无机反应或生化合成，制备各种 PET 显像剂。显像剂经静脉注射、口服或吸入等方式，引入体内定位于靶器官，正电子核素在体内经 β^{+} 衰变转变为一个正电子、一个中子及一个中微子。这种正电子具有一定能量，可在组织中运行很短距离（几毫米）后，与人体组织中的负电子发生湮没辐射效应，产生能量相等（511keV）、方向相反的两个高能光子。在湮没辐射的两个对应发射方向放置一对互成 180°排列、并加符合线路的探测器，所有探测器排列在 360°圆周上形成环状结构的探头，利用正电子准直或光子准直方法在体外测定 PET 显像剂所产生的湮没辐射的光子。正电子准直有别于 SPECT 中对射线限速的机械准直。探头的多环结构，使得一次断层可获得几十个断层面。采集的信息通过计算机图像重建处理，可显示靶器官和全身的横断面、冠状面和矢状面的断层图，并得出定量生理参数。

动物 PET 扫描仪是基于 PET 临床诊断技术发展起来的、专门用于小动物的断层显像装置，但作为一种新兴技术，有其自身的一些特点，除具备临床 PET 的大部分优点外，尚具有以下主要优点：①动物 PET 扫描仪体积小，结构紧凑，空间分辨率超高，可对小动物进行精确 PET 显像。②动物 PET 扫描仪价格较低，需要安装场地面积较少。③使用啮齿类动物 PET，可大幅度减少实验费用。④使用动物 PET，可以简化定量实验操作步骤，加快实验速度，减少实验误差。⑤动物 PET 为动物实验和临床研究提供了桥梁，动物显像实验结果可外推到人体。

三、动物 PET 的结构

动物 PET 显像需要 PET 显像剂、实验动物模型（能够良好模拟人类正常或疾病状态）以及动物 PET 显像仪。现有的 PET 显像剂（如^{18}F-FDG 等）均可用于动物 PET 显像。

动物疾病模型的研究在生物学研究中具有重要地位。生物学家已经建立了许多动物模型，通过将导致人类疾病的细胞和各种致病因子转移到实验动物身上，以及研究与哺乳动物疾病相关的“敲入”（knock in）、“敲除”（knock out）基因，来明确正常生理状态下以及疾病状态下的基因表型和表达、蛋白质的结构和功能变化，并在此基础上发展新的治疗药物和方法。

动物 PET 扫描仪由探测系统、计算机控制床、衰减校正点源架、激光定位系统、计算机工作站及其他辅助部分组成。其中探头是扫描仪的核心，决定动物 PET 的分辨能力和灵敏度。根据探测器设计原理，动物 PET 扫描仪主要分为两类：一类是基于晶体型的动物 PET 扫描仪，如 MicroPET R4 和 P4、Hammersmith RAT-PET、Sherbrooke APD-PET、YAP-PET 等；另一类为多线电离室型的动物 PET 扫描仪，如 HIDAC-PET 等。

动物 PET 主要分为灵长类动物 PET 和啮齿类动物 PET 两类，其中使用啮齿类小动物（如小鼠）进行分子生物学和遗传学实验占绝大多数。传统上，PET 在动物模型中最广泛的应用是除人类外的灵长类动物，主要用于对神经科学研究；或者对犬科动物进行心脏学研究。由于灵长类动物价格昂贵，无法广泛开展；此外，灵长类动物的大脑与人类接近，可以使用临床 PET 进行研究。因此，目前现代分子生物学模型主要转向小鼠和大鼠。

1990 年代，小鼠成为创建疾病模型的主要动物，主要原因是：①小鼠繁殖迅速，克隆费用相对较低，生命周期较短；②只需给予较少放射性剂量即可满足显像要求，可节约 PET 显像剂费用支出；③人类基因中有一些基因与小鼠相关，方便建立人类疾病模型；④随着转基因鼠的应用（出生两个月后就可以成熟），小鼠的应用将更加广泛。据统计，2000 年，全世界共使用了约 2 500 万只小鼠，超过 90%是用于研究。大鼠多应用于神经研究领域。

四、动物 PET 研究过程中存在的问题

在动物 PET 的研究过程中，有些问题必须认真解决，其中一些与临床 PET 显像仪器的设计和优化有关，而另一些则只与动物 PET 显像有关。跟其他显像方式一样，所要解决的最基本的问题是，如何在最短时间内、以最小的剂量，获得尽可能多的放射性计数，并对病变或靶组织进行准确定位。

1. 空间分辨率　动物 PET 对放射性计数进行准确定位的能力取决于探头的空间分辨率，以及系统解决光子衰减、散射及偶然发生事件等问题的能力。人（体重约 70 公斤）和实验室大鼠（体重约 300g）或小鼠（体重约 30g）体形的差别，导致图像质量的差别。为了得到相同质量的图像，以及解决在人类和实验鼠中都能遇到的相关生物学问题，对动物 PET 显像仪器的要求就增高了，即要求重建的空间分辨率在各个方向上要小于 1mm（容积小于 1μl），而人类 PET 的分辨率要求小于 10mm（容积小于 1ml），因此探头材料和系统的设计都要加强。

空间分辨率是影响 PET 图像质量的一项重要指标。动物 PET 的分辨率虽已达到 1mm 甚至小于 1mm，但却降低了灵敏度。动物 PET 准确的空间定位主要依赖于探测器的固有空间分辨率，同时也受光子衰减、散射事件及随机符合事件等因素的影响，所以引入合理的校正方法也是将来研制动物 PET 必须考虑的问题。另外，随着探头环直径减小，部分容积效应和溢出效应变得更为明显，这个问题也不容忽视。

2. 灵敏度　显像仪器的绝对灵敏度，是指导致出现可以检测到的有效事件的放射性衰减的百分数（比例）。仪器的绝对灵敏度也是影响 PET 图像质量的一项重要指标。绝对灵敏度至少应该达到临床 PET 同样的水平，甚至应该超过后者。图像重建后每个容积分辨率元素内测到的计数，直接决定了重建图像的信噪比 S/N（signal-to-noise），如果检测灵敏度标准不满意，重建图像的噪声需要进行空间滤过平滑，以提高空间分辨率。

如果依据相同的空间分辨率尺度，PET 图像中每个分辨率元素内要达到相同的计数，小鼠图像的灵敏度要比人类增加 1 000 倍。显然很难达到上述数值，因为即使探头效率很高，角度固定，且对动物覆盖较好，在二维模式下才可增加 200 倍，而三维模式下可增加 30 倍。这里应注意，小动物显像较临床 PET 有很大优势，小动物的光子衰减只有 20%～40%，而人的腹部衰减可高达 91%。

想要增加灵敏度，以保证被测物体的图像容积分辨率与被测物体总体积的比值在人和动物中都保持不变，可通过以下途径达到：一是增加注射物质的活度，但有一些基本问题限制了注射活度的量。二是使用统计学方法优化重建图像，以降低图像噪声，从而降低需要采集的放射性计数量。迭代统计算法（interactive statistical algorithm）可以将信噪比最大化，并精确模拟断层图像的物理学特征及检测过程，其将在高分辨率 PET 系统中发挥重要作用。这些方法可以极大提升系统分辨率，但噪声却增加很少。

动物 PET 分辨率的提高，是以牺牲系统绝对灵敏度为代价的。灵敏度与探测器晶体厚度、探头数目、环数、光子采集效率等有关。选用合适的探测器晶体和合适的图像重建方法都可以提高系统灵敏度，但提高系统绝对灵敏度仍面临诸多挑战。

3. 注射活度和注射物质量　动物研究中，可以通过上调每克动物体重的注射活度，增加可探测的放射性计数，解决灵敏度较低等问题，但是这种方法却受到注射物质量的限制。因为，如果注射量过大，就背离了动物实验的前提，即注射总量不应干扰或破坏动物的生理体系。对于活度已确定的生物分子显像剂，注射质量与活度成线性比例关系。在某些情况下，注射质量会限制注射活度，此时向小鼠体内注射的药物活度可以在 10～100μCi 的范围内变化。通过增加注射药物的活度，注射质量就会下降，但每个程序必须测定活性，通过建立目标的浓度和图像探针的浓度来进行监测。

在一些情况下，相对较大量的放射活度可以注射到小动物体内，例如注射的显像剂为内分泌性化合物，因为正常情况下它们在体内的浓度也较高（如用葡萄糖类似物测定葡萄糖代谢率）。这时，探头的死时间（the deadtime of the front-end detector）和动物 PET 扫描仪的探测计数率就会成为重建图像信噪比的限制因素。

试验过程中，随机事件的发生率与注射活度的平方成比例，并且会随着注射活度迅速增加。当整个动物身体接近或都在扫描视野之内，且全部注射活度都注射完毕或接近注射完毕，此时的随机事件将会对显像结果产生明显影响。

可注射的放射性活度总量，也受到注射物质容积的限制。小鼠血容量一般低于 2.5ml，最大安全注射量是约 0.25ml。在这些情况下，注射物质需要通过蒸发来进行浓缩，以达到可接受的容积。

4. 显像剂的比活度　分子显像剂比活度是标记化合物的活度与该化合物还未标记时的质量的比值，单位是 Bq/g（Ci/g），或者更常见的是浓度单位 Bq/mol（Ci/mol）。随着时间变化，比活度会随同位素的自然衰变而降低。比活度在注射质量受限制的动物 PET 显像中尤为关键，因为它直接决定了可以注射的探针活度总量。

半衰期为 $T_{1/2}$ 的放射性核素，其理论最大比活度为 SAmax（Bq/mol）$=1.16\times10^{20}/T_{1/2}$，在日常工作中是无法达到的，这是由于在反应血管内出现了放射性同位素的稳定形式以及用于分解标记化合物的溶剂，使具有放射性活度的标记化合物减少。在某些情况下，需要增加稳定形式的放射性物质的质量水平，以帮助标记过程的化学反应在一个合理的速度下进行。例如：^{11}C 标记的化合物最大放射活度为 3.5×10^{8} MBq/μmol，但实际上，经常可以达到的活度常小于 10^{5}。增加最大比活度就意味着允许更多的放射活度注入动物体内，从而提高图像的计数和信噪比。在分辨率为亚毫米级的重建图像中，要最终得到满意的信噪比，由于探针质量的限制，可能需要极大提高最大特异活度（一个数量级）以达到最低组织浓度的生理目标。

5. 输入函数的测定　动脉血浆中 ^{18}F-FDG 放射性浓度随时间的变化曲线称为输入函数，经典方法需动脉穿刺和插管，于 ^{18}F-FDG 注射后前 2min 采血 4～8 个点，随时间延长采血间隔可相应延长，直至显像结束，一般在 ^{18}F-FDG 注射后 2h 内采血 30 个点左右。假定相邻两点间为直线，逐点计算 FDG 注射后至显像中期动脉血浆中 ^{18}F-FDG 随时间的积分。但该法易受血样中“疵点”及样本缺失（漏采）影响，且有创和繁琐。

常用的测定输入函数的方法是：①静脉采血代替动脉采血；②减少采血次数；③非采血法。

对于人或大型灵长类动物，取血不太方便，但还是很容易取到的。大鼠血容量虽不到 20ml，但 1h 内抽取约 10%用于体外计数是安全的，甚至在大鼠动脉内置管取血进行纵向研究也是可行的。使用大鼠微量取样系统可以持续少量取血到塑形管，再将血样在闪烁探头前通过进行计数，而使用气泡就可以将各个血样分离。

在许多动物 PET 研究中，除了达到足够的空间分辨率和放射性计数，要对小动物进行全面检查，还需要测定血液中标记代谢产物的血液输入函数，如绝对定量显像研究就需要测定血液输入函数。按照经典的方法要求反复抽取动脉血样，虽然可以在大鼠中进行，但小鼠取血却非常困难。它们的体重比大鼠低一个数量级，血容量约为 2.5ml，所以只有取 0.25ml 以下才是安全的。小鼠皮下血管非常小，需要非常精细的微创外科技术才能在血管内插管。直接心脏穿刺取血虽在小鼠中可以顺利进行，但对于重复研究就很危险了。

通过小鼠左室血池的迅速显像估计输入函数也许可行。这需要高分辨率、高灵敏度和快速动态显像，同时准确校正，充分考虑溢出量空间容积效应、心脏活动等因素。类似技术在人类已经成功使用，也许适用于小鼠，可以提供高灵敏度的快速图像序列。如果断层有足够的视野，在要进行代谢分析的研究中需要使用微量分析的方法，也许还要增加额外的模型或假设，因为小鼠可提供的动脉或静脉太少。

在神经受体研究的实际工作中，使用没有特异性结合的脑区的方法可以解决上述困难，这样受体动力学的研究就不需要输入函数了。

6. 麻醉　小动物显像时一个主要问题是动物必须保持不动。因此，在扫描过程中，几乎都要对动物进行麻醉，但麻醉剂会影响心血管、呼吸及中枢神经系统，造成正常生理状态的改变。所以，麻醉剂的选择、用量及麻醉的深度都是必须考虑的问题，这就需要了解各种不同麻醉对动物生理系统的影响特征，合理选择麻醉，以减少麻醉的影响。

在大部分研究中，PET 检查使用的显像剂是进行不可逆代谢的，利用这一特点，可以在动物尚清醒时，进行显像剂注射，待动物麻醉以后，显像剂的分布和摄取已经完成，此时就可进行断层显像，[18]F-FDG葡萄糖代谢显像，就是以这种方式进行显像的好例子。这种方法也允许在完全清醒的动物进行激活/刺激型研究。

另一种替代麻醉的方法是将动物放在特殊管道或模子里面，使动物的身体活动完全受到限制；或者，使用麻醉药物使动物活动能力丧失，但是不直接影响器官的功能。因为要对这些器官的功能过程进行显像，必须在显像剂聚积时进行扫描，才能得到需要的影像。但这种方法会导致小鼠很大的应激，使动物的生理状态发生巨大改变，这一点跟麻醉是相似的。

7. 感兴趣区的区分　严格固定和摆位有利于确定动物的解剖结构和寻找感兴趣区。常规立体定位头罩可解决头部固定问题，但头部以外部位固定仍是需要解决的问题。多种形式小动物显像装置的结合，如MicroPET/CT或MicroPET/MRI等，可以解决解剖定位问题。

8. 其他问题　展望将来，动物PET在生物学实验室和制药业中都将有广泛的应用。动物PET需要极高的分辨率和灵敏度，但也应该比人PET便宜很多才行，价格仍是一个主要问题。幸运的是，动物PET在整体尺度上远小于人PET，只需要很少探头就可以覆盖动物全身。分辨率为亚毫米级的，高灵敏度的商业化动物PET，市场价格约30万美元。另外是显像剂的问题。要想广泛开展PET，就要与PET同位素网络或PET中心进行合作，获得药物。目前，大部分药厂生产的药物主要供应临床PET，也应该发展用于研究的特殊显像剂。

五、动物PET显像仪器发展过程

20世纪80年代中期，美国Massachusetts总医院研制成功的PCR-1为最早的动物PET扫描仪之一，推动了世界范围内动物PET扫描仪的研制。1991年，Ingvar等使用Scandatronix PC-2048-15B临床PET扫描仪，获得了大鼠的脑PET图像，首次将PET应用于动物试验研究。

早期动物PET扫描装置都是用锗酸铋晶体（BGO）配以光电倍增管（PMT）组成，存在很多缺点，需要采用其他方法来提高探测器的分辨率。随着PET新设计的不断出现，如闪烁晶体的研制、新的光电转换器件的引入和图像重建算法的改进等，许多研究小组应用这些新设计开发小动物专用PET。下面按时间顺序介绍动物PET的发展过程，并简单介绍几种动物PET的设计。

1. 大动物PET　第一台动物PET是为非人类灵长类动物设计，在1990年代初出现。其中SHR-2000是Hamamatsu（滨松）公司发明的，安装在他们的中心实验室（图27-2-1）。另一种是ECAT-713，由CTIPET公司研制，安装在美国加州大学洛杉矶分校（UCLA）。这两个系统的扫描环直径相对都较大，可以提供轴向断层视野，对于采集非洲长尾猴和恒河猕猴已经足够，也可用于犬齿类动物采集。

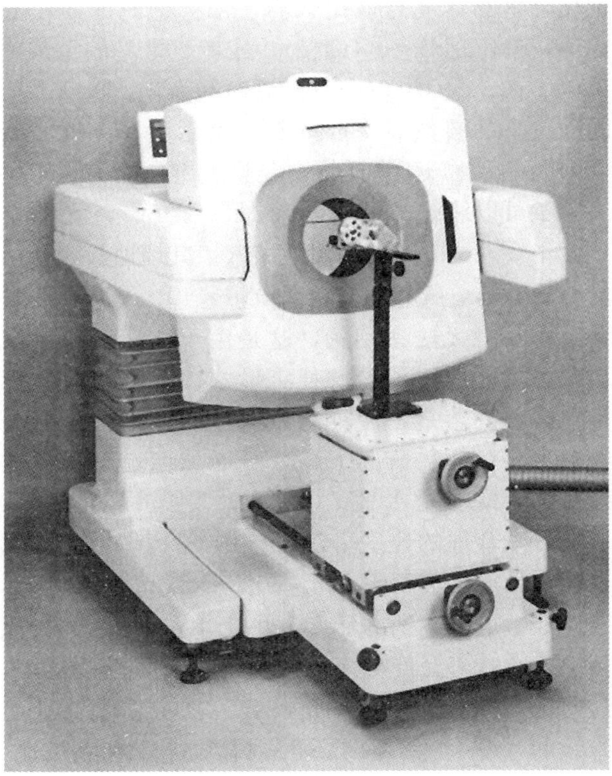

图27-2-1　Hamamatsu SHR-2000 PET扫描仪，用于啮齿动物，探头直径34.8cm轴向视野4.6cm。（图像由日本滨松公司提供）

第一代动物PET都采用BGO闪烁晶体。UCLA采用为ECAT HR设计的block探头作为代替物，探头环直径为6cm，组成探头的晶体元素为3.5mm×6.25mm×3.0mm，矩阵为6×8，安装两个双阳极光电倍增管（PMTs），轴向视野为5.4cm。Hamamatsu图像断层仪使用独立的1.7mm×10mm×17mm深的BGO晶体，安装了位置敏感电倍增管（PSPMT），扫描仪探头直径

34.8cm，轴向视野 4.6cm。这两种仪器都以二维模式扫描，两翼间的隔片可以防止射线散射，但是 UCLA 经改进去掉了隔片，就可以进行三维采集。据报道，UCLA 系统的视野中心断层轴向分辨率为 3.8cm，轴向分辨率为 4.2mm，Hamamatsu 系统为 3.0mm 和 4.4mm，由此得出 UCLA 系统的测定体积的分辨率（断层轴向分辨率^2×轴向分辨率）为 0.061cc，Hamamatsu 系统为 0.040cc。

据报道，Hamamatsu 系统的灵敏度为 20.7kcps/(μCi · cc)，使用 300keV 低能鉴别器，由直径 10cm 的柱模进行测定。UCLA 系统由直径 20cm 的柱面、350kev 低能鉴别器测定，灵敏度为 58.1kcps/(μCi · cc)。但是，由于使用实验模型的不同，这些数据不能简单进行对比，最好使用绝对灵敏度。UCLA 系统在二维模式下的绝对灵敏度为 0.36%。

Hamamatsu 最近发展了高灵敏度的 PET 扫描仪，即 SHR-700，用于非人类灵长类动物动物显像。它对以前的设计进行改进，使用 8×4 矩阵，在压缩的位置敏感多级管上安装了 2.8mm×6.95mm×30mm 深的独立 BGO 晶体。扫描环直径 50.8cm，其上有四个探头，轴向视野 11.4cm。由于两翼之间的隔片可以收回，所以既可进行三维扫描，又可进行二维扫描，轴向分辨率（层厚）为 3.2mm，视野中心的重建断层轴向分辨率为 2.6mm，容积分辨率为 0.022cc。二维模式下用 10cm 柱模进行测定，总灵敏度为 84kcps/(μCi · ml)，三维模式下为 845kcps/(μCi · ml)。因此，SHR-700 较 SHR-2000 分辨率和灵敏度都有极大提高。两种 Hamamatsu 系统都有独特设计的机架，允许探头环倾斜 90°，这样就可以对经过训练的、坐在椅子上的清醒猴子进行 PET 显像。

2. Hammersmith 大鼠 PET　Hammersmith 大鼠 PET 是 Hammersmith 医院与 CTIPET 公司合作开发的第一台专门为啮齿类动物设计的 PET 系统。它使用与 ECAT-713 几乎相同的探头，但使用 8×7 矩阵的 BGO 阻断晶体，而不是 8×6 矩阵，每个独立元素大小为 3.5mm（断层轴向）×5.95mm（轴向）×30mm（深），其中 16 个阻断探头排列组成直径 11.5cm 的扫描环，轴向视野 50cm。两翼间没有间隔，故只能进行三维扫描。视野中心空间分辨率断层轴向为 2.4mm，轴向 46mm，空间容积分辨率为 0.26cc。探头的高效性和三维数据采集模式保证了该系统具有较高的绝对灵敏度，在低能域值为 250keV 时，绝对灵敏度为 4.3%。

这种先进的设计第一次证明了动物 PET 的应用潜力。即使在分辨率较低、采血取样工作不是很精细时，也可以在大鼠脑内进行神经受体研究工作。在对神经受体进行动态研究时，要求注射很小量的放射活度，这时就需要仪器具有较高的灵敏度。显像过程中，由于交互作用效应（interaction effect），大鼠 PET 的分辨率不是很统一，当放射源从视野中心拿走后，灵敏度就很快下降，在半径 4cm 的区域内，容积分辨率从视野中心的 0.026cc 降到 0.149cc。专家认为这些效应是由于光子以倾斜的角度进入探测器后，发生了位置偏移造成的。显像仪器的高灵敏度可使这些效应对显像结果的影响得到一定的权衡。

3. 新一代动物 PET　最初的动物 PET 探头是基于 BGO 闪烁晶体和光电倍增管技术设计的，已经证明了其潜在价值。探头使用光子分配对正电子进行编码，与许多现代临床 PET 相似。不久发现，由于 BGO 闪烁晶体光子输出量有限（尤其是当为了达到更高的空间分辨率，将 BGO 晶体切割成更小的晶体时），需要使用不同的方法提高探头的分辨率。新的闪烁晶体和光子探测器已经出现，甚至一些方法中根本不使用探测器。

（1）Sherbrooke 动物 PET：加拿大 Sherbrooke 公司研制的动物 PET，首次用固体光子探测器-雪崩型光电二极管代替光电倍增管，可以获得较高的空间分辨率和技术能力。每个探头由单个独立的 3mm（断层轴向）×5mm（轴向）20mm×（深）BGO 闪烁晶体与光敏二极管（APD）光子探测器组成。APD 用于 PET 的首要优势是其量子探测效率（如将闪烁光子转变成电子）提高、体积压缩，使分辨率提高。APD 缺点是需要严密控制电压和温度，以防止输出信号的增益改变；一个快速低噪声前置放大器在each个 APD 输出位置都需要，这是由于增益太低（102～103，而 PMTs 约为 106）。Sherbrooke 动物 PET 系统由两个探头环组成，每个探头由 BGO 晶体组成，探头环直径约为 31cm。由于晶体环数目的限制，只能以二维模式采集，视野 10.5mm，可以包括三幅图像平面。视野中央的重建分辨率为 2.1mmFWHM，轴向分辨率为 3.1mm（层厚），容积分辨率为 0.014cc。据报道，低能域值为 350keV 时，使用 10.8cm 直径的柱模进行测定，其灵敏度为 2kcps/(μCi·ml)，视野中心的绝对灵敏度为 0.51%。

(2) UCLA 微型 PET：UCLA 的 Cherry 等研制的 microPET Ⅰ是目前最为成功和典型的动物 PET，他们采用了以下技术：①使用高密度快速新型闪烁晶体镥酸硅（LSO）。传统的临床用 PET 受到光电探测器技术的限制，无法满足小动物显像所需的空间分辨率和探测效率。MicroPET 采取了新的、更密、更亮的闪烁晶体材料 LSO。这种材料的有效原子序数略小于传统 PET 所用锗酸铋（BGO）晶体而大于碘化钠（NaI）晶体。其密度高于 BGO，这表明对 511keV 光子具有足够的吸收能力，可以得到很好的探测效率；其衰变时间远低于 BGO 和 NaI 等晶体材料，如 LSO 为～40ns，BGO 为～300ns，这非常有利于缩短探测系统的死时间，提高探测计数率。同时 LSO 晶体具有 5 倍于 BGO 的光子输出量。所以，用这种材料做探头大大改善了系统的探测效率，使得快速动态采集和精细的空间分辨率得以实现。②使用大直径的光纤材料和多通道光电倍增管。光导纤维的应用使得探测系统晶体元素的小型化成为可能。MicroPET 的探测系统使用 2mm×2mm 精细分割的晶体元素与 2mm 直径的光导纤维一一对应偶合，加上每一个晶体元素的光导纤维对应一个信号显示装置，使得探头的分辨率可以以晶体元素的切割尺寸为限。同时采用了多通道光电倍增管（MC-PMT），以实现 LSO 晶体元素与 MC-PMT 通道的一对一连接。实验观测表明，这种探头设计已使 MicroPET 的空间分辨率接近正电子显像的理论极限。③应用完全三维重建算法和多床位。由于小晶体元素的使用，断层显像没有必要使用隔片(septum)，数据采集可以完全在三维空间进行。全三维图像重建算法的改进和多床位扫描技术的应用，在改善空间分辨率的同时又保证了足够的探测灵敏度。

探头环由连续 30 个探测器模块组成，直径 17.2cm。图像断层轴向视野为 11.2cm，轴向视野为 18.0cm。由于无两翼间隔，只能以三维模式采集。在视野中心，重建分辨率各方向均为 1.8mm FWHM，容积分辨率为～0.006cc，低能域值为 250keV 时，绝对灵敏度为 0.56%。但是该系统也有缺点，就是闪烁光子信号通过光导纤维传输时会发生丢失。然而对于时间分辨率良好的探头（24ns）来说，高光子输出量的 LSO 的使用可产生足够的信号。

(3) 商业化的动物 PET：Concord 微型 PET 公司研究的 PET，与 UCLA 技术相似，有四个环的探头模块，轴向视野长度允许一次对小鼠全身进行显像，允许不用采样而直接测定输入函数。P4 系统（图 27-2-2）的扫描环直径为 27cm，除了啮齿类动物还可以进行小的灵长类动物脑显像。另一个啮齿类动物显像仪是四环系统（R4），扫描环直径 15cm。P4 图像视野中心容积空间分辨率为～0.006cc，在半径 4cm 处为～0.019cc。直径更小的 R4 预计在视野中心有相似的分辨率，断层视野的外缘则轻度减低。更大的轴向视野也提高了 P4 视野中心的绝对灵敏度，约为 2.25%。由于角度覆盖范围增加，所以扫描环直径较小的 R4 系统绝对灵敏度更高。Concorde 微型 PET P4 得到的图像见图 27-2-3。

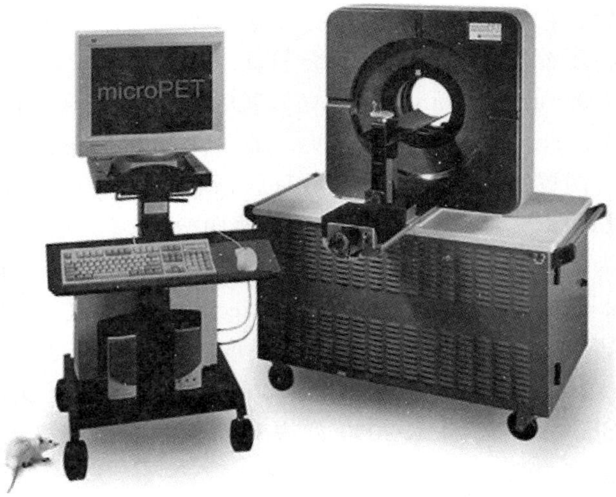

图 27-2-2　微型 PET P4 扫描仪。系统使用光纤 LSO 加位置敏感的 PMT。扫描环直径 27cm，轴向视野 80mm。(图像由 Concorde 提供)

多线均衡气室（multiwire gas proportional chamber，MWPC）技术，最早于 20 世纪 70 年代应用于高能物理实验，在 20 世纪 70、80 年代应用于临床 PET 系统，最近发现在自体放射显影及动物 PET 系统中应用也很成功。

牛津（Oxford）正电子研究所研制的高密度气室（HIDAC）探头模块，由 MWPC 和转换板组成。转换板由层状铅和绝缘层组成，上面钻有

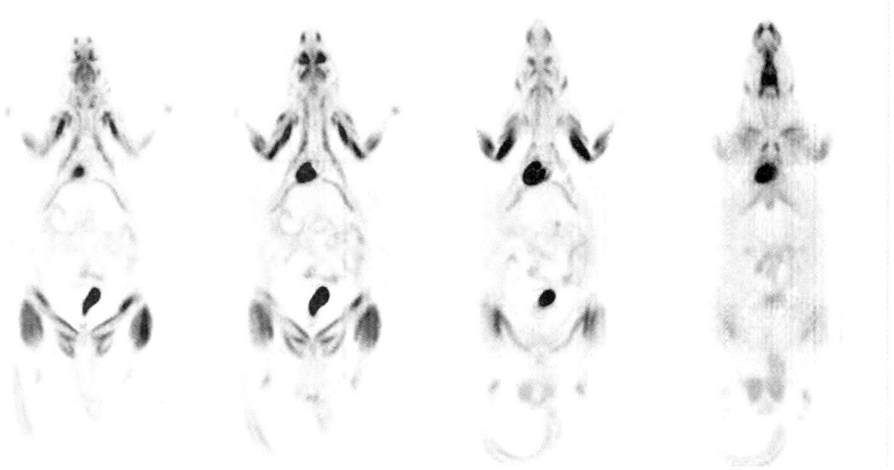

图 27-2-3　体重 850g 的大鼠注射 118MBq ^{18}FDG 后 2h 的冠状位图像。注意软组织和心脏摄取表明葡萄糖代谢率。(图像由美国加州大学洛杉矶分校医学中心分子和医学药理学系 A. Chatziioannou 提供)

0.4mm 小孔，间隔 0.5mm，该转换板可以将输入的 511keV 闪烁光子转变为气室探头可以检测到的电子。HIDAC 动物 PET 系统（图 27-2-4）由两个探头组成，围绕实验动物旋转，采集完整的数据。两个探头之间的距离可以在 10～20cm 变化。系统轴向视野是 21cm，系统只能以三维模式

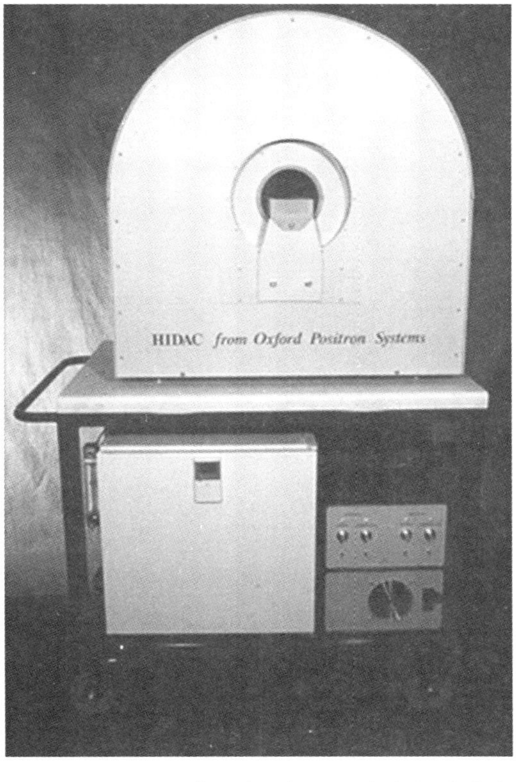

图 27-2-4　HIDAC 系统图像，探头固有空间分辨率为～1mm。(图像由英国牛津正电子研究所提供)

采集数据。断层图像视野中心的空间分辨率为～0.95mmFWHM（横向）、～1.2mmFWHM（轴向）。目前，这个系统的新版本已经出现，其有四个探头，因而可以提供更好的固定角度覆盖，灵敏度也极大提高。

这些商业化探测器的主要优势是它们本身的空间分辨率很高，探头探测效率相对较低，可以由更大的连续角度覆盖来弥补。其缺点主要是由于 511keV 光子转换成电子的效率太低；另外，这种方法不能提供能量信息，使其难以与散射光子区分开来。

（4）其他动物 PET 系统：其他几个在闪烁晶体/光电倍增管基础上发展的 PET 系统正在研究中。NIH 早期研究的系统使用两个 NaI 晶体加上正电子敏感的 PMT，第一次突破了 2mm 的分辨率界限。

Tier-PET 系统（Julich 大学，德国）在闪烁晶体 YAP 基础上进行研究，使用更小的晶体 2mm×2mm×15mm 加上位置敏感光电倍增管。四个这样的探头安装在机架上，它们之间的间隔可以变化，可以容纳大小不同的动物。据报道，探头间隔 16cm 时，Tier-PET 重建图像视野中心的空间分辨率为～0.009cc，绝对灵敏度高达 0.32%。Ferrara 大学研制成功另一个相似的 YAP-PET 系统，使用相同的闪烁材料和光电倍增管，晶体长度为 30mm，其灵敏度达 1.7%，探头间隔 15cm，低能域值是 50keV。

Massachussetts 总医院使用单层 LSO 晶体研

制成单层机械，其重建图像中心的空间分辨率达1.3mm，但由于其单环设计，而且晶体长度短，绝对灵敏度只有～0.08%。

UCLA 的 Cherry 研制的 microPET Ⅱ空间分辨率可能达到 1mm，容积分辨率更高，探头的采集效率也将是 microPET I 的 8 倍，而且轴向视野可以达到 8cm。

硅酮的发展，以及结合了 BaF2 闪烁晶体和光敏气体探头的研究已经成功，均促进了动物 PET 仪器的发展，这里不一一详述。

第三节　动物 PET 应用研究

动物 PET 显像应用广泛，可以从体外无损伤地、定量地、动态地测定 PET 显像剂或其代谢物分子在活体动物体内的空间分布、数量及其动态变化，从分子水平上获得活体小动物体内生化、生理及功能代谢变化的信息；提供动物模型和人类之间的连接纽带，以便对人和动物之间的实验结果进行迅速的比较。动物 PET 目前主要应用在以下几个方面。

一、代谢显像

动物 PET 代谢显像主要用于大鼠脑和心脏葡萄糖代谢显像。高分辨率动物 PET，如同临床 PET 用于测定人心、脑葡萄糖代谢一样，已广泛用于动物心、脑葡萄糖代谢显像研究。

葡萄糖代谢显像的一个突出问题是位于眼眶后方的 Harderian 腺也对 FDG 高摄取。在最新一代 PET 系统中，系统的分辨率足以将 Harderian 腺与脑区分开来，也可以辨认丘脑纹状体、皮层亚结构等结构，并进行脑可塑性、脑神经元激活的半定量研究。另外，与 2DG 放射自动显像定量研究对比，研究者对脑创伤模型研究进行全定量研究，获得大鼠脑葡萄糖代谢率定量研究的一系列图像（图 27-3-1）。很明显，动物 PET 可用于定量监测大鼠脑主要结构的葡萄糖代谢，成为研究脑发育、脑可逆性、脑损伤及干预研究的有价值工具。

动物 PET 还用于测定心肌缺血性和梗死大鼠或小鼠模型的葡萄糖代谢和心肌血流（用^{13}N）变化，研究心肌缺血梗死范围与葡萄糖代谢的关系。Sherbrooke 大学研究小组进行了门控心肌代谢显像研究。将来，PET 将用于观察心肌缺血前的保护性干预措施、或缺血过程中、治疗后干预的效果。

二、受体显像

最早期的动物 PET 使用多种探针研究大鼠脑多巴胺能系统。动物 PET 结合正电子核素标记的

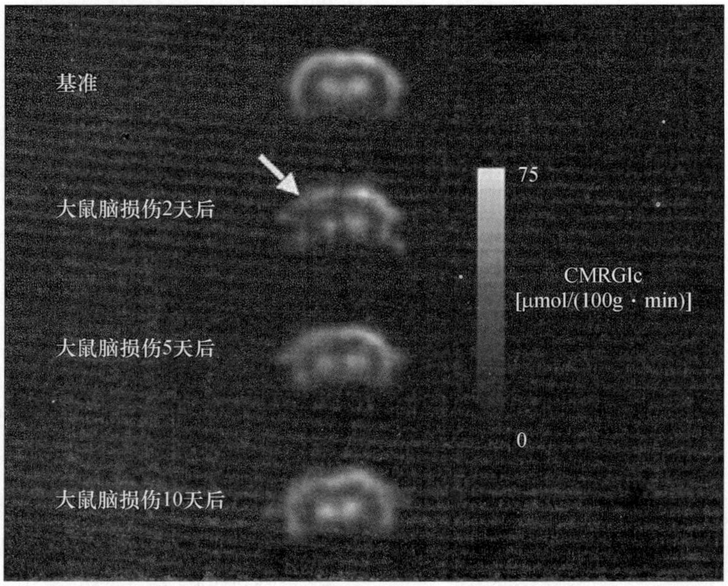

图 27-3-1　液体灌注创伤性损伤的大鼠脑，大鼠脑冠状位图像显示脑葡萄糖代谢率（CMRGlc）。注意：第二天出现代谢缺损区，第五、第十天逐渐恢复。（图像由美国加州大学洛杉矶分校医学中心神经外科 A. Moore and D. Hovda 提供）

配体可用于各类受体显像，目前研究最多的是脑多巴胺能神经递质系统。多巴胺能神经递质系统的正电子显像剂，包括反映多巴胺合成的显像剂（如^{18}F-m-酪氨酸和^{18}F-L-多巴）、D_2 受体显像剂（如^{11}C-raclopride、^{18}F-N-methylbenperi-dol 和^{18}F-氟乙基螺哌隆）及多巴胺转运蛋白显像剂（如^{11}C-CFT、^{11}C-WIN 35 428 和^{18}F-β-FP-CIT）。这些显像剂可以反映多巴胺合成、D_2 受体的结合及多巴胺转运蛋白的浓度，它们在动物脑纹状体中有高浓度摄取。这些结构在大鼠脑中又非常大，很容易区分，所以即使分辨率只达到 3～4mm，也能良好地观察，目前已经在猴脑、大鼠脑和小鼠脑中做过动物 PET 显像研究。例如，Nikolaus 等使用 Tier-PET、用^{18}F-N-methylbenperidol 作为显像剂，获得的大鼠纹状体多巴胺 D_2 受体结合放射性物质的数值与放射自显影术的测定值密切相关；他们也发现 6-羟基多巴胺诱发的帕金森病大鼠模型的双侧纹状体放射性浓度明显增加，并且损毁侧的摄取增加比对侧更显著。另外，Thanos 等用^{11}C-raclopride 结合 MicroPET 显像对小鼠脑神经化学进行了研究。

PET 可以对活体动物的大脑进行定量研究，监测神经移植的存活和功能，研究作用于 D_1 和 D_2 受体的药物功能，另外，在受体定量研究和示踪剂动力学研究等方面也做了很多工作。随着新一代动物 PET 的出现，仪器的高分辨率使容积效应减小，不同结构之间的信息丢失减少，进行进一步定量研究和显示更小病变的能力将极大提高，虽然小鼠纹状体的质量只有 15mg，但是相同的研究在小鼠中几乎都可能实现。

三、肿瘤研究

肿瘤方面的研究可能是动物 PET 的最好机会。肿瘤模型中每一个动物之间有很大变化，使用 PET 使在同一动物体内进行设计的能力增加。而且，转移瘤可以直接种植在远离动物主要器官的部位上，如大腿、肩或动物后背。这些部位的本底很低，容易进行定量分析，也可以估计部分容积效应。所以，动物 PET 可以很好地观察和监测转移瘤的蔓延。

一些 PET 探针对肿瘤模型敏感，包括 FDG，FLT，DNA 复制和细胞分化的标记物，标记抗体和抗体片断等。应用连续的 PET 研究可以评估抗体片断的定位。研究人员使用基因工程做出抗体片断，如抗-CEA 的微抗体，利用其可以与癌胚抗原（CEA）紧密结合的原理进行显像。

动物 PET 用于肿瘤显像具有一定优点。首先，研究移植原发性肿瘤模型非常简单，因为肿瘤可移植在远离主器官的部位，如动物大腿、肩和背部等。在这种情况下，可对部分体积效应进行直接校正。其次，实验动物间的变异可以有效消除，每只动物自身可作对照。此外，PET 能对动物进行全身显像，观察和监测肿瘤转移。各种肿瘤正电子显像剂如 FDG、FLT 和 FET 等均可用于动物肿瘤显像，正电子标记抗体和抗体片段也可用于肿瘤放射免疫 PET 显像。动物 PET 是评估抗体片段体内动态变化及肿瘤定位的重要工具。用^{124}I-抗癌胚抗原（CEA）微抗体（一种基因工程抗体片段）对荷瘤小鼠进行 MicroPET 显像发现，^{124}I-抗 CEA 抗体与 CEA 具有高亲和力，肿瘤可高度摄取^{124}I-抗 CEA 抗体。

四、基因表达显像

基因表达 PET 显像主要包括反义 PET 显像和报告基因表达 PET 显像两种方法。反义 PET 显像是利用正电子核素标记某一特定序列的反义寡脱氧核苷酸（RASON）作为 PET 显像剂，在体内与相应的 mRNA 片段结合，通过动物 PET 显像，可以反映目标 DNA 转录情况。反义 PET 显像是一种内源性基因表达显像，在这两种方法中尤为重要，但反义显像难度更大。

报告基因表达显像又称转基因表达显像，其研究进展比反义 PET 显像更快。该显像系统必须具备两个基本要素，即 PET 报告基因和 PET 报告探针。

报告基因表达 PET 显像技术又分为酶介导报告基因表达 PET 显像和受体介导报告基因表达 PET 显像两类。对于酶介导 PET 显像，其报告基因表达的蛋白质产物是一种酶，报告探针是正电子核素标记的酶底物，其作用机制为底物在特异性酶作用下发生脱胺或磷酸化作用。目前主要研究的 PET 报告基因是胞核嘧啶脱胺酶和单纯疱疹病毒 1 型胸腺嘧啶激酶（HSV1-tk），前者研究较少，后者研究较多。用于 HSV1-tk 显像的标记底物有两类：尿嘧啶核苷衍生物和阿昔洛韦衍生物。

PET 报告探针常用的标记正电子核素为^{124}I

和^{18}F。最常用的 PET 报告探针为^{124}I-FIAU（5-^{124}I-2'-fluoro-2'-deoxy-1-β-D-arabinofuranosyl-5-iodouracil）、^{18}F-FHPG｛9-[（3-^{18}F-1-hydroxy-2-propoxy）methyl] guanine｝和^{18}F-FHBG［9-（4-^{18}F-3-hydroxymethylbutyl）guanine］。对于受体介导 PET 显像系统，其报告基因表达的蛋白质产物是一种受体，报告探针是正电子核素标记配体，其作用机制是受体-配体特异性结合作用，经基因转导可明显提高靶细胞特异性受体的表达。

目前研究最多的是多巴胺 D_2 受体（D_2R）报告基因，最常用的报告探针为^{18}F-FESP（^{18}F-fluoroethylspiperone）。PET 报告基因（PRG）表达一种蛋白，该蛋白能够结合正电子核素标记的探针。正电子核素标记的探针与 PRG 产物相结合所形成的复合物的潴留，已经被证明与报告基因的表达水平成比例。反过来，因为感兴趣基因与报告基因有相同启动子，或直接结合在 PRG 上，所以这也反映了感兴趣基因的表达水平。报告基因与感兴趣基因受相同的启动子驱动、控制，并且一起表达。若将感兴趣基因与 PET 报告基因偶合在一起制作串联双基因，在同一启动子作用下，感兴趣基因和 PET 报告基因就可在同一水平上进行表达。PRG 的方法应用很广泛。如对肿瘤细胞进行基因标记，然后注入小动物体内，借此可以观察基因治疗的效果。研究基因治疗载体传送到实验动物的效率，肿瘤细胞与免疫系统的相互作用，当某些基因启动、关闭时基因的表达方式，都可以应用 PRG 方法。彩图 27-3-2 中小鼠携带 2 种肿瘤，每种肿瘤都有不同的报告基因，右侧：HSV1-tk 基因，左侧：多巴胺 2 型受体（D_2R）基因。小鼠注射了两种不同报告探针，每种探针对各自的报告基因系统有特异性。图像清楚地显示了每种肿瘤中报告探针的选择性。

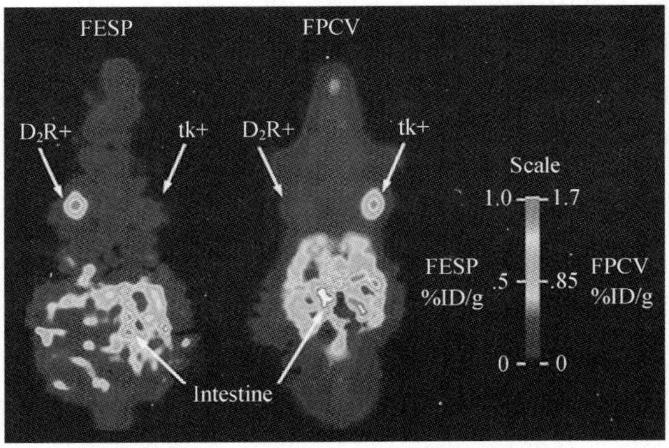

彩图 27-3-2　小鼠携带两种肿瘤细胞，每种肿瘤表达不同的报告基因，右侧的图像携带 HSV1-tk 基因，左侧图像携带多巴胺 2 型受体（D_2R）基因。小鼠体内注射两种不同的报告探针 FESP）和 FPCV，每个探针对各自的报告基因具有特异性。图像清楚表明了每种肿瘤的报告探针的选择性（图像由美国加州大学洛杉矶分校医学中心提供）

特别令人感兴趣的是，利用相同的启动子和不同的腺病毒载体，将等量滴度的、分别携带 D_2R 报告基因和 HSV1-tk 自杀基因的两种不同腺病毒载体同时给予同一只小鼠，这两种基因在小鼠体内可同时进行表达，并且这两种不同基因表达量高度相关。这样，一系列感兴趣基因的表达可用同一种 PET 报告探针进行监测，因而报告基因表达 PET 显像可成为一种通用的显像方法。

目前报告基因表达 PET 显像研究大多是在小鼠体内完成的，报告基因表达 PET 显像主要应用于重复、无创伤地测定报告基因或感兴趣基因表达的部位、表达量及表达持续时间，基因治疗的方案可以实现在动物模型体内的监测，最终实现在人类体内用 PET 显像进行监测。

PRG 方法可以用于转基因动物基因表达的监测，这种转基因动物的每个细胞都携带 PRG 基因，这样，只有 PRG 基因的启动子启动时，在特定基因的自然部位才能检测到基因表达的信号，这也使得对小鼠模型体内基因表达的观察成为可能。

动物 PET 对小鼠体内感兴趣基因和 PET 报告基因表达显像的研究，使许多其他研究工作可以进行。另外，它为发展应用临床 PET 研究人类体内基因表达显像的规律提供了一个重要实验平台。

五、生物医药学研究

动物 PET 在生物医药学研究中应用广泛，原因如下：

1. 获得动力学数据　动物 PET 可以在同一只小鼠体内获得时间-活度动力学资料，完整地描述单个动物体内生物分布及配体-受体结合动力学，反映配体的传输、结合和排出；而实验性体内解剖法或放射自显影术只能获得每只动物单个时间点资料。其优点，一是消除了动物之间的差异，提高了数据质量。这是由于同一个动物可以在不同时间点重复使用，避免了不同动物造成的差异；而且在许多研究中每一个动物可以作为自己的对照；二是减少了实验动物的数量，减少资金消耗以及因使用动物而引发的伦理问题。

Hume 等用动物 PET 对 10～12 只大鼠进行显像，就能获得多巴胺转运蛋白两种配体的饱和动力学曲线，这些资料足以建立生物数学模型，估算体内解离常数，用于计算与受体结合的药物效能、选择性、药物代谢的重要功能等。在放射性配体研究中，有一个明显优势是，使用动物 PET 可以将体内研究、体外解剖或自体放射影像与人 PET 之间联系起来。

2. 生物学分布定量测定　动物 PET 可以使用全身轴向视野，或使用多床位进行全身显像，提供有关生物学分布的有用信息。它可以在不同时间间隔内快速定量测定动物全身或局部的生物分布资料，避免了在不同时间点处死动物，经解剖获取靶器官。这种技术受到多种因素的影像，如感兴趣区的确定，分辨率的限制等，但它可以进行全面整体的评估，不需要预先知道示踪剂的清除和潴留的相关知识。由于这些研究受到 PET 缺乏化学分辨率的限制，需要补充其他的方法对放射性示踪剂的代谢产物进行定量。

3. 提供无创伤性的分子显像方法　动物 PET 与许多传统实验室方法比较，最大优点是小动物可以存活，可以反复对珍稀动物诸如病变损伤的珍稀动物或转基因动物等进行活体显像。

4. 可验证动物模型真实性　动物 PET 将 PET 技术的应用从对病人的临床诊断推广到对小动物科学实验，是验证动物模型真实性和评价药物疗效的先进工具，是连接实验科学和临床科学的桥梁。在生物医药学研究中，大量实验需要以小动物模型来模拟人类的生理生化过程，用于研究人类的生命现象和疾病起因及评价药物临床前药理，小动物模型是否能真实反映人体内生理生化特性，从而将动物实验结果外推到人体，这是一般方法难以准确判断的问题。若将动物 PET 测定的生理生化特征性影像指标与人体疾病过程中 PET 显像测定的指标进行比较判断，便能很好解决这个问题。

六、药物研究

动物 PET 通过对特异性 PET 药物参与活体代谢过程进行分子显像，可从分子水平上研究活体动物体内生理生化和功能代谢变化，也可研究临床前药代动力学和药效学。动物 PET 应用于药物研究包括诊断药物和治疗药物（含中草药）的临床前药理研究，是研究临床前药效学和药动学的先进工具，是连接临床前药理和临床药理的桥梁。

动物 PET 可测定药物在动物体内生物分布和药物代谢动力学，也可评估体内吸收剂量和临床前放射药理活性，实验中应用最多的动物是小鼠。将 PET 药物引入小鼠体内，用啮齿类动物 PET 对其进行动态显像，可获得各器官时间-放射性动态体内生物分布资料。小鼠或人体内吸收剂量可由 S-因子和小鼠体内生物分布资料估算。由于左心室取血获得的血液时间-放射性曲线与通过对肝脏进行显像获得肝脏感兴趣区的时间-放射性曲线高度相关，因而肝脏感兴趣区的时间-放射性曲线可用于估算血液时间-放射性曲线，从而结合药代动力学计算程序如 3P97，用于估算药代力学参数。此外，建立各种动物模型，用动物 PET 可以研究 PET 药物的作用机制及评价 PET 药物显像效果，并将动物实验结果推广到临床，为进一步用临床 PET 评价 PET 药物临床药动学和临床药效学提供重要实验依据。但是，动物 PET 不能区分动物体内的原型 PET 药物及其代谢物，必须借助其他仪器如 HPLC、GC-MS 及 HPLC-MS 等，才能准确测定动物体内 PET 药物代谢转化过程中所产生的各种代谢产物，这是动物 PET 在药物研究中的最大缺陷。

动物 PET 应用于治疗药物（包括中草药）研究，是动物 PET 最具吸引力和最具前景的领域，也是一个崭新领域。动物 PET 应用于药物研究，主要有直接法和间接法两种方法，各有优缺点，应根据不同应用目的选用。

直接法是用正电子核素如 ^{11}C 或 ^{18}F 直接标记感兴趣的药物，用动物 PET 动态地测定动物体内生物分布，研究临床前药物代谢动力学及药物作用机制。这种方法可以评估药物在动物体内作用部位、药物浓度和时间过程，研究药物在动物体内以受体、酶、离子通道、抗原和核酸作为靶点的作用机制。例如，Trastuzumab（一种抗 HER2/neu 单克隆抗体）是一种有潜力的肿瘤化学治疗剂。用 MicroPET 结合正电子核素 ^{86}Y 标记 Trastuzumab，对荷卵巢癌小鼠进行动态显像，可获得^{86}Y-trastuzumab在荷瘤小鼠体内生物分布和药代动力学参数，为进一步进行临床药代动力学研究提供了重要资料。直接法的主要缺点在于必须花大量时间用正电子核素标记感兴趣药物。

间接法不直接标记感兴趣药物，而是用现有的PET显像剂间接研究药物作用机制和评价药物疗效。该方法不需要花时间标记感兴趣药物，但不便于测定药代动力学参数。间接法又包括结合型PET显像剂研究法和血流灌注或代谢型PET显像剂研究法。前一种方法可通过测定感兴趣药物与PET显像剂竞争结合靶点而进行体内显像筛选药物，也可测定感兴趣药物在体内转运及其亲和力，并且只用一种PET显像剂就可测试评价与某一靶点作用的大量感兴趣候选药物。后一种方法采用血流灌注或代谢显像剂（如^{13}N-氨水、FDG和FLT等）测定药效学作用，如定量测定血流量、葡萄糖代谢及细胞增殖等，以评估药物疗效。

动物PET在药物毒副作用、给药途径、剂量学、药物立体结构和动物种类对药物疗效影响、移植治疗监测及中医药学研究中的价值还有待于进一步探索。

第四节　前景与展望

动物PET得到越来越广泛的应用，生理学家将正常或疾病模型的体外生理实验转到体内进行。许多药物公司在研制药物过程中已使用了分子显影技术。仪器的功能、价格、探针的获得、用户的满意程度将最终决定动物PET在后基因组生理学时代的应用。

一、动物PET显像仪器的研究

许多研究小组正在致力于动物PET的技术和方法学方面研究。在探头研究方面，闪烁晶体、多通道和位置敏感的光电倍增管得到了改进，目标是探头可以包括更大的敏感区，同时尺寸减小，消耗减少。

一些小组正在使用更小的LSO晶体以达到亚毫米级的分辨率和更高的灵敏度。固态探头逐步改进，使用高密度半导体材料，直接检测γ射线的方法也许值得一试。

动物PET技术日渐成熟，除了机械方面的进步，其他方面技术的应用也引起大家的重视。一个重要的方面是迭代统计重建算法（iterative statistical reconstruction algorithms）的应用，可以准确模拟扫描仪器的物理性能（如交互作用时间、探头散射等）、仪器的几何形状，减少重建过程中的误差等。与分析重建法比较，这种方法可以得到较好的空间分辨率和（或）较高的信噪比（图27-4-1）。除非探针活度有极大的提高、扫描仪灵敏度有极大的进步，这种算法将对获得亚毫米级分辨率的重建图像、得到满意的信噪比发挥重要作用。另一方面是软件的改进，以精确定量、客观分析动物PET数据。尽管许多临床PET的校正方法可以用于动物PET，但校正的量还是存在很大不同的。系统使用了不同的探头技术，就要有不同的方法来校正，软件和硬件都很关键。

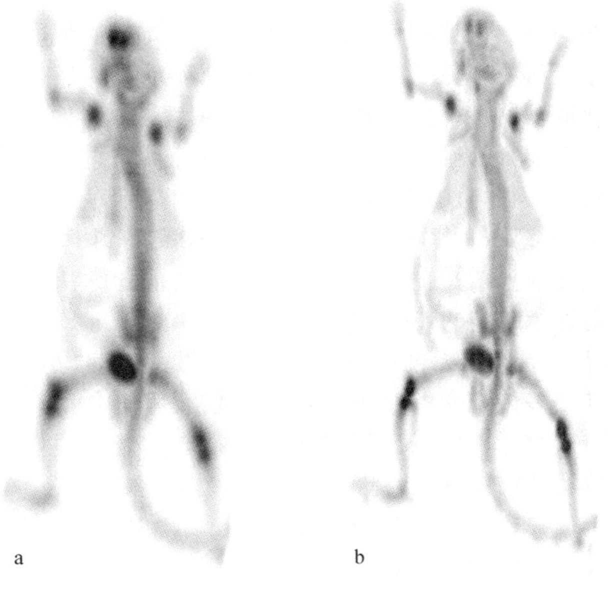

图27-4-1　使用UCLA微型PET对小鼠进行全身骨扫描（^{18}F-氟化物离子）。a图的图像是用标准三维滤波反投影技术得到的重建图像。b图图像使用可以降低统计学误差的MAP算法，空间分辨率得到明显提高

二、分辨率的限制

分辨率的限制是PET应用的重要影响因素。^{18}F标记探针的分辨率最高能达到1mm。目前，空间分辨率低于1mm的动物PET已经出现，重建体内图像的分辨率要达到这个水平尚有待研究。这可能是由于在信噪比合理的情况下，需要实验动物有非常高的放射性计数才能达到亚毫米级的分辨率。为了达到亚毫米级的分辨率，除了使用统计学重建法，还要使用高活度的示踪剂，另外还需要极大提升动物 PET 的灵敏度和计数率的能力。分辨率可以达到的上限还不清楚，但对于 ^{18}F 标记的显像剂，据估计应在 0.5～0.75mm 范围内。^{11}C 由于发出能量更高的正电子，所以其显像的分辨率可能更差一些。使用这个分辨率（0.5～0.75mm）为小鼠脑显像时，可以提供 3 000 个分辨率元素，这对于许多研究已经足够用了。相应的，在分辨率为 5～10mm 时，现在的典型临床 PET 可以达到 7 000 分辨率元素。图 27-4-2 对比了几种分辨率不同的显像技术：临床 PET（64μl）、目前的动物 PET（8μl）、新一代动物 PET（1μl）和自体放射显影（0.008μl）。

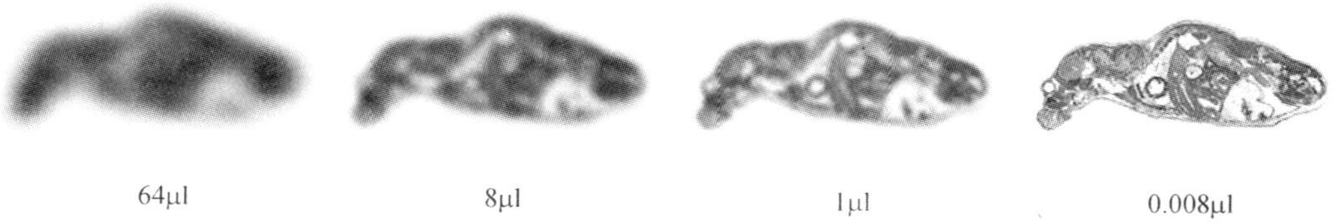

图 27-4-2　几种显像方法空间分辨率的差别：临床 PET（64μl），目前一代动物 PET（8μl），新一代动物 PET（1μl），自体显影（0.008μl）（图像由美国加州大学洛杉矶分校医学中心 S. Cherry 和 M. Phelps 提供）

三、多种模式的小动物显像

PET 图像使用特异性分子探针，只作用于某些类型的细胞，很难进行解剖定位。在许多研究中，摄取显像剂区域的解剖部位只能从 PET 图像上进行猜测，有时还需要解剖动物加以确认。更好的办法是将 PET 显像与高分辨率的无创形态显像（如 CT、MRI）结合，同时提供功能和解剖信息。最有效、准确的方法是在一个系统中整合多种显像方式，目前 PET/CT 已经用于临床人类显像。

专门由于小动物显像的高分辨率微型 CT 已经出现。在 UCLA，研究人员整合两个公司的产品：Concord 公司的微型 PET 和 Imtek 公司的 Micro-CAT。由于 MRI 图像的软组织对比好，不同组织的波谱系列变化具有特征性，人们对 MRI 与 PET 的融合也很感兴趣。解剖学数据的提供，不仅提供了形态学上的信息，而且通过快速低噪声衰减校正和部分容积校正，还可以提高 PET 信号的定量功能。在图像重建过程中，解剖信息可作为预告信息，以减少重建图像的噪声。

四、在基因筛选中的应用

在小鼠显型的筛选技术上，关键问题是如何将基因型和产物显型在分子或解剖水平上联系起来。显像是其中一个解决方法，微型 PET/CT 可以在一个装置上同时进行解剖和分子显像，功能强大。但要求 PET 图像具有较高的可重复性（由于麻醉、探针聚积等原因造成了变化）及高信噪比，可以在极短的时间内得到高分辨率的图像，另外，还要有强大的图像处理工具来处理采集到的大量数据。

五、结束语

各种动物 PET 已用于生物医药学研究，是实验科学和临床科学的重要桥梁。许多动物 PET 系统已经研制成功，新仪器的设计目前正在研究中，低价、高性能、高分辨率、使用更方便的微型动物 PET 扫描仪是将来发展的必然趋势。

由于受到分辨率、灵敏度、探头技术、图像重建算法、扫描仪几何形状等限制，PET 的物理极限还没达到。既可以提供生理信息，又可以提供解剖信息的多种显像形式相互融合体系的应用，将成为将来动物 PET 的发展方向。

动物 PET 在现代生物学和药理学研究中的地位正在逐步确立，它提供的从小鼠到人的重要体内信息引起人们对其重要性的认识；而对动物 PET 的需求将会促进旧技术的进步及新技术的不断出现，这些技术又会迅速提高动物 PET 的空间分辨率及图像质量。目前，动物 PET 已在国外得到飞速发展，国内有条件单位也已引进，推动了我国分子影像学和生物医药学研究的发展。

（李　乾）

参考文献

[1] Lecomte R. Technology challenges in small animal PET imaging. Nuclear Instruments and Methods in

Physics Research A，2004，527：157-165.

[2] Guerraa AD，Belcaria N，Mottaa A，et al. Latest achievements in PET techniques. Nuclear Instruments and Methods in Physics Research A，2003，513：13-18.

[3] Myers R，Hume S. Small animal PET. Eur Neuropsychopharmacol，2002，12：545-555.

[4] Chatziioannou AF. PET scanners dedicated to molecular imaging of small animal models. Mol Imaging Biol，2002，4：47-63.

[5] 王世真. 分子核医学. 北京：中国协和医科大学出版社，2001：107-111.

[6] 唐刚华. 小动物 PET 及其在医药学研究中的应用. 中国药理学通报，2004，20：486-91.

[7] Cutler PD，Cherry SR，Hoffman EJ，et al. Design features and performance of a PET system for animal research. J Nucl Med，1992，33：595-604.

[8] Chatziioannou AF，Cherry SR，Shao Y，et al. Performance evaluation of microPET：a high-resolution lutetium oxyorthosilicate PET scanner for animal imaging. J Nucl Med，1999，40：1164-1175.

[9] Qi J，Leahy R，Cherry S，Chatziioannou A，et al. High-resolution 3D Bayesian image reconstruction using the microPET small-animal scanner. Phys Med Biol，1998，43：1001-1013.

[10] Hume SP，Gunn R，Jones，T. Pharmacological constraints associated with positron emission tomographic scanning of small laboratory animals. Eur J Nucl Med，1998，25：173-176.

[11] Ingvar M，Eriksson L，Rogers G. A，et al. Rapid feasibility studies of tracers for positron emission tomography：high-resolution PET in small animals with kinetic analysis. J Cereb Blood Flow Metab，1991，11：926-931.

[12] 付占立，王荣福. FDG PET 显像的定量及半定量分析. 中华核医学杂志，2004，24：313-317.

[13] Green LA，Gambhir SS，Srinivasan A，et al. Noninvasive methods for quantitating blood time-activity curves from mouse PET images obtained with fluorine-18-fluorodeoxyglucose. J Nucl Med，1998，39：729-734.

[14] Bloomfield PM，Rajeswaran S，Spinks TJ，et al. The design and physical characteristics of a small animal positron emission tomograph. Phys Med Biol，1995，40：1105-1126.

[15] Melcher CL. Scintillation crystals for PET. J Nucl Med，2000，41：1051-1055.

[16] 朱朝晖. 用于小动物实验研究的微型正电子发射断层扫描技术. 综述与专论，2001，4：1-4.

[17] 邱飞婵. 小动物 PET 及其在生物医学研究中的应用. 国外医学·放射医学核医学分册，2004，28：241-245.

[18] Tai YC，Chatziioannou A，Siegel S，et al. Performance evaluation of the microPET P4：a PET system dedicated to animal imaging. Phys Med Biol，2001，46：1845-1862.

[19] Seidel J，Gandler WR，Green MV. A very high resolution single-slice small animal PET scanner based on direct detection of coincidence line endpoints. J Nucl Med，1994，35：40.

[20] Ingvar M，Eriksson L，Rogers GA et al. Rapid feasibility studies of tracers for positron emission tomography：high-resolution PET in small animals with kinetic analysis. J Cereb Blood Flow Metab，1991，11：926-931.

第 28 章

PET/CT 在分子医学中的应用

第一节 概 述

一、分子医学简介

21 世纪伊始至今，医学模式从以细胞病理学为基础的传统医学模式向以分子生物学、分子细胞学、分子药理学以及现代计算机技术等为基础的分子医学模式转变，分子医学成为现代医学的重要组成部分。因此，必须提高对分子医学的认识，从基因、蛋白质等分子水平研究疾病的发病机制与发展机制，从而对疾病进行早期预防、诊断和治疗。

"分子医学"一词是 1994 年由生物医学前沿领域的著名科学家在权威杂志和专题学术会议上以标题形式提出的。1994 年 2 月，美国国立卫生研究院（NIH）肿瘤研究所的卡普（Karp）和布罗德（Broder）在《癌症研究》杂志上发表了一篇题为"分子医学的新方向"的长篇评论，详细介绍了分子医学的主要进展。1994 年 9 月，《自然》杂志在美国旧金山组织举办了"分子医学研讨会"，并发表题为"分子医学的挑战"的短文，就分子生物学发展对医学的影响及面临的问题进行了评论。1995 年，《分子医学》杂志正式创刊；它是分子医学领域里进行基础和临床研究的科学杂志，标志着现代生物医学已进入了分子医学的新阶段。

按照卡普等人的定义，分子医学的内容包括：发现控制正常细胞行为的基本分子；弄清基因异常表达、基因相互作用的紊乱与疾病发生之间的关系；通过检查和纠正这些异常基因对疾病进行诊断、治疗和预防。

（一）疾病的分子机制

分子生物学迅猛发展及向医学广泛渗透首先是在基础研究方面，即阐明了一些调节细胞行为的分子系统，如细胞信号传导的分子基础，一些重要的酶和生物分子的结构功能及其编码基因，癌蛋白、抑癌蛋白及其基因，细胞信息分子如细胞因子、神经肽等。这些知识的积累使我们对疾病发生的分子机制有了更深入的了解。

早在 1898 年，加罗德的一个小男孩，患了尿黑酸症（alkaptonuria）。这种病人的尿一接触空气就变成黑色。接着，人们又发现了使尿变黑的化学物质是由食物中所含的一种氨基酸（酪氨酸）转变而成的。现在已明了，尿黑酸症是一种常染色体隐性遗传疾病，由于患者体内先天性缺乏尿黑酸症氧化酶基因的表达，致使酪氨酸代谢过程中的中间产物—尿黑酸不能被分解氧化而堆积增多，并大量从尿中排出。

1949 年，波林发现镰刀型细胞贫血症（患者的红血细胞为镰刀形）与血红蛋白结构异常相关。病人血红蛋白所带的电荷不同于正常人；而且在氧气压力低的时候，这种异常蛋白的溶解性更低。在这种情况之下，"镰刀型细胞"的血红蛋白会沉淀形成长针状结构，进而使血红细胞变形成典型的镰刀状。这些血红细胞不能有效通过机体的毛细血管，因此阻碍组织器官获得氧气。镰刀型细胞比正常血红细胞更脆弱，从而导致患者贫血。与此同时，密西根大学遗传学专家詹姆斯·尼尔（James Neel）发现镰刀型细胞贫血症是一种遗传异常疾病，表现出孟德尔遗传现象。英国科学家弗农·英格拉姆（Vernon Ingram）等人也发现引起该贫血症的突变是由于一条单一肽链上的一个氨基酸被另一个氨基酸替换所致：因为基因序列上一个碱基的改变导致了遗传密码的改变，最终致使相应多肽链上氨基酸的变化。

1975—1985 年间，一系列实验表明，癌症，不管其产生的直接原因是什么，其本质都是一个高度保守的、被称为癌基因（oncogene）的基因家族通过修饰或过量表达被激活的结果。这些基因参与了细胞分裂的控制；它们的产物为一个调节网络的组成部分，该网络将细胞外面的信号分程传递到细胞核中，使得细胞能够调整它们的分裂速度来适应有机体的需要。这些发现便构成了所谓的“癌基因模式”。在接受癌基因模式时，大多数生物学家都承认研究这个基因小家族是理解癌症转化的最佳途径。这些基因结构及功能的改变被认为是癌症发生的起因。这样，癌基因模式就是一个对象（细胞癌基因和它们的产物）的集合以及鉴定这些癌基因及其产物的结构和功能的方法的集合。

（二）疾病的基因诊断

总体而言，疾病的基因诊断主要可分为两类：①单基因疾病的诊断：一般可在临床症状出现之前作出诊断，不依赖临床表型；②有遗传倾向的复杂疾病的易感基因筛查，如高血压、冠心病、肥胖症等。

许多疾病是由于基因的结构和功能发生改变所致，最明显的是遗传病，如某些重症联合免疫缺陷病就是由于腺苷脱氨酶（ADA）基因缺陷引起的。目前已知与基因改变有关的遗传病有近5 000种。此外，癌症的发生、发展和转移与特殊的基因变化有关。有些肿瘤，如乳腺癌等具有明显的家族遗传性。这些疾病的基因变化在胚胎时期或症状没有出现时就已经发生，因此都可以应用基因诊断的方法进行早期诊断。美国前副总统汉弗莱（Humphrey）在1967年发现膀胱内有一肿物，病理切片未发现癌细胞，于是诊断为良性“慢性增生性囊肿”，未行手术治疗。9年后，却被确诊为“膀胱癌”。1994年，研究者用灵敏的PCR技术对汉弗莱1967年的病理切片进行了*p53*抑癌基因检测，发现当时的组织细胞虽在形态上还未表现出恶性变化，但其*p53*基因的第227个密码子已经发生了一个核苷酸的突变。就是这个基因的微小变化，使其抑癌功能受损，导致9年后细胞癌变的发生。这说明，在典型症状出现之前的很长时间，细胞癌变的信息已经在基因上表现出来了。因此，基因诊断不但更特异，而且非常灵敏。一些外源性病原体如病毒、细菌、寄生虫等引起的传染病，应用PCR技术在感染早期即可用少量标本（有时只需一个细胞）迅速准确地确定病原体的存在。目前已可对几十种传染病进行基因诊断。

现在，确认与遗传相关性的疾病越来越多，如高血压、冠心病、关节炎、糖尿病、精神病等都具有明显的遗传倾向。从广义上讲，大多数疾病都可以从遗传物质的变化中找到原因。而从技术上看，只要找到了与疾病相关的基因，基因诊断便可以实现。

（三）疾病的基因治疗

基因治疗包括体细胞基因治疗和生殖细胞基因治疗。体细胞基因治疗主要是对病变细胞进行基因修饰或替代，一般不会影响后代的遗传性状。经过20多年在社会伦理学方面的讨论和技术上的不断改进后，目前已进入临床实施。从理论上讲，最适合基因治疗的是单基因缺陷的遗传病。如血友病B是由于缺乏凝血因子IX引起的出血性疾病，那么将编码因子IX的基因导入病人体细胞，并使之表达，即可治疗此病。我国薛京伦教授等已成功地将人凝血因子IX的基因经反转录病毒载体导入患者自身的成纤维细胞；他们将此工程化的细胞经皮下注入患者体内，获得了因子IX的成功表达，取得了一定的治疗效果。目前已确认，由于单基因缺陷引起的遗传病就有3 000多种，因此遗传病是基因治疗的一个主要目标。从目前的实践来看，基因治疗在肿瘤上的应用较多，技术也较成熟。据统计，1994年6月，全世界已批准实施的90个基因治疗方案中，69%是治疗肿瘤的，只有19%是治疗遗传病的。主要原因是肿瘤基因治疗的目的比较单纯，只要消灭靶细胞（肿瘤），不一定需要外源基因的持续表达；此外，肿瘤病人较多，也易于接受基因治疗。目前用于肿瘤基因治疗的基因种类很多，主要有：细胞因子和造血因子的基因、耐药基因、抑癌基因、黏附分子的基因、组织相容性抗原的基因、脱氧胸苷激酶（TK）基因、抗肿瘤抗体的基因、反义RNA等。这些基因导入肿瘤细胞后都不同程度地降低了成瘤性，增强了免疫原性，在实验动物研究中取得了一定的成功，但从临床治疗效果看，人肿瘤基因治疗尚未见有令人印象深刻的成功报道。目前肿瘤基因治疗仍是一种疫苗式的治疗方法，各种基因工程化的肿瘤细胞是否比传统的瘤苗加佐剂的方法优越，目前尚未定论。可以认为，肿瘤的基因治疗若不能超越目前这种疫苗式的模式，其应用可能是极其有限的。

除遗传病和肿瘤外，艾滋病、心血管系统疾病也都是基因治疗可供选择的疾病。随着基础研究的进展和技术的进步，可供基因治疗的疾病必将进一步扩大，基因治疗的重要性也将日显突出。

生殖细胞的基因治疗以校正生殖细胞中的缺陷基因为目标，因而是一种更彻底的基因治疗。但对生殖细胞进行遗传操作所产生的性状可以世世代代传下去，因而在安全性和伦理问题上一直存在很大的争议。目前人类对整个人体基因组的结构及其活动规律知之甚少，尤其对胚胎发育过程中的细胞分化、器官形成的调控机制还不很清楚，生殖细胞的基因治疗在基础理论、技术水平，以及社会公众的接受程度上尚不成熟，因此在短期内还没有进入临床的可能。

基因治疗得以实现，除了在基础理论研究方面的进展以外，在技术上主要得力于：基因克隆技术的发展，使确定和分离与疾病相关的基因成为可能；基因载体系统的完善，尤其是反转录病毒载体系统的建立，使基因转移的效率大大提高。

（四）疾病的基因预防

1990 年沃尔夫（Woff）等发现，将带有外源基因的质粒直接注射到小鼠的肌肉中，可使这种“裸露的 DNA”直接进入肌细胞，并表达出相应的蛋白质。随后的研究进一步发现，将带有甲型流感病毒核蛋白编码基因的质粒注射到小鼠肌肉内，可使小鼠能经受致死剂量的甲型流感病毒的攻击。这种裸露的 DNA 通过滴鼻和肠道也可以进入细胞，并获得成功的保护性免疫。这种具有疫苗作用的裸露 DNA 称为“基因疫苗”（gene vaccine）。由于传统疫苗的制备是一个耗资、费时的复杂过程，而基因疫苗可以大大地简化这种制作过程，显然具有很大的社会效益和经济效益。科学家们认为，基因疫苗的出现“极大地改变了传统疫苗的概念”，是“现代疫苗学中最激动人心的事件”，它在艾滋病、肿瘤和多种传染病的预防上都可能有广阔的应用前景。

从广义上讲，疾病的基因预防还应包括对有遗传缺陷的胎儿进行人工流产。目前的技术已能对妊娠 8 周的胎儿进行基因诊断，几千种单基因缺陷的遗传病和更多的多基因缺陷的遗传病，都有可能在胚胎时期获得诊断而被“消灭”在萌芽时期、从而大大减少家庭和社会的沉重负担。

此外，在肿瘤的预防上，由于某些肿瘤有明显的家族遗传性，例如乳腺癌。最近，乳腺癌敏感基因已被分离出来，从理论上讲对这种乳腺癌的后代预先进行基因替代，就可预防乳腺癌的发生。某些高胆固醇血症是由于低密度脂蛋白受体表达低下引起的，用基因导入法可提高这种受体的表达，从而降低胆固醇的水平，减少心脏病的发生率。随着越来越多疾病的分子基础被阐明，基因预防将会成为预防医学中的一种重要手段。

二、分子医学的国内外进展

（一）机遇和挑战

生物大分子核酸和蛋白质的研究将生命科学带进了分子层次。自 Watson 和 Crick 于 1953 年创立 DNA 双螺旋结构模型，人类便真正进入了解码生命的时代，生物化学与分子生物学的学科体系逐步形成和完善，相关的理论和技术推动了整个生命科学的发展。从 1901 年到 2004 年，在 103 项诺贝尔生理学或医学奖中，有 64 项颁发给了生物化学与分子生物学领域的杰出研究者。

分子生物学对医学的影响无疑是深远的，它将现代医学带入了分子医学时代。20 世纪 50 年代后，分子医学领域取得了一系列重大的成就，如 1956 年，Ingram 第一次将镰状细胞贫血的原因确认为是一个蛋白分子中的一个氨基酸发生了改变；1976 年，癌基因的发现开创了肿瘤治疗的新纪元；1990 年，第一例真正意义上的基因治疗实施，等等。

进入 21 世纪，分子医学面临着更多的机遇和挑战，比如抗肿瘤药物市场的重大变化：全球 15 个重大抗肿瘤药物的销售在 2005 年达到 218 亿美元，其中 4 个分子靶向治疗药物已经与 7 个细胞毒药物的销售额平分秋色。2006 年，美国 FDA 批准的 3 个抗肿瘤新药均为靶向治疗药物，标志着分子靶向药物时代的来临。

分子医学方兴未艾，仍然有众多的问题要探讨。2005 年，*Science* 杂志在创刊 125 周年之际，面向全球科学家征集科学问题，在最重要的 25 个问题中，关于医学的重要问题有 4 个：遗传变异与人的健康的关联程度到底有多大？器官再生的机制？能否选择性关闭免疫反应？有效的 HIV 疫苗是否可行？这些问题都需要分子生物学家和医学家的联合攻关方能解决。

分子医学在面临着巨大机遇与挑战的同时，也面临着许多问题和争议。在如何面对已经发现的致病基因方面，医生和病人都面临着抉择。1994年发现了*BRCA*基因突变携带者的乳腺癌和卵巢癌发生率大大增高，但是由于不能确定环境因素对癌症发生的影响，从医生的角度，仍然不知道到底应该向病人推荐什么样的预防方案。从病人的角度，一旦得知自己是基因突变的携带者，更愿意选择极端方法，例如加拿大的一项调查表明，约65%的*BRCA*基因突变健康携带者愿意行双侧卵巢切除术；25%赞成双侧乳腺切除术。有些病人确实可能受益；但是，*BRCA*基因的突变除了高比例发生乳腺癌和卵巢癌以外，还有胰腺癌、范克尼贫血等发生。这样的抉择将十分困难，尤其在中国目前这种畸形的医患关系下，做出决定将更为困难。

个体基因解析为我们描绘了疾病个体化治疗的前景，但因个体基因数据的公开可能带来社会歧视、医疗保险歧视、就业歧视等，也同时为人们所关注。个体基因以至于群体的特征分析可能为世界带来什么？战争还是和平？和谐发展还是种族灭绝？仍然是个未知数！

科学家的睿智以及广阔的人文视野是科学造福于人类的保证。医疗技术对于病人的意义至少不能冲淡人文关怀，分子医学也必须时刻以人为本。

（二）中国分子医学的主要研究发展方向

首先，从战略上看，应改变传统的单个实验室独立运作模式，发展为基础、临床和技术转化的“一体化”研究模式：分子医学产生于医学与科技的综合并受这种综合所驱动。尽管人类基因测序已经完成，但仍有2/3的基因功能尚不清楚。传统的单个实验室的环境，或因规模、基础设施不足，或因学科技术的局限，无法实现分子医学的宏图，而基础、临床和技术转化的“一体化”研究模式将促进并优化相互之间的协作、交流和有机整合。

其次，在研究重点方面，应该结合中国的国情，寻找主攻方向和突破口。比如，心血管疾病的年发病人数在中国高达1亿，占死亡率的34%，可以心血管疾病为侧重，逐渐扩展到糖尿病、癌症和传染病等其他主要疾病，并建立研究基地和基础设施。北京大学分子医学研究所的主要目标就是，鉴别与多种心血管疾病相关的遗传变异，确定细胞信号网络中的分子机制及其病理异常，以发展遗传诊断、药物基因组学和以特定信号通路为靶标的新药物。

又如，肝脏疾病在中国人群的发病率很高，世界上1/3的乙肝病毒携带者在中国，且每年有28万中国人死于这种疾病。鉴于此，国际人类蛋白组学组织HUPO启动了一项由中国科学家领衔的国际分子医学合作研究计划——国际人类肝脏蛋白组计划，旨在确定人类肝脏蛋白表达谱和蛋白-蛋白相互作用机制，并创建一个抗体库，将蛋白组学方法和功能基因组学相结合，揭示肝脏疾病重要的生物标记和治疗靶点。

再比如，由于中国很可能是东亚非人灵长类物种最丰富的国家，丰富的灵长类资源为中国在许多领域开展研究并寻求突破奠定了基础，非人灵长类的研究在中国尤为重要。20世纪80年代后期，随着中国的对外开放及一些在国外得到很好训练的研究人员回国，分子生物学技术，如DNA分析技术被引入到了分类学研究中，尤其是系统进化方面的研究，使得多年争论的中国仰鼻猴属和长臂猿几个种的分类地位问题得到了解决。近来，灵长类研究正在成为中国未来最有希望的重点研究领域，灵长类将成为促进中国生命科学某些领域取得发展或突破的一个重要载体，如人类疾病模型、药物开发、神经科学、基因组学和进化生物学、干细胞以及治疗性克隆的基础研究。

中国是分子医学成长的沃土，中国的分子医学研究也正在得到世界的认可，但还需在多个重要领域做出大的改进，包括建立更有效的研究机构运行机制，避免官僚作风并适应大规模科学协作与整合；鼓励研究机构间的人才流动，以促进科学家之间以及科研机构之间的良性竞争与业绩奖励，努力留住优秀科学家和训练有素的博士后人才；进一步改进研究基金的同行评审制度，尽快颁布和施行有关保护生物医学研究产出的知识产权的法规。

（三）分子医学的社会、伦理问题

分子医学与传统医学最根本的区别在于前者可在基因水平上对疾病进行操作。对遗传物质的操作可能引发的后果一开始就是科学界和公众关注的问题。早在20世纪70年代初，基因重组技术刚开始出现的时候，以美国著名分子生物学家伯格（Berg）为首的11名科学家共同呼吁禁止开展基因工程的研究，并得到了美国国立卫生研究院的赞同。

科学家们对自己的研究工作可能产生的严重后果公开唤起公众的注意，这在科学史上还是第一次，说明科学家对遗传物质的操作所取的态度是极其谨慎的。在那以后，利用基因工程技术在大肠埃希菌中生产预定的蛋白质分子被证明是无害可行的，在 20 世纪 80 年代以来得到了迅速的发展，但将基因操作直接应用于人类疾病的治疗则与一般的基因工程不同。对体细胞基因治疗，人们主要关心以下两个问题。其一，是否会引起插入突变。因为外源基因随机插入缺陷细胞的基因组可能会破坏调节细胞生长的基因，导致不可预料的后果。此外，外源基因的插入也有可能导致细胞癌基因的激活，从而出现肿瘤的危险。其二，是否会导致复制型病毒的产生。外源基因一般由病毒载体导入细胞，而这些病毒载体有可能通过同源重组产生新的复制型病毒。这种新病毒如果像艾滋病毒那样不可控制，后果将不堪设想。通过大量的动物实验研究以及载体构建的不断完善，目前体细胞基因治疗已为公众理解和接受。从目前的临床治疗结果看，尚未发生上述预料的可能会发生的问题，但其远期效果尚待观察。

生殖细胞基因治疗的社会伦理问题是一个不可避免、而又值得严重关注的问题。因为从医学的角度看，生殖细胞基因治疗可以从根本上纠正缺陷基因，切断其向后代传播的可能性，在实践上有其实施的必要性。此外，从分子生物学目前的发展速度看，生殖细胞基因治疗的理论和技术问题在不远的将来都会得到解决，因此在实践上具有可能性。但它确实又是一把“双刃剑”。对生殖细胞的遗传操作一旦可以实现，其潜力肯定将不只是限定在基因治疗这一小范围内。它将给人类提供改变人类本身的无限可能性，以至于可以达到“随心所欲”地进行“改造人种”的程度。很显然，生殖细胞的基因操作一旦被滥用，其后果将会是极其严重的，因此必须进行充分的社会伦理方面的讨论，并在进行大量严格的实验动物研究，在证明其安全可靠的基础上，根据严格制定的程序，有控制地进行。最近美国“重组 DNA 顾问委员会”已成立了一个专门小组，负责组织讨论生殖细胞基因治疗的问题，说明这个问题已经提到议事日程上来了。

生物技术全面应用于医学临床，必将大幅提高医疗费用。目前，多数生物分子治疗的价格都十分昂贵，但有的效果并不理想。因此，进一步提高治疗效果并尽可能降低价格是分子医学面临的一个十分现实的问题。

第二节　核医学（SPECT、PET）、影像医学（B 超、CT、MRI）、荧光和光学等在分子医学的作用和地位

一、分子影像学与分子医学

分子医学与传统医学的主要不同在于：前者对疾病的认识和操作都是在分子和基因水平上进行的，从分子水平阐述基因组、基因、基因转录及其调控、细胞周期和信号转录等分子机制与疾病发生的关系；从基因水平和分子水平对疾病进行诊断、治疗和预防。分子医学的主体内容是分子生物学在医学中的应用，涵盖了分子生物学主要的理论和技术体系，但又侧重于其在医学领域的应用。影像学在分子医学的基础研究及临床应用中都扮演着重要的角色，分子影像学既是分子医学的重要技术手段，又是分子医学的重要内容之一。

（一）分子影像学概述

1. 分子影像学的概念　广义上的分子影像学（molecular imaging）可以定义为在细胞和分子水平对体内生物学过程进行描述和测量。它是医学影像技术和分子生物学相结合的新学科，利用现有的一些医学影像技术，主要是 PET、MRI 和光学成像，对人体内部生理或病理过程在分子水平上进行无创、实时的成像，直接显示疾病分子水平的异常，即从生理、生化水平认识疾病，阐明病变组织生物过程的变化、代谢活性的高低、病变细胞的基因表达、病变细胞是否存活以及细胞内的生物活动状态等，为临床早期诊断、治疗疾病以及研究疾病的发生机制提供分子水平信息。分子影像学有别于传统的医学影像，后者不是直接显示疾病分子水平的异常，而只是显示分子改变所导致的形态学改变。

与其他学科相比，分子影像学的独特优势在于：①将复杂的生物学过程（如基因表达、生物信号传递等）变成直观的图像，便于更好地在分

子水平上理解疾病的机制及特征；②能够发现疾病（如肿瘤）早期的分子变异及病理改变过程，这是传统手段无法检测到的；③可在活体上早期、连续性地观察药物治疗及基因治疗的机制和效果；④实时地监视多个分子事件；⑤评估疾病分子病理水平上的进程。

2. 分子影像技术　分子影像技术有三个要素：分子探针，信号放大和高灵敏探测。在这三大要素中，分子探针最为重要，它是实现信号放大和高灵敏探测的首要前提。在大多数情况下，实现分子显像需要从外面输入一种分子（分子探针），这种分子与细胞内另一分子（靶分子）相结合，而且是特异结合。分子影像学中分子探针的作用，就是使得靶分子可以被显示。具体来说，人们常常需要对所研究的人体内部的“靶子”进行标记才能成像。为此，要将微量的分子探针输入到人体内，用它标记所研究的“靶子”；因而分子探针也被称为标记分子，具有特异性，可以反映人体内部单一的分子事件。对于某种疾病的诊断，要选用与此种疾病相关的特异性分子作为分子探针。

对分子探针的要求，最重要的是：第一，分子探针必须具有生物学兼容性，而且在人体内部能够参与正常的生理过程。分子探针的含量往往非常少，并不影响所研究的组织系统。第二，分子探针必须能够有效地到达靶器官，以及细胞内的“靶子”。在人体内部存在一些生理屏障，分子探针必须克服这些生理屏障而到达靶分子。第三，对于医学、分子生物学以及细胞生物学家来说，重要的是要把非常独特的靶分子找出来。这些分子探针只标记“靶子”，至于无关的其他部位，在成像时这些分子探针必须被清除掉。

分子影像技术的另两个要素是信号放大和高灵敏探测。由于分子探针的浓度只有纳摩尔甚至皮摩尔水平，成像信号很小，需要在体内增大这些信号；特别是对探测灵敏度较低的仪器而言，更要放大信号。由于分子影像技术的信号小，因此需要有高灵敏度的仪器在体外探测信号。分子影像技术除了要求探测灵敏度高之外，也要求仪器本身具有高的时间分辨率和空间分辨率。

分子影像技术常用的探测方法有核探测方法、核磁共振方法、光学方法等。这些方法在探测灵敏度、空间分辨率、时间分辨率等性能方面各有优缺点，应视需要解决的问题来选择。

核探测方法是用放射性同位素标记探针来进行分子显像，灵敏度很高但空间分辨率较低，目前微型 PET 的立体空间分辨率已达到 1mm。核磁共振方法在研究功能图像时可获得高分辨率的结构图像；此外，还可进行核磁波谱成像。目前，磁共振成像的空间分辨率可达微米量级。核磁共振方法的空间分辨率和时间分辨率都好，但灵敏度低（水平或更低）。光学方法常用近红外 OCT，设备较简便，但近红外线穿透深度较小，扫描范围一般在 2～3mm 的浅层。

分子影像技术在疾病早期诊断和治疗，以及研究疾病发生和发展的生物学特性方面有重要作用。不仅如此，它已被尝试应用于其他领域的研究。例如，在分子生物学方面，研究活体内部分子在细胞水平和分子水平上的功能过程；在医学方面，研究活体内部和整体微环境的病理过程；在药学方面，研究活体内部药物代谢动力学，以及新药物的开发与筛选等。此外，在农学方面也有新的应用，例如研究光合作用机制、生物固氮机制等。

总之，分子影像领域是分子生物学、化学、物理学、核医学、放射医学、计算机科学等学科的交叉研究领域，对人类健康具有重大意义（图 28-2-1）。

二、核医学分子影像学

（一）概述

分子影像学是分子生物学和现代医学影像学相结合的产物，是目前最高层次的显像技术。它综合了数学、计算机学、物理学、化学、生物化学、细胞学、分子生物学、临床医学和现代药学的最新成果，能高灵敏度和高特异性地反映活体器官、组织和细胞在分子水平上的生理情况和病理变化结果，达到无创性、动态性、功能性和代谢性显像的目的，在人类生命科学和现代医学事业的发展中具有划时代的价值和作用。

核医学是现代医学发展的标志之一，是一门以交叉性和创新性为主要特征的高新技术学科，在基础医学、临床医学乃至整个生命科学研究中，有着十分广泛的应用。特别是正电子断层显像、单光子发射计算机断层显像、微型正电子显像和分子生物学、现代药理学的结合，开辟了核医学分子影像技术的新领域，被公认为现代医学高科

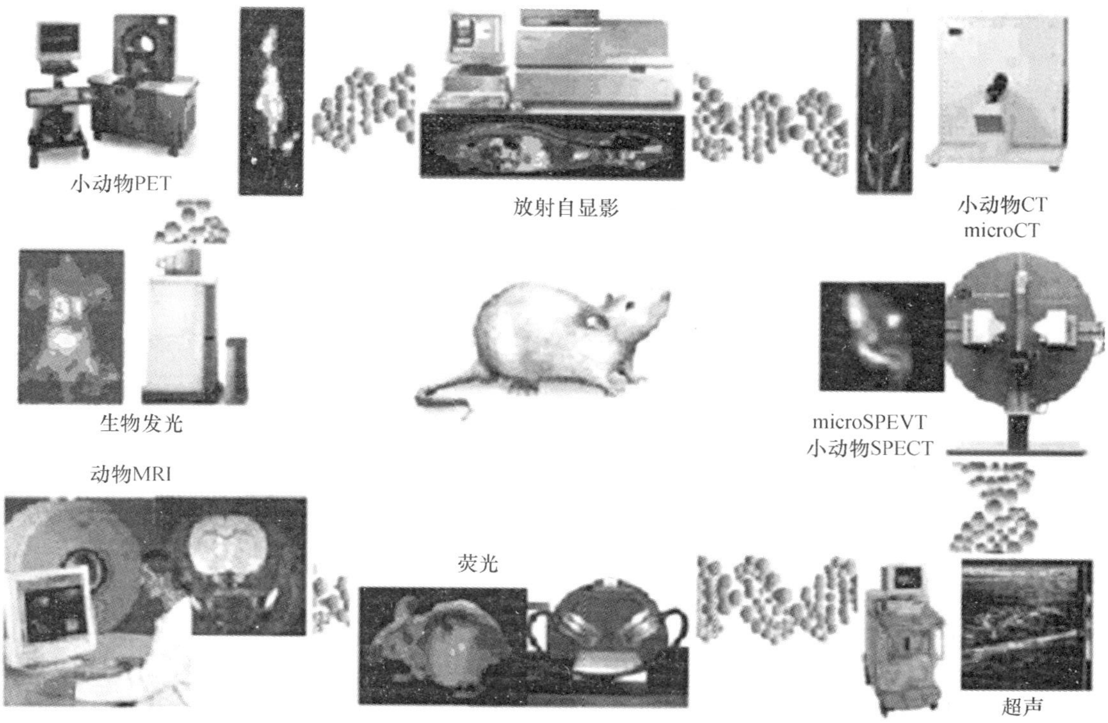

图 28-2-1　小动物显像的多种影像模式

技之冠。

核医学分子影像学（简称核分子影像学）是利用放射性核素标记的分子探针与靶分子的高度特异结合，通过核探测器，以图像的形式反映体内某一个特定的分子事件的过程，是目前最成熟的分子影像技术，具有灵敏度高、可定量以及可由动物实验结果直接推及临床等优点。

按研究领域不同，核分子影像学可分为临床研究、基础研究和新药研究三大分支。在临床研究中，主要应用核分子探针对肿瘤和神经系统等疾病进行分子水平的诊断和研究。在基础研究中应用更为广泛，如评价内源性基因或整合基因的转录与翻译，评价底物的合成、代谢与转运，评价细胞间配体—受体反应等。在药物研究中，为各种新药研究提供了一个崭新的技术平台，能直接在活体实验动物或动物模型上对药物分子进行动态、连续、重复的观察。这三大研究领域都是当今生命科学的研究热点，而核分子影像的研究则是各国科学家关注的核心技术。

分子影像学、分子核医学、核分子影像学等新概念都是在 20 世纪 90 年代初提出来的。美国能源部于 1992 年主持召开了一次分子核医学学术研讨会；1995 年美国《核医学杂志》发表了“分子核医学增刊”；2002 年 8 月在美国波士顿正式成立了美国分子影像学学会，并举行了第一次年会。不论对这些新学科如何界定，其各自如何发展，分子生物学技术和放射性核素示踪技术的结合都将有效地开辟一个全新的研究领域，显示出交叉技术强大的生命力，并展示出广阔的应用前景。

（二）研究内容及应用

核分子影像技术有三个要素：靶分子的鉴定和标记分子的确定、核分子探针的制备，以及核探测技术的实施。其中，靶分子的鉴定和标记分子的确定是基础，核分子探针的制备是核心，核探测技术的实施是支撑。三者相辅相成，缺一不可。

1. 分子识别论和靶分子　靶分子和核分子探针相互作用的基础是分子识别。分子识别是一种普遍的生物学现象，是指分子与分子之间选择性地相互结合和作用的过程。它几乎发生在细胞间和细胞内每一步生化过程中。

（1）受体与配体的分子识别：人体内很多生理机制都是受体与配体进行识别和相互作用的过程。但是，由于抗体的相对分子质量比较大，分子穿透力小，不易到达病变部位。另外，异种抗体的免疫原性较强，易产生 HAMA 效应。因此，抗体的小型化和制备人源抗体是本领域研究的两大核心课题。

（2）酶与底物的分子识别：酶是另一类具有分子识别功能的蛋白质，它与底物的作用具有专一性。底物分子只能结合到酶活性中心的特异的结合部位才能发生作用。

（3）特异蛋白之间的分子识别：体内某些蛋白质与蛋白质之间有特定的结合能力。例如，甲状腺素与甲状腺结合球蛋白的结合、生物素与亲和素的特异结合等，也都是遵循分子识别机制的生物学行为。

（4）核苷酸链之间的分子识别：单链反义核糖核酸与细胞质内的 mRNA，反义脱氧核糖核酸与靶基因 DNA 链的互补链的结合等。

（5）蛋白质与核酸分子的分子识别：某些激素分子可进入细胞内，与细胞核内的受体结合，形成激素—受体复合物，进而导致受体构象变化而形成复合物二聚体。复合物二聚体通过特异的 DNA 序列—激素反应元件识别，结合基因调控序列，最终达到调节转录的目的。

近 20 年来，分子生物学在全世界得到了快速的发展。分子生物学的每一项新成就，例如人类和老鼠全基因测序基本完成，蛋白质组学的迅速崛起，蛋白质芯片、基因芯片技术的出现等，都能为分子识别和核分子影像学提供新的研究内容。

2. 核分子探针　核分子探针是决定核分子影像成功的关键。它是由放射性核素和配基（被标记的特定化合物）两个部分组成。核分子探针的品质决定于配基、放射性核素和放射性标记过程。

（1）配基：核分子探针的配基可以是化学合成分子或生物分子，但都必须具有活体生物学的兼容性，能安全地进入活体内，而且能以分子的形式参与活体的生理过程、病理过程或生化反应。核分子探针的含量非常少，故核分子探针和靶分子的相互作用必须是高度特异的。

在放射性标记的配体方面，除了各种新的化学合成物相继问世以外，生物活性物质，特别是基因重组的生物活性物质将会更多地出现。小分子的配体似乎更引人注目，如用于受体显像的受体激动剂和拮抗剂、用于肿瘤显像的小分子多肽、用于 DNA 显像的反义寡核苷酸等的研究和开发，都会把核医学推向一个新的水平。

（2）放射性核素：正电子显像使用最多的是 ^{18}F-FDG，单光子显像使用最多的是 ^{99m}Tc 标记的各类化合物。由于医学工程学的成果被成功应用于实践，加速器生产的核素开始进入基础医学和临床医学研究，^{18}F、^{123}I、^{11}C、^{13}N、^{15}O 等核素将会得到更多的应用。新的核素发生器如 ^{188}W、^{188}Re 等也已在临床崭露头角。一些有临床治疗价值的核素将会更受人欢迎。

稳定性核素的研究虽然并不令人注目，但它是核医学研究的一个重要分支。在未来医学的基础研究和临床应用研究中，稳定性核素如能与功能性 MRI 结合，极有可能成为新的热点。

（3）放射性标记过程：放射性核素的标记方法，一般有化学合成法、生物合成法和交换法。在标记过程中，既要提高标记率又要缩短标记时间，简化标记步骤；既要牢固地使放射性核素和配体结合在一起，又要不影响配体固有功能基团和生物学活性；更为重要的是，核分子探针在体内要具有稳定性和理想的动力学过程。

随着正电子核素标记的分子探针的发展，标记方法的研究变得尤为重要。因为正电子核素的半衰期一般都很短，这就需要有快速标记和快速分离技术来支撑，一般都采用自动化标记方法来完成。一种新的有效的标记技术的出现，将会给整个核分子影像学带来很大的进步。

（4）目前常用的核分子探针

1）受体分子探针：受体分子探针的研究是一个明显的热点。在研究受体功能方面，脑神经受体功能研究最热。由于 PET 或 SPECT 探测的灵敏度均高于 CT 和 MRI，因此核受体分子探针是目前最受青睐的受体分子探针。人脑中有上百种受体，各种神经递质作用于这些受体才能启动各种生理和生化反应，核受体分子探针就是采用这些神经递质的类似物作为核受体探针的配基。例如，多巴胺受体、5-羟色胺受体、胆碱能受体的探针等。

2）抗体分子探针：抗体分子探针的研究是另一个明显的热点。在肿瘤学的研究中，尽管我们还没有发现肿瘤特异性的抗原，但是一些相关抗原分子，例如 AFP、CEA 的发现还是令人鼓舞的。我们可以设计这些肿瘤相关抗原的核抗体分子. 进一步对肿瘤进行深入的研究，在临床的鉴别诊断和治疗中其价值更大。

3）抗体片段探针、多肽探针、反义寡核苷酸探针：由于人体内环境的复杂性和生物反应的多样性，例如大分子探针显像时血本底高，血内滞留时间长，靶器官的浓聚并不理想，机体出现免疫反应等，这些问题严重影响了分子影像的质量，所以小分子探针的研究显得尤为重要。放射性核素标记的单克隆抗体片段物、人鼠嵌合抗体、基因重组的生物活性物质、小分子的生物多肽、反义寡核苷酸等，都已纳入小分子探针的研究领域。

3. 核探测仪　在分子影像学的发展中，核探测仪的研究和开发处在一个十分重要的地位。医学工程的每一项技术突破，必将大大推进核分子影像学的进展。

（1）单光子发射计算机断层显像（SPECT）：SPECT 是核分子影像学使用最广的有效手段，目前全世界已超过 1 万台，我国拥有 400 多台，并且仍在高速度增长，仪器的品质也越来越好。为了提高核仪器的探测效率，还需要不断改进探测技术，寻找新的探测材料，研制新的晶体和光电倍增管，引进高速度的数字化电子线路和设计，开发新的三维锥束性探测技术来取代二维扇束性探测技术，采用双探头或三探头的探测仪来替代单探头的探测仪等。这些新技术的引进和开发，将大大提高仪器采集的信息量，提高核分子影像技术的灵敏度、精确性和准确性，提高临床诊治的图像质量。

（2）正电子断层显像（PET）：PET 是目前核分子影像学最先进的核显像设备。PET 的放射性探测效率、空间分辨率、探测灵敏度、均匀度、对比度和重复性等各项仪器指标都明显优于 SPECT，且可定量得到体内生化代谢和功能变化的核分子影像图。高能正电子显像实际上是根据正负电子对湮灭辐射时能产生一对方向相反、能量相同（511 KeV）的 γ 光子的原理，利用两个探头在体外探测 γ 光子在体内的动静态分布和强度，并通过计算机图像处理而成像。PET 常用的晶体为锗酸铋（BGO）。为了提高探测效率，目前采用的新晶体还有镥酸硅（LSO）及钇酸硅（YSO）等。另有报道，新的半导体探测器也将用于 PET 成像，雪崩灵敏二极管和位置灵敏光电倍增管等也都已尝试用以提高 PET 的探测效率。

（3）微型正电子显像（micro PET 或 animal PET）：新一代的 micro PET 或 animal PET 的研究和开发是核分子影像技术的一大进步，也是临床 PET 一次成功的技术转移。它能显著改善显像的空间分辨率，大大降低了整个系统的造价，把 PET 技术的应用从对病人的临床诊断推广到对小动物的科学实验。

动物 PET 最具挑战性的优势是对药物研究中的实验动物进行活体显像，这也正是分子影像技术的精髓。它能在药物研制的早期就完成动物的活体实验，直接得到药物代谢动力学、药效学和毒理学的有关参数，提供药物在实验动物体内的代谢机制和途径，反馈有关的生物信息。动物 PET 还可对正在应用的药物作进一步研究，例如，研究药物的生物利用度，了解药物作用的机制以及改进应用范围等。关于构效关系的新知识，对开发出好药至关重要，动物 PET 在这方面也可发挥重要的作用。

（4）融合探测仪：位图融合技术和融合探测仪的创新是医学工程学的又一个研究重点。新一代的核探测仪器能将探测对象的解剖图像、功能图像和代谢图像进行同机采集和融合，为临床医学提供了一个更为实用的显像工具。例如，PET/CT、PET/MRI 以及 micro PET/CT 等在肿瘤显像和心血管显像等方面已经取得了很好的效果。一些更新的融合探测仪还会在未来的实践中出现，使整个核医学工程学的进展显得更为引人注目。

4. 计算机图像处理软件的研究　SPECT 和 PET 图像软件的开发和研究也是一个热点，特别是计算机图像重建的方法和程序更有现实意义。滤波反投影虽在临床上已广泛应用多年，但随着符合线路的出现，传统的方法已不能满足图像重建的要求。在各种新的重建技术中，代数迭代重建术得到普遍的关注，它可降低系统噪音，提高图像质量，并能与许多新的参数兼容，如组织衰减校正、解剖图像和功能图像融合等。

5. PET/CT 分子成像方法　PET 分子成像有三种方法：直接成像、间接成像和替代成像。

（1）直接显像：直接显像是基于特异性 PET 分子探针与靶分子直接作用而对靶分子进行成像，PET 影像质量与 PET 分子探针和靶分子（如酶、受体及抗原决定簇）相互作用直接相关。如用正电子核素标记寡核苷酸对靶 mRNA 或 DNA 进行 PET 成像、用正电子核素标记小分子探针对受体密度或占位进行 PET 成像、用正电子核素标记抗体对细胞表面抗原或抗原决定簇进行 PET 成像等均属于直接成像范畴。直接成像方法简便，但需要针对各种靶分子研制特异性的分子探针，不仅耗资，而且耗时。

（2）间接成像：间接显像是基于特异性PET报告探针与相应报告基因产物作用而间接对感兴趣目标报告基因表达进行成像，因涉及多种因素，较为复杂。报告基因表达PET成像是目前最常用的一种间接成像方法，必须具备报告基因和报告探针两因素，且报告探针与报告基因表达产物间应具有特异性相互作用。报告基因表达PET成像主要有酶报告基因表达PET成像和受体（或转运蛋白）报告基因表达PET成像两种方法。由于一种报告基因的特异性报告探针用于该报告基因耦合的各种感兴趣目标基因（如治疗基因）的测定，能对多种不同的生物和分子遗传学过程进行PET成像，所以不需要针对不同报告基因和报告探针系统研制不同特异性PET分子探针；另外，研究报告基因的构建远比研制新的PET分子探针简便，且报告基因表达成像比新的PET分子探针能更快地应用到临床，因而间接成像比直接成像耗时少、耗资低。这是目前报告基因表达PET成像广泛应用于分子成像研究的主要原因。

（3）替代成像：替代成像不是利用PET分子探针和靶分子的特异性相互作用，而是用现已使用的PET显像剂和PET成像方法对特异的内源性分子遗传学过程进行成像，用于对诸如癌症等疾病发生特异的内源性分子遗传学过程变化所产生的下游生理生化效应进行监测，因而主要用于疾病治疗效果的监测。由于替代成像可应用现已研制成功并已用于人体的PET分子探针进行分子成像，因而是三种成像方法中最为简便的一种，且耗时耗资最低。另外，直接成像和间接成像只是用于起始临床研究，而替代成像可直接应用于近期临床研究，从而备受人们重视。然而，替代成像具有特异性差的缺点。例如，多巴胺D_2受体（D_2R）显像剂3-(2′-fluoroethyl) spiperone（^{18}F-FESP）应用于分子成像研究就是一个典型的例子。最初，^{18}F-FESP是作为对多巴胺D_2受体进行直接成像的标记配体而研制的，经过数年研究后才被认证为D_2R显像剂，用于帕金森病的鉴别诊断。目前，^{18}F-FESP正作为D_2R报告基因PET分子探针，用于D_2R报告基因表达PET成像实验研究，而要进一步用于临床D_2R报告基因表达间接成像尚需进一步认证。但是，^{18}F-FESP却很快被用来作为替代成像分子探针，用于帕金森病疗效监测和新药研究评价。另一个例子就是FDG，FDG是一种针对糖代谢酶活性进行直接成像的PET显像剂，经过数十年认证后才广泛用于肿瘤、心脏疾病及脑部疾病的鉴别诊断。FDG也可作为替代成像分子探针，用于肿瘤基因治疗效果的监测，但它对基因表达成像缺乏特异性，因而不能用于肿瘤基因治疗时基因表达的监测。

6. PET/CT的显像优点

（1）由于C、N、O是人体组成的基本元素，而F的生理行为类似于H，故应用^{11}C、^{13}N、^{15}O、^{18}F等正电子核素标记人体的生理物质如糖、氨基酸和脂肪，可在不影响内环境平衡的生理条件下，获得某一正常组织或病灶的放射性分布（形态显示）、放射性标记药物浓集速率、局部葡萄糖氨基酸和脂肪代谢、血流灌注、受体的亲和常数、氧利用率以及其他许多活体生理参数等，通过显示的形态和功能参数，研究和诊断人体内的病理生理异常与疾病。它较之传统的解剖结构现象更深入、更全面，可更早地发现病变。

（2）光子准直和符合探测技术，提供了很好的空间定位，大大提高了探测灵敏度。其灵敏度比MRI高，比SPECT高10～100倍；且改善了分辨率（可达4mm），可检出1cm大小的病灶，图像清晰，诊断准确率高。

（3）能从一定体积的组织快速获得全身多层面各方向的断层图像，使临床医生能一目了然地看到疾病全身状况，对肿瘤转移和复发的诊断尤为有利。

（4）由于采用两个互成180°的探测器进行探测，且γ光子能最高，不易吸收，故湮没辐射的位置深度对测量结果无明显影响，并可以得到极正确的衰减校正。它可用实测数和经衰减校正后的真实数进行三维分布的“绝对”定量分析（精度±10%），远优于SPECT。

（5）正电子核素为超短半衰期核素，适合于快速动态研究。

三、磁共振分子成像

（一）概述（概念及基本原理）

自1973年Lauterhur利用水模成功地获得了氢质子二维磁共振图像以来，磁共振成像（magnetic resonance imaging，MRI）技术发展十分迅速。1990 年，哈佛大学 Weissleder 的研究中心在研究证实超顺磁性纳米粒子（USPIO）可穿过毛细血管内皮后，报道了他们应用由阿拉伯半乳聚糖（AG）包裹的 USPIO，在去脱唾液酸糖蛋白受体（ASG）导向下对肝脏的特定 MR 成像，开始了 MR 分子成像的研究；2000 年，报道了利用 MR 绘制基因表达图谱；2002 年，确认了以 MR 为基础的分子诊断工具的前景。

磁共振分子成像是以生物体内特定分子或细胞作为成像对象（靶点），利用磁共振成像技术进行特异性分子成像，从而达到对病变早期、特异性诊断与监测疗效的目的。

在选定特定分子或细胞作为成像靶点后，需要设计高亲和性的分子成像探针。分子探针与靶点直接反应而成像即为直接成像，通过报告基因/报告探针系统成像即为间接成像。前者所得图像揭示的探针位置及浓度与探针和靶点的作用直接相关（如抗原决定簇和酶），后者则是通过检测报告基因的表达产物（酶或蛋白质）反映基因的表达水平。

另外，广义的磁共振分子成像尚包含磁共振功能成像（fMRI）如弥散加权成像、灌注加权成像、磁共振波谱分析（magnetic resonance spectroscopy，MRS）、血氧合水平依赖成像（blood oxygenation level dependant imaging，BOLD）等，这些成像手段也是反应活体分子水平的变化。

（二）研究内容及应用

1. 分子影像学中的磁共振成像技术　磁共振分子成像需要解决几个关键的问题，即有效的高亲和力成像探针、合适的扩增方法（包括化学或生物学方法）以及敏感、快速而又有高分辨力的成像系统；其中制备高特异性、高亲和力的靶向探针是磁共振活体分子成像的关键因素。

（1）磁共振分子影像学探针：分子成像探针应具备：①高度特异性：标记的分子探针与靶分子的结合具有高度特异性。②小分子量：容易穿过细胞膜到达靶（Target）。③高稳定性：在成像期间要保持稳定，以便得到清晰的图像。④清除快：从血液或非特异性组织的清除要快，以便获得高的靶/非靶比值从而获得清晰图像。

MRI 的分子探针有两类，一类是以钆为基础的顺磁性分子探针，能产生 T1 阳性信号对比，有镧螯合剂和钆-DTPA 及其衍生物；另一类为利用氧化铁的超顺磁性分子探针，能产生强烈的 T2 阴性信号对比，可以是单晶体，也可以是涂有多糖的多晶体。MR 示踪剂的有效时间较长，可观察细胞的动态迁徙过程，且空间、时间分辨率高，对比度好，故在活体细胞的示踪中有良好的应用前景。

（2）磁共振分子成像技术：用于基因表达显像的 MR 技术包括传统的 MRI 技术及 MRS（MR 波谱成像）分析技术。前者需要有一个强大的扩增系统，通常采用 MR 对比剂结合生物放大机制。MRS 通过评价特定标记底物代谢水平的改变，利用 MR 现象和化学移位作用进行特定原子核及化合物的定量分析，能检测出许多与生化代谢有关的化合物，并以图像形式表现出来，已经成为研究蛋白质、核酸、多糖等生物大分子及组织、器官活体状态的有力工具。作为一种基因表达显像的工具和评价基因治疗疗效的无创性手段，MRS 将扮演重要角色。

2. 磁共振在分子影像学中的应用　MR 在分子影像学中的应用主要包括基因表达与基因治疗成像、分子水平定量评价肿瘤血管生成、疾病的早期诊断及疗效监测、活体细胞及分子水平的显微成像及功能性改变评价等方面。

（1）在基因分析与基因治疗中的应用：应用磁共振报告基因成像可将目的基因和报告基因拼接起来，通过监测报告基因来判断目的基因的存在情况。磁共振分子成像在基因水平上，因其空间分辨率高于 PET 等成像技术，且能同时获得生理与解剖信息，因而多应用于基因传递、基因表达、基因治疗效果的监测。具体地说，应用磁共振报告基因成像来示踪载体（包括载体干细胞），显示载体的分布情况；监测转染的目的基因是否在靶器官成功表达、判断其表达的水平及其分布情况，观察基因表达的持续时间及追踪能否遗传等。另外，它的应用将增加对基因转染过程的了解，这种了解对基因治疗的发展和完善极为重要。

在应用 MR 为成像方法的标记基因技术中，第一类标记基因编码产物为酶类，包括有：酪氨酸酶、β-半乳糖苷酶、胞嘧啶脱氨酶、精氨酸激酶、肌酸酐激酶。这种方法开发了特定酶修改成像药物前体的能力，即将探针（含酶底物）修饰成药物前体，经特定的酶催化，将药物释放出来，通过药物在组织中的积聚反映目的基因的表达。第2类标记基因编码产物为受体，主要为转铁蛋白受体（TfR），通过转铁蛋白受体探针进行探测。由于TfR在各种肿瘤细胞表面存在过度表达，因此在基因治疗及肿瘤早期发现方面的潜在应用价值受到关注。

磁共振基因成像是继核素基因显像之后出现的新的无创性技术，其突出特点是具有更高的空间分辨率（spatial resolution），可以进行反复的动态观察。其潜在应用包括：①明确基因转导是否成功；②定位靶组织内的基因分布是否合适；③评估靶细胞的基因表达水平。

（2）在肿瘤早期诊断方面的应用：磁共振分子成像可在体内直接监测疾病的起因、发生、发展及一系列的病理生理变化过程，从而实现对肿瘤的早期诊断。

1）转铁蛋白受体（TfR）：TfR在肿瘤早期发现方面的潜在应用价值受到越来越多的关注。目前已经通过动物实验实现转铁蛋白（Tf）修饰的葡聚糖包裹单晶体氧化铁（MION）作为探针，对肿瘤进行转铁蛋白受体成像。

2）酶的改变：某些肿瘤与一些酶的改变有关，如乳腺癌、前列腺癌与组织蛋白酶的改变有关，通过MR分子影像学方法测定相关的酶，可对其进行早期诊断。

由于MR分子成像在具有极高的空间分辨率的同时又能获得活体分子水平的变化情况，因而对于肿瘤术前手术方案的确定极有价值。例如，对于现阶段所采用的在术中用磁共振来确定大脑肿瘤切除范围的方法，由于手术本身会导致对比剂在颅内的扩散，从而导致肿瘤的切除范围会扩大，而用MR分子探针对肿瘤进行标记可以解决上述问题。

（3）在监测肿瘤血管生成方面的应用：肿瘤血管的生成是反映肿瘤进展情况的重要因素之一，评判血管生成的主要指标有组织血浆容量、组织的灌注或血流情况、水或溶质的内皮通透性等。MR分子成像监测肿瘤血管生成的方法有很多，常用的有两大类：非对比剂（内源性对比剂）显示法及对比剂增强显示法。目前，以与肿瘤血管生成密切相关的新生血管内皮细胞的表达物如αvβ3整合素为成像靶点的MR分子成像方法是当前的研究热点。将对比剂与αvβ3整合素的抗体连接后，可与αvβ3整合素结合，并可将新生血管与原有宿主血管分开，定量分析新生血管的结构和功能情况，还可确定血管生成抑制因子及刺激因子在时间及空间上的分布，并对其进行长期无创伤的监测，而且这种特异性对比剂经过修饰后可转变成具有治疗性的物质，这样就使治疗和诊断合二为一。

在肿瘤血管生成方面也可进行外源性基因表达成像。由于肿瘤血管生成过程中新生血管的某些特征性标记物（如多聚赖氨酸受体）水平上调，将对比剂与一些配体（如多聚赖氨酸）连接后即可与这些标记物特异性结合。Kayyem等合成了一种耦联多聚赖氨酸的特殊配体分子，它两端分别连接治疗基因和MR对比剂，可与细胞表面受体或抗原特异性结合，把所连接的治疗基因、MR对比剂同时导入到特定细胞内，通过MR的强化程度即可直接判断目的基因的转染情况，不需要另外再连接报告基因。目前，上述特异性对比剂如钆离子标记的多聚酯质体已经接近临床应用。

（4）在监测细胞凋亡方面的应用：膜联蛋白Ⅴ可以与凋亡细胞表面特征性高表达的磷脂酰丝氨酸特异性识别并结合，应用交联氧化铁（CLIO）纳米粒子标记膜联蛋白Ⅴ合成分子探针，可通过MRI来有效地辨认含有凋亡细胞的细胞悬浮液。

（5）在肿瘤治疗疗效评估方面的应用：利用MR分子成像可以通过监测肿瘤细胞的凋亡、肿瘤血管的生成情况来判断肿瘤治疗效果，在肿瘤治疗的极早期就可对其疗效进行评价，而不是在多个疗程后通过复查肿瘤的大小来评估疗效。

（6）血栓直接成像：Ep-21O4R是由脂质包裹的氟碳乳液颗粒构成，其表面结合有Gd以及能与纤维蛋白特异性结合的肽段，作为MR分子成像探针。后者可通过与血栓中纤维蛋白相结合而实现对血栓的直接成像。

（7）在细胞示踪方面的应用：超顺磁性氧化铁（superparamagnetic iron oxide，SPIO）由核心颗粒氧化铁晶体和包被物构成，是一种常用的超顺磁性对比剂，可用来标记各种干细胞进行MR分子成像，示踪干细胞在体内的迁移、分化情况，并用来监测细胞移植治疗疾病的效果。通过这种方式，磁性纳米粒子已被用于活体内追踪少达10～100个细胞。

（8）MR显微成像：MR显微成像是利用磁共

振现象产生显微水平的 MR 信号图像的一种专门技术。它需要更高的磁场强度、更高的分辨率、扫描孔径小的磁共振机器，可以观察到微细的组织结构，但扫描时间非常长。

磁共振显微成像是近年随着基因工程的深入，应新出现的许多转基因动物及基因敲除动物的显微成像要求，而产生的一种利用磁共振成像产生显微水平的 MR 信号图像的显微影像技术。它专用于小动物成像，常利用小型高场及超高场磁共振机成像，如微磁共振成像（micro-MRI）等，是目前许多发达国家磁共振研究的重点项目。

显微 MR 成像分三个层次：实验小动物活体器官结构水平成像；组织学水平成像；细胞水平成像。显微 MR 成像为组织学（包括活体组织和离体组织学）检查展示了新的前景。有学者报道在人脑海马组织切片的 MR 显微成像中，观察到了海马白质、海马伞、海马沟、锥细胞层及粒细胞层，分辨率矩阵为 $40\mu m \times 40\mu m \times 40\mu m$，信噪比大约 30∶1，但检查时间长达 11 个小时。

（三）优点与不足

与其他分子影像学手段相比，磁共振分子成像具有传统 MRI 分辨率高的特点，可达 μm 级，这是最大的优点；但敏感性低，仅 pmol 水平，与 PET 的 nmol 水平相差甚远。尽管，借助分子探针和多种信号放大系统，达到了对某些疾病的基因诊治，MR 显微成像也取得了许多动物实验的成功经验，但仍有许多不足之处有待今后进一步改善，如：分子探针及扩增系统的敏感性、分子探针的安全性及成本问题等。

四、超声分子成像

随着分子生物学技术的发展和延伸，以及近年来超声微泡制备技术的成熟和超声造影检测技术的不断革新，超声造影不再局限于仅仅获取组织的血流灌注信息，而是逐渐应用于特异性的超声分子成像。靶向性微泡超声造影剂在分子影像的应用愈来愈受到人们的关注。通过主动性和被动性两种靶向机制，可成功制备超声分子成像探针——靶向性超声微泡造影剂。当经静脉注入具有靶向性的微泡造影剂后，微泡通过血液循环能够从分子水平识别并较长时间停留于靶组织或靶器官，从而在靶点产生特异性显影，可在分子水平上无创性地评价血管内皮功能、炎症性反应、血栓性疾病、肿瘤的血管形成等，因此能更加显著地提高超声对早期病变的诊断能力。此外，将在内部及表面结合治疗基因或药物的靶向性微泡造影剂经静脉注入后，微泡造影剂在靶组织的聚集和沉积，使靶区的基因和药物浓度增加，用超声照射靶区后可使微泡发生破裂，局部释放微泡携带的基因和药物，并使之经通透性增大的微血管壁和细胞膜进入靶细胞。这既提高了药物和基因治疗的靶向性，又能增加药物和基因治疗的效果。因此，利用携带有基因或药物的靶向性微泡造影剂，可进行肿瘤、炎性、血管栓塞性疾病等的靶向治疗。可见，随着研究的不断深入，将分子生物学、物理、化学及超声等相结合的超声分子成像，在疾病治疗领域会发挥更大的作用，将具有广阔的临床应用前景。

（一）超声分子成像的概念和基本原理

超声分子成像是在超声造影剂的表面结合特异性的亲和组件（如配体或抗体），通过配体-受体相互作用（或抗原-抗体相互作用）原理，在体内与需要显像的靶组织特异性结合，以提高超声成像的敏感性和特异性。超声分子成像并不是传统超声造影概念的简单替代，而是提供一种活体模拟的免疫组化或原位杂交技术，通过靶向作用于生物分子来突出显示病变组织的显微病理基础，从而反映真正的发病机制，大幅度提高影像诊断的准确性和灵敏性。超声分子成像的概念是在超声造影技术发展基础上提出的。

超声造影是将与人体组织具有不同回声特性的所谓超声造影剂注入血管、体腔或管道内，从而增强对病变或组织的显示效果。近年来，随着造影剂及超声成像技术的进展，新型的声学造影方法不仅能有效增强脏器的二维超声影像，反映正常组织与病变组织间血流灌注、造影剂分布及影像动态变化的差异，而且对占位性病变的诊断和鉴别诊断也具有一定的优越性。

第一代微泡造影剂如空气、氮气等自由气体，因其在血液循环中持续的时间短、微泡大小不一、不能通过肺循环等缺点，因而并未在临床广泛应用。通过在微泡外周包裹清蛋白、脂质等外壳成分或添加膜稳定剂而制成的第二代微泡造影剂如 Albunex 和 Levovist 等在一定程度上克服了上述弱点。采用低弥散度、大分子量的气体成分并包裹弹性外壳制成的第三代微泡造影剂的显像性能得到了更进一步的改善，并显示了良好的应用前景。

1. 基于微泡超声靶向造影剂的超声分子成像研究　Unger等研制生产了脂质体微气泡造影剂，这是一种稳定的、具有强烈血池灌注作用的造影剂，命名为MRX-115或Aerosomes。它所用的微泡气体为全氟丁烷，该造影剂有利于显示心脏的血池成像、多普勒增强效果以及心肌充盈成像等。

MRX-408是一种新型造影剂，其微泡表面结合了抗体或其他配体。它含有磷脂包裹的、带有靶向活化的血小板GPⅡb/Ⅲa受体的寡肽的全氟代丁烷微泡。这种药物可能会增加静脉注射后的静脉和动脉血栓的显示。此药物在体外实验中显示黑色血管结构中有一清楚的白色凝血块。其他靶向的应用热点为内皮细胞疾病的诊断，在动脉粥样硬化和血管成形术后的再狭窄中，可出现内皮细胞的改变。靶向的微泡超声造影剂可明显地显示这些变化。此外，成功的微泡靶向也可用于基因或药物在体内的直接运送。有研究组曾将溶栓药引入微泡，并把靶向亲和组件与微泡外衣相结合，制造出一种既可以与血栓形成靶向结合，又可以在实际需要时释放溶栓药物的制剂。这些应用把超声从成像诊断领域扩展到其他（如治疗等）应用领域。

Klibanov等研发的是一种由清蛋白包裹的微气泡。它是通过非共价的亲和素-生物素反应与抗ICAM-1单克隆抗体相结合而合成的。动脉粥样硬化早期，在细胞表面表达ICAM-1黏附分子，当携带抗ICAM-1单克隆抗体的造影剂微气泡与白介素1B激活的内皮结合后，可阻止它的脱落。尽管此种造影剂循环半衰期很短，但实验表明，只需极少量的造影剂，就可以在靶区明显聚集，使粥样硬化区显影。

PESDA（perfluorocarbon exposed sonicated dextrose albumin microbubbles）为包裹全氟碳的声振清蛋白葡萄糖造影剂，也可作为血池显影剂来增强心脏的二维图像及彩色多普勒表现，有助于发现心肌内异常的血流灌注区。最近，Porter等应用静电力学作用将阴离子寡核苷酸（如细胞色素P450 3AW反义寡核苷酸链等）连接在PESDA造影剂的蛋白质外衣上。此种寡核苷酸，可以抑制细胞色素介导的苯并二氮（benzodiazepine）代谢。当它与PESDA被动结合后，经超声照射，可使微气泡破裂，局部释放P450 3AW反义寡核苷酸链，使其量局部增多，与对照组相比，能明显延长大鼠的睡眠时间。此外，将结合c-myc反义链的PESDA经静脉注入行冠状动脉球囊扩张术的猪体内后用超声照射，发现动脉管腔面积明显高于对照组，组织学测量内膜中层厚度与对照组相比变薄。

2. 非微泡造影剂技术在分子成像方面的应用研究

（1）不含气体的声反射脂质体：McPherson等通过改变脂质的构成及改进制作方法，合成了一种具有位置靶向性的声反射脂质体，其本身不含有气体。典型的声反射脂质体是由PC（phosphatidylcholine）、PE（phosphatidylethanolamine）、PG（phosphatidylglycerol）、CHOL（cholesterol）按60∶8∶2∶30的比例构成。与无反射性脂质体的区别在于，此种脂质体可停留在许多小的不规则血管内。国外学者研究表明，将免疫球蛋白与这些脂质体结合后，可明显增强组织区的回声强度及生物学活性。将结合ICAM-1的声反射脂质体注入后，通过血管内超声和经皮的高频超声可发现其与脂肪粥样硬化斑块发生了明显的结合。最近有些学者研制出一种能携带ICAM-1的阳离子脂质体，应用于基因的输送和治疗。

（2）全氟碳乳化微粒：全氟碳乳化微粒是一种由脂质包裹的不含气体的全氟碳乳剂，具有靶向性，性质特别稳定。此种微粒不能产生气体，故不会像微泡那样产生回声，但因为其具有较弱的声反射性能，故可在组织或各种膜表面聚集，在不增加背景水平的情况下提高造影的对比度。

（二）超声分子成像的应用概况

由于超声对造影剂微泡有很高的敏感性，能显示低浓度、甚至单个微泡，因而与CT、MRI相比，应用靶向性超声造影剂的超声分子成像具有更高的灵敏度，在炎症、血栓及肿瘤血管的诊断方面以及靶向基因治疗方面，取得了很好的成像和诊断效果。

1. 血管栓塞性疾病的靶向诊断与治疗　急性心肌梗死、肺栓塞和周围血管栓塞等血栓形成和血栓栓塞性疾病，是临床常见的严重急症。早期发现易破裂粥样硬化斑块内的微小血栓（心脏、静脉、动脉，尤其是颈动脉）对病人预后极为重要，而快速的溶栓治疗常能挽救生命。然而，目前临床使用的纤溶药物适应证范围狭窄，故使得经静脉溶栓治疗受到许多限制。用超声分子成像可早期发现易破裂粥样硬化斑块内的微小血栓，并可作为一种溶栓手段来治疗血管栓塞性疾病，具有诱人的前景。

2. 微泡声学造影剂在炎症诊断与治疗中的应用　运用对炎症部位有靶向作用的微泡，不仅能无创地评价血管内皮炎症的程度，诊断炎症性疾病（如感染、关节炎等），而且可利用微泡来携带特殊的药物到达炎症部位，从而达到治疗的目的。针对类风湿性关节炎等炎症性疾病，目前研制了抗内皮细胞黏附分子 ICAM21 和前炎症因子等有效抑制剂，并在美国和欧洲完成临床验证以期用做常规治疗。若能利用微泡对炎症部位的靶向作用，将这些抑制剂整合至微泡中，当微泡在炎症部位聚集时，给予超声照射，通过超声的能量破坏微泡，使得药物在病变局部释放出来，不仅能提高药物在病变局部的浓度，使治疗效果显著增加，而且可减少全身的药物副反应。另外，还能用这种方法通过特定的炎性表面抗原决定簇诊断心肌炎，并评估移植性心脏、肝和肾的排斥反应。

清蛋白或脂质外壳可通过补体介导的黏附反应与小血管内皮上的白细胞结合而滞留在炎症或损伤区。白细胞 B2 整合素可以与上皮细胞间黏附因子 1（ICAM-1）结合进而与变性蛋白结合，这是清蛋白微泡炎症靶向的机制。脂质微泡是通过与调理素结合，后者作为补体蛋白而被白细胞表面的补体受体识别，从而使微泡与白细胞结合。

通过在微泡的外壳成分中加入炎症靶向性物质，如在脂质外壳上增加少量的卵磷脂可使微泡与白细胞结合的数量增加两倍。在脂质成分中加入抗细胞内粘连分子 1 的单克隆抗体而制备的微泡，对于动脉粥样硬化的预后判断方面有应用前景。

3. 肿瘤的靶向诊断与药物治疗　利用脂质体携带抗肿瘤药物进行治疗的研究已有 20 余年的历史。由于脂质体是维持肿瘤微血管内皮完整性的成分之一，故直径在 30～120nm 的脂质体首先在肿瘤组织中聚集。在脂质体表面结合抗肿瘤相关抗原的单克隆抗体，携带细胞毒性因子后，便可形成对肿瘤组织有特异性的免疫脂质体，实现原发性实体肿瘤和转移性肿瘤的早期诊断。

在这一技术的启发下，研究者提出了用声学造影剂作为抗肿瘤化疗药物载体的方法，实现对原发性实体肿瘤和转移性肿瘤治疗及疗效的评估。

4. 超声分子成像在靶向基因治疗中的应用　从人体外部把治疗基因的载体引入人体，使之与人体细胞的致病基因相结合，以实现基因的转染和转录，这便是基因转移技术。目前应用的基因转移技术有较大的局限性，以病毒作载体，基因转染率大，但安全性差且机体易对病毒产生免疫反应；以质粒、脂质体等非病毒作载体，虽安全但转染率太低，并且采用静脉注射的办法导入，靶向性很差，局部注射导入，又存在适用范围受限和有创等缺点。国内外近年的研究表明，超声微泡造影剂可以作为一种新型的基因载体，将黏附或包裹有治疗基因的微泡造影剂经静脉注入人体后，再从体外对准靶组织进行适量的超声辐照，超声波介导的微泡靶向性破坏将基因释放于靶组织，有效地弥补了上述缺陷，可以明显提高基因的转染和表达，这很可能会成为一种新的、安全高效的基因转移技术。

目前，利用微泡作载体绝大多数都是用来转运基因。超声能量可增加细胞膜的通透性，因而有利于基因的转染。超声引起的微泡破裂使转染的概率增大。尽管其他一些可使微泡振动或破裂的机制也可增加转染的概率，但通过体外实验，将培养细胞暴露于微泡、超声和脂质 DNA 表明，短暂的细胞穿孔是一个重要的原因。因此，探索最佳的微泡浓度和能引起微泡穿孔且不影响细胞生存的超声能量限度是极为重要的。

目前超声造影剂在靶向基因治疗的应用主要在以下几个方面：

（1）外周血管内输入超声造影剂介导的基因治疗：经外周血管注入微气泡造影剂可通过两种方式将治疗基因运送到靶组织。其一是将微气泡与裸基因或基因载体混合后经外周血管同时注入体内，待其到达靶组织后用超声照射靶区。超声照射破坏造影剂微气泡后，可增大局部微血管的通透性，促使血管内的基因物质经增大的毛细血管间隙进入周围组织。

通过造影剂微气泡携带基因进入靶组织的另一种方式是将基因包裹在微气泡的内部或将其与微气泡外衣相结合，将微气泡制备为基因载体，待经外周血管注入的微气泡到达靶组织后，超声照射致微气泡破裂，使其内部及表面结合的基因物质在局部释放出来，增加了局部的基因量，并经通透性增大的血管壁进入组织间隙；此外微泡破裂产生的局部冲击波可促使基因进入周围组织。

运用超声破坏含有载体的微气泡可在特定组织表达转基因，通过此方法能运送常用的基因治疗载体到靶组织，并能高水平表达转基因。

由阳离子脂质体构成的微气泡外衣，能强力吸附DNA，可作为一种安全的基因载体。

（2）提高基因治疗的靶向性：基因治疗的靶向性，关系到基因治疗能否应用于临床实践，是基因治疗成功与否的关键。超声引导下将外来基因与造影剂直接注入病变区，既可提高基因治疗的靶向性，增加局部基因量，又可通过超声照射提高局部组织细胞膜的通透性，增强基因的转染和表达效能。

（三）超声分子成像的前景展望

尽管目前超声分子成像技术还存在许多难题，但已取得的研究进展已显示出诱人的前景。随着分子生物学和超声医学的发展，超声分子成像技术将取得突破性进展，为人类疾病提供一种新的诊断途径。

未来超声分子成像的发展方向有：①目标疾病领域的扩展；②探针亲和组件与微泡结合技术的改进；③靶向性造影剂的回声特征化；④靶向性超声物质成像方法的进一步发展。

在超声治疗方面，超声造影剂介导的靶向基因治疗方法，不同于常用的病毒载体、脂质体等，是一种新型、安全、高效、无创性的基因转移技术。造影剂微气泡可促进裸质粒DNA在肝癌细胞内的转染和表达，不会引起机体的免疫反应和病毒载体产生的突变，安全性大而危险性小，患者乐于接受。此种技术既可增强治疗基因在靶细胞内的转染和表达，又能提高基因治疗的靶向性，减少了全身副反应。超声介导的造影剂微气泡破裂引起的微血管破坏，可用于血管发生和改建；供应肿瘤的微血管破裂，可引起肿瘤退变；携带血栓形成物的造影剂在肿瘤内被超声破坏，可形成血栓阻塞血管，使肿瘤坏死。

利用声学造影剂进行靶向治疗的研究目前尚处于基础阶段，存在许多尚未解决的问题。要使超声分子成像真正广泛应用于临床还需要许多技术上的重大突破：①构建安全、有效，有组织特异性和靶向性的载体，既能高效地携带药物，又可被超声能量破坏；②进一步提高将抗体或配体连接到微泡表面的技术，以使微泡在高血流切变力的环境中也能大量地聚集于靶向部位；③将微泡与基因高浓度地结合起来；④从本质上讲，靶向微泡实际就等于在微泡的表面结合上了特异性的抗体或配体，所以要进一步明确肿瘤和有关疾病的特异性抗原及其相关抗体；⑤改进微泡的化学组成，以使微泡能在循环中长时间停留，而不被网状内皮系统吞噬，同时微泡＋抗体或配体的直径应＜8μm，以使微泡能通过肺循环达到相应的组织器官中；⑥解决好超声波使用剂量与微泡浓度及组织损伤的关系；⑦目的基因在体内实现高效、稳定、可调控的表达；⑧解决抗体形成和安全性问题。只有解决了上述问题，超声造影才能从现代医学的诊断领域真正进入治疗领域，超声造影剂介导的基因治疗技术将会取得突破性进展。

五、光学分子成像

（一）概述

活体动物体内光学成像（optical *in vivo* imaging）主要采用生物发光（bioluminescence）与荧光（fluorescence）两种技术。前者是用荧光素酶（luciferase）基因标记细胞或DNA，应用较多的报告基因是一种从北美萤火虫中提取的虫荧光素酶基因，该基因表达产物萤火虫荧光素酶（firefly luciferase）可与从体外导入的萤火虫素（luciferin）发生反应而发出近红外荧光，并可被CCD相机捕获。后者则采用荧光报告基团（GFP、RFP、Cyt及dyes等）进行标记，其中以绿色荧光蛋白（green fluorescence protein，GFP）基因应用最多，其表达产物绿色荧光蛋白，可在体外激发光的激发下发出荧光，被CCD相机捕获。通过这些技术，可以观测活体动物体内肿瘤的生长转移、疾病的发生发展、基因的表达及反应等生物学过程。相对于其他活体动物体内成像技术，如超声（ultrasound）、计算机断层摄影（computed tomography，CT）、核磁共振（magnetic resonance imaging，MRI）、正电子发射型断层成像（positron-emission tomography，PET）、单光子发射型断层成像（single-photon-emission computed tomography，SPECT）等技术，光学成像具有操作简便、结果直观、测量快速、灵敏度高及费用低廉等优点，是分子影像学的研究热点之一，并已广泛应用于生命科学、医学研究及药物研发等领域。

1. 生物发光成像　Contag 于 1995 年首次在小动物体内检测到含 Lux 操纵子的病原菌发出的可见光，随后又于 1997 年观察到表达 *Fluc* 基因的转基因小鼠在注入荧光素酶底物后的生物发光现象。此后，荧光素酶（luciferase）便被广泛应用于小动物成像技术。细菌 Lux 操纵子由荧光素酶基因和其底物合成酶基因组成，带有这种操纵子的细菌无需外源性底物便能持续发光。哺乳动物生物发光，是将 *Fluc* 基因整合到细胞染色体 DNA 上以表达荧光素酶。从腹腔或静脉注射给予外源性底物荧光素（luciferin），在 ATP 及氧气存在时，荧光素酶催化荧光素的氧化反应而产生发光。每次催化反应仅产生一个光子，虽不能被肉眼直接观察到，但应用一个超低温下高度灵敏的 CCD 相机及特别设计的成像暗箱和成像软件，可精确观测并记录到这些光子，因此生物发光的最大特点便是灵敏度极高。以美国精诺真公司（Xenogen Corp.）生产的 IVIS 成像系统为例，文献报道可以观察到体内约 100 个标记的细胞。

2. 荧光体内成像　荧光发光是通过激发光激发荧光基团到达高能量状态，而后产生发射光，常用的有绿色荧光蛋白（GFP）、红色荧光蛋白（DsRed）及其他荧光报告基团。近年来，许多公司改进了现有的体外荧光成像技术，发展出适用于动物体内的成像系统。荧光成像具有费用低廉和操作简单等优点。同生物发光在动物体内的穿透性相似，红光的穿透性在体内比蓝绿光的穿透性要好得多，近红外荧光为观测生理指标的最佳选择。

现有技术采用不同的原理，尽量降低背景信号，获取机体中荧光的准确信息。目前以精诺真公司（Xenogen）和 CRI 公司采用的光谱分离技术及 GE-ART 公司的时域（time - domain，TD）光学分子成像技术为荧光成像的主要代表。国内，哈尔滨医科大学附属四院申宝忠教授等人率先研究设计出光学分子成像设备——绿色荧光蛋白活体成像系统，填补了该技术的国内空白。

3. 光学分子成像的特点比较　在生物发光成像中，由于荧光素酶在体内具有较短的半寿期，而且酶促反应需要 ATP 及氧气，只有在活细胞内才会产生发光现象。因此，它是一种在体的功能成像，可以反映组织的功能代谢情况，用以指示细胞活性和功能的变化以区分肿瘤的良恶性，类似于 PET，而且，将组织特异性基因启动子连接于生物发光的基因上，可以检测该基因在动物体内的表达及功能，这些结果已被辉瑞制药和其他世界级医药公司用于其药物的 FDA 报批文献中。比较而言，荧光成像则只提供解剖结构方面的信息。

以荧光素酶作为体内报告源的生物发光方法，是以酶和底物的特异作用而发光，因而特异性极强，这是生物发光较之荧光的另一优点。由于机体组织本身没有任何自发光，使得生物发光具有极低的背景，极高的信噪比。但用荧光方法时，在受到激发光激发时，生物体很多物质都会产生荧光，特别是当被标记的靶点深藏于组织内部，需要较高能量的激发光时，会产生很强的非特异性荧光。虽然荧光信号远远强于生物发光，但这些非特异性荧光产生的背景噪音使其信噪比大大降低。虽然可以采用不同的技术分离背景光，但是受到荧光特性的限制，很难完全消除背景噪音，因而造成荧光成像的灵敏度较低。文献报道荧光成像的灵敏度最高也只能在动物体内检测到约 10^6 细胞，相对于生物发光在动物体内监测到 10^2 细胞的灵敏度要相差很多。

另外，生物发光信号可以用于精确定量，因为荧光酶基因是插入细胞染色体中稳定表达的，单位细胞的发光数量很稳定。即便标记细胞在动物体内有复杂的定位，也能从动物体表的信号水平直接得出发光细胞的相对数量。而对于荧光，激发光需要穿过组织到达靶点，发射光需要从体内穿透组织出来，信号水平取决于激发光的强度、发光细胞的数量、靶点的深度、穿过组织的吸收及散射等因素，使得荧光强度很难定量。基于此，目前大部分高水平的文章还是应用生物发光的方法来研究活体动物体内成像。但是，荧光成像有其方便、便宜、直观，标记靶点多样和易于被大多数研究人员接受的优点，在一些植物分子生物学研究和观察小分子体内代谢方面也得到应用。对于不同的研究，可根据两者的特点以及实验要求选择合适的方法。另外，利用绿色荧光蛋白和荧光素酶对细胞或动物进行双重标记，先用成熟的荧光成像技术体外检测，进行分子生物学和细胞生物学研究，然后再利用生物发光技术进行活体动物体内研究。

武汉光电国家实验室生物医学光子学部骆清铭等在探索生物分子信息的建模、仿真与信号处理新理论与新方法，开发多元化的荧光分子探针，建立适合于长时程动态光学成像的细胞网络和实验动物模型，发展高时空分辨、高通量、高灵敏度的光学分子成像技术方面进行了系统而深入的研究，形成了从光学分子探针、细胞与动物模型、光学成像监测装置到生物分子信息可视化的理论和技术体系，建立了可用于药物筛选和药效评价的光学分子成像动态监测平台，其研究成果在Molecular Systems Biology，Optics Letters，BBA-Molecular Cell Research，Journal of Biomedical Optics等国际权威期刊上发表并被他人多次引用，标志着国内此项领域的学术水平。

（二）应用范畴

活体动物体内光学成像主要的功能是追踪并检测标记细胞在体内的活动及标记基因在体内的表达。这类技术已用于许多领域，具有广泛的适用性。主要来说有以下几个方面：以荧光素酶标记细胞，标记病毒及DNA，标记基因表达，标记生物大分子及其相互作用，利用荧光素酶标记的转基因动物模型进行一系列分子生物学和药物在活体动物体内的研究。下面我们详细介绍几个主要方面。

以荧光素酶标记细胞，可以观察标记的细胞在体内的活动和反应。很多常用的肿瘤细胞已被荧光素酶标记。利用皮下、静脉或原位接种后，可实时观察这些细胞在体内的生长、转移以及对药物的反应。因为这个技术的灵敏度能观察到100个左右的细胞，所以在其与周围正常组织无明显形态学变化时，就可通过光学成像进行识别，灵敏地观察到微小的转移灶。应用其准确的定量性能和功能成像特性，根据发光强度判断肿瘤的进程，可以直接快速测量肿瘤的生长和转移。许多欧美的药物研发机构、制药公司和生物技术公司都利用这个技术的研究结果作为其FDA药物报批中很重要的一部分。

用同样方法标记免疫细胞和干细胞，可以观察这些细胞在体内的活动。现行的骨髓移植技术通常检测供体造血干细胞在受体骨髓中的数目，是一种终点检测方法。应用转基因鼠，将荧光素酶标记的造血干细胞移植入脾及骨髓，可以通过生物发光实时检测这些干细胞的后代在动物体内的生长和活动。这方面的技术已用于研究干细胞移植、肿瘤免疫、毒血症、风湿性关节炎、皮炎等发病机制，也用来评价T细胞的免疫特异性、增殖、迁移及功能等。

荧光素酶也可以用来标记病毒及其他DNA分子，例如siRNA等。将荧光素酶基因作为报告基因加入病毒载体，可观察目的基因是否到达动物体内的特异靶组织以及是否持续高效表达，实时观测这些病毒或载体在动物体内的侵染和活动。荧光素酶基因也可以插入脂质体包裹的DNA分子中，用来观察脂质体为载体的DNA运输和基因治疗情况。将靶基因以荧光素酶标记，McCaffrey等成功应用siRNA及shRNA减弱了小鼠转染的荧光素酶的表达，第一次在活体动物体内实时观察到siRNA对特异靶基因表达的阻断作用。

将感兴趣基因的启动因子与荧光素酶相连接，并将其稳定整合到染色体中，与这个基因平行表达，构建出此基因光学标记的转基因动物，可以直接观察这个基因表达的数量、时间、部位和影响其表达的因素。这些动物模型已大量用于病理研究、药物研发和药物筛选等领域中。

将活体动物成像技术应用于蛋白之间相互作用及细胞凋亡的研究也取得了很大进展。Paulmurugan等将胰岛素样生长因子Ⅱ（IGF-Ⅱ）与胰岛素样生长因子结合蛋白6（IGFBP-6）分别用GFP及*Renilla*荧光素酶基因融合，研究它们之间在活体动物体内的相互作用。另一种观察活体动物体内两种蛋白质相互作用的原理是将荧光素酶基因分成两段，分别连接上所研究的两种蛋白基因。当这两种蛋白相互作用时，荧光素酶的两部分相互靠近形成有活性的荧光素酶，在有底物存在时出现生物发光。此方法亦被用于研究细胞信号传导等。

（三）特点及发展前景

活体动物光学成像技术让研究人员能够观察活体动物体内的基因表达和细胞活动，是将分子及细胞生物学技术从体外研究发展到活体动物体内的强有力手段，正在被越来越广泛地应用于医学及生物学研究领域。相对于其他非侵入性观察手段，如CT、MRI及PET等，生物光学成像技术检测灵敏度极高，且操作简单，费用相对低廉，为研究人员提供了广阔的应用空间。荧光成像与生物发光成像的结合，结构成像与功能成像的结合，以及三维成像是目前这个技术的发展方向。现有的技术利用不同角度扫描的方法，光学时域的方法，或者利用各种波长的光线在体内穿透性的不同，以成像软件分析光源在动物体内的深度，从而得出三维图像。活体动物光学成像技术推进了人们对各种生命活动、疾病过程的深入认识。随着研究的发展，体内光学成像技术将不仅用于基础研究和药物研发，也将会作为新技术扩展到临床检验及药物治疗领域，服务于人类的医疗卫生事业。

第三节 PET/CT在分子医学的基础研究与临床应用

人类基因组学和蛋白质组学的发展拓宽了分子影像学在基础医学中的应用研究范围，PET/CT作为核分子影像学中最活跃的部分，也是目前分子影像学中最成熟的技术之一，在分子医学中的基础及临床研究中的应用越来越广泛，扮演着十分重要的角色。

与其他学科一样，基础研究是临床应用的基础和前提，临床应用则是基础研究的动力和目的，随着技术的进步与研究的不断深入，基础研究的成果逐步向临床应用转化。

一、PET/CT在分子医学基础及临床前研究中的应用

（一）小动物PET和PET/CT的发展

习惯上，人们常将小动物PET（animal PET）与Micro PET（微型PET）等同。实际上，后者是加州大学洛杉矶分校的Crump分子影像研究所（UCLA Crump Institute for Molecular Imaging）研制的小动物PET的注册商标，二者是属种关系。其他公司研制的小动物PET还有：美国哈佛大学Massachussate总医院研制的PCR-1，英国Oxford Positron System研制的HIDAC animal PET以及飞利浦公司研制的MOSAIC™animal PET。

临床型PET因受空间分辨率的限制很难满足小动物PET显像的需要，从20世纪90年代初起，多种专用型小动物PET扫描仪在国外相继研制成功并用于动物显像。早期的动物PET是为非人灵长类实验动物设计的，如20世纪90年代初日本Hamamatsu公司研制的SHR-2000型以及美国CTI公司研制的ECAT-713型PET扫描仪。后期是以实验鼠为适应对象设计的小动物PET，较临床PET缩小约2000倍，其空间分辨力和灵敏度进一步提高。

小动物PET扫描仪由探测系统、计算机控制床、衰减校正点源架、激光定位系统、计算机工作站及其他辅助部分组成。其中探头是扫描仪的核心，决定小动物PET的分辨能力和灵敏度。依探测器设计原理不同，小动物PET扫描仪主要分为两类：一类为晶体型的小动物PET，如Micro PET；另一类为多线电离室型的小动物PET，如HIDAC PET等。

Chatziioannou等开发的微型PET I中，由于应用了单个晶体光纤读出技术以及新的闪烁材料镥硅酸（LSO），克服了PET进行小动物显像时遇到的大多数障碍。较之BGO晶体，LSO晶体具有更高的光子输出量，系统的探测效率更高，使得快速动态采集能得以实现。光纤读出技术使光电倍增管的尺寸不再是决定探头最小尺寸和最高分辨率的关键因素。每个晶体独立的读出信号允许决定分辨率的元件（闪烁晶体）尺寸缩小。2mm×2mm细密分割的晶体元素与2mm直径的光导纤维一一对应偶合，加上每一个晶体元素的光导纤维信号显示装置，使得探头的分辨率可以晶体元素的切割尺寸为限。同时多通道光电倍增管实现了LSO晶体元素与光电倍增管通道的一对一连接。

上述探头设计已使微型PET的空间分辨率接近正电子显像的理论极限。2001年美国加州大学洛杉矶分校的Crump分子影像研究所（UCLA Crump Institute for Molecular Imaging）又研制成功第2代动物PET扫描仪，即Micro PETⅡ（图28-3-1）。它的新探头中包括14×14 LSO晶体阵列，每个晶体大小是0.97mm×0.97mm×12.5mm，通过5cm长的光纤束与64通道光电倍增管相连。与其他微型PET探头相比，新探头明显改善了空间分辨率（达到0.85mm），保持了原有的时间分辨率，其绝对灵敏度为2.26%。对小动物实验而言，能量分辨率也比较合适。

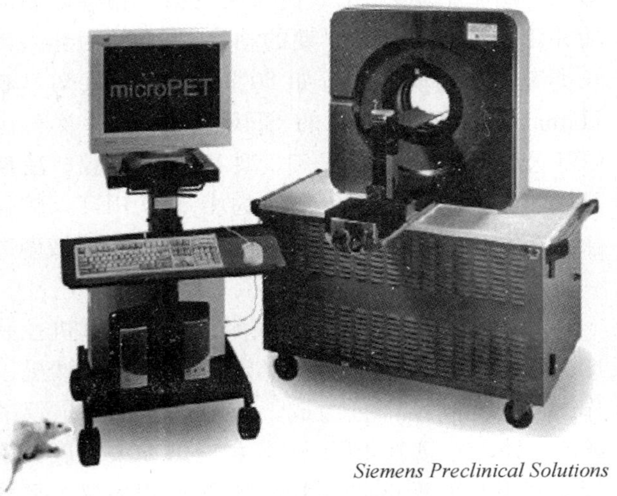

图 28-3-1 Micro PET Ⅱ

美国国立卫生研究院在 ATLAS Micro PET 的基础上，研制了可进行融合显像的 Micro PET/CT 系统。2004 年的美国核医学年会中已有 Micro PET/CT 产品及其应用的报道。Micro PET/CT 的物理学原理与临床型 PET/CT 一致，其中的 PET 与 CT 既相互独立又彼此协作，CT 为 PET 作衰减校正，所采集的数据经后处理软件处理可形成各轴位图像，是 Micro PET 和 Micro CT 的完美结合。值得一提的是，在 Micro PET/CT 上已经实现了三维配准和图像融合。

作为 Micro PET/CT 系统组成部分的 Micro CT，其构成与临床大型多层 CT 基本一致，由五部分组成：微焦点的 X 射线、X 射线探测器、旋转载物台、影像采集和控制系统以及影像重建系统。在设计上，Micro CT 有别于临床 CT 之处在于：微焦点的 X 射线采用锥形 X 射线束设计，管电压在 4～50kV，管电流在 0～1mA 之间；探测器采用闪烁体-电荷偶合器件组成；载物台可做 360°旋转和直线运动。Micro PET/CT 系统的空间分辨率可以达到 $100\mu m \times 100\mu m \times 100\mu m$。

代谢显像是 PET/CT 最简单、最基本的功能。它是在物质代谢水平上研究疾病发生、发展的规律，比如临床广泛使用的^{18}F-FDG（反映葡萄糖代谢）、^{11}C-MET（反映氨基酸代谢）、^{11}C（反映磷脂代谢）。广义上讲，代谢显像也是分子显像，因为它也是在分子水平上反映体内各种物质代谢的改变。相对而言，受体、酶和基因显像更能体现 PET/CT 在分子影像中的作用和价值。受体和酶显像具有高度的灵敏性、特异性和个性化特点。由于受体、酶和其相应的基因具有内在和本质的联系，所以通过受体和酶的显像也能够间接反映基因表达。但是最直接反映基因表达的方式还是进行直接的基因显像，现在我们国内正在开展反义寡核苷酸显像等基因显像的研究。

（二）受体显像

受体是细胞膜或细胞内的一类大分子，与受体特异结合的分子称配体。受体研究涉及细胞之间及细胞与其他分子之间的识别、信息传导及细胞生理或病理反应等基本的生命现象。现代生物学和医学十分关注这个研究领域，目前已发展出一门新兴的受体学。

受体核分子显像是利用放射性核素标记的配体与靶组织中高亲和力的特异性受体结合的原理，显示受体的空间分布、密度与亲和力的大小。它是集配体受体结合的高特异性和核素示踪技术高灵敏度于一身的无创伤的在体功能显像方法。

目前，研究较多的受体系统有多巴胺能神经系统、5-羟色胺能神经系统（包括 5-羟色胺能受体显像和 5-羟色胺能转运蛋白显像）、乙酰胆碱能受体、肾上腺素能受体、苯二氮䓬受体、阿片受体、雌二醇受体。其中，多巴胺能神经系统是目前研究最多的受体系统。多巴胺受体可分为 D_1 受体和 D_2 受体，D_1 受体又可分为 D_1 和 D_5 两种亚型，D_2 受体分为 D_2、D_3 和 D_4 三种亚型（彩图 28-3-2）。

多巴胺能神经系统 PET 显像是目前分子核医学的研究热点，主要包括用^{18}F-L-多巴（FDOPA）等进行多巴胺能神经递质显像、用^{18}F-β-CIT-FP 等进行多巴胺能转运蛋白显像以及用 3-N-(ω-^{18}F-氟乙基）螺环哌啶（^{18}F-FESP）进行多巴胺能受体显像。前两者主要用于体内突触前多巴胺功能失调疾患的鉴别诊断，后者反映体内突触后多巴胺受体功能变化，它们主要用于神经精神系统疾病（如帕金森病等）的鉴别诊断、监测疗效和估测预后，并且对药物滥用、精神分裂症病因、发病机制、疗效监测及新药研究也起着非常重要的作用。此外，单胺转运蛋白显像、组胺受体显像、乙酰胆碱能转运蛋白显像、兴奋性氨基酸受体显像及 P 物质受体显像等也有一定的发展前景。

胃泌素释放肽受体（gastrin-releasing peptide receptor，GRPR）在人类各种肿瘤中都有过度表达。Zhang 等用^{18}F 标记蛙皮素类似物：^{18}F-氟苯甲

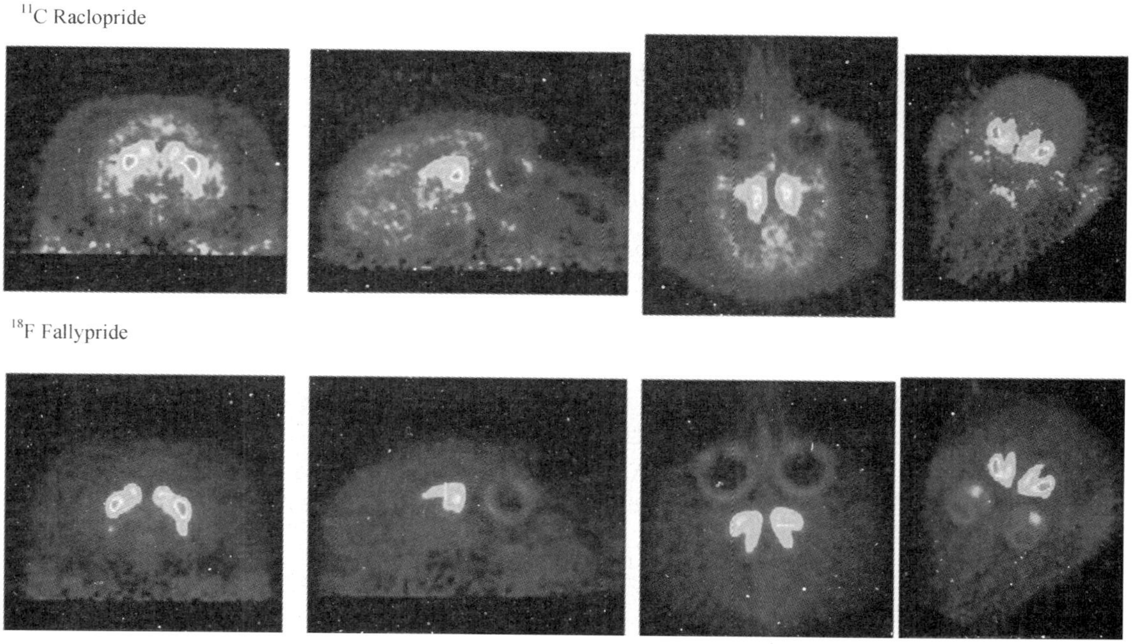

彩图 28-3-2　猴的多巴胺 D_2 受体 MicroPET 显像

酸赖氨酸蛙皮素（N-succinimidyl-4-^{18}F-fluorobenzoate-［Lys3］bombesin，^{18}F-FB-［Lys3］BBN）和^{18}F-氟苯甲酸氨基己酸蛙皮素（N-succinimidyl-4-^{18}F-fluorobenzoate-aminocaproic acid-bombesin（7-14），^{18}F-FB-Aca- BBN）作显像剂对荷前列腺癌的裸鼠行 Micro PET 显像，结果表明，显像剂在开始的时间（150min±20min）内在血液和肿瘤组织中基本保持稳定，随后在肝、肾中迅速降解；两种示踪剂迅速从血液中清除，^{18}F-FB-［Lys3］BBN 主要从肾排泄，^{18}F-FB-Aca BBN 从胆汁和肾排泄；动态 MicroPET 显示在所有的时间点上，肿瘤摄取 ^{18}F-FB-［Lys3］BBN 明显高于^{18}F-FB-Aca BBN。^{18}F-FB-［Lys3］BBN 的受体特异性由肿瘤细胞对该示踪剂摄取的封闭作用而得到证明，而肿瘤细胞对^{18}F-FB-Aca-BBN 没有封闭作用。最后结论指出，^{18}F-FB-［Lys3］BBN 适用于鉴别活体内 GRPR 阳性的前列腺癌患者。这项研究利用受体与示踪剂的特异性进行受体表达情况的研究，是一种在活体内、非创伤性显示受体的最佳方法。

（三）基因表达显像

基因表达显像（gene expression imaging）是借助特定影像手段对活组织的正常或异常细胞的靶基因进行显影，可分为间接基因显像和直接基因显像两种。间接基因显像也称报告基因表达显像，是指将一外源性基因（报告基因）导入细胞内，该报告基因表达特定的产物，如酶、受体蛋白及转运蛋白等，然后利用放射性核素标记的该基因表达产物的底物或配体进行显像分析。直接基因显像是放射性标记的反义寡聚核苷酸（Antisense Oligonucleotides，ASONs）显像，即反义显像。

PET 基因表达分子显像是分子影像学最重要的前沿研究领域之一，在人类基因组计划研究中占有十分重要的地位。

1. 反义显像　反义显像是反义技术（antisense technology）与核素显像有机结合的产物，它是以单光子或正电子放射性核素标记的人工合成的反义寡核苷酸探针或反义寡脱氧核苷酸（具有反义 RNA 或 DNA 性质）为显像剂，通过体内核酸杂交，显示基因异常表达的组织，定位和定量特异的靶基因，从而达到在基因水平早期、定性诊断疾病的目的。由于 ASON 易被体内酶所破坏，在细胞内发现它很难，因而，较之报告基因显像，反义显像的难度也更大。但 PET 反义显像是一种内源性基因表达显像，故而在两种基因表达显像方法中尤为重要。

1994 年，Dewanjee 等采用^{111}In 标记的 *c-myc* 反义寡核苷酸探针，首次进行完整意义上的反义显像。随着正电子核素标记技术的进步，特别是 Micro PET 的应用，反义 PET 显像有了长足的发展。反义PET显像具有分辨率高、不引起免疫反应、探针分子小、易进入肿瘤组织、肿瘤摄取高及对疾病的诊断达到基因水平等优点，可望用于肿瘤的早期诊断、良恶性鉴别、寻找肿瘤复发和转移灶等。

（1）反义寡核苷酸探针：反义寡核苷酸探针的选择是反义显像技术应首先解决的问题，成功的反义显像要求寡核苷酸探针必须满足以下条件。

1）标记的反义探针在体内必须稳定，且不被核酸酶降解。

2）反义探针必须被靶细胞截留。

3）反义探针应具有较好的细胞膜转运性能，必须能进入靶细胞；或者利用载体将反义探针定向导入靶细胞，有效提高靶向性。

4）反义探针不能与其他大分子物质发生非序列、非特异性结合，或者结合量很少。

反义寡核苷酸探针必须具有良好的药代动力学特性，无明显毒副作用。与反义治疗中所用的反义寡聚核苷酸一样，反义显像所用的反义探针通常也是由15～20个核苷酸组成，其设计及修饰均与反义治疗遵循同样的原则。不同的是，考虑到放射性核素标记的需要，反义探针在合成时一般在末端连接一个连接子（1inker）作为双功能螯合剂的连接位点或者放射性核素的标记位点。

（2）反义显像所用正电子核素的选择：目前，内源性基因的反义显像尚处于实验研究阶段，特别是由于正电子核素半衰期短及标记寡核苷酸技术难度大等原因，反义PET显像远不如反义SPECT显像技术发展迅速。正电子放射性核素的选择是反义PET显像技术必须考虑的问题。^{18}F和^{11}C是较为合适的核素，由于体内基因表达时间一般都较长，而^{11}C半衰期较短（只有10min），所以^{18}F最有应用前景。另外，应选择标记简单、标记率和比活度高、非特异性低且不影响反义寡核苷酸生物活性的标记方法。

近来，用于PET显像的^{18}F和^{11}C标记的寡核苷酸也已研制成功。Tavitian B等报道了^{18}F标记的寡核苷酸在狒狒体内的分布。目前，采用^{18}F及^{68}Ga标记*ras*、*myc*、*Neu*、*EGRF*和*bcl-2*的反义寡核苷酸已逐渐被用于肿瘤的反义显像，而且取得了较为理想的结果。然而，反义PET显像要想进一步应用于临床，尚有许多技术问题有待研究解决，如放化合成的寡脱氧核苷酸探针的比活度低等。

（3）问题与展望：如何提高标记探针的靶/非靶比值是基因显像最主要的问题。为此，要求标记探针在血液中的浓度要尽可能低、在非靶组织中清除迅速、能够进入靶细胞（组织）并与之有较高的亲和力、在靶组织有较长的滞留等。

目前，反义显像需要解决的问题有以下几条：

1）筛选具有高特异性和高亲和力的探针。借助反义治疗研究的成果，选择合适探针并根据需要作适当修饰，以提高其稳定性。

2）寻找效率更高的转运系统，使靶组织最大效率地摄取反义探针，以提高靶组织的浓度。

3）使用合适的正电子放射性核素标记。目前，^{11}C、^{18}F、^{58}Ga、^{124}I均为可标记寡核苷酸的正电子核素，但目前能用^{11}C和^{18}F全自动化标记的探针数目尚不多。

4）进一步提高PET/CT或PET基因显像的图像分辨率。目前临床PET/CT或PET的图像分辨率还不能完全满足基因显像的要求，所以，Micro PET是进行基因显像的最重要工具。

一切疾病都是由于基因异常表达或表达产物的功能异常所导致。因此，反义显像能在基因水平上诊断疾病这一巨大潜能使它备受关注。随着基础研究的突破，反义PET显像必将日臻完善，在分子医学的基础研究及临床应用中发挥更大的作用。

2. 报告基因表达显像　报告基因表达显像又叫做转基因表达显像，必须具备两个基本要素，即PET报告基因和PET报告探针。报告基因必须导入细胞内，在细胞内被特定的启动子启动，进行基因转录，编译mRNA及生成酶，此酶能选择性地捕捉显像的报告探针，显像的报告探针将陷入有这种基因表达的细胞内。常用的标记报告探针的正电子放射性核素为^{124}I和^{18}F，其中以^{18}F最为常用。

PET报告基因表达显像技术分为酶介导报告基因表达PET显像系统、受体介导报告基因表达显像系统和转运蛋白介导基因显像系统。

（1）编码细胞内酶的基因系统：报告基因编码一种酶，能将报告探针作为底物进行特异性催化，将报告探针“捕获”在转导的细胞内。由于酶-底物反应系统具备特有的生物学放大效应，可对低水平基因转染的细胞进行有效检测，是目前研究最为广泛和有效的一种基因显像手段。

1）HSVl-TK 报告基因：HSVl-TK 报告基因编码的单纯疱疹病毒胸苷激酶（HSVl-TK）将无环鸟苷磷酸化为无环鸟苷磷酸（acyclo-GMP），进而在细胞激酶作用下转变为无环鸟苷二磷酸（acyclo-GDP）和无环鸟苷三磷酸（acyclo-GTP）。

目前研究的 HSVl-TK 表达显像的报告探针主要包括尿嘧啶核苷衍生物和无环鸟苷衍生物。前者包括 FIAU（2'-氟-2-脱氧-5-碘-1-β-D-阿拉伯夫铀铣基尿嘧啶）能选择性进入底物；^{14}C、^{124}I、^{123}I 标记的 FIAU 已分别用于放射自显影、γ 照相、SPECT 和 PET 显像。

无环鸟苷衍生物（acycloguanosine derivatives）有^{18}F-FHBG｛9-[4-(^{18}F) fluoro-3-hydroxymethylbutyl] guanine｝、^{18}F-FACV（8-^{18} F-fluoroacyelovir）和^{18}F-FGCV（8-^{18}F-fluoro-ganciclovir）等。

野生型 HSVl-TK 或突变型 HSVl-TK（HSVl-sr39K）是目前 PET 分子显像研究最常用的报告基因。HSVl-TK 和 HSVl-sr39K 基因产物胸苷激酶（TK），底物特异性不如哺乳类动物 1（TKl），可将多种底物磷酸化，应用放射性标记探针（如^{124}I- FIAU 或^{18}F-FHBG）进入细胞内，被 HSVl-TK 磷酸化，而不被哺乳动物 TKl 催化。

HSVl-TK 报告基因表达 PET 显像目前最常用的 PET 报告探针为^{124}I-FIAU、^{18}F-FHPG、^{18}F-FHBG。由于^{124}I 不易得到，^{18}F-FHBG 更适合广泛应用。Penudlas 等报道^{18}F-FHBG 的全自动一步法合成技术，并进行相关的临床前放化纯度及生产率的研究，结果显示该技术可靠性强，操作简便，为临床应用打下了基础。Yaghoubi 等测定了^{18}F-FHBG 在健康志愿者体内的代谢动力学、分布、剂量学和稳定性，给 10 名健康志愿者注射 73.3～229MBq 的^{18}F-FHBG，然后进行 PET 动态显像，同时进行血样放射性分析及生理功能观察，并用感兴趣区的时间-放射性活度曲线计算吸收剂量。结果显示^{18}F-FHBG 具有稳定性好、血清清除快、本底信号低、安全性高等特性，是很好的 HSVl-TK 报告基因显像的探针（图 28-3-3、彩图 28-3-4）。

2）胞嘧啶脱氨基酶（cytosine deaminase，CD）报告基因：胞嘧啶脱氨基酶能将无毒的 5-氟胞嘧啶（5-FC）转变为 5-氟尿嘧啶（5-FU），后者取代宿主细胞 RNA 中的尿嘧啶而阻滞 DNA 和蛋白质的合成。CD 基因是报告基因表达显像研究的第一个报告基因。

用报告探针 6-^{3}H-5-FC 研究被转染了大肠埃希菌 CD 报告基因的人胶质瘤细胞系 T115，结果证实仅表达 CD 的胶质瘤细胞可将 6-^{3}H-5-FC 转变为 6-^{3}H-5-FU。但由于 6-^{3}H-5-FU 不能在表达 CD 的细胞中蓄积，限制了这一报告基因/报告探针显像系统的应用。

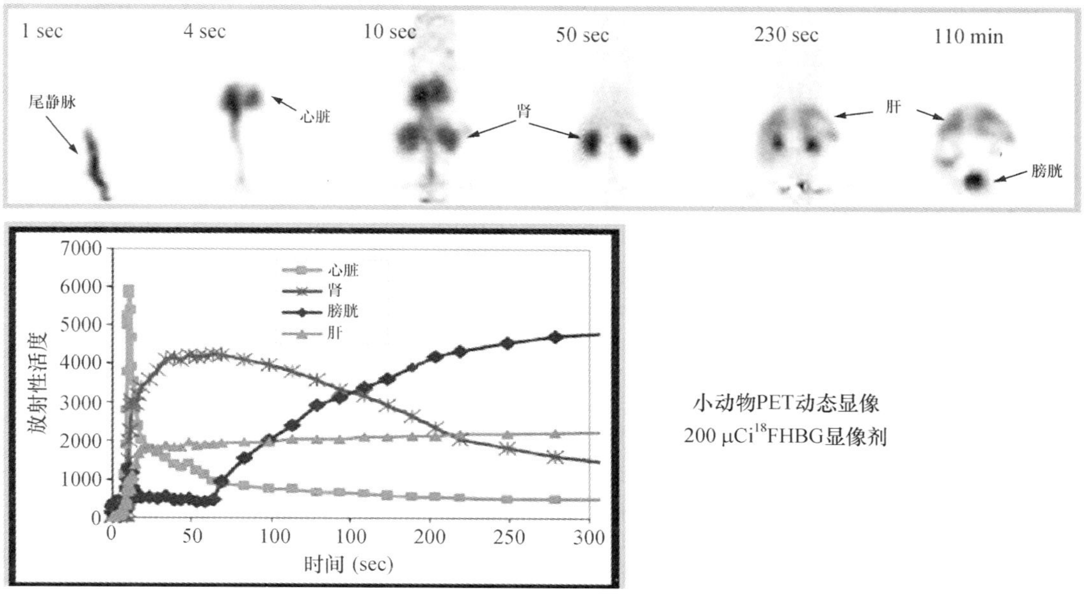

图 28-3-3　^{18}F-FHBG 小鼠动态 Micro PET 动态显像，用 ROI 技术获得^{18}F-FHBG 在小鼠体内组织分布和代谢动力学曲线

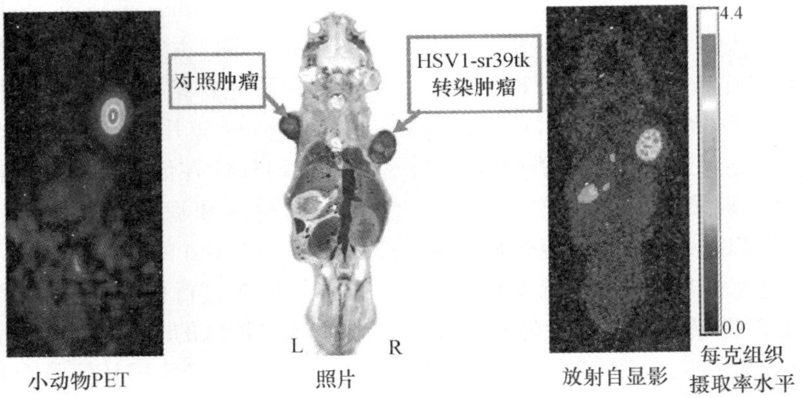

彩图 28-3-4　荷前列腺癌裸鼠的^{18}F-FHBG Micro PET 显像

（2）编码细胞表面受体的基因显像系统：报告基因也可编码细胞表面受体，与放射性标记探针发生不可逆的结合。目前，这方面研究主要集中在多巴胺 D_2 受体（D2R）基因和生长抑素 2 型受体（$SSTR_2$）基因。

1）多巴胺 2 受体（D_2R）报告基因：D_2R 主要在脑纹状体和垂体表达，其配体都有较高的疏水性，易于透过血-脑脊液屏障。^{11}C、^{18}F 和^{123}I 标记的配体已被成功用于动物和人体内 D_2R 显像，如^{18}F-FESP｛[3-(2′-^{18}F-fluoroethyl)-SPiperone]｝、^{123}I-IBZM（^{123}I-iodobenzamine）用于 D_2R PET 显像。Umegaki 等将 D_2R 基因转染至大鼠脑内，以^{11}C-奎丙灵为显像剂，PET 显像发现脑内特异性摄取随时间延长而降低，与体外放射自显影结果一致。

D_2R 与多巴胺结合后，调控细胞内 cAMP 的水平，出现第二信号系统转导，从而导致一定的生物学变化，即一定的副反应。为使 D_2R 作为一种报告基因更好地应用，人们开始寻求不具备调控 cAMP 水平的突变 D_2R 基因。Liang 等利用在第 80 位或第 194 位突变的 D_2R 基因 D_2R80A 和 D_2R194A，用表达 D_2R 和 D_2R80A 的载体分别转染细胞，证明二者与螺环哌啶苯的结合能力相等。由此认为，D_2R80A 完全可以替代 D_2R 作为报告基因进行显像而没有后者所致的副作用。

2）生长抑素 2 型受体（subtype 2 somatostatin receptor，$SSTR_2$）报告基因：生长抑素（somatostatin，SST）是神经内分泌细胞或许多其他细胞合成的多功能肽。SSTR 在结构上相当于跨膜糖蛋白，存在于正常脑组织的不同区域，在内分泌和外分泌胰腺细胞、胃肠道黏膜、肾、外周神经系统等也有不同程度的分布。SSTR 有五种亚型，即 SSTR1-5。

其中 $SSTR_2$ 可在多种肿瘤细胞中高表达，因而成为研究的重点。用 $SSTR_2$ 基因作为报告基因转染肿瘤细胞，用放射性核素标记的 $SSTR_2$ 配体为报告探针进行报告基因表达显像，已有多项体外和体内研究的报道。当用 $SSTR_2$ 基因作为报告基因时，该受体基因被转导入靶细胞后，在细胞表面表达 SSTR，因此，用不同的示踪剂可以显示用 $SSTR_2$ 报告基因表达的状况。

（3）编码转运蛋白的基因显像系统：转运蛋白通常位于细胞膜上，可以转运多种显像剂分子，从而使信号扩增，检测低水平的基因转染。人源性转运蛋白无免疫源性，但内源性表达会使 PET 显像的本底增大。到目前为止，成功应用于报告基因的有人钠-碘转运体（hNIS）。Groot Wassink 等以 hNIS 基因作为报告基因，静脉注射^{124}I 后，成功应用 PET 检测到 hNIS 基因的表达。

若将感兴趣基因（如治疗基因）与 PET 报告基因耦合在一起制作串联双基因，在同一启动子作用下，感兴趣基因和 PET 报告基因就可在同一水平上进行表达，从而可同时对感兴趣基因和报告基因表达进行 PET 定性和定量测定。有学者报道，利用相同的启动子和不同的腺病毒载体，将等量滴度的分别携带 D_2R 报告基因和 HSVl-TK 自杀基因的两种不同腺病毒载体同时转染同一只小鼠，两种基因在小鼠体内可同时进行表达，并且这两种不同基因的表达量高度相关，这种方法相对简便，值得尝试应用。由于在相同启动子作用下，感兴趣的目标基因可与 PET 报告基因同时表达，且感兴趣基因可根据需要进行改变，而 PET 报告探针可以不变，同一种 PET 报告探针能够监测多种感兴趣基因的表达，因而报告基因表达 PET 显像可成为一种通用的显像方法。

报告基因表达 PET 显像发展非常迅速，已成为分子影像学发展的重要标志，主要应用于重复、无创伤地检测报告基因或感兴趣基因表达的部位、表达量及表达持续时间，在基因治疗和转基因动物基因表达监测方面备受关注，现已用于基因治疗监测的实验研究。目前，报告基因表达 PET 显像研究尚处于小动物实验阶段，进一步推广到临床尚需进行大量工作。

（四）蛋白质功能分子显像

目前，蛋白质功能分子 PET 显像主要包括：己糖激酶和葡萄糖转运蛋白表达显像、细胞增殖和内源性胸腺嘧啶激酶显像、胆碱激酶显像、生长抑制素等多肽受体显像及多药耐药 P-糖蛋白显像等。

1. 己糖激酶和葡萄糖转运蛋白表达显像

^{18}FDG 是目前临床上应用最广的正电子显像剂。FDG 与天然葡萄糖结构上的差异在于前者 2 位碳原子上的羟基被 F 取代，因此，二者代谢途径相似，都能通过葡萄糖转运蛋白 Glutl 和 Glut2 转运到组织细胞内，在己糖激酶的作用下磷酸化生成 6-PO_4-^{18}FDG 和 6-PO_4-G。但 6-PO_4-^{18}FDG 在组织细胞内不能进一步参与代谢，而是较长时间滞留在细胞内。在葡萄糖代谢平衡状态下，6-PO_4-^{18}FDG 滞留量大体上与组织细胞葡萄糖消耗量一致。因此，FDG 能用于己糖激酶和葡萄糖转运蛋白表达的 PET 显像。现有资料表明，FDG 摄取与葡萄糖转运蛋白 Glutl 表达水平的相关性比与己糖激酶活性的相关性更好，测定 Glutl 表达在疾病的鉴别诊断方面可能更有优势（彩图 28-3-5）。

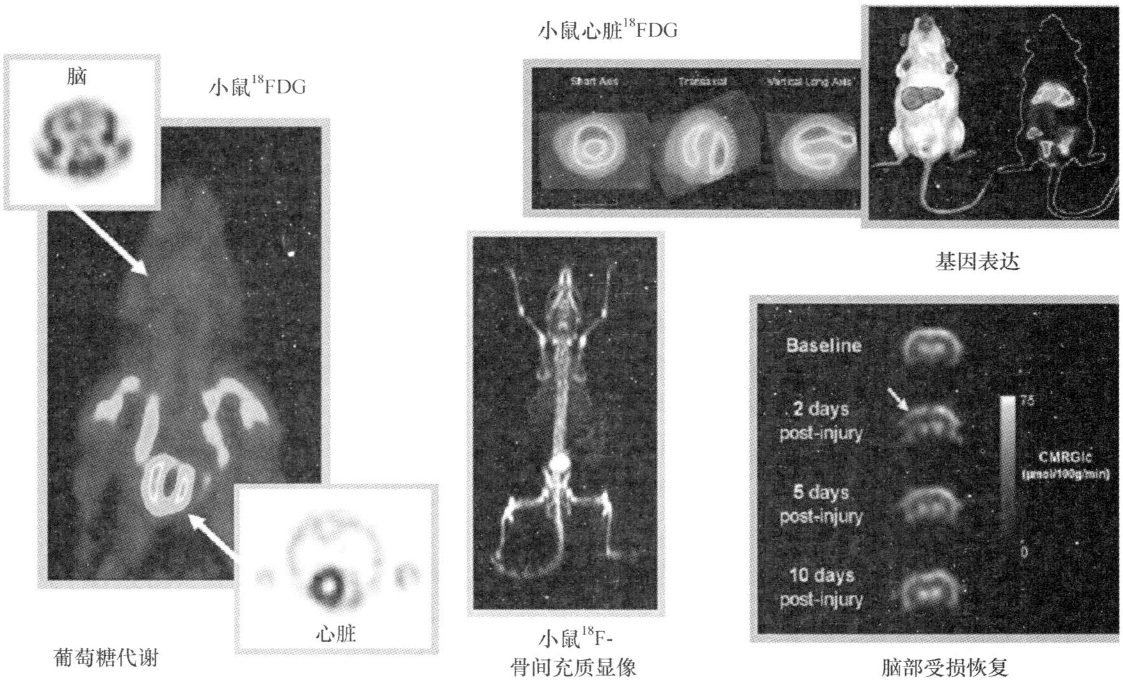

彩图 28-3-5　小鼠^{18}F-FDG 代谢显像和^{18}F-骨骼显像

2. 细胞增殖和内源性胸腺嘧啶激酶显像

FDG 对肿瘤细胞选择性较差，其他一些蛋白质功能 PET 分子显像能够在一定程度上弥补 FDG 的不足。^{18}F-3'-脱氧-3'-氟代胸腺嘧啶（FLT）是测定细胞增殖和内源性胸腺嘧啶激酶活性最常用的正电子显像剂。FLT 由核苷转运蛋白体转运到细胞内，在内源性胸腺嘧啶激酶作用下发生磷酸化，滞留于组织细胞中，可用于肿瘤的鉴别诊断。许多肿瘤组织都涉及胆碱磷酸化，胆碱通过主动转运机制转运到细胞内，在胆碱激酶作用下生成磷酸胆碱。最常用于胆碱代谢 PET 显像的有^{11}C-胆碱、^{18}F-乙基胆碱和^{18}F-甲基胆碱。其中^{18}F-甲基胆碱最有应用前景，在膀胱癌和前列腺癌的鉴别诊断方面明显优于^{18}F-FDG。多肽受体多为跨膜蛋白质，测定这些蛋白质功能对疾病鉴别诊断意义重大，如生长抑制素受体显像剂^{18}F 标记奥曲肽在神经内分泌肿瘤鉴别诊断方面明显优于FDG。

3. 整合素肿瘤血管生成显像　整合蛋白质 $\alpha_V\beta_3$ 显像剂——^{18}F标记RGD多肽——可用于肿瘤血管生成显像。整合素是一种特异性细胞黏附分子，介导细胞与细胞间以及细胞与细胞外基质间的相互作用。整合素受体在多种肿瘤细胞表面有高表达，尤其是在肿瘤组织的新生血管内皮细胞膜上有高表达，而在成熟的血管内皮细胞和绝大多数正常的器官组织上没有表达。整合素受体通过与细胞外基质蛋白的受体识别序列肽（精氨酸-甘氨酸-天门冬氨酸Arg-Gly-ASP，RGD）特异结合而介导肿瘤细胞的黏附和移行，故而在肿瘤的生长、浸润、转移，特别是肿瘤诱导的新生血管的生成过程中发挥着重要作用。

通过肿瘤整合素受体显像可以评价肿瘤血管化情况。目前，主要利用microPET完成临床前RGD序列多肽显像的研究。研究者用^{18}F标记RGD环状二聚体肽及环状四聚体肽做显像剂行多种荷瘤鼠的活体Micro PET显像，并通过组织学确认整合素受体。结果显示：整合素受体高表达的组织对显像剂有高摄取，注射1h后肿瘤组织与非肿瘤组织的摄取比值（T/NT）为9.5±0.8，且显像剂在肿瘤中滞留时间长。同时研究表明，肿瘤对^{18}F标记RGD环状四聚体肽的摄取明显高于单聚体和RGD环状二聚体。这表明^{18}F标记的RGD序列多肽可以作为肿瘤组织和其他器官组织整合素 $\alpha_V\beta_3$ 表达显像的示踪剂，进而可以特异评价肿瘤的血管化。

4. 细胞凋亡显像　脑卒中患者神经细胞的凋亡在神经细胞的损失中占有重要的地位。显然，脑细胞凋亡显像对于中风后治疗疗效评估及新治疗方法的筛选具有重要的意义。国外有学者用^{18}F-甲基-氟戊基-丙二酸盐（^{18}F-methylfluoropentylmalonate，^{18}F-ML-10）作显像剂，在鼠的脑中风活体模型中行micro PET凋亡细胞显像，并以磷光显影和组织病理学分析及体外示踪实验（^{3}H-ML-10作示踪剂）为对照。micro PET显像显示缺血脑半球摄取^{18}F-ML-10较对侧明显增加（T/NT比值为6～10），相对照的体外实验显示，凋亡的Jurkat细胞对^{3}H-ML-10摄取明显，示踪剂集中在栓塞区域。

在动脉粥样硬化的发生机制中，凋亡起着重要作用。凋亡是粥样硬化斑块的一个主要特征，是导致斑块不稳定的重要因素。因此，对凋亡的无创性检测可早期发现粥样斑块，从而早期干预、治疗。核素标记的靶向显像剂膜联蛋白V可对凋亡进行无创性成像。因为膜联蛋白V（annexin V）对凋亡细胞所暴露的磷脂酰丝氨酸（phophatidylserine，PS）有高度亲和力，因此，核素标记的annexin V可作为凋亡的特异性靶向显像剂。动物模型研究显示，病变血管在2h时有显像剂浓聚，靶与非靶比值高达9.3。

5. 肿瘤多药耐药性（multidrug resistance，MDR）的分子显像　临床上肿瘤化疗失败，多是由于内源性耐药（initial resistance）或化疗过程中产生的获得性耐药（acquired resistance）的结果，耐药的形式之一就是MDR。

内源性耐药的产生是由于动物和人类基因组中本身就存在着MDR基因，如啮齿动物的mdr1、mdr2和mdr3，人类的MDR1和MDR2；其中mdr1和MDR1的表达水平与肿瘤细胞的耐药性密切相关。MDR1的表达产物P-糖蛋白（P-gp）是一种膜转运蛋白，相对分子质量约为 1.7×10^5（故而又名P170），属于ATP结合区（ATP binding cassette，ABC）蛋白超家族。P-gp能与其他的ABC转运蛋白一起利用ATP水解提供的能量，将其所识别的底物分子跨膜转运出细胞膜。除P-gp之外，肿瘤细胞中尚存在另外一些MDR蛋白，通称为非P-gp多耐药蛋白，相继发现的有多药耐药相关蛋白（multidrug resistance-associated protein，MRP）、肺癌耐药蛋白（lung cancer resistance protein，LRP）和乳腺癌耐药蛋白（breast cancer resistance protein，BCRP）等，均属于ABC转运蛋白或半转运蛋白。

另外，肿瘤的MDR除与上述多种多耐药蛋白相关外，尚与DNA拓扑异构酶（TP Ⅱ）、谷胱甘肽转移酶（GST）以及金属硫蛋白（MT）等有关。如TP Ⅱ的低表达能使肿瘤细胞的DNA不受化疗药物的伤害；GST是一种多功能药物代谢Ⅱ相酶，在许多肿瘤细胞中有明显的基因扩增和过度表达，通过与亲脂性的化疗药物结合可增加其水溶性，促进药物排泄，从而降低化疗药物对肿瘤细胞的毒性。

^{99m}Tc-MIBI、^{201}Tl及^{99m}Tc-Tetroforsmin的SPECT显像用于P-gp功能显像已有多年历史。但是，若能用核素直接标记容易产生耐药的化疗药物（P-gp

的转运底物）作为显像剂行核素显像显然更直接和有价值。由于^{99m}Tc 和^{123}I 标记一些生物碱类的化疗药物相当困难，人们已尝试成功用^{11}C 和^{18}F 等正电子核素标记一些化疗药物，如阿霉素、秋水仙碱等，并已取得初步成果。在体外实验中，卵巢癌细胞株 A27890 对^{11}C-阿霉素的摄取比过度表达 P-gp 的瘤株 A2780AD 高出 16 倍，但加入调节剂后，^{11}C-阿霉素在 A2780AD 瘤株中的含量明显升高。P-gp 表达 PET 显像已显示出发展潜力，其中最有前景的显像剂为^{18}F-paclitaxel。^{18}F-paclitaxel（^{18}F-PAC）的猴体内代谢、阻断等动力学研究表明有望用来评价 MDR 及其调控。

此外，用^{18}F-FHBG 对蛋白质间的相互作用进行无创伤性的 PET 显像，为功能蛋白质组学研究，以及筛选以特异性蛋白质相互作用为靶点的化合物提供了重要工具。单胺氧化酶 B（MAO-B）抑制剂^{11}C-deprenyl 在脑内的浓集和清除可反映出酶的活性，用于帕金森病、遗传性舞蹈病、抑郁症等神经系统疾病的检查；用正电子核素标记抗体进行放射免疫 PET 显像可用于肿瘤病灶的测定。可见，蛋白质功能 PET 显像是分子影像学中最前沿的领域之一，具有非常重要的意义。

（五）在药物研究中的应用

传统的新药研究可分为药物的发现、开发和临床试用三个阶段。在第一阶段，对大量合成的有机化合物或天然产物的有效成分，在药理模型上进行随机筛选，从而发现有进一步研究价值的先导化合物。在第二阶段，优化的先导化合物经过药效学、药物代谢动力学和毒理学等实验，完成临床前的各项研究。第三阶段进行一系列的临床试验，并经药管机构审批同意后，成为新药。这些研究大多基于大量的、离体的实验动物数据，既无法从分子水平真实地、完整地反映新药在疾病治疗过程中的作用，也费时耗财，使新药研究和开发成为一项高风险的研究工作。

高分辨率的 micro PET 的出现，为新药的研究和开发提供了一个新的技术平台。它能在同一活体动物上全程监测放射性核素标记的新药在体内的变化，也可在任意时间间隔非创伤性地重复研究。这种研究代替了过去从大量样本中收集数据、获取平均值的方法，既节省了实验动物，特别是昂贵的疾病模型动物，又做到了真正的体内快速定量检测，有助于药物代谢动力学、生物学分布、药效活体动物和在实验动物模型活体内进行生理和病理过程的分子显像，直接获取各脏器和组织中定量、动态的药效学和药物代谢动力学参数。此举可大大提高新药研究的有效性和准确性，缩短新药研究的周期，减少新药研究的投入资金，故已引起了全球医药界的极大关注。到 2001 年底，全世界投入使用的 microPET 中，由医药大企业投资的占 1/3。

1. 新药的筛选　在新药研究的第一阶段，microPET 是一个最理想的药物筛选技术平台，高通量的合成系统只有配置 microPET，才能真正实现高通量筛选先导化合物。例如，在神经精神系统新药的研究中，利用 microPET 的定量示踪技术和一种特定的核受体分子探针，就可对单一受体进行大量的化合物筛选。

2. 药物代谢动力学、药理学、药效学的研究

用放射性核素标记所要研究的新药，可获得其在整体动物生理和病理状态下定量、动态、可重复的体内分布、吸收、代谢、排泄和靶器官反应等一系列数据、动力学曲线和图像。以往对药物代谢动力学的研究是用若干动物以不同时相分组、处死、测得数据并求得平均值的。这不可避免地存在个体差异，导致数据的偏差，而且所得数据并不是动物活体状态的真实数据。因此，microPET 的定量示踪技术使药物代谢动力学、药理学、药效学的研究有了本质的提高，具有极大的科学价值、社会效益和经济效益。

3. 基因治疗药物的研究　基因治疗是为了治疗某种基因性、遗传性疾病而采取的新的治疗手段，通常利用修复某些损伤了的基因或通过改变某些基因而破坏细胞增殖，达到治疗目的。近几年来，随着分子生物学、分子遗传学、免疫学等相关学科的渗透，基因治疗特别是遗传病和肿瘤的基因治疗发展很快。在基因药物的研究中，利用 microPET 进行的放射性基因显像具有不可替代的作用，包括基因诱导受体显像、转导基因表达显像、反义 DNA 或 RNA 对靶基因的直接显像等。

4. 肿瘤细胞多药耐药性和逆转成分的研究

临床上肿瘤化疗失败主要是由先天性和获得性肿瘤多药耐药引起的。获得性多药耐药由多种病理机制形成，例如 DNA 拓扑异构酶、细胞谷胱甘肽升高，P-糖蛋白（P-gp）表达异常等。Micro PET 是研究体内功能性转运的有效技术，在肿瘤细胞

多药耐药的基础研究和多药耐药逆转成分的研究中，可发挥独到的作用。例如，^{11}C-colchicine（秋水仙素）可用于肿瘤 P-gp 功能显像，进而可为研究肿瘤细胞多药耐药性的逆转成分提供实验手段。

5. 中药学的研究　在现代中医药的研究领域，microPET 提供了一个最新的研究方法和途径，特别是对天然药物和仿生药物的研究，以及中医药复方的研究，将带来一场革命，成为传统中医药走向现代化、全球化的快速通道和核心平台。

二、PET 及 PET/CT 在分子医学的临床应用

随着技术的进步与研究的不断深入，基础研究的成果逐步向临床应用转化。目前，PET/CT 分子显像在临床的应用主要有如下几个方面。

（一）神经系统

神经核医学由最初的脑平面显像发展到脑灌注显像、脑代谢显像及脑受体显像。在认识脑神经和脑肿瘤疾病的病理生理过程中，不仅能发现脑血流的功能性改变，还能从脑受体的密度变化以及分子代谢水平来认识疾病的过程。

脑功能显像尤其是脑受体显像，可以在分子水平上反映脑内的生物化学过程，是探索疾病早期改变的敏感手段，能够早期发现神经系统隐匿性病变，评价许多中枢神经系统（CNS）药物在体内引起的生理、病理变化，对探究脑部疾病的病因、早期诊断和指导治疗有重要价值。

1. 帕金森病（PD）　PD 是由于黑质纹状体通路神经元变性，导致多巴胺神经递质（dopamine，DA）逐渐减少、丧失的疾病。放射性配体可直接靶向多巴胺系统的各种分子，包括多巴胺、多巴胺囊泡转运蛋白、多巴胺突触前膜转运蛋白（dopamine tranSPorter，DAT）和多巴胺突触后膜受体等。

（1）多巴胺受体显像：^{18}F-fluoro-DOPA（^{18}F-FDOPA）的体内行为类似 L-多巴，注入体内后参与多巴胺的合成和代谢，可用于测定脑内 DA 神经元功能。^{18}F-FDOPA 显像显示，DA 神经元在 PD 患者脑内丢失速率是正常老人的 10 倍多，早期发现已出现 DA 减少但还没有临床症状的病人，比临床提前 5～10 年。在不同剂量 MPTP 所致的 PD 模型猴黑质、壳核和尾核中，DA 和代谢物浓度随着多巴胺神经元损毁程度的增加（10%～35%）而下降，表明^{18}F-FDOPA 的摄取是纹状体内 DA 水平高低的重要指标。更深入的研究显示，^{18}F-FDOPA 有助于评价各类神经保护和康复剂的疗效。Kaldower 等人提供了一项慢病毒媒介系统对脑内神经营养因子（GDNF）释放的基本检验，在慢病毒 GDNF 治疗的 MPTP PD 模型猴中，当注射 GDNF 3 个月后，严重的运动神经元缺损得到逆转，从而防止了黑质中 DA 神经元丧失，使纹状体 DA 神经支配得到保护（70%～80%）。^{18}F-FDOPA 显像显示，纹状体摄取增加 300%。纹状体 DA 神经支配的缺少和^{18}F-FDOPA 摄入的增加在功能恢复最好的猴子中表现最为突出，表明^{18}F-FDOPA 显像可用于评价疗效。

（2）多巴胺转运蛋白（dopamine tranSPorter，DAT）显像：DAT 是位于多巴胺神经元突触前膜的一种膜蛋白，由黑质纹状体多巴胺能神经元胞体、树突和轴突合成表达，在树突和轴突浆膜上起生理作用，主要功能是再摄取突触间隙的多巴胺，终止 DA 能神经细胞间的信号传递，比受体变化更为早期、灵敏和直接。DAT 显像剂都是以可卡因的母体托烷作为基本结构加以改造而得的。其中，^{11}C/^{18}F 标记 cFr、^{18}F-FP，^{11}C 和^{18}F 标记 FECNT 等均已成功地用于 PD 的早期诊断和鉴别诊断，其显像结果与 PD 临床分级有很好的相关性。Marek 等用^{18}F-CFT 显像测定了 PD 患者脑内 DA 神经元丢失的速率：年龄每增加 10 岁，大约丢失 10%，是同龄正常人下降速度的 10 倍。^{18}F-FP-β-CIT 人体 PET 显像结果显示，纹状体/枕叶分布容积比（DVR）与年龄高度相关（$r=0.85$，$P<0.01$），年龄每增加 10 岁，尾核和壳核分别下降 7.7%和 6.4%，经年龄校正的 PD 患者 DVR 值与临床症状评分（UPDRS）呈负相关（$r=0.66$，$P<0.05$），可用于 PD 的早期诊断和病情严重程度的估计。

（3）多巴胺 D 受体显像：DA 受体广泛分布于中枢神经系统（CNS）中 DA 能通路，主要在黑质纹状体系统。DA D_2 受体位于黑质纹状体多巴胺能神经元胞体和突触前末梢，既是突触前膜也是突触后膜受体，临床主要用于 PD 的早期诊断、继发性 PD 的鉴别诊断及亨廷顿病（HD）的研究。CT、MRI 对早期 PD 的诊断效果不明显，而 DA D_2 受体 PET 显像则能在结构发生萎缩之前观察到早期纹状体内受体密度的变化。1983 年 Wagner 首次用“C—N-甲基螺环哌啶酮”（C-N-methyl-spipemne，

11 C-N-MSP）R+PD 患者脑内 DA D_2 受体密度进行了定量测定，应用 ^{11}C-雷氯必利（^{11}C-mclopride，^{11}C-RAL）研究年龄对 D_2 受体的作用。他发现随年龄增加，壳核、尾核放射性摄取明显下降，纹状体内 D_2 受体也随年龄的增加而降低，年龄每增加 10 岁，额叶降低 13.5%、颞叶 12%、枕叶 12.4%、顶叶 13.4%、海马 12.2%，提示纹状体内 D_2 受体的下降也可说明正常老化进程。Hussey 等研究表明，^{11}C-RAC 与 D_2 受体特异结合高，在体内很少代谢，可鉴别有遗传易感基因、纹状体内神经元已出现丢失信号但无症状的早期 PD 患者，还可用于阐明许多涉及 D_2 受体减少的疾病。放射性配体可直接靶向多巴胺系统的各种分子，这些靶分子包括多巴胺、多巴胺囊泡转运蛋白、多巴胺突触前膜转运蛋白（dopamine transporter，DAT）和多巴胺突触后膜受体等。

2. 癫痫（epilepsy，EP）　临床对顽固性 EP 的主要治疗方法是手术，有效率可达 85%左右，困难在于如何对 EP 灶进行准确定位。对 EP 的神经生化机制研究发现，γ 氨基丁酸（GABA）神经递质系统的异常在 EP 发病机制中起重要作用。GABA 是 CNS 中含量最多的抑制性神经递质，通过由苯二氮䓬受体（CBZR）与氯离子通道组成的耦联复合体的激活，引起突触后膜超极化，从而对 CNS 产生抑制效应。在猴新皮层 EP 模型中，EP 灶的 GABA 能抑制突触明显减少。对 EP 灶进行放射自显影发现，CBZR 密度比正常下降 20%～60%，说明脑内 CBZR 显像可对 EP 灶定位。^{11}C 或 ^{18}F-氟马西尼（flumazenil，^{11}C-FMZ，^{18}F-FMZ）与 CBZR 结合特异性高，不受外源性药物和内源性 GABA 的干扰，能在活体内测定 CBZR 密度变化，临床用于许多神经精神失常、颞叶 EP 定位诊断，具有很高的灵敏度和准确性。顽固性颞叶 EP 患者的颞叶近正中 ^{11}C-FMZ/^{18}F-FMZ 摄取明显降低，但 MRI 未能显示结构上有任何病变。目前，对 EP 患者术前作 CBZR 显像在国外已列为常规检查。

3. 阿尔茨海默病（Alzheimer disease，AD）　AD 的病理生理改变之一是脑神经元突触和脑功能下降。维持脑功能所需的 ATP 能量的 98%～99% 来自葡萄糖的代谢，因此 ^{18}F-FDG 对依赖 ATP 的脑功能测定相当敏感。Herholz 和 Silvennan 等研究了早期 AD 患者 FDG 脑代谢，发现这些患者顶叶、颞叶葡萄糖代谢率比正常人降低，表明利用 ^{18}F-FDG 可以相当敏感地发现早期没有临床症状的 AD 患者，其准确率大于 90%，可比常规血液与脑脊液检查、神经心理学检查、脑造影术和结构显像（CT、MRI）等诊断提前 25 年。

胆碱能神经元活性降低是 AD 的主要特征之一。乙酰胆碱囊泡转运蛋白主要存在于胆碱能末梢的突触囊泡内，选择性、特异地与突触前乙酰胆碱能神经元中的囊泡乙酰胆碱转运蛋白结合，如用 ^{18}F-FBT 测得 AD 患者基底节乙酰胆碱能末梢密度降低；同时 AD 尸检表明乙酰胆碱 M_2 受体数量和功能显著降低。^{18}F-MeQNB 和 ^{18}F-FP-IP 是特异的 M_2 受体显像剂，脑中摄取高，滞留时间达 5h，小脑清除快，均可用于 AD 的早期诊断。

神经纤维缠结（NFT）和 δ 淀粉样老年斑块（SP）是 AD 的又一主要特征。目前，靶向 NFT 和 SP 的特异分子探针的研制已取得了突破性的进展。^{18}F-FDDNP（二烷基氨基萘丙二腈）易穿过血脑屏障，入脑量与血流成正比，能够靶向 NFT 病灶和 SP。研究者首次用荧光物质在电镜下观察了尸检脑组织的全过程，发现 ^{18}F-FDDNP 相当敏感，足以通过 PET 显像分辨正常人和 AD 患者脑内的 SP 和 NFF 的浓集。对 9 例 AD 患者和 7 例正常人分别进行了神经心理学、^{18}F-FDG、^{18}F-FDDNP 和 MRI 显像。结果表明，AD 患者 ^{18}F-FDDNP 摄取明显增高，相应部位的 ^{18}F-FDG 代谢降低。对其中一例进行尸检证实，^{18}F-FDDNP 的浓聚与 NFT 和 SP 的部位一致。定量分析结果表明 ^{18}F-FDDNP 在 AD 患者脑内的相对滞留时间明显延长，与正常相比，$P=0.0007$，且与 NFF 和 SP 的密度有关，与认知功能的检测指标具有明显的相关性。^{18}F-FDDNP 与 NFF 和 SP 的结合能力，在 AD 早期阶段更灵敏，这将有助于医生在患者还没有出现明显的 AD 症状以前就能作出明确的诊断，及时给予预防性的治疗，延缓 AD 进程。

（二）心血管系统

1. 心肌代谢显像　心肌代谢显像可为临床提供诸如有无冠心病心肌缺血、梗死及梗死灶有无存活心肌等信息，还可为 PTCA 术或冠脉搭桥术及术后疗效观察等提供重要信息。值得一提的是，现今配置 8 排以上螺旋 CT 的 PET/CT 系统能同时通过冠脉照影（CTA）显示冠脉的狭窄情况，通过缺血心肌的糖代谢判断心肌存活情况，并将两种图像融合显示。

2. 心肌血流测定　心肌血流测定对有症状或无症状冠心病患者、单支冠脉病变或多支冠脉病变的诊断灵敏性及特异性均为95%～98%，具有重要临床价值，对心肌梗死区心肌活性的判断也有重要的参考价值。

3. 心肌受体显像　近期研究表明，PET显像能通过不同受体示踪剂观察正常心肌、心肌缺血及梗死、急性心力衰竭、心肌病等心肌受体数目分布的变化，为心脏病因学研究与临床药理学探索，以及观察各种药物疗效等方面提供重要信息和手段。^{11}C-HED（间羟基肾上腺素）受体显像即可观察心肌存活性和心脏功能等。间羟基肾上腺素是去甲肾上腺素的类似物，能够被心脏交感神经末梢的突触前膜摄取，反映心脏交感神经的分布。

（三）PET/CT在肿瘤学的临床应用

PET问世后的早期，脑研究占有重要地位，但随后在肿瘤学方面的应用所占比重逐步提高，尤其是在PET/CT出现后，其在肿瘤学临床应用方面的优势及地位日益凸显。概括起来，PET/CT在肿瘤学的临床应用主要集中于：肿瘤筛查，肿瘤定性与鉴别诊断，肿瘤分期、治疗计划修订、疗效监测，肿瘤复发灶检测与再分期，以及肿瘤生物、临床、新治疗方法与药物方面的研究。

1. 肿瘤筛查　毋庸置疑，早期阶段的肿瘤患者比晚期阶段的患者有更好的预后，因此早期诊断是必要的。肿瘤筛查的目的是检测早期肿瘤；根本的目标是检测那些如果放任不治疗就会死亡的但是又可治愈的肿瘤。

目前临床上常用的肿瘤筛查手段多利用肿瘤组织基因产物，如血清肿瘤标志物检测、基因片段的RT-PCR检测等。虽然超声、X射线甚至CT也用于“查体”，但组织结构只是形式，生命和疾病的本质并不在于解剖结构；结构不过是长时间的慢性过程，功能则反映过程的早期。一旦临床上出现形态结构改变，无论如何“早期”，实际上都是疾病发生发展过程的终末阶段。由于FDG PET是一种代谢功能显像，故而作为肿瘤筛查手段优于单纯基于解剖结构的影像检查。尤其，PET/CT能实现解剖和功能影像的融合，如不考虑价格因素，理论上非常适合作为肿瘤筛查手段（彩图28-3-6）。

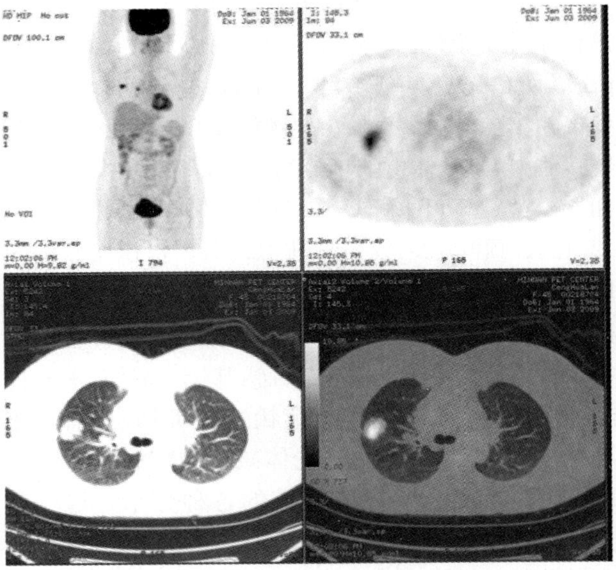

彩图28-3-6　无症状体检者PET/CT检查发现肺癌

在日本，PET于1994年第一次被应用于肿瘤筛查。从2002年起，日本健康、福利和劳动部在对10种恶性疾病的评价中，批准将FDG PET纳入公共医疗保险，并制订了使用PET作为肿瘤筛查的准则。日本曾报道6147例查体者，恶性肿瘤发生率达2.1%，其中PET发现率为1.12%。国内，解放军总医院最近总结千余名无症状，且CT、MRI检查无结构异常的“健康”查体者，FDG PET显像发现亚临床恶性肿瘤达2%；台湾新光医院的恶性肿瘤检出率为1.4%。

2. 肿瘤定性　PET通过生物学特点，如功能、血流、代谢等反映体内各部位组织的状态，因而可以更准确地诊断疾病的性质。虽然X射线、CT、MRI、超声、内镜、活检和细胞学一直是肿瘤诊断的常规武器，但病变定性依然是临床的重大挑战。特别是随着影像设备的进步，发现体内小肿块或瘤样病灶的机会明显增加，更给临床和影像医生增加了工作的难度。国外报道，超过50%的肿块切除后发现为良性病变。经验证实，形态变化可能掩盖疾病的多样性：即使有超声、CT的引导，受取材的限制，活检的假阴性率达20%左右。PET借助功能、代谢原理，可能具有独特的早期诊断价值。

^{18}F-FDG肿瘤定性诊断最大问题是部分良性病变可以表现为异常浓聚；除部分良性肿瘤（如甲状腺腺瘤、Warthin瘤）外，还主要见于活动性炎症和肉芽肿，包括结核、隐球菌或真菌感染、创

伤恢复早期等，可能是因为炎性细胞、成纤维细胞，甚至少数病原菌的能量代谢高，可以大量摄取^{18}F-FDG之故。改用一些对肿瘤更有特异性的显像剂，如^{11}C或^{13}N标记的氨基酸、核苷、特异性抗体或受体，可以从更深层次显示肿瘤的生物学改变，克服^{18}F-FDG特异性不足的缺点。分裂增殖的肿瘤，其蛋白质和DNA的合成速率明显增高，因此表现出肿瘤病灶部位此类示踪剂的异常浓聚。而炎症病灶内的炎性细胞多是成熟细胞，不再分裂增殖，因此不再浓聚。选择高生物特异性示踪剂，结合CT的高精度显示，可以充分发挥活体"原位杂交"和"免疫组化"的功效，提高病变定性诊断的准确度。

3. 肿瘤分期　正确诊断（定性、分期和分型）肿瘤是正确治疗和取得良好疗效的前提。既往临床上靠触诊或CT、MRI和超声等技术评估肿瘤患者淋巴结受累情况。这些以淋巴结的大小为诊断基础的方法并不总是准确。临床资料证实，单凭形态学标准鉴别反应性淋巴结肿大与肿瘤淋巴结浸润有20%～40%的误诊率。PET利用肿瘤组织快速增殖、葡萄糖载体增多和磷酸化酶的活性增高、糖酵解代谢率增加等生物学特征，用^{18}F-FDG可以早期发现和确定恶性肿瘤原发灶的部位、大小、淋巴结及远隔转移，还可以通过代谢异常程度，评估肿瘤的分级和预后。有人观察了一组胸部肿瘤，PET"意外"发现了20%～40%的临床上未曾怀疑的纵隔转移。有时PET显像发现的病变，需要数月后采用其他检查才发现肿块。这些都提示对疾病的功能、代谢改变的监测可能会先于形态改变发现异常。国内外的经验都证实，合理利用功能显像提供的信息，可以改变30%～40%肿瘤病人的临床分期，包括分期的上调和下调，并由此为临床正确的治疗决策奠定基础。国外报道，由于PET在判定病灶生物学特性、监测与调整治疗方面的作用，可以降低治疗失误，促进方案的个体化和整体化，对30%左右的病人预后产生积极影响，在临床上取得了令人瞩目的成绩。（彩图 28-3-7）

4. 疗效监测和预后评估　疗效监测和随诊是保证正确医疗实践的重要条件。然而，手术、放射治疗（简称放疗）和化学治疗（简称化疗）改变了病灶局部的组织结构，这种改变与疾病原有结构改变或治疗后新生的结构改变相互重叠，有

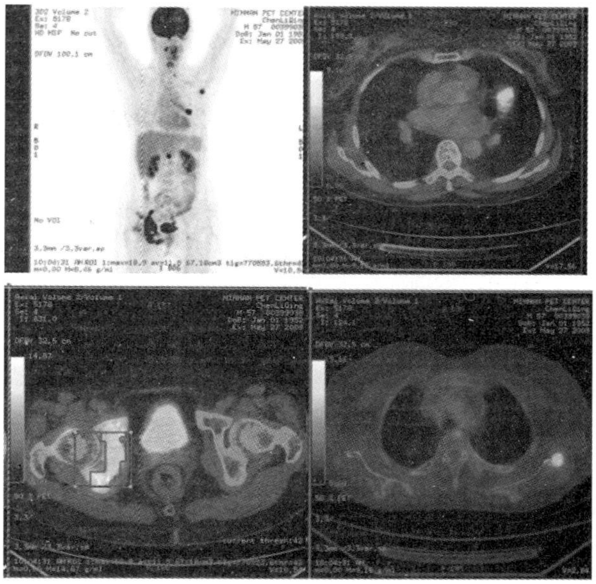

彩图 28-3-7　肺癌患者 PET、CT 检查提示全身广泛转移

可能严重干扰对病情的判断和下一步的治疗计划。实验和临床资料都证明，病变组织摄取与细胞代谢状态、细胞增殖程度高度相关，因此比较治疗前后PET显像结果，可以准确地反映治疗效果。国外经验证实，无论放疗、化疗或内分泌治疗，凡是对治疗有响应的瘤组织，其肿瘤增殖减缓或停止，代谢活动降低，表现为瘤灶的流速率降低、血流多普勒信号减少、^{18}F-FDG或者^{11}C-胸腺嘧啶核苷摄取减低。这种表现可以在治疗开始后数日、甚至数小时内表现出来，因此可在治疗开始后早期提供治疗是否有效的客观证据，而不必等待数周至数月，通过肿瘤体积的变化来确定治疗效果。PET还可以准确地区别复发灶的高代谢和损伤、瘢痕的低代谢特点，从而有助于鉴别诊断。

需要注意的是，在放疗数小时内，可能会有一过性的肿瘤^{18}F-FDG摄取增高现象。在体外细胞培养实验中发现，在单次照射后1～3h内，^{18}F-FDG摄取有明显升高。另一方面，放（化）疗引起的肿瘤治疗效应，可能延续2～4个月才能最后完成。所以有作者认为，肿瘤治疗后，不宜马上进行PET显像，以免造成对结果的误判。

PET信号量小，反映局部组织的早期异常远不如解剖结构变化那样明显，但在判定病变的生物特性方面具有独特的优势。大量资料证实，在多种肿瘤中，包括肺癌、乳腺癌、淋巴瘤、黑色素瘤、骨与软组织肿瘤、头颈部肿瘤等，PET显示

的病灶浓聚程度与恶性度相关。笔者在临床上观察到一些肿瘤，如细支气管肺泡癌、卵巢癌等，其^{18}F-FDG 摄取程度与组织病理学的分级不一致，但却与患者的临床转归情况一致。对这些病例长期随诊提示，^{18}F-FDG 摄取更能准确反映病人的预后。有资料证实，同为组织学分类Ⅱ级的胶质瘤，^{18}F-FDG 摄取高者 2 年存活率为 0，而摄取低者的 5 年存活率可高达 80%以上。这种肿瘤生物学特性与临床间的复杂关系，单纯依靠形态学，包括组织形态学检查，是难以真实地反映出来的。临床上还发现，少数^{18}F-FDG 显像阴性的肝癌、卵巢癌，与显像阳性者相比，存活时间长数倍。这是否提示^{18}F-FDG 所显示的并不是“癌”本身，而是癌的生物特征，所以并不能简单地认为^{18}F-FDG 显像阴性就是“假阴性”，还有待更多病例的观察证实。

5. 原发灶检测　临床上不乏一些现象，即发现体内转移性肿瘤而原发灶不明的病例（tumor of unknown origin，TUO），有报道统计可占所有肿瘤病人的 15%。其中，部分病人可通过活检、组织学检查发现肿瘤组织学类型，或根据转移器官和途径提示原发部位；但仍有相当数量的病例，无法通过有限的资料识别肿瘤来源。PET 通过全身显像，有时可以提供原发灶的信息。更重要的是，PET 可以通过对肿瘤波及的范围、肿瘤生物特征的显示，协助临床选择有进一步治疗价值的病例，制订合适的治疗方案，并且正确评估预后。需要指出的是，相当数量的此类病例，原发灶可能很小，或已经萎缩消失，在 PET 显像上可能没有异常表现，即所谓“小病灶大转移”；有时，原发灶与转移灶同时显像，难以彼此区分。据估计，40%～60%的 TUO 始终无法证实原发部位，甚至尸检都不能发现原发灶。

6. 协助治疗计划　临床医生的传统角色是解除疾病造成的痛苦。随着技术和观念的进步，肿瘤的药物、手术、物理、化学、生物等全身和/或局部处理、各种支持和康复等方面，已有了极大的改观。但有些肿瘤影响范围大、界限不清，一般意义的治疗计划可能顾此失彼。如小肝癌、脑胶质瘤到底需要多大的切除范围，术后是否需要化疗、放疗，以及如何指导放疗、化疗的具体实施等，就不是单靠经验、肉眼和一般影像学观察所能解决的。

现代放射治疗强调三维适形放射治疗（3 dimensional conformal radiotherapy，3DCRT）及适形调强放射治疗（intensity modulated radiotherapy，IMRT）。除大体肿瘤靶区（gross tumor volume，GTV）、临床靶区（clinical target volume，CTV）和计划靶区（planning target volume，PTV）之外，必须考虑生物靶区（biological targetvolume，BTV），以实现生物适形调强放射治疗（biological intensity modulated radiotherapy，BIMRT）。生物靶区是指由一系列肿瘤生物学因素决定的瘤内放射敏感性不同的区域。这些因素包括乏氧及血供，细胞增殖、凋亡及细胞周期调控，癌基因和抑癌基因改变，浸润及转移特性等。生物适形调强放射治疗要求给予不同的生物靶区不同剂量的照射，并最大限度地保护正常组织。

PET 通过^{18}F-FDG 显示存活肿瘤，^{18}F-MISO 显示乏氧瘤区，^{18}F-FLT 显示增殖瘤区，可以准确地界定生物靶区，防止边缘漏治或周围组织的不必要照射。通过手术相关器官的功能显像，如以图像融合方式将 PET 与 MRI 立体结合，可提供脑肿瘤手术入路与关键性脑功能的空间关系，有助于术式、时机的选择和并发症的防治。通过氧代谢、局部血流、细胞凋亡的检测，以及损伤后组织特征的探索，可能会形成新的治疗学领域。国外文献报道，PET 的推广改变了多种肿瘤的诊治计划，占总病例数的 20%～40%。

7. 复发监测与再分期　临床上常遇到这样的情况：不少肿瘤（常见于卵巢癌、乳腺癌、淋巴瘤、消化系肿瘤）治疗后，随诊中发现肿瘤标志物升高，但各种影像学检查却没有阳性发现，病人和医生不得不反复检查，有时耗时经年而一无所获。根据国内外的经验，这种情况下，^{18}F-FDG 或其他代谢示踪剂可以发现绝大多数的亚临床病灶。在肿瘤患者的长期随诊中，功能和代谢影像无创、灵敏，有时可以先于其他临床或影像学表现相当长时间发现病情变化，为临床提供进一步诊治的依据。

PET 还提供了在肿瘤发展过程研究和监测方面的应用潜力。利用特殊代谢底物或受体类显像剂可以显示肿瘤基因控制的特殊表现及其演变过程。在多重耐药（multiple drug resistance）、治疗抵抗性和治疗后生物改变的预测方面有可观的潜力。曾有人报道，长达 10 年的系列 PET 监测，可以及时发现脑肿瘤从相对良性到恶变的进程。甲状腺癌在碘治疗后去分化改变，也可以通过^{18}F-FDG 阳性显像加以证实。

8. 肿瘤治疗新技术与新药研究　放射性示踪剂可以显示和监测活体内的微量物质变化，是一种极有潜力的生物、医学和药学研究手段。据瑞典皇家科学院统计，在 1901—2001 年，有 98 项成果获得诺贝尔医学生物学奖，其中 80%得主曾在研究中使用过示踪剂原理。药学研究方面，PET 技术可以实时、连续、无创地显示待测样品在体内的变化，准确监测新药对体内不同组织、不同状态下的药理作用，具有突出的优越性。

国外资料说明，开发Ⅰ类新药，一般需要 10 亿～20 亿美元和 10～15 年研究周期；即使进入Ⅲ期临床试验，也仅有一半能获批准成为新药。PET 可使开发时间缩短到 6～8 年，节约一半以上的经费。核医学还可以客观、直观和定量显示药物对器官功能的效用、与其他药物的相互作用、生物学机制等，协助发现新的作用靶点，提示潜在药物和治疗机制。特别是 PET/CT，结合示踪剂原理和影像高技术，将最大程度满足新时代对影像技术预测、特征化、个性化和卫生经济学方面的要求，是一种“生命的断层影像”。

PET 示踪剂本身也有治疗潜力。示踪剂分子有较好的生物靶向定位作用，所携带的核素发射高能正电子和γ射线具有较高的组织穿透能力和较高的生物杀伤效应。内照射的射程控制、剂量控制、邻居效应、正常组织“豁免”效应等特点，应用于临床，可以发挥一般治疗达不到的作用，同时减少正常组织损伤。功能影像治疗很有可能会成为继外科手术、放疗、化疗和生物治疗之后的临床治疗武器。

第四节　前景与展望

香山科学会议作为我国科技界最有特色、最有影响的科学论坛，在国家制订科技中长期规划中，特别是在基础科学和战略高科技发展规划中发挥着积极作用。香山科学会议曾分别以“分子影像学”与“生物分子光子学”为主题，召开了 2 次学术研讨会。

分子影像学具有广阔的发展前景，在面临巨大机遇的同时，也面临着极大的挑战。PET/CT 作为分子影像学中发展最活跃的部分，同样如此。

一、学科自身的发展

（一）正电子放射性药物

正电子放射性药物的研制和应用，是一个国家 PET/CT 水平高低的重要标志之一，因为归根结底，PET 就是示踪技术。随着临床 PET/CT 的迅速发展，对正电子放射性药物的需求不断增长。由于正电子放射性药物的半衰期短（2～110min），不能商品化，需各 PET/CT 中心自行研制。目前临床用得最多的是^{18}F-FDG。但^{18}F-FDG 缺乏特异性，因此必须加大正电子放射性药物研究的力度，研制新的特异性示踪剂，与^{18}F-FDG 相互补充，才能最大限度地发挥 PET/CT 在分子显像中的作用。

（二）关于显像设备

1. 正视学科本身的局限性　在欣喜于 PET/CT 及 Micro PET/CT 展示给我们的广阔前景的同时，我们也需要冷静思考学科本身的局限性。这是一种严谨的科学态度，更是学科发展中必须攻克的难点。就 Micro PET/CT 而言，尽管新型 Micro PET/CT 系统的空间分辨率可以达到 100μm×100μm×100μm，但是在系统的空间分辨率提升的同时，其灵敏度有较大下降。显然，对于短半衰期核素的正电子显像这是一个不利因素。再者，由于探测环直径的减小，使得部分容积效应和溢出变得很明显，散射效应和边缘效应亦不容忽视。另外，由于在检测过程中需要将动物麻醉以制动，而多数麻醉药物都会影响心血管、呼吸及中枢神经系统。因此，新的麻醉药物的研究是一个必须解决的课题。还有，核分子探针会遇到各种生理屏障、靶组织非靶组织的比值不高、分子影像特别是正电子显像价效比的问题等。

2. 新型功能分子影像设备 PET/MRI　PET/CT 实现了功能和解剖结构显像的融合，在临床和科研中均获得了巨大成功。相比于 CT，MRI 具有更好的软组织对比度和空间分辨率，如果能实现 PET 和 MRI 的同机融合，毫无疑问，融合 PET 和 MRI 优势的 PET/MRI 在临床和科研中具有非常大的潜力。虽然目前仍有一些技术上的难点等待克服，但现有的资料证实，PET 和 MRI 是可以同时显像的，而且小动物的 PET/MRI 和人脑显像的 PET/MRI 系统已经有了原型机，PET/MRI 将为我们开辟一个崭新的分子影像未来。

相比于PET/CT，PET/MRI有以下特点：①MRI具有很好的软组织对比度和亚毫米级的空间分辨率，其对软组织肿瘤的诊断能力明显优于CT，对于脑部肿瘤、肝肿瘤、骨髓肿瘤及其转移灶的探测率明显优于CT，对乳腺、子宫及骨骼肌肉恶性病灶的诊断也优于CT；因此，在上述病灶的应用中PET/MRI有望超越PET/CT。②MRI除可以提供高解剖分辨率外，还能获得一些功能信息，如水弥散成像、灌注成像、MRS等，因此PET/MRI远不是简单的解剖显像方法。③目前PET/MRI的设计均将PET放置于MRI设备中而非PET/CT那样一前一后组合，这一方面是由于MRI采集速度较慢，分步采集会使采集时间很长；但更重要的是能够实现PET和MRI的同时采集，为活体内的研究提供了更大的便利和更多的可能，对科研和临床均有重大意义。④由于MRI没有辐射，因此PET/MRI较PET/CT更适合用于无症状健康人群的肿瘤筛查。

近来有人提出“类PET”概念，所谓类PET成像，实际是磁共振的全身弥散加权成像（diffusion weighted imaging，DWI）。DWI能反映组织中水分子无序弥散运动快慢，平面回波DWI可通过确定b值的方法来计算组织表观弥散系数值，提供不同于常规磁共振序列的组织信息来判断组织特性，水弥散速度快，则信号弱；弥散受限，则信号强，因而使弥散受限区域组织在DWI影像上被“点亮”，其“亮度”足以将周围的正常组织区分开。DWI影像将注意力集中到那些异常亮点，即弥散增强的区域，再通过查看同层面的常规影像就能很快找到异常部位，尤其是淋巴结。DWI毫无疑问是可用于检测淋巴结病变的序列。DWI的局限性在于它会使许多组织背景特征变得模糊，因此必须与解剖结构影像进行对照来作出最后的诊断。造成水弥散受限的病理情况包括细胞水肿和恶性肿瘤，因此DWI能灵敏地发现全身的淋巴结，但难以定性诊断，它可作为一种筛查方法，但是DWI的影像质量受很多因素的影响。

PET/MRI的应用主要包括两方面：小动物研究和人体显像。由于动物在麻醉数小时后呼吸的深度和体位会发生变化，软件融合的图像准确性不大能满足解剖定位的要求，而且将动物从一台影像设备转移至另一设备可能引起定位不准确，并延长麻醉时间。因此，能获得融合影像的PET/CT和PET/MRI将是小动物研究的主要工具。由于CT的软组织对比度欠佳，加之CT的辐射剂量有可能影响动物实验的结果，CT的碘造影剂也较MRI的钆造影剂更有可能引起不良反应，而MRI可提供很好的软组织对比度和空间分辨率，并无需担忧辐射剂量问题，还能进行部分功能显像，因此PET/MRI的出现将为小动物研究打开新局面。PET/MRI将打开了解许多神经障碍疾病，如阿尔茨海默病、癫痫、抑郁症等的病理学和病情进展的大门。例如，PET目前已能鉴别轻度认知障碍和早期阿尔茨海默病，但不能测定脑萎缩导致的脑容积减少量；PET和MRI联合，临床则能更准确评价患者的认知功能障碍情况和脑萎缩情况。PET/MRI还能为脑卒中患者寻找可恢复的脑组织带来希望。在干细胞治疗的研究上，PET/MRI能同时获得机体组织细胞的解剖、功能和生化信息，显示干细胞移动到损伤脑细胞的轨迹，更长期地观察干细胞是否存活，以及识别干细胞是如何整合到机体的神经网络。

毫无疑问，融合PET和MRI优势的PET/MRI在临床和科研中具有非常大的潜力。小动物的PET/MRI和人脑显像的PET/MRI系统已经有了原型机，PET/MRI将为我们开辟一个崭新的分子影像未来。

二、多种影像模式的联合应用、多学科间的联合协作

分子影像学成像手段间的研究策略既有共通之处，又各有优劣。如PET灵敏度高，但空间分辨率不如MRI，光学成像简便易行但分辨率有待进一步提高。多种影像模式的联合应用则可以取长补短，充分发挥各种影像手段的优势，这已经成为发展趋势，尤其是在基础研究中。如核分子功能成像与光学成像的联合应用，已经成功应用于基础研究中。

刘玉清院士曾撰文呼吁逐步组建“大影像”概念的现代医学影像学科。分子影像学的发展特征与进展越来越印证此乃远见卓识。而且，分子影像学不仅仅是各影像学学科合作与整合的纽带，还将进一步模糊治疗学与诊断学之间的界限。

影像医学与其他各学科之间的交叉合作也越来越密切。综观医学影像学的发展历史，医学各相关领域的重大成就无不极大地促进了医学影像的

发展，如伦琴发现 X 射线，居里夫人发现放射性元素，美国的 Allan M. Cormack 和英国的 Godfrey N. Hounsfield 发明计算机断层成像（CT），Aaron Klug 发明结晶电子显微镜技术等等。近 10 年来，分子生物学、分子免疫学、分子病理学等学科的重大进展，对医学影像学产生了重要影响，医学影像学逐渐向分子水平渗透，向活体生物进程和基因成像等方面发展，在此基础上分子影像学应运而生。

PET/CT 作为分子影像学的主要技术之一，其发展与其他学科有着紧密联系。核医学需要与放射医学、肿瘤学、物理学、化学、分子生物学、分子免疫学、临床流行病学和计算机科学等学科合作研究，通过对疾病从基因分子水平的认识，利用先进的基因重组技术或组合化学手段设计特异的分子探针，在分子水平上进行高通量的活体分子识别显像，这是基础科学和临床应用之间的桥梁。

学科之间的交叉是学科创新和发展的关键所在，也是学科内涵的核心。例如，CT 与 PET 的结合实现了解剖图像和功能图像的融合，大大提高了分子影像技术的品质；再如，以核医学和核磁共振的交叉而言，稳定性核素和 MRI 技术的结合，极有可能发展成为一种全新的分子影像技术(PET/MR)。

分子影像学不仅是优势研究平台，更是由基础研究向临床转化的重要途径，是联系基础与临床应用的纽带。在关注学科交叉的同时，还要善于进行技术转移；要善于将某一技术领域的突破转移到交叉学科中去，这在高科技的竞争中尤为重要。技术转移的创新是主要的创新方式。例如，临床的 CT 与 PET 一出现融合，就可以很快地将这一新的进展转移到 micro CT 与 micro PET 的研究中；SPECT 核分子探针的制备成功，就要尽快地投入类似的 PET 核分子探针的研究中等。

PET/CT 作为一门技术学，具有很好的外延性是其特点。尽管作为一门新兴的学科，其自身有很多基础理论问题需要研究，但更为重要的是新技术的应用研究和开发；在临床研究、基础研究和新药研究这三大应用领域中都会有很多具体的应用研究。只有始终把新技术的应用作为学科发展的关键，核分子影像学才会有更好的发展：在临床研究中要特别关注慢性病研究的应用；在基础研究中，基因组学和蛋白质组学的应用，应放在突出的位置；在新药研究中，各种天然药物和有效成分的研究是一个很有竞争力的应用方向。

三、分子影像学与新型人才培养

学科的长远发展，人才培养是关键。把握分子影像学的发展脉搏，培养适应医学影像学新纪元要求的新型人才，充分认识与发挥分子影像学在医学实践/个体化医疗模式中的重要作用，是摆在医学教育面前的一项宏伟工程。

高等学府是培养人才的世袭领地，设置合理的医学影像学学科体系，按照学科发展的需要，培养新型医学影像学人才，乃当务之急。目前的影像学教材几乎没有涵盖分子影像学的内容，亟待编写相配套的教材，将分子影像学的基本原则、研究方法、发展趋势与进展等列入基本训练内容。同时，应重视医学影像学发展的“基础动力学科”的教育，如分子生物学、医学工程学、合成化学及信息科学等；紧密关注生命科学进展，积极主动发挥影像医学在其中的作用。

国家级分子影像学学术机构亟需建立。将分子影像学作为继续教育的重要内容之一，开展相关专业的培训与交流；与临床学科的交流合作应该在更加广泛与更深层次展开；积极引进相关专业的高素质人才参与分子影像学研究；跟随医学模式的转变，加强社会学及心理学方面的教育与联系，使医学影像学适应时代与社会发展的需要。

另外，对于 PET/CT 学科的发展，还必须特别重视复合型人才的培养。复合型的人才既要具有广泛的核医学相关知识，又要高度关注分子生物学、计算机、医学工程学、控制论和系统论等学科的最新进展，保持一种渴望求知的心态，还必须具备较强的实践和动手能力，对于一些科学的设计和想法，要善于用科学实验的方法来探索和求真。核医学是一门实践性很强的学科，需要用图像、数字、临床资料和效果来展示和证实我们的设想。复合型的人才还必须具备创新意识和创新方法。在高科技的竞争中，只有比别人更备创新的能力和方法，才能在激烈的竞争中拥有取胜的本领和机遇。

（潘卫民　杨荣水　吴　华）

参考文献

[1] ThackurM，Lentle BC. Report of a summit onmolecular imaging. Radiology，2005，236 (3)：753-755.

[2] 魏光全，宦怡. 分子特异性探针构建策略. 中华放射学杂志，2005，39 (8)：887-889.

[3] Jaffer FA，Weissleder R. Molecular imaging in the clinical arena. JAMA，2005，293 (7)：855-862.

[4] Weissleder R，Mahmood U. Molecular imaging. Radiology，2001，219 (2)：316-333.

[5] Min JJ，Gambhir SS. Gene therapy progress and prospects：noninvsive imaging of gene therapy in living subjects. Gene Ther，2004，11 (2)：115-125.

[6] RudinM，Weissleder R. Molecular imaging in drug discovery and development. Nat Rev Drug Discov，2003，2 (2)：123-131.

[7] Kelloff GJ，Krohn KA，Larson SM，et al. The progress and promise of molecular imaging probes in oncologic drug development. Clin Cancer Res，2005，11 (22)：7967-7985.

[8] Herschman HR . Molecular imaging：looking at problems，seeing solutions. Science，2003，302 (5645)：605-608.

[9] Massoud TF，Gambhir SS. Molecular imaging in living subjects：seeing fundamental biological processes in a new light . Genes Dev，2003，17 (50：545-580.

[10] Sullivan DC，Kelloff G. Seeing into cells：the promise of in vivo molecular imaging in oncology. EMBO Rep，2005，6 (4)：292-296.

[11] Hengerer A，Wunder A，Wagenaar DJ，et al. From genomics to clinicalmolecular imaging. Proc IEEE，2005，93 (4)：819-828.

[12] Ginsburg GS，Donahue MP，Newby LK. Prospects for personalized cardiovascularmedicine：the impact of genomics. J Am Coll Cardiol，2005，46 (9)：1615-1627.

[13] Glazer GM，Margulis AR，Wolf Karl-Jürgen，et al. The international society of strategic studies in radiology. Radiology，2005，236 (2)：386-388.

[14] Luker GD. Special conference of the American Association for cancer research on molecular imaging in cancer：linking biology，function，and clinical applications in vivo. Cancer Res，2002，62 (7)：2195-2198.

[15] Wei GQ，Huan Y，Liu YL. In vivo molecular imaging of Hab18G expression using a 1.5TMR scanner (Presented at the Fourth Annual Meeting of the Society for Molecular Imaging. September 7～10，2005 in Cologne，Germany) . Mol Imaging，2005，4 (3)：292.

[16] 滕皋军，居胜红. 开展干细胞标记和MR活体示踪研究推进分子影像学发展. 中华放射学杂志，2006，40 (2)：117-119.

[17] 刘玉清. 医学影像学发展方向和学科建设的探讨. 医学文选，2002，21 (1)：2-3.

[18] 魏光全，刘玉清，宦怡. 重视与加强分子影像学研究. 中华放射学杂志，2006，40 (1)：6-7.

[19] 魏光全，宦怡. 在基础与临床研究中建立分子影像学技术平台. 实用放射学杂志，2005，21 (4)：337.

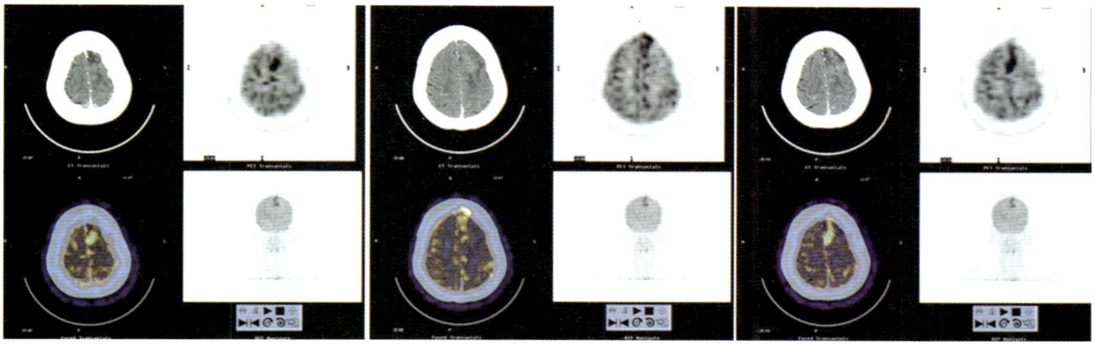

彩图 9-1-1　星形细胞瘤

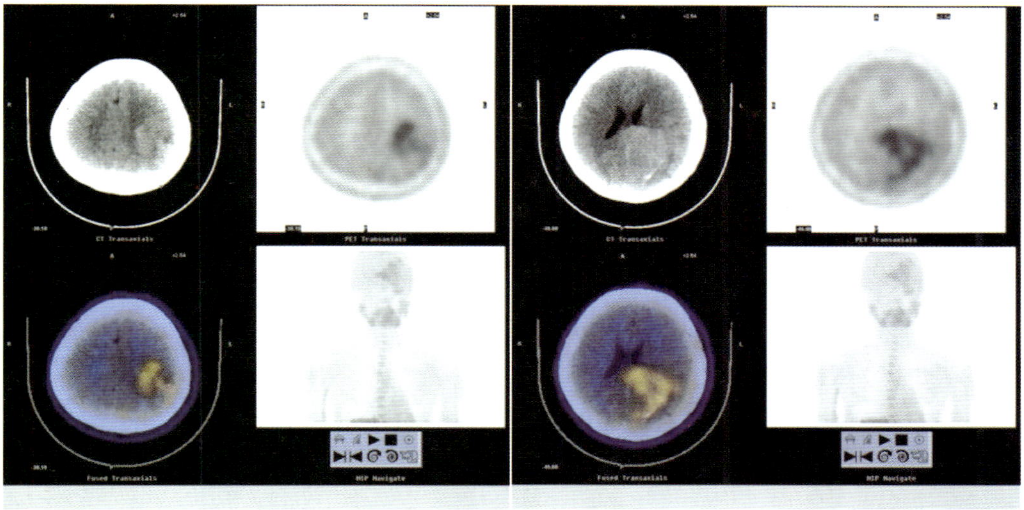

彩图 9-1-2　胶母细胞瘤

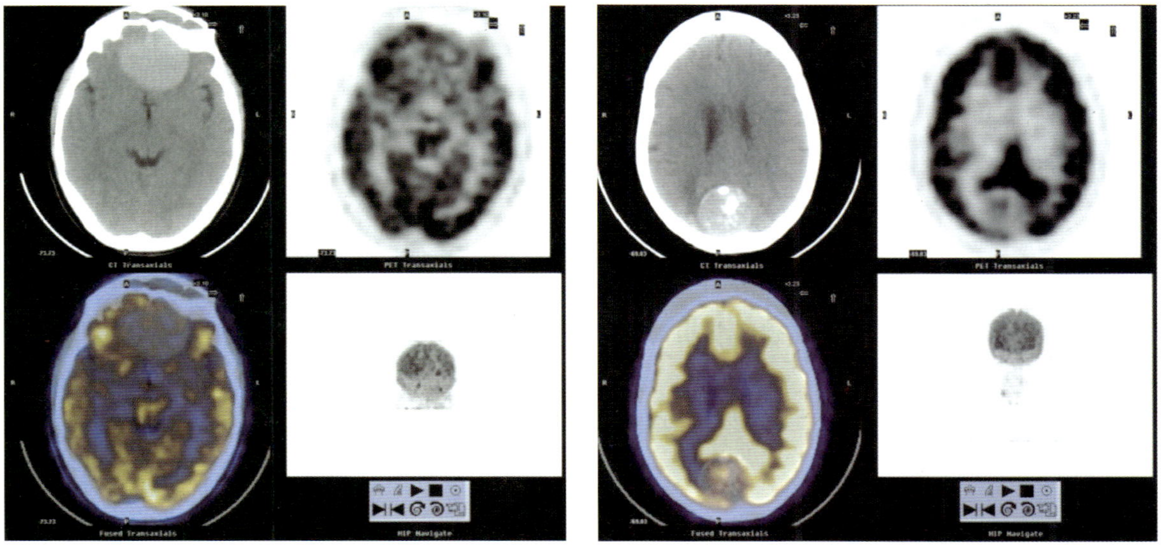

彩图 9-1-3　脑膜瘤

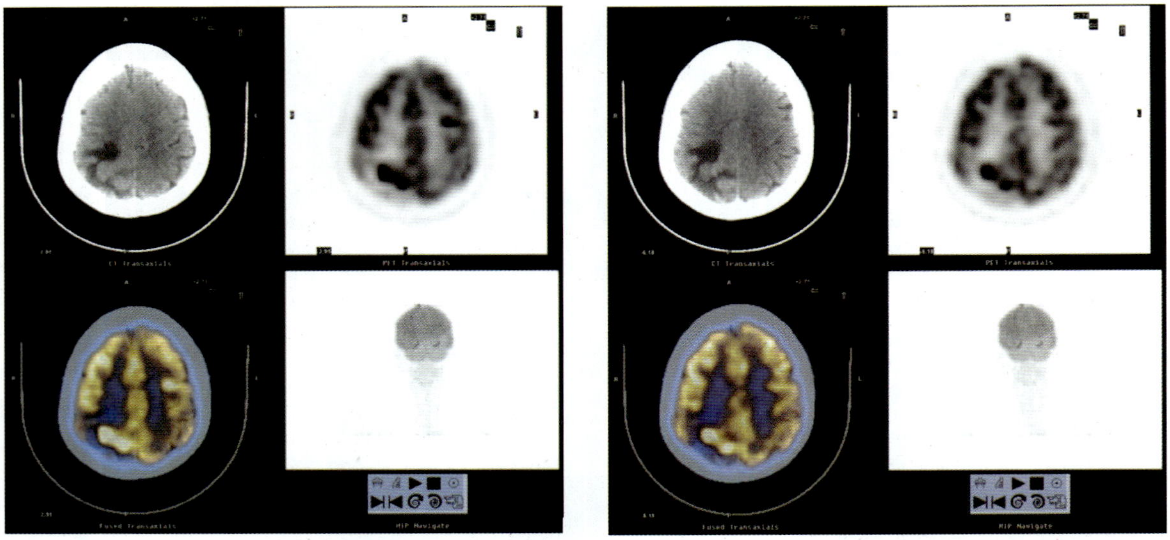

彩图 9-1-4　脑淋巴瘤

患者左眼视物模糊 1 年，头晕 10 天；病理示中枢 NHL（DBCL）

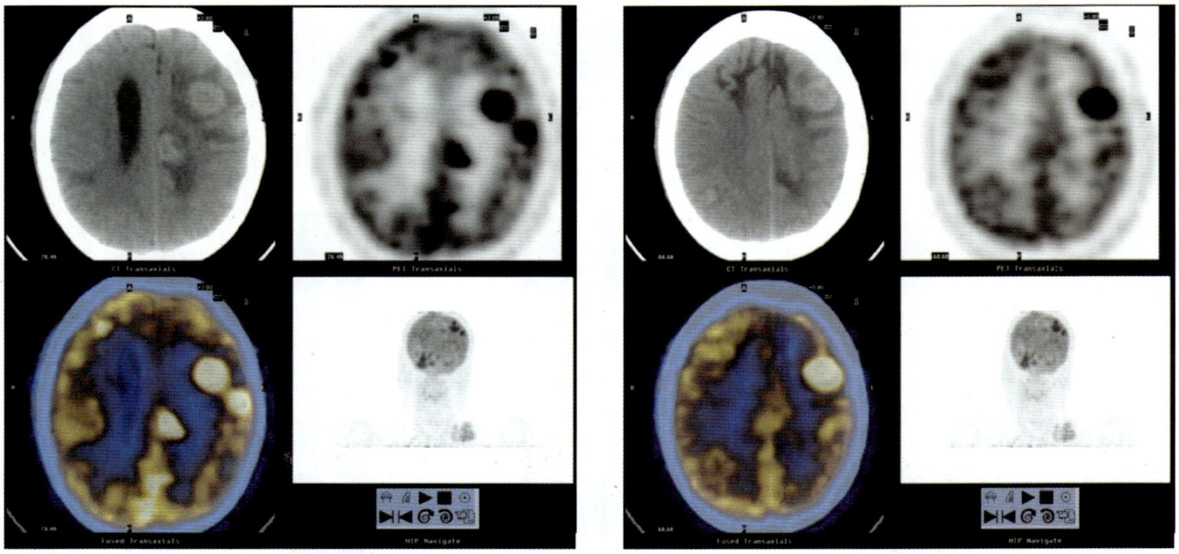

彩图 9-1-5　脑内转移瘤（右下肺癌术后脑转移灶，左额叶和顶叶）

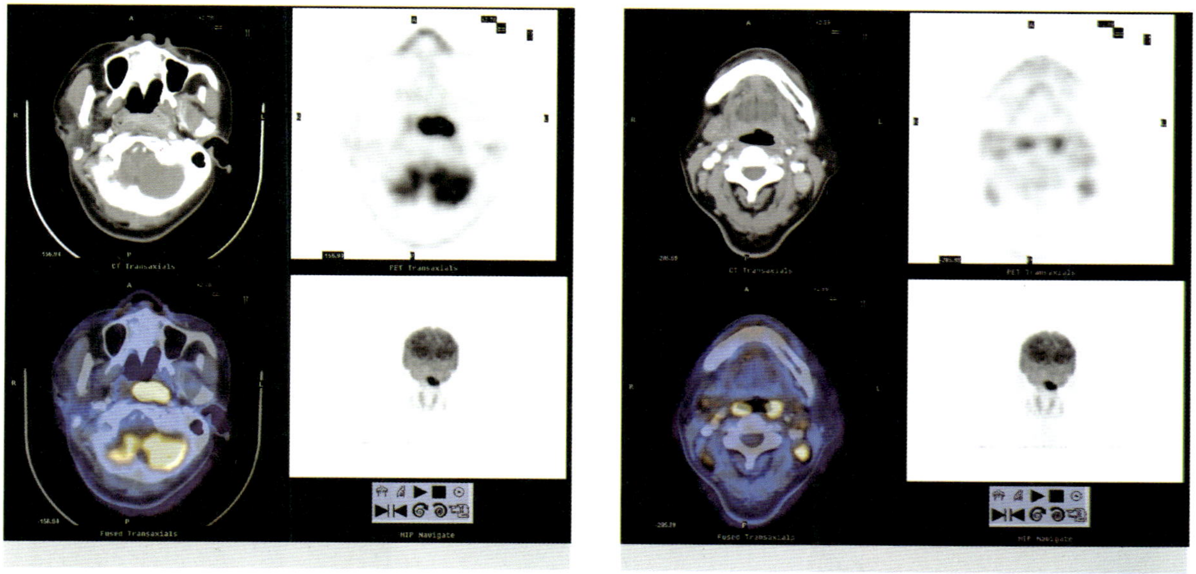

彩图 9-1-6　鼻咽癌，女，49 岁。鼻咽病灶代谢活跃，符合鼻咽癌；左侧咽后及双颈淋巴结转移瘤代谢较活跃。增强见病灶强化。鼻咽顶壁、顶后壁及左侧壁黏膜增厚，放射性异常浓聚，SUV 最高约 26.4，增强见轻度强化。左侧咽隐窝消失，右侧咽隐窝未见明显异常。左侧咽旁间隙变窄。左侧咽后淋巴结放射性浓聚，SUV 约 4.7，大小约 1.1cm×1.3cm，CT 值约 46Hu，增强见轻度强化。颅底骨质未见破坏。双侧海绵窦放射性分布未见异常。双上颈数个淋巴结放射性浓聚，SUV 最高约 5.4，最大约 1.4cm×1.6cm，CT 值约 45Hu，增强见轻度强化。

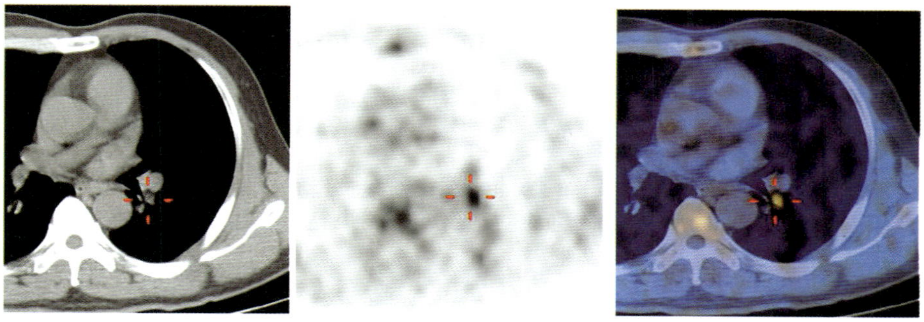

彩图 9-2-2　男性，50 岁，^{18}F-FDG PET/CT 示左肺下叶背段支气管口结节状放射性异常浓聚，SUV 4.8。纤维支气管镜活检病理示左肺下叶背段开口处 SCLC

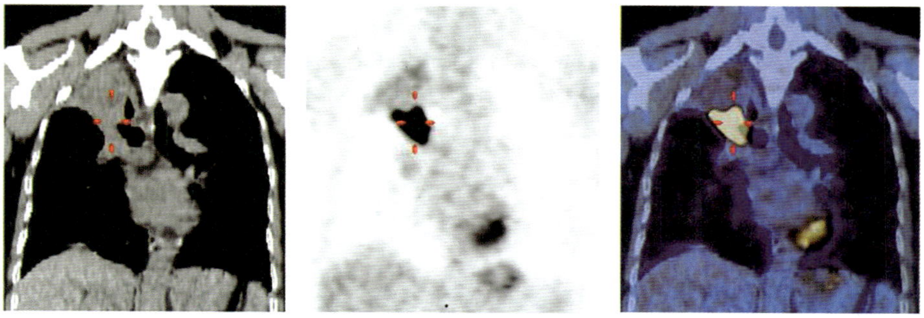

彩图 9-2-3　男性，65 岁，^{18}F-FDG PET 示右肺上叶肺门处肿块分叶状放射性异常浓聚，SUV 18.3；CT 示右肺上叶实变不张影，右肺上叶支气管阻塞。术后病理：右肺上叶鳞癌

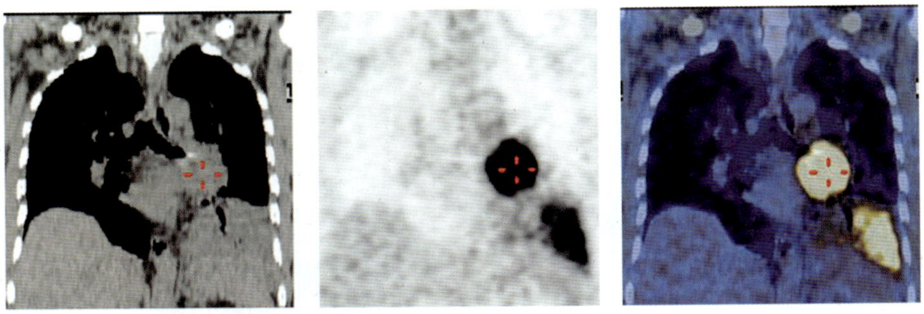

彩图 9-2-4　男性，56 岁，^{18}F-FDG PET 示左肺门肿块状放射性异常浓聚影，SUV 13.2，左肺下叶片状不均匀代谢增高，SUV 4.6；CT 示左肺门软组织肿块影，左下叶支气管阻断，伴左肺下叶不张、阻塞性炎症。病理示左肺下叶腺癌

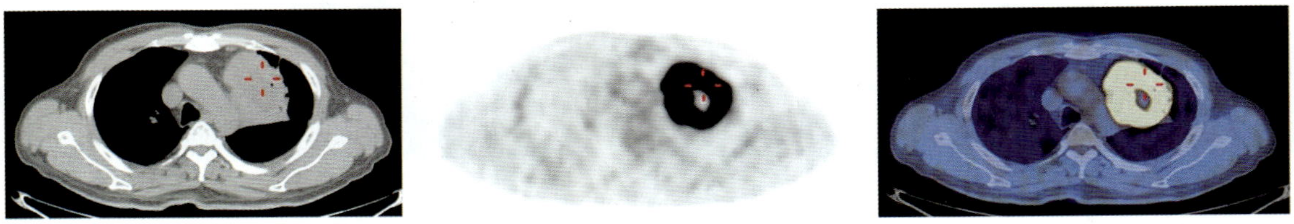

彩图 9-2-5　男性，58 岁，^{18}F-FDG PET 示纵隔左旁肿块状放射性异常浓聚，SUV 14.5，病灶中央呈放射性缺损；CT 示左肺上叶纵隔旁软组织块影，边缘不整。术后病理：左肺上叶鳞癌

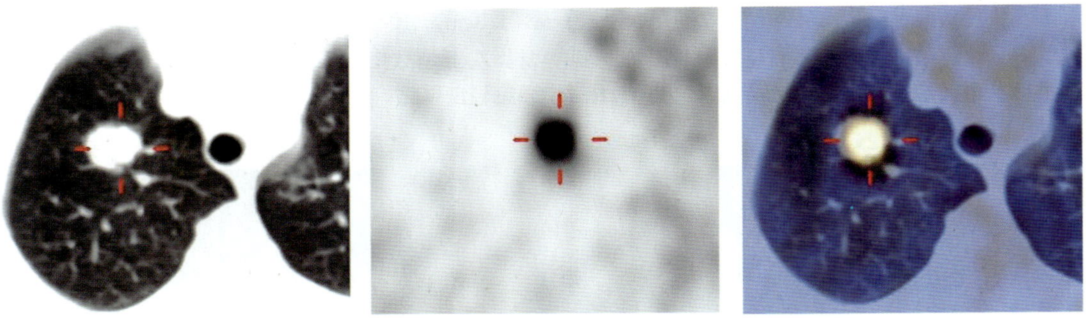

彩图 9-2-6　女性，62 岁，右肺上叶尖段腺癌。^{18}F-FDG PET 示右肺上叶结节状放射性异常浓聚，早期显像 SUV 3.4，延迟显像 SUV 3.5；CT 示结节状软组织密度影，伴浅分叶征和小毛刺征

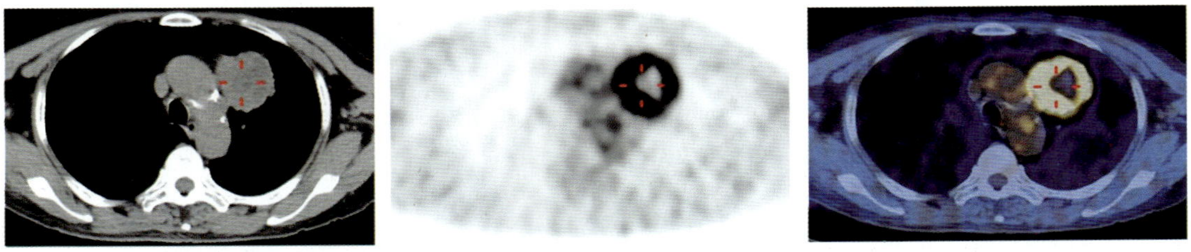

彩图 9-2-7　男性，65 岁，左肺上叶前段鳞癌。^{18}F-FDG PET 示左肺上叶前段肿块状放射性异常浓聚，SUV 6.8，中央呈放射性缺损；CT 示软组织肿块中间低密度影，肿块浅分叶征

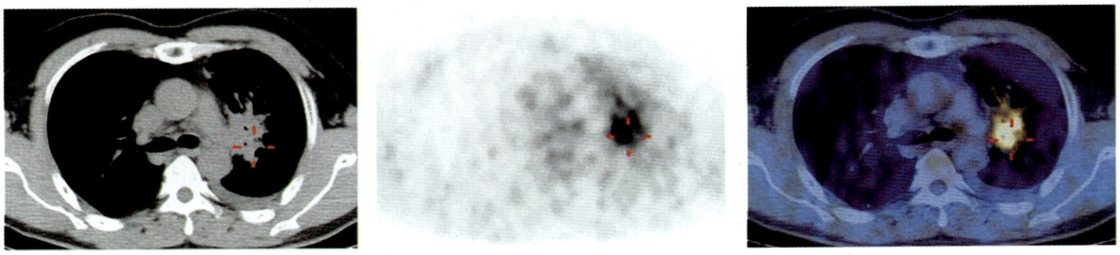

彩图 9-2-8　男性，59 岁，^{18}F-FDG PET 示左上肺门结节状放射性异常浓聚，SUV 5.9；CT 示左肺上叶尖后段结节状软组织密度影，呈空泡征、长毛刺，左胸腔少量积液；纤维支气管镜活检病理：左肺上叶腺鳞癌

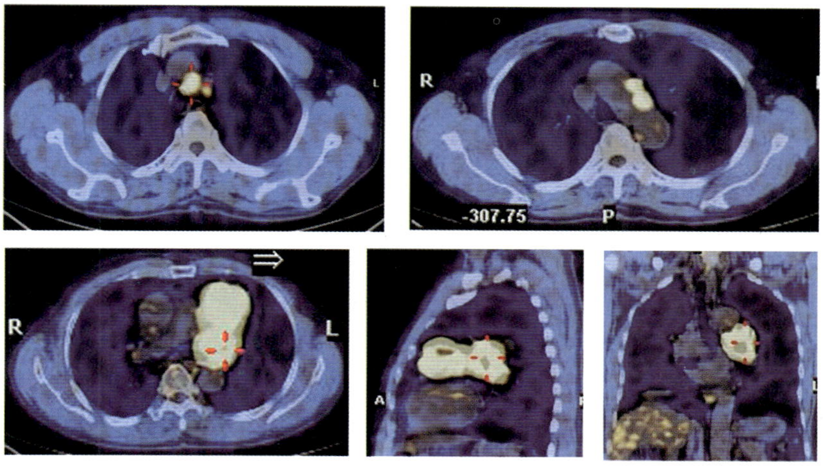

彩图 9-2-9　^{18}F-FDG PET/CT 示左肺门及左肺上叶舌段肿块分叶状放射性异常浓聚，SUV 15.1，肿块中央呈放射性缺损。上气管左前，主动脉弓左旁淋巴结放射性异常浓聚，示左肺上叶肺癌伴肺门、纵隔淋巴结转移

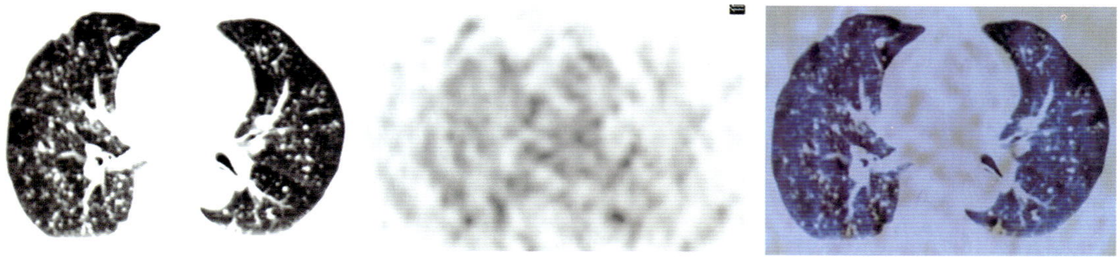

彩图 9-2-10　女性，65 岁，右肺上叶腺癌并肺内转移。^{18}F-FDG PET/CT 示双肺弥漫粟粒状转移，粟粒状病灶未见放射性异常浓聚

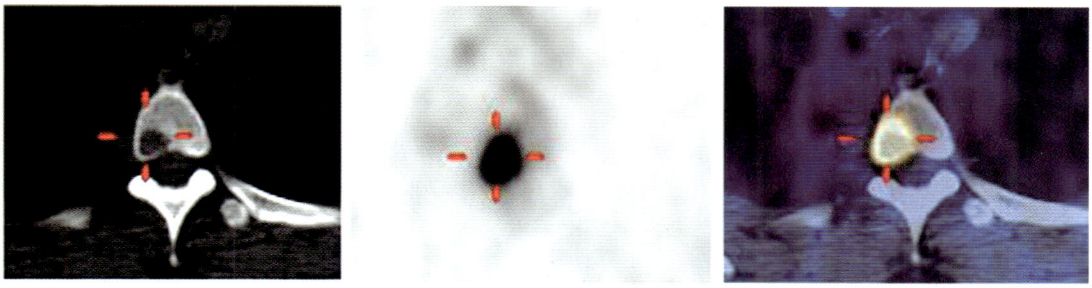

彩图 9-2-11　右肺上叶肺癌溶骨性骨转移，CT 示胸椎溶骨性低密度影，^{18}F-FDG PET 示相应部位放射性异常浓聚，SUV 5.3（与彩图 9-2-22 同一病例）

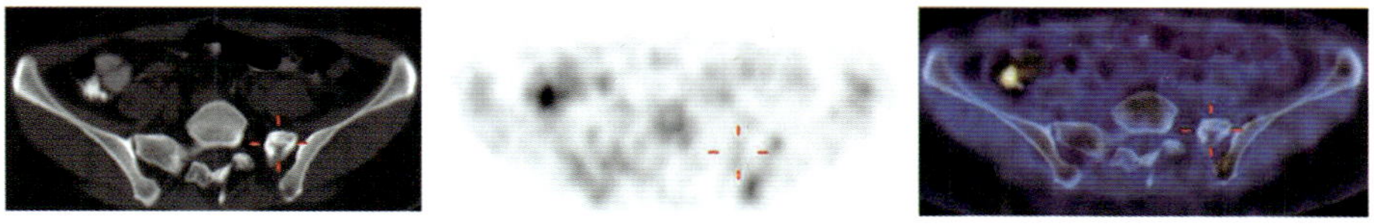

彩图 9-2-12　右上肺癌骨转移。CT 示左骶骨呈混合性破坏，^{18}F-FDG PET 于相应部位未见放射性异常浓聚

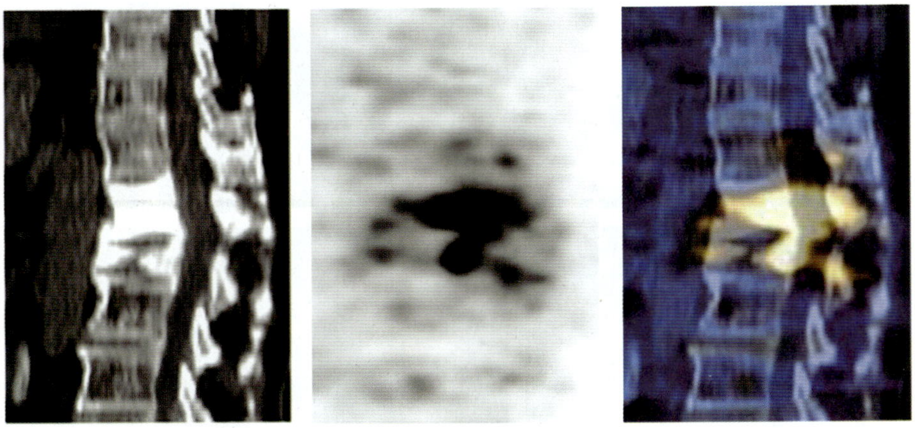

彩图 9-2-13 右上肺腺癌成骨转移。CT 示 T_{12} 椎体、L_1 椎体及椎弓根骨质呈成骨高密度影，L_1 椎体病理性骨折变扁；^{18}F-FDG PET 示相应部位放射性异常浓聚影，SUV 6.2

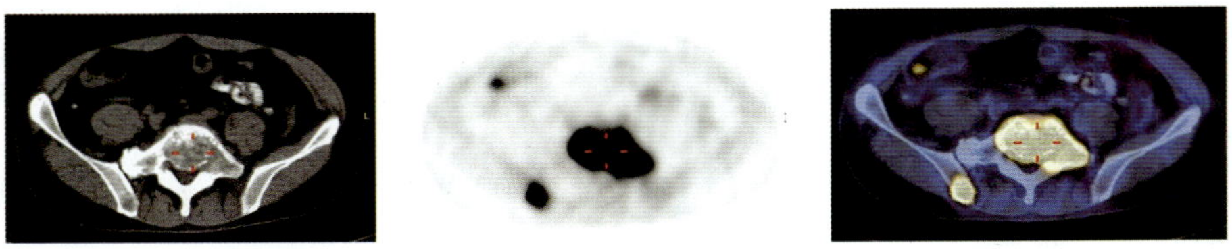

彩图 9-2-14 右肺上叶肺癌骨转移。^{18}F-FDG PET/CT 示 L_5 椎体、右髂骨后翼放射性异常浓聚，SUV 8.9；CT 示椎骨混合性骨质破坏，右髂骨后翼溶骨性破坏

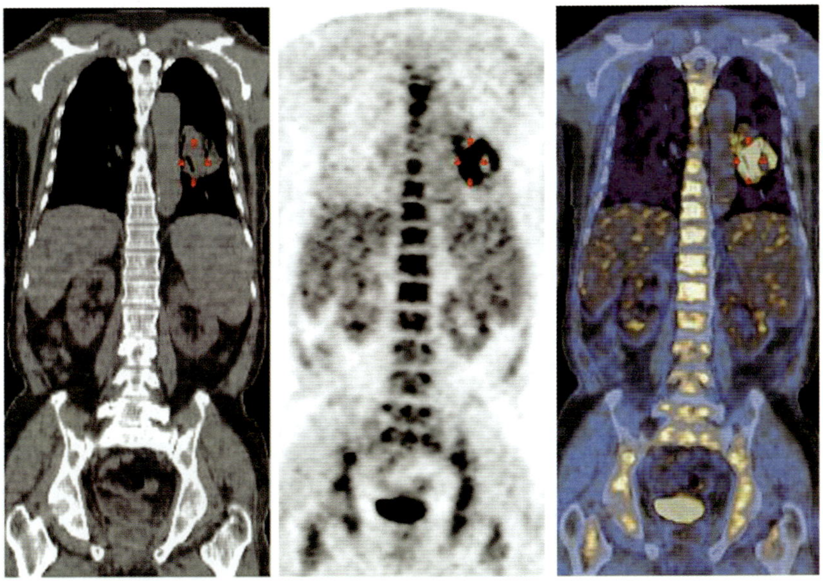

彩图 9-2-15 左肺癌化疗后，^{18}F-FDG PET/CT 示全身骨髓反应性增生呈高代谢

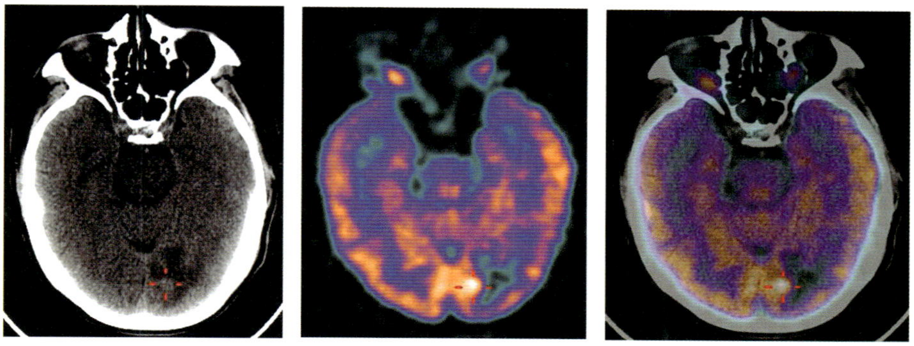

彩图 9-2-16　右肺上叶腺癌脑转移。^{18}F-FDG PET 于左枕叶见结节状代谢增高影，周围代谢减低；CT 于相应部位见等密度小结节影，周围伴低密度水肿影

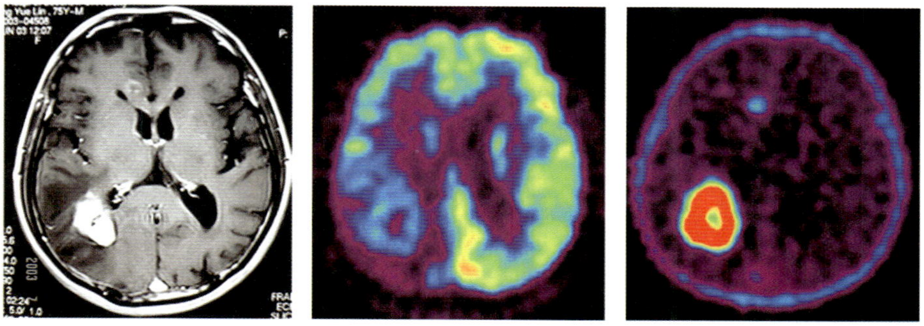

彩图 9-2-17　右肺癌脑转移。^{18}F-FDG PET 显像转移灶无放射性异常浓聚（图中），^{11}C-Choline PET 显像呈高代谢（图右），与 MRI 增强（图左）相符合。（本病例由复旦大学附属华山医院 PET 中心赵军提供）

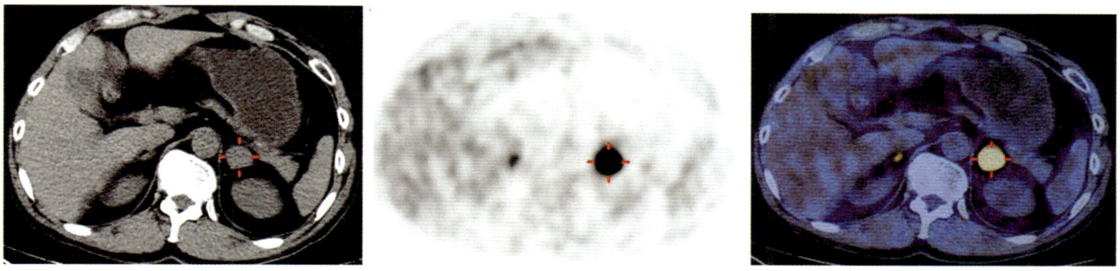

彩图 9-2-18　男性，54 岁，右肺上叶鳞癌，双侧肾上腺转移。^{18}F-FDG PET 示左肾上腺肿块状、右侧肾上腺微结节状放射性异常浓聚，最大 SUV 6. 9；CT 示左肾上腺肿大，右侧肾上腺形态未见改变

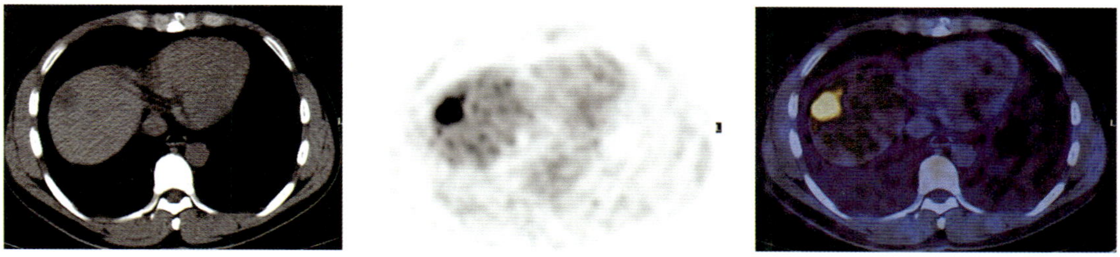

彩图 9-2-19　右肺上叶腺癌，肝右后叶上段转移，CT 示低密度结节，^{18}F-FDG PET 示结节状放射性异常浓聚，SUV 8. 5（与彩图 9-2-22 同一病例）

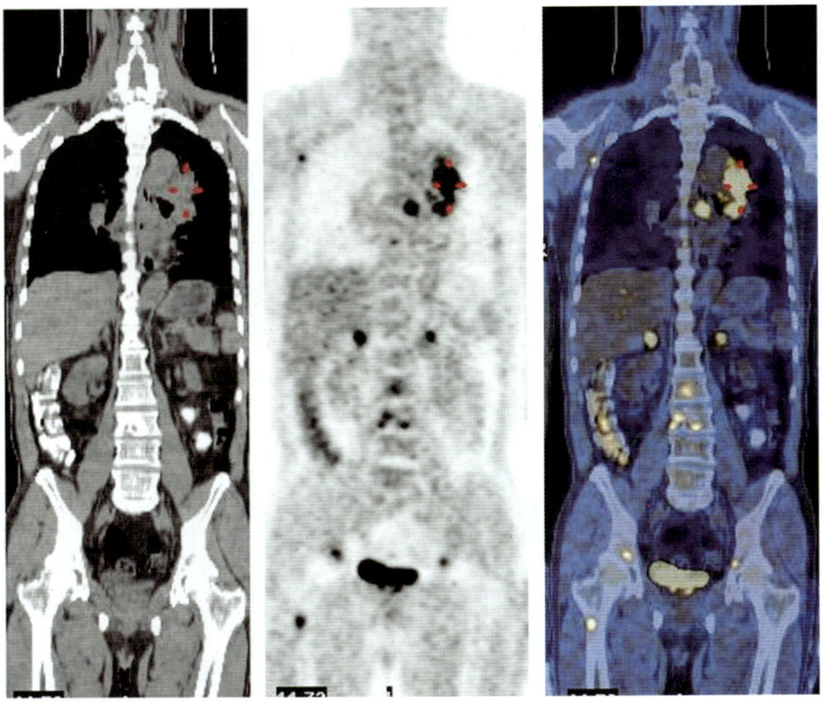

彩图 9-2-20 男性，59 岁，纤维支气管镜活检病理示左肺上叶开口处灶性鳞状上皮肉瘤样变。[18]F-FDG PET/CT 示左肺上叶肺癌并纵隔淋巴结、双侧肾上腺、骨骼多发转移

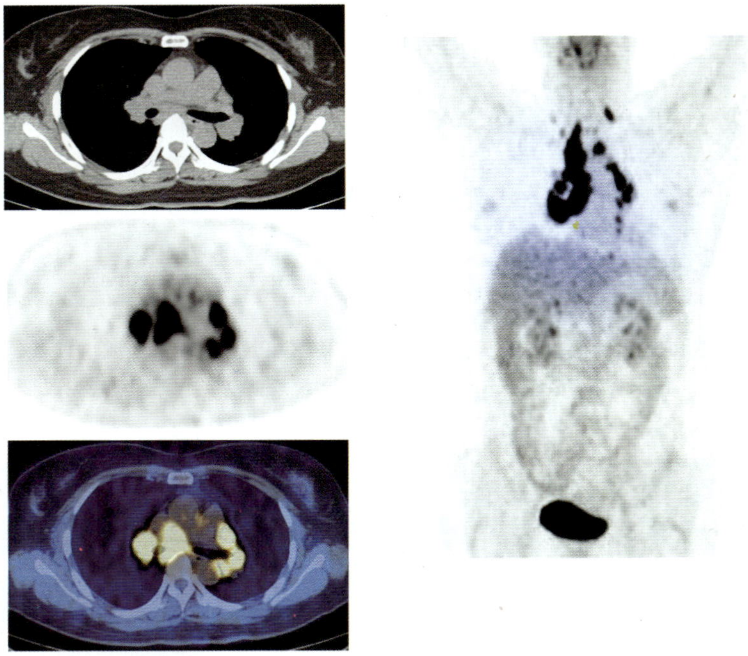

彩图 9-2-21 女性，51 岁，结节病。[18]F-FDG PET/CT 示锁骨上、纵隔、双肺门、下段食管旁见多发淋巴结放射性异常浓聚，病灶 SUV 10.6，CT 见淋巴结边缘清楚

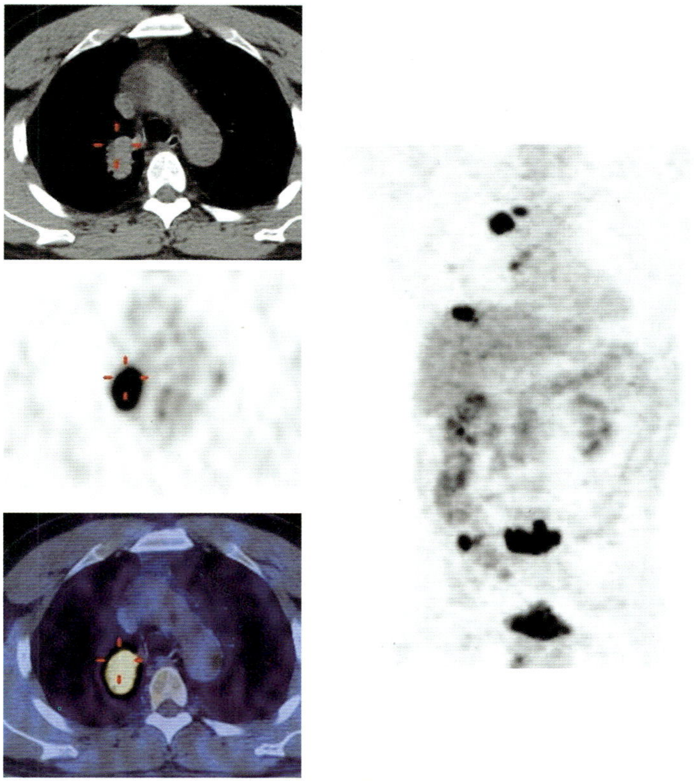

彩图 9-2-22　男性，48 岁，^{18}F-FDG PET/CT 示右肺上叶后段肺癌并肺门淋巴结转移，肝转移，骨多发转移

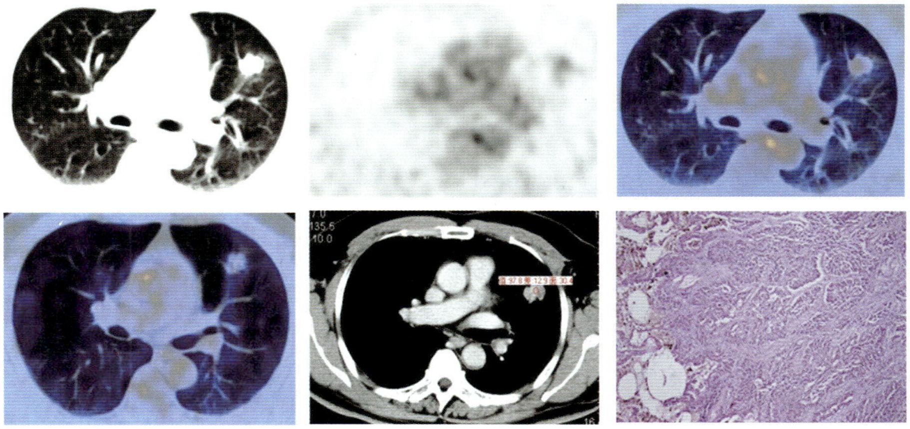

彩图 9-2-23　男性，71 岁，CT 示左肺上叶舌段结节状软影，结节边缘不整，浅分叶，未见钙化影，CT 增强扫描示病灶强化增高 41Hu（下图中）；^{18}F-FDG PET 示结节代谢与纵隔血池相仿，延迟显像，未见放射性代谢增高（下图左）；术后病理示：细支气管肺泡癌

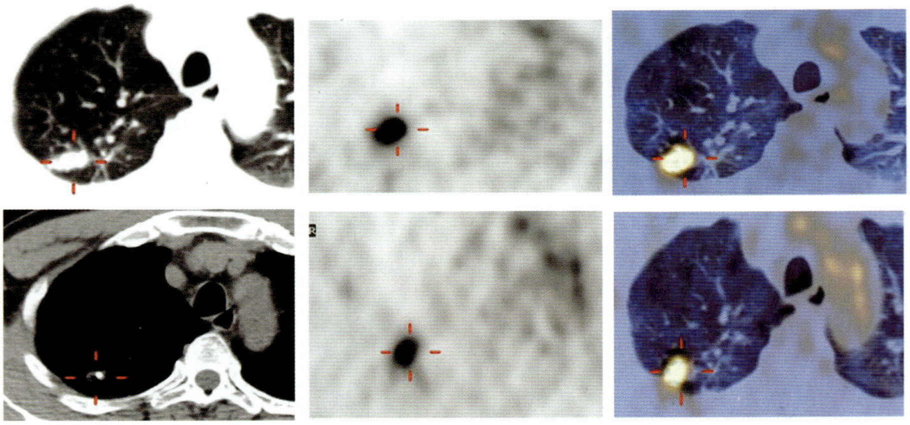

彩图 9-2-24　男性，65 岁，右肺上叶结核。[18]F-FDG PET 示右肺上叶尖段结节状放射性异常浓聚影，早期显像（下图），SUV 5.5，延迟显像（上图），SUV 6.4，滞留指数 16.3%；CT 示肺窗见长条片影，纵隔窗见病灶内规则点状钙化

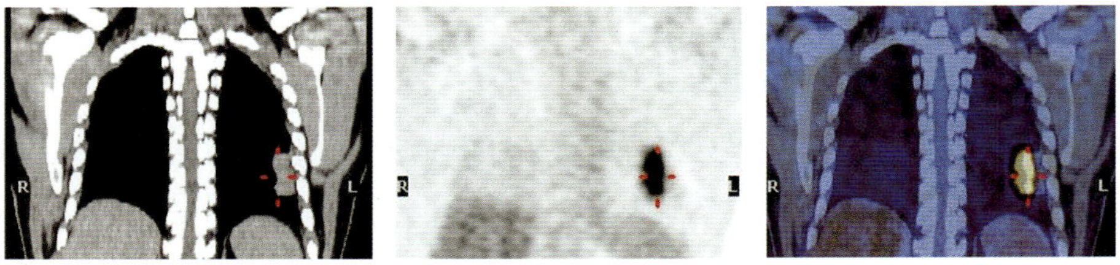

彩图 9-2-25　男性，65 岁，左肺下叶炎性肉芽肿。[18]F-FDG PET/CT 示左肺下叶后基底段长块状放射性异常浓聚，SUV 4.6

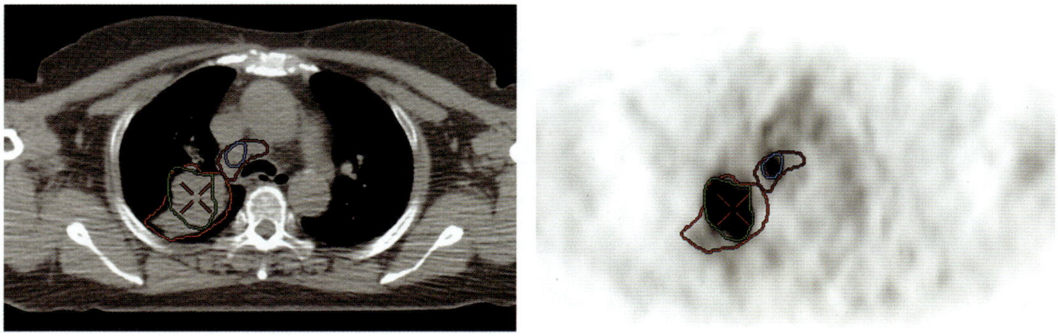

彩图 9-2-26　女性，64 岁，右肺上叶肺癌伴部分肺不张放射治疗，肺癌[18]F-FDG PET GTV（绿）明显小于 CT GTV（红），转移淋巴结[18]F-FDG PET GTV（蓝）小于 CT GTV（深红）

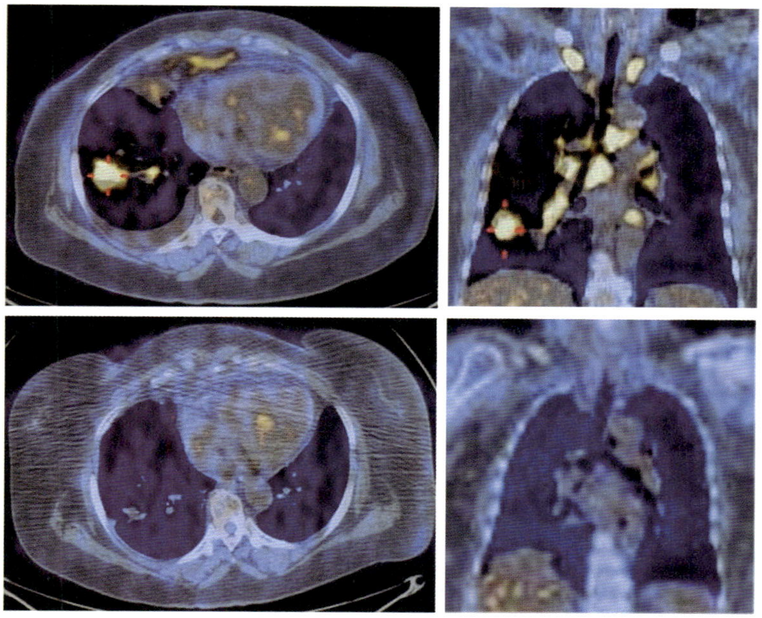

彩图 9-2-27　女性，74 岁，右肺下叶腺癌。^{18}F-FDG PET/CT 示右肺下叶癌并肺门、纵隔、锁骨上淋巴结转移，右肺中叶炎症，右胸腔少量积液（上图）；经生物靶向治疗半年后，原病灶明显缩小或消失且未见异常代谢增高，治疗有效（下图）

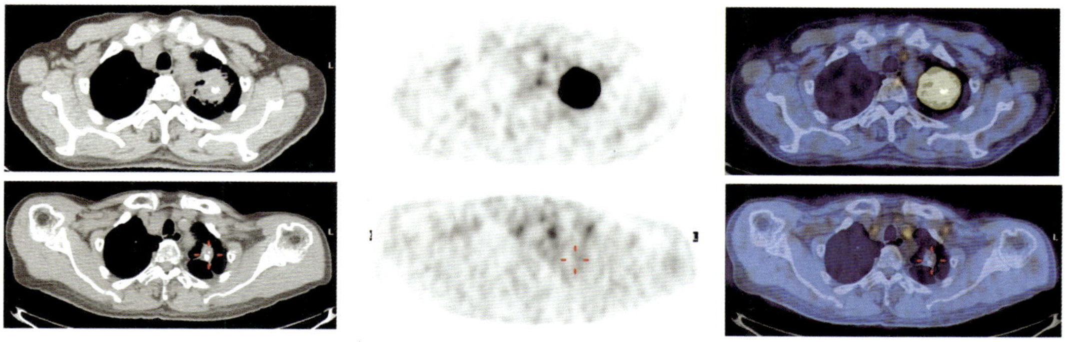

彩图 9-2-28　男性，83 岁，左肺上叶尖段肺癌（上图），伽玛刀治疗 8 个月后，^{18}F-FDG PET/CT 示病灶明显缩小，未见放射性异常浓聚，肿瘤灭活（下图）

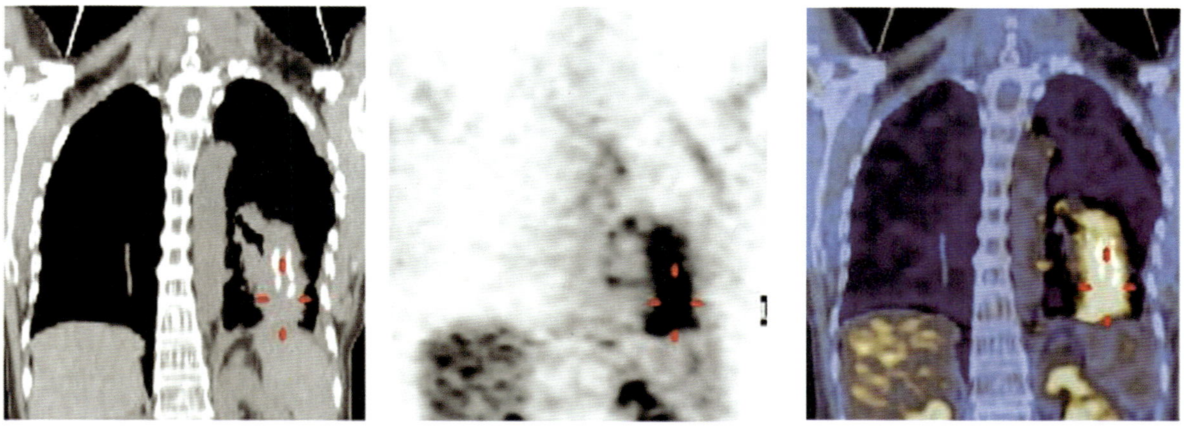

彩图 9-2-29　女性，57 岁，3 年前左肺下叶细支气管肺泡癌楔形切除术后，^{18}F-FDG PET/CT 示左肺下部肿块状放射性异常浓聚，肿块内见银夹，术野肺癌复发

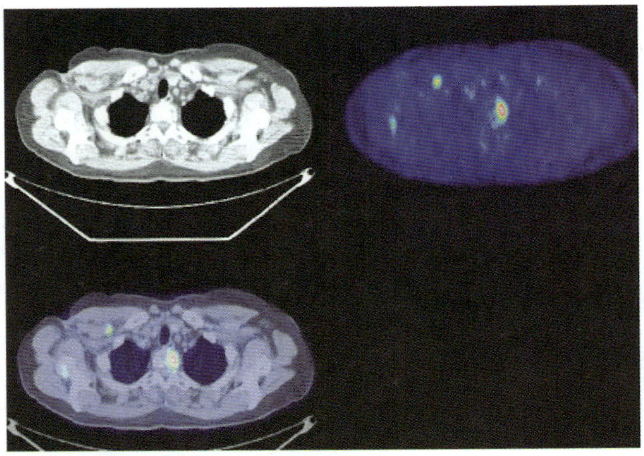

彩图 9-3-11　乳腺癌患者治疗后转移。经[18]F-FDG PET/CT 探查发现胸椎及左锁骨上淋巴结放射性浓聚灶。左上图：CT 扫描图；右上图：PET 成像图；左下图：PET/CT 融合图

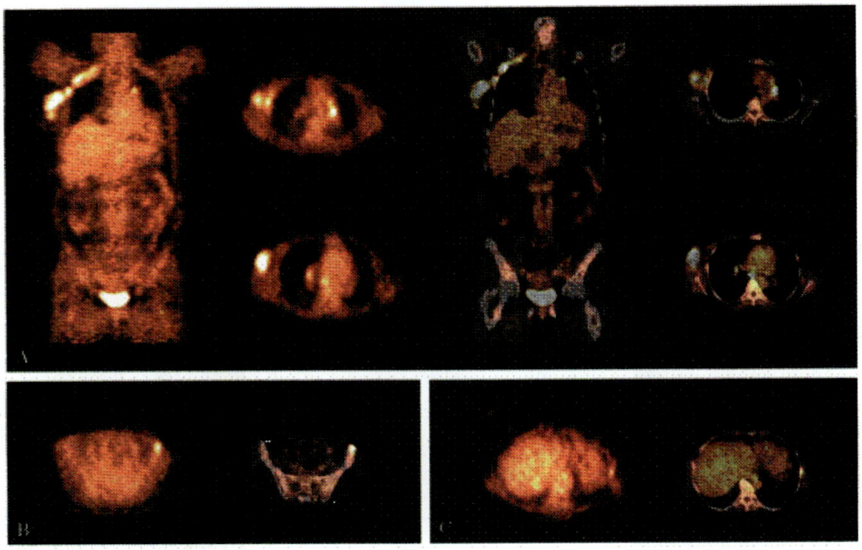

彩图 9-3-12　乳腺癌淋巴结转移和远处转移。经[18]F-FDG PET/CT 探查发现：腋窝、锁骨上、纵隔和右肺门淋巴结（A）、左髂骨（B）和左侧肋骨（C）放射性浓聚灶

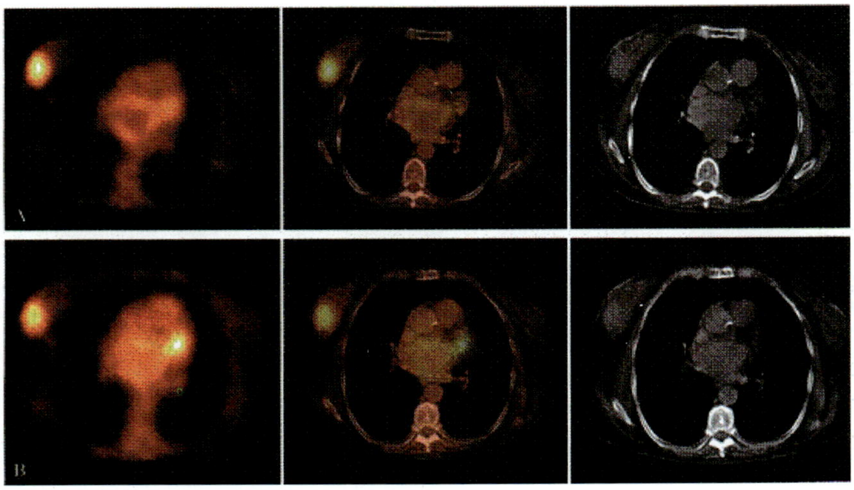

彩图 9-3-13　乳腺癌治疗前后对比。治疗前（A）左侧乳腺可见放射性浓聚灶；化疗两个周期后（B）SUVmax 从 7.02 降至 5.32，说明该患者对目前治疗无响应

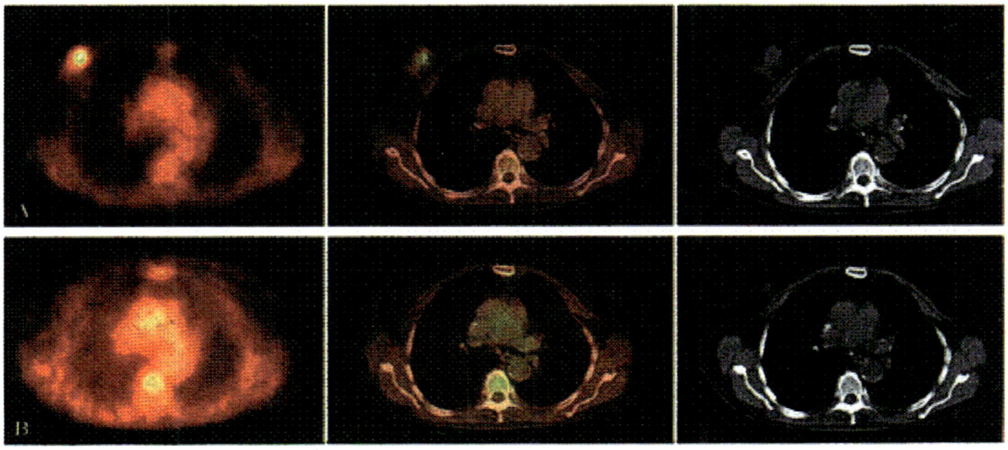

彩图 9-3-14　乳腺癌治疗前后对比。治疗前（A）左侧乳腺可见放射性浓聚灶；化疗两个周期后（B）SUVmax 从 7.13 降至 1.3，达到完全缓解

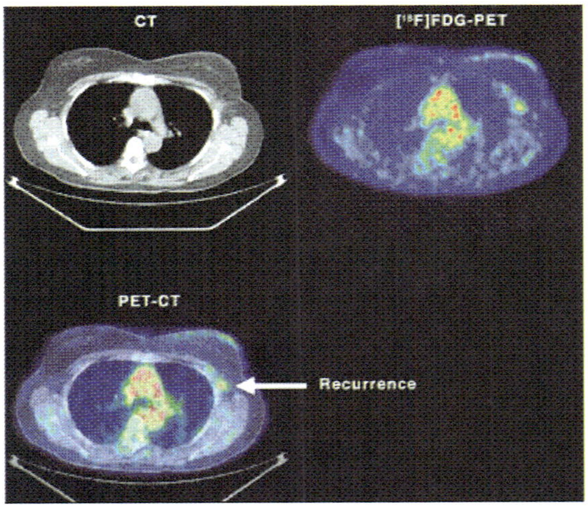

彩图 9-3-15　乳腺癌复发。左乳区高代谢灶为乳腺癌治疗后复发病灶（箭头所示）。左上、右上、左下图分别为 CT、PET 及 PET/CT 复合图像

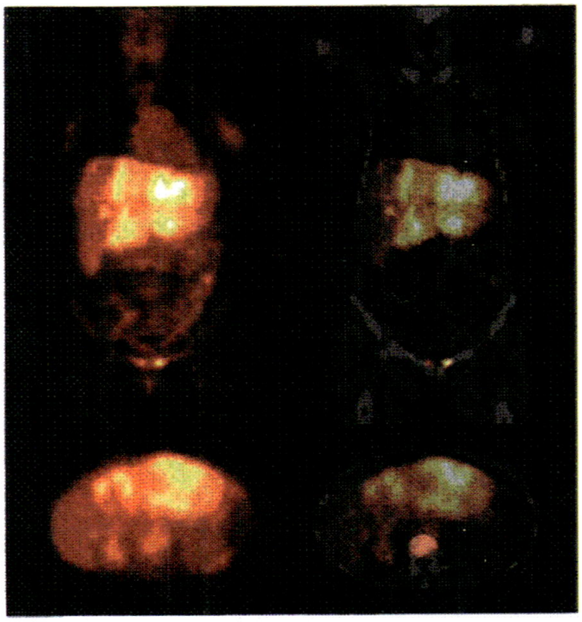

彩图 9-3-16　乳腺癌肝转移。PET（左图）和 PET/CT（右图）显示肝脏多发放射性浓聚灶，该病灶经肝超声均已得到探查

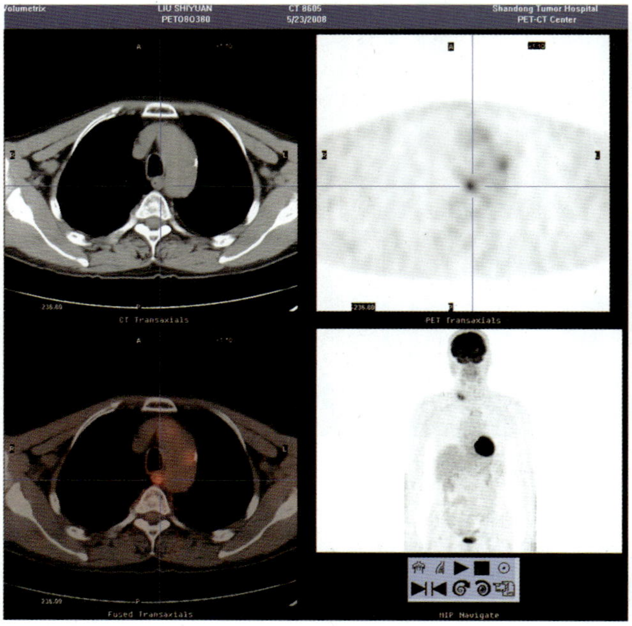

彩图 9-4-1　上段食管癌：CT 示食管壁未见明显增厚，PET 示局限性略高代谢

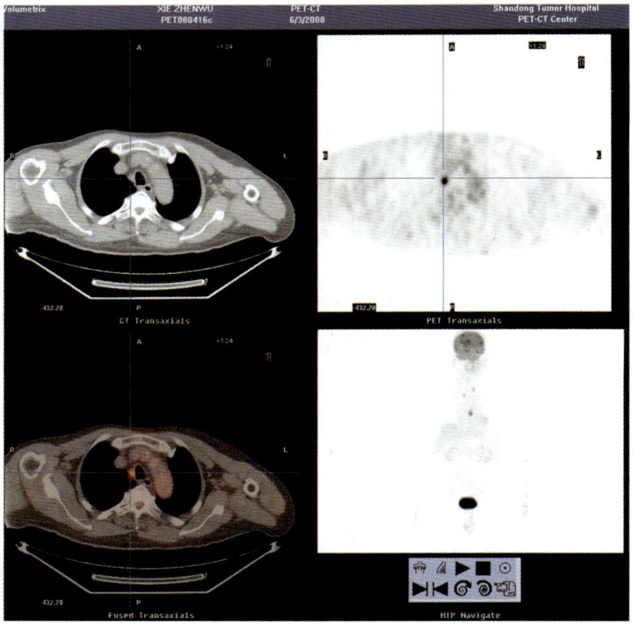

彩图 9-4-2　胸中段食管癌病人气管前腔静脉后小淋巴结高代谢（直径小于 1.0cm），病理证实：淋巴结转移（真阳性）

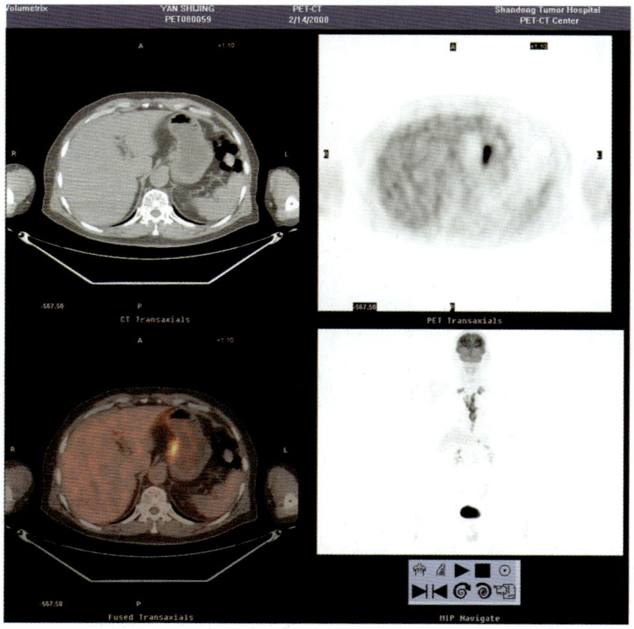

彩图 9-4-3　下段食管癌腹腔淋巴结转移伴高代谢

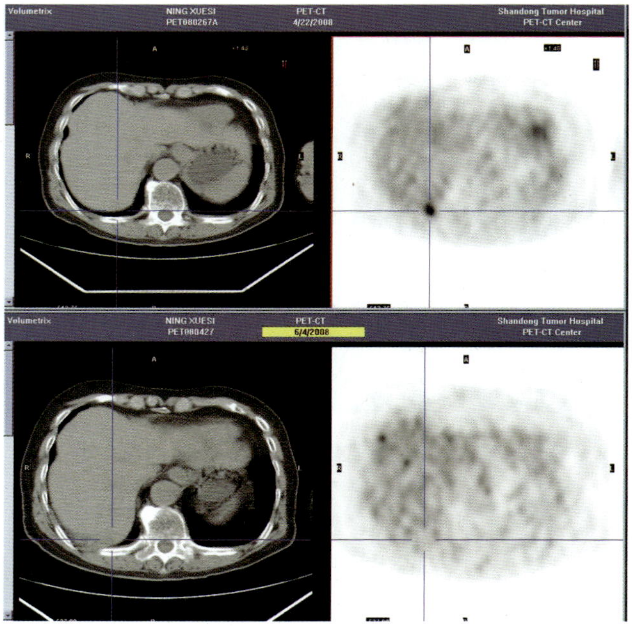

彩图 9-4-4　食管癌肝转移患者治疗前后对比：CT 治疗前后均见肝右叶后上段低密度灶；PET 显示治疗前高代谢，治疗后未见异常代谢

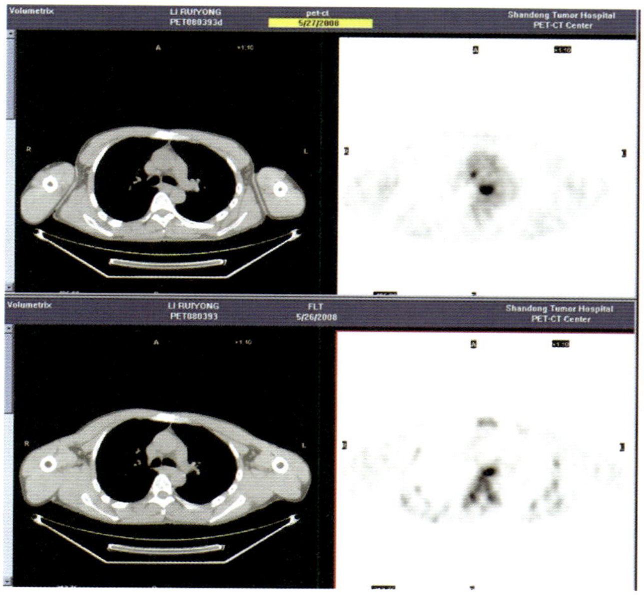

彩图 9-4-5 中段食管癌 FDG 及 FLT 联合显像均清晰显示原发病灶，隆突右前淋巴结 FDG PET 显示高摄取，FLT PET 为真阴性（术后病理证实）

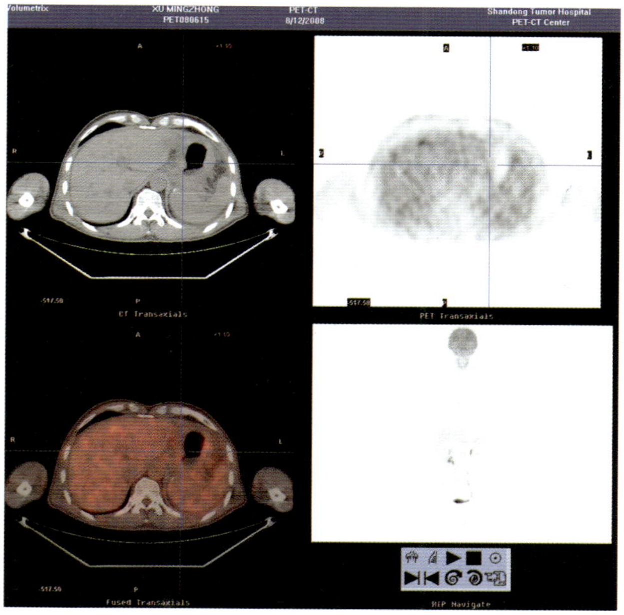

彩图 9-4-6 胃壁弥漫性增厚，而 PET 只是轻度放射性摄取，病理检查示：印戒细胞癌

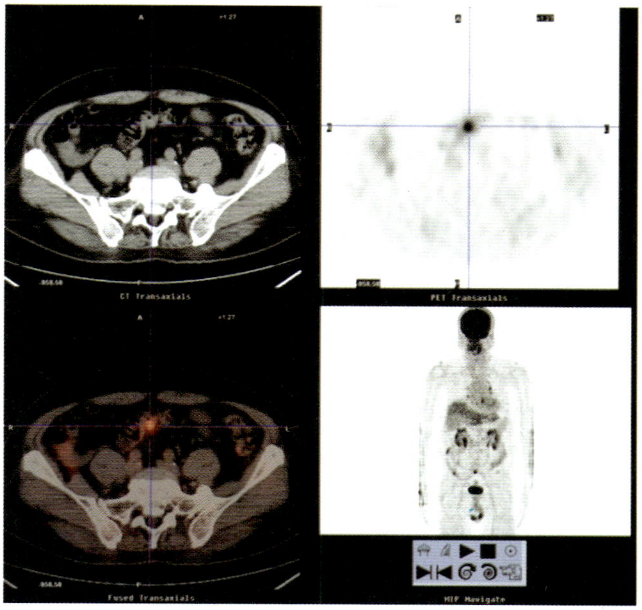

彩图 9-4-7 小肠腺瘤样变呈结节状高代谢

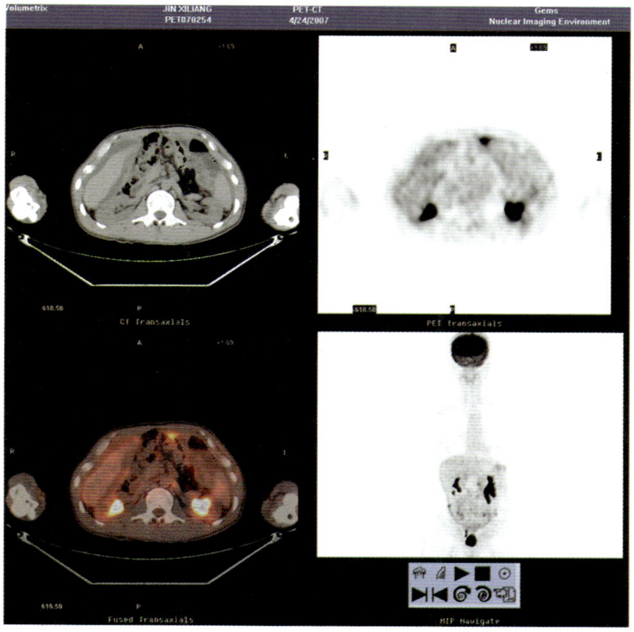

彩图 9-4-8 胃癌并腹膜转移，PET 示腹膜下高代谢结节，CT 示腹水外未见明显结节

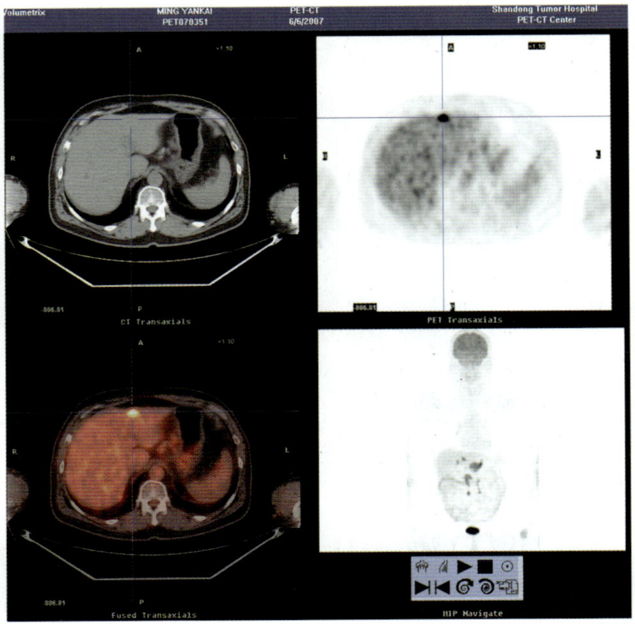

彩图 9-4-9　胃癌肝转移并高代谢，而 CT 未见明显异常密度改变

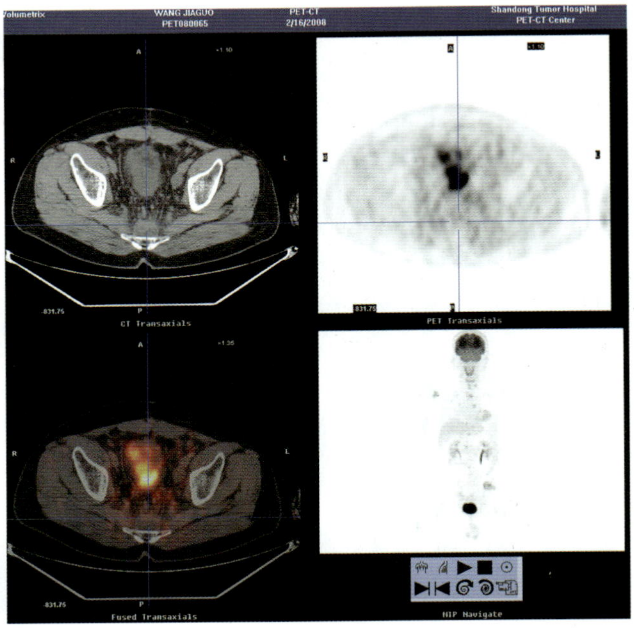

彩图 9-4-10　直肠癌术后复发治疗后，骶前软组织肿块未见异常代谢，短期内局部占位未见异常改变

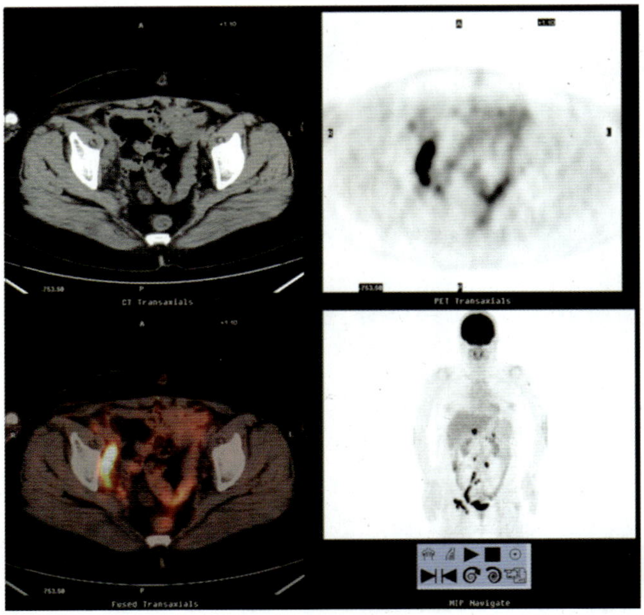

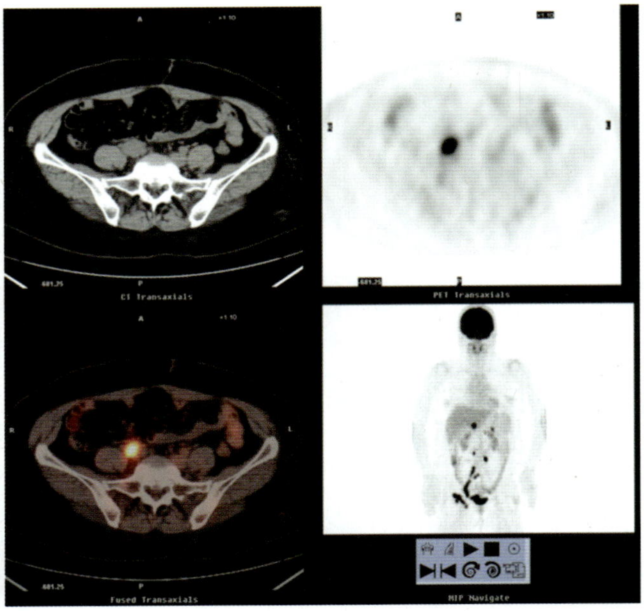

彩图 9-5-1 和彩图 9-5-2　患者，女，53 岁，卵巢癌术后化疗后 3 个月，CA125 为 133U/ml，PET/CT 显像示腹盆腔、腹膜后淋巴结转移

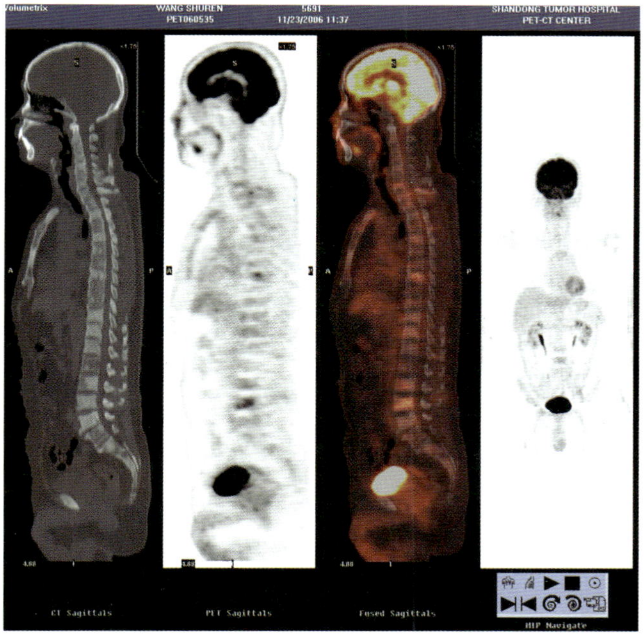

彩图 9-6-3　显示脊柱多处骨转移病灶

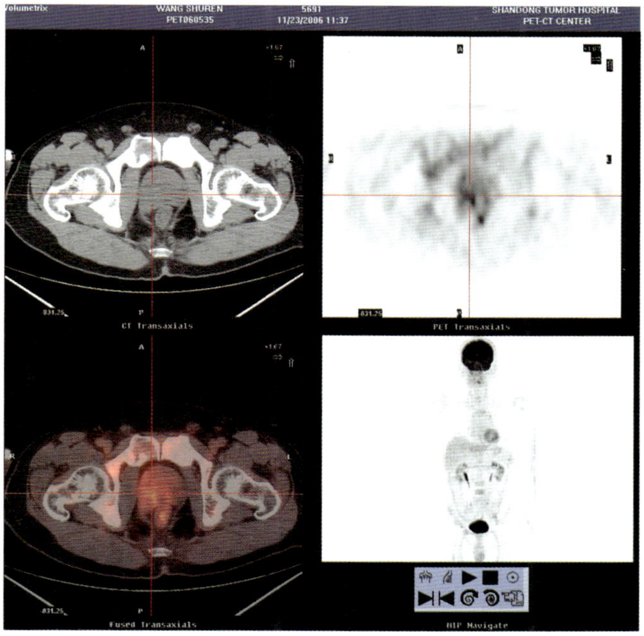

彩图 9-6-4　前列腺病灶

患者男，52 岁，因“多发骨转移”经[18]F-FDG PET/CT 检查诊断原发灶为前列腺癌，后经穿刺病理证实。

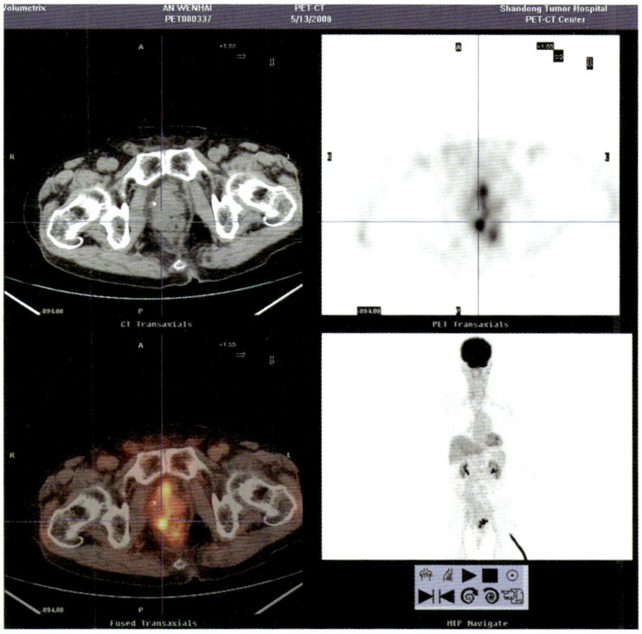

彩图 9-6-5　患者男，85 岁。前列腺癌术后 4 年半，因“PSA 进行性升高，并出现大便不规律及排便困难”行 PET/CT 检查，诊断为“前列腺癌术后复发并直肠受累”，后经穿刺病理证实。

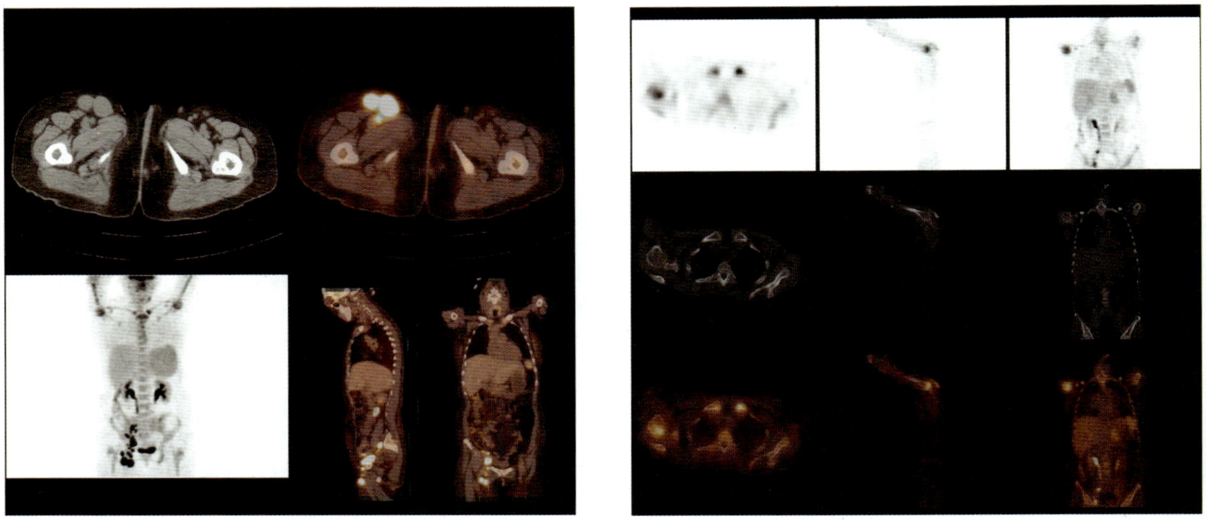

彩图 9-7-1　患者女，56 岁，发热 1 个月，活检示 NHL，骨髓活检证实骨髓受侵，CT 示骨质未见破坏，PET/CT 使 NHL 分期上调

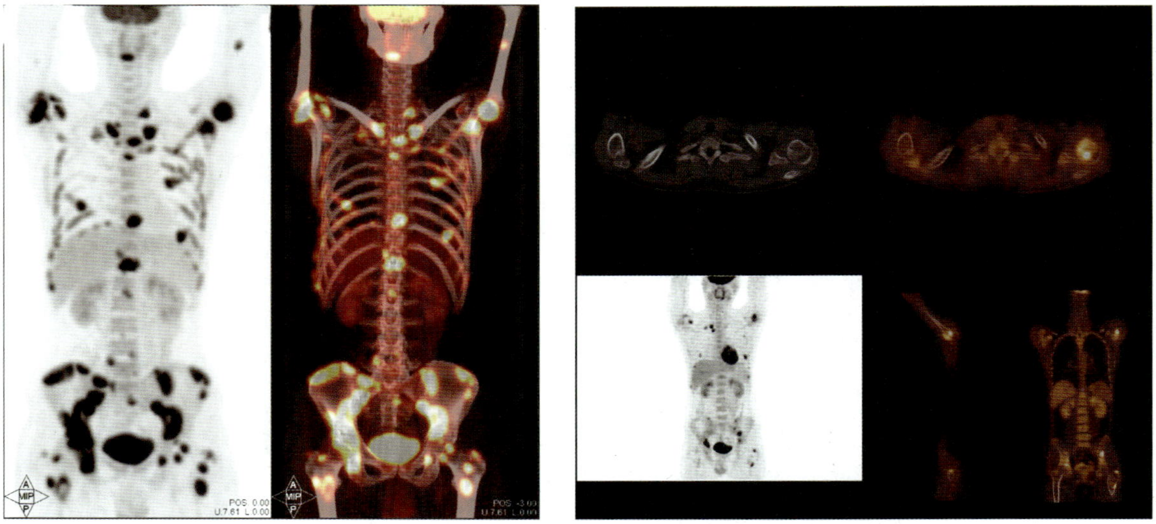

a　　男，25 岁，NHL 治疗前

b　　同一患者，化疗 2 周期后，部分缓解

彩图 9-7-2　PET/CT ^{18}F-FDG 用于淋巴瘤患者的预后判断

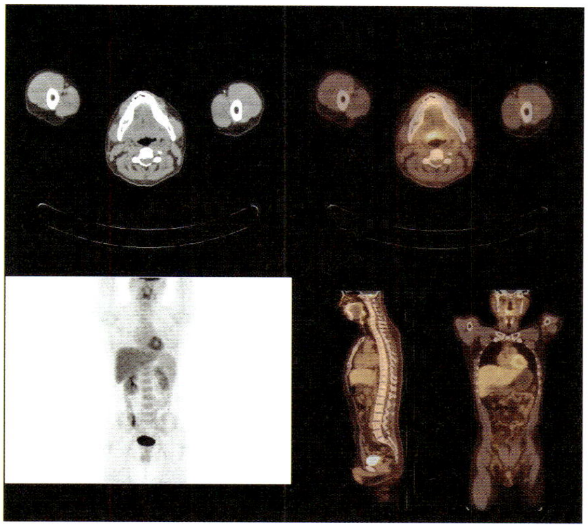

a

男，36 岁，舌根部 NHL 化疗前

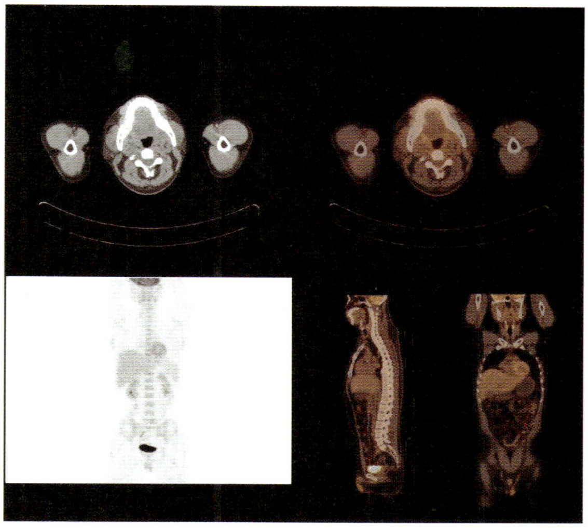

b

同一患者，化疗 4 个疗程后，完全缓解

彩图 9-7-3　PET/CT ^{18}F-FDG 用于淋巴瘤患者的预后判断

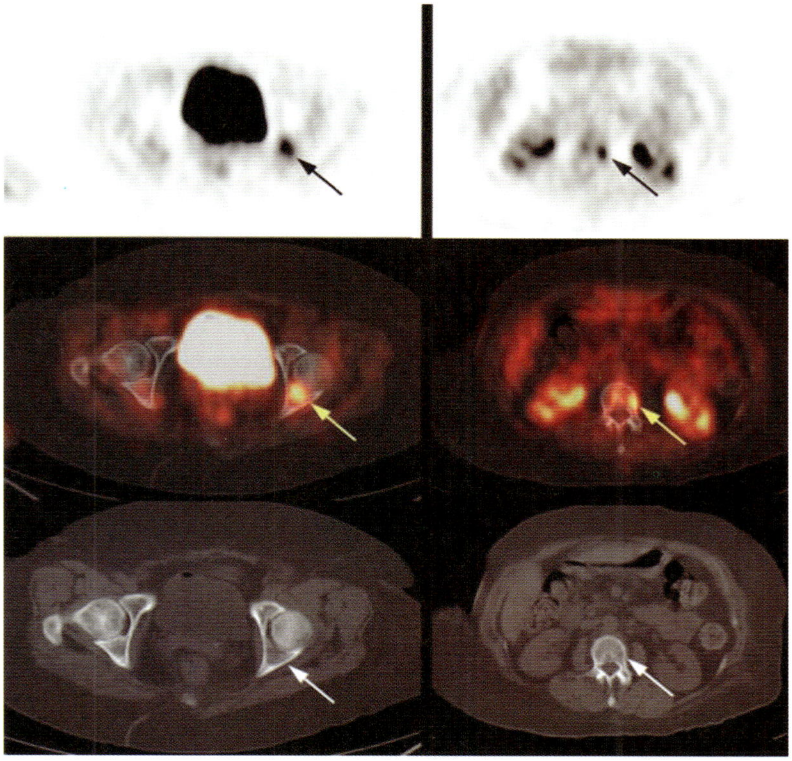

彩图 9-8-1　为一肺癌患者 PET/CT 显像结果，上排为 PET 图像，中间为融合 PET/CT 图像，下排为 CT 图像。PET 呈真阳性，可见左侧髋臼和脊柱有明显的放射性聚集，而 CT 呈假阴性

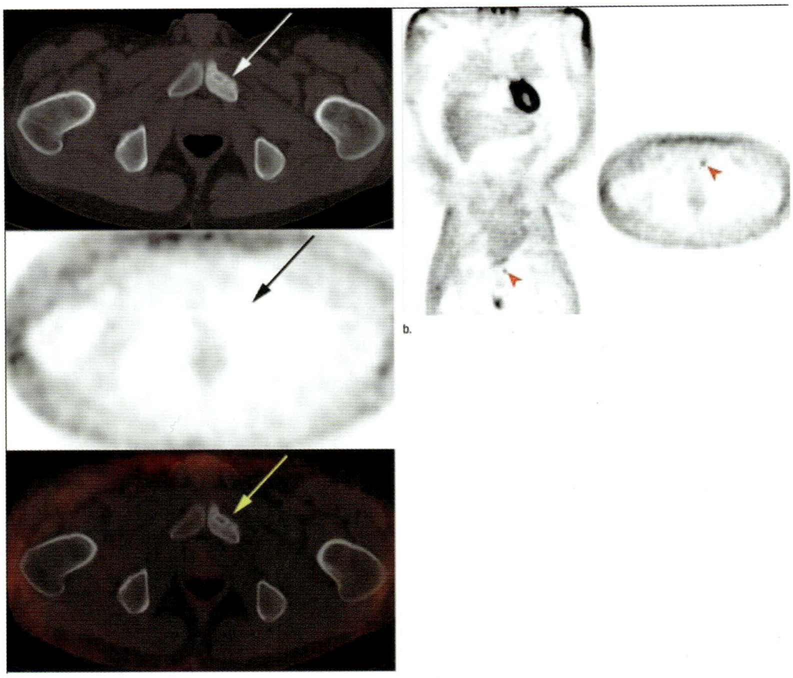

彩图 9-8-2　为 1 例非霍其金淋巴瘤患者的 PET/CT 显像结果，左上排为 CT 图像，左中间为 PET 图像，左下排为融合 PET/CT 图像。PET 呈假阴性，而 CT 呈真阳性，可见左侧耻骨有明显的骨质缺损，病变边界可见硬化。右侧为 3 个月后的 PET 图像，可见左侧耻骨病变出现放射性聚集

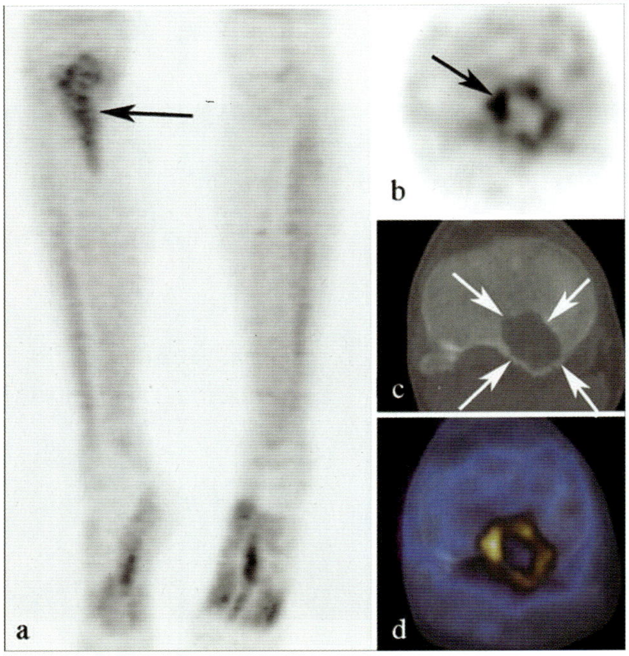

彩图 9-8-4　（和图 9-8-3 为同一个患者）　可见病变处 ^{18}F-FDG 中等摄取，SUVmax＝4.0。a 为 MIP 图（最大密度投影图），b 为轴位 PET，d 为融合 PET/CT

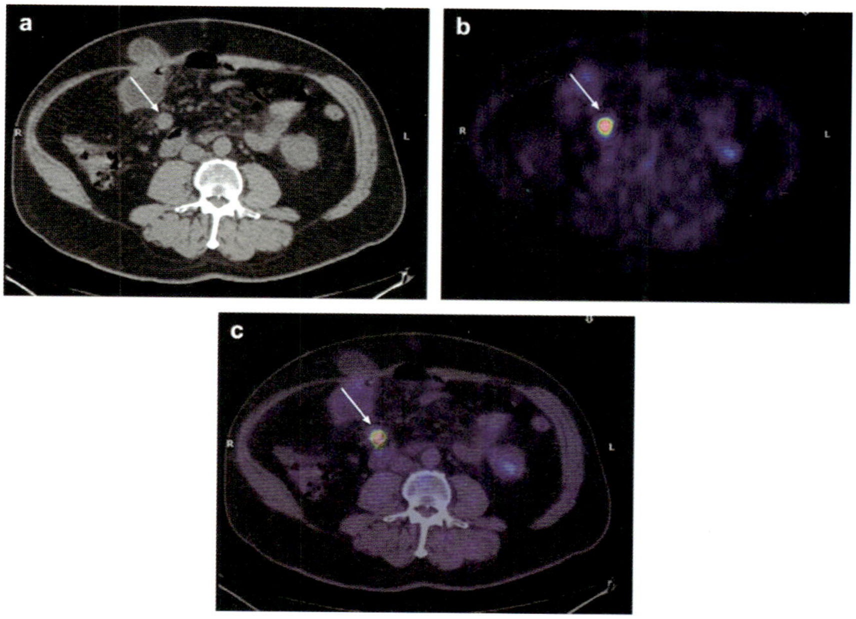

彩图 9-9-1　1 例中肠类癌患者的^{11}C-5-HTP PET/CT 显像，可见肠系膜转移灶

a. CT，b. PET，c. PET/CT

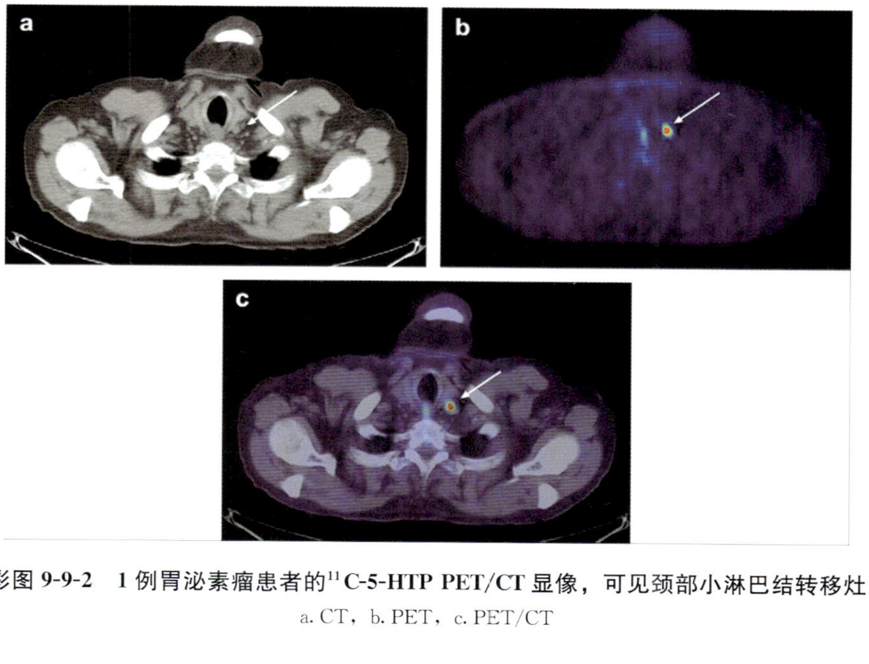

彩图 9-9-2　1 例胃泌素瘤患者的^{11}C-5-HTP PET/CT 显像，可见颈部小淋巴结转移灶

a. CT，b. PET，c. PET/CT

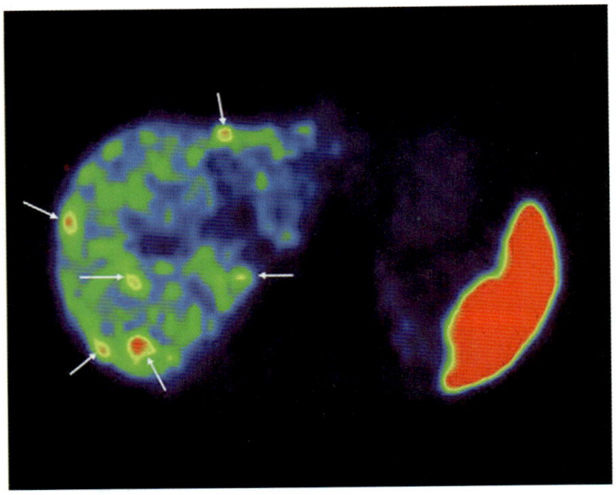

彩图 9-9-4　一例中肠类癌肝转移患者的^{68}Ga-奥曲肽 PET 显像

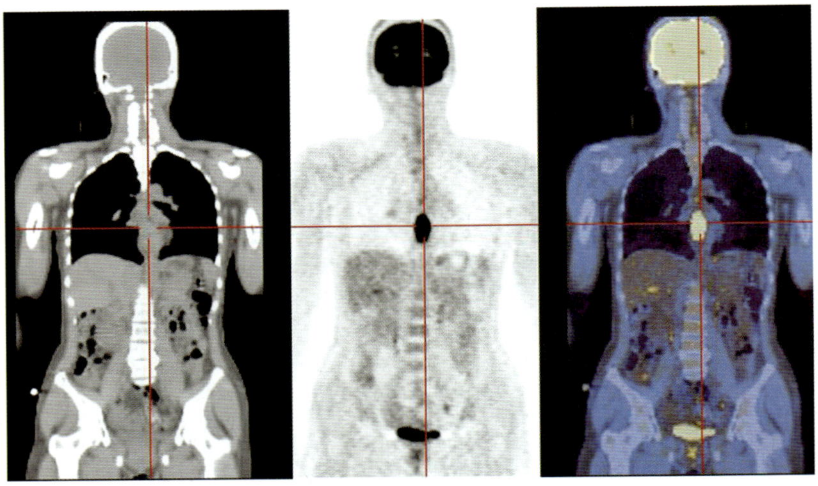

彩图 11-2-2　食管癌^{18}F-FDG PET/CT 图像

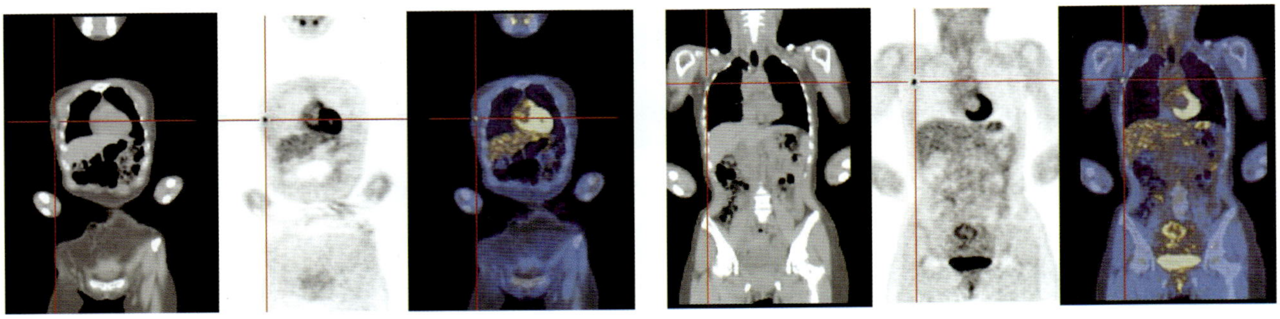

A　　B

彩图 11-2-3　乳腺癌 FDG PET/CT 图像

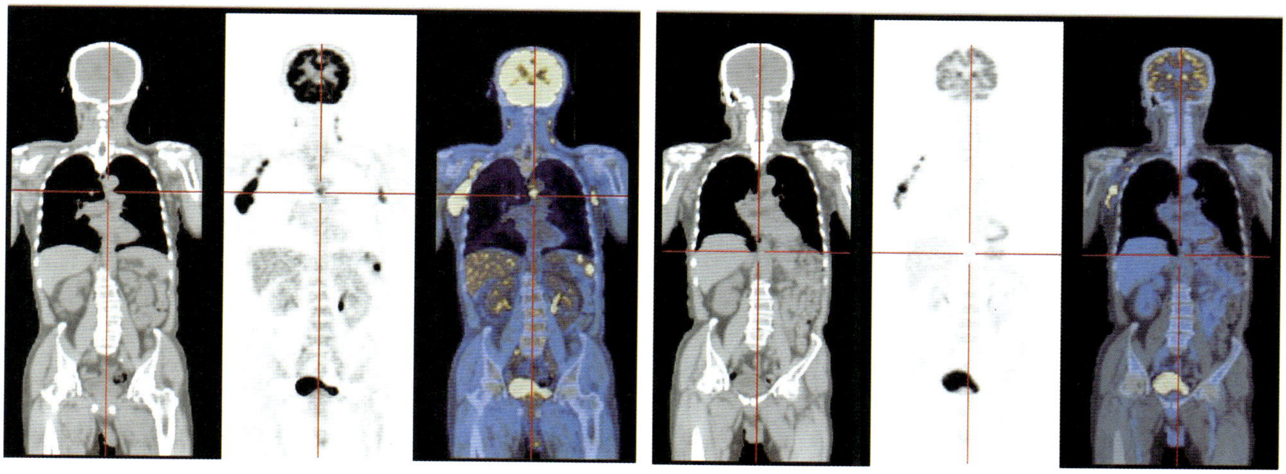

A　　　　B

彩图 11-3-1　弥漫大 B 细胞型 NHL 治疗前后 FDG PET/CT 图像

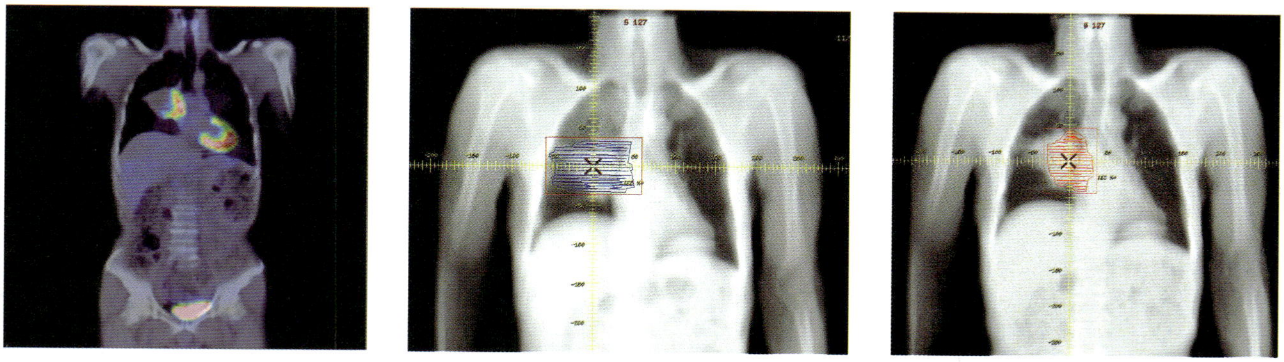

A　　　　B　　　　C

彩图 11-4-1　PET/CT 对放射治疗靶区的影响

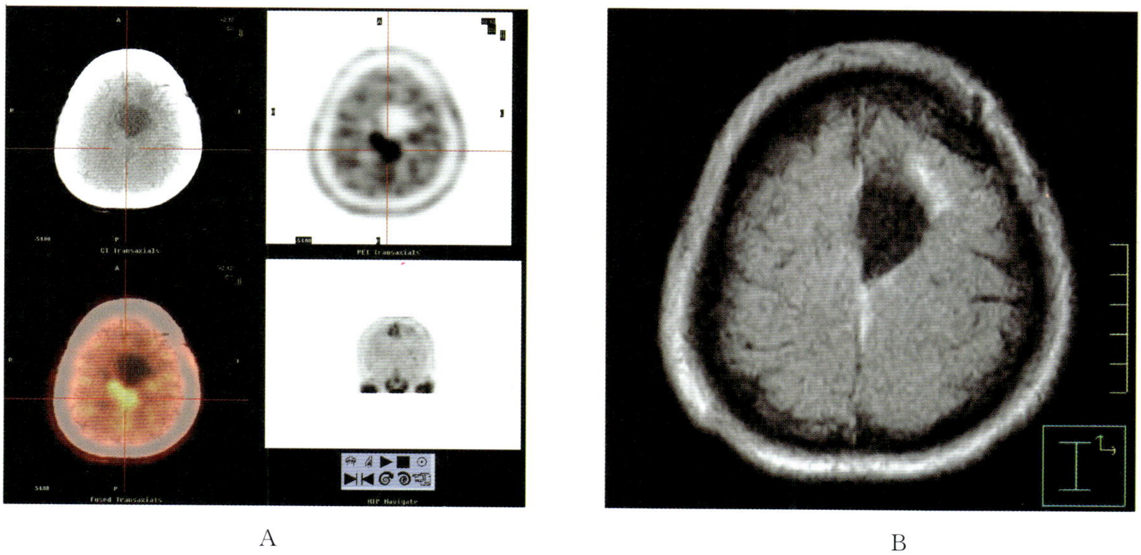

A　　　　B

彩图 11-4-2　脑胶质瘤Ⅱ级术后 ^{11}C-MET PET/CT 图像（A）及 MRI 图像（B）

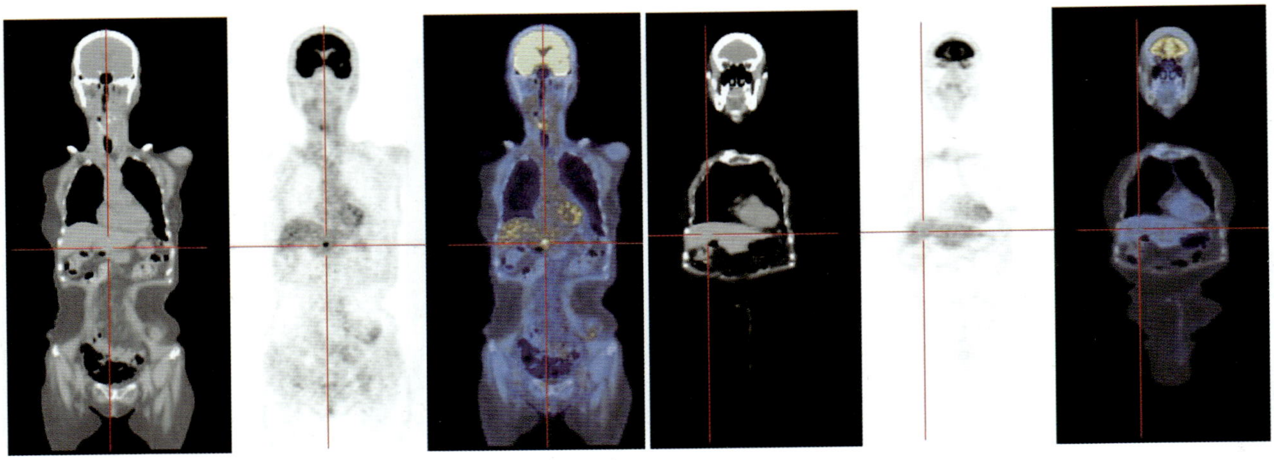

彩图 11-4-5　直肠癌术后肝转移、腹膜后淋巴结转移病例放疗前后^{18}F FDG PET/CT 图像

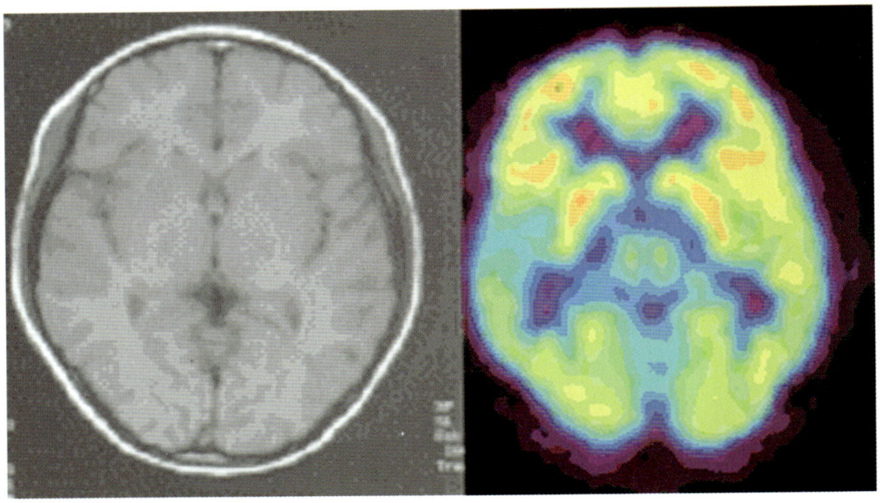

彩图 12-3-1　女性，14 岁，反复癫痫发作 10 年，脑电图示异常脑电，MRI 平扫阴性。^{18}F-FDG PET 显像示右颞叶 FDG 摄取异常减低。手术病理结果示：神经细胞减少、神经元变性、胶质细胞增生

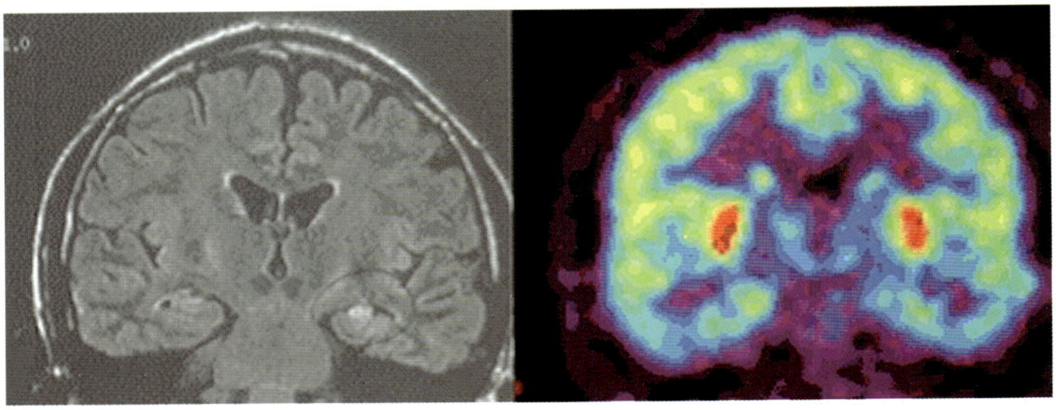

彩图 12-3-2　男性，28 岁，初为小发作，17 岁时呈大发作，既往有脑结核病史。EEG 左颞叶异常，海马区 MR 提示左海马缩小，并见异常高信号。^{18}F-FDG PET 显像示左颞叶海马处 FDG 摄取异常减低

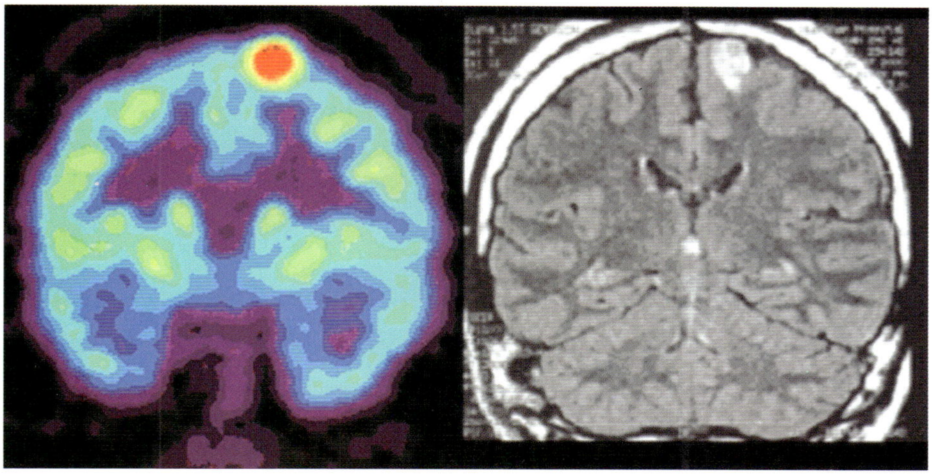

彩图 12-3-3　女性，14 岁。癫痫反复发作 10 年，近一年发作频繁。MRI 平扫及增强提示胶质增生或良性胶质瘤。[18]F-FDG PET 显像左额叶 FDG 摄取异常增高灶。术后病理左额叶间变型（Ⅲ级）胶质瘤

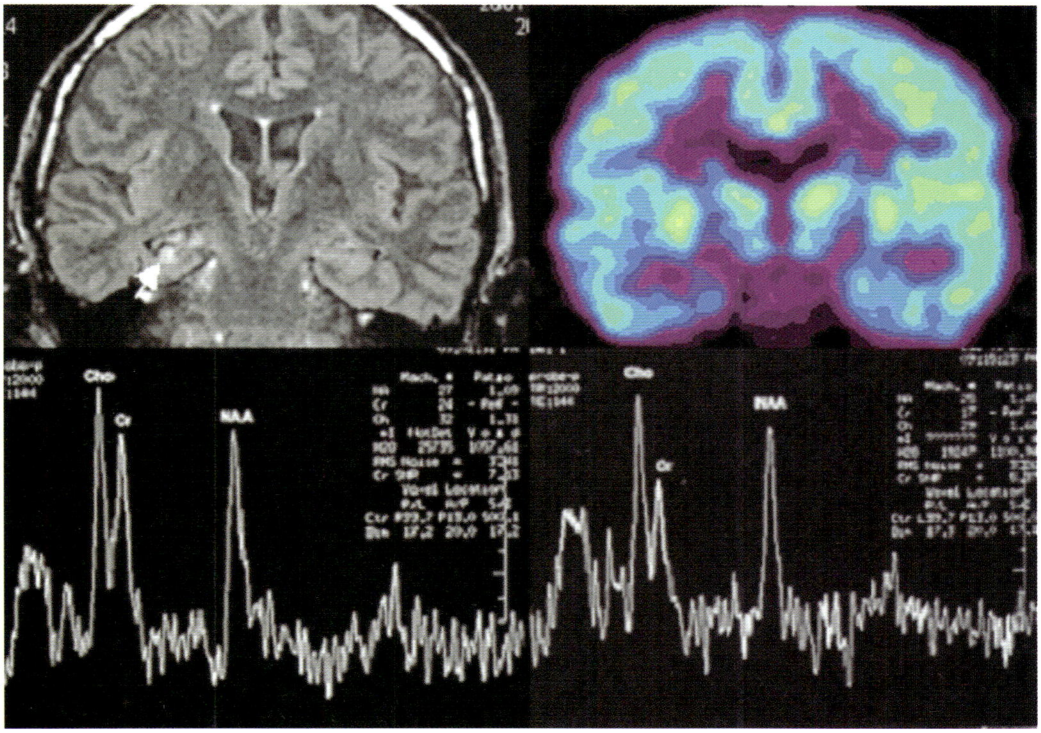

彩图 12-3-4　女性，29 岁。癫痫反复发作 15 年。MRI FLAIR 序列提示右侧海马硬化。NAA/(Cr+Cho) 比值右侧为 0.48，而左侧为 0.56。[18]F-FDG PET 显像右侧海马 FDG 代谢减低

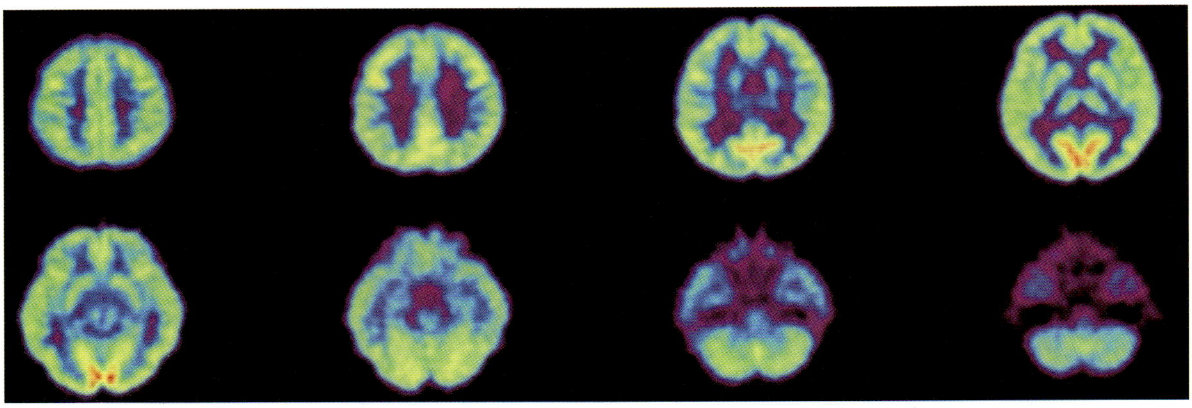

彩图 13-2-1　正常人[18]F-FDG PET 脑图像

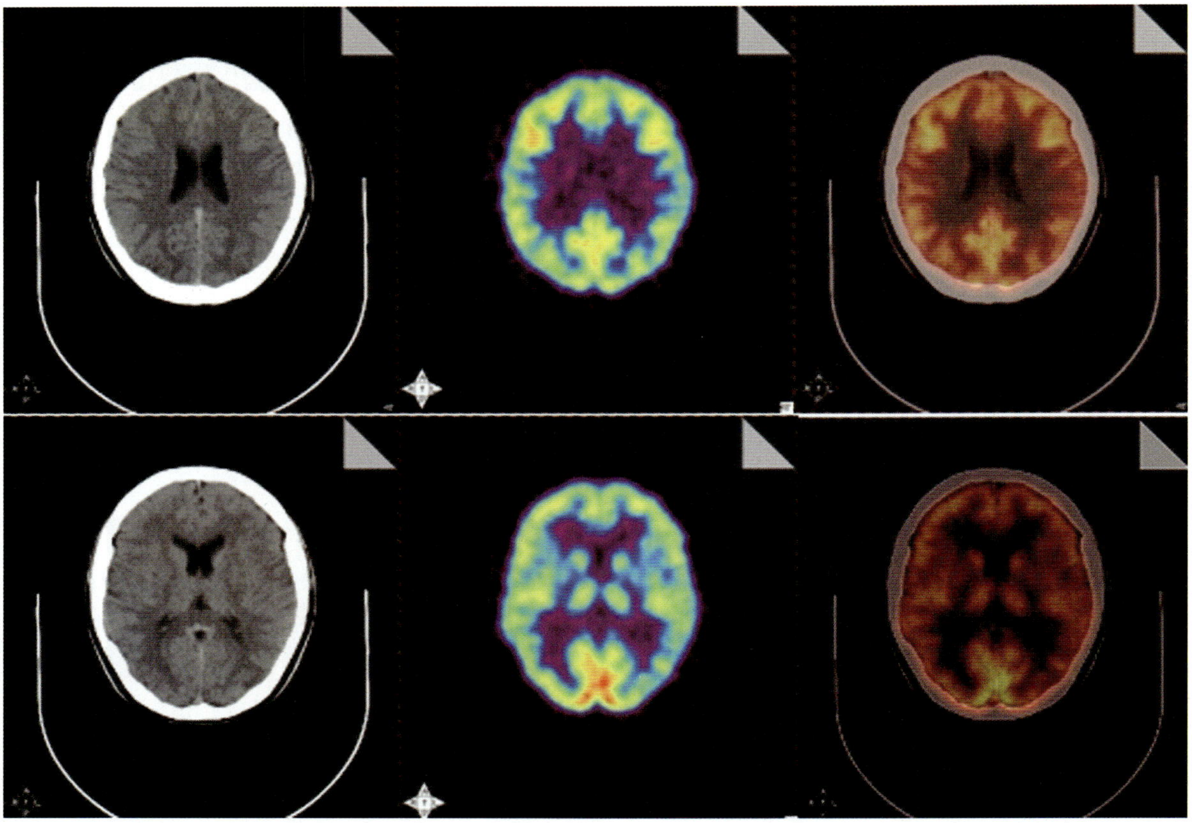

彩图 13-2-2　正常人[18]F-FDG PET/CT 脑图像

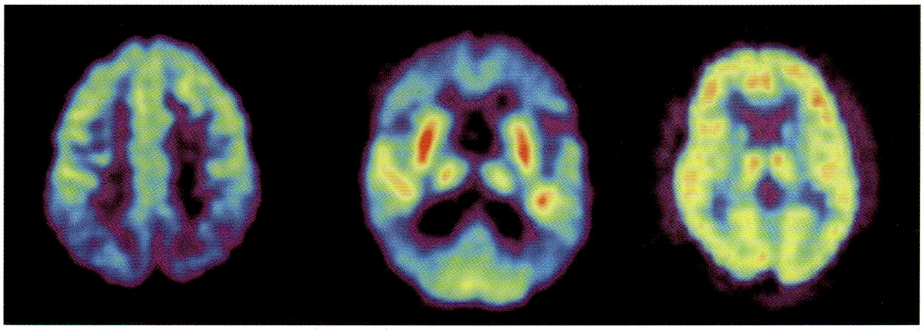

彩图 13-2-3　早期 AD 患者双侧顶叶 FDG 代谢减低（左图），晚期 AD 双侧额叶、顶叶、枕叶 FDG 代谢普遍减低，呈现“基底节代谢优势”（中图）；Huntington 病双侧尾状核及豆状核 FDG 代谢减低（右图）

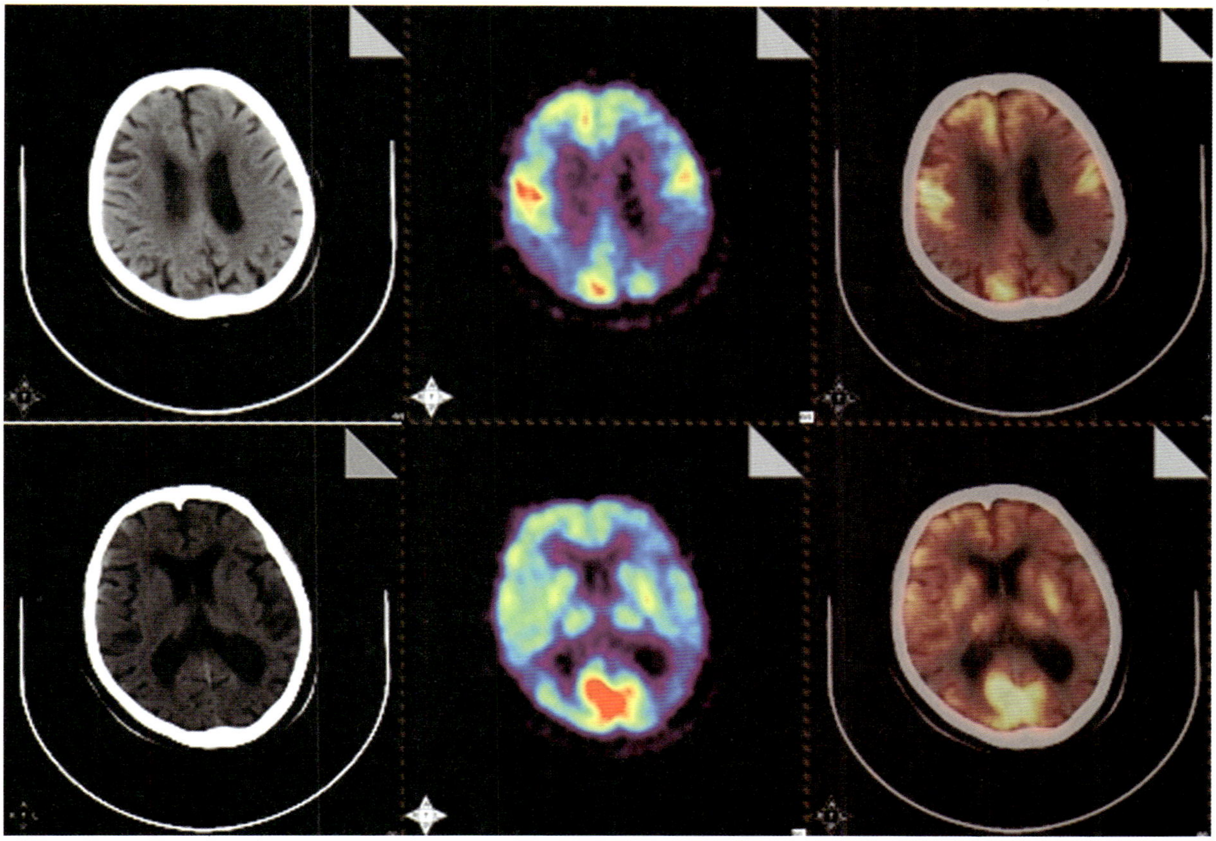

彩图 13-2-4　患者女性，69 岁，近 2 年来渐进性出现反应迟钝，记忆力下降。PET/CT 示脑萎缩，双侧顶叶、额叶、颞叶和枕叶代谢对称性减低，左侧更为明显，而基底节和丘脑代谢正常

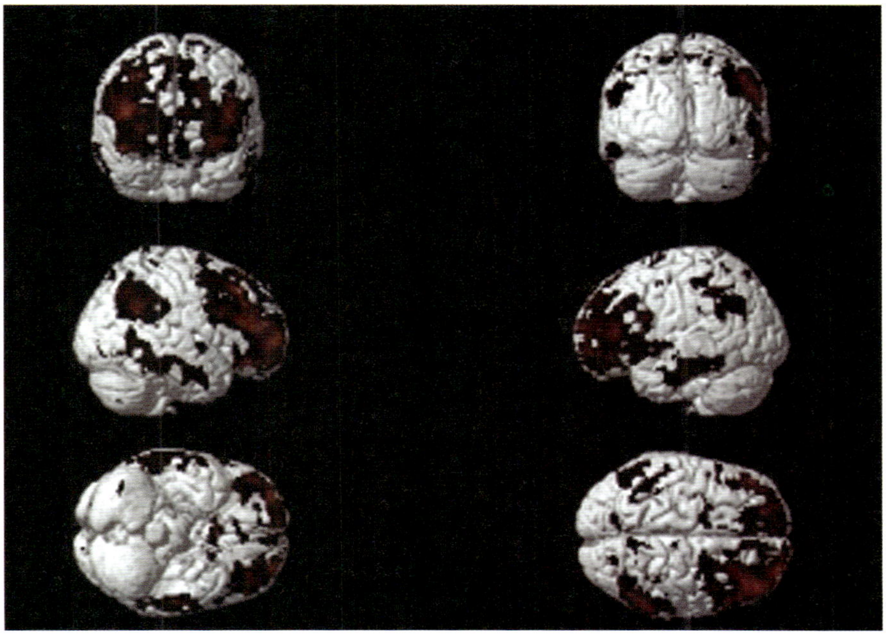

彩图 13-2-5　晚期 AD 组 SPM 分析结果

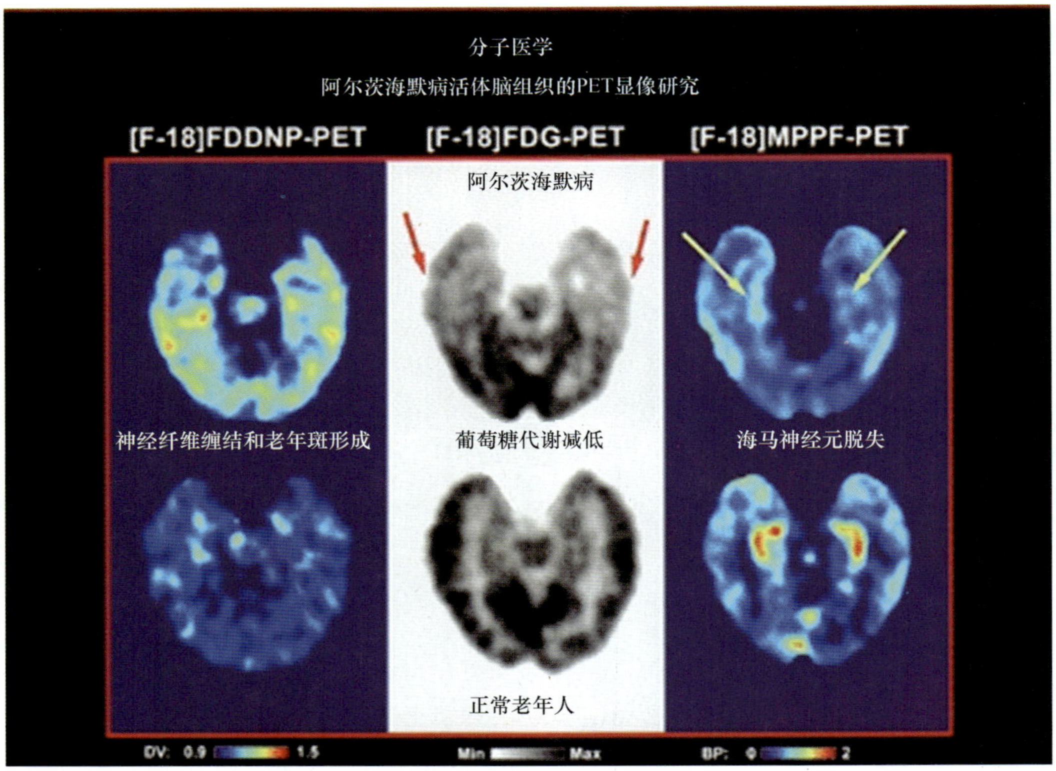

彩图 13-2-6　与正常对照比较，AD 患者皮层区^{18}F-FDDNP 结合增加，提示神经纤维缠结和老年斑的存在（左图）。双侧颞叶葡萄糖代谢下降 20%（中图），5 羟色胺受体（5-HT1A）密度降低 50%～60%（右图）

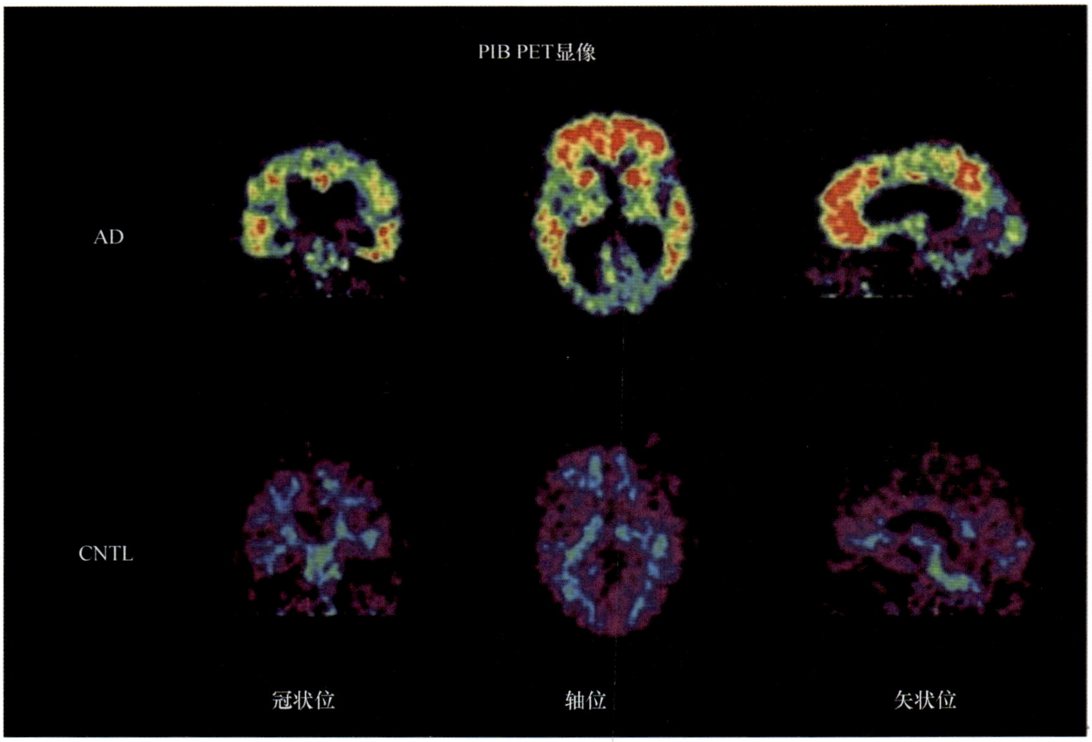

彩图 13-2-7　与正常对照比较，轻度 AD 患者可见相关皮层区 PIB 的浓聚增加；正常对照（CNTL）白质区可见少量的非特异性浓聚

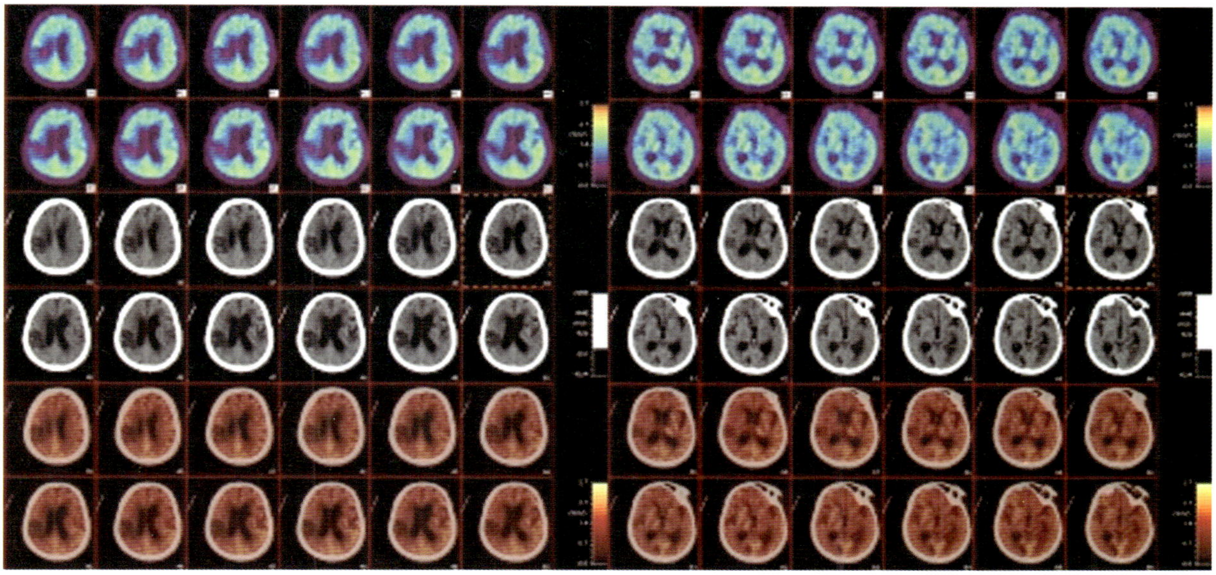

彩图 13-3-1　血管性痴呆^{18}F-FDG PET/CT 多发性不对称 FDG 代谢减低或缺损

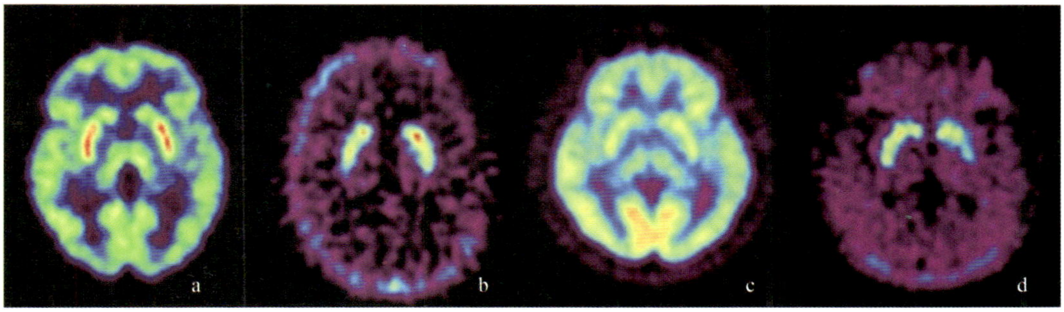

彩图 13-3-2　正常人^{18}F-FDG PET 示大脑皮层、豆状核、尾状核和丘脑两侧对称（a）；^{18}F-FP-βCIT 显像示双侧豆状核和尾状核放射性明显浓聚，其余部位放射性低摄取（b）；右侧 PD 患者^{18}F-FDG PET 示大脑皮层、豆状核、尾状核和丘脑两侧基本对称，未见明显放射性减低（c）；^{18}F-FP-βCIT 显像示左侧豆状核后部放射性显著减低（d）

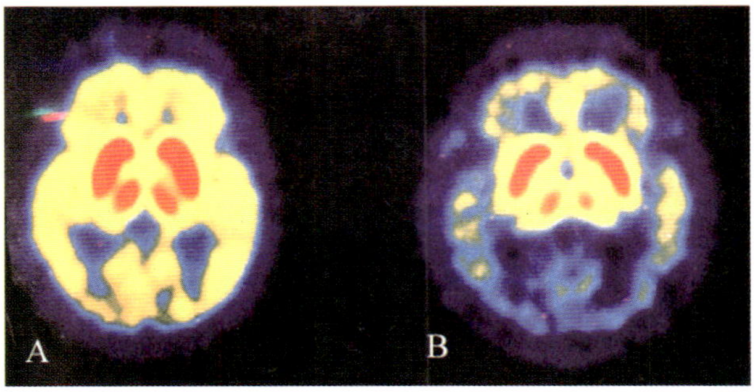

彩图 14-2-2　正常（A）和 PD 患者（B）脑^{11}C-β-CIT PET 显像图

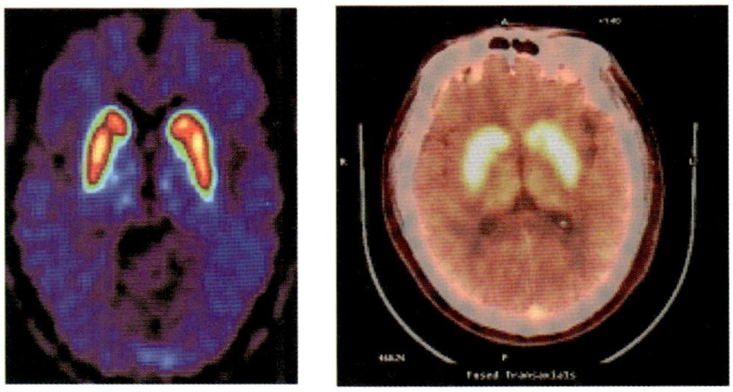

A　　B

彩图 14-2-3　正常（A）脑^{11}C-雷氯必利 PET 显像和 PET/CT 图像（B）

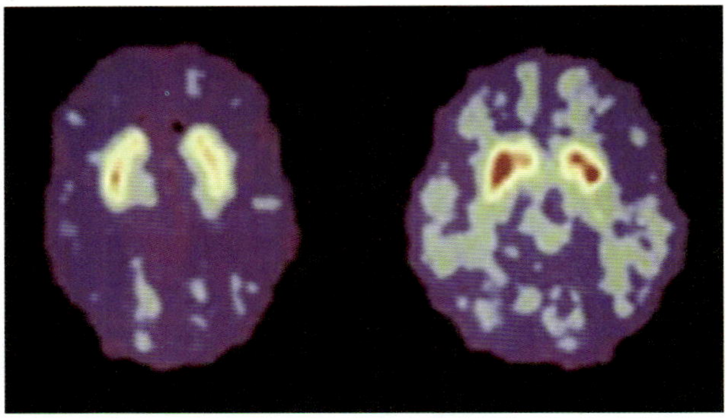

彩图 14-2-4　正常（A）和早期未经治疗的 PD 患者^{11}C-Raclopride PET 显像

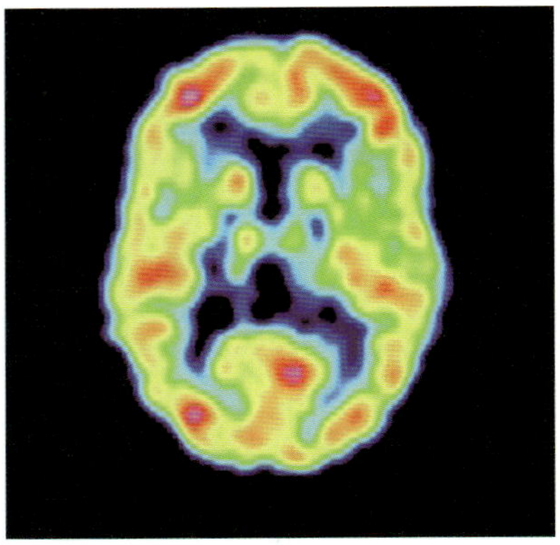

彩图 14-2-5　正常葡萄糖脑代谢显像

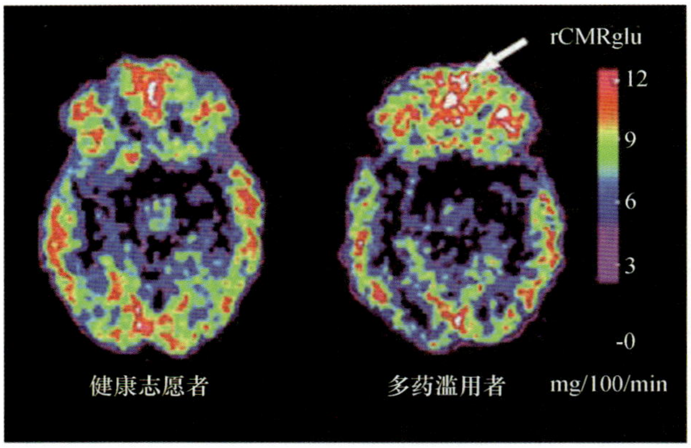

彩图 15-4-4　^{18}F-FDG PET 影像。左侧为健康对照者，右侧为多药物滥用患者。箭头所示为眶额皮质，可见多药滥用患者 rCMRglc 明显增高，这是保证全脑平均葡萄糖代谢率稳定局部上调所致，此外，颞上回和颞中回处 rCMRglc 也出现上调

（引自 London ED，et al. Cerebral Cortex，2000，10：334.）

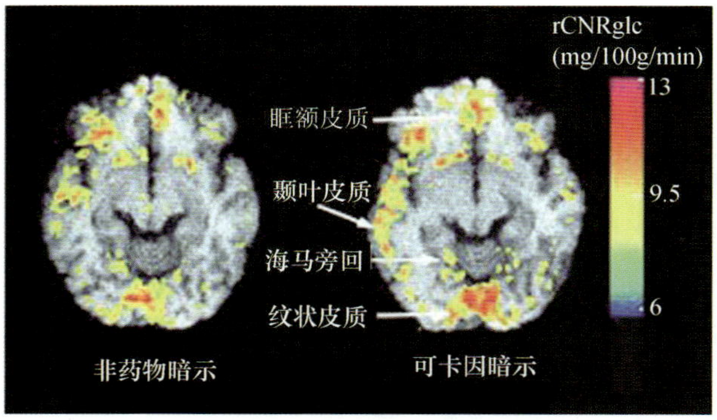

彩图 15-4-5　可卡因滥用患者 PET rCMRglc 定量测定和 MRI 融合影像。图左为非药物相关刺激，图右为可卡因相关刺激。当报告可卡因渴求时，可见眶额皮质、颞叶皮质、海马旁回和纹状皮质 rCMRglc 明显增高

（引自 London ED，et al. Cerebral Cortex. 2000；10：334）

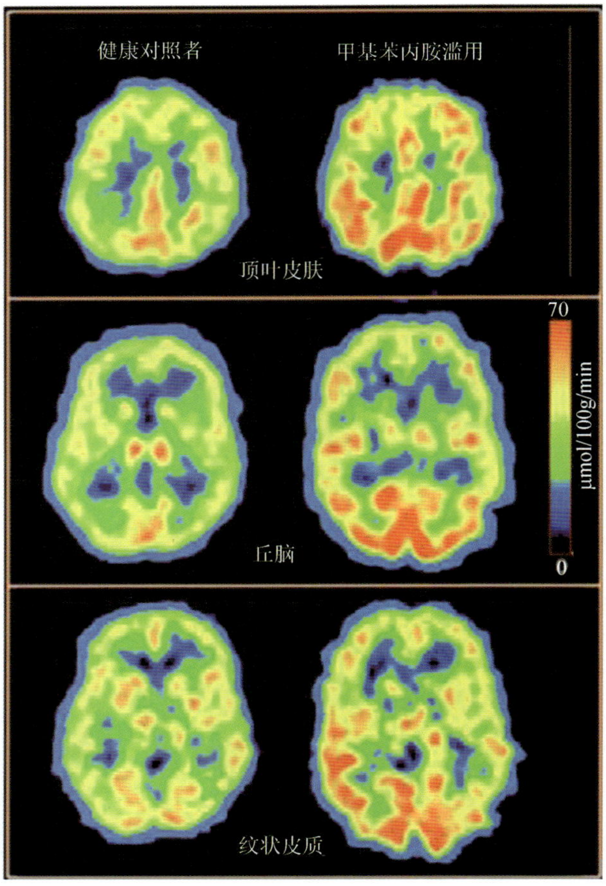

彩图 15-4-6　健康对照者和脱毒的甲基苯丙胺滥用患者的顶叶皮质、丘脑和纹状皮质的葡萄糖代谢影像。上排图为半卵圆中心水平横断面，在此横断水平顶叶皮质显现较为清楚。可见甲基苯丙胺滥用患者的大脑皮质葡萄糖代谢率较高，而丘脑和尾状核的葡萄糖代谢率较低

（引自 Volkow ND，et al. Am J Psychiatry，2001，158：383）

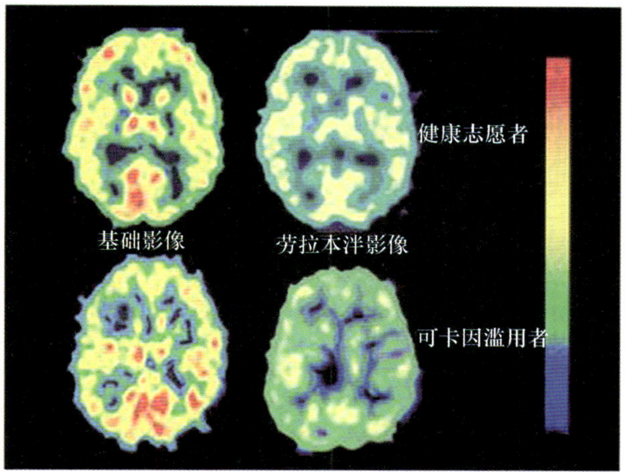

彩图 15-4-7　健康对照者和可卡因滥用患者给予劳拉西泮后的脑葡萄糖代谢影像。劳拉西泮明显降低了全脑和局部葡萄糖的代谢，可卡因滥用患者比健康对照者更为明显

（引自 Volkow ND，et al. Am J Psychiatry，1998，155：200.）

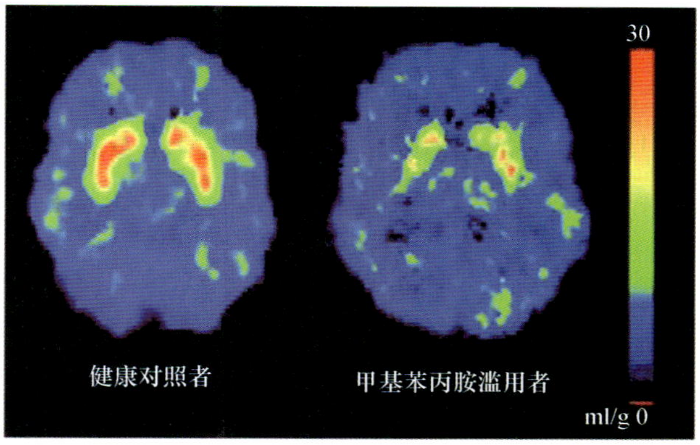

彩图 15-4-8　33 岁男性健康对照者和 33 岁男性甲基苯丙胺滥用者（脱毒后 80 天）的 DAT 配体[11] C-d-threo-哌甲酯在纹状体内的分布

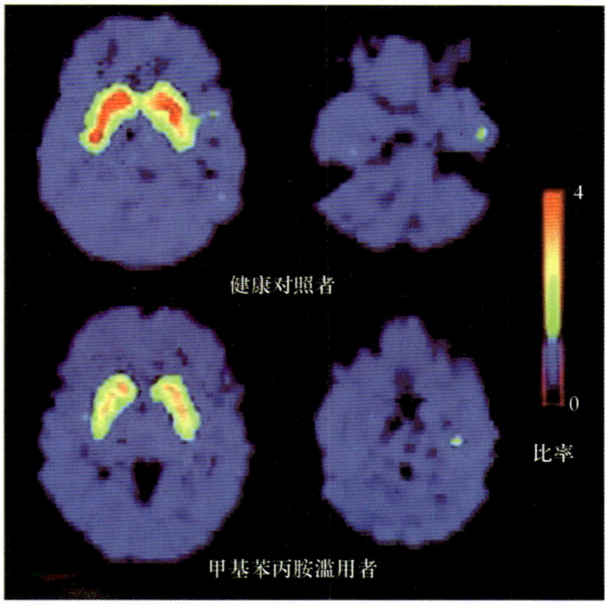

彩图 15-4-9　甲基苯丙胺滥用者与对照者[11] C-雷氯必利从血浆到纹状体和小脑的转运速率参数（K_1）没有差异。甲基苯丙胺滥用者尾状核与壳核的分布容积较对照者显著低下，但小脑的分布容积并不低下

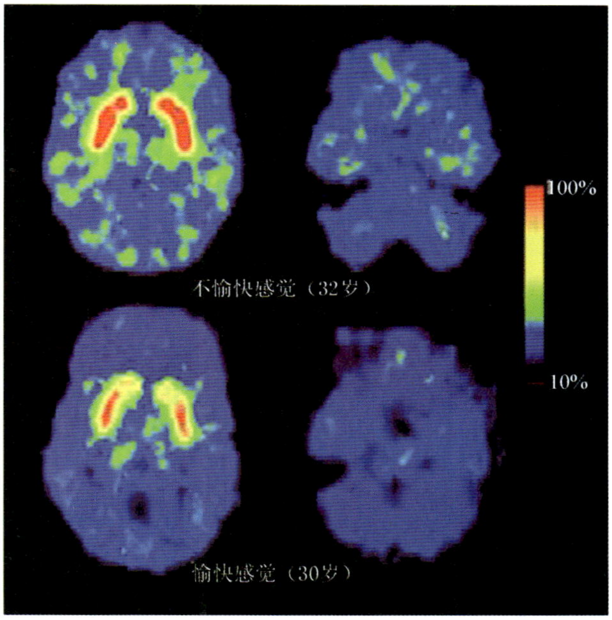

彩图 15-4-10　健康男性受试者对哌甲酯愉快感觉和不愉快感觉的[11] C-雷氯必利 PET DA D_2 受体显像。上排为对哌甲酯不舒适感觉，下排为对哌甲酯愉快感觉。左为纹状体横断面，右侧为小脑横断面。每例受试者的影像都以小脑做了归一化处理，因为小脑反映与[11] C-雷氯必利的非特异性结合

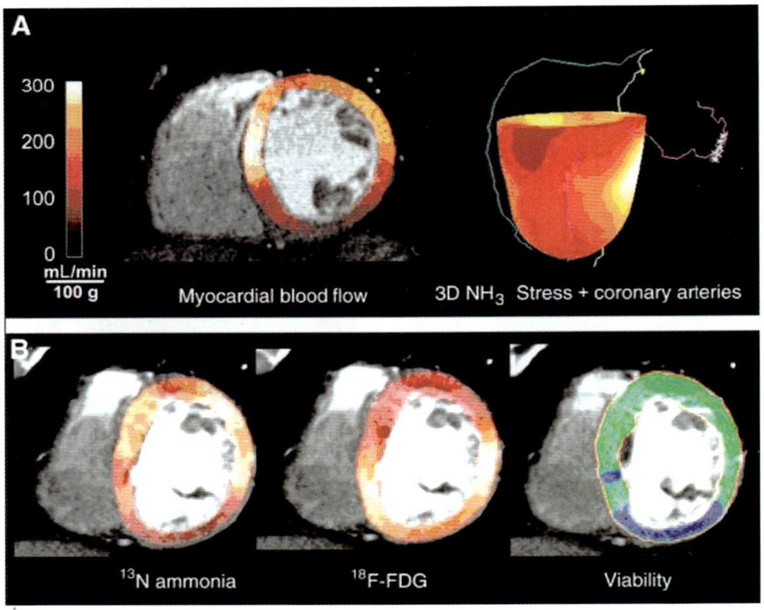

彩图 18-3-1　A 示 CTA 与 PET 结合的显示方式，将^{13}N-ammonia 心肌血流灌注局部血流量用彩色编码方式绘制到 CTA 冠状动脉造影所对应的室壁节段，也可以将冠状动脉树提取后添加到三维显示的心肌血流灌注上。B 示^{13}N-ammonia 和^{18}F-FDG 的存活心肌显示，将两种示踪剂的摄取状况对应在相应的室壁节段，提供心肌组织的分类。蓝色＝不匹配或冬眠心肌；绿色＝正常；LV＝左心室；RCA＝右冠状动脉；RV＝右心室。

（引自 Schwaiger M et al. J nucl med，2005，46：1670）

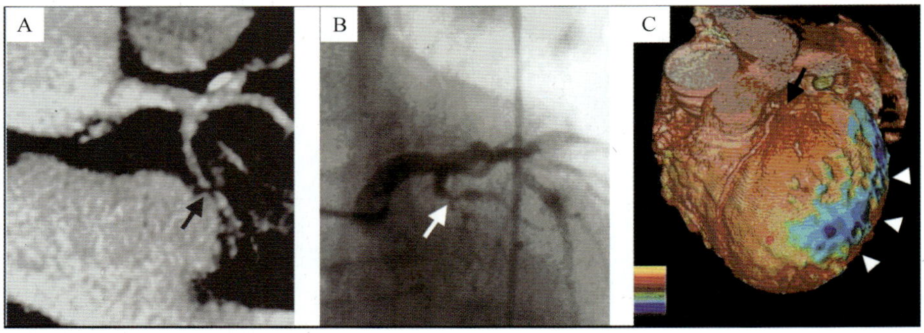

彩图 18-3-2　A 示 CTA 冠状动脉造影示左回旋支狭窄；B 示有创性冠状动脉造影示相同部位的狭窄；C 示 CT 三维重建后显示的冠状动脉树和心脏形态，PET 腺苷负荷^{13}N-ammonia 心肌灌注显像结果用彩色编码绘制到 CT 三维图像上，蓝色表示可逆性灌注缺损（缺血），缺血部位与冠状动脉造影狭窄血管的区域一致。

（引自 Namdar M et al. J nucl med，2005，46：932）

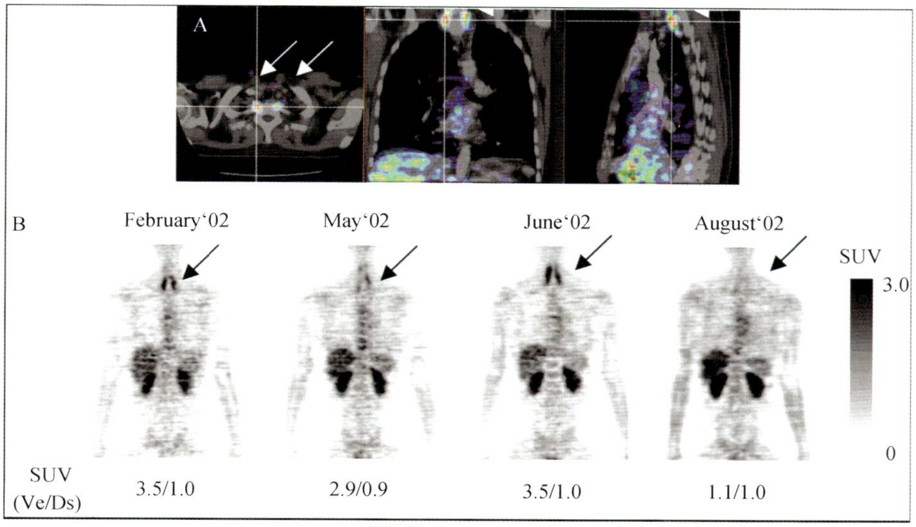

彩图 18-3-3　一例活动性 Takayasu 动脉炎患者的多次[18]F-FDG PET 显像

A 示与 CT 配准后发现双侧椎动脉[18]F-FDG 摄取增加；B 示先后四次[18]F-FDG PET 显像经治疗 6 个月后双侧椎动脉[18]F-FDG 浓聚消失，SUV（Ve/Ds）是有炎症的左侧椎动脉与无炎症的降主动脉的 SUV

（引自 Kobayashi Y et al. J nucl med，2005，46：920）

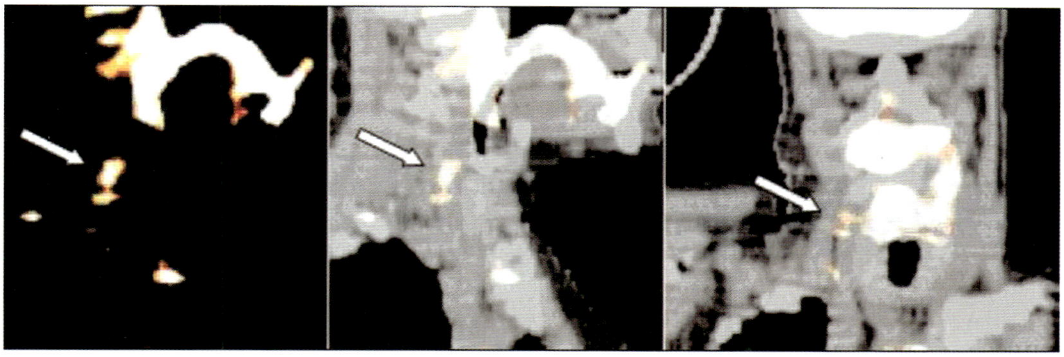

彩图 18-3-4　PET 和 PET/CT 显像示右侧颈总动脉炎症性[18]F-FDG 浓聚，2 天后病人发生右侧脑血管事件

（引自 Dunphy M et al. J nucl med，2005，46：1282）

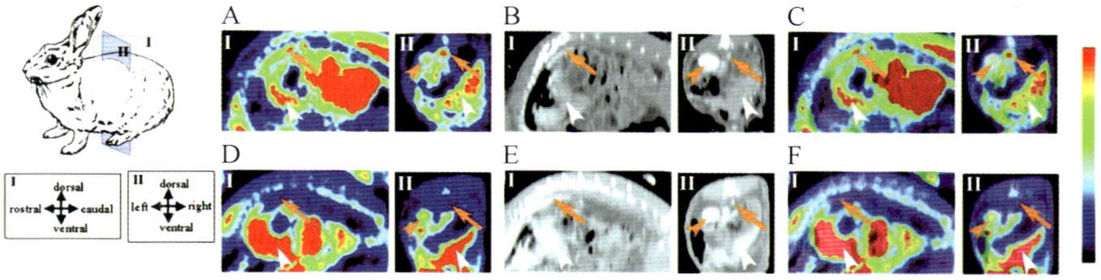

彩图 21-3-1　矢状面（I）的 PET 图像（A 和 D），CT 图像（B 和 E），PET/CT 叠加图像（C 和 F）。冠状面（Ⅱ）的 WHHL 兔（A、B 和 C）和对照兔（D、E 和 F）。橙色箭、橙色箭头和白色箭头分别是主动脉、肾和肝。

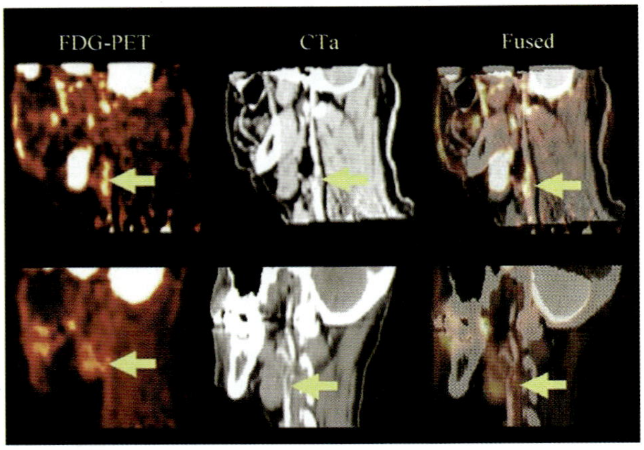

彩图 21-4-1　病人颈部的^{18}F-FDG-PET 图像（左），CT 造影（中）和融合图像（右）。有颈动脉狭窄症状的病人一侧颈部图像（上排），对侧无症状的颈动脉狭窄（下排）。箭头所指部位为^{18}F-FDG 高摄取的颈动脉狭窄斑块

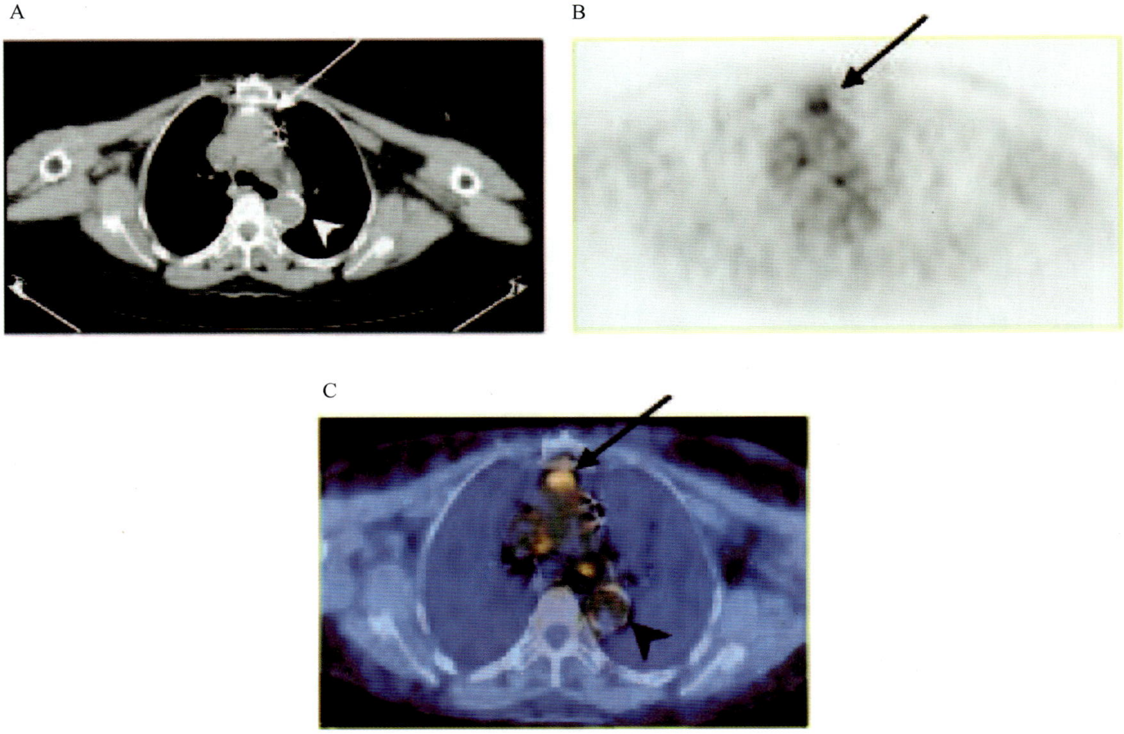

彩图 21-4-2　一例有乳腺癌、结肠癌和高血压病史的 71 岁女性病人。CT 图像（A），^{18}F-FDG PET 图像（B），PET/CT 融合图像（C），其中 CT 显示胸主动脉壁钙化（粗箭头）不伴有^{18}F-FDG 浓聚

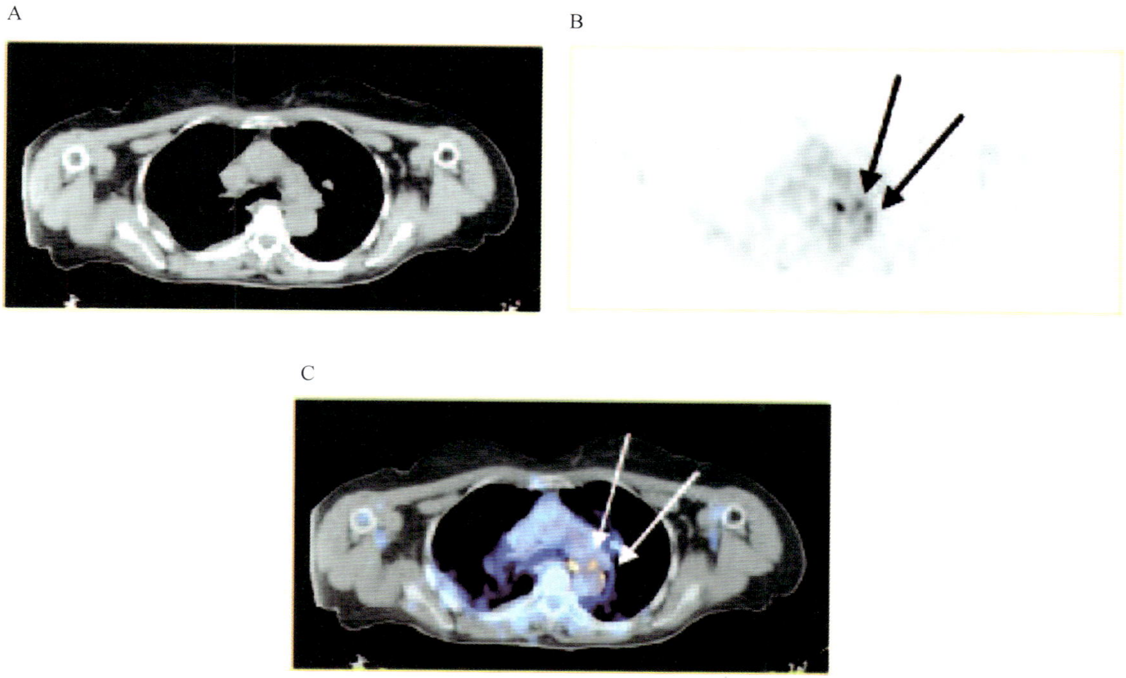

彩图 21-4-3　一例有结肠癌和已知缺血性心脏病的 72 岁男性病人，13 年前曾行冠状动脉搭桥手术。CT 图像（A），^{18}F-FDG PET 图像（B），PET/CT 融合图像（C），显示胸主动脉壁^{18}F-FDG 浓聚（箭头）不伴有 CT 钙化表现

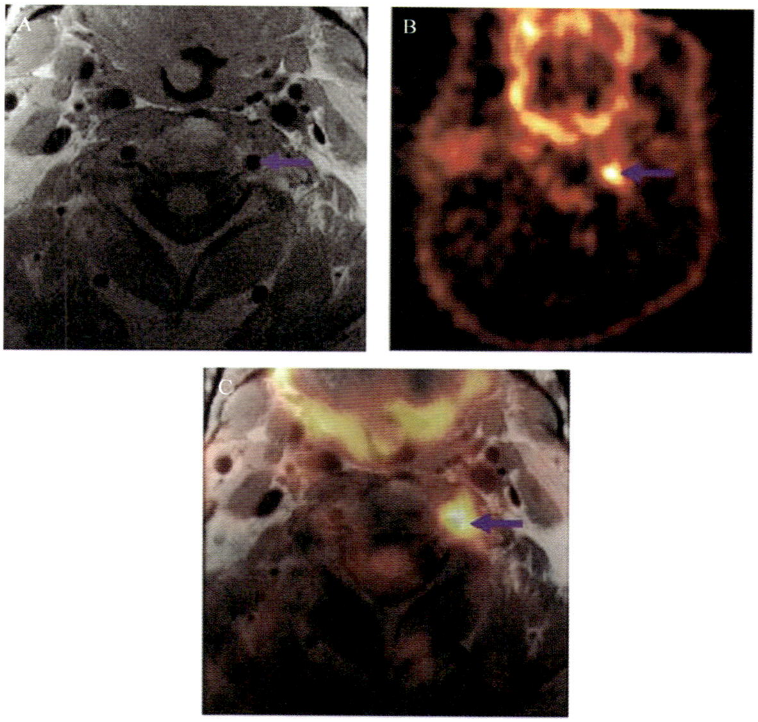

彩图 21-4-4　左侧短暂性脑缺血发作的病人颈部 MR 断层及^{18}F-FDG PET 图像

A. 高分辨 MR 断层图像，左侧椎动脉用蓝色箭头指示；B. ^{18}F-FDG PET 图像，蓝色箭头所指处为病理性的^{18}F-FDG 高摄取灶。脊髓、腮腺和口腔黏膜都可见到^{18}F-FDG 高摄取；C. MR 和^{18}F-FDG PET 的融合图像证实^{18}F-FDG 病变局限于左侧椎动脉（箭头所指处）

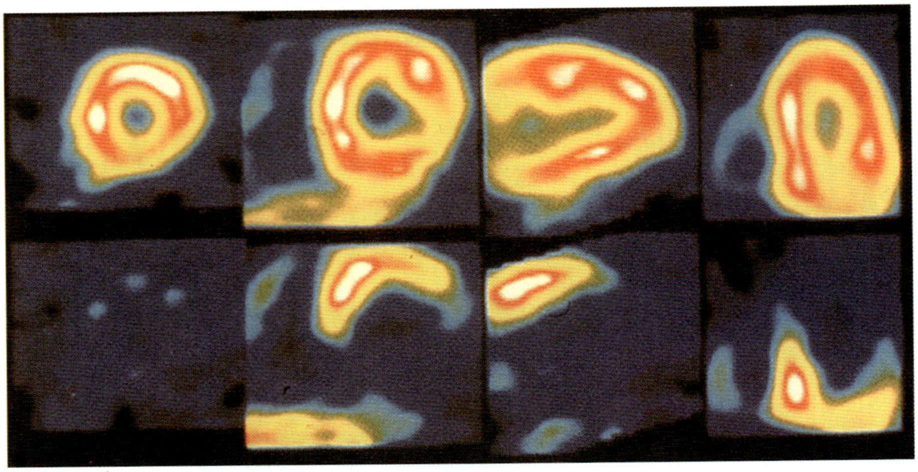

彩图 22-5-1　冠心病患者 PET $^{13}NH_3$·H_2O 心肌血流灌注和^{11}C-HED 心肌受体断层显像

上排 $^{13}NH_3$·H_2O PET 心肌血流灌注显像；下排^{11}C-HED PET 心肌受体显像，可见心尖、间壁、侧壁、下壁减低

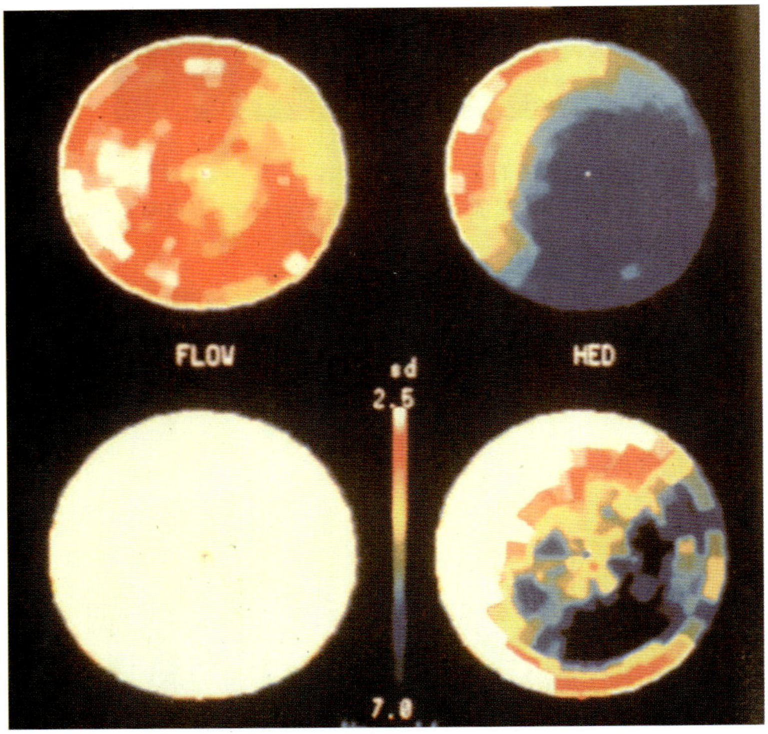

彩图 22-5-2　同一冠心病患者的$^{13}NH_3$·H_2O PET 心肌血流灌注（左侧）和^{11}C-HED PET 心肌受体显像（右侧）靶心图

血流灌注影像中，运动负荷状态下（上图）可见心尖、间壁、侧壁、下壁放射性分布减低或缺损；静息状态下（下图）各壁均有填充；提示心肌缺血即可导致交感神经完整性受损，也表明心脏交感神经比心肌对缺血更敏感

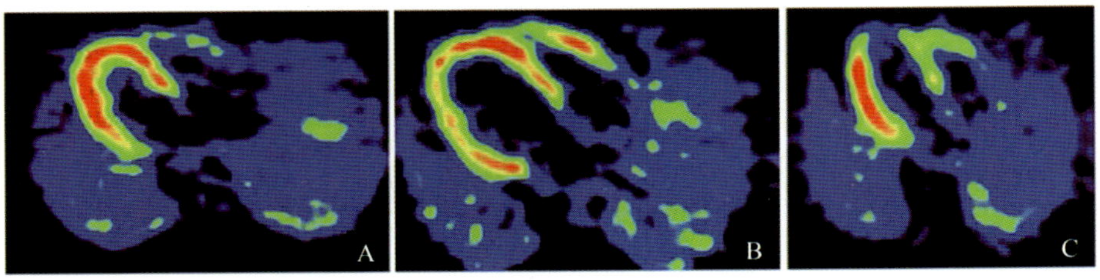

彩图 22-6-1　正常志愿者和不同心脏病心衰病人的 PET ^{11}C-HED 心肌显像

A. 正常志愿者　B. 扩张性心肌病病人　C. 前间壁心肌梗死病人

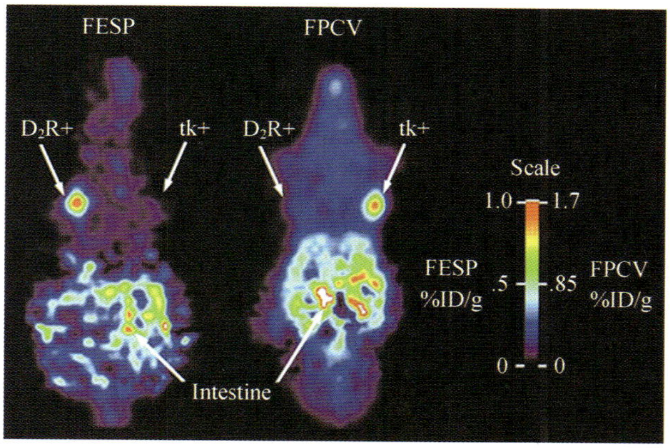

彩图 27-3-2 小鼠携带两种肿瘤细胞，每种肿瘤表达不同的报告基因，右侧的图像携带 **HSV1-tk** 基因，左侧图像携带多巴胺 2 型受体（**D_2R**）基因。小鼠体内注射两种不同的报告探针 **FESP**）和 **FPCV**，每个探针对各自的报告基因具有特异性。图像清楚表明了每种肿瘤的报告探针的选择性（图像由美国加州大学洛杉矶分校医学中心提供）

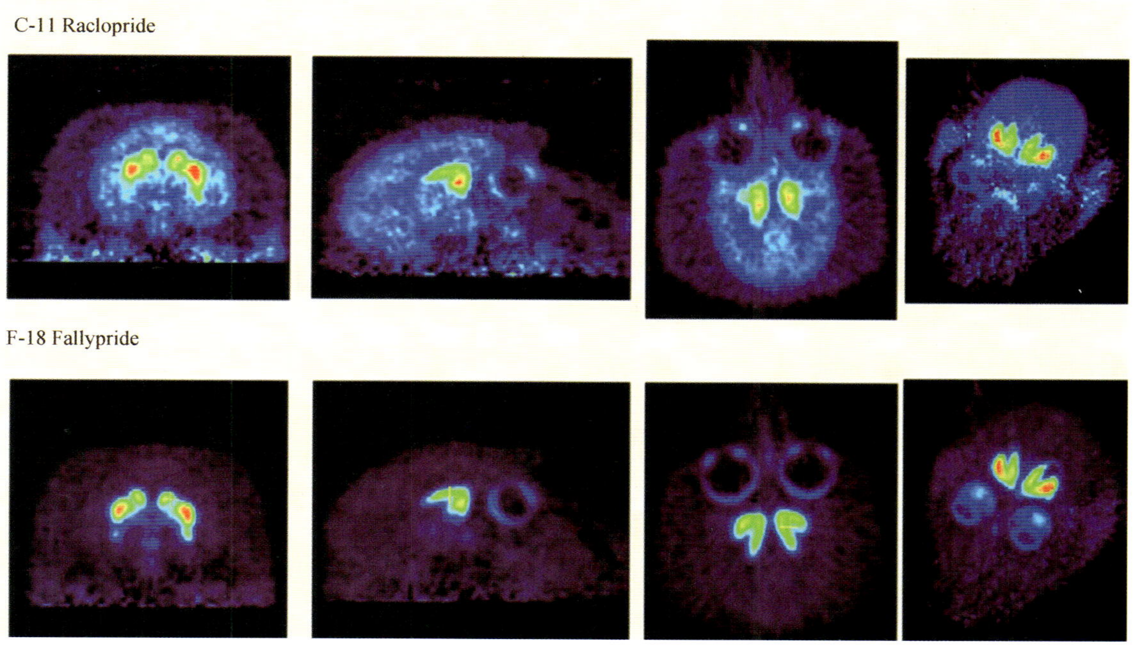

彩图 **28-3-3** 猴的多巴胺 **D_2** 受体 **MicroPET** 显像

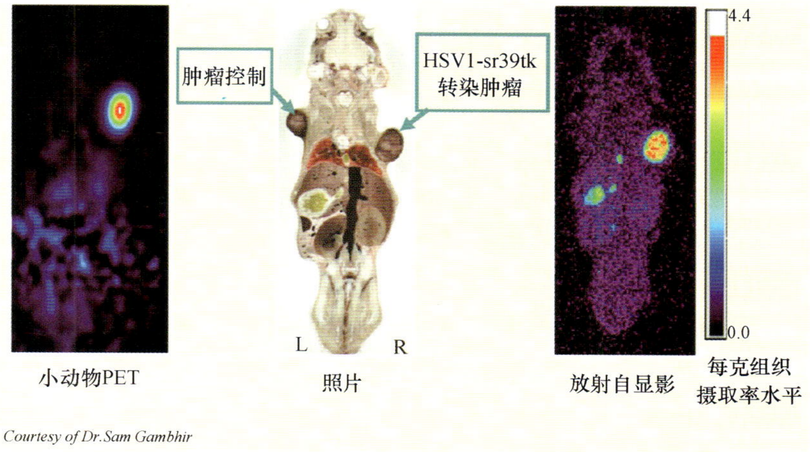

彩图 **28-3-4** 荷前列腺癌裸鼠的^{18}**F-FHBG Micro PET** 显像

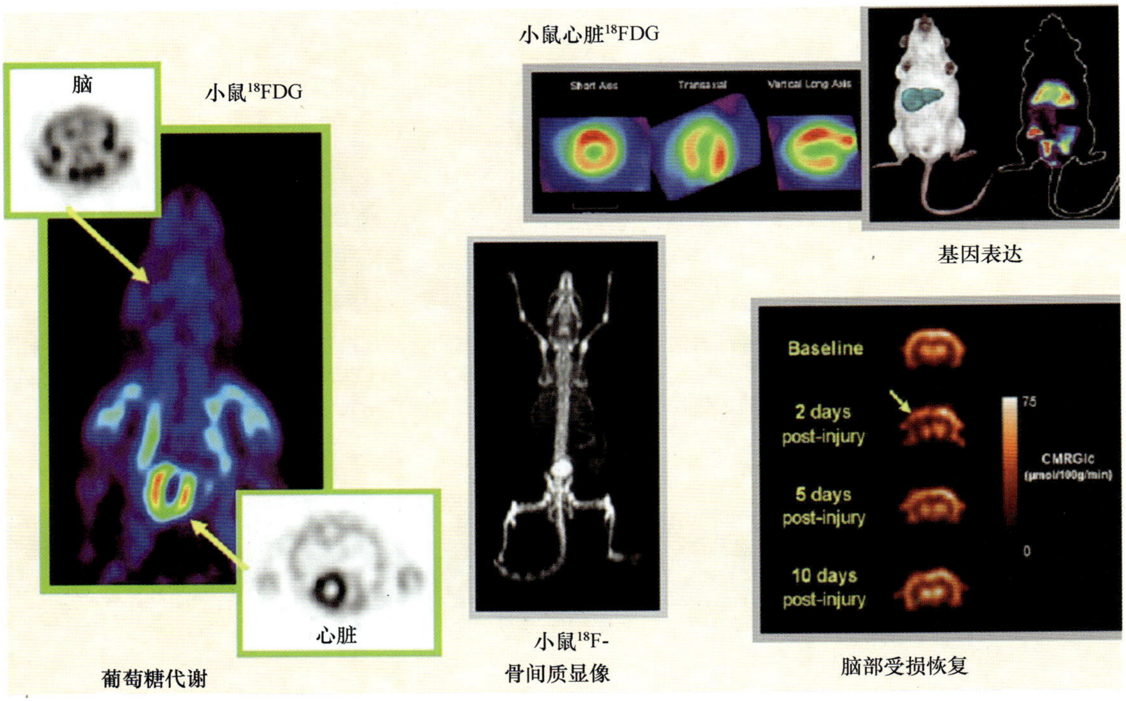

彩图 28-3-5　小鼠^{18}F-FDG 代谢显像和^{18}F-骨骼显像

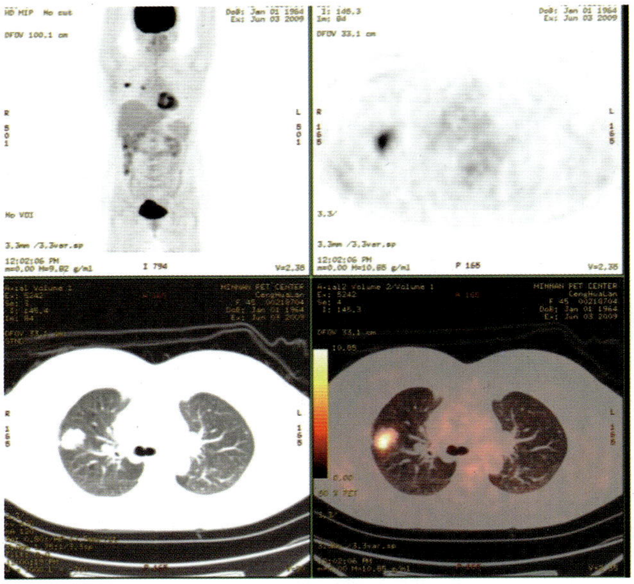

彩图 28-3-6　无症状体检者 PET/CT 检查发现肺癌

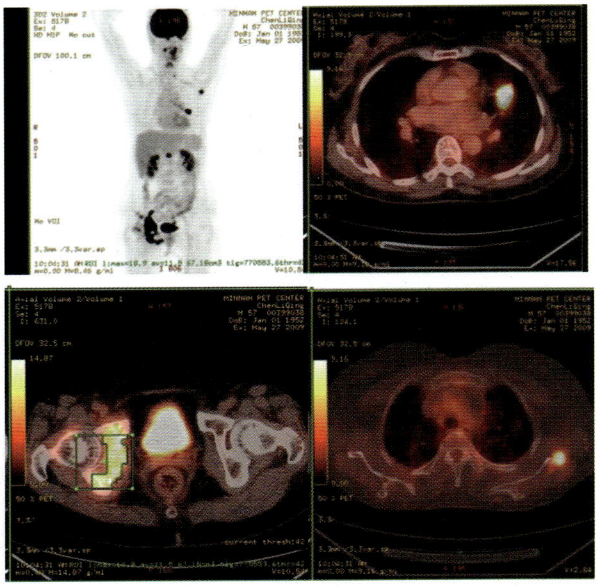

彩图 28-3-7　肺癌患者 PET、CT 检查提示全身广泛转移